N. Menche (Hrsg.)

PFLEGEN

Biologie Anatomie Physiologie

Nicole Menche (Hrsg.)

PFLEGEN

Biologie Anatomie Physiologie

3. Auflage

Mit Beiträgen von: Dr. med. Nicole Menche, Langen; Dr. rer. nat. Katharina Munk, Idstein; Dr. med. Herbert Renz-Polster, Vogt

Autoren der Vorauflage: Dr. med. Bernd Guzek, Hamburg; Dr. med. Hubert Hasel, Wangen

Zeichnungen von: Gerda Raichle

Autoren der Pflegesituationen: Christina Eikel, Werne; Christoph Lambertz, Unna; Myrèse Larkamp, Dortmund

ELSEVIER

Elsevier GmbH, Bernhard-Wicki-Str. 5, 80636 München, Deutschland
Wir freuen uns über Ihr Feedback und Ihre Anregungen an kundendienst@elsevier.com

ISBN 978-3-437-25152-8
eISBN 978-3-437-05666-6

Aus Gründen der Barrierefreiheit sind die Bilder in elektronischen Ausgaben dieses Buches mit Alt-Text-Beschreibungen (Alternativ-Text) versehen, die von Elsevier bereitgestellt werden. Mehr Informationen erhalten Sie unter https://www.elsevier.com/about/accessibility.

Elsevier nimmt eine neutrale Position in Bezug auf territoriale Meinungsverschiedenheiten oder Zuständigkeitsansprüche in seinen veröffentlichten Inhalten ein, einschließlich Landkarten und institutionellen Zugehörigkeiten.

3. Auflage 2025

Wichtiger Hinweis
Die medizinischen Wissenschaften unterliegen einem sehr schnellen Wissenszuwachs. Der stetige Wandel von Methoden, Wirkstoffen und Erkenntnissen ist allen an diesem Werk Beteiligten bewusst. Sowohl der Verlag als auch die Autorinnen und Autoren und alle, die an der Entstehung dieses Werkes beteiligt waren, haben große Sorgfalt darauf verwandt, dass die Angaben zu Methoden, Anweisungen, Produkten, Anwendungen oder Konzepten dem aktuellen Wissensstand zum Zeitpunkt der Fertigstellung des Werkes entsprechen.
Der Verlag kann jedoch keine Gewähr für Angaben zu Dosierung und Applikationsformen übernehmen. Es sollte stets eine unabhängige und sorgfältige Überprüfung von Diagnosen und Arzneimitteldosierungen sowie möglicher Kontraindikationen erfolgen. Jede Dosierung oder Applikation liegt in der Verantwortung der Anwenderin oder des Anwenders. Die Elsevier GmbH, die Autorinnen und Autoren und alle, die an der Entstehung des Werkes mitgewirkt haben, können keinerlei Haftung in Bezug auf jegliche Verletzung und/oder Schäden an Personen oder Eigentum, im Rahmen von Produkthaftung, Fahrlässigkeit oder anderweitig übernehmen.

Für die Vollständigkeit und Auswahl der aufgeführten Medikamente übernimmt der Verlag keine Gewähr.
Geschützte Warennamen (Warenzeichen) werden in der Regel besonders kenntlich gemacht (®). Aus dem Fehlen eines solchen Hinweises kann jedoch nicht automatisch geschlossen werden, dass es sich um einen freien Warennamen handelt.

Bibliografische Information der Deutschen Nationalbibliothek
Die Deutsche Nationalbibliothek verzeichnet diese Publikation in der Deutschen Nationalbibliografie; detaillierte bibliografische Daten sind im Internet über https://www.dnb.de abrufbar.

25 26 27 28 29 5 4 3 2 1

In ihren Veröffentlichungen verfolgt die Elsevier GmbH das Ziel, genderneutrale Formulierungen für Personengruppen zu verwenden. Um jedoch den Textfluss nicht zu stören sowie die gestalterische Freiheit nicht einzuschränken, wurden bisweilen Kompromisse eingegangen. Selbstverständlich sind **immer alle Geschlechter** gemeint.

Planung: Julia Lux, München
Projektmanagement: Karin Kühnel und Nicole Kopp, München
Redaktion und Register: Esther Kinateder, Waldkirchen
Rechteklärung: Lisa Neulinger, Ottobrunn
Herstellung: Dietmar Radünz, Leipzig
Korrektorat: Wiebke Ude, Berlin
Satz: Thomson Digital, Noida/Indien
Druck und Bindung: Printer Trento S.r.l., Trento/Italien
Umschlagherstellung: SpieszDesign, Neu-Ulm
Umschlaggestaltung: FAVORITBUERO, München
Covergrafiken: © 32pixel/Shutterstock.com

Aktuelle Informationen finden Sie im Internet unter **www.elsevier.de**

Glossar

Fachausdruck	Bedeutung/Übersetzung
a-, ab-	ohne, weg, ab
Abdomen	Bauch, Unterleib
Abduktion	Bewegung vom Körper weg, Abspreizen
absorbieren	aufnehmen
Adduktion	Bewegung zum Körper hin, Heranführen
Adenom	gutartiger Tumor des Drüsenepithels
Adenosintriphosphat	energiereiche Substanz (genauer: Nukleotid), Energielieferant jeder lebenden Zelle
Adhäsion	(An)Haftung; Verklebung, Verwachsung
Adipositas	Fettsucht, starkes Übergewicht
Adipozyt	Fettzelle
Adnexe	Anhangsgebilde. In der Anatomie: meist Eileiter und Eierstock
Adoleszenz	Jugendalter
adult	erwachsen, im Erwachsenenalter auftretend
aer-, aero-	luft-, gas-
aerob	mit Sauerstoff, Sauerstoff benötigend
afferens, afferent	zuleitend, zum Zentrum hinführend
Agglutination	Verklumpung (von Zellen)
Aggregation	Zusammenlagerung; Anhäufung
Agonist	bei Muskeln: Spieler, der eine bestimmte Bewegung ausführt. An Rezeptoren: Substanz, die am Rezeptor angreift und dabei zu einer Wirkung führt
Akkomodation	in der Anatomie: Veränderung der Brechkraft des Auges zum Nah-Fern-Sehen
Aktionspotenzial	„Ein"-Zustand erregbarer Zellen, Grundlage der Informationsweiterleitung über die erregbare Zelle
akut	schnell auftretend, heftig
Akzeptor	Empfänger
Alkalität	Basizität, Maß der basischen Eigenschaft einer Lösung
Alkalose	Basenüberladung, Blut-pH > 7,45
Allele	unterschiedliche Ausprägungen eines Gens
Allergen	Allergie hervorrufendes Antigen
Allergie	erworbene Überempfindlichkeit gegen körperfremde, an sich harmlose Substanzen
Alveole	Mulde, in der Medizin Bezeichnung für Lungenbläschen, Zahnfach, alveoläre Endstücke der weiblichen Brustdrüse während der Stillzeit
Aminosäure	Grundmolekül der Eiweiße
Amplitude	größter Ausschlag einer Schwingung, z.B. Blutdruckamplitude (systolischer Blutdruck – diastolischer Blutdruck)
Amputation	Abtrennung eines Körperteils
Amylase	Vielfachzucker spaltendes Enzym
Anabolismus	Aufbaustoffwechsel

Fachausdruck	Bedeutung/Übersetzung
anaerob	ohne Sauerstoff (auskommend)
anal	den Anus (Darmausgang) betreffend
Analgetikum	Schmerzmittel
analog	ähnlich, entsprechend, vergleichbar; stufenlos, kontinuierlich (z.B. Analogskala)
Analyse	Vorgang, bei dem etwas (in der Chemie eine Substanz, Lösung) in seine Einzelbestandteile zerlegt wird
Anämie	Blutarmut
Anamnese	Kranken(vor)geschichte
Anaphylaxie	schwere, den ganzen Körper betreffende Typ-I-Allergie
Anastomose	natürliche Verbindung zwischen Gefäßen oder Nerven; operativ hergestellte Verbindung zwischen Gefäßen oder Hohlorganen
Anatomie	Lehre vom Bau der Lebewesen
Androgene	männliche Geschlechtshormone
angi-, angio-	Gefäß-
Angina	Enge, z.B. Angina pectoris = Brustenge
Angiopathie	(nicht-entzündliche) Schädigung der (arteriellen) Blutgefäße
Anion	negativ geladenes Atom/Molekül
Antagonist	Gegenspieler (bei Muskeln, an Rezeptoren)
Ante-	vor, (nach) vorne, vorderer, vorher
anterior	(nach) vorne, vorderer
Anteversion	Beugung in Schulter-/Hüftgelenk, Heben nach vorne
anti-	gegen, dagegen, entgegen, nicht
Antibiotikum	Medikament gegen bakterielle Infektionen
Antigen	jedes Molekül, das vom Immunsystem über dessen Rezeptoren erkannt wird
Antikoagulans	Gerinnungshemmer
Antikoagulation	Gerinnungshemmung
Antikörper	vom Abwehrsystem als Antwort auf ein Antigen produzierter, strukturell passender Abwehrstoff (Eiweiß), Immunglobulin
Antrum	Ausweitung eines Knochen- oder Organhohlraums
Aorta	große Körperschlagader, Hauptschlagader
Aponeurose	flächige Sehnen-/Bindegewebsplatte
Apoptose	„Selbstmordprogramm" der Zelle, Form des Zelltods
arrhythmisch	unregelmäßig
Arterie	vom Herzen wegführendes Blutgefäß
Arteriosklerose	i.d.R. Bezeichnung für Arterienerkrankungen mit Gefäßwandveränderungen und Gefäßverengung/-verschluss, „Gefäßverkalkung"
Aspiration	Eindringen von festem Material oder Flüssigkeit in die unteren Atemwege
-ästhesie	(Sinnes-)Wahrnehmung

Fachausdruck	Bedeutung/Übersetzung
Atom	kleinste Grundeinheit aller Materie
Atrium	Vorhof (meist gemeint: des Herzens)
auditiv	das Hören/den Gehörsinn betreffend
auto-	selbst-, eigen-
autogen	selbsterzeugend, aus eigener Kraft; bei Transplantationen: vom Patienten selbst
Autoimmunität	Abwehrreaktion gegen körpereigene Strukturen
autonom	selbstständig, unabhängig
Autosom	nicht zu den Geschlechtschromosomen gehörendes Chromosom
Axon	Neurit, Signale weiterleitender Fortsatz einer Nervenzelle
Azetylcholin	Überträgerstoff im Nervensystem und im Muskel
Azidität	Säuregrad einer Lösung
Azidose	Säureüberladung, Blut-pH $< 7{,}37$
Bakterien	vereinfacht: große Gruppe von Einzellern ohne Zellkern
basal	zur Basis/nach unten hin; grundlegend
Basizität	Alkalität, Maß der basischen Eigenschaft einer Lösung
bi-	zwei-, mit zwei, zweifach, doppelt
Bifurkation	Gabelung, z.B. der Luftröhre, der Aorta
Biochemie	Lehre von den chemischen Reaktionen in Lebewesen
Biologie	Lehre von den Lebewesen
-blast	unreife, noch nicht ausdifferenzierte Zelle
Body-Mass-Index	Maßzahl für die Gewichtsbeurteilung
brachy-	kurz
brady-	verlangsamt, (zu) langsam
Bradykardie	verlangsamte Herzfrequenz
brevis	kurz
bronchial-, broncho-	die Bronchien/unteren Atemwege betreffend
Caecum, Zäkum	Blinddarm
Cerebellum	Kleinhirn
Cerebrum	Großhirn
Cerumen	Ohrenschmalz
Chemie	Lehre von Aufbau und Eigenschaften der Stoffe
Chemotaxis	Fähigkeit von Substanzen, Zellen „anzulocken" oder „abzuschrecken"
Cholesterin	Lipid (Fett) im menschlichen Körper, u.a. in Zellmembranen
chondral	den Knorpel betreffend
chondro-	Knorpel-
Chondroblast/-zyt	aktive/ruhende Knorpelzelle
Chorion	Zottenhaut, eine der beiden Fruchthüllen des Embryos/Fetus
Chromatin	Komplex aus DNA und Kernproteinen
Chromosom	x-förmige, v.a. aus DNA und Proteinen bestehende Struktur im Zellkern, Träger der genetischen Information

Fachausdruck	Bedeutung/Übersetzung
chronisch	sich langsam entwickelnd, lang dauernd
Clearance	Reinigung, Ausscheidung (aus einem Körpersystem)
co-, ko	mit, zusammen, gemeinsam
Cochlea	(Hör-)Schnecke, Teil des Innenohrs
Codon	Basen-Dreierfolge der DNA, welche eine Aminosäure codiert
Coenzym	Hilfssubstanz eines Enzyms
Compliance	Dehnbarkeit
Computertomografie	computergestütztes radiologisches Verfahren zur Erstellung von zwei- oder dreidimensionalen Bildern des Körpers
Defäkation	Stuhlentleerung
degenerativ	durch Verschleiß/Abnutzung bedingt
Dehydratation	Flüssigkeitsmangel, Verminderung des Körperwassers
Deka	zehnfach (10^1)
Dekubitus	Druckgeschwür der Haut, „Wundliegen", „Aufliegen"
Dendrit	Signale empfangender Fortsatz einer Nervenzelle
Depolarisation	Veminderung des Membranpotenzials einer erregbaren Zelle
-derm	Haut; Keimblatt
Dermis	Lederhaut
Descensus	Abstieg, Senkung eines Organs (z.B. Hoden, Gebärmutter)
Desoxyribonukleinsäure	Nukleinsäure im menschlichen Körper, bildet die Erbsubstanz
dexter, dextra	rechts
Dezi	Zehntel (10^{-1})
Dezibel	Schalldruckpegel, Maß für die Lautstärke
Dezidua	oberflächennaher Teil der Gebärmutterschleimhaut während der Schwangerschaft
di-	zwei-, doppel-; durch; auseinander; zwischen
Diabetes	i.d.R. kurz für Diabetes mellitus (Zuckerkrankheit)
Diagnose	Erkennen und Benennen einer Erkrankung
Diaphragma	Trenn-, Scheidewand. In der Medizin meist: Zwerchfell. Gelegentlich v.a.: Beckenboden; Form eines mechanischen Verhütungsmittels
Diaphyse	Schaft eines Röhrenknochens
diaplazentar	durch/über die Plazenta (den Mutterkuchen)
Diarrhö	Durchfall
Diarthrose	echtes Gelenk (mit Gelenkspalt)
Diastole	Erschlaffungsphase eines Hohlorgans/des Herzens
Diencephalon	Zwischenhirn
Differenzierung	„Spezialisierung" (von Zellen)
diffus	ausgebreitet, ohne feste Grenze
Diffusion	Form des passiven Transports
Digestion	Verdauung
digital	mit dem Finger; in Stufen (z.B. Uhrzeitanzeige)
Dilatation	Erweiterung/Weitstellung eines Hohlorgans
Dimer	Doppelmolekül, Molekül aus zwei Untereinheiten

Fachausdruck	Bedeutung/Übersetzung
Dipeptid	Molekül aus zwei Aminosäuren
diploid	mit doppeltem Chromosomensatz
Disaccharid	Zweifachzucker
Disposition	Veranlagung, Neigung, Anfälligkeit
distal	weiter vom Rumpfansatz der Gliedmaßen/der Körpermitte entfernt
Diurese	Harnausscheidung
Diuretikum	die Harnausscheidung förderndes Arzneimittel
dominant	in der Vererbungslehre: stärker, in Erscheinung tretend
Donator	Geber
dorsal	rückenwärts, am Rücken, zu Hand-/Fußrücken hin (nur an Hand bzw. Fuß)
Drainage	Ableitung von Körperflüssigkeit
Ductus	Gang, Leitung, gang-/röhrenförmige Struktur
duktal	einen Gang betreffend, von einem Gang ausgehend
Duodenum	Zwölffingerdarm
Duplikation	Verdoppelung
dys-	abweichend von der Norm, krankhaft, erschwert
Dysfunktion	Funktionsstörung
Echokardiografie	Ultraschalluntersuchung des Herzens
efferent	vom Zentrum wegführend
Ejakulation	Samenerguss
Ekto-, ekto-	außen, außerhalb
Ektoderm	äußeres Keimblatt
Elektroenzephalografie	Aufzeichnung der elektrischen Aktivität des Gehirns
Elektrokardiografie	Aufzeichnung der elektrischen Aktivität des Herzmuskels
Elektrolyt	i.d.R. in Flüssigkeit gelöstes, als Ion vorliegendes Körpermineral, z.B. Na^+, Cl^-
Elektron	negativ geladenes, extrem leichtes Teilchen außerhalb des Atomkerns
Elektrophorese	Trennung von Substanzen/Teilchen mittels Durchwanderns eines elektrischen Feldes
Element	in der Chemie: alle Atome mit der gleichen Ordnungszahl
Elevation	Anhebung, Hebung
Embryo	Ungeborenes bis zur vollendeten achten Schwangerschaftswoche nach der Befruchtung
Encephalon	Gehirn
endo-	(nach) innen, innerhalb
endogen	im Körper selbst entstehend
Endokard	Herzinnenhaut, Endothel der Herzhöhlen
endokrin	mit innerer Sekretion, d.h. Sekretabgabe in die Umgebung/ins Blut
Endometrium	Gebärmutterschleimhaut
Endomysium	bindegewebige Umhüllung einer Muskelfaser
Endoskopie	Spiegelung, Untersuchung von Körperhöhlen/Hohlorganen mittels eines röhren- oder schlauchförmigen Instruments (Endoskops)

Fachausdruck	Bedeutung/Übersetzung
Endost	innere Knochenhaut
Endothel	Epithelauskleidung der Gefäße
Endozytose	Bläschentransport in die Zelle hinein
enteral, enterisch, entero-	den Darm betreffend
Entoderm	inneres Keimblatt
enzephal	das Gehirn betreffend
Enzym	Biokatalysator, Substanz, welche eine bestimmte chemische Reaktion beschleunigt
Epidermis	Oberhaut
Epiglottis	Kehldeckel
Epikard	Herzaußenhaut
Epiphyse	(verbreitertes) Ende eines Röhrenknochens; Zirbeldrüse des Gehirns
Epithel	flächiges Gewebe, bedeckt v.a. die Körperoberflächen und bildet Drüsen
Erythrozyt	rotes Blutkörperchen
essenziell	lebensnotwendig; wichtig; selbstständig, ohne erkennbare Ursache
Eukaryont	Lebewesen aus Zellen mit Zellkern und Organellen
Evolution	Entwicklungsgeschichte, im engeren Sinne der Lebewesen
exo-	(nach) außen, außerhalb
exogen	von außen kommend
exokrin	mit äußerer Sekretion, d.h. Sekretabgabe an eine (innere oder äußere) Körperoberfläche
Exozytose	Bläschentransport aus der Zelle heraus
Exposition	Ausgesetzt-sein gegenüber einem äußeren Einfluss
Exsikkose	uneinheitlich benutzter Begriff, meist synonym zu „Austrocknung", Dehydratation
Exspiration	Ausatmung
Extension	Streckung
externus	äußerer, außen gelegen
extra	außerhalb
extrazellulär	außerhalb der Zelle
Extremität	Gliedmaße
Faszie	äußere Umhüllung eines Muskels
fazial	das Gesicht betreffend
Femto	Billiardstel (10^{-15})
Femur	Oberschenkelknochen
fetal	den Fetus betreffend
Fetus	ungeborenes Kind ab der neunten Schwangerschaftswoche nach der Befruchtung
Fibrille	faserartige Struktur in einer Zelle
Fibrinolyse	Fibrin- und damit Blutgerinnselabbau in Arterien und Venen
Fibroblast/ Fibrozyt	aktive/ruhende Bindegewebszelle
Fibula	Wadenbein

Fachausdruck	Bedeutung/Übersetzung
fibular	am Bein: zum Wadenbein hin
Filament	fadenförmige Struktur in einer Zelle, z.B. Myofilament einer Muskelfaser
Filtration	Form des passiven Transports; Trennverfahren, bei dem ein Gemisch durch Druck durch eine poröse Membran/eine Filtermasse hindurchtritt, wobei Teilchen zurückgehalten werden
Flexion	Beugung
fokal	herdförmig
Foramen	Öffnung, Loch
foto-	Licht-
Fraktur	Knochenbruch
Frequenz	Schwingungszahl, Anzahl der Wiederholungen pro Zeiteinheit
frontal	die Stirn betreffend, parallel zur Stirn; von vorn
Fruktose, Fructose	Fruchtzucker (ein Einfachzucker)
Fundus	Basis, Grund eines Organs
funktionell	die Funktion betreffend; ohne organische Ursache
Gamet	Geschlechts-, Keimzelle
Ganglion	Ansammlung von Nervenzellkörpern außerhalb des ZNS; „Überbein" (gutartiger Tumor/Zyste einer Gelenkkapsel/Sehnenscheide)
gastr-, gastral, gastro-	den Magen betreffend
gastrointestinal	den Magen-Darm-Trakt betreffend
Gen	Erbanlage, genetische Informationseinheit
generalisiert	den ganzen Körper betreffend
Genetik	Vererbungslehre
Genital	Geschlechtsorgan
Genotyp	Erbbild, genetische Ausstattung
Giga	milliardenfach (10^9)
glandotrop	auf eine Drüse einwirkend
Glandula	Drüse
Globulin	kugelförmiges Eiweiß
glomerulär	den Glomerulus betreffend
Glomerulus	„kleines Knäuel", knäuelartiges Kapillarschlingengeflecht im Nierenkörperchen
Glukokortikoide	Gruppe von Nebennierenrindenhormonen
Glukoneogenese	Neubildung von Glukose aus Nicht-Kohlenhydrat-Vorstufen
Glukose, Glucose	Traubenzucker, Dextrose, zentraler Einfachzucker im Stoffwechsel
gluteal	das Gesäß betreffend
Glykogen	tierische Speicherform der Glukose
Glykolyse	erster, ohne Sauerstoff ablaufender Schritt der Energiegewinnung aus Glukose
Gonosom	Geschlechtschromosom
-grafie	Aufzeichnung, Darstellung
Granulozyt	Art weißer Blutkörperchen
Granulum	körnchenförmige Einlagerung in einer Zelle

Fachausdruck	Bedeutung/Übersetzung
Gyrus	Gehirnwindung
häm-, hämo-	Blut-, das Blut betreffend
Hämatopoese	Blutzellbildung
Hämoglobin	roter Blutfarbstoff
hämorrhagisch	blutend, zu einer Blutung führend
haploid	mit einfachem Chromosomensatz
Haplotyp	Komplex auf einem Chromosom liegender und dadurch gekoppelter Gene
Hekto	hundertfach (10^2)
hemi-	halb-, halbseitig
Hemisphäre	Halbkugel. In der Anatomie: Groß-/Kleinhirnhälfte
hepatisch	die Leber betreffend
heterozygot	mischerbig (zwei verschiedene Allele)
Hilum	Pforte, bei Organen Eintrittspforte für Gefäße und Nerven
Histamin	Gewebshormon/Botenstoff, bedeutsam bei Entzündungen und Allergien
Histologie	Gewebelehre
Histon	„Verpackungseiweiß" der DNA
Homöostase	Aufrechterhaltung eines in etwa gleichbleibenden inneren Milieus im Körper
homozygot	reinerbig (zwei gleiche Allele)
hormonal, hormonell	das innersekretorische System betreffend
human	menschlich, den Menschen betreffend
Humerus	Oberarmknochen
humoral	die Körperflüssigkeiten betreffend; die nicht-zelluläre Abwehr betreffend
Hybrid-	gemischt, kombiniert
hydr-, hydro-	wasser-
hydrophil	wasseranziehend, wasserlöslich
hydrophob	wasserabweisend
hyp-	(zu) niedrig, unter
hyper-	(zu) hoch, übermäßig
Hyperglykämie	zu hoher Blutzucker
Hyperhydratation	Überwässerung, Erhöhung des Körperwassers
Hyperlipoproteinämie	erhöhte Blutfette
hyperton	mit zu hohem Druck, zu hoher Spannung. Meist bezogen auf Blutdruck, Muskelgrundspannung, Blutosmolarität
Hypertrophie	Organ-/Gewebevergrößerung durch Zellvergrößerung
Hyperventilation	über den Bedarf gesteigerte Lungenbelüftung
hypo-	(zu) niedrig, unter
Hypoglykämie	zu niedriger Blutzucker
Hypophyse	Hirnanhangsdrüse
Hypothalamus	lebenswichtiger Abschnitt des Zwischenhirns

Fachausdruck	Bedeutung/Übersetzung
hypoton	mit zu niedrigem Druck, zu niedriger Spannung. Meist bezogen auf Blutdruck, Muskelgrundspannung, Blutosmolarität
Ikterus	Gelbsucht
Ileum	Krummdarm
Iliosakralgelenk	Kreuzbein-Darmbein-Gelenk
Immunglobulin	Antikörper
Immunisierung	Entstehen einer Immunität, im engeren Sinne durch Impfung
Immunität	erworbene Unempfänglichkeit gegen Krankheitserreger oder deren Toxine
immunologisch	das Abwehrsystem betreffend
Immunsuppressivum	Medikament zur Unterdrückung des Abwehrsystems
Indikation	Heilanzeige. Kriterium, bei dessen Vorliegen ein bestimmtes Verfahren angezeigt ist
Infarkt	Gewebeuntergang infolge Sauerstoffmangels bei Durchblutungsstörung
Infektion	Übertragung, Haften, Eindringen und anschließende Vermehrung von Erregern in einem Organismus
inferior	unten, nach unten
infra-	unter, unterhalb
Inhibitor	Hemmer
Injektion	Einspritzen (einer Flüssigkeit in den Körper)
Inkontinenz	Unvermögen, Stuhl oder Harn willkürlich zurückzuhalten
Inspiration	Einatmung
Insuffizienz	unzureichende Funktionstüchtigkeit
Insulin	Blutzucker senkendes Hormon
inter-	zwischen, dazwischen
Interkostal-	Zwischenrippen-
Interleukine	Art von Zytokinen
intermediär	dazwischenliegend
intermittierend	zeitweilig, mit Unterbrechungen
internus	innerer, innen gelegen
Interphase	Zeit zwischen zwei Zellteilungen
interstitiell	im Zwischenraum (liegend), den Zwischenraum betreffend
Interstitium	Zwischenraum, in der Anatomie zwischen Zellen, Geweben, Organen, teils auch gleichbedeutend mit Stroma
Interzellulärsubstanz	Zwischenzellsubstanz
intestinal	den Darm betreffend
intra-	in, innerhalb
intramuskulär	in den Muskel
intravasal	in den (Blut-)Gefäßen
intravenös	in der/die Vene
intrazellulär	innerhalb der Zelle

Fachausdruck	Bedeutung/Übersetzung
invasiv	(in den Körper) eindringend, die körperliche Unversehrtheit verletzend
Ion	(elektrisch) geladenes Atom/Molekül
Iris	Regenbogenhaut
irreversibel	unumkehrbar, nicht rückgängig zu machen
iso-	gleich
isometrisch	von/mit gleicher Länge
isoton	von/mit gleichem Druck/Spannung; mit gleichem osmotischen Druck
Isotope	„Atomsorten" mit gleich vielen Protonen, aber unterschiedlich vielen Neutronen im Kern
-itis	meist: Entzündung
Jejunum	Leerdarm
Joule	(SI-)Einheit der Energie
Kalorie	(veraltetes) Maß für die Energie, in der Medizin v.a. der Energiegehalt von Nahrungsmitteln
Kapillare	kleinstes Blut- oder Lymphgefäß
kardial, kardio-	das Herz betreffend
kardiovaskulär	das Herz-Kreislauf-System betreffend
karpal	die Handwurzel betreffend
Karyogramm	Chromosomenkarte
Karyotyp	Gesamtheit der Chromosomen eines Menschen
Karzinom	bösartiger epithelialer Tumor
Katabolismus	Abbaustoffwechsel
Katecholamine	zusammenfassende Bezeichnung für Adrenalin, Dopamin, Noradrenalin
Katheter	starre „Röhre" oder flexibler Schlauch, der zu Diagnostik oder Therapie in eine Körperhöhle oder einen Körperhohlraum eingeführt wird
Kation	positiv geladenes Atom/Molekül
kaudal	nur am Stamm: steißwärts, nach unten
kausal	ursächlich
Keratinozyt/Korneozyt	Horn bildende Zelle/Hornzelle
Kilo	tausendfach (10^6)
Kinozilie	Flimmerhaar
klavikular	das Schlüsselbein betreffend
Klimakterium	Wechseljahre (der Frau)
kodominant	in der Vererbungslehre: nebeneinander in Erscheinung tretend
Kohlenhydrate	organische Verbindungen aus Kohlen-, Wasser- und Sauerstoff mit unterschiedlicher Kettenlänge (z.B. Glukose, Stärke), bedeutsam v.a. im Energiestoffwechsel
Kollaterale	Neben-, Seiten-, Umgehungsgefäß
Kolloid	Substanz mit ganz fein verteilten, winzigen Teilchen, Tröpfchen oder Makromolekülen
Kolon	Grimmdarm
Koma	tiefe, länger dauernde Bewusstlosigkeit
Kompakta	dicke Knochenrinde im Schaftbereich eines Röhrenknochens

Fachausdruck	Bedeutung/Übersetzung
Kompensation	Ausgleich eines krankhaften Zustands/verminderter Funktionsfähigkeit durch Gegenregulationsmechanismen
Komplikation	unerwünschte, an sich nicht dazugehörende Verschlimmerung/Folge einer Erkrankung oder eines Eingriffs
Kompression	Ausübung von Druck
ko-, kon-	zusammen, mit
Konjunktiva	Augenbindehaut
konkav	nach innen gewölbt
konservativ	ohne Operation; erhaltend
Konstriktion	Verengung/Engstellung von Hohlorganen
Kontinenz	Fähigkeit, Harn und Stuhl willkürlich zurückzuhalten
kontinuierlich	ununterbrochen, zusammenhängend
Kontraktilität	Fähigkeit (z.B. eines Muskels) sich zusammenzuziehen
Kontraktur	dauerhafte Verkürzung/Schrumpfung von Weichteilen mit der Folge einer eingeschränkten Gelenkbeweglichkeit oder Gelenkfehlstellung
Konzeption	Empfängnis, Befruchtung
konvex	nach außen gewölbt
Kornea	Hornhaut
Koronararterie	Herzkranzarterie
Korpus	Körper (des Menschen, eines Knochens/Organs)
Kortex	Rinde, äußerer Organteil
kortikal	die Rinde betreffend
Kortikalis	Knochenrinde
kranial	kopfwärts, nach oben
Krypte	mit Schleimhaut/Epithel ausgekleidete Einsenkung
kurativ	heilend, mit dem Zweck der Heilung
kutan	die Haut betreffend
Laktase	Milchzucker spaltendes Enzym
Laktat	Anion der Milchsäure
Larynx	Kehlkopf
lateral	seitlich, seitwärts (liegend)
Laxans	Abführmittel
leuk-	weiß
Leukämie	„Blutkrebs"
Leukozyt	weißes Blutkörperchen
lienal	die Milz betreffend
Ligamentum	Band
lingual	die Zunge betreffend
Lipase	Fette spaltendes Enzym
Lipid	Fette und fettähnliche Stoffe
lipo-	fett-
Lipogenese	Fettaufbau
Lipolyse	Fettabbau
lipophil	in Fett löslich
Liquor (cerebrospinalis)	Gehirn-Rückenmark-Flüssigkeit

Fachausdruck	Bedeutung/Übersetzung
lobär	einen (Organ-)Lappen betreffend
lobulär	ein (Organ-)Läppchen betreffend
Lobulus	Organläppchen
Lobus	Organlappen
Lochien	Wochenfluss
lokal, lokalisiert	örtlich begrenzt, umschrieben
longitudinal	längs verlaufend, z.B. Longitudinalachse = Längsachse
longus	lang
lumbal	die Lenden (oft: Lendenwirbelsäule) betreffend
Luxation	Verrenkung
lymphatisch	die Lymphe/Lymphorgane betreffend
Lymphödem	durch Lymphstau bedingte Flüssigkeitseinlagerungen im Gewebe
Lymphom	im weiteren Sinne jede Lymphknotenvergrößerung, im engeren solche durch eine bösartige Erkrankung
Lymphozyt	art weißer Blutkörperchen
Lyse	Auflösung/Zerfall von Zellen o.a. organischen Materials; kurz für Thrombolyse
makro-	(zu) groß
Makrophage	Art von Abwehrzellen
makroskopisch	in der Medizin: mit dem bloßen Auge sichtbar
Makula, Macula	Fleck
Malassimilationssyndrom	Symptomkomplex durch gestörte Verdauung/ Nährstoffaufnahme
Mamille	Brustwarze
Mammakarzinom	Brustkrebs
Mandibula	Unterkiefer
manifest	offenbar, erkennbar
Maxilla	Oberkiefer
medial	in der Mitte gelegen, mittelwärts
median	genau in der Mitte/Mittellinie
Mediastinum	Mittelfellraum (zwischen den Lungen)
Mediator	Botenstoff; Vermittler
Medulla oblongata	verlängertes Mark (Teil des Hirnstamms)
Medulla spinalis	Rückenmark
Mega	millionenfach (10^6)
mega-	(zu) groß
Meiose	Form der Kernteilung bei der Bildung der Geschlechtszellen
Mekonium	Kindspech, erster Stuhlgang eines Neugeborenen
Menarche	erste Regelblutung einer Frau
meningeal-, meningo-	die Hirnhäute betreffend
Meningen	Hirn- und Rückenmarkshäute
Meningitis	Hirnhautentzündung
Menopause	letzte Regelblutung einer Frau
Menstruation	Regel-, Monatsblutung, Periode

Fachausdruck	Bedeutung/Übersetzung
Mesencephalon	Mittelhirn
mesenterial	das Mesenterium betreffend
Mesenterium	Gekröse, Bauchfelldoppelung mit Gefäßen und Nerven von der hinteren Bauchwand zum (Dünn-)Darm
meso-	mittel, in der Mitte
Mesoderm	mittleres Keimblatt
Mesothel	Epithel (Deckgewebe) der serösen Höhlen
metabolisch	den Stoffwechsel betreffend, durch den Stoffwechsel bedingt
Metabolismus	Stoffwechsel
Metaphyse	Abschnitt zwischen Dia- und Epiphyse eines Röhrenknochens
Metastase	Tochtergeschwulst, Absiedelung (eines bösartigen Tumors, eines Infektionserregers bei Sepsis)
Mikro	Millionstel (10^{-6})
mikro-	(zu) klein
Mikroorganismus	nicht mit dem bloßen Auge sichtbares Kleinstlebewesen, z.B. Bakterium
mikroskopisch	in der Medizin: mithilfe eines Mikroskops sichtbar; sehr klein
Mikrovillus	stäbchenartiger Zytoplasmafortsatz
Miktion	Wasserlassen
Milli	Tausendstel (10^{-3})
Mineralokortikoide	Gruppe von Nebennierenrindenhormonen
Miosis	Engstellung der Pupille
Mitochondrium	Organelle für die Energieversorgung der Zelle
Mitose	Form der Kernteilung bei Wachstum, Zellersatz
Mol	Maß für die Stoffmenge
Molalität	Stoffmengenkonzentration in Mol/kg Lösungsmittel
Molarität	Stoffmengenkonzentration in Mol/Liter Gesamtvolumen Lösung
Molekül	elektrisch neutraler Atomverband, gebildet durch kovalente Bindungen
mono-	einzig, einzeln, allein
monoklonal	genetisch identisch, von einer einzigen Zelle abstammend
Monomer	kleines Molekül, das sich mit anderen zu größeren zusammenschließen kann; Untereinheit eines Komplexes
Monosaccharid	Einfachzucker
Monosomie	einfaches Vorhandensein eines Chromosoms im sonst doppelten Chromosomensatz
Monozyt	Art weißer Blutkörperchen
Morbus	Krankheit
Motoneuron	Nervenzelle, die einen Skelettmuskel versorgt und Bewegungen vermittelt
Motorik	meist: Gesamtheit der bewussten Bewegungen
motorisch	die Bewegung/den Bewegungsablauf betreffend
muko-	den Schleim betreffend
Mukosa	Schleimhaut
multi-	viel, viel-, mehrfach

Fachausdruck	Bedeutung/Übersetzung
multifaktoriell	durch viele (innere/genetische und äußere) Faktoren bedingt
multipotent	bei Stammzellen: Stammzelle, die nur noch Zellen „ihrer" Linie hervorbringen kann
Mutation	Erbgutveränderung; Stimmbruch (in der Pubertät)
Mydriasis	Weitstellung der Pupille
Myelin	Fett-Eiweiß-Gemisch, das eine isolierende Hülle (die Myelin- oder Markscheide) um Axone bildet
myeloisch	die nicht-lymphatischen Blutzellen betreffend
myo-	Muskel-
Myofibrille	fadenförmige Struktur in der Muskelzelle, Grundlage ihrer Kontraktionsfähigkeit
Myoglobin	roter Muskelfarbstoff
Myokard	Herzmuskulatur, Muskelschicht der Herzwand
Myometrium	Muskelschicht der Gebärmutterwand
Myozyt	Muskelzelle
Nano	Milliardstel (10^{-9})
nasal	am Kopf: zur Nase hin
Nekrose	provozierter Zelltod, Zelltod durch Zellschädigung
nerval	die Nerven betreffend, durch das Nervensystem vermittelt
Neurit	Axon, Signale weiterleitender Fortsatz einer Nervenzelle
neurogen	durch das Nervensystem bedingt
Neuroglia	Gesamtheit der Gliazellen („Unterstützungs"zellen der Nervenzellen)
Neuron	Nervenzelle
Neuropathie	nicht-entzündliche und nicht-verletzungsbedingte Nervenschädigung
Neurotransmitter	Überträgerstoff an einer Synapse
Neutron	elektrisch neutrales, relativ „schweres" Teilchen im Atomkern
Nidation	Einnistung des Keims in die Gebärmutterschleimhaut
Nozizeptor	Rezeptor/Sensor für Gewebeschädigung/Schmerz
Nuklease	Nukleinsäuren spaltendes Enzym
Nukleinsäure	organische Verbindung aus vielen Nukleotiden
Nukleolus	Kernkörperchen
Nukleon	Teilchen im Atomkern (Protonen, Neutronen)
Nukleotid	organische Verbindung aus einer (Nukleotid-)Base, einem Zucker und 1–3 Phosphatgruppen
Nukleus	Kern
Obstipation	Verstopfung
obstruktiv	bei Hohlorganen: mit einer Verengung einhergehend
Ödem	krankhafte Flüssigkeitsansammlung zwischen den Zellen
okzipital	am Kopf: zum Hinterhaupt hin
olfaktorisch	den Geruchssinn betreffend
oligo-	wenig, gering
Oligopeptid	Molekül aus bis zu zehn verknüpften Aminosäuren
Oligosaccharid	Zucker aus 3–10 Monosacchariden

Fachausdruck	Bedeutung/Übersetzung
Oligurie	krankhaft erniedrigte Urinausscheidung
Oogenese	Eizellbildung
Opsonierung	Markierung von eingedrungenen Fremdzellen durch Antikörper/Komplementfaktoren zur besseren Phagozytose
optisch	das Sehen betreffend
oral	den Mund betreffend, durch den Mund
Organogenese	Organentwicklung
oro-	Mund-
Osmolarität	Stoffmengenkonzentration der osmotisch aktiven Teilchen in Osmol/Liter Gesamtvolumen Lösung
Osmose	Form des passiven Transports
osmotisch	die Osmose betreffend, durch Osmose bedingt
Ösophagus	Speiseröhre
ossär	die Knochen betreffend
Ossifikation	Verknöcherung
oste-, osteo-	Knochen-
Osteoblast/ Osteozyt	aktive/ruhende Knochenzelle
Osteoklast	knochenabbauende Zelle
Osteoporose	Knochenschwund
Osteosynthese	operative Verbindung von Knochenteilen, z.B. durch Schrauben
Östrogen	weibliches Geschlechtshormon
Ovar	Eierstock
Ovulation	Eisprung
Oxidation	in der Chemie: Elektronenabgabe
palmar	an der Hand: zur Handfläche/Hohlhand hin; die Hohlhand betreffend
Pankreas	Bauspeicheldrüse
para	entlang, neben, bei, abweichend, gegen; im Zusammenhang mit Lähmungen (Paraparese) Lähmung beider Beine
Parametrium	bindegewebiger Raum um die Gebärmutter
Parasit	Schmarotzer, Lebewesen, das auf Kosten eines anderen Lebewesens lebt
Parasympathikus	regenerationsorientierter Teil des vegetativen Nervensystems
Parenchym	Organfunktionsgewebe
parietal	zu Leibeswand, Wand eines Organs, Gefäßes gehörend
partial, partiell	teilweise
Partialdruck	Teildruck
Patella	Kniescheibe
-pathie	Krankheit; Heilmethode; Gefühl
pathogen	krankheitsverursachend
pathologisch	die Lehre von den Krankheiten betreffend; krankhaft
Pelvis	Becken
-penie	Verminderung einer Blutzellreihe, z.B. Leukozytopenie = zu wenige weiße Blutkörperchen

Fachausdruck	Bedeutung/Übersetzung
Pentamer	Fünfermolekül, Molekül aus fünf Untereinheiten
Peptid	Molekül aus mindestens zwei Aminosäuren
Peptidase	Peptide/Eiweiße spaltendes Enzym
Perfusion	Durchblutung
peri-	um ... herum, in der Nähe
Perikard	äußerer Teil des Herzbeutels
Perimysium	bindegewebige Umhüllung eines Muskelfaserbündels
Perineum	Damm
Periost	äußere Knochenhaut
peripher	in den äußeren Körperzonen, weg vom Körperzentrum; beim Nervensystem: außerhalb von Gehirn und Rückenmark
Peristaltik	wellenförmige Bewegungen von Hohlorganen, z.B. Darm, Harnleiter
Peritoneum	Bauchfell
perkutan	durch die Haut hindurch
Permeabilität	Durchlässigkeit
Persistenz	Weiterbestehen. Bei Infektionen Überdauern des Erregers im Körper
Phagozyt	zur Phagozytose fähige Zelle
Phagozytose	Endozytose ganzer Zellen („Fressen" von Zellen)
Phänotyp	Erscheinungsbild
Pharynx	Rachen
photo-	Licht-
pH-Wert	negativer dekadischer Logarithmus der H^+-Ionen-Konzentration
Physiologie	Lehre von den normalen Vorgängen im Körper
Physiotherapie	Meist Oberbegriff für Bewegungs- und physikalische Therapie
Pico	Billionstel (10^{-12})
plantar	am Fuß: zur Fußsohle hin; die Fußsohle betreffend
Plaque	abgegrenzter, flächiger/fleckförmiger Herd
Plasma	flüssiger Anteil des Blutes mit Gerinnungsfaktoren
Plazenta	Mutterkuchen
Pleura	Brustfell
Plexus	Geflecht (Venen-, Nerven-)
pluri-	mehrere
pluripotent	„mehrere" könnend. Bei Stammzellen: Stammzelle, die sich noch zu allen Zellen, aber nicht mehr zu einem ganzen Organismus entwickeln kann
Pneumonie	Lungenentzündung
-poese	Bildung, Enstehung
poly-	viel, viel-, zahlreich
polyklonal	von vielen Zelllinien gebildet/Zellen abstammend
Polymerase	Enzym für die Verknüpfung von Nukleinsäuren
Polypeptid	Molekül aus mehr als 100 Aminosäuren
Polysaccharid	Vielfachzucker
Pons	Brücke (Teil des Hirnstamms)
popliteal	die Kniekehle betreffend

Fachausdruck	Bedeutung/Übersetzung
portal	die Pfortader/das Pfortadersystem betreffend
Portio	in die Scheide hineinragender Teil des Gebärmutterhalses
post-	hinter, nach, nachher
posterior	nach hinten, hinterer
postnatal	nach der Geburt/Entbindung (bezogen auf das Kind)
postpartal	nach der Geburt/Entbindung (bezogen auf die Mutter)
prae-, prä-	vor, vorher
pränatal	vorgeburtlich
Prävention	Vorbeugung
presso-	Druck-
Pressosensor, -rezeptor	Druckmessfühler
primär	erstrangig, ursprünglich, ohne andere Ursachen
profundus	tief (gelegen)
Progesteron	weibliches Geschlechtshormon
Prognose	zu erwartender Krankheitsverlauf
Prokaryont	Lebewesen aus einfach gebauten Zellen ohne Zellkern
Pronation	Einwärtsdrehung von Hand oder Fuß, Hebung des Fußaußenrandes
Prophylaxe	vorbeugende medizinische/pflegerische Maßnahme
Propriozeption	Tiefensensibilität, Körpersinn
Prostaglandine	Gewebshormone/Botenstoffe, bedeutsam bei Entzündungen
Prostata	Vorsteherdrüse (des Mannes)
Protease	Peptide/Eiweiße spaltendes Enzym
Protein	Eiweiß
Proton	positiv geladenes, relativ „schweres" Teilchen im Atomkern
proximal	auf den Rumpfansatz der Gliedmaßen/der Körpermitte zu
Psyche	Seele
pulmonal	die Lunge betreffend
pyrogen	Fieber erzeugend
radial	am Arm: zur Speiche hin
Radioaktivität	Eigenschaft eines Isotops, von selbst zu zerfallen und dabei sehr energiereiche Strahlung abzugeben
Radius	Speiche
re-	zurück, wieder, entgegengerichtet
Reanimation	Wiederbelebung
Reduktion	Verringerung; Zurückführung (auf ein geringeres Maß, auf etwas Einfacheres). In der Chemie: Elektronenaufnahme
Reduplikation	Verdoppelung
Reflux	Rückfluss
refraktär	unempfindlich, nicht beeinflussbar (durch Reize)
Regeneration	Erholung, Erneuerung
regionär, regional	auf eine Körperregion bezogen
Rekombination	Neuanordnung

Fachausdruck	Bedeutung/Übersetzung
rektal	den Mastdarm betreffend
Rektum	Mastdarm
renal	die Nieren betreffend
Replikation	Vervielfältigung
Reproduktion	Vermehrung
Residual-	Rest-
Resistenz	Widerstandsfähigkeit gegenüber Umwelteinflüssen
Resorption	Aufnahme durch Zellen oder Gewebe
respiratorisch	die Atmung betreffend, durch die Atmung bedingt
Retina	Netzhaut des Auges
Retro-	dahinter, rückwärts, zurück
Retroversion	Streckung in Schulter-/Hüftgelenk, Heben nach hinten
Rezeptor	„Empfänger"-Molekül auf der Zelloberfläche für bestimmte Stoffe; Sinneszelle; Empfänger
rezessiv	in der Vererbungslehre: schwächer, nicht in Erscheinung tretend
Ribonukleinsäure	Nukleinsäure im menschlichen Körper
Ribosom	Organelle für die Eiweißherstellung der Zelle
Rotation	Drehung
Saccharase	Enzym, das Haushaltszucker in Glukose und Fruktose spaltet
Saccharid	Kohlenhydrat, Zucker
Saccharose	Haushalts-, Kristallzucker; ein Zweifachzucker
sagittal	wie ein Pfeil, von vorne nach hinten (oder umgekehrt)
sakral	in der Anatomie: das Kreuzbein betreffend
Screening	Reihenuntersuchung, d.h. systematische Untersuchung Beschwerdefreier auf eine Erkrankung
Sebum	Talg
Sekretion	Substanzabgabe durch Drüsen/-zellen
sekundär	an zweiter Stelle, nachfolgend, als Folge einer (anderen) Erkrankung
semi-	halb, teilweise
sensibel	im anatomischen/medizinischen Bereich: empfindungsfähig, die Sensibilität betreffend
Sensibilität	Fähigkeit, Reize aus der Umwelt oder dem Körperinneren wahrzunehmen, teilweise auch nur Wahrnehmungen, die nicht von spezialisierten Sinnesorganen kommen, Fühlen
Sensor	Messfühler, Sinnesrezeptor/-zelle, spezialisierte Zelle zur Aufnahme und Weiterleitung von Reizen
sensorisch	die Sinne/Wahrnehmung betreffend
Septum	Scheidewand, z.B. Nasen-, Herzscheidewand
Sequenz	Folge
serös	wässrig, serumähnlich; die Serosa betreffend
Serosa	Auskleidung der Körperhöhlen (z.B. Brust-, Bauchfellhöhle)
Serum	flüssiger Anteil des Blutes ohne Gerinnungsfaktoren; aus dem Blutserum gewonnenes Antikörperpräparat
sinister, sinistra	links
Skapula	Schulterblatt

Fachausdruck	Bedeutung/Übersetzung
-skopie	optische Betrachtung/Untersuchung, Spiegelung,
Skrotum	Hodensack
somatisch	körperlich
Sonografie	Ultraschalluntersuchung
Sperma	Samenflüssigkeit, Ejakulat
Spermatogenese	Spermien-, Samenzellbildung
Spermium	Samenzelle
Sphinkter	Schließmuskel
spinal	dornförmig, meist: das Rückenmark/die Wirbelsäule betreffend
Spinalnerv	Rückenmarksnerv
Spongiosa	Schwammknochen
Sputum	Auswurf
Stenose	Verengung eines Hohlorgans
Stereozilie	sehr langer Mikrovillus
Sternum	Brustbein
Steroide	chemische Substanzen mit einem Sterangerüst, z.B. Cholesterin, Gallensäuren, einige Hormone
Stimulation	Anregung (von Zellen, Geweben, Organen, psychosozial)
Stroma	Organbindegewebe
sub-	unter, unterhalb, niedriger
subkutan	unter die Haut (z.B. Injektion)
Subkutis	Unterhaut
Sulcus	Rinne, Furche
superfizial, superfiziell	oberflächlich, zur Körperoberfläche hin
superior	oben, nach oben
Supination	Auswärtsdrehung von Hand oder Fuß, Hebung des Fußinnenrandes
Supra-	über, oberhalb
Surfactant	Oberflächenfaktor in der Lunge
Sympathikus	Teil des vegetativen Nervensystems, der die Aktionsfähigkeit erhöht
Symptom	Krankheitszeichen
syn-, Syn-	zusammen, mit; bei Gelenken: -haft
Synapse	spezielle Kontaktstelle zwischen Zellen, v.a. Nervenzellen, zur Signalübermittlung
Syndrom	zusammengehörender Symptomenkomplex
Synovia	Gelenkflüssigkeit
Synthese	Vorgang, bei dem mehrere Einzelbestandteile zusammengesetzt werden, in der Chemie Reaktion, bei der aus Atomen/einfachen Molekülen Moleküle bzw. komplexere Moleküle hergestellt werden
systemisch	den ganzen Organismus betreffend
Systole	Kontraktionsphase, im weiteren Sinne eines Hohlorgans, im engeren Sinne des Herzens
tachy-	beschleunigt, (zu) schnell
Tachykardie	beschleunigter Herzschlag, erhöhte Herzfrequenz

Fachausdruck	Bedeutung/Übersetzung
tarsal	die Fußwurzel betreffend
Telencephalon	Großhirn
temporal	die Schläfe betreffend
Tendo	Sehne
Tera	Billionenfach (10^{12})
Testis	Hoden
Testosteron	wichtigstes männliches Geschlechtshormon
Tetanus	Dauerkontraktion; Wundstarrkrampf
tetra-	vier-
Thalamus	Teil des Zwischenhirns
Therapie	Behandlung
thermo-, thermisch	die Wärme betreffend, durch Wärme bedingt
thorakal	den Brustkorb betreffend
Thorax	Brustkorb
Thrombozyt	Blutplättchen
Thrombus	Blutgerinnsel in Blutgefäß oder Herz beim Lebenden
thyroidal	die Schilddrüse betreffend
Tibia	Schienbein
Tonus	Spannung, v.a. Muskel-, Gefäßspannung
totipotent	ganz-, alleskönnend. Bei Stammzellen: Stammzelle, aus der sich ein ganzer Organismus entwicklen kann
Toxin	Gift
Trabekel	bälkchenartige Gewebestruktur
Trachea	Luftröhre
trans-	(hin)durch, über
Transfusion	(i.v.-)Gabe von Blut/Blutbestandteilen
Transkription	erster Schritt der Eiweißbildung in der Zelle mit Herstellung einer mRNA (messenger-, Boten-RNA) im Zellkern
Translation	erster Schritt der Eiweißbildung in der Zelle mit Bildung einer Aminosäurekette an den Ribosomen
Transplantation	Übertragung/Verpflanzung lebender Zellen, Gewebe oder Organe
transversal	quer verlaufend, z.B. Transversalachse = Querachse
Trauma	(körperliche oder seelische) Verletzung, Wunde
tri-	drei-
Triglyzerid	Neutralfett
Trimenon	Zeitabschnitt von (etwa) drei Monaten
Trisomie	dreifaches Vorhandensein eines Chromosoms im sonst doppelten Chromosomensatz
Trophoblast	äußere Zellschicht der Blastozyste (Keimblase, entsteht am 4. Tag nach der Befruchtung), die als Erstes in die Gebärmutterschleimhaut eindringt und der Ernährung des Embryos dient
Truncus	Stamm, z.B. Truncus pulmonalis = Stamm der Lungenschlagadern
Tube	kurz für Tuba uterina (Eileiter)
Tubulus	röhrenförmige Struktur

Fachausdruck	Bedeutung/Übersetzung
Tumor	Schwellung, Geschwulst
Ulcus, Ulkus	Geschwür
Ulna	Elle
uni-	ein, einmal, einheitlich
Ureter	Harnleiter
Urethra	Harnröhre
-urie	Urin-, im Urin, Ausscheidung mit dem Urin
Urothel	die ableitenden Harnwege auskleidende Epithelform
Uterus	Gebärmutter
V. cava	Hohlvene
V. portae	Pfortader
Vagina	Scheide
Valenz	in der Chemie: Wertigkeit eines Atoms, v.a. Zahl der möglichen Ionenladungen/kovalenten Bindungen eines Atoms
vaskulär	die (Blut-)Gefäße betreffend
Vasodilatation	Gefäßweitstellung
Vasokonstriktion	Gefäßengstellung
vegetativ	das autonome (vegetative) Nervensystem betreffend
Vene	zum Herzen hinführendes Blutgefäß
Ventilation	(Lungen-)Belüftung
ventral	am Rumpf: bauchwärts, vorn
Ventriculus, Ventrikel	Hohlraum, Ausbuchtung von Organen; oft kurz für Herz-, Gehirnkammer
vertebral	die Wirbel/Wirbelsäule betreffend
vesikal, vesico-	die Blase betreffend, Blase-
vestibulär	das Vestibulum betreffend; das Gleichgewichtsorgan betreffend
Vestibulum	erweiterter Eingang, Vorhof zu einem Organ, z.B. des Gleichgewichtsorgans, der Mundhöhle
Virus	winzig kleiner Krankheitserreger ohne zelluläre Struktur und eigenen Stoffwechsel

Fachausdruck	Bedeutung/Übersetzung
Viskosität	„Zähigkeit", Zähflüssigkeit von Flüssigkeiten oder Gasen
visuell	den Sehsinn betreffend, über das Sehen
viszeral	die Eingeweide betreffend
Vitamin	lebensnotwendige organische Verbindung, die dem Körper von außen zugeführt werden muss
volar	die Handfläche betreffend
Vulva	zusammenfassende Bezeichnung für Venushügel, Schambehaarung, Venuslippen, Klitoris und Scheidenvorhof
Zenti	Hundertstel (10^{-2})
zentral	zur Körpermitte hin, in der Körpermitte; beim Nervensystem: in Gehirn und Rückenmark
Zentromer	Einschnürung in der Mitte eines Chromosoms
zerebral	das Gehirn/Großhirn betreffend
zervikal	den Hals/Hals eines Organs (z.B. Gebärmutterhals) betreffend
zirkadian	Rhythmus von etwa einem Tag Dauer
Zygote	befruchtete Eizelle
zyto-	Zell-
Zytokin	Botenstoff zur Kommunikation zwischen (Abwehr-) Zellen
Zytokinese	Zellteilung
Zytologie	Zelllehre
Zytoplasma	Grundsubstanz einer Zelle
Zytose	Bläschen-, membranverlagernder Transport
-zytose	Vermehrung einer Blutzellreihe, z.B. Leukozytose = zu viele weiße Blutkörperchen
zytotoxisch	zellschädigend

Abkürzungsverzeichnis

$^-$	bei Ionen: negative Ladung
–	bei Molekülen: kovalente Bindung
%	Prozent
$^+$	bei Ionen: positive Ladung
Kap.	vergleiche mit, siehe, Querverweis
<, ≤	kleiner, kleiner gleich
>, ≥	größer, größer gleich
↑	Werte ansteigend bzw. oberhalb der Norm
→	Werte gleichbleibend; Reaktionspfeil für chemische Reaktionen, führt zu
↓	Werte abfallend bzw. unterhalb der Norm
↔	Reaktionspfeil für in beide Richtungen ablaufende chemische Reaktionen
©	Copyright, urheberrechtlich geschützt
®	Handelsname, registrierte Marke, registered name
°C	Grad Celsius
A	Adenin
A. Aa.	Arterie, Arterien (arteria, arteriae)
Abb.	Abbildung
ACE	angiotensin converting enzyme, deutsch: Angiotensin konvertierendes Enzym
Ach	Azetylcholin
ACTH	adrenocorticotropes Hormon
ADH	antidiuretisches Hormon, Adiuretin, Vasopressin
ADP	Adenosindiphosphat
Ak, AK	Antikörper
AMV	Atemminutenvolumen
ANP	atriales natriuretisches Peptid
AT	Antithrombin; Angiotensin; autogenes Training
ATP	Adenosintriphosphat
AV	atrio-ventrikular, Vorhof-Kammer
AZV	Atemzugvolumen; Atemzeitvolumen
BE	base excess, deutsch: Basenüberschuss; Broteinheit
BGA	Blutgasanalyse
BIC	Bik(c)arbonat
BMI	Body-Mass-Index
BNP	brain natriuretic peptide (ein natriuretisches Peptid)
BSG	Blut(körperchen)senkungsgeschwindigkeit
BtMVV	Betäubungsmittelverschreibungsverordnung
BWS	Brustwirbelsäule
BZ	Blutzucker
BZR	B-Zell-Rezeptor
C	Elementsymbol für Kohlenstoff; Cytosin; Z(C)ervical-, Halssegment
c	zenti (Hundertstel = 10^{-2})
Ca	Elementsymbol für K(C)alzium; Karzinom
cal	Kalorie
cAMP	cyclo-AMP, zyklisches Adenosinmonophosphat
CCD	Centrum-Collum-Diaphysen(-Winkel)
CCK	Cholezystokinin
CD	cluster of differentiation (Gruppen von Oberflächenmerkmalen auf Blut-/Abwehrzellen)
Cl	Elementsymbol für Chlor
CO_2	Kohlendioxid
COPD	chronic obstructive pulmonary disease, deutsch: chronisch-obstruktive Lungenerkrankung/Bronchitis
COX	Z(C)yclooxygenase
CRH	Corticotropin-Releasing-Hormon
CRP	C-reaktives Protein
CT	Computertomogramm/-tomografie; konventionelle Insulintherapie
d	dezi (Zehntel = 10^{-1})
da	zehnfach (10^{1})
dB	Dezibel
DIP	distales Interphalangeal(-gelenk)
dl	Deziliter
DNA, DNS	deoxyribonucleic acid, deutsch: Desoxyribonukleinsäure
dpt	Dioptrie
EEG	Elektroenzephalogramm/-grafie
EK	Erythrozytenkonzentrat
EKG	Elektrokardiogramm/-grafie
engl.	englisch
EPO	Erythropoetin
ER	endoplasmatisches Retikulum
ERV	exspiratorisches Reservevolumen
Ery	Erythrozyt (rotes Blutkörperchen)
f	femto (Billiardstel = 10^{-15})
Fe	Elementsymbol für Eisen
FRC	funktionelle Residualkapazität
FSH	follikelstimulierendes Hormon
G	Giga (milliardenfach = 10^{9}); Guanin; Gauge
g	Gramm
GABA	Gamma-Aminobuttersäure, ein Überträgerstoff im Nervensystem
GFR	glomeruläre Filtrationsrate
GK	Granulozytenkonzentrat
GI	glykämischer Index
Gn-RH	Gonadotropin-Releasing-Hormon
griech.	griechisch
H	Elementsymbol für Wasserstoff
h	Hekto (hundertfach = 10^{2}); Stunde
H^+	Wasserstoff-Ionen, Protonen
H_2O	Wasser
Hb	Hämoglobin (roter Blutfarbstoff)
HbA_{1c}	klinisch bedeutsamstes Glykohämoglobin
HCG	humanes Choriongonadotropin
HCl	Salzsäure
HCO_3^-	Bikarbonat
HDL	high density lipoproteins, deutsch: Lipoproteine hoher Dichte, „gutes Cholesterin"
Hg	Hydrargyrum, deutsch: Quecksilber
HHL	Hypophysenhinterlappen
HIV	humanes Immundefizienz-Virus
Hk, Hkt	Hämatokrit
HLA	human leucocyte antigen, deutsch: menschliche Leukozytenantigene, auch MHC
HMV	Herzminutenvolumen
HN	Hirnnerv
HPV	humane Papillomviren
HVL	Hypophysenvorderlappen
HWS	Halswirbelsäule
HZV	Herzzeitvolumen

i.m. intramuskulär
i.v. intravenös
ICR Interk(c)ostalraum, deutsch: Zwischenrippenraum
ICT intensivierte konventionelle Insulintherapie
Ig Immunglobulin
IH Inhibiting-Hormon
INR international normalized Ratio (standardisierter Quick-Wert)
IRV inspiratorisches Reservevolumen
J Joule
K Elementsymbol für Kalium
k kilo (tausendfach = 10^6)
kcal Kilokalorie
kg Kilogramm
KG Körpergewicht
KH Kohlenhydrat(e)
KHE Kohlenhydrateinheit
KHK koronare Herzkrankheit
kJ Kilojoule
kPa Kilopascal
l Liter
L Lumbal-, Lendensegment
lat. lateinisch
LDL low density lipoproteins, deutsch: Lipoproteine niedriger Dichte, „schlechtes Cholesterin"
LH luteinisierendes Hormon
Lig. Band (Ligamentum)
LWS Lendenwirbelsäule
M Mega (millionenfach = 10^6)); Metastase im TNM-System
m Meter; milli (ein Tausendstel = 10^{-3})
M. Morbus; Musculus; Mykobakterium
M., Mm. Muskel, Muskeln (musculus, musculi)
m^2 Quadratmeter ($1 \, m^2 = 1 \, m \times 1 \, m$)
MALT mukosaassoziierte lymphatische Gewebe
MCP Metak(c)arpophalangeal(-gelenk)
Mg Elementsymbol für Magnesium
mg Milligramm
MHC major histocompatibility complex, deutsch: Hauptgewebeverträglichkeitskomplex, auch HLA
Min., min Minute
MJ Megajoule
ml Milliliter
mm Millimeter
mm Hg Millimeter Quecksilbersäule
MMS Monozyten-Makrophagen-System
mol Mol
mRNA messenger-RNA, Boten-RNA
MRT Magnetresonanztomogramm/-tomografie, Kernspintomogramm/-tomografie
ms Millisekunde(n)
MSH Melanozyten-stimulierendes Hormon
N Elementsymbol für Stickstoff; Lymphknoten (Nodus lymphoides) im TNM-System
n nano (Milliardstel = 10^{-9})
N., Nn. nervus, nervi, deutsch: Nerv, Nerven, mit römischer Zahl dahinter: Hirnnerv
Na Elementsymbol für Natrium
NaCl Natriumchlorid, deutsch: Kochsalz
NAD^+, NADH Nikotinamid-Adenin-Dinukleotid
NK-Zellen natürliche Killerzellen
O Elementsymbol für Sauerstoff
O_2 Sauerstoff
OP Operation, Operationssaal; Originalpackung
OSG oberes Sprunggelenk
osmol Osmol
p Partialdruck; pico (Billionstel = 10^{-12})
$p(a)CO_2$ (arterieller) Kohlenstoffdioxidpartialdruck
$p(a)O_2$ (arterieller) Sauerstoffpartialdruck
p.c. post conceptionem (nach der Befruchtung)
p.m. post menstruationem (nach der Menstruation)
p.p. post partum (nach der Geburt)
Pa Pascal
PAL Physical Activity Level, deutsch: körperliches Aktvitätsniveau
pAVK periphere arterielle Verschlusskrankheit
PCI perkutane k[c]oronare Intervention
PCR polymerase chain reaction, deutsch: Polymerase-Kettenreaktion
pH potentia hydrogenii, pH-Wert (Maß für die Säureeigenschaft einer Lösung)
PIP proximales Interphalangeal(-gelenk)
PNS peripheres Nervensystem
PTA perkutane transluminale Angioplastie
PTCA perkutane transluminale k(c)oronare Angioplastie
PTH Parathormon
PTT partial thromboplastin time, deutsch: partielle Thromboplastinzeit, ein Gerinnungswert
RAAS Renin-Angiotensin-Aldosteron-System
REM rapid eye movement, gebräuchlich im Zusammenhang mit den verschiedenen Schlafstadien (REM-Schlaf/Non-REM-Schlaf)
RH Releasing-Hormon
rh, Rh-neg. Rhesus-negativ
Rh, Rh-pos. Rhesus-positiv
RNA, RNS ribonucleic acid bzw. deutsch: Ribonukleinsäure
RR Blutdruck
RV Residualvolumen
S Elementsymbol für Schwefel; Sakral-, Kreuzbeinsegment
s Sekunde
s.c. subkutan (unter die Haut)
Sek. Sekunde
SSW Schwangerschaftswoche
Std. Stunde
STIKO Ständige Impfkommission (am Robert Koch-Institut)
T Tera (billionenfach = 10^{12}), Tumor im TNM-System
T_3 Trijodthyronin
T_4 Thyroxin
Tab. Tabelle
TBG Thyroxin-bindendes Globulin
TC Totalkapazität (capacity)
Th Thorakal-, Brustsegment
T_H-Zelle T-Helferzelle
TK Thrombozytenkonzentrat
TNF Tumornekrosefaktor
TRH Thyrotropin-Releasing-Hormon
tRNA transfer-RNA
TSH Thyroidea-stimulierendes Hormon
TZR T-Zell-Rezeptor
™ trade mark, nicht registrierte Marke

U Unit, deutsch: Einheit; Uracil; Untersuchung
USG unteres Sprunggelenk
UV Ultraviolett(-licht, -strahlung)
V Volt
V., Vv. Vene, Venen (vena, venae)
VC Vitalkapazität (capacity)
VIP vasoaktives intestinales Peptid
Vit. Vitamin(e)
ZNS zentrales Nervensystem
α Alpha, Rezeptorentyp des Sympathikus
β Beta, Rezeptorentyp des Sympathikus
μ mü, mikro- (Millionstel = 10^{-6})
μg Mikrogramm (10^{-6} g)
μl Mikroliter (10^{-6} l)

Verfasserinnen und Verfasser der Pflegesituationen

Christina Eikel hat die Pflegesituationen zu den Kapiteln 9, 13, 15, 16, 17, 19 und 20 verfasst.

Christoph Lambertz hat die Pflegesituationen zu den Kapiteln 2, 3, 6, 7, 11, 14 und 18 verfasst.

Myrèse Larkamp hat die Pflegesituationen zu den Kapiteln 1, 4, 5, 8, 10 und 12 verfasst.

Hinweis zu den Pflegesituationen

Die Namen der Patientinnen und Patienten, die Beschreibungen ihrer Erkrankungen, die Orte und Situationen sind alle realitätsnah, aber frei erfunden. Jegliche Ähnlichkeiten mit echten Personen und Geschehnissen sowie Orten und Institutionen sind daher rein zufällig und nicht beabsichtigt.

Fehler gefunden?

An unsere Inhalte haben wir sehr hohe Ansprüche. Trotz aller Sorgfalt kann es jedoch passieren, dass sich ein Fehler einschleicht oder fachlich-inhaltliche Aktualisierungen notwendig geworden sind.
Sobald ein relevanter Fehler entdeckt wird, stellen wir eine Korrektur zur Verfügung. Mit diesem QR-Code gelingt der schnelle Zugriff.

https://else4.de/978-3-437-25152-8

Wir sind dankbar für jeden Hinweis, der uns hilft, dieses Werk zu verbessern. Bitte richten Sie Ihre Anregungen, Lob und Kritik an folgende E-Mail-Adresse: kundendienst@elsevier.com

Inhaltsverzeichnis

KAPITEL

1 Begriffe zur Beschreibung des Menschen

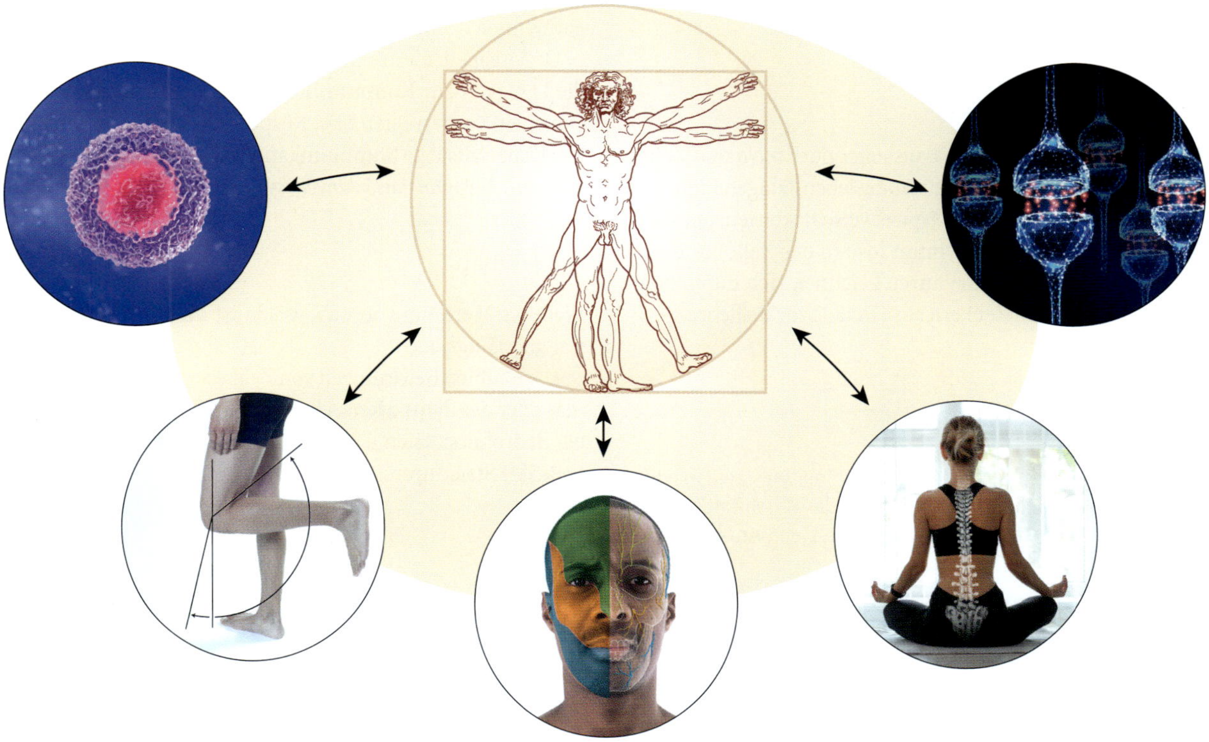

Abb. 1.1 Der Mensch – mit Begriffen der Biologie, Anatomie und Physiologie zu beschreiben und doch unfassbar viel mehr. [L275, J787, E460-003, E1269]

Pflegesituation

Der 23-jährige Mats Schröter befindet sich im dritten Jahr seiner Ausbildung zum Pflegefachmann. Er hat den Berufsabschluss Pflegefachmann mit Vertiefung in der Pädiatrie gewählt. Deshalb muss er im dritten Jahr den Vertiefungseinsatz in der Pädiatrie absolvieren. Er hat bereits vielfältige inhaltliche Aspekte zur Pflege von Säuglingen, Kindern und Jugendlichen vermittelt bekommen. Das Gelernte wiederzugeben, bereitet Herrn Schröter keine Schwierigkeiten, allerdings hat er Probleme mit Beratungssituationen in der Pflege, in denen er sein Fachwissen an Laien wie etwa pflegebedürftige Menschen oder pflegende Angehörige weitergeben soll. Seinen nächsten Einsatz hat er in der Kinderchirurgie, wo er die Durchführung von Beratungssituationen üben möchte.

DEFINITION

Biologie: Naturwissenschaft, die sich mit den Lebewesen im Allgemeinen und den Besonderheiten der verschiedenen Lebewesen befasst.
Anatomie: Lehre vom (inneren) Aufbau der Lebewesen.
Physiologie: Lehre von den normalen Lebensvorgängen.

1.1 Die Kennzeichen des Lebens

Trotz der enormen Unterschiede zwischen den verschiedenen **Lebewesen** (man denke etwa an Bakterien, Moose, Blumen, Würmer, Vögel, Elefanten und auch den Menschen) lassen sich Gemeinsamkeiten ausmachen, die Lebewesen gegenüber **nicht lebenden Strukturen** auszeichnen (➤ Abb. 1.2):

- Aufbau aus einer oder mehreren Zellen
- Stoffwechsel (Metabolismus)
- Erregbarkeit und Kommunikation
- Motilität (aktive Bewegungsfähigkeit)
- Vermehrung (Reproduktion)
- Wachstum und Entwicklung

Der Aufbau aus Zellen

Jedes Lebewesen (auch Pflanzen) ist aus *einer* oder *mehreren* **Zellen** aufgebaut. Sie sind die kleinsten selbstständig lebensfähigen Einheiten.

Die Zellen von **Prokaryonten,** beispielsweise Bakterien, enthalten keinen Zellkern (das Erbgut schwimmt lose in der Zelle) und sind insgesamt einfach gebaut. **Eukaryonten** zeichnen sich durch komplizierter gebaute Zellen mit Zellkern aus (Details zur Zelllehre ➤ 3).

Der Stoffwechsel

DEFINITION

Stoffwechsel *(Metabolismus):* Sämtliche im Organismus ablaufenden chemischen Reaktionen. Erfolgt unablässig, bis der Organismus stirbt. Unterteilt z. B. in **Katabolismus** *(Abbaustoffwechsel)* und **Anabolismus** *(Aufbaustoffwechsel).*

Es gibt mehrere Möglichkeiten, den **Stoffwechsel** einzuteilen. Alle Reaktionen, welche die Energie erzeugen, die der Organismus zur Aufrechterhaltung seiner Lebensvorgänge benötigt, werden z. B. als **Katabolismus** zusammengefasst. Den chemischen Abbau von Nahrungsstoffen bezeichnet man auch als *Verbrennung,* wobei die Energie unter Sauerstoffverbrauch gewonnen wird *(oxidative Energiegewinnung).*

Demgegenüber wird beim **Anabolismus** die durch katabole Prozesse gewonnene Energie dazu verwendet, neue Bausteine für den Organismus *aufzubauen* (beispielsweise Moleküle, Organellen, Zellen, Gewebe).

Die Erregbarkeit und Kommunikation

Erregbarkeit *(Reizbarkeit)* ist die Fähigkeit eines Organismus, Informationen über die Verhältnisse inner- und außerhalb des Organismus (etwa Lichtverhältnisse, Temperatur) aufzunehmen, diese ggf. weiterzuleiten, zu verarbeiten und zu beantworten. Selbst Einzeller müssen z. B. Nahrung in der Umgebung wahrnehmen (und danach aufnehmen) können.

Organismen, die aus mehreren Zellen bestehen, sind außerdem auf die Fähigkeit zur **Kommunikation** angewiesen, also Informationen von einer Körperregion bzw. Körperzelle zur anderen weiterzuleiten. Hoch spezialisierte Kommunikationssysteme des Menschen sind das *Nerven-, Hormon-* und *Abwehrsystem.*

Die Motilität

Weiteres Merkmal von Lebewesen ist die **Motilität,** die *aktive Bewegungsfähigkeit.*

Dazu zählen Bewegungen von Zellbestandteilen, etwa des Zytoplasmas oder des Zytoskeletts, ebenso wie z. B. die Flucht des Lebewesens bei Bedrohung. Hierzu benötigen Lebewesen *aktiv bewegliche* **(kontraktile)** Strukturen.

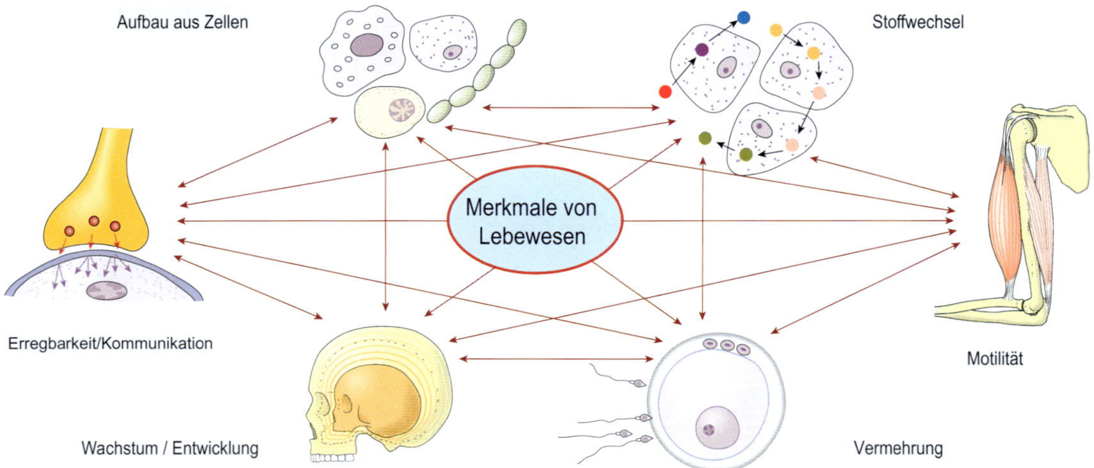

Abb. 1.2 Die Kennzeichen des Lebens. [L190]

Die Vermehrung

Zellen können sich teilen und besitzen dadurch die Fähigkeit zur **Vermehrung** *(Reproduktion).* Dies ist eine der wesentlichen Voraussetzungen für das Wachstum, die kontinuierliche Neubildung von Zellen mit nur kurzer Lebensdauer (z. B. Blutkörperchen), die Heilungsprozesse nach Verletzungen, aber auch die Fortpflanzung und die Vererbung.

Wachstum und Entwicklung

Schon Einzeller können durch Substanzaufnahme größer werden. Das **Wachstum** bei mehrzelligen Organismen erfolgt auf mehrere Arten:

- Über eine Vergrößerung bereits vorhandener Zellen
- Über eine Erhöhung der Zellzahl durch Teilung von Zellen
- Über eine Vermehrung nicht-zellulärer Strukturen (z. B. Mineralsubstanz des Knochens)

Mehrzellige Organismen zeigen darüber hinaus **Entwicklung,** von der Entstehung und einer durch Wachstum geprägten Phase über Alterungsvorgänge bis zum **Tod.**

Sterben und Tod bedeuten dabei nicht nur den Individualtod des Organismus: Während des gesamten menschlichen Lebens müssen Zellen durch **Apoptose** (➢ 3.8), eine Form des *programmierten Zelltods,* kontrolliert zugrunde gehen. Nur so können sich die Organe regelrecht entwickeln.

1.2 Der Aufbau des Körpers

DEFINITION

Zelle: Grundeinheit aller lebenden Organismen (auch Pflanzen). Selbstständig lebensfähig.
Gewebe: Mehrere Zellen gleichen Typs zusammen mit ihrer Zwischenzellsubstanz (Interzellulärsubstanz), die gemeinsam eine bestimmte Aufgabe erledigen.
Organ: Abgegrenzter Verband von zwei oder mehr Geweben, die zusammen eine Aufgabe erfüllen.

Die Zellen

Jede **Zelle** des menschlichen Körpers besitzt einen *Zellkern* mit dem Erbgut und das *Zytoplasma,* die wässrige Grundsubstanz der Zelle. Das Zytoplasma enthält *Organellen,* spezielle abgetrennte Räume für bestimmte Aufgaben. Die *Zellmembran* grenzt die Zelle nach außen hin ab (Details zum Zellaufbau ➢ 3).

Die Gewebe

Zellen ähnlichen Baus, die in der Regel eine gemeinsame Funktion erfüllen, schließen sich zu einem **Gewebe** zusammen. Muskelzellen beispielsweise bilden die drei Typen des Muskelgewebes, das dem Menschen seine Bewegungsfähigkeit verleiht (Details zu den Geweben ➢ 5).

Die Organe

Mehrere räumlich beieinanderliegende Gewebe bilden ein **Organ** wie z. B. Leber oder Niere. Organe haben in aller Regel eine charakteristische Gestalt und sind mit dem bloßen Auge erkennbar. Sie sind aus unterschiedlichen Geweben zusammengesetzt (Funktionsgewebe = **Parenchym** und Bindegewebe = **Stroma** ➢ 5.1), die letztlich jedoch eine gemeinsame Funktion erfüllen.

Die Organsysteme

Unter einem **Organsystem** versteht man mehrere Organe, die in enger Beziehung miteinander stehen, indem sie einer gemeinsamen Aufgabe dienen (➢ Tab. 1.1).

So besteht beispielsweise das Organsystem des Atmungstrakts aus den Organen Nase, Rachen, Kehlkopf, Luftröhre, Bronchien und Lungen. Seine Hauptaufgabe ist der Gasaustausch mit der Umgebung.

Die Psyche

Die *Seele* **(Psyche)** wird in aller Regel den Organsystemen übergeordnet. Der Psyche kann kein spezielles Körperorgan zugeordnet werden, sie ist aber aufs Engste mit dem (zentralen) Nervensystem und dabei insbesondere dem Großhirn verbunden. Die Psyche ermöglicht dem Menschen z. B. Entscheidungsfreiheit und das Setzen von Werten und Zielen.

1.3 Die Regulations- und Anpassungsvorgänge

DEFINITION

Inneres Milieu: Gesamtheit der für das Funktionieren der Körperzellen maßgeblichen (konstanten) Umgebungsbedingungen.
Homöostase: Aufrechterhaltung eines in etwa gleichbleibenden inneren Milieus im (menschlichen) Körper.

Die **Homöostase** ist keine Selbstverständlichkeit, sondern eine Leistung des Organismus. Sie ist gleichzeitig die wichtigste Voraussetzung dafür, dass der Mensch auf Dauer existieren kann, denn die Körperzellen können ihre speziellen Aufgaben nur bei gleichbleibenden und möglichst guten Bedingungen erfüllen.

Um die Homöostase trotz unterschiedlichster Umgebungsbedingungen zu gewährleisten, müssen in unserem Körper in jeder Sekunde tausendfach **Regulations- und Anpassungsvorgänge** ablaufen. Beide Begriffe sind dabei nicht scharf voneinander getrennt.

Ein Beispiel: Noch schlaftrunken und ohne nachzudenken stehen wir morgens aus dem Bett auf und recken uns, um wach zu werden. Dabei ändern sich binnen Sekunden die Druckverhältnisse in den Blutgefäßen durch die veränderte Körperhaltung, zusätzlich verbraucht die Muskulatur durch die Bewegung mehr Blut als zuvor im Bett. Regulationsvorgänge sorgen nun ganz schnell dafür, dass die Blutzufuhr zum Gehirn trotz der Veränderungen nicht leidet – eine Mangelversorgung der Gehirnzellen ließe uns in kürzester Zeit bewusstlos werden. Gleichzeitig muss sich der Körper vor einem Wärmeverlust schützen – denn kalt ist es im Schlafzimmer obendrein.

Tab. 1.1 Die Organsysteme des Menschen (oft zählt das Blut als eigenständiges elftes Organsystem).

… dazu gehören	Wichtige Aufgaben
Bewegungs- und Stützapparat (➤ 14, ➤ 15)	
Skelett (Knochen, Knorpel), Muskeln, Hilfseinrichtungen (z. B. Sehnen)	• (Willkürliche) Bewegungen • Stütz- und Haltefunktion • Ort der Blutzellenbildung • Mineralspeicher • Wärmeproduktion
Haut (➤ 18)	
Haut, Hautanhangsgebilde (Haare, Nägel, Hautdrüsen)	• Schutz vor Außeneinflüssen • Sinnesorgan (z. B. für Druck) • Mitregulation v. a. von Temperatur, Flüssigkeitshaushalt • Vitamin-D-Synthese • Fettspeicher (Unterhaut)
Nervensystem und Sinnesorgane (➤ 16, ➤ 17)	
Zentrales und peripheres Nervensystem, Sinneszellen/-organe	• Informationsaufnahme, -verarbeitung • (Überwiegend schnelle) Regulation des inneren Milieus und fast aller Körperaktivitäten • Ursprung aller willkürlichen Aktivitäten, bewussten Empfindungen und Gedanken, strukturelle Grundlage der Psyche
Hormonsystem (➤ 9)	
Alle hormonproduzierenden Einzelzellen, Zellgruppen und Drüsen	• (Überwiegend mittelschnelle und langsame) Regulation des inneren Milieus und fast aller Aktivitäten des Körpers
Abwehrsystem (➤ 12, ➤ 13)	
Weiße Blutkörperchen, primäre (Thymus, Knochenmark) und sekundäre (z. B. Lymphknoten, Milz) lymphatische Organe	• Bekämpfung von körpereigenen/-fremden schädlichen Substanzen • Immunologisches Gedächtnis • Mithilfe bei Entzündungs-/Heilungsvorgängen
Herz-Kreislauf-System, Blut (➤ 7, ➤ 8, ➤ 12)	
Herz, Blutgefäße, Blut	• Transport von Sauerstoff, Nährstoffen und Stoffwechselprodukten • Aufnahme der Lymphe • Regulation der Körpertemperatur • Verschluss von Blutungsquellen (Gerinnungssystem)
Atmungssystem (➤ 6)	
Atemwege (Nase, Rachen, Kehlkopf, Luftröhre, Bronchien, Bronchiolen) und Lungen	• Sauerstoffaufnahme • Kohlendioxidabgabe • Mitregulation des Säuren-Basen-Gleichgewichts
Verdauungssystem (➤ 10)	
Mund, Speiseröhre, Magen, Darm, Leber, Bauchspeicheldrüse	• Aufnahme von Flüssigkeit und Nahrungsmitteln • Verdauung und Resorption von Nährstoffen • Ausscheidung • Leber: „Stoffwechselzentrale", Mitregulation des inneren Milieus
Harnsystem (➤ 11)	
Nieren, Harnleiter, Harnblase, Harnröhre	• Urinproduktion und -ausscheidung • Mitregulation von Blutdruck, Flüssigkeits-, Elektrolyt-, Säure-Basen-Haushalt
Fortpflanzungssystem (➤ 19, ➤ 20)	
Äußere und innere Geschlechtsorgane	• Unterschiedliches Aussehen von Mann und Frau, Libido (Geschlechtstrieb) • Fortpflanzung (Erhaltung der Art) • Bei der Frau: Ernährung des Säuglings

Der Regelkreis

Alle Regulationsvorgänge in unserem Körper folgen einem einheitlichen Prinzip, dem des **Regelkreises** (➤ Abb. 1.3).

Die Größe, die konstant gehalten werden soll (etwa der Blutdruck), heißt **Regelgröße. Messfühler** *(Sensoren)* im Körper registrieren ständig den aktuellen **Istwert** dieser Größe (z. B. Blutdruck 90/50 mmHg) und melden ihn an den **Regler** (meist ein bestimmtes Gehirngebiet) weiter, der den Istwert mit einem vorgegebenen **Sollwert** (z. B. 120/80 mmHg) vergleicht. Bei deutlichen Regelabweichungen, verursacht durch **Störgrößen** (z. B. einen Blutverlust), werden **Stellglieder** aktiviert, die den Istwert durch Korrekturmaßnahmen dem Sollwert annähern. So ziehen sich bei einem zu niedrigen Blutdruck die Arteriolen (kleine Blutgefäße ➤ 8.1.2) zusammen, damit der Blutdruck wieder steigt. Die Veränderungen des Istwertes (hier der Blutdruckanstieg) werden an den Regler zurückgemeldet, der daraufhin die Aktivierung der Stellglieder zurücknimmt **(negative Rückkopplung).** Dieses ganze, in sich geschlossene (quasi kreisförmige), sich selbst regulierende System wird als Regelkreis bezeichnet.

Wesentlich seltener ist die **positive Rückkopplung,** bei der die Abweichung nicht gegenreguliert, sondern verstärkt wird. Sie ist nur kurzzeitig möglich, da sich das System sonst immer weiter aufschaukeln und schließlich zusammenbrechen würde. Beispielsweise fördern sich Natriumleitfähigkeit und Natriumeinstrom zu Beginn einer Nervenzellerregung (eines Aktionspotenzials) gegenseitig (➤ 16.2.3). Nach Zustandekommen des Aktionspotenzials schließen sich aber die Natriumkanäle schnell, sodass die positive Rückkopplung unterbrochen wird, denn einen ständig steigenden Natriumeinstrom könnte die Nervenzelle nicht verkraften.

Die Komplexität physiologischer Regelkreise

Ein einzelner Regelkreis mit einer überschaubaren Zahl von veränderlichen Größen ist noch recht einfach zu verstehen. In unserem Körper sind die Verhältnisse aber wesentlich komplizierter:

- Die Regelkreise haben in der Regel mehrere Stellglieder. So sind z. B. nicht nur die Arteriolen Stellglieder der Blutdruckregulation, sondern auch Herz und Blutvolumen.
- Fast immer greifen mehrere Regelkreise ineinander. Der Blutdruck ist einerseits Sollwert des Regelkreises „Blutdruckregulation", aber auch Stellglied des Regelkreises „Volumenregulation".
- Bei einigen Regelkreisen ist der Sollwert nicht konstant, sondern veränderlich. Bei Fieber z. B. ist der Sollwert der Körpertemperatur zu höheren Werten hin verschoben.

Weiterführende Informationen

Folgende besonders wichtige Regulations- und Anpassungsvorgänge behandelt „PFLEGEN Biologie Anatomie Physiologie" ausführlich:
Abwehr gegen Körperfremdes ➤ 13
Anpassung an körperliche Arbeit ➤ 14.4
Höhenpolyglobulie ➤ 12.2.6
Regulation der Atmung ➤ 6.12
Regulation des Blutdrucks ➤ 8.3.5
Regulation des Blutvolumens ➤ 8.3.4
Regulation des Blutzuckers ➤ 10.9.4

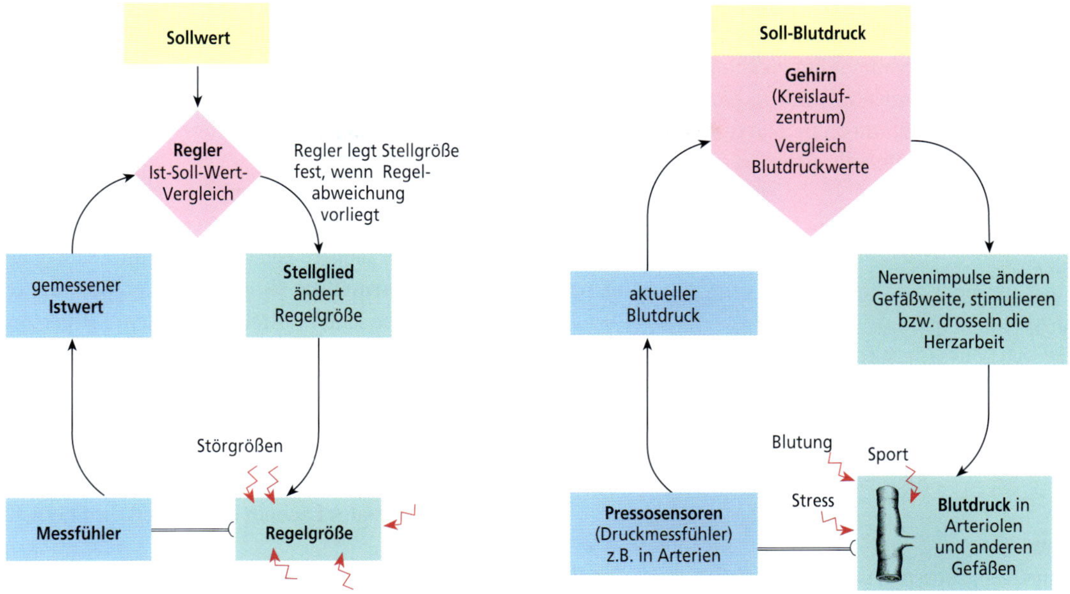

Abb. 1.3 Allgemeiner Regelkreis mit negativer Rückkopplung (links) sowie Regelkreis am Beispiel der Blutdruckregulation (rechts, vereinfacht). [L190]

Regulation der Herzleistung ➤ 7.6.2
Regulation des Hormonhaushalts ➤ 9.1.5
Regulation des Kalziumhaushalts ➤ 9.5, ➤ 11.8.3
Regulation der Körpertemperatur ➤ 8.4
Regulation der Muskelgrundspannung und Reflexe ➤ 14.3.6, ➤ 16.10
Regulation der Nahrungsaufnahme ➤ 10.9.3
Regulation des Säure-Basen-Haushalts ➤ 11.9
Regulation des Wasserhaushalts ➤ 11.7
Weiblicher Monatszyklus ➤ 19.2.6

1.4 Die Lebensphasen

DEFINITION

Neugeborenenperiode *(Neonatalperiode):* 1.–28. Lebenstag.
Säuglingsalter: 1. Lebensjahr.
Kleinkindalter: 2.–3. Lebensjahr.
Kindergartenalter *(frühes Kindesalter):* 4.–6. Lebensjahr.
Schulkindalter: 7. Lebensjahr bis Pubertätsbeginn (ca. 12. Lebensjahr).
Pubertät und **Adoleszenz** (*frühes* bzw. *spätes Jugendalter*): Periode von der Entwicklung der sekundären Geschlechtsmerkmale bis zum Abschluss des Körperwachstums, also bis zum 18.–20. Lebensjahr (unterschiedliche Definitionen).
Erwachsenenalter: Zeit ab dem 18. Lebensjahr.
Alter: Teil des Erwachsenenalters ab etwa dem 65. Lebensjahr.

Im Vergleich zu anderen Säugetieren entwickelt sich der Mensch langsam. Kein anderes Wesen braucht so lange, um erwachsen zu werden: Der vernunftbegabte Mensch kann seine vielfältigen Anlagen und Talente, seine „menschlichen Möglichkeiten", nur in vielen Reifungsschritten entfalten.

Menschsein bedeutet also **Entwicklung,** und zwar bis ins hohe Alter. Diese Entwicklung, die sowohl genetisch bestimmt als auch von Umweltfaktoren beeinflusst wird, ist die Grundlage für die Einteilung des (nachgeburtlichen) menschlichen Lebens in verschiedene **Lebensphasen.** Meist werden **Kindheit und Jugend, Erwachsenenalter** und **Alter** unterschieden.

Einheitliche Definitionen für die verschiedenen Lebensphasen gibt es allerdings nicht – so hängen z. B. die „Altersgrenzen" auch davon ab, ob man eher die körperliche, die psychische oder die soziale Entwicklung betrachtet. Außerdem gehen die verschiedenen Phasen nicht abrupt, sondern allmählich ineinander über.

1.4.1 Kind und Jugendlicher

Besonders rasch und eindrücklich verläuft die (nachgeburtliche) Entwicklung in Kindheit und Jugend. Wahrscheinlich wird deshalb kein anderer Altersabschnitt in so viele Zeitbereiche untergliedert. Gleichzeitig ist es in dieser Phase besonders wichtig, Störungen der Entwicklung rechtzeitig zu erkennen und ggf. entgegenzuwirken.

Wichtige Entwicklungsschritte bei Kindern, etwa das Hochziehen zum Stehen, heißen **Meilensteine der Entwicklung.** Aufgrund der individuell unterschiedlichen Entwicklung werden sie von Kindern zu verschiedenen Zeitpunkten erreicht.

Grenzsteine der Entwicklung hingegen geben den Zeitpunkt an, zu dem 90–95 % der gesunden Kinder einen bestimmten Entwicklungsschritt erreicht haben. Sie dienen Fachpersonen dazu, Kinder mit (deutlicher) Entwicklungsverzögerung zu erkennen.

Warnsignal

Das Nichterreichen eines Grenzsteins heißt nicht zwangsläufig, dass das Kind krank ist, hat aber eine wichtige Warnfunktion. Pflegende veranlassen bei einem betroffenen Kind eine kinderärztliche Untersuchung bzw. motivieren die Eltern dazu.

Sofern nichts anderes angegeben ist, gibt das Folgende jeweils die Grenzsteine innerhalb eines bestimmten Zeitabschnitts wieder. *Durchschnittlich* werden die genannten Entwicklungsschritte früher vollzogen. 90 % aller Kinder können z. B. mit 18 Monaten frei gehen – damit ist 18 Monate der Grenzstein dafür. Durchschnittlich wagen Kinder aber bereits mit 13 Monaten die ersten freien Schritte.

Vorsorgeuntersuchungen

Kinder und Jugendliche haben bis zum vollendeten 18. Lebensjahr Anspruch auf zehn Vorsorgeuntersuchungen (U1–U9, J1). Viele Krankenkassen übernehmen darüber hinaus die Kosten für drei weitere Untersuchungen (U10, U11, J2). Bei den Untersuchungen überprüft der Arzt bzw. die Ärztin u. a. Gesundheitszustand und Entwicklung des Kindes und berät z. B. zu Impfungen und alterssspezifischen Problemfeldern.

Der Säugling

Das Neugeborene

Das Verhalten eines Neugeborenen ist stark von Reflexen geprägt, die ganz überwiegend sein Überleben sichern sollen. Beispiele sind der **Saug-** oder der **Greifreflex** (➤ Abb. 1.4). Die Reflexe verschwinden in den Folgemonaten in einer typischen Abfolge. Bestünde z. B. der Greifreflex weiter, könnte das Baby nicht das zielgerichtete Greifen und Loslassen erlernen.

Das Neugeborene liegt in Beugehaltung, die Hände sind gefaustet, es kann Arme und Beine bewegen, den Körperstamm hingegen fast nicht. Es kann den Kopf zwar von der einen Seite zur anderen drehen, jedoch nicht länger „halten".

Schon in der ersten Woche reagiert das Neugeborene auf Licht und Geräusche. Es zeigt Interesse am menschlichen Gesicht und beruhigt sich durch An-den-Körper-Nehmen.

Das Baby mit drei Monaten

Das drei Monate alte Kind kann in Bauchlage Kopf und Schultern heben und für längere Zeit halten, es stützt sich dabei auf die Unterarme (**Unterarmstütz,** ➤ Abb. 1.5). Auf dem Rücken liegend führt es seine Hände in der Mittellinie vor dem Körper zusammen.

Der Säugling schreit in verschiedenen „Tonlagen" je nach Ursache des Schreiens (z. B. Schmerzen, Hunger).

Das Kind folgt bewegten Objekten mit den Augen von einer Seite zur anderen. Es hält Blickkontakt, lächelt seine Bezugspersonen und auch fremde Menschen an. Dieses Lächeln als Antwort auf Zuwendung heißt **soziales Lächeln** und vertieft die Eltern-Kind-Beziehung.

Das Baby mit sechs Monaten

Der Säugling von sechs Monaten verfolgt bewegte Objekte nun auch aus der Bauchlage heraus. Er greift gezielt, wobei er die Gegenstände zwischen Finger und Handfläche fasst **(palmares Greifen),** wechselt Gegenstände in der Mittellinie zwischen den Händen und steckt sie in den Mund.

Die **Kopfkontrolle** ist jetzt erreicht, d. h., der Kopf kann in allen Positionen voll gehalten werden.

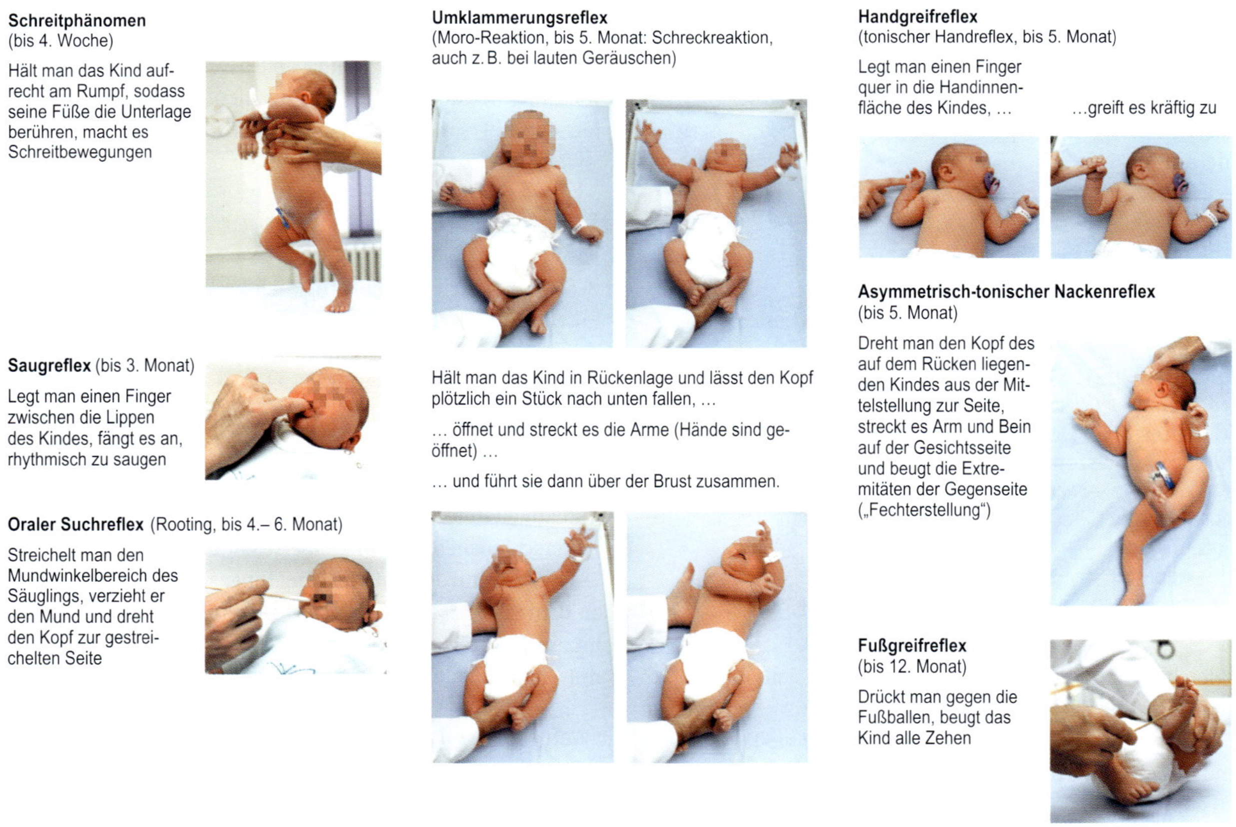

Abb. 1.4 Wichtige Reflexe des Neugeborenen. [K303]

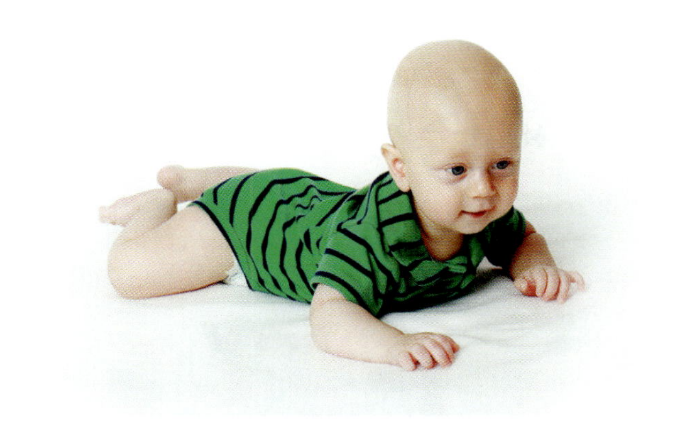

Abb. 1.5 Drei Monate alter Säugling im Unterarmstütz. [K382]

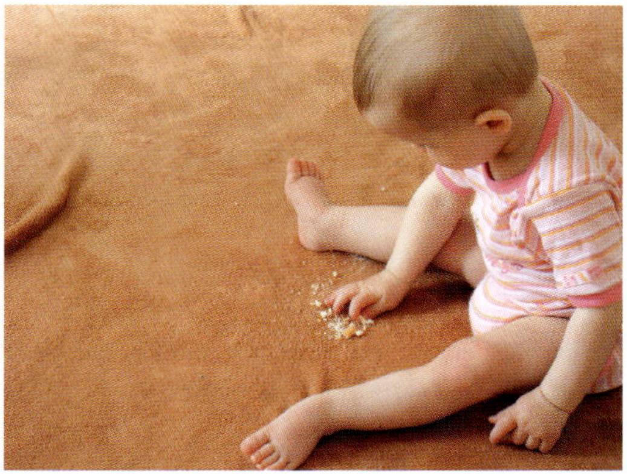

Abb. 1.6 Pinzettengriff bei einem etwa einjährigen Kind. Das feine Greifen ermöglicht das gezielte Aufpicken von Krümeln. [P545]

Das Baby bildet verschiedene Laute, sowohl spontan als auch als Reaktion auf Ansprache, lacht, nimmt von sich aus Blickkontakt auf und kann sich sichtbar freuen.

Die Kontakte zwischen Eigenwelt und Außenwelt laufen sehr stark über den Mund; über den Mund erforscht der Säugling seine Umwelt (alles verschwindet im Mund).

Das Baby mit neun Monaten
Das Baby sitzt frei mit sicherer Kopfkontrolle und geradem Rücken. Es greift Gegenstände nicht nur, sondern betastet und betrachtet sie auch und erforscht sie dadurch und nicht mehr nur mit dem Mund.

Auch die Sprachentwicklung macht Fortschritte – das Kind bildet Silbenketten (mit „a") und verändert bei seinem „Plappern" Lautstärke und Tonhöhe.

Der Säugling kann Bezugspersonen und Fremde unterscheiden, teilweise ist er Fremden gegenüber ausgesprochen misstrauisch **(Fremdeln).**

Das Einjährige

Das Kind dreht sich im Liegen selbstständig und gezielt und hält im Sitzen gut das Gleichgewicht. Es beherrscht den **Scherengriff,** d. h. das Greifen mit Daumen und Zeigefinger über die *gesamte Fingerlänge,* und oft auch schon den **Pinzettengriff** (➤ Abb. 1.6), d. h., es greift noch „feiner" zwischen *Daumen- und Zeigefingerspitze.*

Die Silbenketten sind variabler geworden mit mehr Lauten, z. B. „e".

Das Einjährige nimmt bewusst und von sich aus Kontakte auf oder beendet sie und sucht zwischendurch immer wieder den sicherheitsvermittelnden Kontakt zu seiner Bezugsperson.

Das Kleinkind von 15 Monaten

Mit 15 Monaten ist das Kleinkind „richtig mobil": Es läuft mit Festhalten an Möbeln oder an einer Erwachsenenhand und geht evtl. frei. Beim Spielen baut es einen Turm aus zwei Bausteinen, klopft sie aneinander oder steckt z. B. Becher ineinander. Es liebt z. B. Nachahme-Spiele.

Sprachlich benutzt das Kind die ersten „sinnvollen" Wörter, z. B. „Mama" oder „da".

Das Kleinkind von 18 Monaten

Mit 18 Monaten geht das Kind frei und sicher. Feinmotorisch benutzt es den Zeigefinger, z. B. zum Drücken von Schaltern. Auf Aufforderung gibt es z. B. einer anderen Person einen Gegenstand aus seiner Hand oder winkt, es beschäftigt sich zunehmend alleine und ahmt im Spiel den Alltag nach.

Das Kind benutzt nun Symbolsprache (z. B. „Wau-Wau" für „Hund"), versteht „nein" (und noch viel mehr).

Das Zweijährige

Die „lebenspraktischen" Fähigkeiten nehmen weiter zu: Das Kind steigt z. B. Treppen (zwei Füße pro Stufe, mit Festhalten) und hebt Gegenstände vom Boden auf ohne hinzufallen.

Das Zweijährige spricht mindestens zehn Wörter zusätzlich zu „Mama" und „Papa". Um den zweiten Geburtstag beginnen die meisten in Zweiwortsätzen zu sprechen (z. B. „Ball haben").

Das Kind spielt konzentriert über ca. eine Viertelstunde (auch wenn seine Hauptbezugsperson nicht im Zimmer ist), beschäftigt sich noch länger allein und baut einen Turm aus drei oder mehr Bausteinen. Es mag die Gesellschaft anderer Kinder, spielt aber noch *neben* und nicht *mit* ihnen.

Viele Zweijährige erproben mit Nachdruck den eigenen Willen – der Ausdruck „Trotzalter" ist bezeichnend.

Das Dreijährige

Das Dreijährige rennt und beachtet dabei Hindernisse. Dreijährige malen (z. B. Sonne) und erklären, was sie gemalt haben, blättern in Büchern, spielen mit Autos, Puppen, Legosteinen o. Ä., „helfen" im Alltag und ahmen Erwachsene in ihren Tätigkeiten nach. Feinmotorisch können sie auch kleine Gegenstände gezielt und sicher greifen.

Das Dreijährige spricht „gut" (mindestens 3- bis 5-Wort-Sätze mit Substantiv, Verb etc.) und benutzt den eigenen Namen.

Nicht umsonst beginnt mit drei Jahren das Kindergartenalter: Dreijährige lösen sich zunehmend von ihrer Hauptbezugsperson und beginnen, nicht mehr nur *neben,* sondern auch *mit* anderen Kindern zu spielen.

1

Das Vierjährige

Mit vier Jahren kann das Kind ein Dreirad o. Ä. fahren, bei denen es gleichzeitig treten und lenken muss, und umfährt dabei Hindernisse. Es hüpft aus dem Stand, ohne das Gleichgewicht zu verlieren. Das Kind hält Stifte nun mit den Spitzen von Daumen-, Zeige- und Mittelfinger.

Das Kind erzählt Ereignisse oder Geschichten und spricht von sich selbst in der Ich-Form. Es fragt ständig W-Fragen („warum", „wo", „wann").

Das Vierjährige beginnt Spiele mit Regeln zu spielen, kann teilen und zeigt eine gewisse Frustrationstoleranz.

Das Fünfjährige

Erreichte motorische Grenzsteine sind das Treppensteigen „mit einem Bein" und das Fangen von (größeren) Bällen. An Spielen sind u. a. Rollen- und Verwandlungsspiele aktuell.

Ansonsten ist das Fünfjährige nun ein Vorschulkind: Es kennt die Farben, malt „gut", schneidet mit einer (Kinder-)Schere entlang einer Geraden und „schreibt" einzelne Buchstaben und Zahlen. Die Sprache ist fehlerfrei, die zeitliche und logische Wiedergabe von Ereignissen gelingt.

Das Kind lädt andere Kinder zum Spielen ein, kann gerecht teilen und sucht nur noch, z. B. wenn es müde oder krank ist, engen Körperkontakt.

Der Schulanfänger

Mit sechs Jahren kann ein Kind sicher auf einem Bein stehen und hüpfen, auch mit kleinen Bällen spielen, Fahrrad fahren und Stifte wie ein Erwachsener halten. Es kennt und benennt selbst kleine Körperteile sowie rechts und links.

Sprachlich machen Schulanfänger kaum noch Fehler im Satzbau. Gemaltes ist nun gut erkennbar und mit Details (➤ Abb. 1.7), Buchstaben, Zahlen und auch der eigene Name werden richtig (wenn auch nicht schön) geschrieben und nicht mehr seitenverkehrt.

Zu den Grenzsteinen gehört auch das „Sauber-sein" über Tag und in der Nacht.

Die sozialen Beziehungen werden komplexer („beste" Freundin) und das Kind selbstständiger: Es kann z. B. gut bekannte, „einfache" Wege selbst gehen (etwa den Schulweg), ein Brot schmieren und (einigermaßen) eine Schleife binden.

Der Jugendliche

Das Jugendalter zwischen etwa dem 13. und 20. Lebensjahr ist ein Abschnitt des Übergangs. Es imponiert ein letzter körperlicher Wachstumsschub (➤ Abb. 1.8), der Körper wird schlaksig, und mit Stimmbruch bzw. Brustentwicklung stellen sich die sekundären Geschlechtsmerkmale ein. Die Fähigkeit, Kinder zu bekommen, erreichen junge Mädchen mit ca. 14 und junge Männer mit ca. 16 Jahren. Mit ungefähr 18 Jahren (Frauen) bzw. 20 Jahren (Männer) Lebensjahr ist die körperliche Entwicklung abgeschlossen.

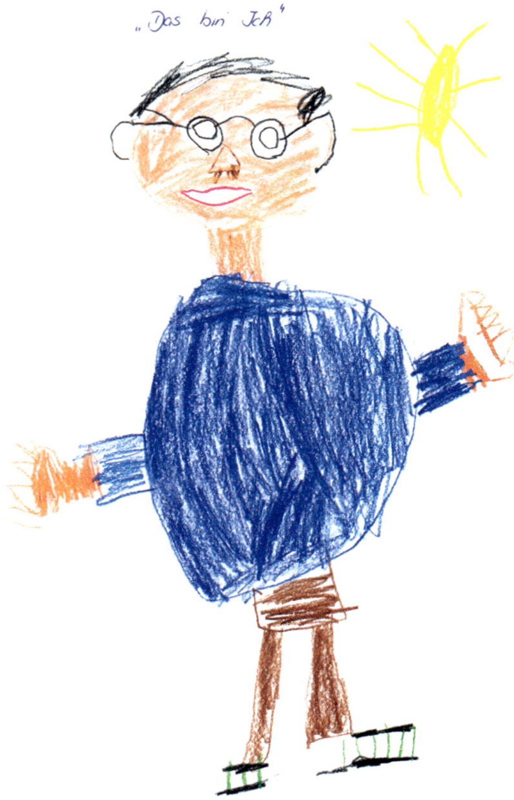

Abb. 1.7 Bild eines Schulanfängers (die Schrift oben im Bild wurde von der Erzieherin ergänzt). [M121]

Psychisch zeigt sich die nahende Pubertät oft durch Widerspruchsgeist vor allem den Eltern gegenüber, und die Jugendlichen orientieren sich sehr stark an Gleichaltrigen **(Peergroup).** „Rebellische" Phasen wechseln oft abrupt mit solchen, in denen der Jugendliche überraschend „vernünftig" erscheint. Auch die Stimmung schwankt teils erheblich. Forschende erklären sich dies durch Umbauvorgänge im Gehirn, insbesondere im Stirnlappen des Großhirns. Weitere Kennzeichen der Pubertät sind Kreativität und Experimentieren – von Kleidung und Frisur über Sportarten bis zum Einüben neuer Rollen, etwa im Sportverein. Gefährlich wird es, wenn mit Alkohol und anderen Drogen experimentiert wird, denn diese richten, möglicherweise bedingt durch den Umbau des Gehirns, in der Pubertät dort besonders großen Schaden an. Das Risikobewusstsein insgesamt ist oft eher gering.

Bedingt durch die neue „hormonelle Interessenlage" wendet sich die Aufmerksamkeit des Jugendlichen zu romantischen und/oder sexuellen Beziehungen, woraus oft im 15.–17. Lebensjahr die ersten länger haltenden Partnerschaften entstehen.

Demgegenüber wird das soziale Erwachsenendasein, also die finanzielle und berufliche Selbstständigkeit, in den Industrieländern immer später erlangt, was nicht selten zu Konflikten führt.

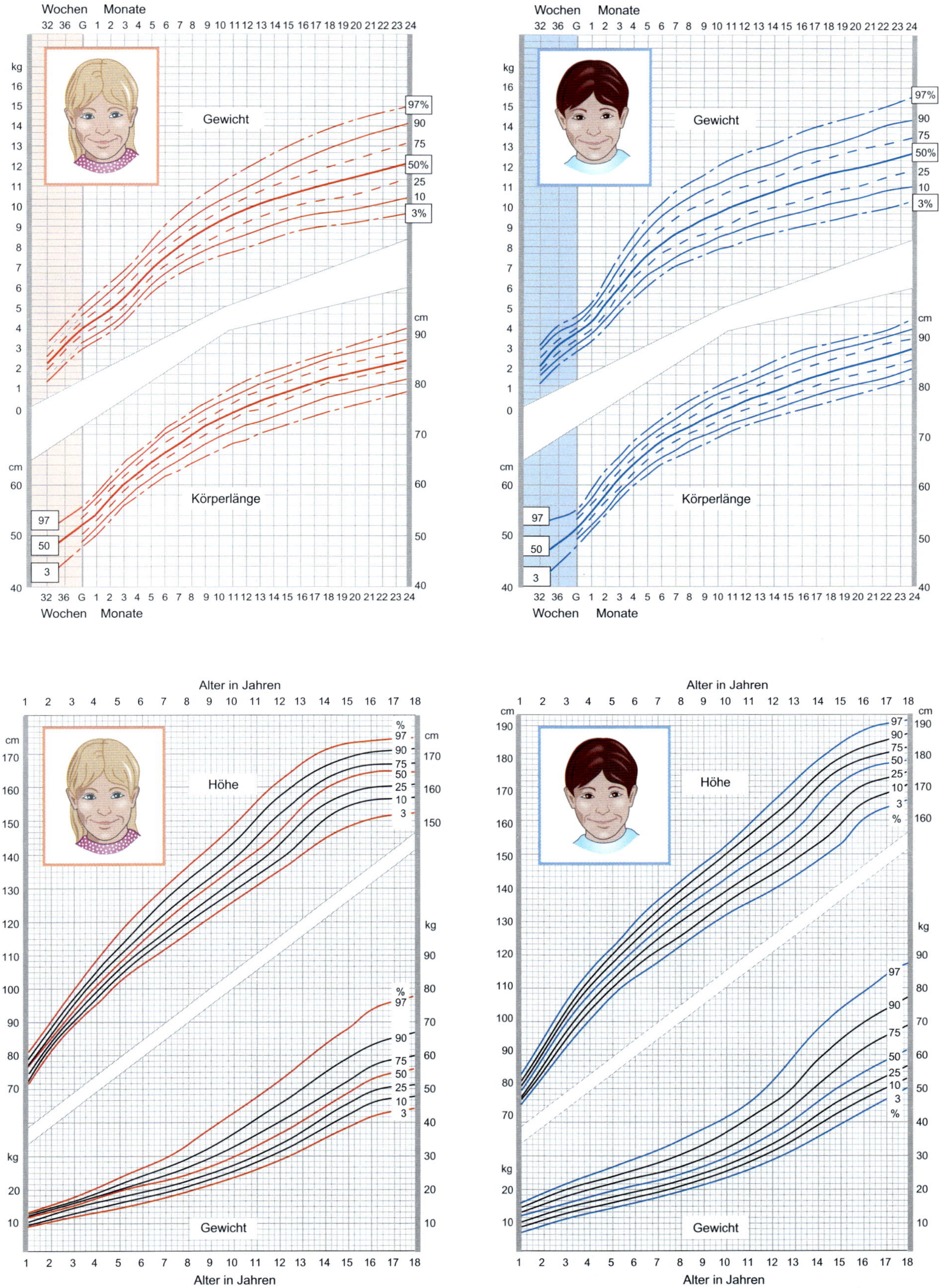

Abb. 1.8 Längenwachstum und Gewichtszunahme bei Jungen und Mädchen. Perzentil bedeutet „Hundertstelwert". Eine Länge auf der 50. Perzentile bedeutet also, dass die Hälfte der gleichaltrigen Kinder gleich groß oder kleiner ist. [L190/L157]

1

1.4.2 Der Erwachsene und ältere Mensch

Der Erwachsene

Vom 18. Lebensjahr an spricht man vom Erwachsenen. Die weitere Unterteilung des Erwachsenenalters ist vollkommen uneinheitlich, die genauen Bezeichnungen aber eigentlich ohne Belang:

- Bis etwa zum 25. Lebensjahr sind Abschluss der Identitätsfindung, Berufseinstieg und Partnerwahl die Hauptthemen, gleichzeitig wird der Höhepunkt der körperlichen Leistungsfähigkeit erreicht.
- Die folgenden 20–25 Jahre werden als Plateau auf hohem Niveau empfunden. Zwar lässt die körperliche Leistungsfähigkeit in Teilbereichen schon nach, Familiengründung, Erziehung von Kindern und hohes berufliches Engagement bedeuten aber insgesamt eine höchst aktive Phase.
- Etwa ab dem 45.–50. Lebensjahr bemerken die meisten Erwachsenen ein gewisses Nachlassen der körperlichen Leistungsfähigkeit, Frauen durchleben mit den Wechseljahren (Klimakterium, ➤ 19.2.6) eine weitere hormonelle Umstellung, und erste „Alterserscheinungen" wie etwa Hautfalten oder graue Haare treten auf. Die jungen Jahre sind vorbei – nicht wenige Menschen geraten durch diese Erkenntnis etwa in der Lebensmitte in eine Lebenskrise (oft **Midlife-Crisis** genannt).

Der ältere und alte Mensch

DEFINITION

Älterer Mensch: Mensch ab etwa 65 Jahren. Oft wird (nicht einheitlich) weiter unterteilt, z. B. in:

- **Ältere Menschen** (im engeren Sinne) von 65–75 Jahren
- **Alte Menschen** von 76–90 Jahren
- **Sehr alte Menschen** *(Hochbetagte)* von 91–100 Jahren
- **Langlebige** über 100 Jahre

Eine andere Einteilung spricht von **drittem Lebensalter** („junge Alte", Phase relativ guter Gesundheit und hoher Aktivität, bis 80–85 Jahre) und **viertem Lebensalter** („alte Alte", Phase zunehmender Gesundheitsprobleme und Hilfsbedürftigkeit, über 85 Jahre).

Die „Grenze" zwischen Erwachsenenalter und Alter ist willkürlich. Im deutschsprachigen Raum wird sie meist bei 60–65 Jahren angesetzt.

Infolge der erheblich gestiegenen Lebenserwartung dauert die Phase des Alters nicht selten über eine ganze Generation und umfasst den hoch aktiven Mittsechziger ebenso wie den bettlägerigen, pflegebedürftigen 90-Jährigen (➤ Abb. 1.9).

Patientenbeobachtung

Die Besonderheiten der verschiedenen Lebensabschnitte haben Einfluss auf die Pflege. So sind etwa bei Kleinkindern ganz andere Werte für Puls oder Blutdruck normal als bei Erwachsenen, und die Bedürfnisse älterer Erwachsener unterscheiden sich erheblich von denen jüngerer.

Die Veränderungen der Organsysteme im Alter

Altersveränderungen treten an allen Organen auf, wobei die verschiedenen Organsysteme beim Einzelnen unterschiedlich schnell altern können (Übersicht ➤ Tab. 1.2).

1.5 Die Körperabschnitte

Man kann den menschlichen Körper nicht nur nach funktionellen Aspekten in verschiedene *Organsysteme* (➤ Tab. 1.1) gliedern, sondern außerdem nach anatomischen Gesichtspunkten in verschiedene **Körperabschnitte** (➤ Abb. 1.10) unterteilen.

Der Körperstamm

Am unpaaren **Körperstamm** werden **Kopf, Hals** und **Rumpf** unterschieden. Dabei werden am Rumpf nochmals **Brust** *(Thorax)*, **Bauch** *(Abdomen)* und **Becken** *(Pelvis)* differenziert.

Brust. Innerhalb der Brust liegt die **Brusthöhle** *(Brustraum, Cavitas thoracis)*, die von außen durch die Rippen, die Brustwirbelsäule und das Brustbein begrenzt wird. Nach unten wird die Brusthöhle durch das Zwerchfell verschlossen, während nach oben keine scharfe Grenze zur Halsregion existiert.

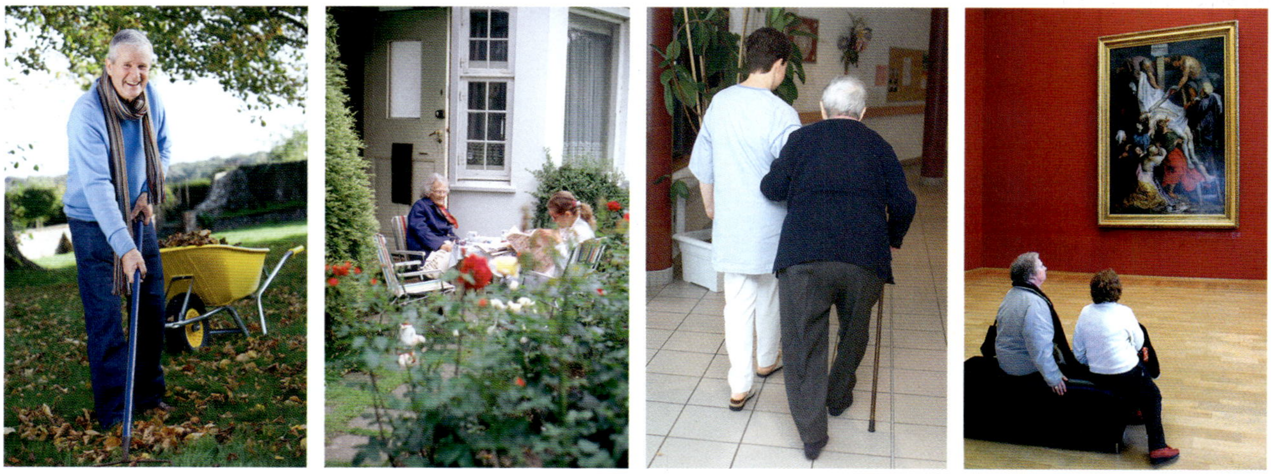

Abb. 1.9 Unterschiedliche Aspekte des Alters und des alten Menschen. Alle abgebildeten Menschen sind älter oder alt und doch völlig unterschiedlich – jeder Versuch, ein einheitliches Bild des alten Menschen zu zeichnen, muss scheitern. [J787]

Tab. 1.2 Übersicht über die Abnahme von Organfunktionen im Alter.

Altersbedingte Veränderungen	Folgen und mögliche Probleme
Herz-Kreislauf-System	
• Herzmuskelhypertrophie und -umbau (vermehrtes Bindegewebe) in Arbeitsmyokard und Erregungsleitungssystem • Abnahme der Koronardurchblutung • Abnehmende Elastizität der Gefäße • Verlangsamte Kreislaufreflexe	• Abnahme von maximaler Herzfrequenz, Herzkraft, Herzschlag-, Herzzeitvolumen • Verminderte körperliche Belastbarkeit, z. B. bei Anstrengung, in Höhe, perioperativ • Systolischer und diastolischer Blutdruckanstieg • Neigung zu orthostatischer Blutdruckregulationsstörung
Atmungssystem	
• Abnahme der Thoraxbeweglichkeit • Elastizitätsverlust der Lungen • Verlust an Alveolen • Abnahme des Flimmerepithels	• Abnahme von Atemvolumina und maximaler Sauerstoffaufnahme • Geringere Leistungsreserven, z. B. bei Anstrengung, in Höhe, perioperativ • Höheres Infektionsrisiko
Bewegungsapparat	
• Abnahme von Mineralgehalt und Knochendichte • Dünner-/Rauerwerden des Gelenkknorpels • Abnahme von Muskelmasse und -kraft (Einlagerung von Fett- und Bindegewebe)	• Osteoporose, höhere Frakturneigung • Schmerzen v. a. bei Gelenkbelastung • Geringere Kraft und Leistung • Schwäche • Gangunsicherheit, Stürze, Mobilitätseinschränkung
Harnsystem	
• Abnahme von Nierendurchblutung, glomerulärer Filtrationsrate, Konzentrations- und Verdünnungsfähigkeit • Vermindertes Durstempfinden • Abnahme des Blasenfassungsvermögens • Schwäche der Beckenbodenmuskulatur, geringerer Harnröhrenverschlussdruck • Bei Männern Prostatavergrößerung	• Elektrolytstörungen • Labilerer Wasserhaushalt • Störungen der Blutdruckregulation • Langsamere Ausscheidung von Medikamenten • Häufiger nächtliches Wasserlassen • Verminderte Drangzeit, Urininkontinenz
Verdauungssystem und Stoffwechsel	
• Zahnverlust • Verminderte propulsive Darmbewegungen • Veränderte Darmflora • Verminderte Leberenzymleistung	• Essprobleme (Förderung von Mangelernährung) • Obstipationsneigung • Geringere Alkoholverträglichkeit • Langsamere Ausscheidung einiger Medikamente
Hormonsystem und Stoffwechsel	
• Verminderter Grundumsatz • Abfallende Spiegel vieler Hormone, besonders der Geschlechtshormone bei Frauen	• Bei nicht angepasster Energiezufuhr Förderung von Adipositas • Bei Frauen Erlöschen der Fruchtbarkeit • Schlechtere Glukosetoleranz • Sonst eher geringe klinische Folgen
Immunsystem	
• Abnahme der zellulären und humoralen Abwehr • Verminderte Entzündungsantwort	• Höhere Infektionsanfälligkeit • Zunahme bösartiger Tumoren • Anderes klinisches Bild von Infektionen
Nervensystem	
• Verlust von Nervenzellen und Synapsen • Abnahme der Transmitterkonzentrationen • Zunahme der Gliazellen • Ausbildung seniler Plaques, fibrillärer Veränderungen • Verminderte Nervenleitgeschwindigkeit • Durchblutungsminderung	• Langsamere Informationsverarbeitung und Reaktionsgeschwindigkeit • Sinkende Gedächtnisleistungen • Aber: Langer Erhalt und Trainierbarkeit geistiger Fähigkeiten durch hohe Plastizität des Gehirns
Augen	
• Trübung und Elastizitätsverlust von Linse und Hornhaut, Glaskörpertrübung • Langsamere Pupillenreflexe, nicht mehr so weite Pupillenöffnung • Nachlassendes Farbensehen	• Einschränkung der Nahakkommodation (Alterssichtigkeit) • Nachlassende Sehschärfe, verschwommenes Sehen • Vermehrter Lichtbedarf
Ohren	
• Verlust von Sinneszellen der Cochlea • Degenerative Veränderungen des Hörnervs	• Schwerhörigkeit, zunächst für hohe Töne, dann auch gestörtes Sprachverstehen
Geschmacks- und Geruchssinn	
• Abnahme der Geschmacksknospen und Riechzellen	• Unlust am Essen (Förderung von Mangelernährung) • Vermindertes Riechvermögen
Haut, Haare	
• Abnehmender Hautturgor • Erhöhte Verletzbarkeit, verlangsamte Wundheilung • Ergrauen der Haare, Haarausfall	• Meist v. a. kosmetische Bedeutung • Erhöhtes Dekubitusrisiko

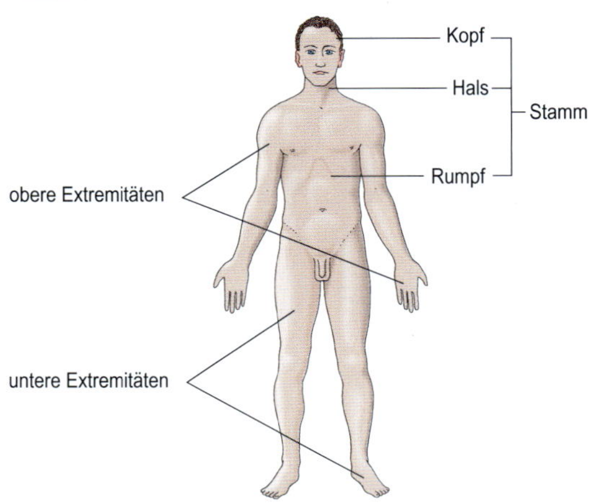

Abb. 1.10 Die verschiedenen Körperabschnitte. [L190]

Bauch und Becken. Der **Bauch-Becken-Raum** wird von der äußeren Bauchmuskulatur, der Lendenwirbelsäule, dem knöchernen Beckenring sowie nach oben vom Unterrand des Zwerchfells begrenzt.

Meist wird aus praktischen Gründen der Raum *oberhalb* einer *Linea terminalis* genannten Kante im knöchernen Becken (➤ 15.6.1) als **Bauchhöhle** *(Cavitas abdominalis),* der Raum darunter bis hin zum Beckenboden als **kleines Becken** oder kurz *Becken* bezeichnet. In ihm liegen Blase, Mastdarm und die Mehrzahl der Geschlechtsorgane.

Die Extremitäten

Schultergürtel, Arme und Hände bilden die **oberen Extremitäten** *(obere Gliedmaßen).* Dabei stellt der **Schultergürtel** die Verbindung zum Rumpf her, Arme und Hände bilden die beweglichen **freien oberen Extremitäten.**

Entsprechend werden Beckengürtel (kurz Becken), Beine und Füße als **untere Extremitäten** *(untere Gliedmaßen)* bezeichnet mit dem **Becken** *(Beckengürtel)* als Verbindung zum Rumpf und Beinen und Füßen als **freien unteren Extremitäten.**

Die Extremitäten sind paarig angelegt und äußerst beweglich. Beim Menschen stellen die Arme und Hände hoch spezialisierte Greifwerkzeuge dar, die Beine und Füße tragen die Körperlast und dienen der Fortbewegung.

Die serösen Höhlen

Im Bereich des Körperstamms liegen die **serösen Höhlen.** Dies sind schmale Spalträume, die mit *seröser Flüssigkeit* gefüllt sind und die Verschieblichkeit der Organe beispielsweise bei Bewegungen gewährleisten. Ausgekleidet sind die serösen Höhlen von einer speziellen Deckschicht, der **Serosa,** die auch die seröse Flüssigkeit produziert.

Die beiden **Pleurahöhlen** *(Brustfellhöhlen)* umschließen die Lungen (➤ 6.8), die ebenfalls im Brustraum gelegene **Perikardhöhle** *(Herzbeutelhöhle)* das Herz (➤ 7.3.3). Im Bauchraum umgibt das *Bauchfell* **(Peritoneum)** die *Bauchfell-* oder **Peritonealhöhle** (➤ 10.1.5).

Über die Orientierung am menschlichen Körper

Neben Kenntnissen über den Aufbau des menschlichen Körpers spielt in der Medizin auch die Kenntnis der Lage einzelner Strukturen eine wichtige Rolle.

Zur Orientierung am menschlichen Körper ist die bloße Benennung des Körperabschnitts nicht genau genug. Spezielle Bezeichnungen u. a. für Achsen, Ebenen und Richtungen ermöglichen detailliertere Angaben (➤ Abb. 1.11).

Aufgaben zur Pflegesituation

An seinem ersten Tag im Einsatz in der Kinderchirurgie führt der Auszubildende Mats Schröter das Erstgespräch mit seiner Praxisanleiterin Katrin Ortmann. Nachdem sich Frau Ortmann ein Bild über den Kenntnisstand ihres neuen Auszubildenden gemacht hat, formulieren die beiden gemeinsam Lernziele für den Praxiseinsatz. Herr Schröter berichtet von seiner Schwierigkeit und seinen Hemmungen, Beratungsgespräche mit Patientinnen bzw. Patienten und deren Zugehörigen durchzuführen. Da sich auf der chirurgischen Station Kinder ab dem Säuglingsalter bis zum Schulkindalter befinden, schlägt Frau Ortmann vor, dass Herr Schröter mit den verschiedenen Eltern Beratungsgespräche zur altersgerechten Entwicklung in den jeweiligen Altersabschnitten führen soll. Zur Vorbereitung vertieft Mats Schröter sein Wissen über jeweilige altersgerechte Entwicklungsschritte.

1. Nennen und beschreiben Sie vier typische Reflexe eines Säuglings im ersten Lebensjahr.
2. Was wird unter dem „sozialen Lächeln" beim Säugling verstanden und bis wann entwickelt sich dieses?
3. Welche typischen Entwicklungsschritte hat ein Säugling von sechs Monaten vollzogen?
4. Wie alt ist ein Kind im „Trotzalter" und was ist damit gemeint?
5. Was sind die Grenzsteine der Entwicklung eines dreijährigen Kindes?
6. Beschreiben Sie, wie Sie ein Beratungsgespräch mit den Eltern eines neun Monate alten Kindes gestalten und über welche alterstypischen Entwicklungsaspekte sie die Eltern informieren würden.

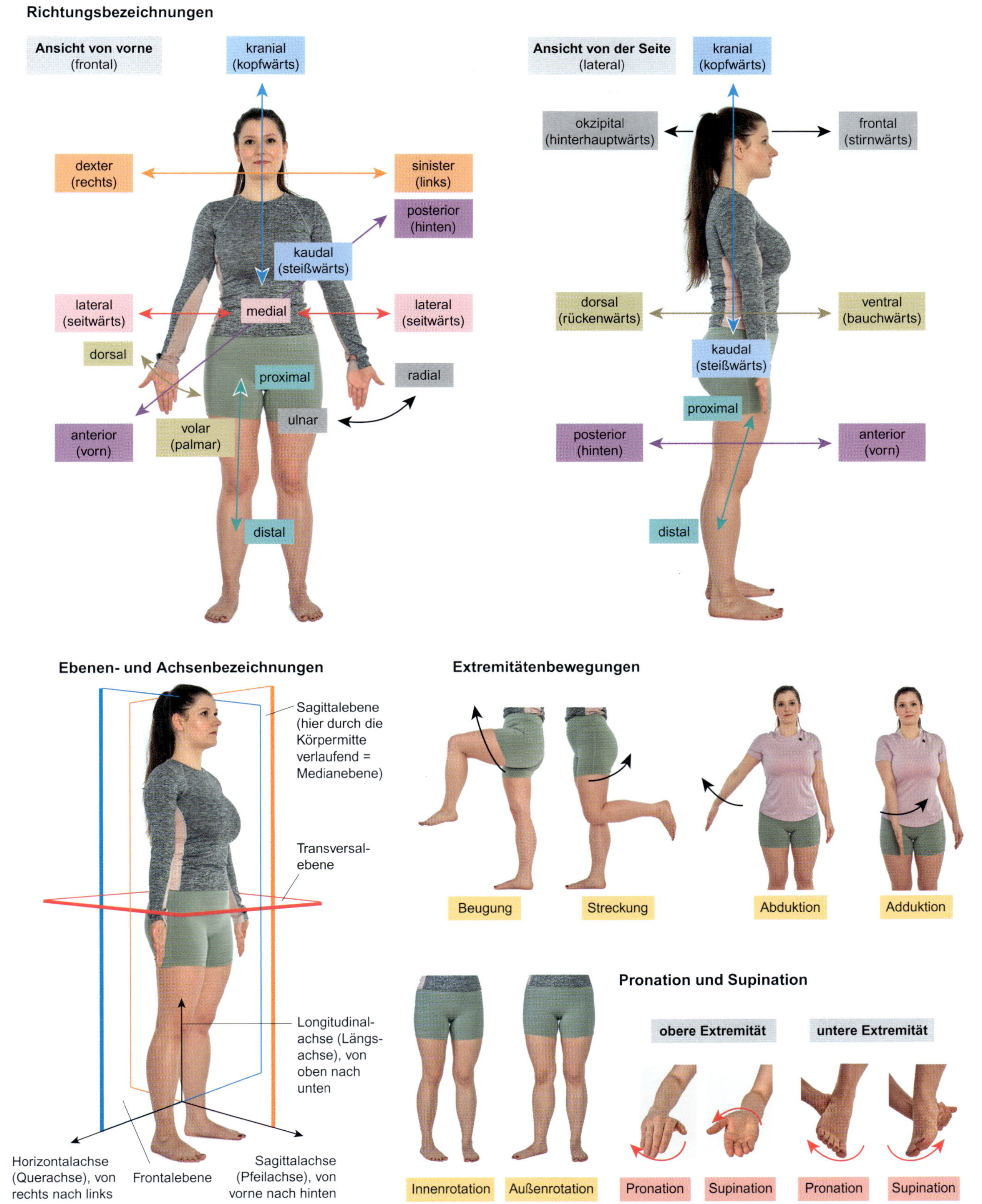

Abb. 1.11 Richtungsbezeichnungen (von vorn und von der Seite), Ebenen- und Achsenbezeichnungen und Bezeichnungen der Extremitäten-Bewegungen einschließlich Pronation und Supination. [K115/L143]

KAPITEL

2 Chemie und Biochemie

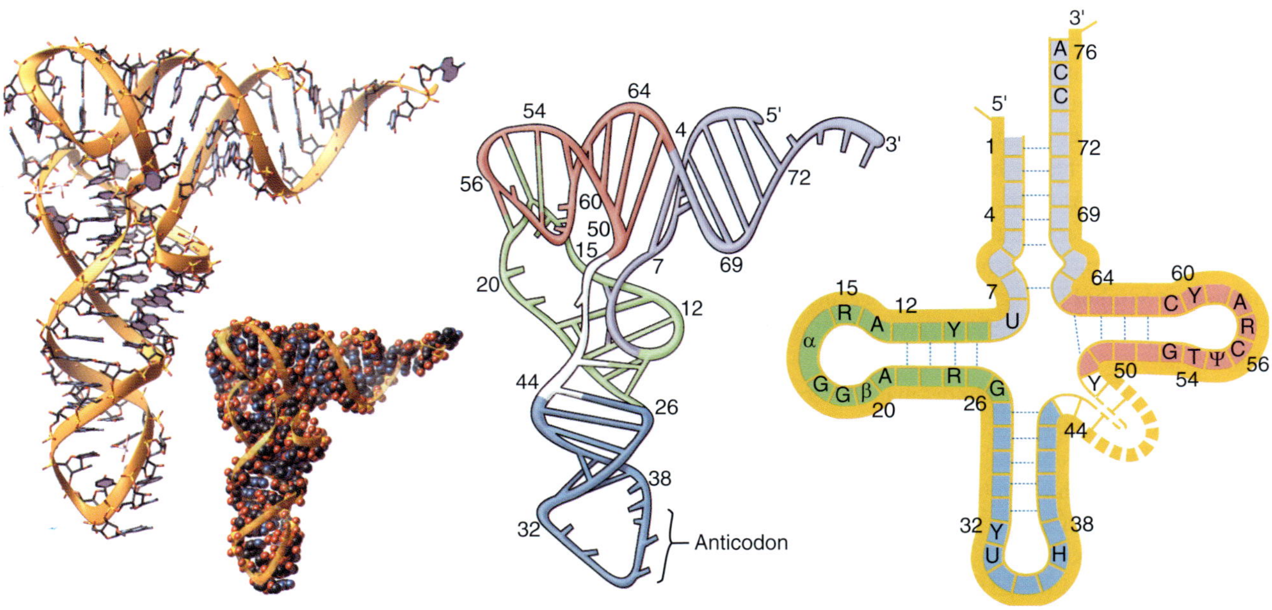

Abb. 2.1 Atome und Moleküle – Grundlage aller Materie und damit auch des Menschen. Hier verschiedene Darstellungen der für die Proteinsynthese (Eiweißherstellung) unerlässlichen tRNA (transfer-Ribonukleinsäure, ➤ 3.6). [E1004-002]

2

Pflegesituation

Nach einer erfolgreich verlaufenen Bypassoperation vor drei Tagen liegt die 83-jährige Gertrud Haschke auf der kardiologischen Wachstation (IMC). Frau Haschke konnte bereits am OP-Tag extubiert werden, benötigt allerdings noch immer kontinuierlich 2 l Sauerstoff pro Minute, der über eine Sauerstoffbrille verabreicht wird. Frau Haschke ist motiviert, an ihrer Genesung mitzuwirken, da vor drei Wochen ihr dritter Urenkel zur Welt gekommen ist und sie möglichst schnell nach Hause möchte, um am Familienglück teilzuhaben. Sorge bereitet ihr und dem Arzt- und Pflegeteam allerdings ihr Ernährungszustand. Die aufgrund einer chronischen Darmerkrankung ohnehin kachektische Frau Haschke leidet seit der Operation an Übelkeit und Inappetenz und rührt die angebotenen Mahlzeiten kaum an. Ihr Sohn Helmut kommt sie jeden Nachmittag besuchen und erkundigt sich stets beim ärztlichen und pflegerischen Personal nach ihrem Befinden.

DEFINITION

Chemie: Naturwissenschaft, die u. a. Aufbau, Eigenschaften und Veränderungen bzw. Umwandlung von Stoffen zum Gegenstand hat.
Biochemie: Biologische Chemie. Befasst sich mit den chemischen Stoffen und Vorgängen in Lebewesen.

2.1 Die chemischen Elemente

DEFINITION

Materie: Stoffliche Grundlage aller Gegenstände und Lebewesen mit Raum und Masse.
Chemisches Element: Substanz, die mit gewöhnlichen chemischen Reaktionen nicht mehr in andere Substanzen zerlegt werden kann.
Schlüsselelemente: Bezeichnung für die häufigsten chemischen Elemente im menschlichen Körper, also *Wasserstoff, Kohlenstoff, Sauerstoff, Stickstoff.*

Alle Gegenstände und Lebewesen bestehen aus **Materie,** also etwas, das Raum beansprucht und Masse besitzt. Materie kann in festem, flüssigem oder gasförmigem **Aggregatzustand** vorliegen und aus einem Stoffgemisch oder einem Reinstoff bestehen. Alle Materie ist aus winzig kleinen, chemisch nicht weiter teilbaren Bausteinen zusammengesetzt, den **Atomen.**

Kommt (leicht vereinfacht) nur eine Art von Atomen in einer Substanz vor, so spricht man von einem **chemischen Element,** das durch ein **chemisches Symbol** *(Elementsymbol)* abgekürzt werden kann. Das chemische Symbol leitet sich meist vom lateinischen Namen des Elements ab.

Im menschlichen Organismus findet man 26 verschiedene chemische Elemente (➤ Tab. 2.1).

- Allein vier „Schlüsselelemente" bilden gut 96 % der Körpermasse: *Sauerstoff* (chemisches Symbol **O**), *Kohlenstoff* **(C)**, *Wasserstoff* **(H)** und *Stickstoff* **(N).**
- Die sieben **Mengenelemente** (➤ 10.9.9) *Kalzium* **(Ca)**, *Phosphor* **(P)**, *Kalium* **(K)**, *Schwefel* **(S)**, *Natrium* **(Na)**, *Chlor* **(Cl)** und *Magnesium* **(Mg)** bilden noch einmal gut 3 % der Körpermasse.
- Weniger als 1 % bilden die **Spurenelemente** (➤ 10.9.9), die nur in geringsten Mengen – eben Spuren – anzutreffen sind. Mengen- und Spurenelemente werden als **Mineralstoffe** zusammengefasst.

Tab. 2.1 Die chemischen Elemente des menschlichen Körpers.

Chemisches Element (Symbol)	Anteil am Körpergewicht*	Biologische Funktion
„Schlüsselelemente" (insgesamt gut 96 %)		
Sauerstoff (O)	61 %	Bestandteil von Wasser und vielen organischen Molekülen
Kohlenstoff (C)	23 %	Bestandteil jedes organischen Moleküls
Wasserstoff (H)	10 %	Bestandteil von Wasser und organischen Molekülen; als Ion (H^+) ist es für die Säureeigenschaft einer Lösung verantwortlich
Stickstoff (N)	2,6 %	Bestandteil vieler organischer Moleküle, z. B. aller Proteine und Nukleinsäuren
Mengenelemente (insgesamt gut 3 %)		
Kalzium (Ca)	1,4 %	Bestandteil von Knochen und Zähnen; beteiligt an der Erregungsweiterleitung im Nervensystem und an Muskelkontraktionen
Phosphor (P)	1,1 %	Bestandteil vieler Biomoleküle wie Nukleinsäuren, ATP und zyklischem AMP; Bestandteil von Knochen und Zähnen
Kalium (K)	0,2 %	Erforderlich zur Weiterleitung von Nervenimpulsen und für Muskelkontraktionen
Schwefel (S)	0,2 %	Bestandteil vieler Proteine, besonders der kontraktilen Filamente des Muskels
Natrium (Na)	0,14 %	Notwendig zur Weiterleitung von Nervenimpulsen sowie für Muskelkontraktionen; Hauption des Extrazellulärraums, wesentlich für die Aufrechterhaltung der Wasserbilanz
Chlor (Cl)	0,12 %	Wesentlich für die Aufrechterhaltung der Wasserbilanz
Magnesium (Mg)	0,03 %	Bestandteil vieler Enzyme
Spurenelemente (insgesamt weniger als 1 %)		
Chrom (Cr) Eisen (Fe) Fluor (F) Jod (J) Kobalt (Co) Kupfer (Cu) Mangan (Mn) Molybdän (Mo) Selen (Se) Zink (Zn)	Alle jeweils weniger als 0,1 %	Weitere Spurenelemente und Details ➤ Tab. 10.4

* Prozentangaben nach Zeeck A. et al., Chemie für Mediziner, 10. A., München, Elsevier, 2020

2.2 Der Aufbau der Atome

DEFINITION

Atom: Grundeinheit der Materie. Besteht grundsätzlich aus zwei Hauptteilen, dem **(Atom-)Kern** im Zentrum und der **Elektronenhülle** am Rand (➤ Abb. 2.2).

Jedes Element ist wie erwähnt aus einer großen Anzahl gleichartiger Einzelbausteine aufgebaut, den **Atomen.** So enthält beispielsweise reine Kohle ausschließlich Kohlenstoffatome oder ein Tank voll Sauerstoff nur Sauerstoffatome.

Der **(Atom-)Kern** enthält die elektrisch positiv geladenen **Protonen** sowie – außer beim Wasserstoffatom – die elektrisch neutralen **Neutronen.** Da jedes Proton eine positive Ladung trägt, ist der Kern insgesamt positiv geladen. Protonen und Neutronen werden als **Nukleonen** zusammengefasst.

Elektronen sind negativ geladene Partikel, die den Kern umkreisen und die **Elektronenhülle** des Atoms bilden. Die Anzahl der negativ geladenen Elektronen entspricht immer der der positiv geladenen Protonen, sodass sich ihre Ladungen ausgleichen und das Atom als Ganzes nach außen elektrisch neutral ist.

Die Atome verschiedener Elemente

Die Atome verschiedener Elemente unterscheiden sich durch die *Anzahl der Protonen im Kern* und, da jedes Atom nach außen elektrisch neutral ist, damit auch die *Gesamtzahl der Elektronen in der Elektronenhülle.*

Die Anzahl der Protonen eines Atoms bzw. Elements wird als **Ordnungszahl** bezeichnet, die Summe der Protonen und Neutronen als **Massenzahl** (die Masse der Elektronen kann vernachlässigt werden, da sie minimal ist). So hat der Stickstoff (N) die Ordnungszahl 7 und die Massenzahl 14, da sich neben den sieben Protonen auch sieben Neutronen im Kern befinden (➤ Abb. 2.3).

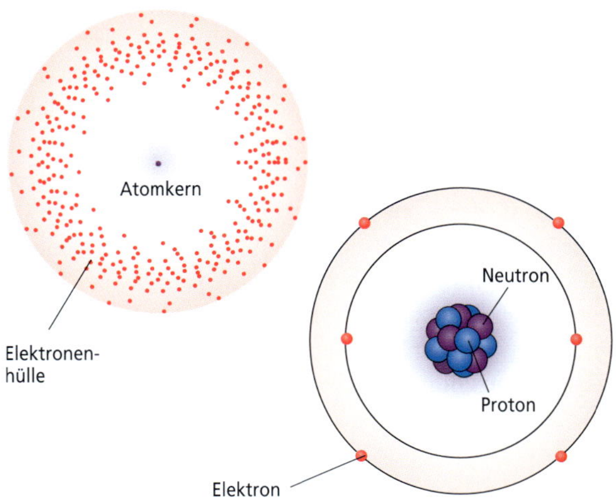

Abb. 2.2 Aufbau eines Atoms. Oben mit eher realitätstreuen Proportionen (tatsächlich müsste der Abstand zwischen Atomkern und Elektronenhülle noch viel größer sein) und unten mit stark vergrößertem Kern, sodass Protonen und Neutronen erkennbar sind. Weiter sind schematisch zwei Elektronenschalen mit sich darin bewegenden Elektronen dargestellt. [L190]

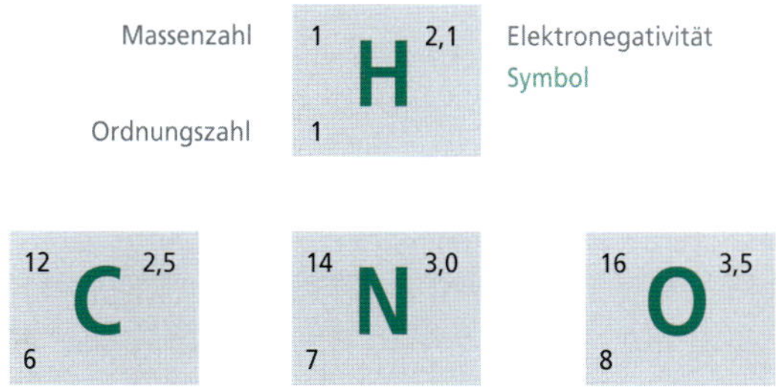

Abb. 2.3 Symbol, Ordnungszahl, Massenzahl und Elektronegativität am Beispiel der vier „Schlüsselelemente". [L190]

Die Isotope

Manchmal sind nicht alle Atome eines Elements genau gleich: **Isotope** haben die gleiche Zahl von Protonen und Elektronen, aber eine unterschiedliche Zahl von Neutronen. Der Körper kann die Isotope eines Elements nicht unterscheiden, sie werden im Stoffwechsel auf die gleiche Weise verarbeitet.

Nuklearmedizin

Insbesondere bei Elementen hoher Ordnungszahl gibt es instabile **radioaktive Isotope,** die von selbst unter Freisetzung energiereicher Strahlung zerfallen. Sie werden in der Nuklearmedizin diagnostisch (beispielsweise Szintigrafie) oder therapeutisch (beispielsweise Radiojodtherapie) genutzt.

2.3 Das Periodensystem der Elemente

DEFINITION

Periodensystem der Elemente *(PSE):* Darstellung der chemischen Elemente in einer übersichtlichen Tabelle. Waagerechte Reihen stellen nach steigender Ordnungszahl die sieben **Perioden** dar. Senkrechte Spalten bilden die 18 **Gruppen** (acht **Hauptgruppen** und zehn **Nebengruppen,** ➤ Abb. 2.4).

Das Schalenmodell der Elektronenhülle

Es gibt verschiedene **Atommodelle,** also Vorstellungen vom Aufbau der Atome und damit auch der Elektronenhülle. Eines davon ist das **Schalenmodell.**

Ein den Atomkern umkreisendes Elektron bewegt sich nicht auf einer einfachen Bahn, sondern nimmt einen größeren *Raum* ein. Wie groß dieser Raum ist, hängt von der Energie des Elektrons ab. Modellhaft stellt man sich diesen Raum als **Elektronenschale** vor. Elektronen mit gleicher Energie bewegen sich somit in der gleichen Elektronenschale (➤ Abb. 2.5). Es gibt insgesamt sieben Schalen, die von innen nach außen mit den Buchstaben K bis Q bezeichnet werden.

Die Atome bzw. Elemente der ersten Periode (Wasserstoff und Helium) besitzen nur eine Elektronenschale, in der zweiten Periode kommt außen eine weitere, größere Schale hinzu. In der dritten Periode schließt sich abermals eine Schale an usw. Die äußerste Schale darf bei Hauptgruppenelementen immer nur acht Elektronen enthalten,

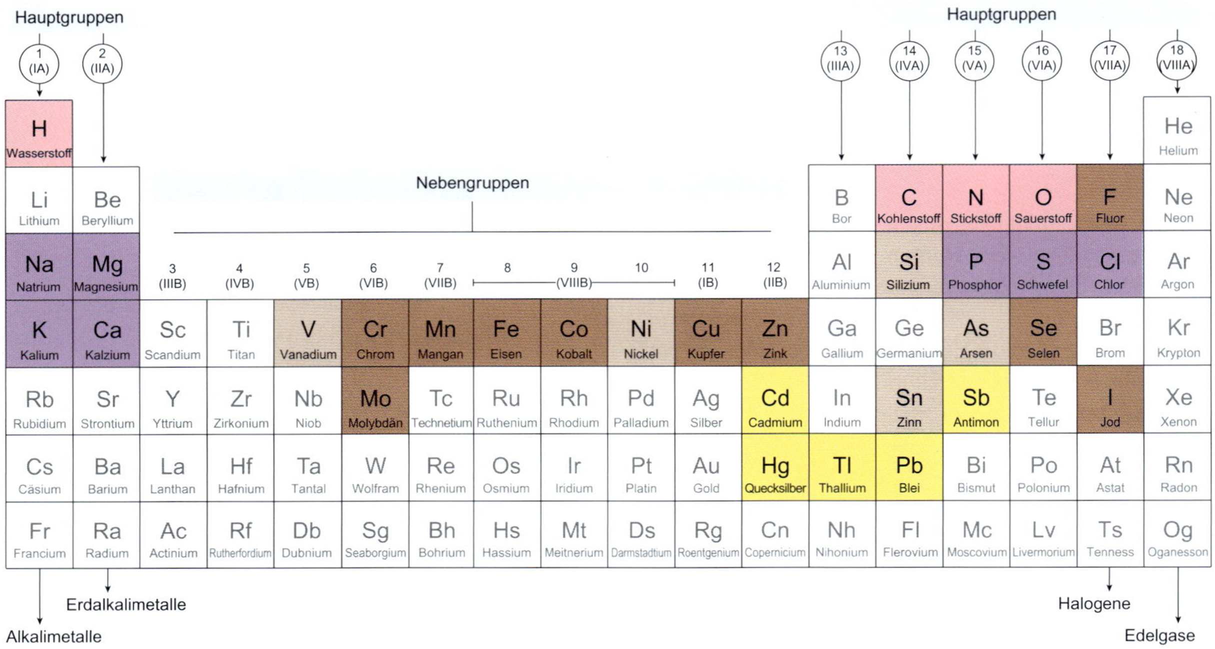

Abb. 2.4 Auszug aus dem Periodensystem der Elemente. Die Elemente, die waagerecht nebeneinander stehen, bilden jeweils eine Periode. Die Elemente, die senkrecht in einer Spalte stehen, bilden jeweils eine Gruppe. Entsprechend der neueren Konvention sind Haupt- und Nebengruppen in arabischen Ziffern durchnummeriert (in Klammern die ältere, aber noch verbreitete Nummerierung). Die vier „Schlüsselelemente" des Lebens sind rosa, die sieben Mengenelemente violett, die Spurenelemente braun, fragliche Spurenelemente hellbraun und einige toxische (giftige) Elemente gelb unterlegt. [L190]

anschließend wird eine weitere Schale aufgefüllt. Nur die erste Schale ist bereits mit zwei Elektronen vollständig besetzt.

Die Alkali- und Erdalkalimetalle

DEFINITION

Alkalimetalle: Elemente der ersten Hauptgruppe, z. B. Lithium, Natrium, Kalium. Weiche Leichtmetalle mit niedrigem Schmelzpunkt. Sehr reaktionsfreudig.

Erdalkalimetalle: Elemente der zweiten Hauptgruppe, z. B. Magnesium, Kalzium, Barium. Unterschiedlich harte Leichtmetalle. Weniger reaktionsfreudig und höherer Schmelzpunkt als Alkalimetalle.

Die Ordnung im Periodensystem der Elemente rührt daher, dass sich Elemente mit gleicher Elektronenzahl in der *äußersten* Elektronenschale stark ähneln: Alle Elemente der ersten Hauptgruppe besitzen auf ihrer äußersten Elektronenschale ein Elektron. Es sind lauter weiche Metalle, die **Alkalimetalle** mit den Hauptvertretern *Natrium* und *Kalium.*

Die Elemente der zweiten Hauptgruppe besitzen in ihrer äußersten Elektronenschale zwei Elektronen. Die wichtigsten Vertreter dieser **Erdalkalimetalle** sind das *Magnesium* und das *Kalzium,* sie sind deutlich härter als die Alkalimetalle.

Die Elemente der dritten Hauptgruppe besitzen jeweils drei Elektronen auf ihrer äußersten Schale usw.

Die Halogene und Edelgase

DEFINITION

Halogene: Elemente der siebten Hauptgruppe bzw. Gruppe 17. Reaktionsfreudige Nichtmetalle, sog. Salzbildner. Hauptvertreter Fluor, Chlor, Brom, Jod.

Edelgase: Elemente der achten Hauptgruppe bzw. Gruppe 18. Energetisch besonders stabil und damit sehr reaktionsträge. Umfassen Helium, Neon, Argon, Krypton, Xenon und das radioaktive Radon.

Die Elemente der siebten Hauptgruppe (oder nach der neuen Gruppierung der Gruppe 17) haben sieben Elektronen auf ihrer äußersten Schale. Sie heißen **Halogene** oder *Salzbildner,* weil sie sich leicht mit Metallen zu *Salzen* (➤ 2.4.1) umsetzen lassen. Zu ihnen zählen z. B. das *Chlor* und das *Fluor.*

Die Elemente der achten Hauptgruppe (bzw. der Gruppe 18), die **Edelgase** (z. B. *Neon*), besitzen in ihrer äußersten Elektronenschale acht Elektronen. Ausnahme ist das Helium mit nur einer Schale und zwei Elektronen. Eine solche voll besetzte äußerste Schale stellt einen extrem stabilen und damit besonders reaktionsträgen Zustand dar, die **Edelgaskonfiguration.** Deshalb gehen die Edelgase praktisch keine chemische Reaktion ein und spielen im Stoffwechsel des Körpers keine Rolle.

Die Valenz und Valenzelektronen

Auch die übrigen Elemente versuchen, den stabilen Elektronenzustand der Edelgase zu erreichen, und zwar umso stärker, je näher sie dieser Edelgaskonfiguration bereits sind. Dies gelingt ihnen, indem

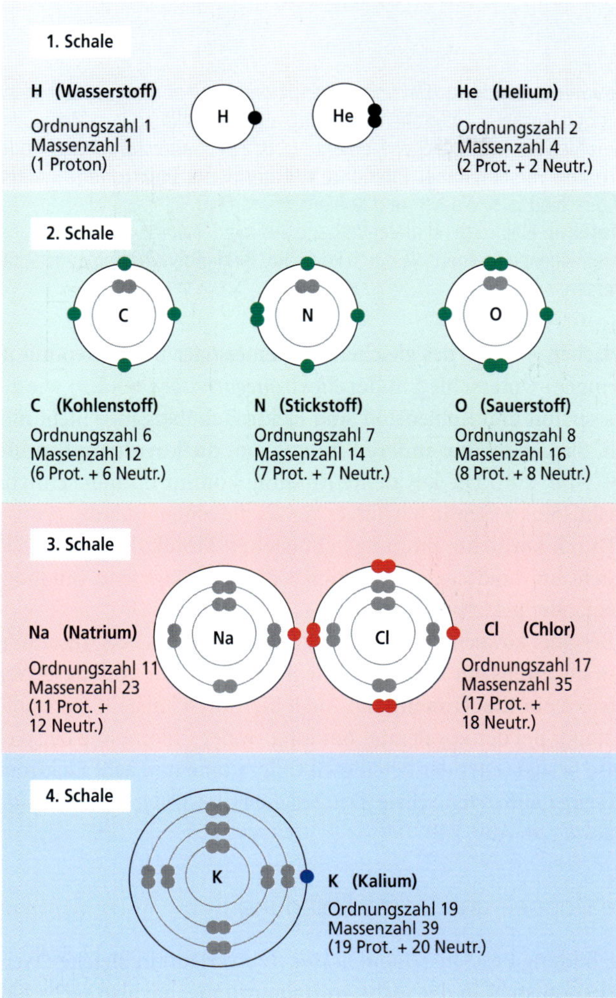

Abb. 2.5 Aufbau der Elektronenschalen bei einigen wichtigen Elementen. Die Elektronen sind zur vereinfachten Darstellung jeweils paarweise abgebildet. [L190]

sie von anderen Atomen Elektronen aufnehmen oder abgeben oder Elektronen gemeinsam mit anderen Atomen benutzt werden.

Die Anzahl der Elektronen auf der äußeren Schale bzw. die Zahl der Elektronen, die zum Erreichen der Edelgaskonfiguration fehlt, hat somit bei allen chemischen Prozessen eine enorme Bedeutung. Die Zahl der fehlenden Elektronen heißt **Valenz** oder *Wertigkeit* des Atoms. Die Außenelektronen heißen entsprechend **Valenzelektronen.**

Die Elektronegativität

Elemente wie *Fluor* oder *Sauerstoff,* die im Periodensystem rechts stehen, sind sehr bestrebt, Elektronen aufzunehmen. Sie üben eine große Anziehungskraft auf fremde Elektronen aus, um sie auf ihre äußerste Elektronenschale herüberzuziehen. Ein Maß für die Anziehungskraft eines Elements auf Fremdelektronen ist die **Elektronegativität** (je höher die Elektronegativität, desto größer diese Anziehungskraft). Die höchste Elektronegativität (4,0) hat Fluor.

Nimmt ein Stoff Elektronen auf, so wird er **reduziert** – gibt er Elektronen ab, wird er **oxidiert** (➤ 2.9).

2.4 Die chemischen Bindungen

Wie erläutert, ist jedes Atom ab der zweiten Periode bestrebt, seine äußerste Elektronenschale voll zu besetzen. Dies kann im Wesentlichen durch Elektronenaufnahme, Elektronenabgabe und gemeinsames Benutzen geschehen. Alle drei führen zu einer *Bindung* von Atomen aneinander. Welche Form der **chemischen Bindung** eingegangen wird, bestimmen die zwischen den Atomen wirkenden **Bindungskräfte.**

Im Folgenden sind einige Formen der chemischen Bindung beschrieben.

2.4.1 Die Ionenbindung

DEFINITION

Ionenbindung: Auf der Anziehung von negativ und positiv geladenen Ionen beruhende chemische Bindung. Entsteht zwischen einem metallischen und einem nichtmetallischen Element durch Elektronenübergang. Verbindungsform der Salze.
Ion: Elektrisch geladenes Atom oder Molekül.

Natrium steht in der ersten Hauptgruppe und hat demgemäß ein Elektron auf seiner äußersten Elektronenschale. Chlor steht in der siebten Hauptgruppe und hat entsprechend sieben Elektronen auf seiner äußersten Schale. Reagieren diese beiden nun miteinander, so erfolgt wegen der starken Anziehungskraft des Chloratoms auf weitere Elektronen ein **Elektronenübergang:** Das Außenelektron des Natriums wird vom Chloratom „eingefangen". Dadurch haben beide Partner die Edelgaskonfiguration erreicht.

Natrium tritt hier als **Elektronenspender** *(Elektronendonator),* Chlor als **Elektronenempfänger** *(Elektronenakzeptor)* auf:

- Das Chlor besitzt nun 18 Elektronen, jedoch nur 17 Protonen im Kern (Ordnungszahl 17). Damit ist ein elektrisch negativ geladenes Teilchen entstanden. Man schreibt **Cl^-.**
- Das Natrium hingegen hat ein Elektron verloren und somit nur noch zehn Elektronen. Dem stehen elf Protonen im Kern (Ordnungszahl 11) gegenüber, sodass ein Teilchen mit positiver Ladung entstanden ist, das **Na^+.**

Allgemein werden elektrisch geladene Atome oder Moleküle als **Ionen** bezeichnet. Positiv geladene Ionen (wie das Na^+-Ion) nennt man **Kationen,** negativ geladene (wie das Cl^--Ion) **Anionen.** Die Bindung, die durch die elektrische Anziehung der gegensätzlich geladenen Ionen entsteht, heißt **Ionenbindung.**

LERNHILFE

Anionen – Kationen

A**n**ionen = **n**egativ geladen.
Daraus folgt: Kationen = positiv geladen. [1]

Verbinden sich gegensätzlich geladene Ionen durch Ionenbindung miteinander, entsteht ein **Salz.** Salze sind also durch Ionenbindung zustande kommende **Ionenverbindungen.**

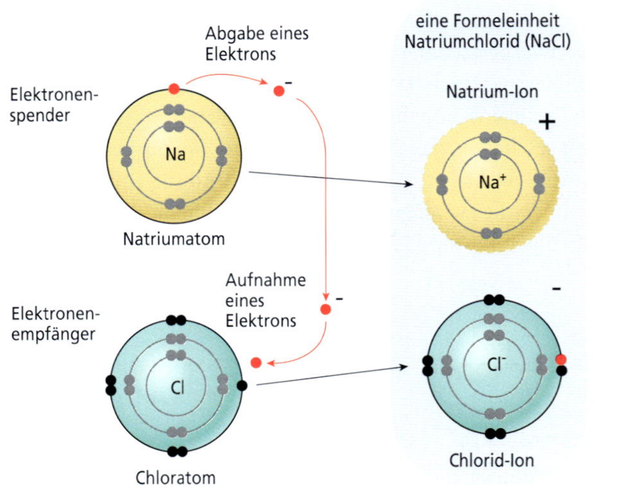

Abb. 2.6 Ionenbindung am Beispiel des Na^+Cl^-. Natrium gibt sein Außenelektron an Chlor ab. Dadurch erreichen beide die stabile Edelgaskonfiguration. [L190]

Das Kochsalz

DEFINITION

Kochsalz (im Volksmund kurz *Salz*): Bekannteste Ionenverbindung, bestehend aus Na^+- und Cl^--Ionen (NaCl ➤ Abb. 2.6).

Die **Kochsalz**-Ionen bilden, wie die meisten Salze, ein dreidimensionales Kristallgitter (➤ Abb. 2.7), wobei jedes Natrium-Ion von sechs Chlorid-Ionen und jedes Chlorid-Ion von sechs Natrium-Ionen umgeben ist. Dieser Gitterverband ist insgesamt elektrisch neutral, und die Ionen sind nicht beweglich, da sie im Gitterverband festgehalten werden.

Löst man Salzkristalle in Wasser, so dringen Wassermoleküle in das Kristallgitter ein und lösen es auf. Die Ionen liegen nun frei beweglich in einer wässrigen Lösung vor (➤ Abb. 2.7) – man spricht von einer **Elektrolytlösung.**

2.4.2 Die kovalente Bindung

DEFINITION

Kovalente Bindung *(Elektronenpaar-, Atombindung):* Chemische Bindung mit gemeinsamer Elektronenbenutzung, dadurch Bildung von Molekülen. Zwischen Atomen gleicher Elemente (z. B. zwei Sauerstoffatomen) oder Atomen verschiedener Elemente mit geringem Elektronegativitätsunterschied (z. B. Wasser- und Kohlenstoffatomen).

Molekül: Elektrisch neutraler Verband aus mindestens zwei gleichen oder verschiedenen Atomen, die durch kovalente Bindungen zusammengehalten werden.

Zwischen Atomen des gleichen Elementes oder Elementen mit nur geringem Unterschied in der *Elektronegativität* (➤ 2.3) wie z. B. Wasserstoff und Kohlenstoff sind Elektronenübergänge nicht möglich. Sie gehen eine andere Bindung ein, die **kovalente Bindung** (➤ Abb. 2.8). Die kovalente Bindung kommt im menschlichen Organismus wesentlich häufiger vor als die Ionenbindung.

Durch kovalente Bindungen entstehen **Moleküle:** Ein Molekül besteht aus mindestens zwei Atomen, die durch kovalente Bindungen aneinander gekoppelt sind.

Bei einer kovalenten Bindung rücken die Atome so eng zusammen, dass sie jeweils ein Elektron gemeinsam benutzen. Auf diese Weise entsteht ein **Elektronenpaar.** Auch hierdurch entsteht ein stabiler Zustand. Bei der kovalenten Bindung zweier Chloratome beispielsweise besitzt jedes der beteiligten Chloratome nun acht Elektronen auf seiner äußersten Schale. Das Teilchen Cl–Cl oder Cl_2 heißt *Chlormolekül* (➤ Abb. 2.8).

Die Doppel- und Dreifachbindung

Die Bildung des *Sauerstoffmoleküls* (O_2) verläuft in gleicher Weise: Sauerstoff steht in der sechsten Hauptgruppe, hat also sechs Elektronen auf seiner äußersten Schale. Zur stabilen Edelgaskonfiguration fehlen jedem Sauerstoffatom zwei Elektronen. Deshalb werden von jedem Sauerstoffatom nicht nur ein, sondern zwei Elektronen gemeinsam benutzt. Da nun *zwei* Elektronenpaare von beiden Partnern gemeinsam benutzt werden, spricht man von einer **Doppelbindung** (O=O). Bei der Bildung des *Stickstoffmoleküls* (N_2) wird sogar eine **Dreifachbindung** (drei gemeinsame Elektronenpaare ➤ Abb. 2.8) ausgebildet.

Die so entstandenen Moleküle sind stabiler als die unverknüpften Atome (auch **Radikale** genannt). Radikale können den Organismus

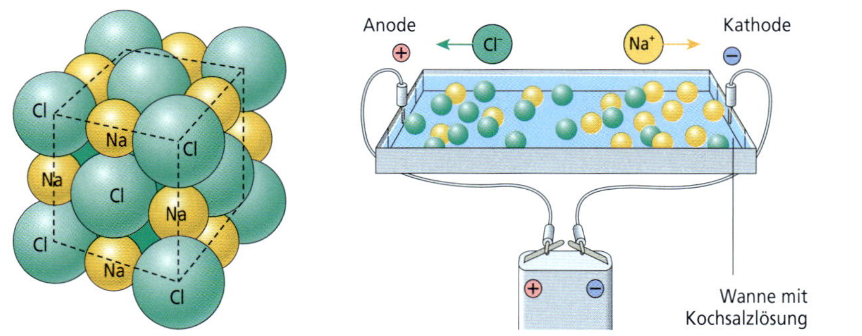

Abb. 2.7 Links: NaCl-Kristallgitter, rechts: wässrige NaCl-Lösung. Die Ionen sind nun frei beweglich und wandern im elektrischen Feld zur Kathode (Minuspol) bzw. zur Anode (Pluspol). [L190]

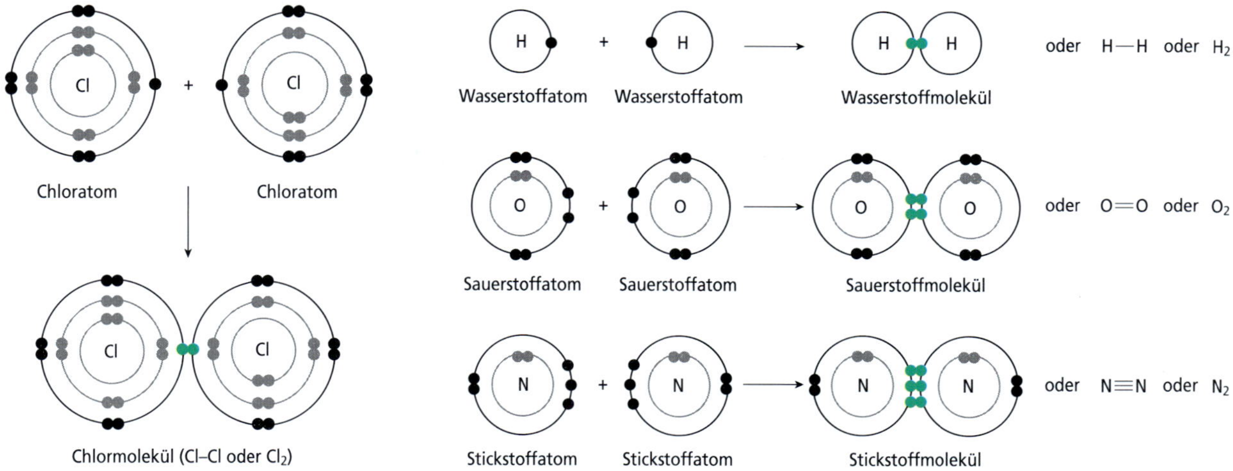

Abb. 2.8 Kovalente Bindungen. Links: kovalente Bindung von zwei Chloratomen zum Chlormolekül, rechts: kovalente Bindungen von Wasserstoff-, Sauerstoff- und Stickstoffatomen zu den jeweiligen Molekülen. Die so entstandenen Moleküle sind stabiler als die unverknüpften Atome. [L190]

schädigen, indem sie mit lebenswichtigen Molekülen reagieren und deren Eigenschaften verändern. Radikale, insbesondere Sauerstoffradikale, werden auch mit dem Alterungsprozess und der Entstehung einiger Erkrankungen wie etwa der Arteriosklerose (➤ 8.1.3) in Zusammenhang gebracht.

Das Wasserstoffmolekül

Beim Wasserstoff ist die äußerste Elektronenschale mit der ersten Elektronenschale identisch. Diese kann aber statt acht nur zwei Elektronen aufnehmen, d. h. Wasserstoff erreicht die stabile Edelgaskonfiguration bereits mit zwei Elektronen auf seiner Elektronenschale.

Da der Wasserstoff nur aus einem Proton und einem Elektron besteht, ist zur Bildung des *Wasserstoffmoleküls* (H–H oder H_2) die Ausbildung *eines* gemeinsam benutzten Elektronenpaares zwischen zwei Wasserstoffatomen erforderlich und ausreichend (➤ Abb. 2.8).

Die Moleküle der Luft

DEFINITION

Luft: Gasgemisch aus etwa 78 % Stickstoff und fast 21 % Sauerstoff. Beide liegen fast ausschließlich in der stabilen Molekülform (O_2 bzw. N_2) vor (➤ Abb. 2.9).

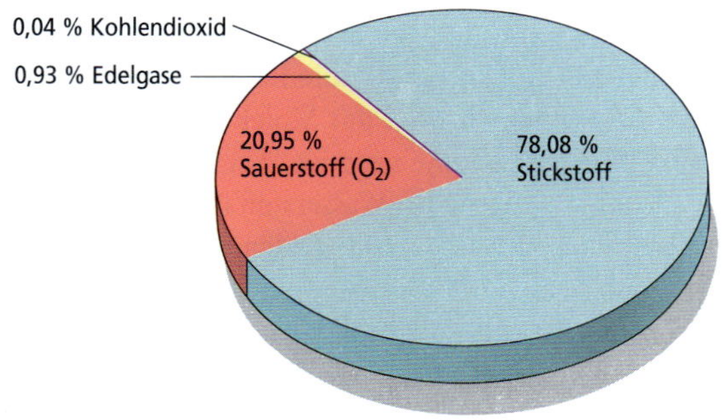

Abb. 2.9 Zusammensetzung trockener Luft (Kuchendiagramm). Normaltemperierte Raumluft enthält außerdem 1–2 % Wasserdampf, Ozon und Staub. [L190]

Die chemischen Verbindungen

Kovalente Bindungen existieren nicht nur zwischen zwei gleichen Atomen eines Elements, sondern können zwischen unterschiedlichen (und beliebig vielen) Atomen eingegangen werden. Beim Methanmolekül z. B. treten vier Wasserstoffatome mit einem Kohlenstoffatom in Kontakt, wobei vier kovalente Bindungen ausgebildet werden.

Derartige Substanzen, die aus Atomen *verschiedener* Elemente in festem Verhältnis zueinander bestehen, nennt man **chemische Verbindungen** (➤ Abb. 2.10). Sie werden durch **chemische Formeln** dargestellt (z. B. CH_4 für Methan).

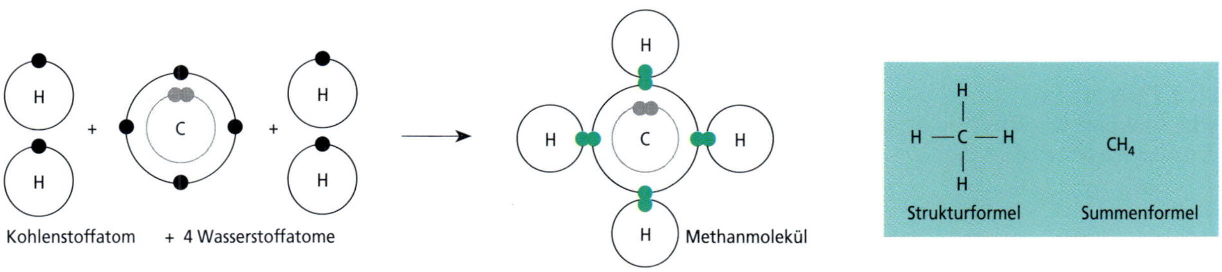

Abb. 2.10 Methan (CH_4). Ein Kohlenstoffatom ist mit vier Wasserstoffatomen durch kovalente Bindung verknüpft. [L190]

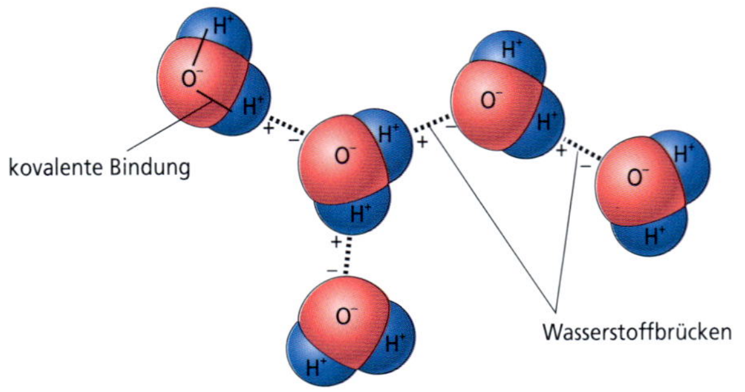

Abb. 2.11 Fünf Wassermoleküle und die sie verbindenden Wasserstoffbrücken. [L190]

Die polare kovalente Bindung

Bei kovalenten Bindungen zwischen Atomen mit deutlich unterschiedlicher Elektronegativität zieht das Atom mit der höheren Elektronegativität die gemeinsam benutzten Elektronen ein Stück weit zu sich herüber.

Das entstehende Molekül ist zwar nach außen hin elektrisch neutral. Innerhalb des Moleküls sind die Ladungen aber nicht symmetrisch verteilt. Vielmehr hat das Molekül an einem Ende eine positive und am anderen eine negative „Schlagseite". So sind etwa beim Wassermolekül die beiden Wasserstoffatome leicht positiv und das Sauerstoffmolekül leicht negativ geladen. Man bezeichnet dies als **polare** *(polarisierte)* **Atombindung.**

2.4.3 Weitere Bindungsformen

Von den weiteren Bindungsformen sind v. a. die **Wasserstoffbrücken** von Bedeutung für den Organismus. Sie sind zwar keine echten Bindungen, werden aber trotzdem oft als Wasserstoffbrücken*bindungen* bezeichnet (➤ Abb. 2.11).

Entgegengesetzte Ladungen ziehen sich an. Dies gilt auch für die „Mini-Ladungen" bei polaren Atombindungen. Die leicht positive Ladung des Wasserstoffatoms und die leicht negative Ladung z. B. des Sauerstoffatoms ziehen sich an. Diese Kräfte sind zwar mit 5–10 % der Stärke einer kovalenten Bindung gering, halten aber aufgrund ihrer Vielzahl die Moleküle doch stark zusammen.

Wasserstoffbrücken bilden sich nicht nur *zwischen* Molekülen aus, sondern auch *innerhalb* großer Moleküle und tragen dadurch z. B. zur Stabilisierung von Eiweißen bei (➤ 2.8.3).

2.5 Die chemischen Reaktionen

DEFINITION

Chemische Reaktion: Knüpfen von neuen Bindungen zwischen Atomen oder Aufbrechen von bestehenden chemischen Bindungen.

Chemische Reaktionen finden in jeder menschlichen Zelle ständig und in großem Ausmaß statt. Nur mit ihrer Hilfe kann der Organismus seine vielfältigen Funktionen erfüllen, vom Sehen und Bewegen bis zum Aufbau neuer Strukturen beim Wachstum.

Keine Verluste

Bei einer chemischen Reaktion geht nichts verloren, d. h., die Gesamtzahl der Atome bleibt gleich. Die Atome werden nur umgruppiert, wobei durch die geänderte Verknüpfung der Atome neue Moleküle mit neuen Eigenschaften entstehen.

Die anabolen Reaktionen

Verbinden sich mehrere Atome, Ionen oder Moleküle zu einer größeren Einheit, so handelt es sich um eine **anabole Reaktion.** Diese *Stoffvereinigung* heißt auch **(chemische) Synthese.**

Ein einfaches Beispiel ist die *Ammoniaksynthese* (NH_3) aus einem Molekül Stickstoff (N_2) und drei Molekülen Wasserstoff (H_2):

$$N_2 + 3H_2 \rightarrow 2NH_3$$

Weitaus komplizierter ist z. B. die *Proteinsynthese,* der Aufbau der Körpereiweiße: Sie sind *Riesenmoleküle* **(Makromoleküle),** die durch die Verbindung zahlreicher kleinerer Moleküle entstanden sind.

Die katabolen Reaktionen

Katabole Reaktionen sind das Gegenteil von anabolen Reaktionen: Größere Einheiten werden in kleinere zerlegt. Diese Stoffzerlegung heißt auch **(chemische) Analyse.** Beispielsweise kann Ammoniak unter geeigneten Bedingungen wieder zerlegt werden:

$$2NH_3 \rightarrow N_2 + 3H_2$$

Im Organismus spielen katabole Reaktionen z. B. bei der Verdauung eine große Rolle, weil die meist riesigen Nährstoffmoleküle (Fette, Eiweiße und Kohlenhydrate) erst nach der Spaltung in kleine Bruchstücke von der Darmschleimhaut ins Blut überführt werden können.

Die Energiebereitstellung durch ATP

Anabole Reaktionen sind üblicherweise an die Zufuhr von Energie gebunden, die vom „Zellakku" **ATP** (Adenosintriphosphat ➤ 2.8.5) bereitgestellt wird. Im Gegensatz dazu wird bei katabolen Reaktionen in aller Regel Energie frei, die üblicherweise zur Regeneration des verbrauchten ATP verwendet wird. Der Wirkungsgrad dieser Energieumwandlung in ATP ist jedoch nicht 100-prozentig, sodass als Nebenprodukt zusätzlich Wärme anfällt.

Die Wachstumsvorgänge des Körpers vollziehen sich im Wesentlichen über anabole Reaktionen und benötigen deshalb Energie. Diese Energie stammt aus dem Abbau von Nährstoffmolekülen, also aus katabolen Reaktionen, bei denen Energie freigesetzt wird.

2.6 Die chemischen Verbindungen

DEFINITION

(Chemische) Verbindung: Substanz aus Atomen mindestens zweier chemischer Elemente in festem Verhältnis zueinander, z. B. Wasser (H_2O). Unterteilt in **anorganische Verbindungen** und **organische Verbindungen** als große Gruppen, die beide im menschlichen Körper vorkommen und beide lebensnotwendig sind.

Die anorganischen Verbindungen

Anorganische Verbindungen zeichnen sich dadurch aus, dass in ihnen gewöhnlich *kein Kohlenstoff* enthalten ist. Zu ihnen gehören viele Salze, Säuren, Laugen, Wasser und als Ausnahme die Kohlenstoffverbindungen Kohlendioxid (CO_2) und -monoxid (CO).

Die organischen Verbindungen

Unter **organischen Verbindungen** versteht man solche Verbindungen, die hauptsächlich aus *Kohlenstoff-* und *Wasserstoffatomen* bestehen und überwiegend durch *kovalente Bindungen* zusammengehalten werden (➤ 2.4.2). Alle Schlüsselmoleküle des Lebens wie Kohlenhydrate, Fette, Eiweiße und Nukleinsäuren (➤ 2.8.4), gehören zu den organischen Verbindungen.

2.7 Die anorganischen Verbindungen

2.7.1 Das Wasser

Die Zellen unseres Körpers bestehen zu rund 60 % aus Wasser **(intrazelluläres Wasser).** Die Flüssigkeit, welche die Zellen umgibt **(extrazelluläres Wasser),** enthält sogar zu über 90 % Wasser. Folglich spielen sich im Organismus alle chemischen Reaktionen und damit alle Lebensvorgänge in einem **wässrigen Milieu** ab.

Das Wasser chemisch gesehen

Das Wassermolekül besteht aus einem Sauerstoff- und zwei Wasserstoffatomen, die über kovalente Bindungen in leicht abgewinkelter Stellung zusammengehalten werden. Zwischen den Wassermolekülen bilden sich zahlreiche Wasserstoffbrücken aus (➤ Abb. 2.11).

Die Funktionen des Wassers im Organismus

Wasser ist ein ausgezeichnetes **Lösungsmittel.** Lebenswichtige Substanzen wie Sauerstoff- oder Nährstoffmoleküle können über das extrazelluläre Wasser alle Zellen erreichen und von diesen verwertet werden. Umgekehrt können Stoffwechselprodukte abtransportiert werden und z. B. über die Nieren den Organismus verlassen. Bei chemischen Reaktionen ermöglicht das Wasser den beteiligten Molekülen die Annäherung aneinander. Wasser ist zudem selbst Reaktionspartner bei vielen chemischen Reaktionen.

Daneben ist Wasser z. B. ein Hauptbestandteil von Schleimen und dient dadurch als *Schmiermittel.* Außerdem nimmt Wasser Wärme nur langsam auf und gibt sie ebenso langsam ab – es isoliert.

Die Stoffmenge in mol

In der Medizin basieren Stoffmengen- und Konzentrationsangaben meist auf dem **Mol** (Zeichen *mol*). Die Stoffmenge 1 mol bedeutet, dass die Anzahl der Teilchen in dieser Menge gleich der Anzahl der Kohlenstoffatome in 12 g Kohlenstoff mit dem Isotop ^{12}C ist. Dies sind unvorstellbare $6{,}023 \times 10^{23}$ Teilchen! Ein Mol einer beliebigen Substanz (egal ob Zucker, Salzsäure oder Wasser) enthält somit immer $6{,}023 \times 10^{23}$ Teilchen (z. B. Atome, Moleküle). Die Umrechnung von Mol in Gramm läuft aber nicht über die Kalkulation mit solch riesigen Zahlen, sondern viel einfacher über das Periodensystem der Elemente. Hier ist bei jedem Element seine durchschnittliche (relative) **Atommasse** verzeichnet, also wie viel schwerer ein Atom des betreffenden Elements ist im Vergleich zu einem Zwölftel eines ^{12}C-Atoms. Die Atommasse ist fast gleich der Massenzahl und oft keine ganze Zahl, weil viele Elemente mehrere unterschiedlich schwere Isotope haben. Beispielsweise ist im Periodensystem dem elementaren Wasserstoff die durchschnittliche relative Atommasse 1,008 zugeordnet. Versieht man diese Zahl mit der Einheit g (Gramm), so erhält man diejenige Wasserstoffmasse, die einem Mol entspricht: 1 mol H entspricht 1,008 g H.
Dasselbe gilt für Moleküle. Hier werden die einzelnen Atommassen der aneinander gebundenen Atome addiert: Wasser etwa besteht aus H_2O-Molekülen. 1 mol H_2O (H Atommasse 1,008; O Atommasse 15,999) entspricht also $2 \times 1{,}008\ g + 15{,}999\ g = 18{,}015\ g$.

Die Konzentration gelöster Stoffe

In den Körperflüssigkeiten liegen die meisten Stoffe in gelöster Form vor. Unter der **Konzentration** einer *Lösung* versteht man in der Medizin meist den Volumen- bzw. Massenanteil eines Stoffes in 1 l Lösung (ml/l, g/l). Die Einheit ml/l ist somit eine **Volumenkonzentration,** die Einheit g/l eine **Massenkonzentration.** Diese Konzentrationsangaben können auch mit Bruchteilen des Liters bzw. Gramms bezeichnet werden, z. B. g/dl, mg/dl, µg/l. Entsprechend ihrer Stoffmenge in mol gibt man die Konzentration auch in Mol pro Liter (mol/l = mmol/ml) an **(Molarität).** Zur Herstellung einer 1-molaren Lösung gibt man die Stoffmenge 1 mol in ein Gefäß und füllt dieses mit dem Lösungsmittel zu einem Gesamtvolumen von 1 l auf. Eine ganz ähnliche Konzentrationsangabe ist die **Molalität:** Hier wird die Stoffmenge in mol bezogen auf die Masse des Lösungsmittels (mol/kg).

2.7.2 Die Säuren und Basen

DEFINITION

Säure (nach *Brönsted*): Chemische Verbindung, die H^+-Ionen (Protonen) abgeben kann (z. B. HCl). Auch *Protonendonator* genannt.
Base (nach *Brönsted*): Chemische Verbindung, die H^+-Ionen (Protonen) aufnehmen kann (z. B. KOH). Auch als *Protonenakzeptor* bezeichnet.

Werden Salze wie z. B. das Kochsalz (➤ 2.4.1) in Wasser gelöst, unterliegen sie einem Zerfall, d. h., die im Kristallgitter gebundenen Ionen lösen sich voneinander und liegen nun frei beweglich vor.

Ähnliches passiert mit **Säuren** und **Basen,** wenn sie in Wasser gelöst werden:

- Beim Chlorwasserstoff (HCl) z. B. werden H^+-Ionen (Wasserstoff-Ionen) frei; das Wasser wird *sauer,* es entsteht *Salzsäure.*

2

- Beim Natriumhydroxid (NaOH) werden dagegen Hydroxid-Ionen (OH^-) frei, welche H^+-Ionen aufnehmen können; das Wasser wird *basisch* und es entsteht *Natronlauge.* **Laugen** sind wässrige basische Lösungen.

Dieser Vorgang wird allgemein **Dissoziation** genannt.

Je mehr H^+-Ionen sich in einer Lösung befinden, desto **saurer** *(azider)* ist diese Lösung. Je weniger H^+-Ionen sich darin befinden, desto **basischer** *(alkalischer)* ist die Lösung.

Der Säuregrad wird auch als **Azidität** bezeichnet, die basische Eigenschaft einer Lösung auch als **Alkalität** *(Basizität).*

2.7.3 Der pH-Wert

Azidität oder Alkalität einer Lösung lassen sich laborchemisch messen, wobei aber die H^+- und OH^--Konzentrationen sehr gering sind. Deshalb wurde als Maßeinheit der **pH-Wert** festgelegt, der als *negativer dekadischer Logarithmus* der H^+-Ionen-Konzentration definiert ist:

- Neutrale Lösungen (z. B. reines Wasser) haben einen pH-Wert von 7,0. Die Konzentration der H^+-Ionen (und auch der OH^--Ionen) beträgt hier 10^{-7} mol/l.
- Saure Lösungen haben mehr H^+-Ionen als OH^--Ionen und somit einen pH-Wert < 7.
- Alkalische Lösungen haben weniger H^+-Ionen als OH^--Ionen und einen pH-Wert > 7.

Je kleiner also der pH-Wert einer Flüssigkeit ist, desto saurer ist sie (➤ Abb. 2.12).

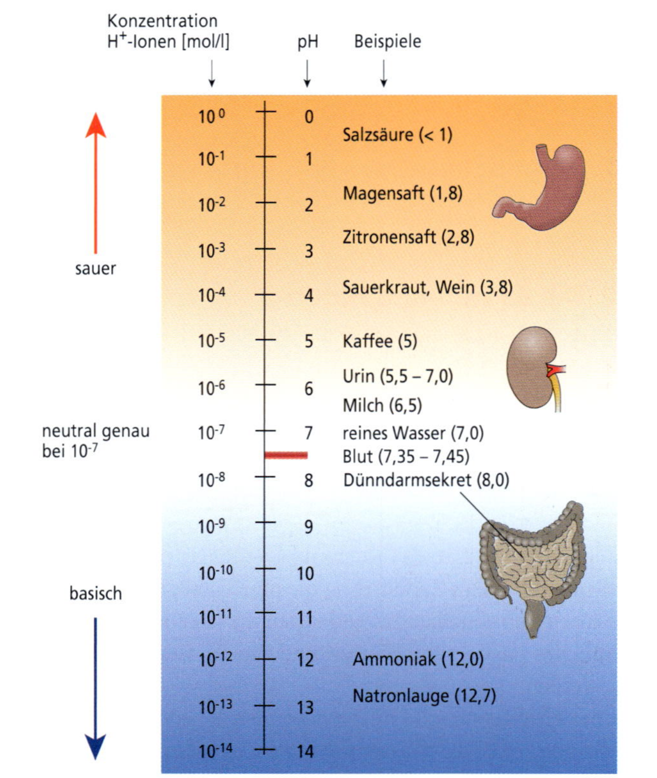

Abb. 2.12 pH-Werte bekannter Flüssigkeiten. [L190]

DEFINITION

Blutgasanalyse *(BGA):* Bestimmung des pH-Werts und anderer Kenngrößen des Säure-Basen-Haushalts (➤ 11.9) im Blut (meist arterielles Blut oder arterialisiertes Kapillarblut, ➤ 6.12). Standardverfahren in der Intensivmedizin, im Schockraum und im OP.

2.7.4 Die Puffer

Die pH-Werte in verschiedenen Körperflüssigkeiten sind sehr unterschiedlich, der pH-Wert der meisten Körperflüssigkeiten wird aber konstant gehalten. Dafür sorgen u. a. die **Puffer.** Das sind Substanzen, die überschüssige H^+-Ionen auffangen oder bei Mangel wieder abgeben. Sie puffern („federn") also pH-Schwankungen ab.

Die Puffer alleine reichen allerdings nicht zur Konstanthaltung des pH. Es sind auch Regulationsprozesse (➤ 11.9.1) beteiligt. So können die Nieren – allerdings wesentlich langsamer – die Ausscheidung sowohl von H^+ als auch HCO_3^- regulieren.

Das Kohlensäure-Bikarbonat-System

Ein wichtiges Puffersystem im menschlichen Körper ist das **Kohlensäure-Bikarbonat-System** (➤ Abb. 2.13). Wie jedes Puffersystem besteht es aus einer Säure und der dazugehörigen Base:

- H_2CO_3 (Kohlensäure = **Puffersäure**)
- HCO_3^- (Bikarbonat = **Pufferbase**)

Bei Säureüberladung **(Azidose)** nimmt die Pufferbase (HCO_3^-) H^+-Ionen auf und es entsteht die Puffersäure (H_2CO_3). Diese dissoziiert in H_2O und CO_2, wobei CO_2 rasch über die Lunge abgeatmet wird. Auf diese Weise werden „saure Valenzen" aus dem Körper entfernt.

Bei Basenüberladung **(Alkalose)** kann die Abgabe von CO_2 in begrenztem Maße durch verminderte Atmung gedrosselt werden. Die vermehrt zurückgehaltene Puffersäure H_2CO_3 gibt H^+ ab, welche die überschüssigen OH^- aufnehmen und zu Wasser (H_2O) neutralisieren.

Solche Puffersysteme, die im Austausch mit ihrer Umgebung stehen, heißen **offene Puffersysteme.** Sie puffern besser als **geschlossene Puffersysteme** ohne diese Möglichkeit.

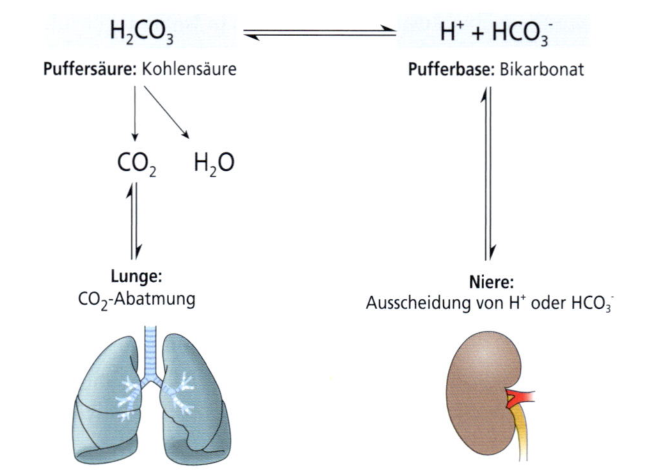

Abb. 2.13 Kohlensäure und Bikarbonat als lebenswichtiges Puffersystem. [L190]

Weitere Puffersysteme

Neben dem Kohlensäure-Bikarbonat-Puffer tragen v. a. zwei weitere Puffer zur Aufrechterhaltung des pH-Wertes bei:

- **Proteinpuffer.** Zu diesem gehören das Hämoglobin (➤ 12.2.2) in den Erythrozyten sowie die Plasmaproteine.
- **Phosphatpuffer.** Seine Pufferkomponenten sind anorganische Phosphate.

2.8 Die organischen Verbindungen

2.8.1 Die Kohlenhydrate

DEFINITION

Kohlenhydrate *(Saccharide, Zucker):* Organische Verbindungen aus Kohlen-, Sauer- und Wasserstoff. Wichtigste schnell verfügbare Energiequelle des menschlichen Körpers, zudem Bestandteil z. B. von Zellmembranen. Unterteilung nach Molekülgröße in vier Gruppen:

- **Monosaccharide** *(Einfachzucker)*
- **Disaccharide** (*Zweifachzucker,* zwei verknüpfte Monosaccharide)
- **Oligosaccharide** (3–10 Monosaccharide)
- **Polysaccharide** (*Vielfachzucker,* mehr als zehn Monosaccharide)

Kohlenhydrate spielen für das Leben auf der Erde eine zentrale Rolle. Sie werden von den grünen Pflanzen im Rahmen der **Fotosynthese** aus Kohlendioxid und Wasser mithilfe von Sonnenlicht in gigantischen Mengen gebildet. Die *Sonnenenergie* wird hierbei als *chemische Energie* in den Kohlenhydraten gespeichert und ist in dieser Form für jedes Lebewesen nutzbar.

Kohlenhydrate sind aus Kohlenstoff, Wasserstoff und Sauerstoff zusammengesetzt. Da formal in vielen Kohlenhydraten auf ein Kohlenstoffatom jeweils ein Sauerstoff- und zwei Wasserstoffatome kommen, nahm man ursprünglich an, dass Kohlenhydrate Wasserverbindungen *(Hydrate)* des Kohlenstoffs seien – daher der Name.

Die Monosaccharide

Monosaccharide *(Einfachzucker)* sind einfache Zuckermoleküle. Monosaccharide mit sechs Kohlenstoffatomen heißen **Hexosen,** solche mit fünf Kohlenstoffatomen **Pentosen.** Beide schließen sich in wässrigem Milieu überwiegend zum Ring, sodass ihr Kohlenstoffgerüst ein Fünf- oder Sechseck bildet (➤ Abb. 2.14).

Wichtigstes Monosaccharid im menschlichen Organismus ist die **Glukose** *(Traubenzucker, Dextrose).* Sie besteht aus sechs C-Atomen, zwölf H-Atomen und sechs O-Atomen und wird deshalb mit $C_6H_{12}O_6$ abgekürzt. Glukose kann von den meisten Zellen zur Energiegewinnung herangezogen werden.

Hypoglykämie

Glukose ist der Hauptenergieträger des menschlichen Körpers. Eine gefürchtete Komplikation bei Diabetes mellitus ist die **Hypoglykämie** *(Unterzuckerung).*

Andere sehr häufige Hexosen sind die **Fruktose** *(Fruchtzucker, Lävulose)* und die **Galaktose** *(Schleimzucker).*

Ribose und **Desoxyribose,** zwei Monosaccharide mit *fünf* C-Atomen, sind Bestandteile der Nukleinsäuren (➤ 2.8.4).

Die Disaccharide

Reagieren zwei Monosaccharide miteinander, so entsteht ein *Zweifachzucker* oder **Disaccharid. Saccharose** beispielsweise wird aus Glukose und Fruktose gebildet. Saccharose wird auch *Rohr-, Rüben-* oder *Haushaltszucker* genannt.

Weitere Disaccharide sind **Laktose** *(Milchzucker)* aus Glukose und Galaktose und **Maltose** *(Malzzucker)* aus zwei Glukosemolekülen.

Beim Aufbau eines Zweifachzuckers wird ein Wassermolekül abgespalten (➤ Abb. 2.14). Solche Verknüpfungsreaktionen, bei denen Wassermoleküle frei werden, nennt man **Kondensationsreaktionen.**

Disaccharide können wieder in Monosaccharide gespalten werden. Dabei wird im Gegenzug ein Wassermolekül verbraucht.

Die Oligosaccharide

Ketten aus 3–10 Monosacchariden heißen **Oligosaccharide.** Im menschlichen Körper kommen Oligosaccharide in erster Linie in oder auf Zellmembranen, gebunden an Fette (Lipide ➤ 2.8.2) oder Proteine (Eiweiße ➤ 2.8.3), vor. Auf den Erythrozyten beispielsweise sind Oligosaccharide die Träger der AB0-Blutgruppen (➤ 12.2.7).

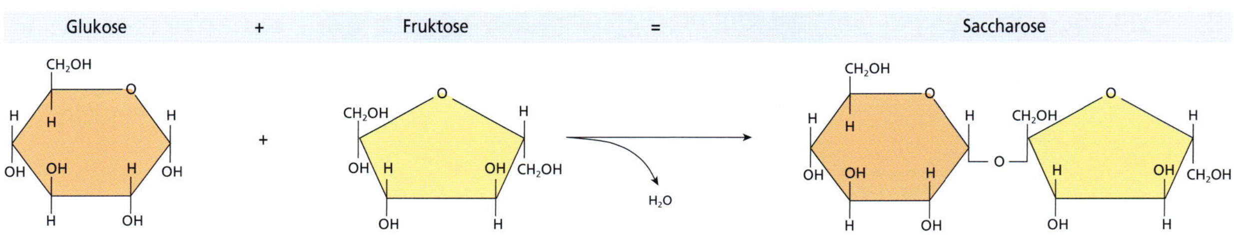

Abb. 2.14 Die Bildung des Zweifachzuckers (Disaccharids) Saccharose aus den Monosacchariden Glukose und Fruktose. Einer gängigen Schreibweise folgend sind die Monosaccharide als Ring dargestellt und die C-Atome an den Eckpunkten des Rings nicht ausgeschrieben, wohl aber hiervon abweichende Atome wie die O-Atome. [L190]

Tab. 2.2 Übersicht über einige Polysaccharide. Unterschiede bestehen in der Art der Grundbausteine, der Art der Verknüpfung und der Größe des entstehenden Moleküls.

Polysaccharid	Vorkommen und Bedeutung
Glykogen	Tierische Speicherform der Glukose
Stärke (genau: 80 % **Amylopektin,** 20 % **Amylose**)	Pflanzliche, vom Menschen verwertbare Speicherform der Glukose
Zellulose	Vom Menschen nicht verwertbare Gerüstsubstanz von Pflanzen; sog. Ballaststoff (➤ 10.9.10)
Inulin	Wasserlösliches, pflanzliches Kohlenhydrat, das nicht vom Menschen, aber von einigen Darmbakterien verwertet werden kann (➤ 10.9.10)
Pektin	Pflanzliche Gerüstsubstanz mit hoher Wasserbindungsfähigkeit; sog. Ballaststoff (➤ 10.9.10)

Die Polysaccharide

Manche Disaccharide können durch Verknüpfung mit weiteren Einfachzuckern zu **Polysacchariden** (*Vielfachzuckern,* ➤ Tab. 2.2) reagieren, wobei riesige Makromoleküle entstehen. **Homoglykane** bestehen nur aus einer Zuckerart (z. B. Glykogen), **Heteroglykane** aus mehreren (z. B. Heparin).

Ein Beispiel ist die **Stärke:** Sie ist die pflanzliche Speicherform der durch Fotosynthese aufgebauten Glukose. Kartoffeln, Weizen und Mais enthalten sehr viel Stärke. Nimmt der Mensch eine stärkehaltige Mahlzeit zu sich, so wird die Stärke im Verdauungstrakt wieder zerlegt.

Auch die **Zellulose,** ein weiteres pflanzliches Kohlenhydrat, ist nur aus Glukosemolekülen zusammengesetzt. Da diese aber anders verknüpft sind als in der Stärke, kann der Mensch die Zellulose im Darm nicht aufspalten.

Tierische und auch menschliche Speicherform der Glukose ist das **Glykogen.**

Die Energiegewinnung aus Kohlenhydraten

Durch die Verdauung werden die Poly- und Disaccharide in die Monosaccharide Glukose, Fruktose und Galaktose gespalten (➤ 10.7.2, ➤ 10.9.4). Nach Aufnahme im Dünndarm gelangen diese direkt zur Leber, wo Fruktose und Galaktose ebenfalls in Glukose umgewandelt werden. Die Leber ist das *einzige* Organ, das hierfür die nötigen Enzyme besitzt. Der weitere Stoffwechselweg entspricht dann dem der Glukose.

Die Glukose wird von den meisten Zellen des menschlichen Körpers als *Rohstoff zur Energiegewinnung* bevorzugt. Wird Energie benötigt, so wird die Glukose in den Zellen oxidiert („verbrannt"). Die gewonnene Energie wird in kleinen Bausteinen, dem *Adenosintriphosphat* (**ATP**) „zwischengelagert" (➤ 2.8.5).

Der Verbrennungsvorgang, auch **Zellatmung** oder *innere Atmung* genannt, erfolgt vereinfacht in vier Schritten (➤ Abb. 2.15):

1. **Glykolyse.** Aus einem Molekül Glukose entstehen im Zytoplasma der Zelle (➤ 3.1) zwei Moleküle **Pyruvat** *(Brenztraubensäure)* und zwei Moleküle ATP. Hierzu wird kein Sauerstoff benötigt.
2. **Umwandlung von Pyruvat in Acetyl-Coenzym A.** Bei Vorhandensein von Sauerstoff wird Pyruvat in die Mitochondrien („Zellkraftwerke" ➤ 3.3.6) eingeschleust und reagiert dort mit *Coenzym A* zu Acetyl-Coenzym A (Acetyl-CoA). Außerdem wird das Coenzym *NAD*$^+$ (*Nikotinamid-Adenin-Dinukleotid,* ➤ 2.9) reduziert, d. h., es nimmt Elektronen auf.
3. **Zitratzyklus.** Es folgt im Mitochondrium eine Serie von Reaktionen, die als Zitratzyklus zusammengefasst werden. Im Zitratzyklus werden sowohl energiereiche Phosphate (aus denen direkt ATP gewonnen werden kann) als auch weitere reduzierte Coenzyme gebildet, die in der Atmungskette verwertet werden.
4. **Atmungskette** *(Elektronentransportkette).* Die Atmungskette in den Mitochondrien führt nun die in den beiden vorherigen Reaktionsketten an die Coenzyme gebundenen Elektronen dem

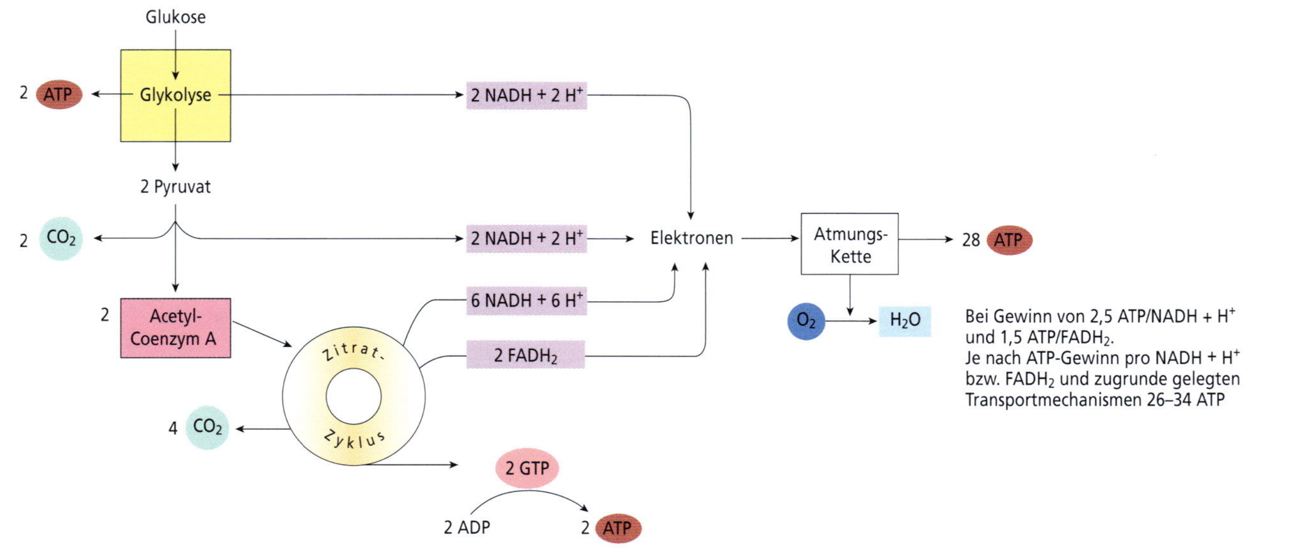

Abb. 2.15 Zusammenfassende Darstellung der vier Phasen der Energiegewinnung aus Glukose. GTP (Guanosintriphosphat) ist wie ATP ein energiereiches Phosphat. [L190]

Sauerstoff zu. Dabei entstehen Wasser und viel Energie, die zur Regeneration von ATP verwendet wird.

Milchsäure

Bei Sauerstoffmangel entsteht in der Skelettmuskulatur vermehrt Milchsäure, weil Pyruvat nicht weiter verwertet werden kann. Ursache kann eine übermäßige Belastung des Untrainierten sein (Langstreckenlauf), jedoch auch Sauerstoffmangel im Gewebe aufgrund unzureichender Versorgung (Schock). Führt der Milchsäuremehranfall zu einem Abfall des pH-Wertes im Blut, wird dies als **Laktatazidose** oder *Laktazidose* bezeichnet (Laktat ist das Anion der Milchsäure).

Das Glykogen

Ist genügend Glukose in den Zellen vorhanden bzw. der Energiebedarf gering, so kann die Glukose in Leber sowie Skelettmuskulatur in Form von **Glykogen** gespeichert werden. Glykogen ist ein Polysaccharid und chemisch nahe mit der pflanzlichen Speicherform der Glukose, der *Stärke,* verwandt. Die Aufnahme von Glukose in die Zelle sowie ihre Überführung in Glykogen wird durch das Hormon *Insulin* (➤ 10.9.4) gefördert.

Der Erwachsene kann insgesamt etwa 300–500 g Glykogen speichern. Hieraus ist ein Energiegewinn von etwa 1.200 bis 2.000 kcal möglich, was bei einem Erwachsenen nicht einmal einen Tag reicht. Im Vergleich zu den großen Fettspeichern des Organismus ist der Glukosevorrat somit klein.

Werden trotz voller Glykogenspeicher weiter Kohlenhydrate aufgenommen, so werden diese in Fett umgewandelt.

Die Glukoneogenese

DEFINITION

Glukoneogenese: Neubildung von Glukose aus Nicht-Kohlenhydrat-Vorstufen. Erfolgt zu etwa 90 % in der Leber und zu etwa 10 % in der Nierenrinde.

Ziel der **Glukoneogenese** ist es, auch bei fehlender Nahrungszufuhr und leeren Glykogenspeichern die lebensnotwendige Glukose bereitzustellen: Der Körper baut Fette und Proteine (Eiweiße) ab und gewinnt dann in verschiedenen Umbauschritten Glukose daraus. Man kann die Glukoneogenese auch als Umkehrvorgang der *Glykolyse* bezeichnen. Dabei müssen aber drei Schritte der Glykolyse (unter Energieverbrauch) umgangen werden, da sie nur in Richtung der Glykolyse ablaufen (➤ Abb. 2.16).

2.8.2 Die Fette und fettähnlichen Stoffe

DEFINITION

Lipide: Fette und fettähnliche Stoffe, z. B. Triglyzeride (Neutralfette), Cholesterin.

Neben der Glukose sind es v. a. die **Fette** (genauer die *Neutralfette* oder *Triglyzeride*), die von den Zellen zur Energiegewinnung herangezogen werden. Sie enthalten mehr als doppelt so viel Energie wie die Kohlenhydrate (9,3 statt 4,1 kcal/g, entsprechend 37 bzw. 17 kJ/g, ➤ 10.9.6). Fette bilden die größte Energiereserve im menschlichen Körper. Diese Energie kann allerdings nicht so leicht freigesetzt werden wie bei den Kohlenhydraten, da die Fettsäuren schwer abbaubar sind.

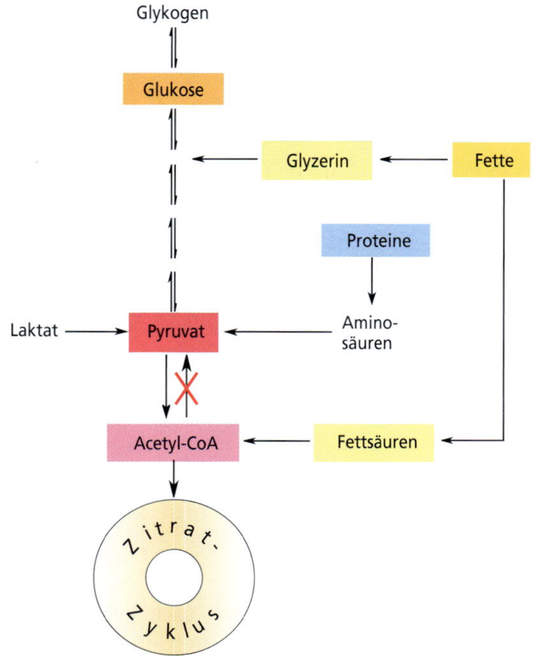

Abb. 2.16 Glukoneogenese. Verschiedene Ausgangsstoffe (Lakat, Glyzerin, Aminosäuren) können an unterschiedlichen Stellen in die Glukoneogenese eintreten. Aus Fettsäuren kann im menschlichen Körper hingegen keine Glukose gebildet werden, weil Acetyl-CoA nicht in Pyruvat überführt werden kann. [L190]

Lipide sind außerdem z. B. als Bestandteil von Zellmembranen und als Ausgangsstoffe für die Bildung einiger Hormone unverzichtbar.

Fette können bei Zimmertemperatur fest oder flüssig sein. Bei Zimmertemperatur flüssige Fette heißen auch **Öle.**

Die Neutralfette (Triglyzeride)

Die größte Gruppe der natürlich vorkommenden Fette sind Gemische von **Triglyzeriden** *(Neutralfetten).* Jedes Triglyzerid ist aus *einem* **Glyzerin**- und *drei* **Fettsäuremolekülen** zusammengesetzt. Dies können drei gleiche Fettsäuren sein oder auch drei verschiedene (➤ Abb. 2.17).

Fettsäuren sind lange Kohlenwasserstoffketten mit meist 16 oder 18 C-Atomen. Sie können mit der Nahrung aufgenommen oder vom menschlichen Organismus selbst hergestellt werden. Je nachdem, ob das Kohlenstoffgerüst der Fettsäuren Doppelbindungen enthält, unterscheidet man:

- **Gesättigte Fettsäuren,** die nur Einfachbindungen enthalten (Beispiel *Palmitinsäure, Stearinsäure*)
- **Einfach ungesättigte Fettsäuren** mit einer Doppelbindung (Beispiel *Ölsäure*)
- **Mehrfach ungesättigte Fettsäuren** mit zwei oder mehr Doppelbindungen (Beispiel *Linolensäure, Arachidonsäure*)

Bei gesättigten Fettsäuren ist die Kohlenstoffkette an den Einfachbindungen frei drehbar. Bei ungesättigten Fettsäuren ist dies an den

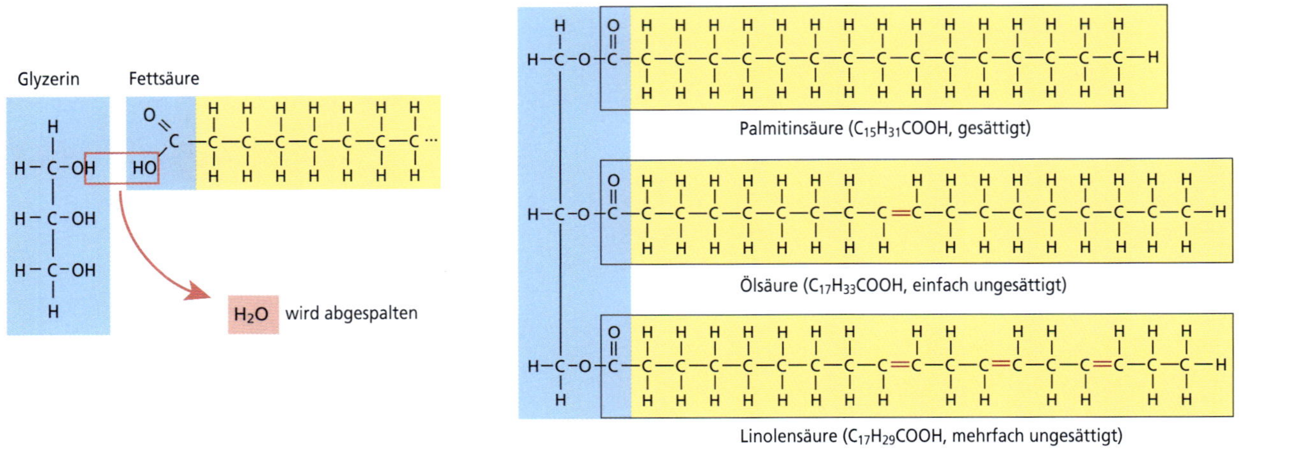

Abb. 2.17 Links: Verknüpfung einer Fettsäure mit Glyzerin unter Abspaltung von H_2O (Kondensationsreaktion). Rechts: Triglyzeridbildung – alle drei Bindungsstellen des Glyzerins sind mit einer Fettsäure verknüpft. Linolensäure (unten rechts) ist aufgrund der Lage der ersten Doppelbindung gerechnet vom „freien" Fettsäurenende aus eine Omega-3-Fettsäure. [L190]

Doppelbindungen nicht mehr der Fall. Je nach Stellung der Wasserstoffatome (bzw. der restlichen Kohlenstoffkette) werden **Cis- und Trans-Fettsäuren** unterschieden. Im menschlichen Organismus überwiegen die Cis-Fettsäuren bei Weitem.

LERNHILFE

Stellung der Wasserstoffatome bei Fettsäuren

Cis klingt wie **z**usammen = auf der gleichen Seite.
Bei Cis-Fettsäuren stehen die Wasserstoffatome also auf der gleichen Seite der Doppelbindung, bei Trans-Fettsäuren damit auf entgegengesetzten. [1]

Physiologisch bedeutsam ist außerdem die Lage der ersten Doppelbindung gerechnet vom Omega(ω)-Ende, also dem C-Atom, das am weitesten weg vom Carboxylende ist. Besonders wichtig sind **Omega-3- und Omega-6-Fettsäuren** (➤ 10.9.6).

Die essenziellen Fettsäuren

Linolsäure und *Linolensäure* enthalten Doppelbindungen, die der menschliche Organismus aufgrund ihrer Position (weit weg vom Glyzerinmolekül) nicht selbst einfügen kann. Solche lebensnotwendigen Fettsäuren, die mit der Nahrung zugeführt werden müssen, heißen **essenzielle Fettsäuren.**

Die Fett- und Wasserlöslichkeit

Fettsäuren vereinigen zwei unterschiedliche chemische Eigenschaften:

- Der lange „Schwanz" aus CH-Gruppen ist *apolar.* Die Ladungen sind (fast) symmetrisch verteilt. Deshalb werden keine Wasserstoffbrücken (➤ 2.7.1) ausgebildet, sodass dieser Molekülteil ausgesprochen gut fettlöslich bzw. schlecht wasserlöslich ist. Man nennt dies **lipophil** (fettfreundlich) bzw. **hydrophob** (wasserfeindlich).
- Der kleine „Kopf" (die Carboxylgruppe ➤ 2.8.3) der Fettsäure ist dagegen *polar* und kann somit Wasserstoffbrücken ausbilden. Er ist gut wasserlöslich **(hydrophil)** bzw. schlecht fettlöslich **(lipophob).**

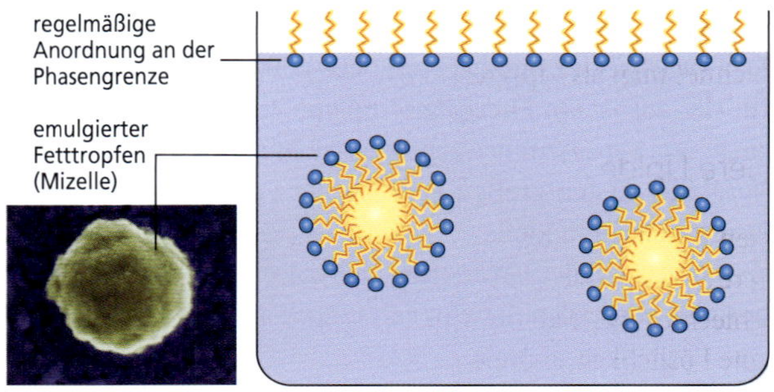

Abb. 2.18 Fettsäuren in Wasser. Die Fettsäuremoleküle richten ihre hydrophoben Enden zum Fetttropfen hin. An der Wasseroberfläche weisen die hydrophoben Enden vom Wasser weg. [L190]

Gibt man nun Fettsäuren in Wasser, so bilden sie an der Wasseroberfläche einen dünnen Film, indem sich die Köpfe zum Wasser hin und die Fettsäureschwänze von ihm weg orientieren. Im Wasserinnern bilden sich „Kugeln" **(Mizellen),** wobei die hydrophoben Fettsäureschwänze ins Innere der Kugeln zeigen. Aufgrund dieser gegensätzlichen Eigenschaften sind Fettsäuren in der Lage, lipophile Substanzen in Wasser zu **emulgieren,** d. h. ganz fein zu verteilen (➤ Abb. 2.18), und so zu transportieren.

Die Funktion der Triglyzeride

Triglyzeride sind nach den Kohlenhydraten der zweitwichtigste Rohstoff zur Energieerzeugung. Bei Energiemangel werden Triglyzeride in Glyzerin und Fettsäuren gespalten **(Lipolyse).** Die Fettsäuren werden dann in den Mitochondrien durch die **β-Oxidation** schrittweise verkürzt und die entstehenden reduzierten Coenzyme und Acetyl-CoA zur Energiegewinnung verwertet (➤ Abb. 2.15). Übersteigt der Acetyl-CoA-Anfall die Kapazität des Zitratzyklus, so werden Ketonkörper daraus gebildet (➤ 2.8.3).

Ist genug Energie vorhanden, werden Triglyzeride v. a. im Fettgewebe als Energiereserve für „Notzeiten" gespeichert. Wie erwähnt

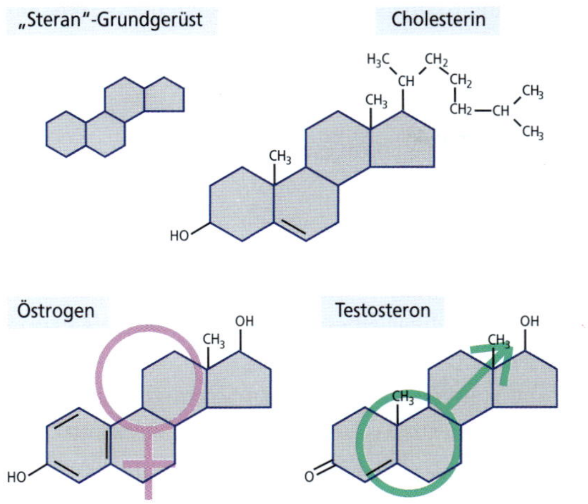

Abb. 2.19 Das auf dem Sterangerüst basierende Cholesterin und zwei Abkömmlinge, die Hormone Östrogen und Testosteron. [L190]

kann auch ein Zuviel an Energie aus Kohlenhydraten oder Eiweißen in Form von Triglyzeriden gespeichert werden. Den Triglyzeridaufbau bezeichnet man als **Lipogenese.**

Andere Lipide

Zu den Lipiden gehören nicht nur die Triglyzeride, sondern noch weitere Stoffe mit folgenden Eigenschaften:

- Schlechte Löslichkeit in Wasser
- Gute Löslichkeit in unpolaren Lösungsmitteln wie Chloroform oder Ether

Die beiden wichtigsten Vertreter dieser Gruppe sind das *Cholesterin* und die *Phospholipide.*

Das Cholesterin

Das **Cholesterin** (➤ Abb. 2.19) ist eine für den Organismus wichtige Substanz, die vom Körper selbst hergestellt und über tierische Nahrungsmittel aufgenommen werden kann. In Pflanzen kommt es nicht vor.

Cholesterin ist ein:

- Wichtiger Bestandteil der Zellmembranen (➤ 3.2)
- Vorläufer von Steroidhormonen wie etwa Östrogen und Testosteron (➤ Tab. 9.1)
- Vorläufer von Gallensäuren (➤ 10.6.4)

Gemeinsamer Bestandteil dieser Substanzen ist das aus vier Ringen zusammengesetzte **Sterangerüst** (➤ Abb. 2.19).

Cholesterin im Gleichgewicht

Idealerweise sollte ein Gleichgewicht zwischen dem aufgenommenen bzw. selbst produzierten Cholesterin sowie dem ausgeschiedenen und verarbeiteten Cholesterin bestehen. Funktioniert diese Regulation nicht, steigt die Cholesterinkonzentration im Blut und damit die Gefahr einer Arteriosklerose (➤ 8.1.3). Diese erhöht das Risiko, an einem Herzinfarkt oder Schlaganfall zu erkranken.

Die Phospholipide

Phospholipide sind ähnlich aufgebaut wie die Neutralfette (Triglyzeride), wobei jedoch nur zwei Fettsäuren mit dem Glyzerin verknüpft sind. Die dritte Bindungsstelle ist über eine Phosphatgruppe meist mit einem stickstoffhaltigen Alkohol verknüpft.

Der bekannteste Vertreter der Phospholipide ist das *Lezithin.* Ihre größte Bedeutung besitzen die Phospholipide im Organismus als Bestandteile der Zellmembranen (➤ Abb. 3.3).

2.8.3 Die Proteine (Eiweiße)

DEFINITION

Protein *(Eiweiß):* Aus mehr als 100 Aminosäuren aufgebautes organisches Molekül.

Aminosäure: Organische Verbindung aus einem Kohlenstoffatom, an das eine Carboxylgruppe, eine Aminogruppe, ein Wasserstoffatom und ein variabler Rest angehängt sind.

Proteine sind für *Struktur* und *Funktion* des Menschen unverzichtbar: Als entscheidende Bestandteile fast aller Organe sind sie wichtig für die Gestalt des Menschen. Proteine der Zellmembranen kontrollieren die Passage von Stoffen in die Zelle und aus ihr heraus, Proteine in den Muskeln ermöglichen die Beweglichkeit des Menschen.

Die Aminosäuren

Proteine sind aus **Aminosäuren** zusammengesetzt. Alle Aminosäuren sind prinzipiell gleich aufgebaut. Sie besitzen ein zentrales Kohlenstoffatom, das mit vier verschiedenen Gruppen bzw. Atomen verbunden ist:

- Einer COOH-Gruppe **(Carboxylgruppe)**
- Einer NH_2-Gruppe **(Aminogruppe)**
- Einem Wasserstoffatom
- Dem variablen Rest **R** (➤ Abb. 2.20) – durch ihn unterscheiden sich die verschiedenen Aminosäuren

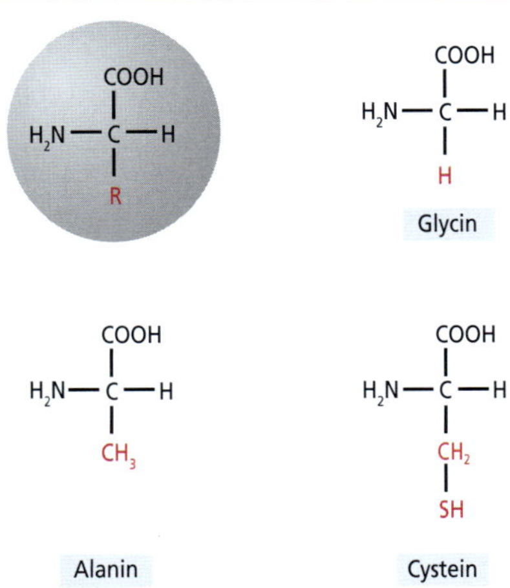

Abb. 2.20 Prinzipieller Aufbau einer Aminosäure (links oben) und drei Beispiele. Sie unterscheiden sich nur im variablen Rest®. [L190]

Essenzielle und nicht-essenzielle Aminosäuren

20 Aminosäuren kommen in menschlichen Proteinen vor. Sie heißen **proteinogene Aminosäuren.**
Acht Aminosäuren sind **essenzielle Aminosäuren,** d. h., sie können vom Körper nicht aus anderen Molekülen synthetisiert werden und müssen über die Nahrung aufgenommen werden. Dies sind **Isoleucin, Leucin, Lysin, Methionin, Phenylalanin, Threonin, Tryptophan** und **Valin.** Für Säuglinge sind zusätzlich **Arginin** und **Histidin** essenziell.
Dagegen können die zehn **nicht-essenziellen Aminosäuren** vom Körper selbst hergestellt werden: **Alanin, Asparagin, Aspartat, Cystein, Glutamin, Glutamat, Glycin, Prolin, Serin, Tyrosin.**

LERNHILFE
Essenzielle Aminosäuren

Ich **v**ermisse **l**eider **m**eine **T**asche, **P**ortemonnaie, **L**aptop, **T**aschentücher. Essenzielle Aminosäuren sind **I**soleucin – **V**alin – **L**eucin – **M**ethionin – **T**hreonin – **P**henylalanin – **L**ysin – **T**ryptophan. [1]

Darüber hinaus gibt es im Körper weitere Aminosäuren, die aber nicht Bestandteil von Proteinen sind. Zu diesen **nicht-proteinogenen Aminosäuren** zählt z. B. der Überträgerstoff *GABA* (*Gamma-Aminobuttersäure,* ➤ 16.3.2).

Die Verkettung der Aminosäuren

Werden zwei Aminosäuren unter Wasserabspaltung miteinander verknüpft, entsteht ein **Dipeptid.** Die Bindung heißt entsprechend **Peptidbindung** (➤ Abb. 2.21). Jedes Peptid besitzt an seinem einen freien Ende eine COOH-Gruppe und am anderen eine NH_2-Gruppe, an denen weitere Aminosäuren in gleicher Weise angelagert werden können.

Wird so an ein Dipeptid eine dritte Aminosäure angelagert, entsteht ein **Tripeptid.** Bis zu einer Länge von zehn Aminosäuren spricht man von **Oligopeptiden,** bei mehr als zehn Aminosäuren von **Polypeptiden.** Polypeptide aus über 100 Aminosäuren mit einer bestimmten räumlichen Struktur heißen **Proteine.** Die Übergänge sind allerdings fließend ohne genaue „Grenzen" für die Aminosäurenzahl.

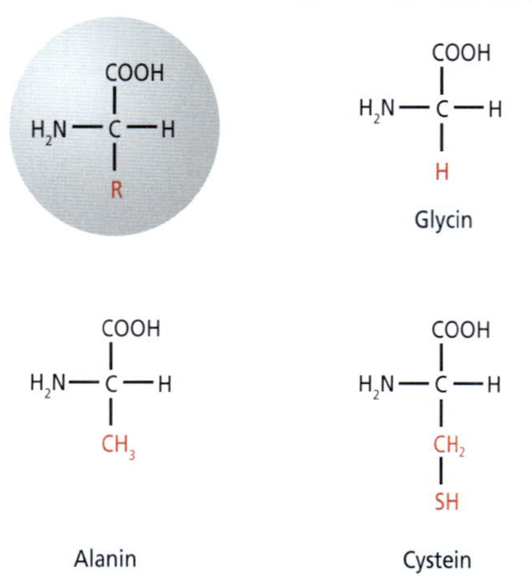

Abb. 2.21 Die Peptidbindung zur Verkettung von Aminosäuren. [L190]

Die meisten menschlichen Proteine bestehen aus 100–500 Aminosäuren. Da einerseits 20 verschiedene Aminosäuren für den Aufbau von Proteinen verwendet werden und andererseits die Reihenfolge der einzelnen Aminosäuren veränderlich ist, ergibt sich eine riesige Zahl unterschiedlicher Proteine.

Die Ebenen der Proteinstruktur

Bei den Proteinen werden vier Strukturebenen differenziert:

- Die Aminosäurefolge eines Proteins wird auch als **Primärstruktur** bezeichnet.
- Aufgrund von Wasserstoffbrücken nimmt die Aminosäurekette dann eine bestimmte räumliche Form an, sie windet sich z. B. spiralig zur Helix oder ähnelt einem Faltblatt. Diese Anordnung heißt **Sekundärstruktur.** Ein Protein kann in verschiedenen Abschnitten unterschiedliche Sekundärstrukturen zeigen.
- Für die Funktionsfähigkeit des Proteins, z. B. als Enzym, ist entscheidend, dass sich die Aminosäurekette außerdem zu einem dreidimensionalen Gebilde formiert. Diese vollständige dreidimensionale Struktur der *gesamten* Aminosäurekette heißt **Tertiärstruktur.** Man kann sich eine solche Struktur z. B. wie ein Wollknäuel vorstellen.
- Häufig lagern sich mehrere Aminosäureketten bzw. Proteine zu einem noch größeren Komplex zusammen – eine **Quartärstruktur** bildet sich aus (➤ Abb. 2.22).

Zerstörung der Proteinstruktur

Geht die dreidimensionale Struktur eines Proteins z. B. durch Hitzeeinwirkung verloren **(Eiweißdenaturierung),** kann es seine biologische Funktion nicht mehr erfüllen. Auf diese Weise können im Rahmen der Desinfektion und Sterilisation Bakterien- und Virusproteine durch Hitze unschädlich gemacht werden. Die Eiweißdenaturierung ist auch der primäre Schädigungsmechanismus bei Brandverletzungen.

Der Protein- und Aminosäuren-Stoffwechsel

Während der Verdauung werden Proteine (Eiweiße) in ihre Bausteine, die Aminosäuren, zerlegt, welche über die Pfortader zunächst zur Leber gelangen. Auch im Körper werden ständig Proteine abgebaut **(Proteinkatabolismus)** und Aminosäuren freigesetzt. Die frei gewordenen Aminosäuren werden je nach Bedarf des Organismus unterschiedlich umgesetzt:

- Zum Ersten können die frei gewordenen Aminosäuren zum Aufbau körpereigener Eiweiße dienen **(Protein-Anabolismus),** etwa bei Wachstumsvorgängen.
- Hierzu können einige Aminosäuren in andere Aminosäuren umgewandelt werden, je nachdem, welche Aminosäuren gerade knapp sind. Nur die essenziellen Aminosäuren müssen über die Nahrung aufgenommen werden.
- Aus **glukogenen Aminosäuren** kann im Rahmen der Glukoneogenese (➤ 2.8.1) Glukose hergestellt werden. Die Abbauprodukte **ketogener Aminosäuren** hingegen können zur Bildung von **Ketonkörpern** (➤ 10.9.6, ➤ 11.4.2) oder Fettsäuren (➤ 2.8.2) verwendet werden. Bei einem Teil der Aminosäuren ist beides möglich. Unter dem Begriff Ketonkörper werden –

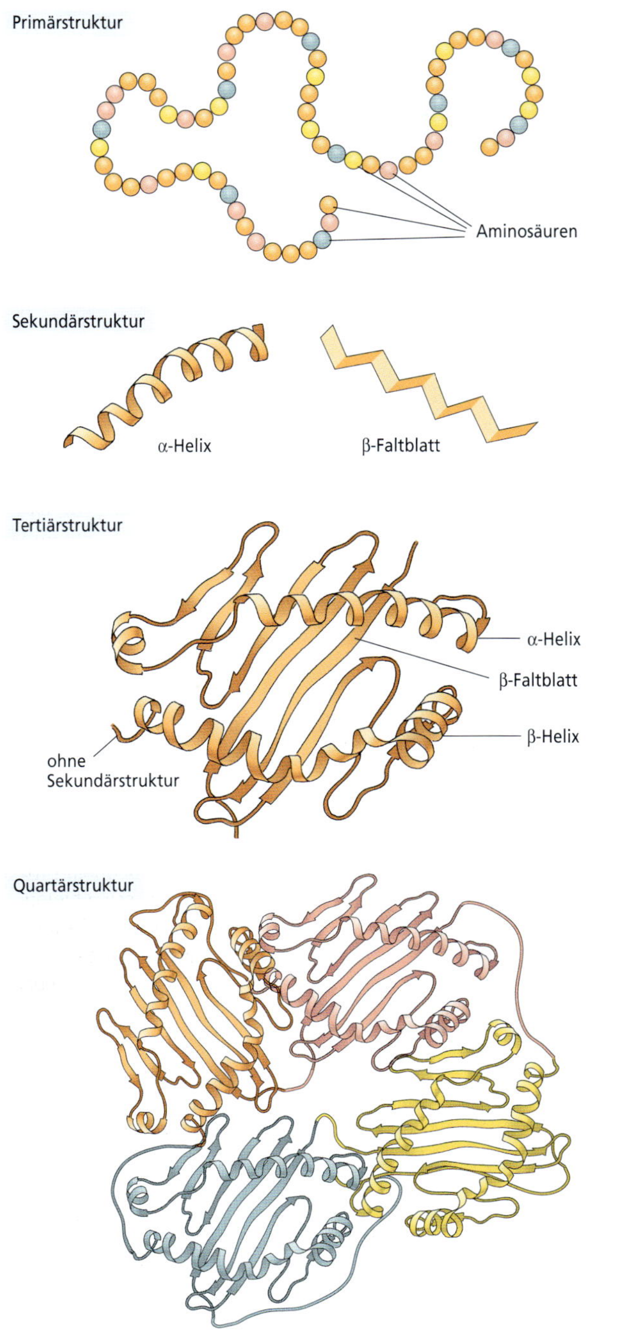

Abb. 2.22 Proteinstruktur. [L190]

etwas ungenau – die Substanzen *Azeton, Acetessigsäure* und *Betahydroxybuttersäure* zusammengefasst (Letztere enthält nicht die Ketogruppe C=O!), die z. B. beim Fasten vermehrt entstehen. Ketonkörper können im Hungerzustand in Gehirn und Muskeln zur Energiegewinnung verwendet werden. Im Übermaß führen sie zur *Ketoazidose.*

- Manche Aminosäuren können zu Acetyl-CoA abgebaut und nach Einschleusen in den Zitratzyklus (➤ 2.8.1) direkt zur Energiegewinnung herangezogen werden. Dies ist eher selten.
- Aus einigen Aminosäuren können durch **Decarboxylierung** (CO_2-Abspaltung) **biogene Amine** gebildet werden, etwa der Neurotransmitter Serotonin aus Tryptophan.

Die Enzyme

Chemische Reaktionen werden im Reagenzglas durch Wärmezufuhr erheblich beschleunigt, ja oft erst möglich. Nun ist der menschliche Organismus auf schnelle und fein gesteuerte chemische Reaktionen angewiesen, ohne diese über Wärmezufuhr steuern zu können – der Körper erträgt keine großen Temperaturschwankungen. Der Stoffwechsel *katalysiert* deshalb bestimmte Reaktionen, d. h., er beschleunigt sie um das Tausend- bis Hunderttausendfache durch den Einsatz von Hilfsstoffen, den **Enzymen** *(Biokatalysatoren).*

Die meisten Enzyme benötigen für ihre Funktion einen zusätzlichen „Helfer", den man **Coenzym** nennt. Dies ist deshalb erforderlich, weil das Enzym selbst an der chemischen Reaktion *nicht* teilnimmt, sondern lediglich die beteiligten Partner in geeigneter Weise zusammenbringt. So ist es nur das *Coenzym,* das bei der Enzymreaktion verändert wird, indem es entweder vom **Substrat** abgespaltene Elektronen bzw. Atome aufnimmt oder diese dem Substrat entsprechend zur Verfügung stellt (➤ Abb. 2.23).

Coenzyme sind meist sehr kompliziert aufgebaute organische Moleküle und im Gegensatz zu den Enzymen grundsätzlich *keine* Proteine. Coenzyme leiten sich häufig von *Vitaminen* (➤ 10.9.8) ab.

2.8.4 Die Nukleinsäuren

DEFINITION

Nukleinsäure: Organische Verbindung aus vielen **Nukleotiden,** die wiederum aus jeweils einer Base, einem Zuckermolekül und 1–3 Phosphatgruppen aufgebaut sind. Unterteilt in **DNA** (*deoxyribonucleic acid,* deutsch *Desoxyribonukleinsäure, DNS,* engl. *acid* = Säure) und **RNA** (*ribonucleic acid,* deutsch *Ribonukleinsäure, RNS*).

Die DNA

Die **DNA** *(Desoxyribonukleinsäure)* ist die Erbsubstanz aller Lebewesen, also der Träger der genetischen Informationen. In ihr sind letztlich alle Informationen verschlüsselt und gespeichert, die der Organismus für sein Leben benötigt, etwa die Aminosäurefolgen für die Herstellung der Proteine.

Die DNA ähnelt in ihrem Aufbau einer Strickleiter (➤ Abb. 2.24):

- Die seitlichen Stränge bestehen aus sich abwechselnden Zuckermolekülen und Phosphatgruppen. Das Zuckermolekül ist immer **Desoxyribose.** Jedes Zuckermolekül ist mit einer Phosphatgruppe und jede Phosphatgruppe wiederum mit einem Zuckermolekül fest verknüpft. Die Richtung der beiden Stränge ist dabei gegenläufig.
- Die „Sprossen" dieser Strickleiter gehen jeweils von den Zuckermolekülen aus und werden von je zwei *stickstoffhaltigen Basen* gebildet, und zwar aus **Adenin (A)** und **Thymin (T)** oder aus **Guanin (G)** und **Cytosin (C).** Die **Basenpaarung** zwischen den Basen erfolgt über Wasserstoffbrückenbindungen (➤ 2.4.3).

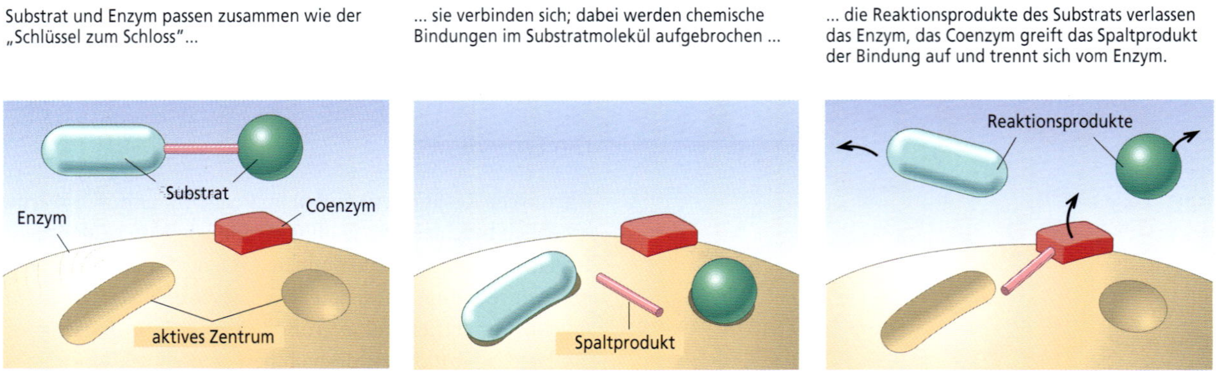

Abb. 2.23 Enzymvermittelte Spaltung eines Substrats (von einem Enzym umgesetzter Stoff) mit beteiligtem Coenzym. Voraussetzung für die Funktionsfähigkeit des Enzyms ist das aktive Zentrum. Hier ist die Polypeptidkette des Enzyms so gefaltet, dass das Substrat genau hineinpasst. [L190]

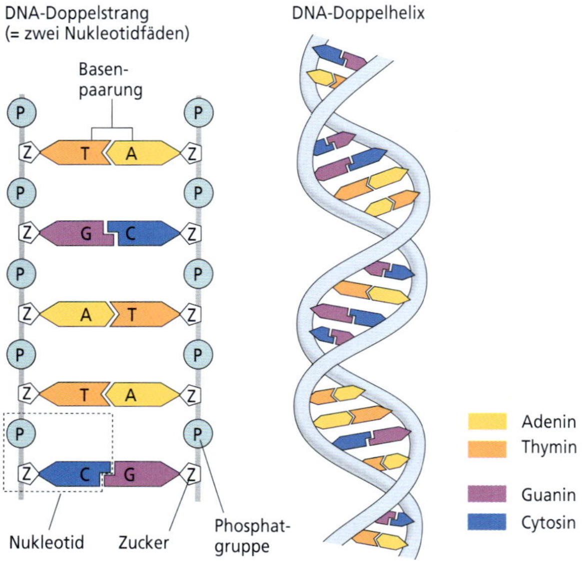

Abb. 2.24 Aufbau der DNA. [L190]

Größe und chemische Struktur der Basen schreiben vor, dass ein Adenin immer mit einem gegenüberliegenden Thymin und ein Guanin immer mit einem gegenüberliegenden Cytosin gepaart ist. Andere Kombinationen sind nicht möglich. Deshalb bestimmt die *Basenreihenfolge* **(Basensequenz)** des einen Stranges immer auch die des anderen. Beide Stränge sind einander *komplementär,* vergleichbar mit dem Negativ und dem Positiv einer Fotografie.

Das Nukleosid, Nukleotid und Gen

Die Kombination einer dieser Basen mit einem Zuckermolekül heißt **Nukleosid** (z. B. **Adenosin, Guanosin**). Werden an ein Nukleosid ein, zwei oder drei Phosphatgruppen gehängt, entsteht ein **Nukleotid** (*Nukleosinmonophosphat, -diphosphat, -triphosphat* ➤ Abb. 2.25).

Da in der DNA nur vier verschiedene Basen vorkommen, gibt es in ihr auch nur vier verschiedene Nukleotide. Die beiden Stränge der DNA sind aus gut 6,5 Milliarden solcher Nukleotide zusammengesetzt – oder anders ausgedrückt, die „Strickleiter" hat ca. 3,3 Milliarden „Sprossen".

Die DNA ist in Informations- oder Erbeinheiten gegliedert, die als **Gene** bezeichnet werden. Der Mensch hat ca. 20.000 proteincodierende Gene mit einer Größe von unter 200 bis ca. 2,5 Millionen Basenpaaren (mehr zu Gen und Protein ➤ 3.6).

Die RNA

Die zweite Art von Nukleinsäuren ist die **RNA.** Im Gegensatz zur DNA:

- Ist die RNA nur einsträngig
- Findet man in der RNA als Zucker die **Ribose**
- Ist die Base Thymin in der RNA durch **Uracil** ersetzt

Es gibt mehrere Arten von RNA, die Teilaufgaben im Rahmen der Proteinsynthese erfüllen (➤ 3.6).

2.8.5 Das Adenosintriphosphat (ATP)

DEFINITION

ATP *(Adenosintriphosphat):* Nukleotid aus Adenin, Ribose und drei Phosphatgruppen. Zell-„Akku" mit der Hauptaufgabe, Energie zwischenzuspeichern und im Bedarfsfall wieder abzugeben.

Eine Zelle kann nur (über)leben, wenn genügend **ATP** in der Zelle vorhanden ist. Leben ist an die Anwesenheit von Energie und damit von ATP gebunden – man findet es deshalb in *allen* Organismen der Erde. ATP besteht aus der Base Adenin, dem Zuckermolekül Ribose und drei Phosphatgruppen (➤ Abb. 2.25). Die Bindungen zwischen den Phosphatgruppen sind sehr energiereich: Wird die dritte Phosphatgruppe unter Mithilfe von Wasser *(hydrolytische Reaktion)* abgespalten, so wird Energie verfügbar, welche von der Zelle für energieverbrauchende Vorgänge verwendet wird.

Anschließend muss das entstehende *Adenosindiphosphat* **(ADP)** wieder zu ATP regeneriert werden, wozu Energie verbraucht wird. Diese Energie stammt aus der „Verbrennung" energiereicher Nährstoffmoleküle (v. a. Glukose) unter Verbrauch von Sauerstoff in der Zelle.

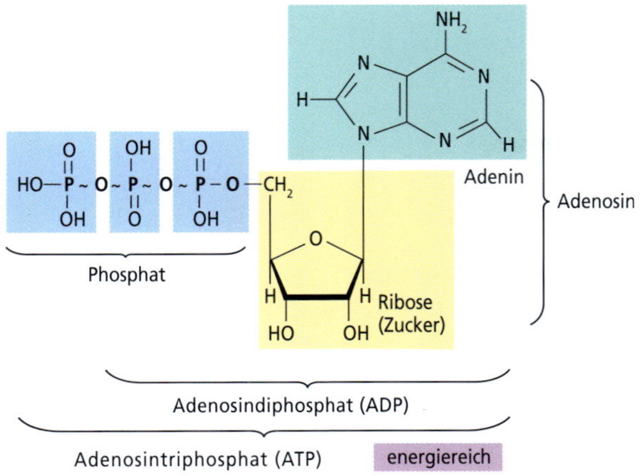

Abb. 2.25 ATP besteht aus Adenosin (Adenin plus Ribose) und drei Phosphatgruppen. ADP besitzt nur zwei Phosphatgruppen. [L190]

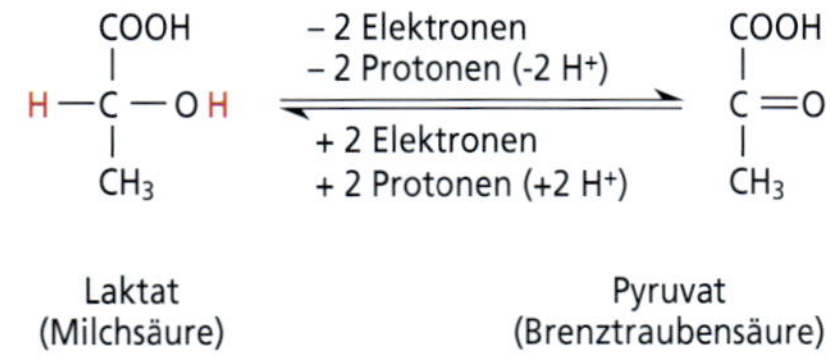

Abb. 2.26 Oxidationsreaktion bei der Umwandlung von Laktat zu Pyruvat. [L190]

Oxidation und Reduktion

Oxidations- und Reduktionsreaktionen sind untrennbar miteinander verbunden – man spricht von **Redoxreaktion.** Wann immer eine Substanz oxidiert wird, wird eine andere reduziert. Beispiel ist die Umwandlung von **Laktat** *(Milchsäure)* in **Pyruvat** (*Brenztraubensäure,* ➤ Abb. 2.26).

2.9 Die Oxidation und Reduktion

Ursprünglich bezeichnete **Oxidation** *(Oxidationsreaktion)* die Reaktion eines Stoffes mit Sauerstoff zu einem Oxid, z. B. Magnesium und Sauerstoff zu Magnesiumoxid ($2\,Mg + O_2 \leftrightarrow 2\,MgO$).

Heute wird der Begriff weiter gefasst: Von einer Oxidation spricht man, wenn ein Molekül Elektronen abgibt. Im Organismus erfolgt dies oft über die Abgabe von Wasserstoffatomen (also von einem Elektron und einem Proton). Oxidationen sind nur möglich, wenn die abgegebenen Elektronen von einem anderen Stoff – in einer praktisch umgekehrten Reaktion – wieder aufgenommen werden. Diese Elektronenaufnahme heißt **Reduktion** *(Reduktionsreaktion).* Auch sie geschieht oft über die Aufnahme von Wasserstoffatomen.

Im Stoffwechsel spielen die *Coenzyme* eine bedeutende Rolle als Überträger von Elektronen bzw. Wasserstoffatomen. Meist besteht ihre Funktion darin, vom Substrat Protonen und Elektronen entgegenzunehmen oder diese bei Bedarf wieder abzugeben.

Ein wichtiges Coenzym ist z. B. das **NAD⁺** *(Nikotinamid-Adenin-Dinukleotid),* das sich von dem Vitamin Niacin (➤ 10.9.8) ableitet. Es kann in einer Reduktionsreaktion ein Proton und zwei Elektronen aufnehmen ($NAD^+ + 2\,H^+ + 2$ Elektronen $\leftrightarrow NADH + H^+$). Ähnlich funktioniert das **FAD** *(Flavin-Adenin-Dinukleotid).*

Oxidationsreaktionen sind gewöhnlich *Energie freisetzende Reaktionen.* Die Hauptmenge an Energie entsteht, wenn die Coenzyme ihre aufgenommenen Elektronen auf Sauerstoff übertragen. Diese Energie wird dazu verwendet, aus ADP und Phosphat wieder ATP zu bilden.

Aufgaben zur Pflegesituation

Während des täglichen Besuches bei seiner Mutter erkundigt sich Herr Haschke bei Pflegefachmann Ghassem Sadati, der sie seit ihrer Operation nachmittags betreut, nach ihrem Zustand. Herr Sadati berichtet, dass es Frau Haschke gut gehe, sie aber immer noch nicht ausreichend esse. Daher habe der Stationsarzt vorgeschlagen, ihr zusätzlich dreimal täglich hochkalorische Trinknahrung anzubieten, um sie mit den notwendigen Nährstoffen zu versorgen. Auch sei ihr Serum-Kalium-Wert noch immer etwas zu niedrig. Die Blutgasanalysen böten keinen Grund zur Beunruhigung. Sauerstoff- und Kohlendioxid-Partialdruck lägen im Normbereich. Lediglich der pH-Wert sei leicht erniedrigt. Dies könne allerdings an der unzureichenden Nahrungsaufnahme liegen. Herr Haschke ist erleichtert und fragt Herrn Sadati, welche Inhaltsstoffe die besagte Trinknahrung beinhalte. Herr Sadati erwidert, dass diese unter anderem Wasser, Kohlenhydrate, Fette, Proteine, Mineralstoffe und Vitamine enthalte.

1. Im Rahmen der Blutgasanalyse wurde bei Frau Haschke unter anderem der pH-Wert ermittelt. Beschreiben Sie, was der pH-Wert ist und wie pH-Werte unterschieden werden können. Nennen Sie den pH-Normwert des Blutes.
2. Erläutern Sie, welche körpereigenen Puffersysteme an der Konstanthaltung des pH-Wertes beteiligt sind.
3. Fette, Eiweiße und Kohlenhydrate gehören zu den organischen Verbindungen. Zeigen Sie auf, wie sich organische und anorganische Verbindungen unterscheiden.
4. Kohlenhydrate werden in vier Untergruppen unterteilt. Benennen Sie diese und verdeutlichen Sie, wie sie sich hinsichtlich ihrer chemischen Struktur unterscheiden.
5. Beschreiben Sie den Aufbau von Proteinen und erklären Sie den Unterschied zwischen essenziellen und nicht-essenziellen Aminosäuren.
6. Der menschliche Körper besteht überwiegend aus Wasser. Erläutern Sie den Aufbau eines Wassermoleküls und die verschiedenen Funktionen von Wasser im menschlichen Organismus.
7. Verdeutlichen Sie anhand konkreter Beispiele, welche Funktion Mineralstoffe im menschlichen Körper übernehmen.

KAPITEL

3 Zelllehre (Zytologie)

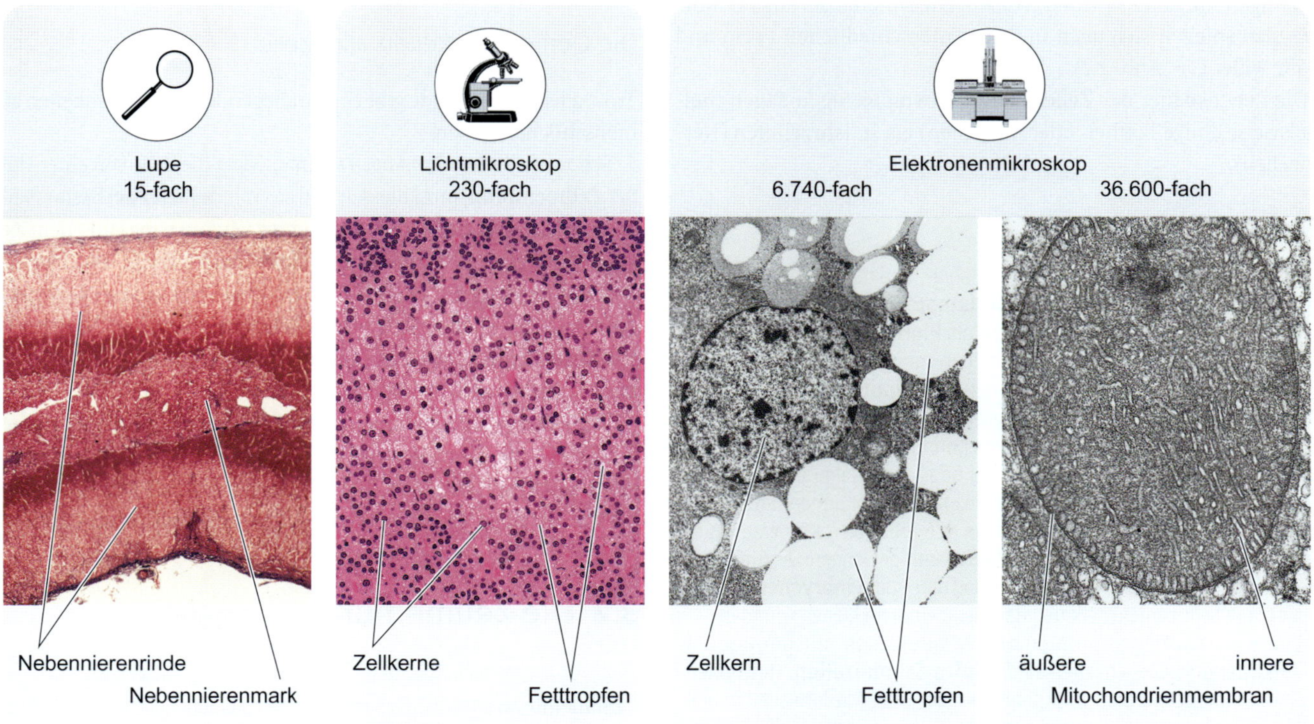

Abb. 3.1 Nebennierenrinde in unterschiedlichen Vergrößerungen. Selbst bei starker Lupenvergrößerung (ganz links) sind einzelne Zellen nicht erkennbar. Bei mittlerer lichtmikroskopischer Vergrößerung (zweites Bild von links) sind die Zellkerne bereits gut sichtbar und Fetttropfen zu erahnen. Weitere Organellen und Membranen werden jedoch erst durch das Elektronenmikroskop dargestellt (zweites Bild von rechts und Bild ganz rechts). [L275/L141/M375/L253/M647]

Pflegesituation

Ayse Celik befindet sich im ersten Drittel der Ausbildung zur Pflegefachfrau. Im Unterricht wurde heute das Thema Zytologie behandelt. Ayse ist davon fasziniert, dass der menschliche Organismus aus unvorstellbar vielen Zellen besteht, die sich fortlaufend teilen und unterschiedlichste Funktionen im Körper wahrnehmen.

3.1 Die Zelle als elementare Funktionseinheit

DEFINITION

Zelle: Kleinste lebensfähige Bau- und Funktionseinheit des Organismus. Kann z. B. Stoffe aufnehmen, umbauen und wieder freisetzen, meist auch wachsen und sich teilen.
Zytologie: Lehre von Aufbau und Funktion der Zellen.

Die **Zelle** ist die kleinste für sich lebensfähige Einheit und damit der Grundbaustein aller Organismen. Große Organismen wie der Mensch bestehen nicht etwa aus besonders großen, sondern aus ungeheuer vielen Zellen: Der Körper eines erwachsenen Menschen hat etwa 30.000–100.000 Milliarden (3×10^{13}–10^{14}) menschliche Zellen. Ebenso unvorstellbar: Pro Sekunde gehen mehrere Millionen Zellen zugrunde, und ebenso viele werden neu gebildet.

Die Unterschiede zwischen den Zellen

Alle Zellen des Menschen haben sich durch zahlreiche Teilungen aus einer einzigen Zelle entwickelt. Dabei haben sie sich im Dienste des Gesamtorganismus spezialisiert, Drüsenzellen z. B. auf die Sekretbildung oder Sinneszellen auf die Wahrnehmung bestimmter Reize. Nur durch diese **Differenzierung** kann der Organismus seine vielfältigen Aufgaben optimal erfüllen. Die Differenzierung der Körperzellen spiegelt sich auch in ihrer unterschiedlichen Form und Größe wider (➤ Abb. 3.2).

Die Lebensdauer der Zellen schwankt von wenigen Tagen (beispielsweise einige Epithel- oder Blutzellen) bis zu Jahrzehnten (Nervenzellen).

Stammzellen

Stammzellen sind unbegrenzt teilungsfähige, undifferenzierte Zellen mit noch nicht festgelegter Entwicklung. **Totipotente Stammzellen** können zu einem vollständigen Lebewesen heranreifen. **Pluripotente Stammzellen** können sich zu allen Zelltypen eines Organismus entwickeln, aber nicht mehr zu einem eigenständigen Organismus. **Multipotente Stammzellen** können nur noch die verschiedenen Zellen „ihrer Linie" hervorbringen.
Ethisch höchst umstritten ist die Verwendung **embryonaler Stammzellen.** Sie werden aus abgegangenen oder abgetriebenen Feten, aus nicht benötigten Embryonen bei Reagenzglasbefruchtungen oder durch Übertragung von Zellkernen aus bereits differenzierten Körperzellen in „entkernte" Eizellen **(therapeutisches Klonen)** gewonnen. Die Arbeit mit embryonalen Stammzellen ist in Deutschland durch das **Embryonenschutzgesetz** nur sehr begrenzt erlaubt, das therapeutische Klonen verboten.
Ethisch weit weniger problematisch, aber auch mit geringeren Differenzierungsmöglichkeiten sind **adulte Stammzellen,** gewonnen v. a. aus Nabelschnurblut, Knochenmark oder Blut. Mittlerweile können pluripotente Stammzellen auch durch Reprogrammierung ausgereifter Körperzellen künstlich hergestellt werden. Diese **induzierten pluripotenten Stammzellen** sind jedoch derzeit noch nicht therapeutisch nutzbar.

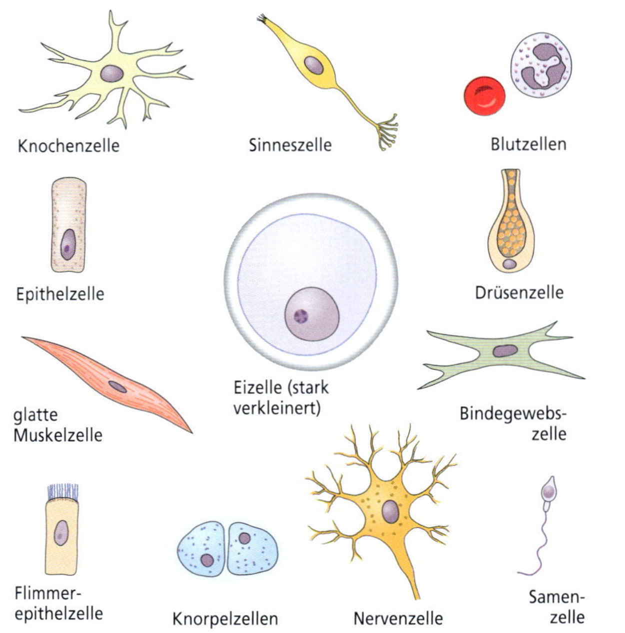

Abb. 3.2 Beispiele für die Differenzierung menschlicher Zellen (Größenverhältnisse zwischen den Zelltypen nicht maßstabsgetreu, insbesondere ist die Eizelle stark verkleinert). [L190]

Die Gemeinsamkeiten aller Zellen

Trotz aller Unterschiede gibt es grundlegende Gemeinsamkeiten aller menschlichen Zellen.

Schon mit *Lichtmikroskopen* sah man, dass die Zelle von einer Hülle, der **Zellmembran,** umschlossen und aus mindestens zwei Bestandteilen zusammengesetzt ist: der *Grundsubstanz* **(Zytoplasma)** und dem **Zellkern** *(Nukleus).* Mit verbesserter Mikroskopiertechnik entdeckte man dann im Vergleich zum Zellkern noch wesentlich kleinere „Zellorgane", die zusammen mit dem Zellkern als **Zellorganellen** bezeichnet werden. Der Feinbau dieser Organellen konnte jedoch erst mithilfe des *Elektronenmikroskops* näher betrachtet werden (➤ Abb. 3.1, ➤ Abb. 3.6).

Die Zellorganellen nehmen etwa 50 % des gesamten Zellvolumens ein. Der verbleibende Rest des Zytoplasmas wird als **Zytosol** bezeichnet. Das Zytosol besteht zu 70–95 % aus Wasser. Den Rest bilden darin gelöste Moleküle, vor allem Proteine, Fette, Kohlenhydrate und Ionen.

3.2 Die Zellmembran

DEFINITION

Zellmembran *(Zytoplasmamembran, Plasmalemm):* Hauchdünne (5–8 nm, also nur knapp ein hunderttausendstel Millimeter dicke) Hülle, die jede Zelle umschließt. Gibt der Zelle eine flexible Ummantelung und schützt ihren Inhalt.

Ganz ähnlich wie die **Zellmembran** gebaute Membranen kommen auch im Zellinneren vor, weshalb man auch von der **Einheitsmembran** spricht.

3.2.1 Der Aufbau der Zellmembran

Die Lipid-Doppelschicht

Chemisch gesehen ist die Zellmembran aus einer Doppelschicht fettähnlicher Substanzen **(Lipid-Doppelschicht)** aufgebaut, v. a. den **Phospholipiden** mit einer Phosphatgruppe und den **Glykolipiden** mit einer Zuckerseitenkette. Dazwischen eingelagert ist Cholesterin.

Ein Lipidmolekül besteht jeweils aus einem *hydrophilen* (wasseranziehenden) Kopf und zwei *hydrophoben* (wasserabweisenden) Schwänzen (➤ 2.8.2). In der Zellmembran stehen sich jeweils zwei Lipidmoleküle gegenüber, wobei die Schwänze jeweils nach innen und die Köpfe nach außen gerichtet sind (➤ Abb. 3.3).

Elektronenmikroskopisch stellt sich die Zellmembran dreischichtig dar. Dabei besteht die breite helle Schicht in der Mitte der Zellmembran aus den Schwänzen der Lipidmoleküle, die beiden äußeren dunklen Schichten aus ihren Köpfen.

Die dynamische Lipidschicht

Die Lipid-Doppelschicht ist kein starres Gebilde, sondern dynamisch; Lipidmoleküle wie auch Membranproteine sind beweglich. Diese Membraneigenschaft heißt auch **fluide** (flüssig).

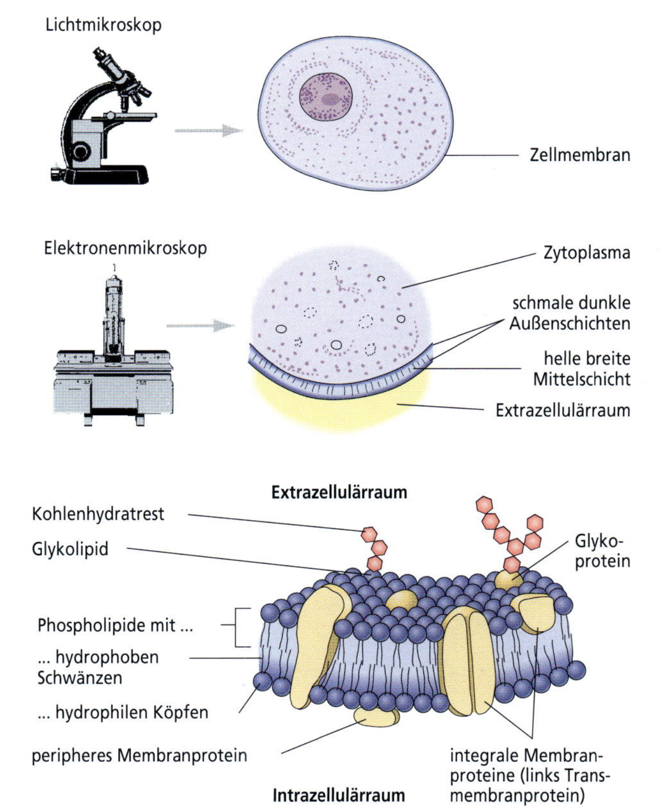

Abb. 3.3 Zellmembran und Membranproteine. [L190/L275]

Die Membranproteine

Für die meisten Membranfunktionen wie etwa die Rezeptor- oder die Transportfunktion sind Proteine verantwortlich, die **Membranproteine** (➤ Abb. 3.3).

- **Integrale Membranproteine** sind in die Membran eingelagert und durchdringen sie oft ganz **(Transmembranproteine).**
- **Periphere Membranproteine** sind nur außen oder innen an die Membran an- bzw. eingelagert, reichen aber nicht bis zur Mittelschicht. Die Bindung erfolgt z. B. über Wasserstoffbrücken, Ionen- oder kovalente Bindung, etwa bei **Lipidankerproteinen** über den *Lipidanker* an einem Membranlipid.

Die Glykokalix

An den Membranlipiden und -proteinen hängen oftmals Zuckermoleküle, man spricht von **Glykolipiden** bzw. **Glykoproteinen** (➤ Abb. 3.3). Die Zuckermoleküle bilden in ihrer Gesamtheit eine Hülle um die Zelle, die **Glykokalix.** Sie schützt die Zelle und spielt bei vorübergehenden Zellkontakten eine Rolle.

3.2.2 Die Semipermeabilität der Zellmembran

DEFINITION

Semipermeabilität: Eigenschaft einer Trennwand (z. B. einer Zellmembran), *halbdurchlässig* oder *teildurchlässig* zu sein, d. h. bestimmte (meist kleine) Moleküle passieren zu lassen und andere (in der Regel große und/ oder geladene Moleküle) zurückzuhalten.

Die Zellmembran reguliert den Durchtritt von Stoffen und bestimmt damit, welche Stoffe in die Zelle eintreten beziehungsweise sie verlassen. Diese Eigenschaft heißt **Semipermeabilität** der Zellmembran. Sie hängt im Wesentlichen ab von:

- **Molekülgröße.** Sehr kleine Moleküle, beispielsweise Wasser, Sauerstoff (O_2) und Kohlendioxid (CO_2), können die Membran ungehindert überwinden, während sie für große Moleküle wie die meisten Proteine ein unüberwindbares Hindernis darstellt.
- **Fettlöslichkeit.** Je besser eine Substanz in Fett löslich ist (lipophil), desto leichter kann sie die Zellmembran passieren. Steroidhormone beispielsweise sind gut fettlöslich und können die Membran daher relativ leicht durchdringen.
- **Elektrische Ladung.** Elektrisch geladene Teilchen (Ionen) können die Membran kaum überwinden.

Hydrophile und geladene Teilchen müssen aber dennoch durch Membranen transportiert werden. Hier ist die Zelle auf **Membrantransportproteine** (➤ Abb. 3.4) angewiesen. Alle Membrantransportproteine sind Transmembranproteine (➤ 3.2.1):

- **Kanalproteine** bilden hydrophile Poren (Kanäle) durch die Zellmembran. Beim Ionentransport spricht man von **Ionenkanälen,** Wasserkanäle heißen **Aquaporine.**
- **Carrierproteine** (*Carrier* = Träger) schleusen die Substanz durch Konformationsänderungen (Änderungen in der räumlichen Struktur) durch die Membran. Einige Carrier transportieren eine Substanz **(Uniport)**, andere zwei **(Cotransport)**,

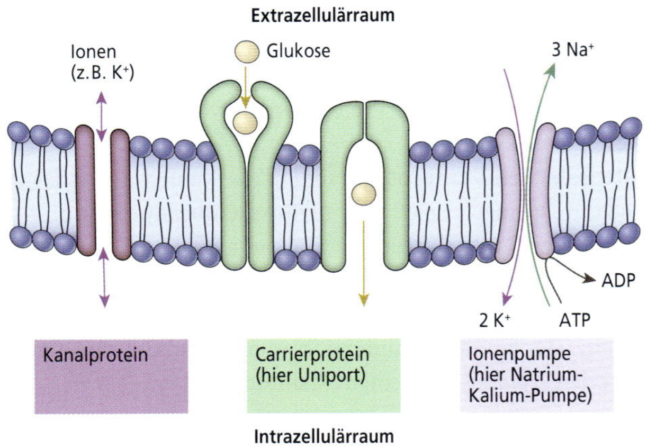

Abb. 3.4 Membrantransportproteine. [L275]

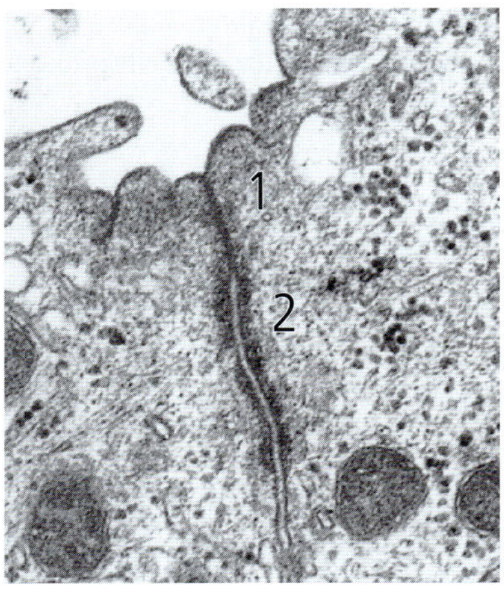

Abb. 3.5 Zellkontakte, hier im Harnleiterepithel (elektronenmikroskopische Aufnahme). Bei 1 ein Verschlusskontakt (Zonula occludens), bei 2 eine Zonula adhaerens als Beispiel eines Haftkontaktes. [M375]

entweder in der gleichen oder in entgegengesetzter Richtung (**Symport** bzw. **Antiport**).

- **Ionenpumpen** wie etwa die **Natrium-Kalium-Pumpe** (➤ 3.5.7) transportieren Ionen aktiv und unter Energieverbrauch durch die Membran.

Die selektive Permeabilität der Zellmembran ist unabdingbare Voraussetzung, um die für viele Substanzen notwendigen Konzentrationsunterschiede zwischen dem Zellinneren und der äußeren Umgebung (Interstitium) aufrechtzuerhalten.

3.2.3 Die Zellkontakte

Viele Zellen stehen über **Zellkontakte** (➤ Abb. 3.5) miteinander in Verbindung. An diesen ist die Zellmembran wesentlich beteiligt.

- **Haftkontakte** *(Adhäsionskontakte)* wie etwa die fleckförmigen **Desmosomen** *(Maculae adhaerentes)* oder die gürtelartigen **Zonulae adhaerentes** dienen der mechanischen Verbindung von Zellen. Desmosomen bestehen aus beidseits verdichteten Membranabschnitten und dazwischenliegender Kittsubstanz. Besonders ausgeprägt sind sie in Epithelien.
- **Verschlusskontakte** *(Tight Junctions, Zonulae occludentes)* dichten Zwischenzellräume (Interzellulärräume) ab. So verhindern sie in Epithelien, dass Stoffe unkontrolliert durch die Zwischenzellräume in die Tiefe dringen können.
- **Kommunikationskontakt**e verbinden benachbarte Zellen metabolisch oder elektrisch miteinander. **Nexus** *(Gap Junctions)* bilden einen kleinen „Tunnel“ zwischen Zellen, der in geöffnetem Zustand die Passage von Ionen oder anderen Substanzen erlaubt. Sie spielen bei der Erregungsausbreitung im Herzen eine große Rolle. Auch die **Synapsen** des Nervengewebes zählen zu den Kommunikationskontakten (➤ 3.1).

3.3 Die Zellorganellen

DEFINITION

Zellorganellen: Überwiegend membranumhüllte Strukturen in der Zelle mit speziellen Aufgaben, sozusagen die „Organe“ der Zelle (➤ Abb. 3.6). Gesamtzahl und Art von Zelltyp zu Zelltyp unterschiedlich.

3.3.1 Der Zellkern

DEFINITION

Zellkern *(Nukleus):* Mit durchschnittlich 15 % des Zellvolumens größte (Einzel-)Struktur innerhalb der Zelle. Beherbergt die genetische Information und ist das Steuerungszentrum des Zellstoffwechsels.

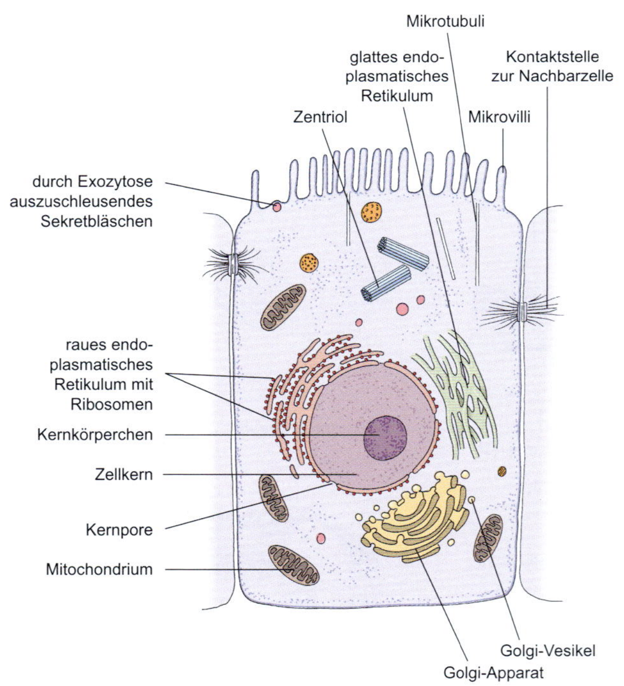

Abb. 3.6 Schnitt durch eine Zelle. Durch die überwiegend membranumhüllten Organellen verfügt die Zelle über verschiedene abgeteilte Räume für unterschiedliche Funktionen. [L190]

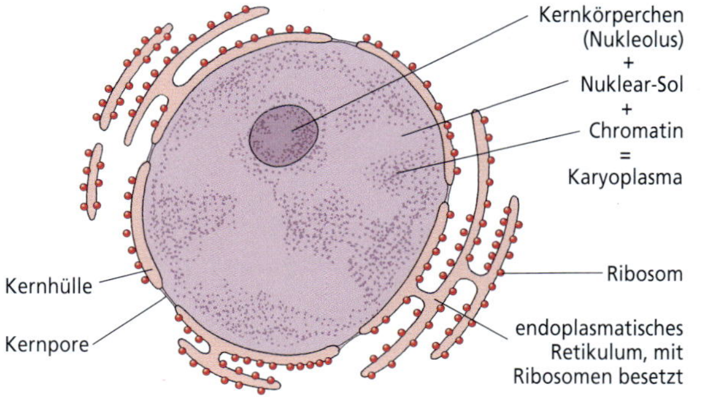

Abb. 3.7 Zellkern. Die drei Hauptbestandteile des Karyoplasmas – Nuklear-Sol, Chromatin und Kernkörperchen – sind deutlich zu erkennen. [L190]

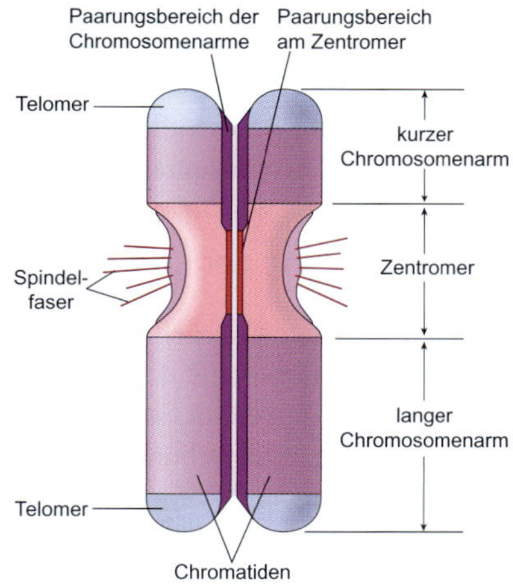

Abb. 3.8 Feinbau eines Chromosoms. [L190]

Die meisten Körperzellen besitzen nur einen einzigen **Zellkern.** Es gibt jedoch Ausnahmen: Skelettmuskelfasern haben typischerweise mehrere Kerne, reife rote Blutkörperchen oder Blutplättchen gar keinen.

Wenn sich der Kern nicht teilt, hat er ein typisches Aussehen: Er ist von zwei Membranen umgeben, der **inneren** und **äußeren Kernmembran,** die zusammen die **Kernhülle** bilden. Diese ist von zahlreichen **Kernporen** durchsetzt. Über die Kernporen findet ein Stoffaustausch zwischen Zellkern und Zytosol statt. Die äußere Kernmembran geht in die Membran des endoplasmatischen Retikulums über (➤ Abb. 3.6, ➤ Abb. 3.7).

Alle Bestandteile des Kerninnenraums zusammen heißen **Karyoplasma.** Es besteht aus:

- Der Erbsubstanz DNA (➤ 2.8.4), die in 46 Untereinheiten, den **Chromosomen,** gruppiert vorliegt
- Einem oder mehreren **Kernkörperchen** *(Nukleoli).* In diesen werden die (ribosomale) RNA (➤ 2.8.4) und die Ribosomen-Untereinheiten gebildet
- Dem löslichen Anteil des Karyoplasmas, dem **Nuklear-Sol,** das aus einem Gemisch von vielen verschiedenen Proteinen besteht.

Die Chromosomen

Der doppelsträngige DNA-Faden jeder Zelle ist zwar sehr dünn (und lichtmikroskopisch nicht sichtbar), aber ca. 2 m lang! Er muss mithilfe spezialisierter Proteine **(Histone)** in eine kompaktere Struktur verpackt werden, damit er in den Zellkern „passt". Je acht Histone bilden einen **Histonkomplex,** um den sich ein Stückchen DNA wickelt. Der DNA-Histon-Komplex heißt **Nukleosom.** Aus den Nukleosomen ragen kleine Histon„schwänze" heraus (➤ Abb. 3.8). Hinzu kommen weitere **Nicht-Histon-Proteine,** z. B. Strukturproteine und Enzyme.

Der Komplex aus DNA und Kernproteinen, das **Chromatin,** kann durch Anfärben sichtbar gemacht werden. Das schollige **Heterochromatin** ist stark kondensiert, an ihm wird keine Information abgelesen. **Euchromatin** ist aufgelockerter, es entspricht entspiralisierter DNA, an der gerade Information abgelesen wird (Transkription ➤ 3.6).

Nur während der Kernteilung sind die **Chromosomen** für kurze Zeit im Mikroskop sichtbar, weil sich dann die 46 langen Fäden zu 46 noch kompakteren Strukturen aufwickeln (vergleichbar mit Wollfäden, die zu Wollknäulen aufgewickelt werden). Die jetzt sichtbaren

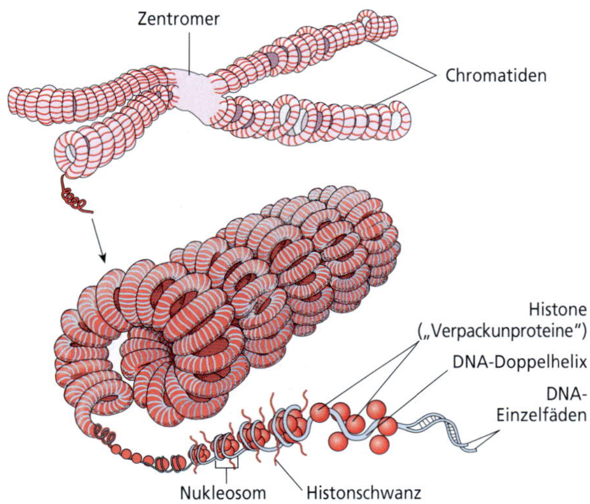

Abb. 3.9 Chromosom. Im Bereich des Zentromers setzen an Proteinauflagerungen bei der Teilung die Spindelfasern an. Die Telomere an den Chromosomenenden spielen bei der Replikation der DNA eine Rolle, an ihnen wie auch an den Zentromeren wird keine genetische Information abgelesen. [L190]

Chromosomen sind häkchenförmige Gebilde mit einer Einschnürung, dem **Zentromer** (➤ Abb. 3.8, ➤ Abb. 3.9). Das Zentromer gliedert das Chromosom in zwei meist unterschiedlich lange **Chromosomenarme** *(Chromosomenschenkel).*

Der Chromosomensatz des Menschen

Die 46 Chromosomen der menschlichen Körperzellen bestehen aus 23 **Chromosomenpaaren,** wobei jeweils 23 Chromosomen von der Mutter und 23 vom Vater stammen. Da jedes Chromosom in doppelter Ausführung vorliegt, spricht man auch vom **diploiden Chromosomensatz.** Mit bestimmten Färbetechniken kann jedes einzelne Chromosom durch seine charakteristischen Bandenmuster genau gekennzeichnet werden. Solch eine Chromosomenkarte heißt **Karyogramm** (➤ Abb. 4.2), die Gesamtheit der Chromosomen eines Menschen **Karyotyp.**

Die Chromosomenpaare gleichen sich allerdings nicht völlig: Nur 22 der 23 Chromosomenpaare, die **Autosomen,** sind in Form, Größe und Bandenmuster identisch. Das verbleibende Chromosomenpaar sind die **Geschlechtschromosomen** *(Gonosomen)*. Das Geschlechtschromosomenpaar ist bei Mann und Frau unterschiedlich: Männer haben ein **X-** und ein wesentlich kleineres **Y-Chromosom,** Frauen dagegen zwei **X-Chromosomen.**

Die Verdoppelung der Chromosomen

Vor jeder Kernteilung werden die beiden Chromosomenarme verdoppelt, wodurch zwei identische Untereinheiten entstehen, die **Chromatiden.** Die beiden Chromatiden sind zunächst noch am Zentromer miteinander verbunden. Im Laufe der Kernteilung ziehen jedoch die *Mikrotubuli* der *Mitosespindel* die beiden Chromatiden am Zentromer auseinander (➤ 3.3.7).

3.3.2 Die Ribosomen

Ribosomen finden sich in Millionenzahl in jeder Zelle und dienen der Proteinbiosynthese (➤ 3.6). Sie bestehen hauptsächlich aus Proteinen und *ribosomaler RNA* **(rRNA).** Häufig sind zahlreiche Ribosomen kettenförmig zu **Polysomen** zusammengelagert (➤ Abb. 3.20).

3.3.3 Das endoplasmatische Retikulum

Das Zytoplasma der meisten Zellen enthält ein reich verzweigtes, membranumschlossenes Hohlraumsystem, das **endoplasmatische Retikulum** *(ER)*. Ist seine Membran mit Ribosomen besetzt, spricht man von **rauem endoplasmatischem Retikulum** (➤ Abb. 3.10, ➤ Abb. 3.11), ansonsten von **glattem endoplasmatischem Retikulum** (➤ Abb. 3.6).

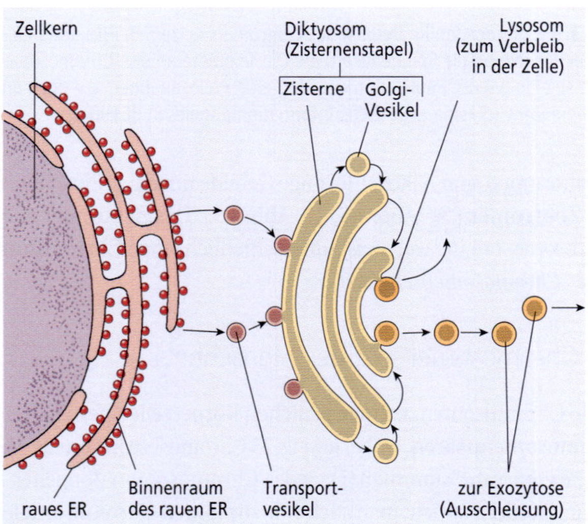

Abb. 3.10 Raues endoplasmatisches Retikulum und Golgi-Apparat. Im rauen endoplasmatischen Retikulum werden Proteine gebildet und mithilfe von Transportvesikeln zum Golgi-Apparat gebracht. Bei ihrer „Wanderung" von der Aufnahme- zur Abgabeseite des Golgi-Apparates werden die Proteine modifiziert und nach Bestimmungsort sortiert. Die Lysosomen bleiben in der Zelle, die Sekretgranula werden ausgeschleust. [L190]

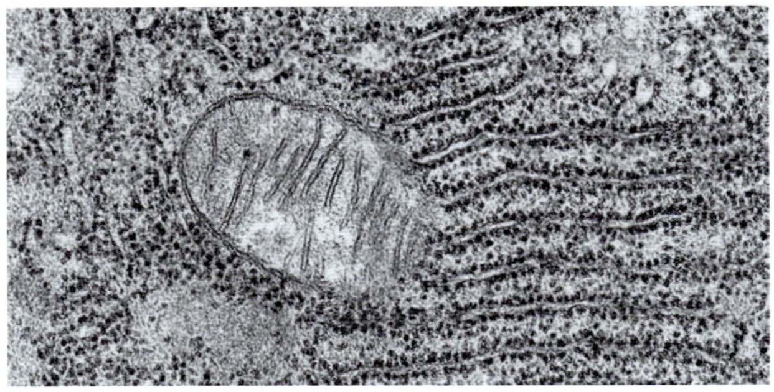

Abb. 3.11 Raues endoplasmatisches Retikulum und Mitochondrium, elektronenmikroskopische Aufnahme. [M375]

Im rauen endoplasmatischen Retikulum werden Proteine synthetisiert (➤ 3.6). Das glatte endoplasmatische Retikulum spielt v. a. eine Rolle bei der Lipidsynthese und bei der Lipidverteilung innerhalb der Zelle, in Muskelzellen auch als Kalziumspeicher (➤ 14.3.4).

3.3.4 Der Golgi-Apparat

Typischerweise in Kernnähe findet man ein System aus napfförmigen Membransäckchen, die in Stapeln von 5–10 dicht gepackt aufeinanderliegen. Ein einzelner Stapel wird als **Diktyosom** bezeichnet, die Gesamtheit aller Diktyosomen ist der **Golgi-Apparat** (➤ Abb. 3.10). Von Rand und Innenseite der Diktyosomen schnüren sich substanzgefüllte Bläschen ab, die **Golgi-Vesikel.**

Der Golgi-Apparat erhält Substanzen vom endoplasmatischen Retikulum, modifiziert und „adressiert" sie (z. B. für Ausschleusung durch *Exozytose* ➤ 3.5.8, zum Verbleib in der Zelle als *Lysosom* ➤ 3.3.5) und schnürt sie dann portionsweise ab. Der Golgi-Apparat ist deshalb in hormon- und sekretbildenden Zellen besonders ausgeprägt.

3.3.5 Die Lysosomen

Lysosomen sind winzige, von einer Membran umschlossene Bläschen, die vom Golgi-Apparat gebildet werden. Mittels ihrer Enzyme „verdauen" sie durch Phagozytose (➤ 3.5.8) aufgenommene Fremdstoffe, aber auch nicht mehr funktionsfähige, *zelleigene* Organellen.

Nicht weiter abbaubare Reste werden in den Extrazellulärraum abgegeben oder die Lysosomen bleiben funktionslos im Zytoplasma liegen.

Bei älteren Menschen können sie sich in langlebigen Zellen (etwa Nervenzellen) anhäufen und bilden das gelb-bräunliche **Lipofuszin,** das auch als *Alterspigment* bezeichnet wird.

3.3.6 Die Mitochondrien

Jede lebende Zelle benötigt für ihren Stoffwechsel sowie die *aktiven* Membran-Transportprozesse (➤ 3.5.7) Energie. Diese wird in den

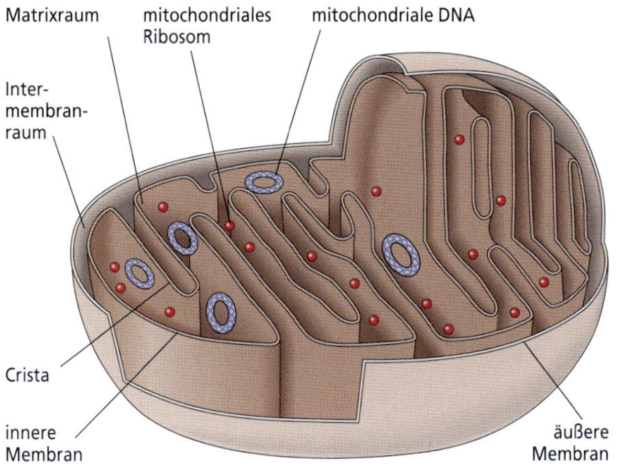

Abb. 3.12 Mitochondrium (Schemazeichnung). Die Auffaltungen der inneren Membran sind unterschiedlich geformt, z. B. leisten- oder röhrenförmig. [L190]

Mitochondrien, den „Kraftwerken" der Zelle, erzeugt. Mitochondrien besitzen außerdem eigene DNA (**mitochondriale DNA,** *mtDNA*) und Ribosomen, sodass sie selbst Proteine herstellen können.

Die eiförmigen Mitochondrien haben eine **innere** und eine **äußere Mitochondrienmembran.** Zur Oberflächenvergrößerung bildet die innere Membran zahlreiche Auffaltungen (➤ Abb. 3.11, ➤ Abb. 3.12). Im Innenraum der Mitochondrien **(Matrixraum)** sind die Enzyme für den Zitratzyklus und den Fettsäureabbau lokalisiert (➤ 2.8.1, ➤ 2.8.2). Die entstehenden Protonen und Elektronen werden in die Atmungskette an der inneren Membran eingeschleust. Hier findet die ATP-Synthese statt.

Die Zahl der Mitochondrien spiegelt den Energiebedarf einer Zelle wider. Herzmuskelzellen etwa haben viele Mitochondrien, wohingegen wenig stoffwechselaktive Zellen wie beispielsweise Knorpelzellen mit nur wenigen Mitochondrien auskommen.

Mitochondrien, Kraftwerke der Zellen

Die Mitochondrien werden auch als „Kraftwerke" der Zellen bezeichnet. Sie stellen die für alle Stoffwechselvorgänge benötigte Energie in Form von Adenosintriphosphat (ATP) bereit. Zu diesem Zweck werden Nährstoffe (z. B. Glukose) in Energie umgewandelt.

3.3.7 Zytoskelett und Zentriolen

Das Zytoplasma besitzt innere, stabilisierende Strukturen, die in ihrer Gesamtheit als **Zytoskelett** *(Zellskelett)* bezeichnet werden.

Die Filamente

Mikrofilamente sind lange, fadenförmige Gebilde aus dem Protein *Aktin.* Sie lagern sich meist zu Bündeln **(Fibrillen)** zusammen, die in den verschiedenen Zellarten unterschiedlich ausgeprägt vorkommen. Mikrofilamente versteifen die Zellmembran und Zellfortsätze (z. B. Mikrovilli) und sind Bestandteile vieler Zellkontakte (➤ 3.2.3). Für die unterschiedlichen Bewegungsformen der Mikrofilamente ist das *Myosin* verantwortlich, das sich an das Aktin anlagert und es verschiebt. Bei den auf die Vernichtung von Bakterien spezialisierten Phagozyten wird so die Beweglichkeit der Zelle möglich. Bei Muskelzellen sind die *Myofibrillen* die Strukturen, die ein Zusammenziehen der Muskelzelle erlauben (➤ 14.3.4).

Als **Intermediärfilamente** werden verschiedene Eiweiße mit Stützfunktion zusammengefasst, die etwas dicker als die Mikrofilamente sind. Beispiel sind die *Neurofilamente* in Nervenzellen.

Die Mikrotubuli

Mikrotubuli sind verschieden lange, über das Zytoplasma verstreute „Röhren" aus dem Protein *Tubulin.* Sie tragen zur Erhaltung der Zellform bei, sind Bestandteile anderer Organellen wie z. B. der Kinozilien und Zentriolen und dienen als Transportschienen. Auch die *Mitosespindeln,* die während der Zellteilung die beiden Chromatiden voneinander trennen, bestehen aus Mikrotubuli.

Die **Zentriolen** sind winzige L-förmige Gebilde, die als *Zentriolenpaar* typischerweise in Kernnähe gelegen sind. Jedes Zentriol besteht aus neun parallelen Mikrotubuli. Ein Zentriolenpaar und seine umgebenden Eiweiße bilden ein **Zentrosom** *(Zentralkörperchen).* Zentriolen spielen z. B. eine wichtige Rolle bei der Zellteilung (➤ Abb. 3.23), da sie Teil des Spindelapparates sind.

3.3.8 Die Zelleinschlüsse

Zelleinschlüsse sind Ansammlungen von Substanzen, die in der Regel von der Zelle selbst produziert werden und teilweise aufgrund ihrer Form oder Farbe zu erkennen sind.

So wird z. B. das Hautpigment *Melanin* (➤ 18.2.1) von bestimmten Zellen der Haut gebildet, *Lipofuszingranula* (➤ 3.3.5) sind Reste von Lysosomen. Glykogentröpfchen (➤ 2.8.1) finden sich hauptsächlich in Leber- und Skelettmuskelzellen. Auch Fetttröpfchen bilden Zelleinschlüsse, insbesondere in den Zellen des Fettgewebes, aber auch in Leberzellen.

3.4 Die „Wasserbasis" des Organismus

Wasser macht beim „Durchschnittserwachsenen" ca. 60 %, beim „Durchschnittskind" ca. 70 % des Körpergewichts aus (Details ➤ 11.7).

Die altersabhängige Körperwasserverteilung

Mit ca. 40 % des Körpergewichts befindet sich mehr als die Hälfte des Körperwassers als Hauptbestandteil des Zytosols *in* den Zellen **(intrazelluläre Flüssigkeit).** Bei einem Erwachsenen mit 70 kg Körpergewicht sind dies etwa 30 l.

Die **extrazelluläre Flüssigkeit** *außerhalb* der Zellen verteilt sich auf drei Räume (➤ Abb. 3.13):

- Den **Intravasalraum** *(Plasmaraum).* Die Flüssigkeit in den Blutgefäßen (Blutplasma ➤ Abb. 12.1) macht altersunabhängig ca. 5 % des Körpergewichts aus.
- Den **interstitiellen Flüssigkeitsraum** *(Interstitium).* Er umgibt alle Körperzellen – jeder Stoff, der zur Zelle gelangen soll oder

von der Zelle abgegeben wird, kann dies nur über die interstitielle Flüssigkeit. Zwischen Interstitium und Zellen sowie Blutplasma besteht ein reger Stoffaustausch. Zur interstitiellen Flüssigkeit zählt auch die aus dem Interstitium in die Lymphkapillaren abfließende **Lymphe** (➤ 13.8.1, ➤ 8.1.4). Der interstitielle Flüssigkeitsraum ist beim Kind prozentual größer als beim Erwachsenen (25 % zu 15 %).
- Die **transzellulären Flüssigkeiten,** u. a. Liquor cerebrospinalis (➤ 16.14.4), Kammerwasser des Auges und Synovialflüssigkeit der Gelenke. Ihr Volumen ist insgesamt gering.

3.5 Der Stofftransport

Wozu der Stofftransport?

Alle Zellfunktionen erfordern einen Transport bzw. Austausch von Stoffen innerhalb des Organismus: So müssen z. B. Sauerstoff (O_2) und Nährstoffe an die Zellen herangeführt und Stoffwechselprodukte wie etwa Kohlendioxid (CO_2) aus den Zellen abtransportiert werden. Für diesen Austausch müssen die Stoffe mehrere Grenzbarrieren wie Kapillarwände und Zellmembranen überwinden.

3.5.1 Der Stoffaustausch zwischen Kapillaren und Interstitium

Die riesige Austauschfläche der kleinsten Blutgefäße *(Kapillaren)* stellt die Grenze zwischen dem Blutplasma und dem interstitiellen Raum dar. Durch die Kapillarwände (Aufbau ➤ 8.1.4) findet ein reger, aber geregelter Flüssigkeitsaustausch statt: Wasser und kleine Moleküle werden aus dem Blut ins Gewebe abgepresst, wohingegen Blutzellen, größere Proteine und andere größere Partikel die Kapillarwand nicht durchdringen können und im Plasma zurückbleiben.

3.5.2 Der Stoffaustausch zwischen Interstitium und Lymphkapillaren

Die interstitielle Flüssigkeit steht nicht nur mit den Blutkapillaren, sondern auch mit *Lymphkapillaren* in Verbindung (➤ Abb. 3.13). Diese Lymphkapillaren vereinigen sich zu größeren Lymphgefäßen und erreichen als erste Station kleine Lymphknoten, die fast überall im Körper zu finden sind. Stoffe, die aus dem Kapillargebiet in die Lymphe *abgefiltert* werden, werden also direkt in die Lymphknoten transportiert. Dort kommen sie mit dem körpereigenen Immunsystem (➤ 13.1) in Kontakt.

3.5.3 Der Stoffaustausch zwischen Interstitium und Zelle

Wie erwähnt (➤ 3.2.2) sind Zellmembranen für die meisten Stoffe nur begrenzt durchlässig und somit Hindernisse für den Teilchentransport. Die Stofftransporte an den Membranen unterteilt man in:
- **Passive Transporte,** d. h., der Transport durch die Membran verbraucht keine Energie

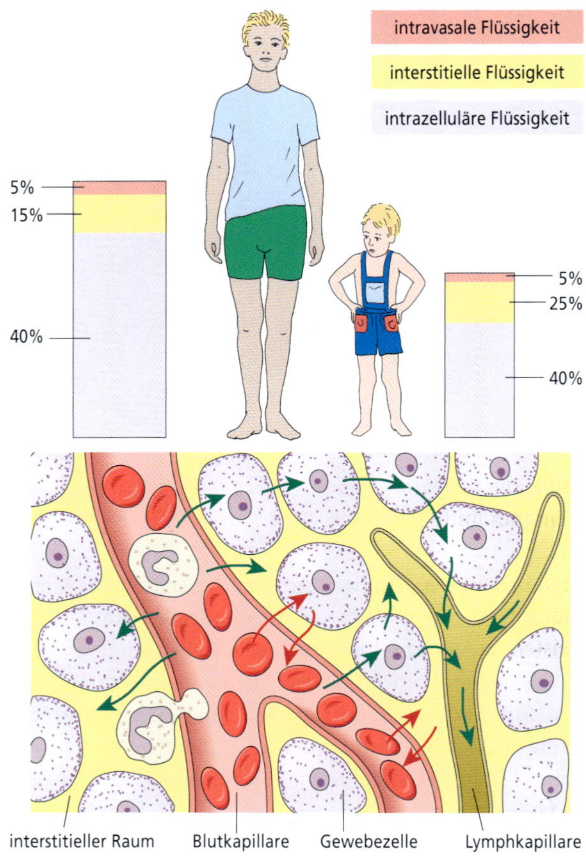

Abb. 3.13 Oben: altersabhängige Größe der Flüssigkeitsräume des Menschen (in Prozent des Körpergewichts).
Unten: der Stoffaustausch im Kapillargebiet; rote Pfeile: O_2/CO_2-Austausch; grüne Pfeile: Nährstoffe. Zwischen Kapillaren, Gewebezellen und interstitiellem Raum findet ein ständiger gegenseitiger Stoffaustausch statt. Die Flüssigkeitsbewegung im Bereich der Lymphgefäße ist hingegen einseitig vom interstitiellen Raum zur Lymphkapillare gerichtet. [L190]

- **Aktive Transporte,** die eine Zufuhr von Energie durch die Zelle benötigen

Passive Transportvorgänge sind die **Diffusion,** die **erleichterte Diffusion,** die **Osmose** und die **Filtration.**

3.5.4 Der passive Transport: Diffusion

Sobald in einem Flüssigkeitsraum unterschiedliche Teilchenkonzentrationen herrschen, „wandern" die in der Flüssigkeit gelösten Teilchen von Orten höherer Konzentration zu Orten niedriger Konzentration. Zwar ist die ursächliche **Brownsche Molekularbewegung** zufällig und ungerichtet. Infolge der unterschiedlichen Teilchenkonzentrationen ergibt sich aber insgesamt ein gerichteter Teilchentransport entlang eines *Konzentrationsgefälles* (➤ Abb. 3.14). Diesen Transportvorgang bezeichnet man als **Diffusion.**

Die Geschwindigkeit des Konzentrationsausgleichs hängt wesentlich von der Art des diffundierenden Stoffes, der Diffusionsstrecke (z. B. Entfernung zwischen Kapillarwand und Gewebe), der Größe der Diffusionsfläche und auch der Temperatur ab.

Die Diffusion von Sauerstoff und Kohlendioxid

So diffundiert beispielsweise der Sauerstoff (O_2) aus den Kapillaren entlang seines Konzentrationsgefälles über das Interstitium in die Zellen, wo er verbraucht wird. Durch den ständigen Sauerstoffverbrauch in den Zellen findet kein Konzentrationsausgleich statt; das Konzentrationsgefälle als treibende Kraft für die Diffusion bleibt erhalten.

Ein genau entgegengesetztes Konzentrationsgefälle besteht für das in den Zellen ständig anfallende Kohlendioxid (CO_2): Es diffundiert durch die Zellmembran ins Interstitium und von dort ins Blut, aus dem es durch Abatmung in der Lunge ständig entfernt wird.

Die erleichterte Diffusion

Moleküle, die sehr groß oder schlecht fettlöslich sind, können die Zellmembran mithilfe entsprechender Carrier- oder Kanalproteine (➤ 3.2.2) durch Diffusion überwinden. Man bezeichnet diese Diffusion, die an die Anwesenheit eines geeigneten Transportproteins gebunden ist, als **erleichterte Diffusion.** Auf diese Weise gelangen die meisten Zucker (z. B. *Glukose*) in die Zelle.

3.5.5 Der passive Transport: Osmose

Unter **Osmose** versteht man einen *Lösungsmitteltransport* (im menschlichen Organismus immer Wasser) durch eine semipermeable Membran, die zwei Lösungen unterschiedlicher Teilchenkonzentration voneinander trennt. Die semipermeable Membran ist durchlässig für die Lösungsmittelmoleküle, jedoch *nicht* für die größeren, darin gelösten Teilchen (➤ Abb. 3.14).

Auch die Osmose erfolgt entlang eines Konzentrationsgefälles, indem das Lösungsmittel vom Ort niedriger Teilchenkonzentration (also hoher Lösungsmittelkonzentration) durch die Membran zum Ort höherer Teilchenkonzentration (also niedriger Lösungsmittelkonzentration) diffundiert, bis ein Konzentrationsausgleich erreicht ist.

Infolge des Einstroms von Lösungsmittel in den Raum mit höherer Teilchenkonzentration steigt dort der **hydrostatische Druck** (Druck der Wassersäule), der einem weiteren Transport von Lösungsmittel entgegenwirkt und schließlich den Osmosevorgang beendet. Die hydrostatische Druckdifferenz der Flüssigkeitssäulen entspricht dem **osmotischen Druck.**

Er hängt ab von der Konzentration der Teilchen, welche die semipermeable Membran nicht passieren können:

- Eine hohe Teilchenkonzentration erzeugt einen starken Lösungsmitteleinstrom und dadurch einen hohen osmotischen Druck.
- Eine niedrige Teilchenkonzentration erzeugt durch geringen Lösungsmitteleinstrom einen niedrigen osmotischen Druck.

Die Osmolarität

Aufgrund der Abhängigkeit des osmotischen Drucks von der *Konzentration osmotisch wirksamer Teilchen* wurde ähnlich der *Molarität* (Konzentrationsangabe in mol/l, ➤ 2.7.1) die **Osmolarität** (in osmol/l) eingeführt.

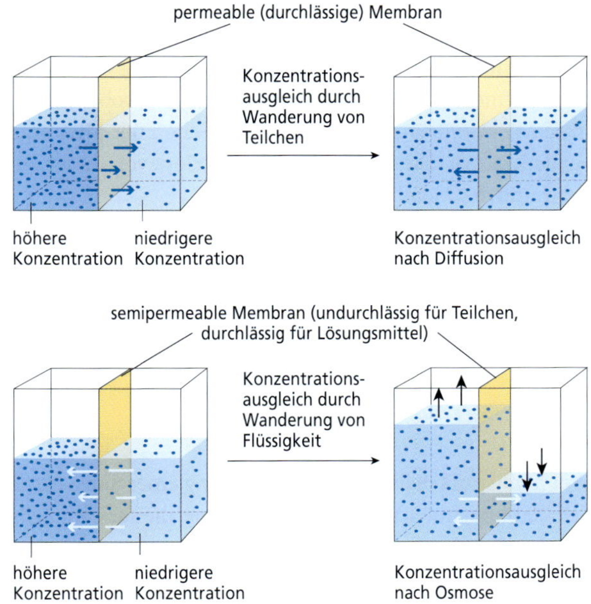

Abb. 3.14 Oben: Diffusion, unten: Osmose. Bei der Diffusion treten die Teilchen bis zum Konzentrationsausgleich durch die Membran. Bei der Osmose fließt hingegen das Lösungsmittel (beim Menschen Wasser) von der Seite niedriger zur Seite hoher Teilchenkonzentration. Nach dem Konzentrationsausgleich entspricht die hydrostatische Druckdifferenz (Höhenunterschied der Flüssigkeitssäulen) dem osmotischen Druck. [L190]

Bei Lösungen mit *mehreren* gelösten Bestandteilen, z. B. dem Blutplasma, ist die Osmolarität von der *Gesamtkonzentration* aller osmotisch wirksamen Teilchen abhängig und beträgt beim Blutplasma etwa 0,3 osmol/l = 300 mosmol/l. Lösungen, die dieselbe Osmolarität wie das Blutplasma aufweisen, heißen **isoton.** Bekannteste isotone Lösung ist die *physiologische Kochsalzlösung* mit 9 g NaCl/l Lösung.

Infusionslösungen

Die Plasmaosmolarität muss konstant gehalten werden, da es sonst zu lebensgefährlichen Flüssigkeitsverschiebungen zwischen den Flüssigkeitsräumen kommt. **0,9%-ige Kochsalzlösung** *(NaCl 0,9 %)* wird aber nur als Trägerlösung für Medikamente, nicht als Infusionslösung empfohlen. Sie ist zwar isoton, kann jedoch durch ihren unphysiologisch hohen Chloridgehalt zu Nierenfunktionsstörungen und Azidose führen.
Besser geeignet sind **balancierte Vollelektrolytlösungen** (z. B. Ringerfundin®, Sterofundin® ISO). Sie enthalten Elektrolyte ähnlich wie das Blutplasma sowie organische Anionen (etwa Azetat, Malat).

Der kolloidosmotische Druck

Kolloidosmotischer Druck *(KOD)* bezeichnet den osmotischen Druck, der durch Eiweißmoleküle in den Gefäßen erzeugt wird. Die meisten Eiweißmoleküle können aufgrund ihrer Größe die Membranen nicht passieren und bewirken, dass Flüssigkeit aus dem Interstitium wieder in die Kapillaren aufgenommen wird. Sinkt die Konzentration von Plasmaeiweißen (insbesondere des Albumins ➤ 12.1.4) im Blutplasma ab, so kommt es zu Wassereinlagerungen im Gewebe **(Ödeme).**

3

3.5.6 Der passive Transport: Filtration

Unter **Filtration** versteht man den Transport von Flüssigkeiten durch eine semipermeable (halbdurchlässige) Membran, wobei eine *hydrostatische Druckdifferenz* zwischen beiden Seiten der Membran die treibende Kraft ist. Die Menge des Filtrats hängt von dieser Druckdifferenz und der Membranfläche ab.

Im menschlichen Organismus erfolgt die Filtration vorwiegend im Bereich der Blutkapillaren, wobei der durch den Herzschlag erzeugte Druck in den Kapillaren, der *hydrostatische Druck,* das Blutplasma ins Interstitium abpresst.

3.5.7 Der aktive Transport

Aktiver Transport bedeutet die Beförderung einer Substanz durch die Zellmembran unter Verbrauch von Energie, die aus dem Zellstoffwechsel zur Verfügung gestellt wird. Diese energieverbrauchenden Vorgänge erfordern immer Transportproteine. Ein aktiver Transport kann eine Substanz auch *gegen* ein Konzentrationsgefälle durch die Membran hindurch befördern. Über aktive Transportmechanismen werden insbesondere unterschiedliche Ionenkonzentrationen zwischen dem Zellinneren und dem Interstitium aufrechterhalten (➤ Abb. 3.15).

Ein Beispiel ist die **Natrium-Kalium-Pumpe,** ein Transmembranprotein, das Kalium-Ionen in die Zelle hinein- und Natrium-Ionen aus ihr herauspumpt (➤ 16.2.1). Da die Energie hier direkt für den gewünschten Transport verwendet wird, spricht man von **primär aktivem Transport.** Wird hingegen ein aktiver Transport als Motor für den Transport anderer Substanzen genutzt, handelt es sich um einen **sekundär aktiven Transport.** So ist z. B. die Aufnahme von Glukose oder Aminosäuren im Darm an die Natrium-Kalium-Pumpe gekoppelt.

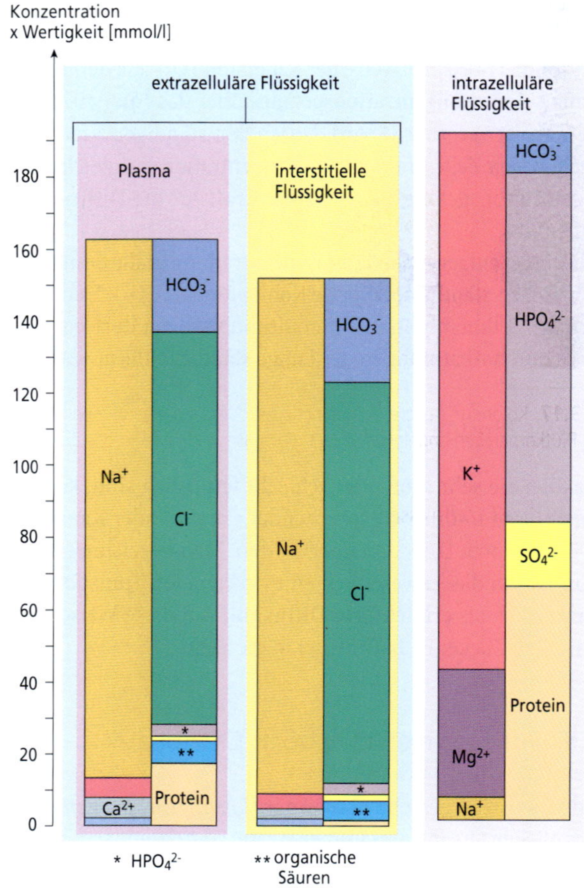

Abb. 3.15 Elektrolytkonzentrationen von Plasma, Interstitium und intrazellulärer Flüssigkeit (unter Berücksichtigung der Ionenwertigkeiten). Die K^+-Konzentration in der Zelle ist viel höher als im Plasma und im Interstitium. Dagegen ist die Na^+-Konzentration im Plasma und im Interstitium höher als in der Zelle. [L190]

3.5.8 Der Bläschentransport

Die beschriebenen aktiven und passiven Transportprozesse beziehen sich auf kleinmolekulare Substanzen. Für *größere* Partikel (z. B. Reste abgestorbener Zellen, Proteine) ist die Membran an sich undurchlässig. Der Transport solcher Teilchen erfordert besondere Mechanismen.

Die Endozytose

Sollen größere Teilchen in die Zelle *hinein,* stülpt sich die Zellmembran ein und das aufzunehmende Teilchen wird von Zellausläufern umflossen. Ist das Teilchen vollständig umgeben, schließt sich die Membraneinstülpung, und das aufgenommene Teilchen befindet sich nun in einem membranumschlossenen *Bläschen* innerhalb der Zelle. Diese Aufnahme durch **Bläschentransport** *(Vesikel-, membranverlagernder Transport)* heißt **Endozytose** (➤ Abb. 3.16). Der Inhalt dieses Bläschens kann nun von Lysosomen (➤ 3.3.5) abgebaut werden. Gelingt dies nicht, bleibt das Teilchen evtl. unverdaut im Zytoplasma liegen (z. B. phagozytierte Teerpartikel in den Zellen der Lunge).

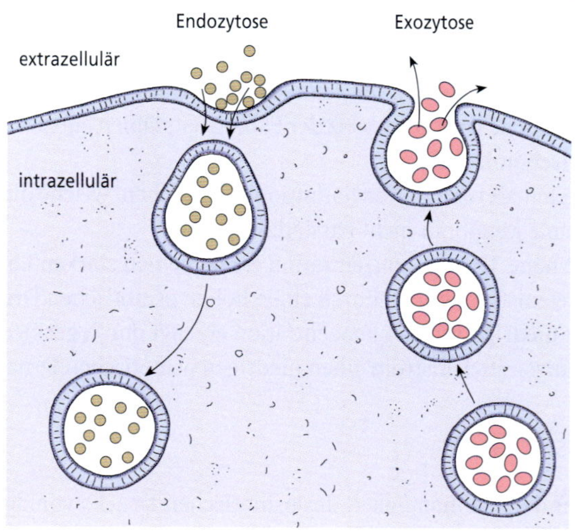

Abb. 3.16 Endo- und Exozytose. Mit Endo- und Exozytose ist ein ständiger Umbau der Zellmembran verbunden. [L190]

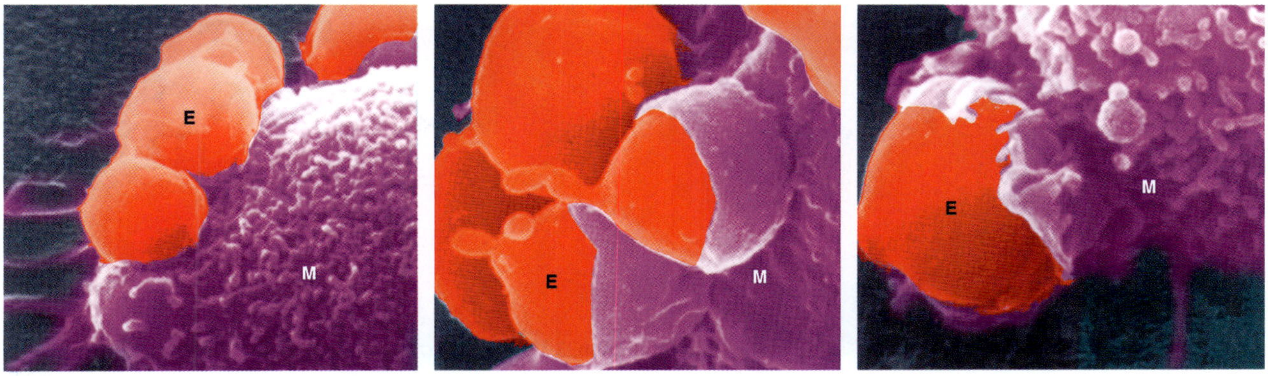

Abb. 3.17 Kolorierte rasterelektronenmikroskopische Aufnahmen eines Makrophagen (M), der beschädigte rote Blutkörperchen (E = Erythrozyt) phagozytiert. Links: Blutkörperchen angelagert, Mitte: teilweise, rechts: fast vollständig umflossen. [E362]

Phagozytose („Zellfressen") bezeichnet die Endozytose ganzer Zellen. Viele Abwehrzellen, v. a. weiße Blutkörperchen *(Leukozyten),* sind auf Phagozytose spezialisiert und können so defekte körpereigene Zellen, Bakterien oder Fremdkörper „auffressen" (➤ Abb. 3.17).

Die Exozytose

Zellen (z. B. Drüsenzellen oder hormonbildende Zellen) können umgekehrt größere Moleküle nach außen hin abgeben. Dann läuft der Bläschentransport in umgekehrter Richtung ab und heißt **Exozytose.**

3.6 Die Proteinsynthese

DEFINITION

Proteinbiosynthese: Bildung von Eiweißen in der Zelle. Unterteilt in die Hauptschritte:

- **Transkription,** das ist die Herstellung einer „Zwischenkopie", der **mRNA** *(messenger- = Boten-RNA),* die dann den Kern verlässt
- **Translation,** das ist die „eigentliche" Eiweißherstellung an den Ribosomen mit Aneinanderreihung und Verknüpfung der Aminosäuren mithilfe der **tRNA** *(transfer-RNA)*

Proteine (Eiweiße ➤ 2.8.3) sind für Aufbau und Funktion der Zellen unerlässlich. Ihre Herstellung ist also eine wesentliche Aufgabe aller menschlichen Zellen.

Sieht man von den Mitochondrien ab (➤ 3.3.6), so findet beim Menschen die **Proteinbiosynthese** (Herstellung von Eiweißen) an den Ribosomen im Zytoplasma statt, während die Erbinformation in Form der DNA im Zellkern lagert. Aufgrund dieser Trennung zwischen dem Sitz der genetischen Information (Zellkern) und der Produktion der Proteine (Ribosomen im Zytoplasma) ist eine *Zwischenkopie* erforderlich, welche die Erbinformation vom Zellkern ins Zytoplasma bringt.

LERNHILFE

Transkription – Translation, was kommt zuerst?

Trans**k**ription – **K**opie = erster Schritt.
Also Translation – eigentliche Proteinsynthese = zweiter Schritt. [1]

Genetischer Code und Transkription

Zum Verständnis dieser Vorgänge bereits hier ein kleiner Ausflug in die Genetik:

Genetischer Code. Jeweils drei aufeinanderfolgende Basen des DNA-Stranges (➤ 2.8.4) bilden eine Dreiergruppe. Ein solches **Basentriplett** *(DNA-Triplett, Codon)* der DNA codiert jeweils eine Aminosäure, die Bestandteil eines bestimmten Proteins wird. So codiert das Triplett Adenin – Cytosin – Adenin die Aminosäure Threonin, das Triplett Adenin – Adenin – Adenin hingegen die Aminosäure Lysin. Die meisten Aminosäuren werden durch *mehrere* Tripletts codiert, außerdem gibt es **Start**- und **Stopp-Codons** für Beginn bzw. Ende des Ablesens. Die vier DNA-Basen Adenin, Thymin, Guanin und Cytosin können also als Buchstaben der Nukleinsäure-Schrift bezeichnet werden. Ordnet man den verschiedenen Basentripletts die unterschiedlichen Aminosäuren zu, so erhält man den **genetischen Code.** Er ist gewissermaßen die Übersetzungsvorschrift für die Übersetzung der genetischen Information in Proteine. Fast alle Organismen arbeiten mit dem gleichen Code – der genetische Code ist (fast) *universell.*

Transkription. Der erste Schritt der Übertragung genetischer Information vom Zellkern ins Zytoplasma besteht in der Herstellung einer Zwischenkopie der DNA, der **RNA** *(Ribonukleinsäure).* Dieser Vorgang wird als **Transkription** bezeichnet.

Für die Transkription entspiralisiert sich zunächst die DNA-„Strickleiter", und der Doppelstrang zwischen den korrespondierenden Basen bricht auf (➤ Abb. 3.18). An den nun frei liegenden Tripletts lagern sich nach dem *spezifischen Basenpaarungsprinzip* (➤ 2.8.4) RNA-Nukleotide an, die mithilfe des Enzyms **RNA-Polymerase** verkettet werden und damit die *einsträngige RNA* bilden. Die Tripletts der RNA sind sozusagen das Spiegelbild der Tripletts auf dem DNA-Strang. Bei der RNA ist aber im Unterschied zur DNA die Base Thymin durch **Uracil** ersetzt, und anstatt der *Desoxyribose* findet *Ribose* als Zucker Verwendung.

Die neu gebildete RNA wird noch im Kern weiter modifiziert, denn die DNA enthält nicht nur proteincodierende Abschnitte, sondern in ganz erheblichem Umfang auch Abschnitte mit regulatorischen Aufgaben und bisher unklaren Funktionen. Diese nicht-codierenden Abschnitte innerhalb eines Gens heißen **Introns** (*engl.* intragenic

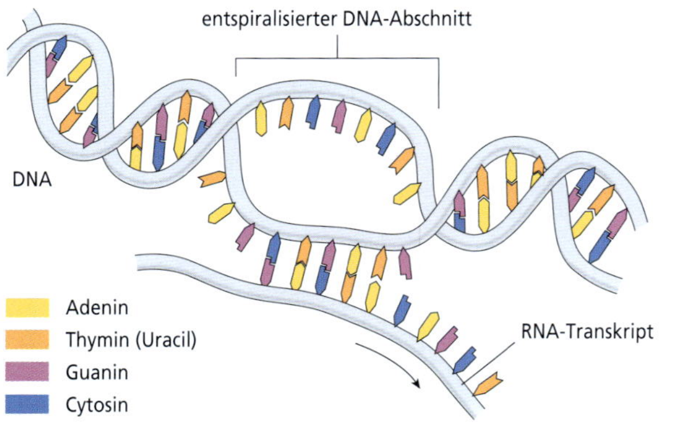

Abb. 3.18 Transkription. Am entspiralisierten DNA-Abschnitt wird eine einsträngige Zwischenkopie (RNA-Transkript) des DNA-Strangs gebildet. An jede Base des abzulesenden DNA-Strangs wird die komplementäre Base am RNA-Strang angebaut, wobei jedoch bei der RNA Uracil statt Thymin verwendet wird. [L190]

regions). Bei dieser **RNA-Prozessierung** *(RNA-Reifung)* im Kern werden u. a. nicht-codierende Abschnitte „herausgeschnitten" **(Spleißen)** und die entstehenden RNA-Stücke wieder verknüpft. Durch Spleißen können aus *einem* Gen *mehrere* Proteine entstehen, durch **alternatives Spleißen** (unterschiedliches Herausschneiden) in den Geweben sogar *verschiedene* Proteine trotz gleicher DNA. Dies ist mit ein Grund, weshalb der Mensch mit „nur" gut 20.000 Genen auskommt.

Nach den Modifikationen übernimmt die RNA entweder selbst eine Funktion innerhalb der Zelle oder wandert, dann als *messenger-RNA* **(mRNA)** bezeichnet, durch die Poren der Kernhülle zu den Ribosomen ins Zytoplasma, wo sie bei der Translation als Vorlage für die Eiweißsynthese dient.

DEFINITION

Gen: Ein aus vielen Basentripletts bestehender Abschnitt der DNA. Enthält die Information für die Bildung *eines* RNA-Moleküls.

Die Translation

Die „eigentliche" Proteinsynthese, d. h. die Übersetzung des mRNA-Codes in die Aminosäuresequenz der Proteine an den Ribosomen (➤ 3.3.2), erfolgt durch die **Translation.**

Sobald die mRNA ein Ribosom erreicht, kann die Proteinsynthese beginnen. Als Adaptermoleküle fungieren dabei die relativ kleinen und beweglichen *transfer-Ribonukleinsäuren* **(tRNA),** die an gegenüberliegenden Enden je eine Bindungsstelle für das Basentriplett der mRNA **(Anticodon)** und eine für die von diesem Basentriplett codierte Aminosäure besitzen (➤ Abb. 3.19, ➤ Abb. 2.1). Im Verlauf der Proteinsynthese wandert nun das Ribosom entlang der mRNA von Codon (Basentriplett) zu Codon, die passenden tRNA-Moleküle lagern sich mit ihrem Anticodon an, und ihre anhängenden Aminosäuren werden dabei an die wachsende Peptidkette angefügt (➤ Abb. 3.20, ➤ Abb. 3.21).

Das Ende des Zusammenbaus eines Proteins am Ribosom wird durch Stopp-Codons signalisiert. Auf diese passt kein entsprechendes

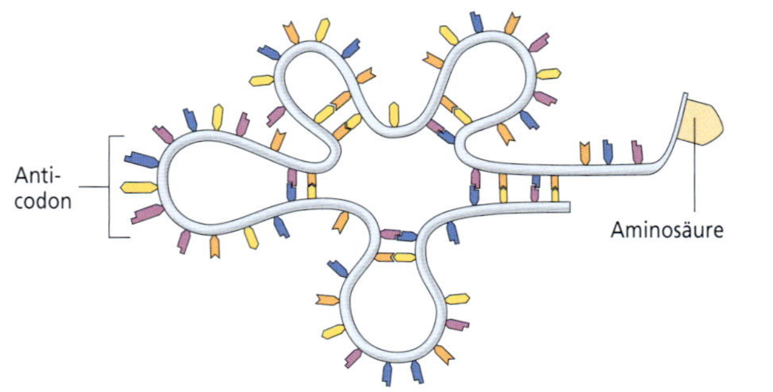

Abb. 3.19 Schematische Darstellung der tRNA. Dieses kleeblattförmige Gebilde enthält am einen „Ende" ein bestimmtes Basentriplett (Anticodon) und am anderen die dazugehörige Aminosäure. So „übersetzen" die tRNAs die Basentriplett- in eine Aminosäuresequenz. [L190]

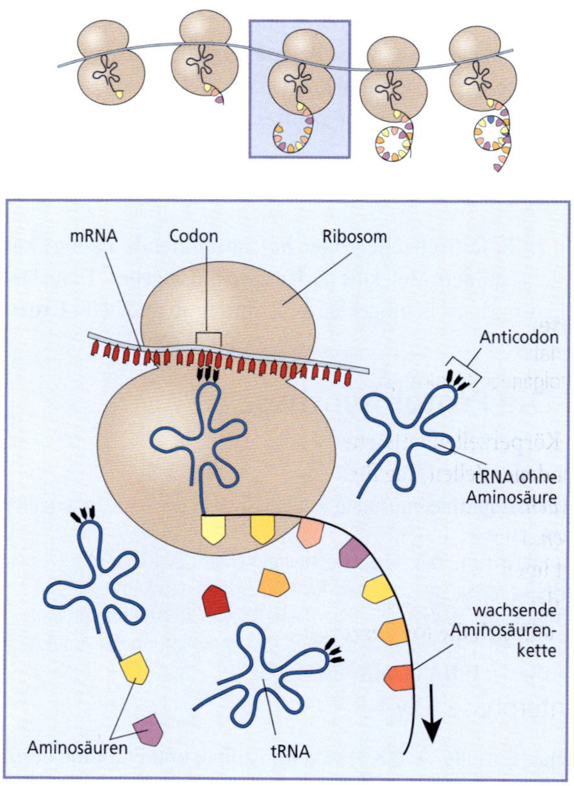

Abb. 3.20 Translation. An die mRNA lagern sich entsprechende tRNA-Moleküle an. Nach Knüpfen der Aminosäureverbindung verlässt die tRNA ihre Aminosäure, um sich mit einer frei im Zytoplasma umherschwimmenden Aminosäure neu zu beladen. [L190]

Anticodon einer tRNA; somit kann dem Peptidstrang keine weitere Aminosäure hinzugefügt werden und sein Aufbau ist beendet. Die Aminosäurekette wird dann ins Zytoplasma freigesetzt.

Die fertiggestellten Proteine werden in der Regel noch *posttranslational* (= nach der Translation) verändert und stehen dann beispielsweise als Enzym, Strukturprotein oder Hormon zur Verfügung. Sie können in der Zelle verbleiben oder durch Exozytose ausgeschleust werden.

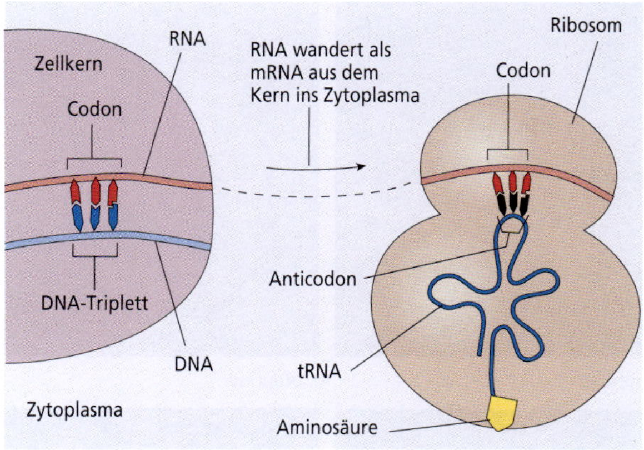

Abb. 3.21 Zusammenfassung der Proteinsynthese. Die Transkription, bei der eine einsträngige RNA-Kopie der DNA erstellt wird, erfolgt im Zellkern. Die gebildete mRNA verlässt den Kern und wandert ins Zytoplasma, wo sie im Ribosom übersetzt wird (Translation). Das Basentriplett auf der tRNA (Anticodon) ist also wieder identisch mit dem Basentriplett auf der DNA. [L190]

3.7 Die Teilung von Zellen

3.7.1 Die Mitose

DEFINITION

Mitose: Kernteilung, bei der zwei Tochterzellen mit gleicher genetischer Information wie die Mutterzelle entstehen. In der Regel mit unmittelbar nachfolgender **Zytokinese** *(Zellteilung).*

Neue Körperzellen entstehen ausschließlich durch *Teilung* bereits vorhandener Zellen. Tag für Tag müssen Zellen neu gebildet werden, um *Wachstum* zu ermöglichen und zugrunde gegangene Zellen zu *ersetzen.* Diese Zellneubildung und -vermehrung von Körperzellen erfolgt über die **Mitose,** die häufigste Art der Kernteilung, mit nachfolgender Aufteilung des Zytoplasmas in der *Zellteilung* **(Zytokinese).** Dabei teilt sich die **Mutterzelle** in zwei *erbgleiche* **Tochterzellen.**

Die Interphase: DNA-Replikation

Wenn beide Tochterzellen nach der Mitose die gleiche DNA enthalten sollen wie die Mutterzelle, muss die DNA vor der Mitose verdoppelt werden. Diese **DNA-Replikation** findet in der **Interphase** (Phase zwischen zwei Zellteilungen) statt.

Die DNA wird ähnlich wie ein Reißverschluss in der Mitte, also zwischen den korrespondierenden Basen, aufgetrennt (➤ Abb. 3.22). An die frei werdenden Basen beider Stränge lagern sich dann die jeweils korrespondierenden Basen an, sodass schließlich zwei neue Doppelstränge entstehen, die mit dem ursprünglichen Doppelstrang *völlig identisch* sind.

Unabdingbar für diesen Vorgang ist die **DNA-Polymerase,** die nicht nur die neuen DNA-Stränge herstellt, sondern diese auch auf falsche Basen überprüft und Fehler gegebenenfalls korrigiert. So wird die DNA sämtlicher Chromosomen verdoppelt, wobei aus einem Chromosom zwei Chromatiden entstehen (➤ Abb. 3.8). Auch das *Zentriolenpaar* verdoppelt sich.

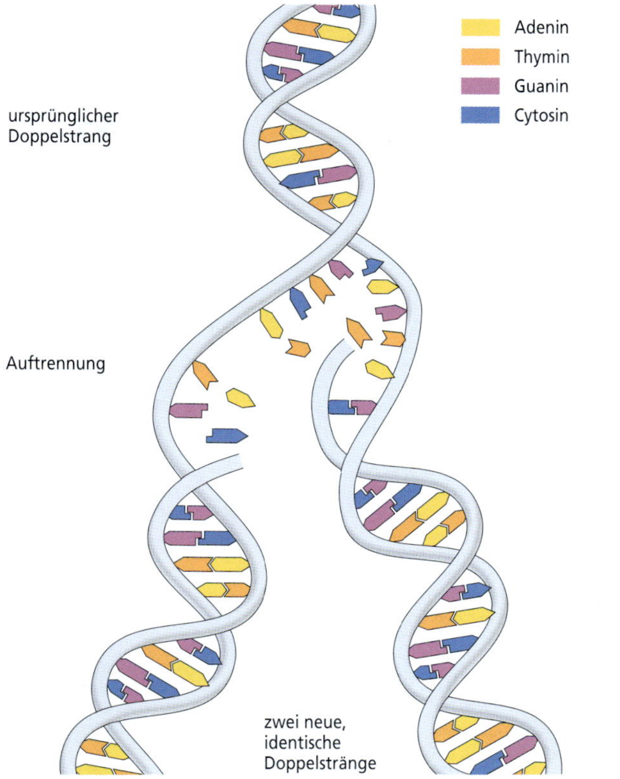

Abb. 3.22 Replikation der DNA (vereinfacht). Wie ein Reißverschluss wird die DNA in der Mitte zwischen ihren korrespondierenden Basen aufgetrennt. An die freien Basen lagern sich korrespondierende Basen an, die zu einem neuen Strang verknüpft werden. [L190]

Die Phasen der Mitose

Die Mitose, bei der die Chromatiden auf zwei neue Kerne verteilt werden, verläuft in vier Phasen (➤ Abb. 3.23, ➤ Abb. 3.24):

- **Prophase**
- **Metaphase**
- **Anaphase**
- **Telophase**

Die **Prophase.** Die im Ruhekern als unsichtbare Fäden vorliegenden Chromosomen verkürzen sich durch zunehmende Spiralisierung. Jedes Chromosom liegt bereits in seiner verdoppelten Form – den am Zentromer zusammenhängenden Chromatiden (➤ Abb. 3.8) – vor. Die *Kernkörperchen* lösen sich auf, die beiden *Zentriolenpaare* rücken auseinander und wandern zu gegenüberliegenden Enden der Zelle, den **Zellpolen.**

Von den beiden Zentrosomen ausgehend wachsen Mikrotubuli (➤ 3.3.7) auf das jeweils gegenüberliegende Zentriolenpaar zu, bis sie von einem Zellpol bis zum anderen reichen. Die so gebildete **Mitosespindel** *(Teilungsspindel)* steuert zusammen mit den chromosomalen Mikrotubuli die Bewegung der Chromatiden während der weiteren Teilungsvorgänge.

Die Prophase endet mit der Auflösung der Kernhülle, wodurch die zusammenhängenden Chromatiden ins Zytoplasma freigesetzt werden.

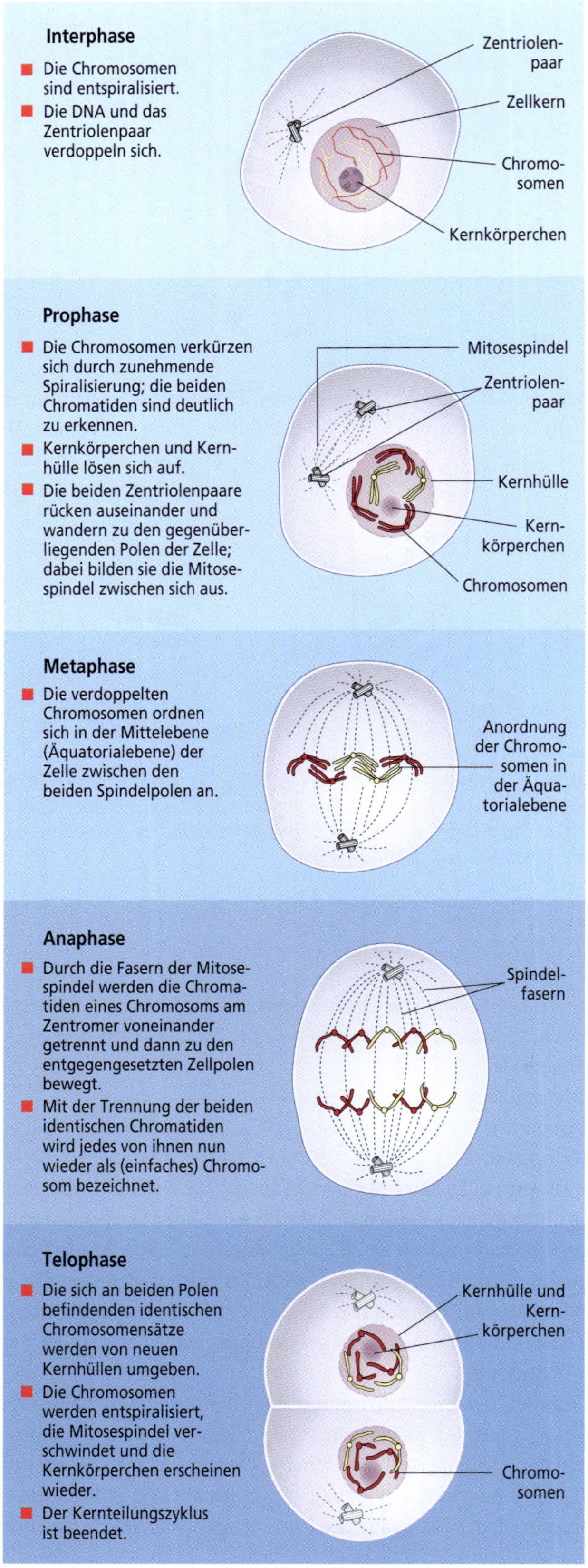

Abb. 3.23 Der Zellzyklus mit der Interphase und den vier Phasen der Mitose (Prophase, Metaphase, Anaphase, Telophase). [L190]

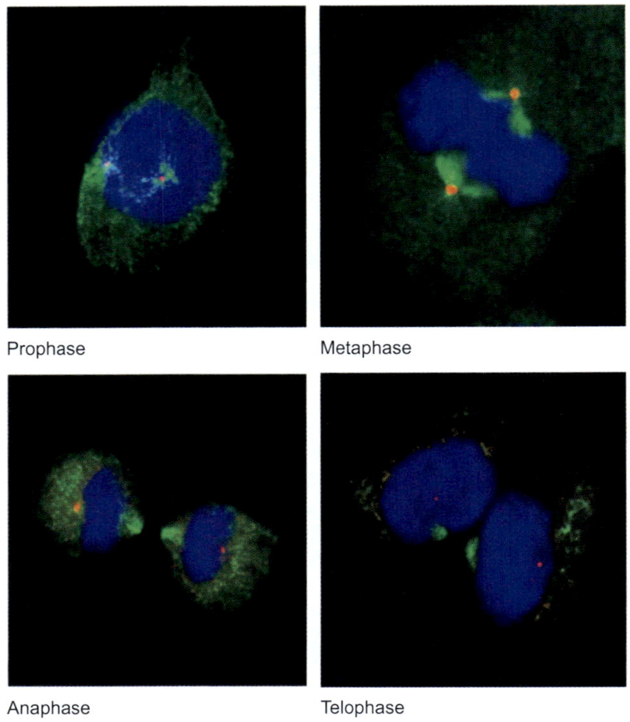

Abb. 3.24 Verschiedene Mitosestadien. [R170-5]

Die **Metaphase.** In der Metaphase ordnen sich die zusammenhängenden Chromatiden in der **Äquatorialebene** (Mittelebene) der Zelle zwischen den beiden Spindelpolen an und bilden dabei eine sternförmige Figur. Die vollständige Mitosespindel besteht nun aus Mikrotubuli, die:

- Sowohl von Zellpol zu Zellpol reichen
- Als auch als **Spindelfasern** an den Zentromeren ansetzen.

Die **Anaphase.** Die Anaphase beginnt mit dem Auseinanderweichen der Zentromere aller Chromosomen. Die so voneinander getrennten Chromatiden werden dann durch die an den beiden Zentromerenhälften ansetzenden Spindelfasern zu den entgegengesetzten Zellpolen bewegt. Mit der Trennung der beiden identischen (doppelten) Chromatiden wird jedes von ihnen wieder als (einfaches) Chromosom bezeichnet.

Die **Telophase.** Die an beiden Polen befindlichen identischen Chromosomensätze werden von Membranen umgeben, wodurch neue Kerne entstehen. Die Chromosomen in den neuen Kernen werden entspiralisiert, sodass das typische Chromatinmuster des Zellkerns in Ruhe erscheint. Die Mitosespindel verschwindet, und die Kernkörperchen erscheinen wieder.

DNA-Reparatursysteme

Eine intakte DNA, ihre fehlerfreie Replikation, korrekte Transkription und Translation sowie koordiniertes Zellwachstum und Zellteilung sind lebenswichtig für den Organismus. Vielfältige Kontroll- und Reparaturmechanismen auf den verschiedensten Ebenen sollen Fehler minimieren. So gibt es z. B. **DNA-Reparatursysteme,** die fehlerhafte DNA-Abschnitte ausschneiden und ausbessern.

Die Zellteilung

Die *Kern*teilung wird üblicherweise von der *Zell*teilung begleitet. Diese **Zytokinese** beginnt meist schon in der späten Anaphase und wird in der Telophase abgeschlossen. Hierbei schnürt sich die Zellmembran etwa in Zellmitte vom Rand her zunehmend ein, bis zwei etwa gleich große Tochterzellen mit eigenem Zytoplasma und Organellen entstanden sind.

3.7.2 Die Phasen des Zellzyklus

Die Mitosephase umfasst im „Leben" der meisten Zellen, dem **Zellzyklus,** nur einen kurzen Zeitraum. Wesentlich länger ist der Zeitraum zwischen zwei Zellteilungen, die **Interphase** (➤ Abb. 3.25).

Nach der Mitose tritt die neu gebildete Zelle zunächst in die *präsynthetische Wachstumsphase* (**G_1-Phase**) ein. Die Proteinbiosynthese läuft auf Hochtouren und sorgt maßgeblich für die Vergrößerung der Zelle. Die Dauer dieser Phase schwankt zwischen wenigen Stunden und mehreren Jahren und bestimmt im Wesentlichen die Dauer des gesamten Zellzyklus.

Viele ausdifferenzierte Zellen verlassen diese Phase normalerweise nicht, man spricht dann auch von **G_0-Phase.** Nur im Sonderfall, z. B. nach einer Verletzung, treten sie wieder in den Zellzyklus ein.

In der sich anschließenden, etwa 5–10 Std. dauernden *Synthesephase* (**S-Phase**) wird die DNA verdoppelt. Die letzte, etwa vierstündige Phase vor der Mitose heißt *postsynthetische Wachstumsphase* (**G_2-Phase).**

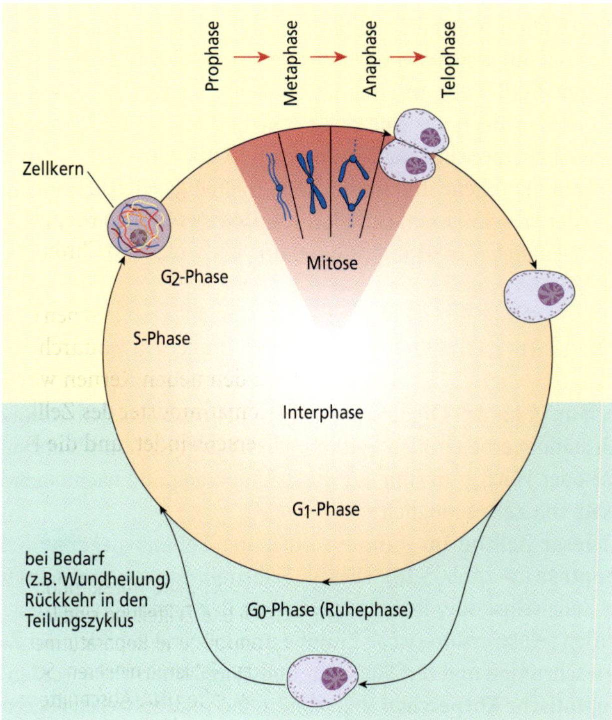

Abb. 3.25 Schematische Darstellung des Zellzyklus. [L190]

LERNHILFE

Phasen des Zellzyklus

Iris **p**aukt **M**itose **a**m **T**ablet.
Interphase – **P**rophase – **M**etaphase – **A**naphase – **T**elophase. [1]

3.7.3 Die Meiose

DEFINITION

Meiose: Besondere Form der Kernteilung bei der Keimzellbildung mit Reduktion des Chromosomensatzes und Entstehung von Zellen mit unterschiedlichem Erbgut.

Damit sich bei der Vereinigung von Eizelle und Spermium das Erbgut nicht verdoppelt, ist bei der Entwicklung der **Keimzellen** *(Geschlechtszellen, Gameten)* eine besondere Form der Kernteilung erforderlich. Hierbei wird der normale **diploide** Chromosomensatz (2 × 23 Chromosomen) auf einen **haploiden** Satz (1 × 23 Chromosomen) reduziert – man spricht deshalb auch von *Reduktionsteilung.* Die Keimzellen sind *erbungleich.*

Die erste und zweite Reifeteilung

Die **Meiose** verläuft in *zwei* Schritten (➤ Abb. 3.26):

- Zunächst werden in der **ersten Reifeteilung** die **homologen** (d. h. einander entsprechenden) Chromosomen väterlicher und mütterlicher Herkunft auf zwei Tochterzellen verteilt.
- Nach einer Ruhephase, der **Interkinese,** werden in der **zweiten Reifeteilung** die Chromatiden voneinander getrennt.

Wie in der Mitose werden auch bei den Reifeteilungen jeweils Prophase, Metaphase, Anaphase und Telophase unterschieden.

In der Prophase der ersten Reifeteilung verkürzen und verdichten sich die bereits verdoppelten Chromosomenfäden, um die typische Chromosomenform (➤ Abb. 3.8) anzunehmen.

Danach lagern sich die homologen Chromosomen in der Äquatorialebene der Zelle parallel aneinander, wobei die eng beieinanderliegenden Abschnitte der Chromatiden sich überkreuzen können (➤ Abb. 3.27). Werden die eng zusammenliegenden Chromosomen anschließend wieder auseinandergezogen, können in seltenen Fällen an solchen Überkreuzungsstellen **(Chiasmata)** die Chromatiden derart auseinanderbrechen und wieder neu verschmelzen, dass Bruchstücke des väterlichen und des mütterlichen Chromosoms vertauscht werden. Dieses **Crossing-over** führt zu einer Neuverknüpfung der Gene **(Rekombination)** innerhalb von Chromosomen und zu einer Durchmischung des Erbguts.

In den weiteren Phasen der ersten Reifeteilung werden die beiden homologen Chromosomen auf die Tochterkerne verteilt, indem sie vom Spindelapparat zu den Zellpolen gezogen werden. Da väterliche und mütterliche Chromosomen dabei zufällig auf die beiden Tochterkerne verteilt werden, wird auch hierdurch das Erbgut durchmischt.

Durch die parallel einsetzende Zellteilung entstehen zwei Tochterzellen mit 23 Chromosomen aus je zwei Chromatiden.

Die sich anschließende zweite Reifeteilung entspricht einer normalen mitotischen Teilung, wobei jetzt die Chromatiden getrennt und auf die Tochterzellen verteilt werden.

Details zur Spermien- und Eizellbildung ➤ 19.1.4, ➤ 19.2.2

3

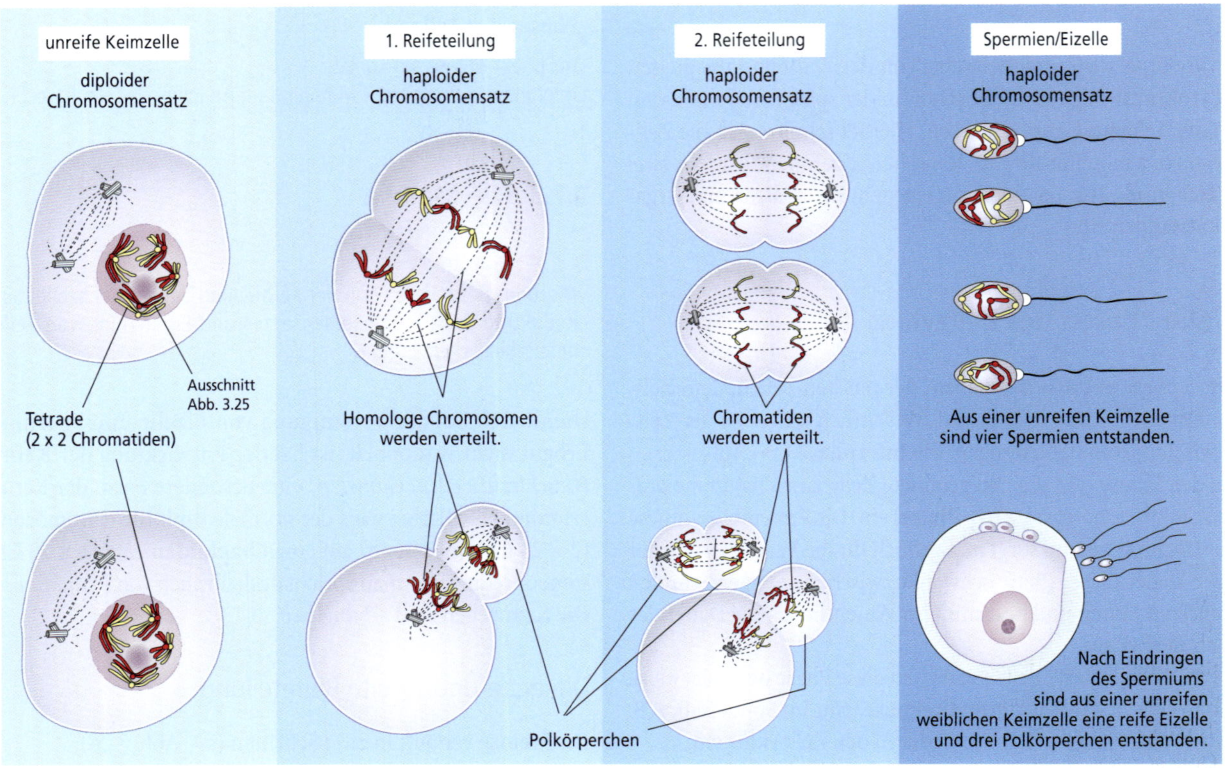

Abb. 3.26 Meiose. Aus den unreifen Keimzellen mit diploidem Chromosomensatz entstehen reife Keimzellen mit haploidem Chromosomensatz. Aus einer unreifen männlichen Keimzelle entstehen vier Spermien (oben), aus einer unreifen weiblichen Keimzelle hingegen eine Eizelle und drei Polkörperchen (unten). [L190]

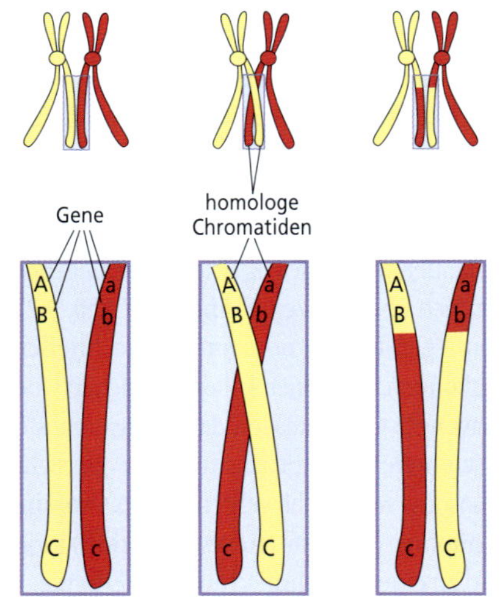

Abb. 3.27 Crossing-over. Es kommt zum Stückaustausch zwischen homologen Chromatiden väterlicher und mütterlicher Herkunft mit der Folge neuer Genkombinationen. [L190]

Genetische Einzigartigkeit

Die Rekombinationsvorgänge bei der Meiose sind eine der Hauptursachen für die genetische Einzigartigkeit jedes Individuums (von eineiigen Zwillingen abgesehen) und gleichzeitig „Triebfeder" für den Fortschritt der Arten im Rahmen der Evolution (➤ 4.7).

Haploide Chromosomensätze

Nach den beiden Reifeteilungen sind aus einer männlichen unreifen Keimzelle mit normalem diploiden Chromosomensatz vier reife Spermien mit *haploidem* Chromosomensatz (1 × 23 Chromosomen) entstanden. Bei der unreifen weiblichen Keimzelle entsteht durch die Meiose jedoch nur eine große reife Eizelle mit drei kleinen Polkörperchen, die schließlich absterben (➤ Abb. 3.26).

Wenn männliche und weibliche Kerne bei der Befruchtung miteinander verschmelzen, enthält die entstandene Zygote wieder den normalen *diploiden* Chromosomensatz.

3.8 Der Zelltod

Auch im gesunden Organismus sterben dauernd Zellen ab (etwa die sich ständig erneuernden Epithel- oder Blutzellen), und Embryogenese oder Wachstum sind nur durch Untergang und nachfolgenden Ersatz von Zellen möglich.

Dieser Zelltod im Rahmen normaler Lebensvorgänge heißt **Apoptose** (➤ Abb. 3.28). Dieses „Selbstmordprogramm" wird von der Zelle selbst oder ihrer Umgebung (z. B. Hormone) ausgelöst. Es werden selbstzerstörerische Eiweiße und Enzyme gebildet, der Zellkern schrumpft und zerfällt. Kern- und Zytoplasmastücke werden als **apoptotische Körperchen** abgeschnürt und von Fresszellen abgebaut. Entzündungsprozesse treten dabei nicht auf. Die Apoptose ist eine

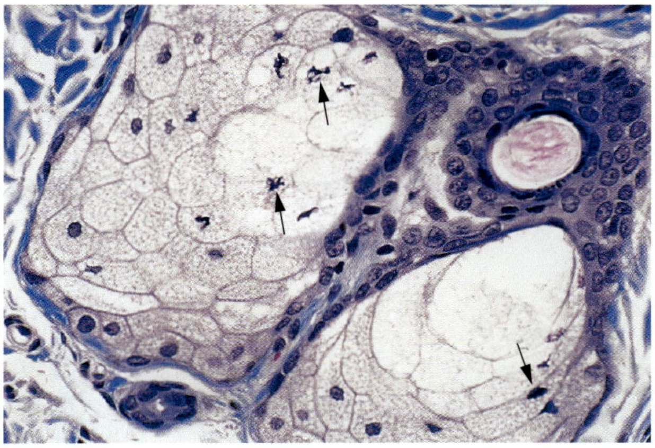

Abb. 3.28 Zerfallende Zellkerne (→) bei Apoptosen in einer menschlichen Talgdrüse. Kennzeichnend ist das Fehlen jeglicher Entzündungsreaktion. [M375]

Form des **programmierten Zelltods.** Veränderungen der Apoptose sollen z. B. bei Tumoren eine Rolle spielen.

Dem gegenüber steht die **Nekrose** oder der *provozierte Zelltod* durch Schädigungen von außen. Hier schwillt die Zelle zunächst an, und im weiteren Verlauf sind Entzündungszeichen zu beobachten.

Aufgaben zur Pflegesituation

Zum Abschluss der heutigen Unterrichtseinheit zum Thema Zelllehre hat der Dozent Herr Lambertz den Auszubildenden einen Arbeitsauftrag erteilt. Die Auszubildenden sollten in vier Kleingruppen jeweils sieben möglichst knifflige Fragen bzw. Aufgaben zum Thema Zytologie entwickeln, um in der Folgestunde in einem Quiz gegeneinander anzutreten. Die folgenden Fragen und Aufgaben haben sich die Mitglieder von Ayses Gruppe für die anderen Auszubildenden überlegt:

1. Beschreibt die Transportprozesse Diffusion und Osmose und verdeutlicht hierbei Unterschiede und Gemeinsamkeiten. Erläutert in diesem Zusammenhang auch den Begriff Semipermeabilität.
2. Erstellt auf einem Blatt Papier eine Tabelle mit acht Zeilen und zwei Spalten. Schreibt in die linke Spalte die folgenden Begriffe: Mitochondrien – Zellkern – Zytoskelett – Lysosomen – Golgi-Apparat – Zellmembran – Endoplasmatisches Retikulum – Ribosomen.
   Ordnet den Begriffen in der linken Spalte nachfolgend die folgenden Aussagen zu ihrer Funktion zu: Stabilisiert die Zelle – Dient der Proteinbiosynthese – Hier finden sich die genetischen Informationen – Besteht aus einer Lipid-Doppelschicht und umschließt die Zelle als flexible Hülle – Hier werden Proteine modifiziert und je nach Bestimmungsort sortiert – Sind zur Phagozytose fähig – Stellen Energie in Form von ATP bereit – Dient der Proteinsynthese oder fungiert als Ort der Lipidsynthese und -verteilung.
3. Beschreibt in eigenen Worten, was unter Endo- und Exozytose zu verstehen ist.
4. Erklärt, warum es durch Eiweißverluste zur Ödembildung kommen kann.
5. Benennt die vier Phasen der Mitose und beschreibt, welche Vorgänge in den unterschiedlichen Stadien ablaufen.
6. Erklärt, was unter dem Begriff Reduktionsteilung zu verstehen ist und wie diese abläuft.
7. Beschreibt den Unterschied zwischen Apoptose und einer Nekrose.

KAPITEL

4 Genetik und Evolution

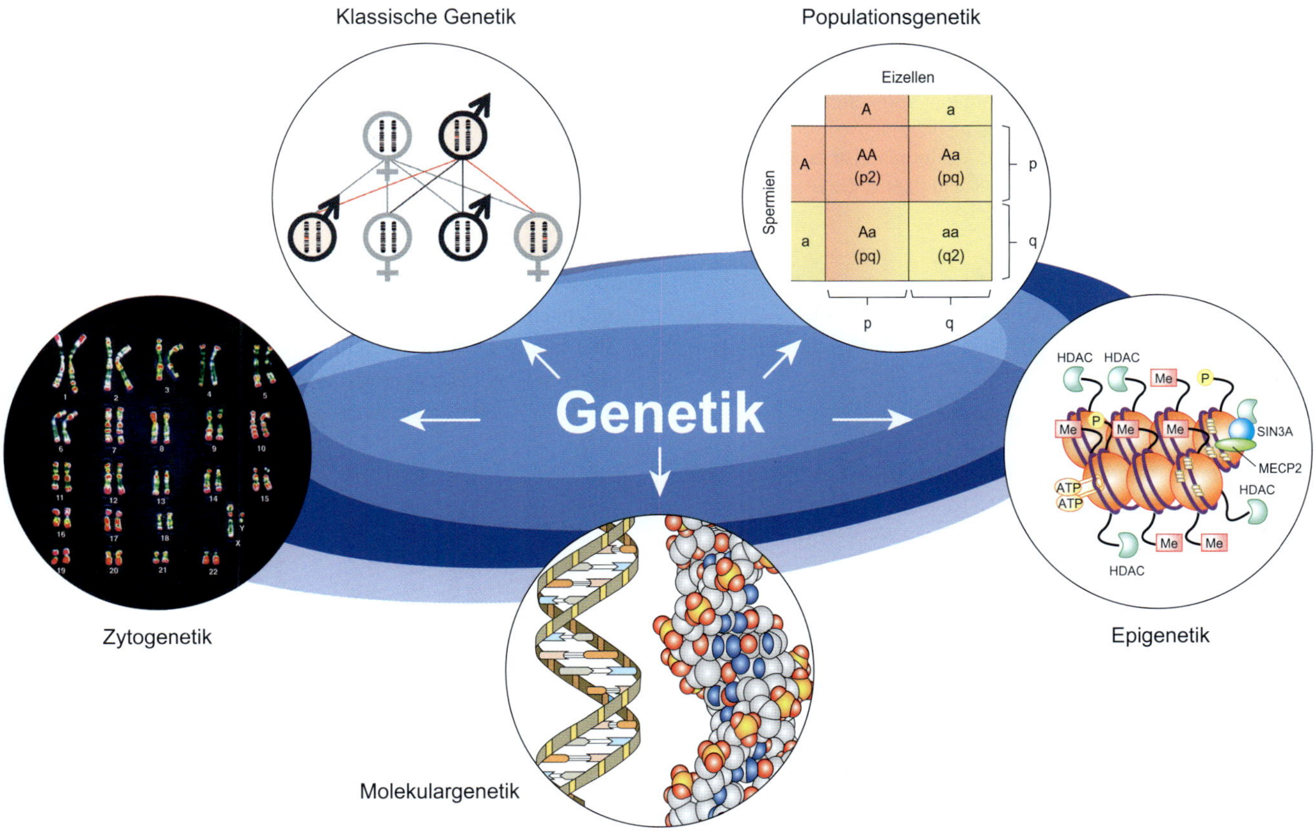

Abb. 4.1 Teilbereiche der Genetik. [L275/T945/G1330/E1270/G1243/L253]

Pflegesituation

Dorothee Sander befindet sich im zweiten Ausbildungsjahr ihrer Ausbildung zur Pflegefachfrau und hat aktuell einen praktischen Einsatz in einer Werkstatt für Menschen mit Behinderung. 75 % der dort Angestellten haben eine (deutliche) Intelligenzminderung. Es ist Frau Sanders erster Kontakt mit Menschen mit intellektueller Beeinträchtigung, in ihrem privaten Umfeld kennt sie ansonsten niemanden. Daher hat sie gewisse Ängste und Unsicherheiten, was ihren Umgang mit ihnen betrifft. In einem Gespräch mit ihrer Praxisanleiterin gesteht Frau Sander ihre Unsicherheiten und wird von dieser beruhigt. Die Praxisanleiterin sagt, sie sei sicher, dass sich Dorothees Ängste und Unsicherheiten nach einem ersten persönlichen Kennenlernen bald zerstreuen würden. Frau Sander wird zudem über die Klienten und Klientinnen unterrichtet und erfährt u. a., dass deren Beeinträchtigung nur bei etwa der Hälfte genetisch bedingt ist.

DEFINITION

Genetik *(Lehre der Vererbung):* Teilgebiet der Biologie, das sich mit den Gesetzmäßigkeiten der Vererbung und ihren molekularen Mechanismen beschäftigt.

4

Kinder gleichen im Erscheinungsbild ihren Eltern, Geschwister ähneln einander. Dem liegt zugrunde, dass das Erbgut, das viele Eigenschaften eines Menschen (mit)bestimmt, über die Keimzellen an die nächste Generation weitergegeben wird und damit Eigenschaften der Eltern an die Kinder vererbt werden.

Humangenetik

Die **Humangenetik** befasst sich mit der Vererbung beim Menschen. Ein Arbeitsgebiet ist die Grundlagenforschung, besonders die Erforschung von Krankheitsursachen mit molekulargenetischen Verfahren. Weitere Schwerpunkte sind vor allem die Diagnostik genetisch (mit)bedingter Erkrankungen, die Einschätzung ihres Weitergaberisikos an folgende Generationen, die Beratung Betroffener und ihrer Angehörigen und die Entwicklung neuer Therapieformen.

4.1 Die Gene und Chromosomen

DEFINITION

Phänotyp: Erscheinungsbild, Merkmale eines Organismus.
Genotyp: Genetische Informationen eines Organismus.
Chromosomen: Während der Mitose lichtmikroskopisch sichtbare, x-förmige Strukturen aus DNA und Proteinen, welche die genetische Information tragen. Beim Menschen im Kern jeder Körperzelle 46 Chromosomen (44 Autosomen und zwei Geschlechtschromosomen).

Das Erscheinungsbild eines Organismus, sein **Phänotyp,** setzt sich aus zahlreichen Merkmalen zusammen, z. B. Haarfarbe oder Geschlecht. Der Phänotyp wird wesentlich durch die Erbanlagen bestimmt. Die Gesamtheit der genetischen Informationen, über die ein Organismus zur Ausprägung seines Phänotyps verfügt, wird als **Genotyp** bezeichnet.

Der Vorgang, bei dem die genetische Information der Zelle zugänglich gemacht wird, heißt **Genexpression.** Erster Schritt ist immer die *Transkription* (➤ 3.6), d. h. die Synthese eines RNA-Moleküls. Bei **RNA-Genen** ist die Genexpression hiermit beendet, bei **proteincodierenden Genen** folgt in einem zweiten Schritt in der *Translation* die Synthese eines Proteins (➤ 3.6).

Fast alle Gene sind im Zellkern auf den **Chromosomen** lokalisiert. Mit Ausnahme der Keimzellen enthält jede Zelle des Menschen 46 Chromosomen (➤ Abb. 4.2) in 23 Chromosomenpaaren: 23 Chromosomen stammen vom Vater, 23 von der Mutter. Die Gene haben dabei feste „Plätze" auf den Chromosomen, man spricht von **Genort** oder *Genlokus.* Die jeweils auf den sich entsprechenden (homologen) Chromosomen am gleichen Genort liegenden „Ausfertigungen" eines Gens heißen **Allele.** Sind beide Allele identisch, ist der Träger in diesem Merkmal *reinerbig* **(homozygot)** – unterscheiden sie sich, ist er *mischerbig* **(heterozygot).**

4.2 Von Dominanz und Rezessivität

Ist ein Mensch bezüglich eines Merkmals *homozygot,* so wird dieses Merkmal in aller Regel zur Ausprägung gelangen. Trägt ein Mensch etwa zwei Gene für die Blutgruppe A, so kann er nur Blutgruppe A haben, denn über eine andere Blutgruppen-Erbinformation verfügt er nicht.

Bei einem *heterozygoten* Allelpaar, also *unterschiedlichen* Erbinformationen für ein und dasselbe Merkmal, gibt es hingegen mehrere Möglichkeiten:

- Sehr häufig ist die Genwirkung des einen Gens stärker als die des anderen: Das stärkere, **dominante** Gen überdeckt die Wirkung des schwächeren, **rezessiven** Gens (➤ Abb. 4.3 rechts). Beim

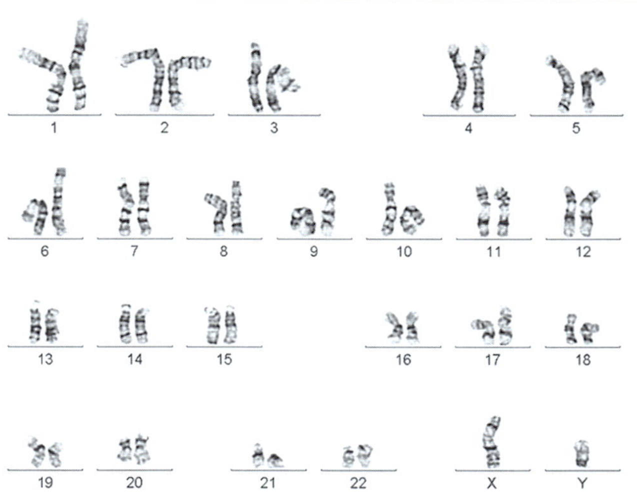

Abb. 4.2 Der menschliche Chromosomensatz (hier eines Mannes). [F362-002]

Menschen ist z. B. das Gen für die Blutgruppe A dominant über das (rezessive) Gen für die Blutgruppe 0. Besitzt nun ein Mensch die Allele A und 0, so setzt sich Allel A durch und bestimmt den Phänotyp, Allel 0 bleibt phänotypisch verborgen: Der Betreffende hat die Blutgruppe A.

- Seltener sind beide Allele gleich „stark" und treten beide Merkmale *nebeneinander* in Erscheinung. In diesem Fall bezeichnet man die Gene als **kodominant.** Ein Beispiel sind die Blutgruppen A und B: Erbt ein Kind von seinem Vater das Blutgruppen-A-Allel und von seiner Mutter das Blutgruppen-B-Allel, so hat es die Blutgruppe AB (➤ 12.2.7).
- Bei zwei gleich starken Genen kann das Merkmal bei Heterozygotie nicht nur nebeneinander, sondern auch als *Mischung* zur Ausprägung kommen. Man spricht dann von **intermediär** (dazwischenliegend). Der intermediäre Erbgang wird teilweise auch als Sonderfall des kodominanten Erbgangs angesehen.
- Insbesondere bei Pflanzen sind intermediäre Erbgänge nicht selten: Besitzt eine Pflanze z. B. je ein Allel für die Blütenfarben rot und weiß, so sind ihre Blüten beim intermediären Erbgang weder rot noch weiß noch rot-weiß gescheckt, sondern *rosa* (➤ Abb. 4.3).

Das Beispiel der Blutgruppen zeigt auch, dass „dominant" und „rezessiv" keine „absoluten Werte", sondern stets in ihrem Bezug auf andere Allele des gleichen Gens zu sehen sind (A ist dominant in Bezug auf 0, aber nicht auf B).

4.3 Die Grundregeln der Vererbung

Bereits Mitte des 19. Jahrhunderts deckte der Mönch *Gregor Mendel* aufgrund von Tausenden Kreuzungsversuchen mit Erbsen grundlegende Gesetzmäßigkeiten der Vererbung auf. Die drei **Mendel-Regeln** sind im Wesentlichen heute noch gültig (und durch unser heutiges Wissen ursächlich erklärbar).

Die Uniformitätsregel

Im einfachsten Fall werden zwei homozygote Pflanzen gekreuzt, die sich nur in *einem* Merkmal, z. B. der Blütenfarbe oder der Samenform, unterscheiden. Diese Pflanzen bezeichnet man auch als *Parental-* oder **Elterngeneration.** Alle Pflanzen der **ersten Tochtergeneration** *(erste Filialgeneration, F_1-Generation)* sehen dann gleich aus (**Uniformitätsregel** oder *1. Mendel-Regel*).

Klassisch ist die Kreuzung einer reinerbig rot mit einer reinerbig weiß blühenden Japanischen Wunderblume (➤ Abb. 4.3 links). Der einfache Chromosomensatz der Keimzellen der rot blühenden Pflanze enthält das Allel **r** (mit der Anlage für rot), derjenige der weiß blühenden Pflanze das Allel **w** (mit der Anlage für weiß). Nach der Befruchtung kann im diploiden Chromosomensatz immer nur **r** mit **w** vereinigt sein. Alle Pflanzen der ersten Tochtergeneration sind daher in Bezug auf die Blütenfarbe *heterozygot* (mischerbig) oder

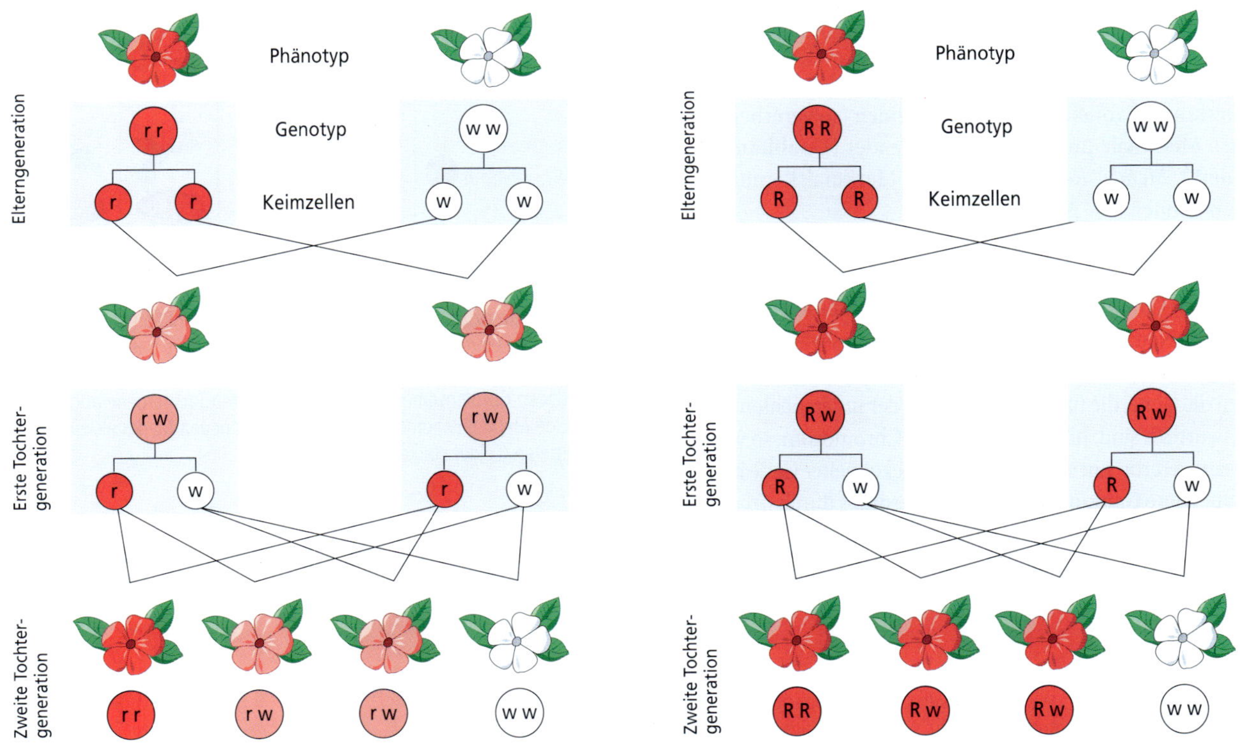

Abb. 4.3 Kreuzung einer homozygot rot blühenden (rr bzw. RR) mit einer homozygot weiß blühenden (ww) Pflanze. Die erste Tochtergeneration ist immer heterozygot und phänotypisch einheitlich für das Merkmal Blütenfarbe, beim intermediären Erbgang (links) rosa und beim dominanten Erbgang (rechts) rot. In der folgenden zweiten Tochtergeneration ist je eine Pflanze reinerbig rot, eine reinerbig weiß und zwei sind heterozygot für das Merkmal Blütenfarbe. Phänotypisch spalten sie sich je nach Erbgang unterschiedlich auf: beim intermediären Erbgang im Verhältnis 1 : 2 : 1 (eine rot blühende, zwei rosa blühende und eine weiß blühende Pflanze), beim dominanten Erbgang im Verhältnis 3 : 1 (drei rot blühende, eine weiß blühende Pflanze, wobei zwei der drei rot blühenden Pflanzen heterozygot sind). [L190]

Hybride und haben – da es sich um einen intermediären Erbgang handelt – rosafarbene Blüten.

Die Aufspaltungsregel

Kreuzt man nun Organismen dieser ersten Tochtergeneration miteinander, so spaltet sich die **zweite Tochtergeneration** *(zweite Filialgeneration, F_2-Generation)* phänotypisch in einem bestimmten Zahlenverhältnis auf, wobei stets die beiden Merkmale der Elterngeneration wieder erscheinen (**Aufspaltungsregel** oder *2. Mendel-Regel*).

Im oben genannten Beispiel werden von der ersten Tochtergeneration in der Meiose (➤ 3.7.3) zwei Typen von Keimzellen gebildet: solche, die das Chromosom mit dem Allel **r** enthalten, und gleich viele, die das Chromosom mit dem Allel **w** besitzen. Bei der Befruchtung entstehen in der zweiten Tochtergeneration jetzt Pflanzen mit den Allelkombinationen **rr, rw** und **ww** im Zahlenverhältnis 1 : 2 : 1. Entsprechend sind 25 % der Pflanzen rot blühend, 50 % rosa blühend und 25 % weiß blühend (➤ Abb. 4.3 links).

Angenommen, das Merkmal rot blühend sei dominant über das Merkmal weiß blühend (➤ Abb. 4.3 rechts):

- Dann sind in der ersten Tochtergeneration alle Pflanzen einheitlich rot blühend.
- In der zweiten Tochtergeneration nun ist das Aufspaltungsverhältnis im Phänotyp 3 : 1, wobei rot blühende Pflanzen zu ⅔ heterozygot und zu ⅓ homozygot sind.

Die Unabhängigkeitsregel

Kreuzt man homozygote Organismen miteinander, die sich in *mehreren* Merkmalen voneinander unterscheiden, so vererben sich die einzelnen Merkmale unabhängig voneinander (**Unabhängigkeitsregel** oder *3. Mendel-Regel*), wobei *neue* Merkmalskombinationen entstehen können (➤ Abb. 4.4).

Heute weiß man, dass diese Regel nur gilt, wenn die Gene, die für die Ausprägung der untersuchten Merkmale verantwortlich sind, auf *verschiedenen* Chromosomen liegen. Nur dann werden die Merkmale aufgrund der Neuzusammenstellung des Erbgutes während der Meiose nach dem Zufallsprinzip neu verteilt.

Liegen die Gene, die für die Ausprägung der untersuchten Merkmale verantwortlich sind, hingegen auf *einem* Chromosom, so werden sie gemeinsam vererbt. Ein solcher Komplex gekoppelter Gene heißt auch **Haplotyp.** Diese **Genkoppelung** kann allerdings durch *Crossing-over* (➤ 3.7.3, ➤ Abb. 3.25) durchbrochen werden.

Genotypenexplosion

Bei nur zwei unterschiedlichen Merkmalen der Elterngeneration sind in der zweiten Tochtergeneration schon neun verschiedene Genotypen möglich (➤ Abb. 4.4). Bei zehn unterschiedlichen Merkmalen (immer noch sehr wenig im Vergleich zum Menschen) erhält man bereits knapp 60.000 Genotypen!

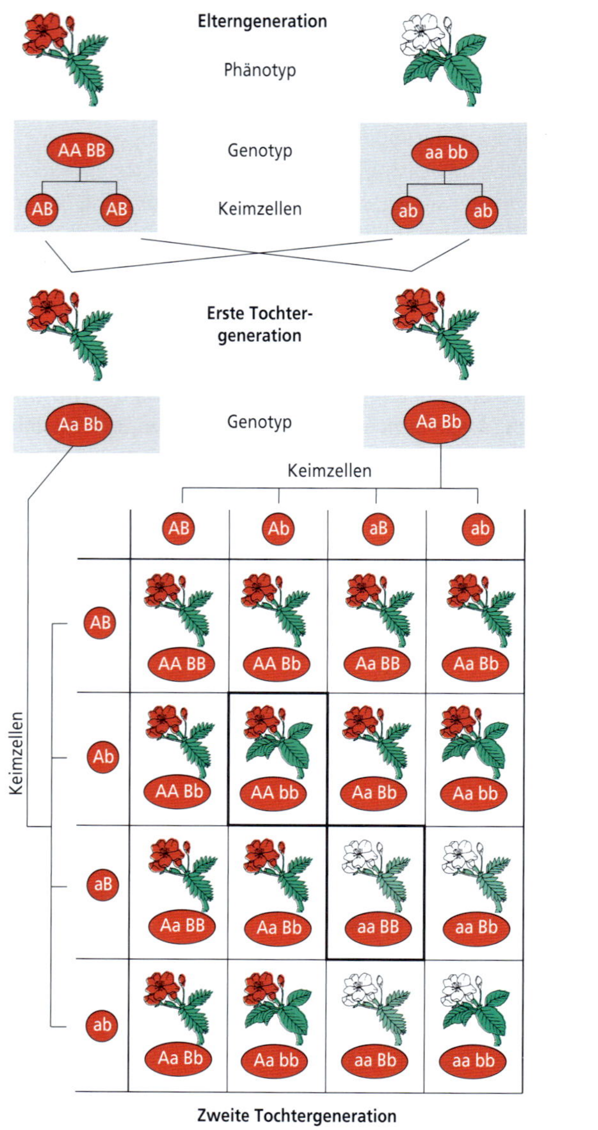

Abb. 4.4 Kreuzung einer homozygot rot blühenden Pflanze mit gezackten Blättern und einer homozygot weiß blühenden Pflanze mit glatten Blättern, wobei rot blühend und gezackt jeweils dominant sind und die Gene auf verschiedenen Chromosomen liegen. In der zweiten Tochtergeneration sind zwei für beide Merkmale homozygote Pflanzen mit neuen Merkmalskombinationen aufgetreten (Felder stärker gerahmt). [L190]

4.4 Die verschiedenen Erbgänge beim Menschen

DEFINITION

Erbgang: Vererbungsmuster oder -weg genetischer Merkmale.

Prinzipiell gilt das in ➤ 4.3 Gesagte auch für den Menschen, und zwar sowohl für die Vererbung physiologischer als auch pathologischer Merkmale. Das Folgende konzentriert sich der klinischen Bedeutung wegen auf pathologische Merkmale.

Die autosomalen Erbgänge

Bei **autosomalen Erbgängen** ist das Gen, das für die Ausprägung des entsprechenden Merkmals bzw. der genetisch bedingten Krankheit (➤ 4.6) verantwortlich ist, auf einem Autosom (➤ 3.3.1) lokalisiert.

Beim **autosomal dominanten Erbgang** reicht bereits *ein* pathologisches Gen zum Auftreten der Erkrankung aus. Er ist etwa bei den meisten Fällen von **Achondroplasie** zu beobachten, einer Knorpelbildungsstörung mit Minderwuchs, Extremitätenverkürzung und anderen Skelettdeformitäten.

Meist ist ein Elternteil betroffen und heterozygot für das krank machende Gen; der andere Elternteil hat zwei gesunde Gene. Die nächste Generation hat – unabhängig vom Geschlecht – ein Risiko von 50 %, das dominante, krank machende Gen des betroffenen Elternteils zu erben und damit selbst krank zu sein (➤ Abb. 4.5). Dabei ist es egal, ob der Vater oder die Mutter das krank machende Gen trägt. Homozygot Erkrankte sind beim autosomal dominanten Erbgang selten, wahrscheinlich führt Homozygotie oft zum Absterben des Embryos.

Demgegenüber tritt die Erkrankung beim **autosomal rezessiven Erbgang** erst zutage, wenn der Betroffene homozygot für das krank machende Gen ist (➤ Abb. 4.6). Heterozygote Genträger sind klinisch nicht zu erkennen. Stoffwechseldefekte, z. B. die **Mukoviszidose** (➤ 4.6.2) oder die **Phenylketonurie** (➤ 10.9.7), werden oft autosomal rezessiv vererbt.

In der Regel sind die Eltern eines Betroffenen beim autosomal-rezessiven Erbgang gesund, jedoch beide heterozygot für das krank machende Gen. Ihre Nachkommen sind zu 25 % krank und zu 75 % gesund. ⅔ der gesunden Kinder sind allerdings heterozygot für das krank machende Gen. Für die Kinder Betroffener besteht bei einem homozygot gesunden Partner kein Erkrankungsrisiko, alle Kinder sind jedoch heterozygot. Auch beim autosomal rezessiven Erbgang spielt das Geschlecht keine Rolle.

Die Geschlechtschromosomen-gebundenen Erbgänge

Ein besonderes Bild ergibt sich bei der **Geschlechtschromosomen-gebundenen Vererbung,** d. h. Merkmalen, die auf den Geschlechtschromosomen (➤ 3.3.1) lokalisiert sind. Während das X-Chromosom zahlreiche Gene besitzt, die sowohl rezessiv als auch dominant vererbt werden können **(X-chromosomaler Erbgang),** haben **Y-chromosomale Erbgänge** keine praktische Bedeutung.

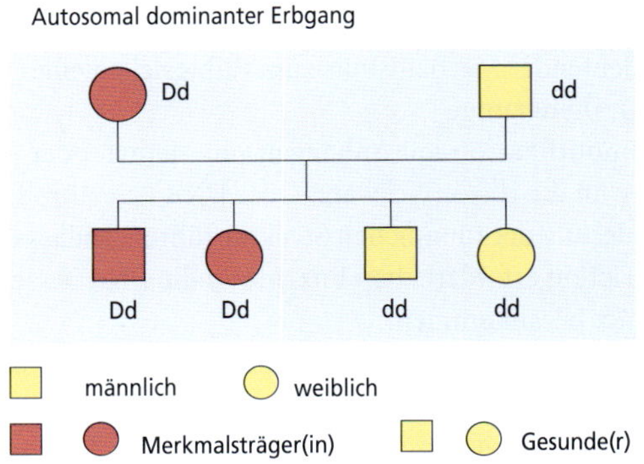

Abb. 4.5 Autosomal dominanter Erbgang. Meist vererbt ein erkrankter (heterozygoter) Elternteil das krank machende dominante Gen (D). Ist der Partner gesund (dd), haben Kinder unabhängig vom Geschlecht eine Wahrscheinlichkeit von 50 %, das krank machende Gen zu erben. [L190]

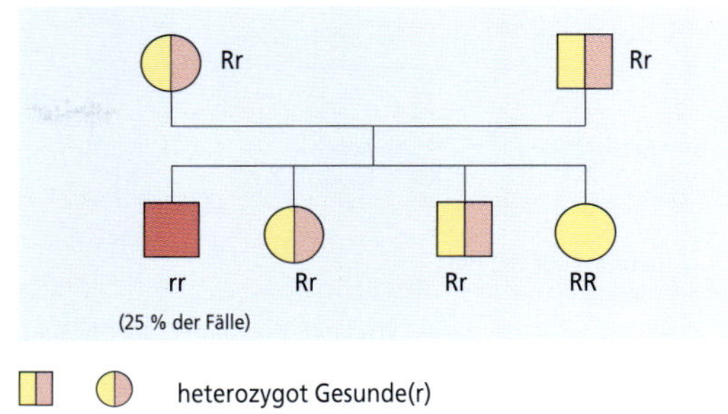

Abb. 4.6 Autosomal rezessiver Erbgang. Beide Eltern tragen das krank machende rezessive Gen (r), sind jedoch selbst gesund, da sie zusätzlich ein gesundes Gen (R) besitzen. Durchschnittlich 25 % der Nachkommen erben von beiden Elternteilen das krank machende Gen und sind damit krank (rr). [L190]

Klinisch am bedeutsamsten ist der **X-chromosomal rezessive Erbgang,** der z. B. bei der *Bluterkrankheit* **(Hämophilie),** einer erblichen Blutgerinnungsstörung, zu beobachten ist.

Hier spielt die Rezessivität des krank machenden Gens (X') nur beim weiblichen Geschlecht eine Rolle. Frauen mit *einem* kranken Gen sind gesund, da sie diesem ein gesundes, dominantes Gen entgegensetzen können. Nur Frauen, die auf *beiden* X-Chromosomen das kranke Gen tragen, sind klinisch krank. Beim Mann hingegen, der nur ein X-Chromosom und damit auch nur ein *einzelnes* Gen besitzt (**Hemizygotie,** auf dem Y-Chromosom ist kein entsprechendes Gen lokalisiert), führt ein krankes Gen *in jedem Fall* zur Erkrankung.

Aus der Verbindung eines kranken Mannes (X'Y) mit einer homozygot gesunden Frau gehen nur klinisch gesunde Kinder hervor (➤ Abb. 4.7 links): Die Söhne erhalten von ihrem Vater das nicht beteiligte Y-Chromosom und von ihrer Mutter ein gesundes X-Chromosom. Die Töchter erben von ihrem Vater stets ein krankes X-Chromosom, dessen Wirkung aber von dem gesunden Gen der Mutter überdeckt wird. Die Töchter sind also alle klinisch gesund, tragen aber das krankhafte Gen und können es an die nächste Generation weitergeben. Man bezeichnet sie deshalb als *Überträgerinnen* oder **Konduktorinnen.**

In einer Partnerschaft mit einem gesunden Mann gibt diese Konduktorin nun das rezessive, kranke Gen mit 50%-iger Wahrscheinlichkeit an ihre Töchter und Söhne weiter. Die Töchter sind alle klinisch gesund, da sie vom Vater auf jeden Fall ein gesundes X-Chromosom bekommen. Ihr Risiko, selbst Konduktorin zu sein, beträgt 50 %. Die Söhne erben zu 50 % das gesunde Gen der Mutter und sind dann gesund. Diejenigen 50 % der Söhne aber, die das kranke Gen von der Mutter geerbt haben, sind von der Krankheit betroffen (➤ Abb. 4.7 rechts).

Abb. 4.7 X-chromosomal rezessiver Erbgang. Die Kinder einer gesunden Frau und eines kranken Mannes (links) sind klinisch gesund, alle Töchter sind jedoch Konduktorinnen (XX'). Die Töchter einer Konduktorin und eines gesunden Partners (rechts) sind alle klinisch gesund, die Hälfte der Söhne ist aber krank. [L190]

Die mitochondrialen Erbgänge

Außerdem gibt es noch die **mitochondrialen Erbgänge,** z. B. bei der mit variablen Sehstörungen einhergehenden **Leber-Optikusatrophie.** Während die Kern-DNA eines Kindes zu gleichen Teilen von Mutter und Vater stammt, stammt die mitochondriale DNA fast ausschließlich von der Mutter. Der Spermienkopf, der in die Eizelle eindringt, enthält in aller Regel keine Mitochondrien. Solche Erkrankungen werden nur von Frauen weitergegeben, nicht über Männer.

Besonderheiten

Ganz so einfach wie oben dargestellt sind die Verhältnisse beim Menschen jedoch nicht immer.

Beispielsweise können klinisch gleichen Merkmalen bzw. Erkrankungen *unterschiedliche,* nicht-allele Gene zugrunde liegen (**Heterogenie,** z. B. bei bestimmten Formen angeborener Taubheit). Dann sind bei autosomal-rezessivem Erbgang alle Kinder klinisch gesund, aber für beide krank machenden Gene heterozygot.

Sind an der Ausprägung eines Merkmals *mehrere* Gene beteiligt, spricht man von **Polygenie.** Sie liegt z. B. bei der Vererbung der Hautfarbe vor. Bei der **multifaktoriellen Vererbung** müssen mehrere Gene *und* bestimmte Umwelteinflüsse zusammenwirken, damit es zur Merkmalsausprägung kommt. Dies ist etwa bei **Lippen-Kiefer-Gaumen-Spalten** der Fall. Polygene und multifaktorielle Vererbung können oft nicht sicher voneinander getrennt werden.

Manchmal brechen dominant vererbte Krankheiten trotz Vorhandenseins eines fehlerhaften Gens nicht immer oder nicht immer in gleicher Stärke aus. Dies wird als unvollständige **Penetranz** bzw. schwankende **Expressivität** bezeichnet.

4.5 Die Epigenetik

DEFINITION

Epigenetik: Teilgebiet der Biologie und der Genetik. Befasst sich mit „mitotisch und/oder meiotisch vererbbaren Veränderungen der Genfunktion, die nicht durch Veränderungen der DNA-Sequenz erklärt werden können" (B. Kegel, Epigenetik, 2009).

Einige Beobachtungen sind mit dem „konventionellen" Bild der DNA schwer oder gar nicht zu erklären. Es gibt z. B. eine Leinkraut-Variante, die bei gleicher DNA-Basenfolge andere Blüten ausbildet als das gewöhnliche Leinkraut und diese veränderte Blütenform auch an ihre Nachkommen weitergibt. Die erste geklonte Katze hatte andere Fellfarben als ihre von der DNA-Basenfolge her identische Mutter, und auch Mäuse können sich trotz gleicher DNA unterscheiden (➤ Abb. 4.8).

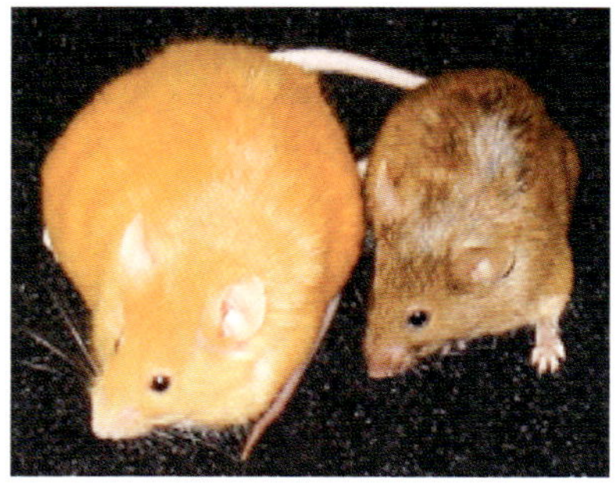

Abb. 4.8 Epigenetische Phänomene. Diese Mäusezwillinge tragen beide auf dem Agouti-Gen-Lokus das Allel „viable yellow". Bei der linken Maus ist das Gen wenig methyliert und dadurch aktiv. Sie hat ein helles Fell, ist übergewichtig und neigt zu Diabetes und Krebs. Bei der rechten Maus ist das Gen durch starke Methylierung „abgeschaltet". Sie hat ein braunes Fell und ist schlank mit geringeren Krankheitsrisiken. [F221]

Die Beobachtungen lassen sich dadurch erklären, dass zwar die Basenfolge der DNA und damit die Gene gleich waren, dass das Gen aber bei dem einen Teil der Organismen aktiv war und in RNA umgesetzt wurde und bei dem anderen abgeschaltet, sodass kein Genprodukt entstand. Die **Epigenetik** befasst sich mit dieser Regulation der Genaktivität („Ein-" bzw. „Ausschalten" von Genen).

- Ein bedeutender Mechanismus zum Ruhigstellen eines Gens ist **DNA-Methylierung.**
- **Histonmodifikation** mit Anhängen von Methyl- oder Azetylgruppen an die Histon„schwänze" der DNA (➤ Abb. 4.9) kann zur Änderung der räumlichen Struktur führen, sodass die für die Transkription erforderlichen Enzyme an die DNA besser oder schlechter herankommen.
- Bei der **RNA-Interferenz** spalten kurze RNA-Stücke mithilfe von Enzymen die mRNA. So verhindern sie die Proteinbildung und schalten das Gen gewissermaßen aus.

Auch beim Menschen gibt es epigenetische Mechanismen:

- Bei ca. 100 autosomalen Genen ist nur das mütterliche *oder* väterliche Allel aktiv und das andere durch DNA-Methylierung in der frühen Embryonalentwicklung ausgeschaltet. Dies heißt

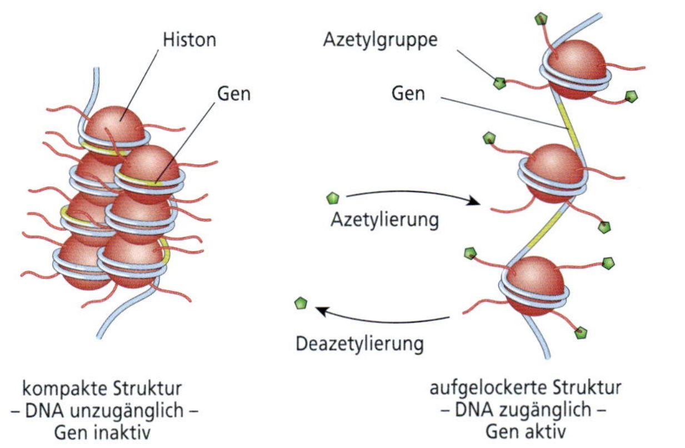

Abb. 4.9 Histonazetylierung als wichtiger epigenetischer Mechanismus. Anhängen einer Azetylgruppe an einen Histon„schwanz" verändert dessen elektrische Ladung und vermindert die Anziehung von DNA und Histonprotein. Die Auflockerung der Struktur führt i. d. R. zur verbesserten Ablesbarkeit und damit Genaktivierung. [L275]

genomisches Imprinting oder *genomische Prägung.* Bei der Keimzellentwicklung wird die Methylierung komplett entfernt (das *Imprintingmuster* gelöscht) und geschlechtsspezifisch neu methyliert. Spermien erhalten ein männliches, Eizellen ein weibliches Imprintingmuster.

- In der frühen Embryonalentwicklung wird in den Zellen weiblicher Embryonen zufallsabhängig eines der beiden X-Chromosomen inaktiviert. Diese **X-Inaktivierung** verhindert, dass bei Frauen RNA oder Proteine X-chromosomaler Gene in doppelter Menge hergestellt werden im Vergleich zu Männern.
- Die Zelldifferenzierung und die folgende Weitergabe der Spezialisierung an die Tochterzellen kann durch Epigenetik erklärt werden.
- Durch epigenetische Mechanismen können Umweltfaktoren Einfluss auf die DNA nehmen; ein Bezug zu Krankheiten, z. B. Tumoren, ist teilweise belegt.

Epigenetische Veränderungen bleiben während der Mitose stabil, werden also an die Tochterzellen weitergegeben. Dadurch können Umwelteinflüsse Jahrzehnte Einfluss haben. Während der Schwangerschaft sind sogar generationsübergreifende Effekte bis zur Enkelgeneration durch Beeinflussung der Keimzellen des Ungeborenen möglich. Dieses Phänomen heißt **epigenetische Prägung.**

Eine **epigenetische Vererbung,** also Weitergabe über mehrere Generationen, ist z. B. bei Pflanzen gesichert und bei Mäusen wahrscheinlich. Beim Menschen ist epigenetische Vererbung vorstellbar (wenn epigenetische Marker der Löschung entgehen), aber nach wie vor offen.

4.6 Die genetisch bedingten Krankheiten

DEFINITION

Genetisch bedingte Krankheit: Erkrankung, die auf Veränderungen des Erbmaterials beruht. Kann mit – je nach Erbgang unterschiedlichem Risiko – an die Nachkommen weitergegeben werden und wird dann als **Erbkrankheit** bezeichnet.

4.6.1 Die Chromosomenaberrationen

Während der Meiose kommt es nicht nur zu einer Reduktion des diploiden Chromosomensatzes auf die Hälfte, sondern auch zu einer Neukombination des genetischen Materials (➤ 3.7.3).

Durch die Neukombination wird die genetische Vielfalt erhöht und damit die Möglichkeit für neue, evtl. besser an veränderte Umweltbedingungen angepasste Merkmale geschaffen.

Fehler während dieses komplizierten Vorgangs können jedoch Konstellationen entstehen lassen, die zu teils schweren Entwicklungsstörungen führen. Auf ungefähr 200 ausgetragene Schwangerschaften kommt eine mit einer Chromosomenaberration.

Die numerischen Chromosomenaberrationen

DEFINITION

Numerische Chromosomenaberration: Verminderung oder Erhöhung der Chromosomenzahl.

Werden die homologen Chromosomen während der Meiose nicht richtig getrennt, kommt es zu einer ungleichen Verteilung *einzelner* Chromosomen. Die Wahrscheinlichkeit solcher Chromosomenfehlverteilungen steigt vor allem mit zunehmendem mütterlichem Alter: So beträgt das Risiko für ein Down-Syndrom bei unter 30-jährigen Müttern weniger als 0,1 % (1 : 1.000), bei 35-jährigen knapp 0,3 % (1 : 350), bei 40-jährigen über 1 % (1 : 85) und bei 45-jährigen Müttern mehr als 3 % (1 : 30).

Bei **Monosomien** ist ein Chromosom im ansonsten diploiden Chromosomensatz nur *einfach* vorhanden. Von **Trisomien** spricht man, wenn ein Chromosom *dreifach* vorliegt.

Der Verlust eines Autosoms führt in aller Regel zum Fruchttod. Auch bei Trisomien stirbt die Frucht in der weit überwiegenden Mehrzahl der Fälle ab, wenn Autosomen betroffen sind.

Die häufigste (lebensfähige) Trisomie ist mit einer Häufigkeit von ungefähr 1 : 650 Lebendgeborenen das dreifache Vorhandensein des Chromosoms 21 *(Trisomie 21).* Körperliche Auffälligkeiten des daraus resultierenden **Down-Syndroms** (➤ Abb. 4.10) sind z. B. ein eher flaches, rundes Gesicht mit schräg gestellten Lidachsen, eine „Vierfingerfurche" an der Hand, eine „Sandalenfurche" zwischen der ersten und zweiten Zehe, gehäuft Fehlbildungen innerer Organe (insbesondere Herzfehler und Verschlüsse im Magen-Darm-Trakt) sowie eine Muskelschwäche. Menschen mit Down-Syndrom sind oft infektanfälliger, ihr Leukämierisiko ist erhöht. Die intellektuelle Beeinträchtigung der Betroffenen ist unterschiedlich ausgeprägt. Gezielte Förderung vorausgesetzt, machen viele Kinder gute Fortschritte und können als Erwachsene „begrenzt selbstständig" leben. Die Lebenserwartung ist heute höher als früher und liegt derzeit bei ca. 60 Jahren.

Eine Fehlverteilung bei den **Geschlechtschromosomen** *(Gonosomen)* hat weniger tiefgreifende Folgen: Sowohl ein überzähliges als auch ein fehlendes Gonosom führt in der Regel nicht zu schwerer Behinderung. Lediglich die Fortpflanzungsfähigkeit ist meist aufgehoben.

Ungefähr einer von 500–1.000 neugeborenen Knaben hat z. B. ein **Klinefelter-Syndrom:** Die Jungen besitzen neben ihren normalen X-

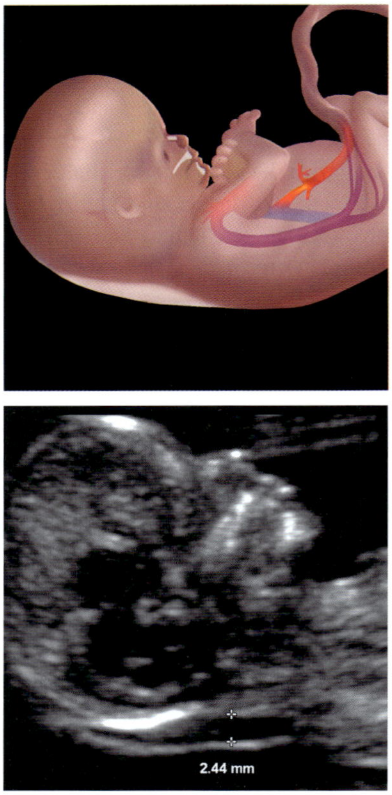

Abb. 4.10 Verdickte Nackentransparenz. Bei Feten mit Down-Syndrom kommt es überzufällig häufig zu einer ausgeprägten subkutanen Flüssigkeitsansammlung im Nacken, die in der 11.–14. Schwangerschaftswoche im Ultraschall als verdickte Nackentransparenz darstellbar ist. Beweisend ist dies aber nicht. [G912]

und Y-Chromosomen ein oder (selten) mehrere *zusätzliche* X-Chromosomen (Karyotyp, z. B. XXY). Sie zeigen meist einen Hochwuchs, ihre Hoden sind klein, die Schambehaarung spärlich.

Ungefähr eins von 5.000 neugeborenen Mädchen hat ein **Ullrich-Turner-Syndrom,** dem das Fehlen eines X-Chromosoms zugrunde liegt (*Monosomie X0,* sprich „X-Null"). Die Neugeborenen fallen meist durch Hand- und Fußrückenödeme, Hautfalten seitlich am Hals *(Pterygium colli)* sowie verschiedene leichtere äußerliche Auffälligkeiten auf. Fehlbildungen an Herz und Nieren treten gehäuft auf. Spätere Leitsymptome sind Minderwuchs, fehlende sekundäre Geschlechtsmerkmale und Unfruchtbarkeit.

Die strukturellen Chromosomenaberrationen

DEFINITION

Strukturelle Chromosomenaberration: Normale Chromosomenzahl, jedoch Veränderung des Aufbaus eines oder mehrerer Chromosomen durch Verlust, Verdoppelung oder veränderte Position von Chromosomenbruchstücken (➤ Abb. 4.11).

Bei einer **Deletion** ist nach einem Chromosomen- oder Chromatidenbruch ein Chromosomenstück verloren gegangen *(partielle Monosomie).*

Größere Deletionen führen nicht selten zum Absterben des Embryos, auch kleinere Deletionen haben oft schwerwiegende Folgen. Beispielsweise fehlt beim **Katzenschrei-Syndrom** *(Cri-du-chat-Syndrom)* am kurzen Arm des Chromosoms 5 ein Stück unterschiedlicher Größe. Kinder mit dieser Anomalie schreien aufgrund einer Unterentwicklung des Kehldeckels wie junge Katzen (Name!). Sie bleiben in ihrer geistigen und körperlichen Entwicklung stark zurück.

Sind Chromosomenteile verdoppelt, spricht man von einer **Duplikation** *(partielle Trisomie).* Als Faustregel kann gelten: je größer das verdoppelte Stück, desto schwerwiegender die Folgen.

Bei einer **Translokation** kommt es zum Stückaustauch zwischen zwei (selten drei oder noch mehr) Chromosomen. Träger *balancierter Translokationen,* bei denen weder Erbgut verloren gegangen noch hinzugekommen ist, zeigen meist keine Symptome. Bei ihren Nachkommen treten jedoch gehäuft *unbalancierte Translokationen* auf, die in aller Regel zu Fehlbildungen und auch geistiger Behinderung führen.

Das Karyogramm

Für ein **Karyogramm** (➤ Abb. 4.2) werden Zellen des Betroffenen, seiner Eltern und/oder eines Ungeborenen zur Teilung angeregt und speziell präpariert. Die unter dem Lichtmikroskop fotografierten Chromosomen werden dann nach Größe und Form angeordnet. Der Untersucher achtet vor allem auf:

- Zahl der Chromosomen (numerische Chromosomenaberration?)
- Anfärbungsmuster bei Chromosomenfärbungen, Lage des Zentromers und Länge der Chromosomen (strukturelle Chromosomenaberrationen?)

Kleine Veränderungen, die im klassischen Karyogramm nicht sichtbar sind, lassen sich durch **DNA-Mikro-Array** nachweisen. Eine in viele Felder unterteilte Platte wird mit DNA-Bruchstücken beschichtet und in die Felder dann Patientenproben gegeben. Bei Bindung von Patienten-DNA an die „passende" komplementäre DNA der Platte kommt es z. B. zur Fluoreszenz.

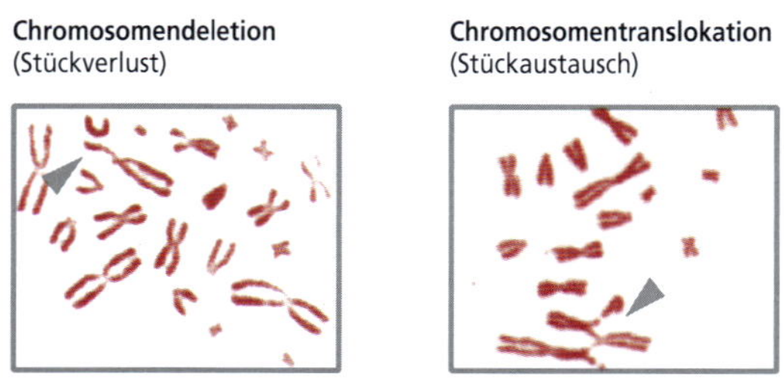

Abb. 4.11 Strukturelle Chromosomenaberration. Eine Chromosomendeletion ist der Verlust eines Chromosomenbruchstücks. Unter einer Translokation versteht man die Übertragung eines Chromosomenstücks auf ein anderes Chromosom. [R419]

4.6.2 Die Genmutationen

DEFINITION

Mutation: Dauerhafte Veränderung des genetischen Materials eines Organismus.

Genmutation *(Einzelgen-Mutation):* Veränderung, die nur *ein* Gen betrifft, d. h., innerhalb der DNA eines einzelnen Gens ist die Basensequenz verändert.

Genmutationen können Auswirkungen auf die Proteinproduktion haben, z. B. die Synthese eines funktionsgeschädigten Proteins. Nicht wenige *Stoffwechselerkrankungen* sind durch Genmutationen verursacht, etwa die erwähnte Bluterkrankheit, die Mukoviszidose, die Phenylketonurie (➤ 10.9.7) oder die mit Muskelschwund einhergehenden **Muskeldystrophien.**

Viele Genmutationen können heute durch PCR-basierte molekulargenetische Untersuchungsverfahren diagnostiziert werden. Mittels **PCR** *(Polymerase-Kettenreaktion)* werden die gesuchten DNA-Stücke sehr stark vervielfältigt und können danach nachgewiesen werden.

Die Mukoviszidose

Eine der häufigsten Erkrankungen durch Genmutation ist die **Mukoviszidose** oder *zystische Fibrose.* Durch einen Defekt im Chloridtransport durch die Zellmembran sind die Drüsensekrete der Betroffenen abnorm zähflüssig, was schon bei Kindern z. B. zu Darmverschlüssen, langwierigen Bronchitiden und Lungenentzündungen, Funktionsstörung der Bauchspeicheldrüse und Gedeihstörung führt. Die Erkrankung wird autosomal rezessiv vererbt. Lokalisiert ist der Gendefekt auf Chromosom 7.

Etwa 4 % aller Menschen in Deutschland (also ungefähr jeder 25.) sind heterozygote Genträger. Sind beide Partner heterozygot, so besteht ein Risiko von 25 %, dass ein Kind beide Allele für die Mukoviszidose bekommt und erkrankt. Bis heute ist nur eine symptomatische Therapie möglich, durch deren Fortschritte die Lebenserwartung auf durchschnittlich 60 Jahre gestiegen ist.

Gentherapien

Bei **Gentherapien** werden DNA oder RNA in Zellen eingeschleust, um Krankheiten zu bessern oder zu heilen. Gentherapien zielen derzeit vor allem auf schwere Krankheiten durch Einzelgen-Mutation: Sie sind durch konventionelle Therapien nicht zu heilen, gleichzeitig sind sie vom humangenetischen Standpunkt aus betrachtet „überschaubar", da nur ein Gen betroffen ist. Mittels Gentherapie soll das defekte Gen durch ein gesundes ersetzt werden.

In Deutschland zulässig ist die **somatische Gentherapie,** bei der das „neue" Erbmaterial nur in betroffene Organe oder Körperzellen des Erkrankten selbst eingeschleust wird. Bereits länger wird versucht, z. B. durch Viren als „Genfähren" das intakte Gen ins Erbgut Erkrankter einzubauen. Neue Ansätze sind:

- **Genom-Editing-Verfahren** wie etwa die „Genschere" **CRISPR/CAS,** mit denen u. a. die Zielgenauigkeit des Geneinbaus verbessert werden soll
- Im Überschneidungsbereich zur Immuntherapie die **CART-T-Zell-Therapie** bei Leukämien, bei der T-Zellen genetisch verändert werden und die bösartigen Zellen erkennen und vernichten sollen

4.7 Die Evolution

4.7.1 Die Entwicklung der Zelle

DEFINITION

Evolution: Prozess, bei dem neue Organismen und Arten durch genetische Variation und anschließende natürliche Selektion entstehen.

Vor gut 4 Milliarden Jahren bestand die Atmosphäre der Erde aus Wasserdampf, Methan, Kohlendioxid, Ammoniak, Stickstoff und Schwefelwasserstoff. Daraus bildeten sich nach heutigem Kenntnisstand spontan anorganische wie organische Verbindungen, z. B. Aminosäuren.

Die ersten Makromoleküle haben sich wahrscheinlich in „abgeschlossenen" Räumen wie Gesteinsspalten entwickelt. Möglicherweise lagerten sie sich spontan in Tröpfchenform zusammen. Umschlossen diese Tröpfchen zufällig enzymartige Strukturen (etwa Metall-Ionen) zur Bildung von weiteren Makromolekülen, dann war eine solche „Zelle" zu ersten Stoffwechselleistungen in der Lage. Durch Zusammenlagerung von Phospholipiden könnten die ersten Membranen entstanden sein, welche die Zelle „stabilisierten". Auch der Zusammenschluss von „Zellen" mit unterschiedlichen Leistungen könnte sich als vorteilhaft erwiesen haben. Die Entwicklung des genetischen Apparates aus Nukleinsäuren ermöglichte diesen ersten „Lebewesen" dann die selbstständige Vermehrung.

4.7.2 Die Grundprinzipien der Evolution

Einzelne Zellen waren sehr erfolgreich, aber noch erfolgreicher stellten sich vielzellige Organismen dar. Ein vielzelliger Organismus kann z. B. einzelne Zellen ersetzen und ist länger überlebensfähig, auch die Differenzierung der Zellen bringt Vorteile (z. B. für Erschließung und Ausnutzung von Nahrungsquellen).

Einen weiteren enormen Schub für die Entwicklung brachte die geschlechtliche Fortpflanzung: Die beschriebenen Variationsmöglichkeiten bei den Reduktionsteilungen und die „Fehler" bei der Vererbung sorgen ständig für genetisch neue Individuen einer Art. Gleichzeitig sind sie Triebfeder für die Fortentwicklung neuer Arten im Rahmen der *Entwicklungsgeschichte* **(Evolution):** Zwar ziehen viele Erbgutveränderungen *(Mutationen)* Nachteile für das betroffene Individuum nach sich. Manchmal führt eine Mutation aber auch zu einem *Auslesevorteil* **(Selektionsvorteil)** gegenüber anderen Artgenossen. Dadurch kann das mutierte Individuum bevorzugt zur Fortpflanzung gelangen und sich das mutierte Gen vor allem bei kleinen, *isolierten* Fortpflanzungsgemeinschaften im Laufe der Zeit allmählich durchsetzen.

Die unterschiedlichen Anforderungen der jeweiligen örtlichen Lebensverhältnisse führen zu unterschiedlichen Ausleseprozessen, sodass sich die Populationen genetisch immer weiter auseinander entwickeln. Zunächst entstehen so verschiedene *Rassen.* Schließlich hat sich die isolierte Population genetisch so weit von der ursprünglich genetisch identischen Nachbarpopulation entfernt, dass eine Kreuzung keine zeugungsfähigen Nachkommen mehr hervorbringt. Eine neue *Art* ist entstanden.

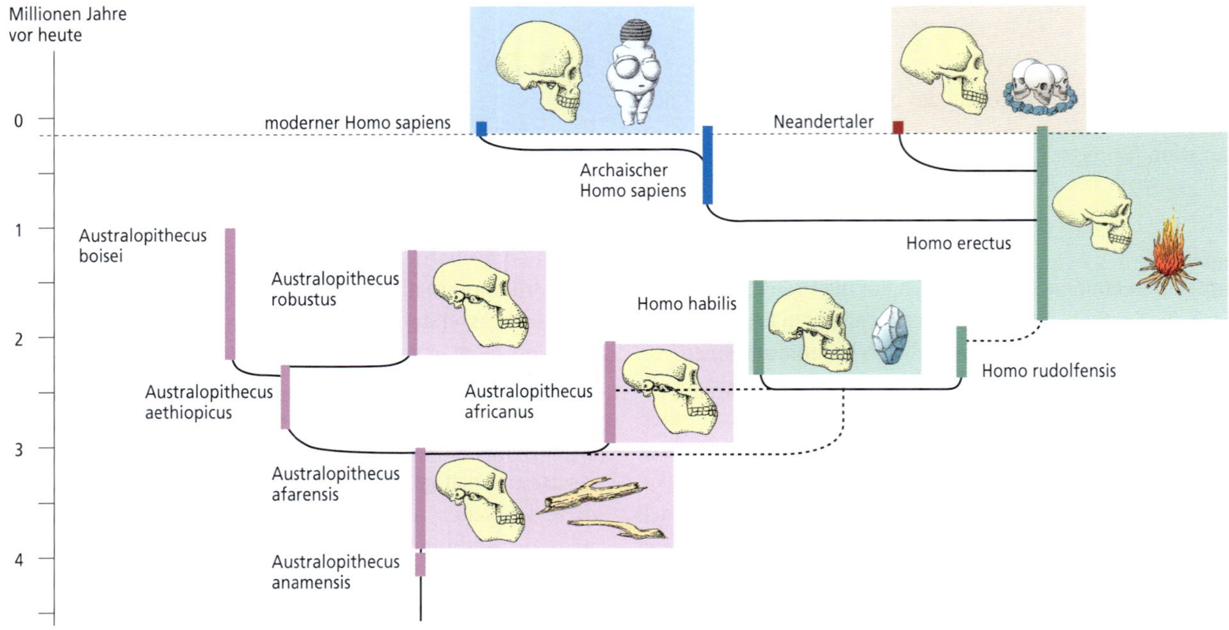

Abb. 4.12 Entwicklungsgeschichte des Menschen. Dargestellt sind jeweils Schädelform und ein Gegenstand, der, wie man aufgrund von Funden annimmt, typischerweise im Gebrauch war. [L190]

Die drei Grundphänomene Mutation, Selektion und Isolation bilden die Eckpfeiler der **Evolutionsbiologie,** der zufolge letztlich auch der Mensch das Resultat einer evolutionären Fortentwicklung vom primitiven Wirbeltier zum hochentwickelten Säugetier in der Gruppe der Primaten darstellt.

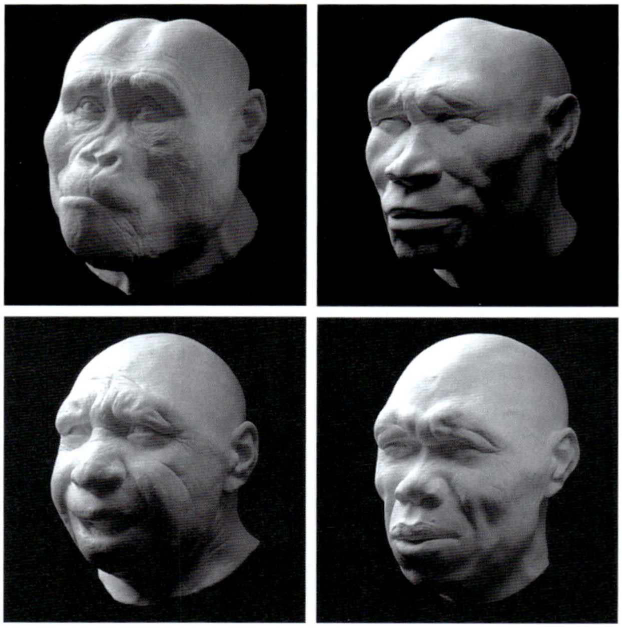

Abb. 4.13 (Rekonstruierte) Kopfmodelle verschiedener Vorfahren des heutigen Menschen. Links oben: Australopithecus afarensis; rechts oben: Homo erectus; links unten: Homo neanderthalensis; rechts unten: (archaischer) Homo sapiens. [W801]

4.7.3 Die Evolution des Menschen

Stellt man sich die Erdgeschichte – von der Entstehung der Erde vor etwa 4,6 Milliarden Jahren bis heute – in 60 Min. zusammengefasst vor, so entwickelten sich die ersten vielzelligen Lebewesen vor umgerechnet 9 Min., die ersten Tiere vor etwa 6 Min., die ersten Säugetiere vor 4 Min. und Primaten vor weniger als 1 Min. Die ersten Menschen-Ahnen traten vor nicht einmal 5 Sek. auf!

Vor etwa 7–5 Millionen Jahren trennten sich in Afrika die Abstammungslinien von Mensch und Menschenaffen aus einem gemeinsamen Vorfahren. Die Entwicklung zum heutigen Menschen verlief nicht geradlinig. Vielmehr gab es verschiedene Seitenlinien, von denen mit einer Ausnahme alle ausgestorben sind (➤ Abb. 4.12, ➤ Abb. 4.13). Diese Ausnahme ist der **Homo sapiens.**

Der aufrechte Gang entstand recht früh. Er „machte die Hände frei", sodass sie sich zu speziellen Greifhänden mit *opponierbarem* (den Fingern gegenübergestelltem) Daumen umwandeln konnten. Es ist anzunehmen, dass sich in den riesigen afrikanischen Waldsavannen unterschiedliche Varianten aufrecht gehender Vormenschen entwickelten.

Die ersten unanfechtbar aufrecht gehenden menschlichen Vorfahren sind die **Australopithecinen.** Ihnen wird ein Hirnvolumen von rund 500 ml zugeordnet (zum Vergleich: bei Schimpansen beträgt das durchschnittliche Hirnvolumen 400 ml).

Die Gattung **Homo** entstand mit **Homo rudolfensis** und **Homo habilis** vor vermutlich 2,5 Millionen Jahren, also zu einer Zeit, als es noch Australopithecinen gab. Der steile Anstieg der kulturellen Fähigkeiten vor etwa 2–1,5 Millionen Jahren findet seine Entsprechung in der Gehirnentwicklung bei **Homo erectus,** bei dem das Gehirnvolumen von 780 ml auf 1.300 ml zunimmt und damit annähernd heutige Werte erreicht (1.200–1.700 ml). Homo-erectus-Populationen stellten erste Steinwerkzeuge her, bauten Hütten, beherrschten das Feuer und entwickelten eine Jagdkultur. Homo erectus verließ vor über 2 Millionen Jahren Afrika und breitete sich nach Europa und Asien aus.

Vor rund 200.000 Jahren entstanden während der letzten Eiszeit in Europa als direkte Homo-erectus-Nachfolger die klassischen **Neandertaler** *(Homo neanderthalensis).* Sie starben vor 35.000 Jahren aus. Charakteristisch für den Neandertaler sind der äußerst massive Knochenbau und das fliehende Kinn (➤ Abb. 4.13).

Der frühe **archaische Homo sapiens** lebte vor 500.000–200.000 Jahren in Afrika. Der jüngere Stammbaum des **modernen Homo sapiens** ist umstritten. Die oft vertretene **Out-of-Africa-Hypothese** geht davon aus, dass sich der moderne Homo sapiens vor ca. 160.000 Jahren in Afrika entwickelt und von dort aus über die Erde ausgebreitet hat. Die geistigen Leistungen, das Geschick und die Mobilität des Homo sapiens lassen ihn sämtliche Kontinente besiedeln. In Südostasien, Australien und Europa ist er vor etwa 40.000 Jahren nachweisbar.

Während ca. 10.000 Jahren entwickelte sich und lebte Homo sapiens parallel zum Neandertaler. Dabei ist es zu einer genetischen Vermischung beider gekommen. Schätzungsweise 1–3 % der DNA eines Menschen außerhalb von Afrika sind auf den Neandertaler zurückzuführen, und insgesamt haben wohl ca. 40 % des Neandertaler-Erbguts es in den modernen Menschen „geschafft". Neandertaler-Gene beeinflussen z. B. Haut- und Haarfarbe, Stoffwechsel und Immunsystem.

Aufgaben zur Pflegesituation

Nach anfänglichen Berührungsängsten gelingt es Frau Sander im Laufe ihres Einsatzes immer besser, Kontakt und eine Beziehung zu den Beschäftigten in der Werkstatt aufzubauen. Sie ist von der Motivation und Ausdauer begeistert, die dort alle bei ihren Aufgaben an den Tag legen. Um sich noch mehr einbringen zu können, beginnt Frau Sander, sich sowohl mit den einzelnen Beeinträchtigungen bzw. Störungen als auch mit deren Ursachen vertieft zu beschäftigen. Besonders die genetisch bedingten Störungen interessieren sie.

1. Beschreiben Sie die Begriffe „Gen", „DNA" und „Chromosom" und „Allele".
2. Wie viele Chromosomen und Chromosomenpaare gibt es beim Menschen und wie setzen sich diese zusammen?
3. Was ist der Unterschied zwischen einer genetisch bedingten Krankheit und einer Erbkrankheit?
4. Beim Down-Syndrom ist das Chromosom 21 dreifach vorhanden. Was sind typische körperliche und geistige Auffälligkeiten Betroffener?
5. Beschreiben Sie den Unterschied zwischen numerischen und strukturellen Chromosomenaberrationen.
6. Im Rahmen der pränatalen Diagnostik kann nach Zellentnahme ein Karyogramm angefertigt werden. Was wird dabei untersucht?

KAPITEL

5 Gewebe des Körpers

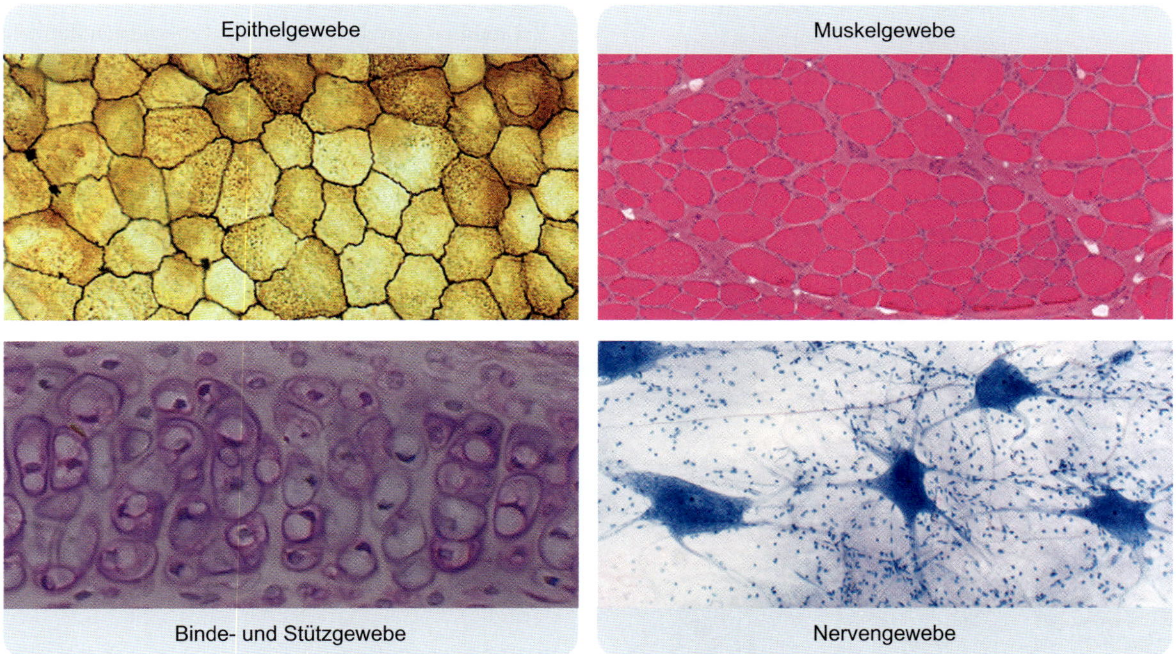

Abb. 5.1 Die vier Grundgewebe. [L275/M375/P119/E369-002]

Pflegesituation

Lisa Gude ist Pflegefachfrau und arbeitet seit drei Jahren auf einer Station für Verbrennungsopfer. Vor Kurzem hat sie die Weiterbildung zur Praxisanleiterin in der Pflege erfolgreich abgeschlossen und ist nun das erste Mal als Praxisanleiterin für einen Auszubildenden verantwortlich. Der Auszubildende Finn Kleimann befindet sich im zweiten Jahr der Ausbildung zum Pflegefachmann und beginnt in wenigen Tagen seinen praktischen Einsatz auf der Verbrennungsstation. Herr Kleimann hat sich bereits persönlich auf der Station vorgestellt und mit Lisa Gude einen Termin für ein Erstgespräch am ersten Tag des Einsatzes vereinbart. Zur Vorbereitung auf den Einsatz und das Erstgespräch macht sich Frau Gude gemeinsam mit einem Praxisanleiter-Kollegen Gedanken darüber, wie der Einsatz und dazugehörige Lernziele für Herrn Kleimann gestaltet werden können.

DEFINITION

Gewebe: Verband von Zellen gleicher oder ähnlicher Funktion und Bauart.
Histologie: Lehre von den Geweben.

5.1 Die vier Grundgewebe

Nach ihrer Entwicklungsgeschichte, Struktur und Funktion unterscheidet man vier **Grundgewebe:**

- **Epithelgewebe**
- **Binde- und Stützgewebe**
- **Muskelgewebe**
- **Nervengewebe**

Binde-, Stütz- und Muskelgewebe entwickeln sich aus **Mesenchym** (*embryonales Bindegewebe*, ➤ Abb. 5.2), einem embryonalen Gewebe, das v. a. aus dem *Mesoderm (mittleren Keimblatt)* hervorgeht. Nervengewebe entstammt dem *Entoderm (inneren Keimblatt)*, Epithelgewebe allen drei Keimblättern (➤ 20.2.1).

Parenchym, Stroma und Interzellulärsubstanz

Verschiedene **Gewebe** zusammen bilden ein **Organ.** Die Zellen, die für die eigentliche Organfunktion zuständig sind, bilden das **Parenchym.** Bindegewebe, das **Stroma,** baut das Gerüst des Organs und enthält die versorgenden Gefäße und Nerven.

Der je nach Gewebe unterschiedlich weite Raum zwischen den Zellen, der *Zwischenzell-* oder **Interzellulärraum,** ist ausgefüllt mit *Zwischenzell-* oder **Interzellulärsubstanz** (➤ 5.3.2).

Sie ist elementar sowohl für den Stoffaustausch zwischen Blut und Zellen als auch für die mechanischen Eigenschaften des jeweiligen Gewebes.

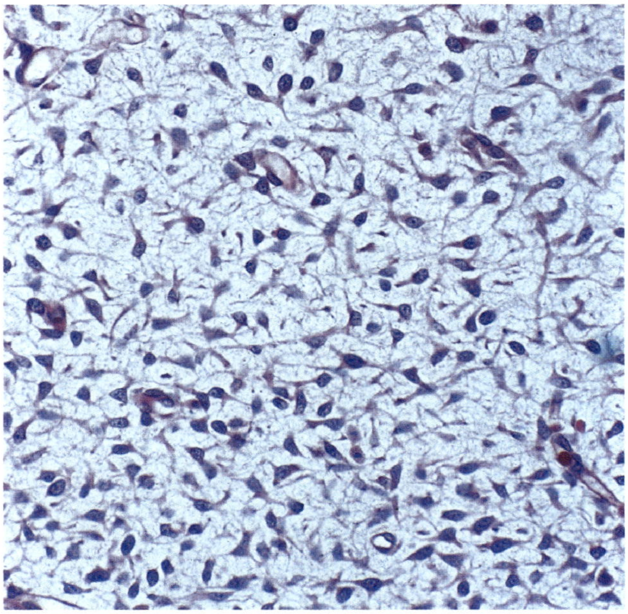

Abb. 5.2 Mesenchym. Aus diesem faserarmen embryonalen Bindegewebe gehen Binde-, Stütz- und Muskelgewebe hervor. [M375]

Die Geweberegeneration

Die Fähigkeit der verschiedenen Gewebe zu Zellersatz und Regeneration ist sehr unterschiedlich:

- Die Zellen von **Wechselgeweben** *(labilen Geweben)* leben nur Tage bis Monate. Daher müssen ständig Zellen ersetzt werden. Die neuen Zellen werden durch Teilung von Stammzellen gebildet. Typische Wechselgewebe sind z. B. Schleimhautepithelien, rote und weiße Blutzellen.
- Bei **stabilen Geweben** beträgt die Lebensdauer der Zellen Monate bis Jahre. Entsprechend ist die Zellteilungsrate weit niedriger als in den Wechselgeweben. Stabile Gewebe sind z. B. das Lebergewebe und endokrine Drüsengewebe.
- Die Zellen der **Ruhegewebe** *(Dauergewebe, permanente Gewebe)* haben ihre Teilungsfähigkeit im Verlauf der Gewebeentwicklung verloren. Hierzu zählen hoch spezialisierte Gewebe wie z. B. Nerven- und Sinnesgewebe und Zähne.

Dies wirkt sich auf die **Regenerationsfähigkeit nach Gewebeschäden** aus. Je weniger stoffwechselaktiv ein Gewebe und je niedriger seine Zellteilungsrate normalerweise ist, desto schlechter kann es sich in aller Regel nach Gewebeschäden neu bilden. Oberflächliche (Schleim-)Hautwunden heilen in etwa einer Woche. Bei Knochenbrüchen dauert die Heilung länger, es wird aber wieder funktionell hochwertiger Knochen gebildet. Hingegen ist die Regerationsfähigkeit von Knorpel und Sehnen schlecht. Untergegangenes Herzmuskelgewebe nach einem Infarkt wird lediglich durch eine bindegewebige Narbe ersetzt.

Tissue engineering

Tissue Engineering bezeichnet die künstliche Herstellung biologischer Gewebe. Ziel des Tissue Engineering in der Medizin ist der Ersatz von Gewebedefekten (z. B. Haut, Knorpel, Knochen) durch Gewebeanzucht aus Stammzellen (➤ 3.1) und somit ohne größere Entnahmedefekte an anderer Stelle des Körpers. Die Herstellung einfacher Hautttransplantate oder kleiner Knorpelstückchen ist so bereits möglich.

5.2 Die Epithelgewebe

DEFINITION

Epithelgewebe: Flächige Gewebe mit eng beieinanderliegenden Zellen und wenig Interzellulärsubstanz auf einer lichtmikroskopisch sichtbaren **Basalmembran.** Werden in der Regel nach ihrer Hauptfunktion aufgeteilt in Oberflächenepithelien, Drüsenepithelien, Sinnesepithelien.

Die flächigen **Epithelgewebe** erfüllen eine Reihe unterschiedlicher Funktionen: Sie schützen beispielsweise die äußeren und inneren Körperoberflächen vor schädigenden Einflüssen, sondern Sekrete wie z. B. Schweiß ab, resorbieren Nährstoffe aus dem Darm, haben Transportfunktion und können Sinnesreize aufnehmen.

In Epithelgeweben liegen die Zellen dicht beieinander. Lücken sind lichtmikroskopisch nicht erkennbar, Interzellulärsubstanz ist sehr spärlich. Die meisten Epithelgewebe erneuern sich ständig, sind also gut regenerationsfähig. Epithelien besitzen keine Blut- und Lymphgefäße, sondern werden durch Diffusion vom tiefer liegenden Bindegewebe ernährt.

Zwischen Epithel- und Bindegewebe befindet sich ein feines „Häutchen" aus Kollagen und Makromolekülen (Glykoproteinen und Proteoglykanen, ➤ 5.3.2), die lichtmikroskopisch sichtbare **Basalmembran.** Sie hat gleichzeitig trennende und verbindende Funktionen. Basalmembranen sind allerdings nicht epithelspezifisch, sie umhüllen v. a. auch Muskel- und Fettzellen.

Epithelzellen bilden untereinander viele *Zellkontakte* (➤ 3.2.3) aus. Außerdem sind sie **polar differenziert,** d. h., sie sehen an ihrer „oberen" (**apikalen,** oberflächennahen) Seite anders aus als an ihrer „unteren" (**basalen,** zur Basalmembran gerichteten). Kennzeichnend sind vor allem die **Oberflächendifferenzierungen der Epithelzellen:**

- Stäbchenartige Zytoplasmafortsätze heißen **Mikrovilli.** Zahlreiche Mikrovilli dicht nebeneinander bilden einen *Stäbchen-* oder **Bürstensaum.** Mikrovilli dienen vor allem der Oberflächenvergrößerung bei hauptsächlich resorbierenden oder sezernierenden Epithelien, etwa der Darmschleimhaut. Den Mikrovilli sehr ähnlich, aber länger sind die **Stereozilien**
- **Kinozilien** (*Flimmerhaare* ➤ Abb. 5.3) sind aktiv bewegliche feine „Härchen". Durch viele Kinozilien entsteht ein transportierendes **Flimmerepithel,** etwa in den Atemwegen, wo es Staubpartikel der Einatemluft abfängt, in Richtung Rachen befördert und so eine Verschmutzung der Lungenbläschen verhindert
- Sinneshaare ➤ 17
- Crusta ➤ 5.2.1.

Entstehung von Tumoren

Wie aus allen sich teilenden Zellen, so können auch aus Epithelzellen Tumoren entstehen. Bösartige Tumoren des Epithels heißen **Karzinome** und gehören zu den häufigsten bösartigen Tumoren überhaupt. Ist die Basalmembran noch intakt, spricht man von einem **Carcinoma in situ.** Seine Prognose ist sehr gut. Ist die Basalmembran durchbrochen, handelt es sich um ein **invasives Karzinom.** Je tiefer es vordringt, desto größer ist die Gefahr von **Metastasen** *(Tochtergeschwülsten).*

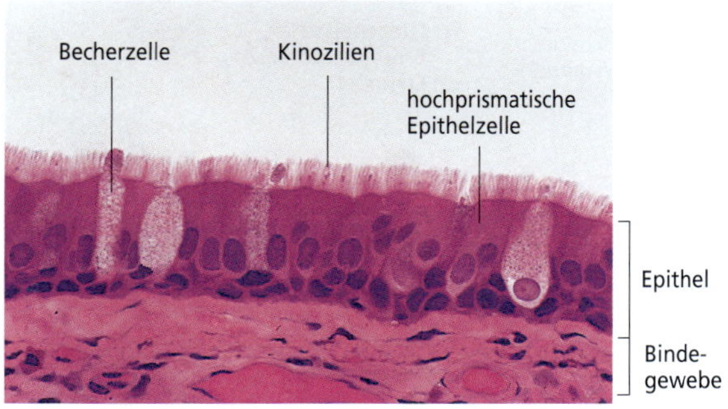

Abb. 5.3 Mehrreihiges hochprismatisches Flimmerepithel in den Atemwegen. [M375]

5.2.1 Die Oberflächenepithelien

DEFINITION

Oberflächenepithelien *(Deckepithelien):* Epithelien, welche die innere und äußere Oberfläche des Körpers bedecken.

Das Epithelgewebe der Haut schützt den Körper vor Umwelteinflüssen und Wasserverlust. Im Körperinneren kleiden **Oberflächenepithelien** z. B. Magen-Darm-Trakt, Gallen- und Harnblase aus. Diese Epithelien werden zusammen mit dem darunterliegenden Bindegewebe als **Schleimhäute** bezeichnet, da Drüsen in ihnen ein schleimiges Sekret produzieren, das sich dann wie ein dünner Film auf das Epithel legt.

Das Oberflächenepithel der Gefäß- und Herzinnenräume heißt *Endothel* (➤ 8.1.2), das der serösen Höhlen (➤ 1.5) **Mesothel.**

Die Einteilung der Oberflächenepithelien

Oberflächenepithelien werden nach der Form ihrer Zellen sowie deren Anordnung im Zellverband differenziert (➤ Abb. 5.4).
Nach der Form der Zellen unterscheidet man:

- **Plattenepithel,** bei dem die Zellen im histologischen Bild (Schnitt senkrecht zur Oberfläche) niedrig und breit sind
- **Isoprismatisches** *(kubisches)* **Epithel,** dessen Zellen in etwa ebenso hoch wie breit sind
- **Hochprismatisches** *(zylindrisches)* **Epithel** mit hohen, schmalen Zellen

Die verschiedenen Zellformen entsprechen unterschiedlichen funktionellen Erfordernissen: Bei den platten Epithelien steht die Schutz- und Abgrenzungsfunktion im Vordergrund, bei den prismatischen Epithelien die Stoffaufnahme (Resorption) oder -abgabe (Sekretion).
Auch die Anordnung der Zellen in den Zellverbänden ist unterschiedlich:

- Beim **einschichtigen Epithel** haben alle Zellen Kontakt mit der Basalmembran.
- Gleiches gilt für die Zellen des **mehrreihigen Epithels,** bei dem jedoch nicht alle Zellen die Epitheloberfläche erreichen.
- Beim **mehrschichtigen Epithel** hat nur die unterste Zellschicht Kontakt zur Basalmembran. Für die Namensgebung nach der Zellform ist hier die Zellform der obersten (oberflächennahen) Schicht maßgeblich.

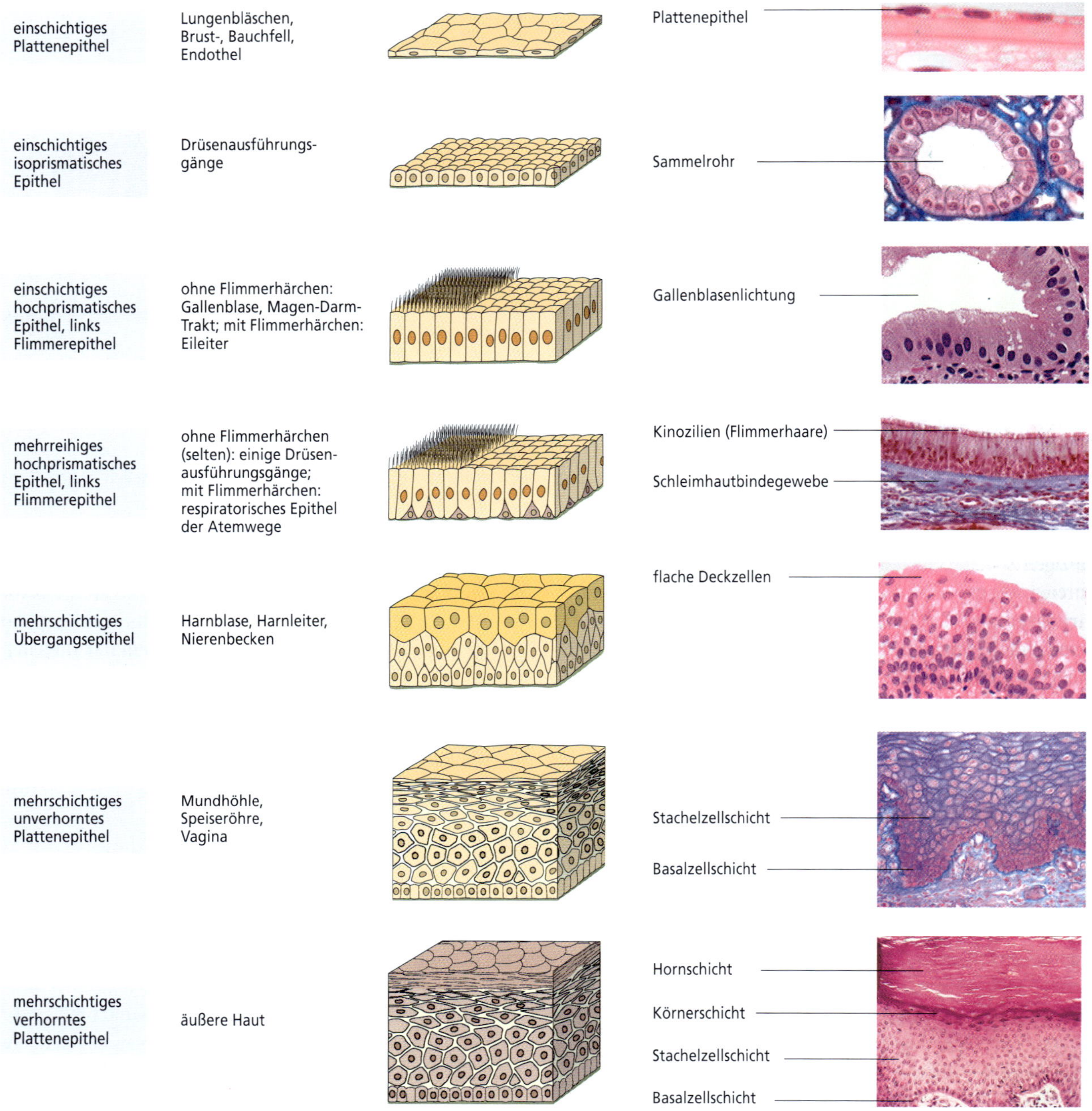

Abb. 5.4 Verschiedene Oberflächenepithelien. [L190/G077/M375]

Als Sonderform betrachtet wird das *Übergangsepithel* **(Urothel)** des Harntrakts. Es ist überwiegend mehrschichtig, gebietsweise auch zweireihig. Sein Erscheinungsbild hängt vom Füllungsgrad der Harnblase ab: Je voller die Harnblase ist, desto weniger Schichten scheint das Urothel zu haben und desto flacher und breiter sind die *Deckzellen* an der Oberfläche.

Kennzeichnend für Urothelzellen ist außerdem die **Crusta,** eine lichtmikroskopische Verdichtung des Zytoplasmas zur Harnblasenoberfläche hin, die mit der Schutzfunktion und Dehnungsfähigkeit des Urothels in Zusammenhang steht.

5.2.2 Die Drüsenepithelien

DEFINITION

Drüse *(Glandula):* Einzelne spezialisierte Epithelzelle oder Ansammlung von Epithelzellen, welche **Sekrete** (überwiegend flüssige Stoffgemische) absondern. Nach der Art der Sekretausscheidung werden *exokrine* und *endokrine* Drüsen unterschieden.

Die exokrinen Drüsen

Exokrine Drüsen wie etwa Tränen- oder Schweißdrüsen sondern ihr Sekret an die Oberfläche von Haut oder Schleimhäuten ab, meist über einen Ausführungsgang.

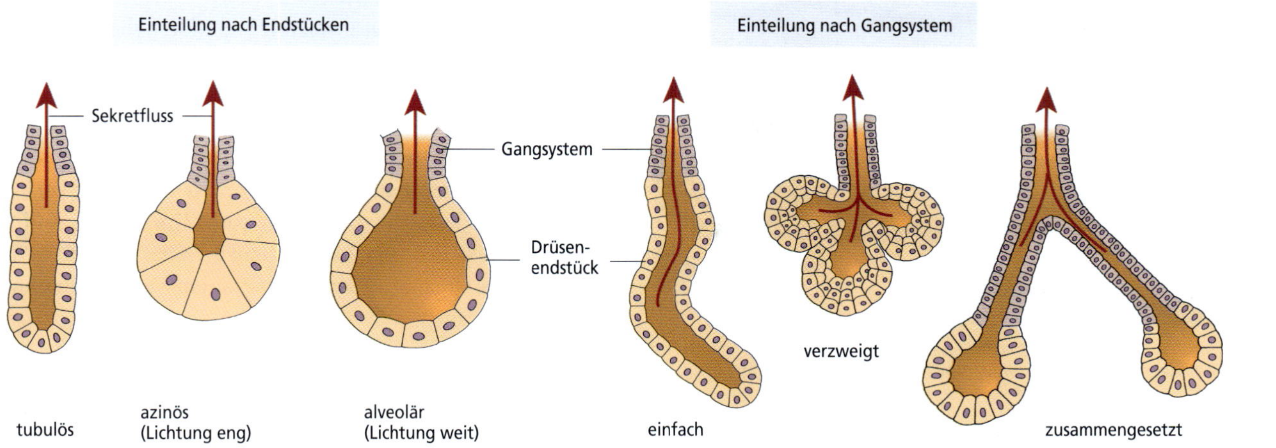

Abb. 5.5 Verschiedene exokrine Drüsen (endokrine Drüsen ➤ 9.1). Links: Einteilung nach dem Aussehen der Endstücke in tubulöse, azinöse und alveoläre Drüsen. Rechts: Einteilung nach dem Bau des Gangsystems in einfache, verzweigte und zusammengesetzte Drüsen. [L190]

Die einfachste Form sind die Becherzellen des Darms, die nur aus einer einzigen Zelle bestehen. Die Regel sind aber komplexe Gebilde aus mehreren sekretorisch aktiven Zellen **(Drüsenendstücke),** deren **Ausführungsgänge** mit Deckzellen ausgekleidet sind (➤ Abb. 5.5). Einige exokrine Drüsen, z. B. die Speicheldrüsen, haben außen an den Endstücken **Myoepithelzellen,** die durch ihre Kontraktion die Endstücke „auspressen" und so den Sekretfluss fördern.

Es gibt mehrere Möglichkeiten, exokrine Drüsen einzuteilen, z. B. nach Aufbau, Art des Sekrets oder Sekretabgabe.

Kriterien bei der Klassifikation nach dem Drüsenaufbau sind das Aussehen der Endstücke und des Gangsystems (➤ Abb. 5.5):

- **Tubulöse Drüsen** haben schlauchförmige, **azinöse Drüsen** beerenförmige und **alveoläre Drüsen** bläschenförmige Drüsenendstücke. Mischformen (z. B. tubuloazinös) sind möglich.
- **Einfache Drüsen** haben allenfalls einen Ausführungsgang ohne Verästelungen. Bei **verzweigten** *(verästelten)* **Drüsen** münden mehrere Endstücke in einen Ausführungsgang. **Zusammengesetzte Drüsen** haben ein verzweigtes Ausführungsgangsystem.

Sondert eine Drüse vornehmlich wässrige Sekrete ab, so heißt sie **seröse Drüse,** sezerniert sie vor allem schleimige Sekrete, wird sie **muköse Drüse** genannt. **Gemischte Drüsen** können je nach Bedarf sowohl seröse als auch muköse Ausscheidungen produzieren.

Exokrine Drüsen werden auch nach der Sekretabgabe unterteilt:

- **Merokrine Drüsen** schleusen ihr Sekret durch Exozytose (➤ 3.5.8) aus der Zelle. Die Zelle selbst scheint danach unverändert. Merokrine Drüsen sind sehr häufig, z. B. die Mundspeicheldrüsen oder die Bauchspeicheldrüse.
- **Ekkrine Drüsen** sind unscharf definiert. Meist bezeichnen sie nur die Schweißdrüsen, bei denen NaCl- u. a. Ionen aktiv und Wasser passiv durch die Zellmembran transportiert werden, ohne dass besondere Sekretionsmechanismen sichtbar sind.
- Bei **apokrinen Drüsen** (z. B. Duftdrüsen der Achselregion) schnürt sich der oberflächennahe Anteil der Zelle ab, sodass Zytoplasma verloren geht.
- **Holokrine Drüsen** (z. B. Talgdrüsen) gehen bei der Sekretabgabe zugrunde und werden mit dem Sekret ausgestoßen.

Die endokrinen Drüsen

Endokrine Drüsen wie die Schilddrüse heißen auch **Hormondrüsen** (Details ➤ 9). Sie brauchen keinen Ausführungsgang, denn ihre Sekrete – die *Hormone* – diffundieren in die Blutkapillaren und erreichen über den Blutkreislauf die Zielzellen oder werden lokal wirksam *(parakrine Sekretion).*

5.2.3 Die Sinnesepithelien

Die hoch spezialisierten **Sinnesepithelien** (Details ➤ 17) können (Sinnes-)Reize aufnehmen und weiterleiten. Hierzu gehören z. B. die lichtaufnehmenden Stäbchen und Zapfen der Netzhaut im Auge.

5.3 Die Binde- und Stützgewebe

DEFINITION

Binde- und Stützgewebe: Gewebe mit weiter entfernt voneinander liegenden Zellen und viel Interzellulärsubstanz, die maßgeblich für die Eigenschaften des Gewebes ist. **Bindegewebe** sind v. a. *kollagenes und retikuläres Bindegewebe und Fettgewebe,* **Stützgewebe** sind *Knorpel-* und *Knochengewebe.*

Binde- und Stützgewebe sind entscheidend an Formgebung und -erhalt des Körpers beteiligt. Die besonderen mechanischen Eigenschaften der Binde- und Stützgewebe gehen zu einem großen Teil auf deren sehr reichliche *Zwischenzell-* oder **Interzellulärsubstanz** zurück (Ausnahme: Fettgewebe).

5.3.1 Die Bindegewebszellen

Bei den Zellen der Binde- und Stützgewebe wird zwischen *ortsständigen* und *freien Bindegewebszellen* unterschieden.

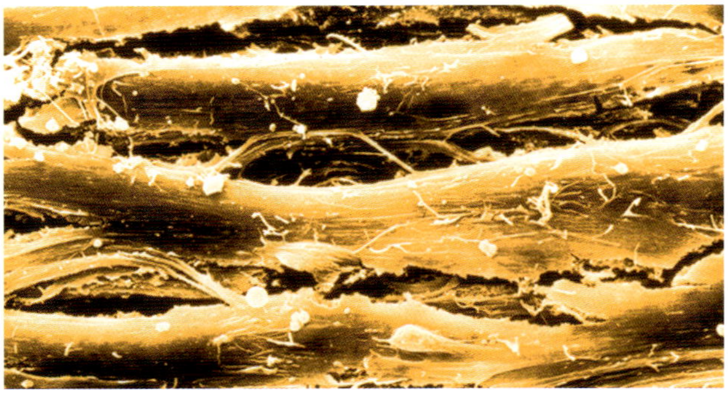

Abb. 5.6 Kollagenfasern im rasterelektronenmikroskopischen Bild. [X243]

- Die **ortsständigen** *(fixen)* **Bindegewebszellen** können ihre Lage nicht verändern. Sie produzieren die bereits oben erwähnte Interzellulärsubstanz.
- Die **freien** *(mobilen)* **Bindegewebszellen** sind beweglich. Es handelt sich in erster Linie um Abwehrzellen des *Monozyten-Makrophagen-Systems* (➤ 13.2.2, ➤ Tab. 13.2), die aus dem Blut ins Bindegewebe einwandern und Gewebetrümmer, Fremdkörper oder Mikroorganismen beseitigen.

5.3.2 Die Interzellulärsubstanz

Die **Interzellulärsubstanz** gibt dem Gewebe unterschiedliche Stärke und Festigkeit. Für jedes Bindegewebe ist die Mischung aus einer *Grundsubstanz* verbunden mit einem oder mehreren *Fasertypen* charakteristisch.

Die Grundsubstanz

Die von den verschiedenen Bindegewebszellen gebildete **Grundsubstanz** ist eine homogene, kittartige Masse. Sie besteht hauptsächlich aus Wasser, *Glykoproteinen* (Eiweiß mit daran gebundenem Kohlenhydrat) und *Proteoglykanen* (Riesenmoleküle mit hohem Polysaccharid- und geringerem Proteinanteil). Die Proteoglykane binden Wasser und andere Substanzen und machen die Grundsubstanz dadurch zähflüssig bis fest. Bei den Stützgeweben hat die Grundsubstanz vor allem mechanische Funktion. Im Übrigen ist sie Reservoir der extrazellulären Flüssigkeit und von großer Bedeutung für den Stoffaustausch zwischen Zellen und Blut.

Die Fasern

Bei den **Fasern** unterscheidet man kollagene, elastische und retikuläre Fasern.

Kollagenfasern (➤ Abb. 5.6) finden sich im ganzen Körper, vor allem aber in Sehnen und Gelenkbändern. Kollagenfasern sind sehr zugfest, aber nur wenig dehnbar und dadurch besonders geeignet für Haltefunktionen. Die rund zwei Dutzend verschiedenen Kollagentypen im menschlichen Körper unterscheiden sich in der Aminosäurefolge ihrer Ketten.

Die sehr dehnbaren **elastischen Fasern** verleihen z. B. den Arterien (➤ 8.1.2) ihre hohe Elastizität und verhindern somit, dass die Gefäßwände platzen, wenn das Blut mit hohem Druck hineingepresst wird. Auch die Elastizität von Lungen und Haut beruht auf deren Gehalt an elastischen Fasern.

Die verzweigten **retikulären Fasern** (*Gitterfasern,* ➤ Abb. 5.8) bilden dreidimensionale, verform- und dehnbare Netze. Retikuläre Fasern befinden sich vor allem im roten Knochenmark, in den Rachenmandeln, den Lymphknoten und der Milz und stützen diese und viele andere Organe. Außerdem sind sie ein wichtiger Bestandteil der Basalmembranen.

5.3.3 Das kollagene Bindegewebe

DEFINITION

Kollagenes Bindegewebe: Bindegewebe mit **Fibroblasten** bzw. **Fibrozyten** und **Kollagenfasern.** Unterteilt in das faserarme **lockere Bindegewebe** und das faserreiche **straffe Bindegewebe.**

Die ortsständigen Zellen des **kollagenen Bindegewebes** sind die *Bindegewebszellen im engeren Sinne,* die **Fibroblasten** und **Fibrozyten.** Fibroblast bezeichnet meist die aktive und Fibrozyt die ruhende Zelle. Über lange Zytoplasmafortsätze stehen sie miteinander in Verbindung und bilden so eine Art weitmaschiges Netz.

Das lockere Bindegewebe

Das faserarme **lockere Bindegewebe** (➤ Abb. 5.7) füllt als bindegewebiges Stützgerüst überall im Körper Hohlräume zwischen ganzen Organen und einzelnen Teilen eines Organs aus. Es bildet also das *Stroma.* So erhält es die Form der Organe und des Körpers.

Lockeres Bindegewebe begleitet Nerven, Blut- und Lymphgefäße und dient sowohl als Wasserspeicher wie auch als Verschiebeschicht. Zudem erfüllt es wichtige Aufgaben bei Abwehr- und Regenerationsvorgängen, da es viele Entzündungs- und Abwehrzellen beherbergt.

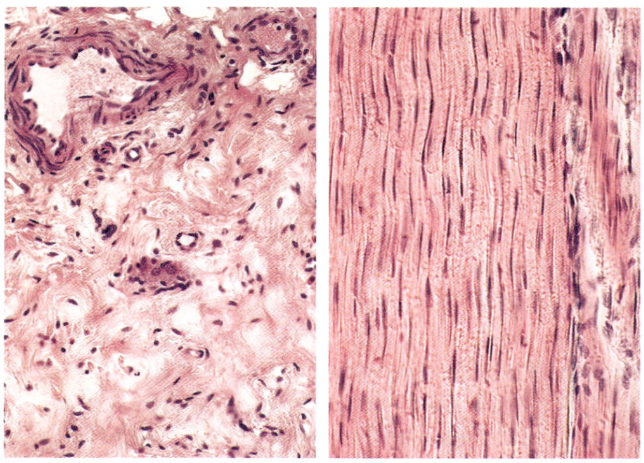

Abb. 5.7 Kollagenes Bindegewebe. Links: lockeres Bindegewebe (oben links ein kleines Blutgefäß); rechts: straffes, parallelfaseriges Bindegewebe. [M375]

Das straffe Bindegewebe

Das faserreiche **straffe Bindegewebe** wird unterteilt in geflechtartiges und parallelfaseriges Bindegewebe. Die kollagenen Fasern des **geflechtartigen Bindegewebes** bilden einen filzartigen Verband. Es kommt vor allem in der Lederhaut des Auges, der Hirnhaut und den Organkapseln vor. Das **parallelfaserige Bindegewebe** (➤ Abb. 5.7) findet sich in den Sehnen.

5.3.4 Das retikuläre Bindegewebe

Das **retikuläre Bindegewebe** besteht aus den sternförmigen **Retikulumzellen,** die ein dreidimensionales Netzwerk bilden und denen die retikulären Fasern anliegen. Außerdem enthält es zahlreiche freie Bindegewebszellen (➤ 5.3.1). Retikuläres Bindegewebe ist im Knochenmark und in den (sekundären) lymphatischen Organen, z. B. den Lymphknoten, anzutreffen.

5.3.5 Das Fettgewebe

DEFINITION

Fettgewebe: Sonderform des retikulären Bindegewebes mit **Fettzellen** *(Adipozyten),* die kugelförmige Fetttröpfchen aus Neutralfetten (Triglyzeriden) enthalten.

Retikuläre Fasern flechten sich um die einzelnen **Fettzellen** (➤ Abb. 5.8) und fassen sie zu **Fettläppchen** zusammen. Viele Fettläppchen bilden gemeinsam das **Fettgewebe,** das durch reichlich Kapillaren (➤ 8.1.4) mit Blut versorgt wird.

Das weiße Fettgewebe

Die allermeisten Fettzellen des Erwachsenen enthalten *einen* großen Fetttropfen (daher *univakuläres Fettgewebe*), der Zytoplasma und Zellkern an den Rand drängt. Wegen seiner weiß-gelben Farbe heißt dieses Fettgewebe **weißes Fettgewebe.**

- **Baufett** polstert mechanisch beanspruchte Körperregionen (z. B. Gesäß, Fußsohlen, Wangenfettpfropf bei Säuglingen) und hält Organe in ihrer Position (z. B. Niere, Augapfel).
- Im **Speicherfett** hortet der Körper fast seinen gesamten Energievorrat, um ihn bei Energiemangel wieder zu mobilisieren.
- Fettgewebe schützt außerdem vor Wärmeverlust.

Das Gesamtkörperfett unterliegt großen individuellen Schwankungen; darüber hinaus ist seine Verteilung alters- und geschlechtsabhängig. Bei gesunden jungen Männern liegt der Körperfettanteil bei rund 15 %, bei Frauen als „Reserve" für Schwangerschaft und Stillzeit ca. 10 % darüber. Kinder haben einen geringeren Körperfettanteil, ältere Menschen einen höheren.

Während Männer das Speicherfett v. a. im Unterhautbindegewebe des Bauches „einlagern", füllt sich bei Frauen oft besonders die Hüft- und Gesäßregion.

Nahrungsmangel und -überschuss

Bei Nahrungsmangel wird der (Speicher-)Fettvorrat aufgezehrt, bei Nahrungsüberschuss wieder aufgefüllt. Dabei ändert sich beim Erwachsenen kaum die Zahl der Fettzellen, sondern v. a. das Volumen der einzelnen Fettzellen – Fettzellen können über 0,1 mm groß werden. Bei übergewichtigen Kindern hingegen nimmt die Gesamtzahl der Fettzellen zu, was eine Gewichtsabnahme im späteren Leben (zusätzlich) erschwert.

Fettgewebe ist allerdings kein träger Speicher, sondern stoffwechselaktiv:

Neben Zytokinen, Enzymen und Angiotensinogen (➤ 11.3.1) produziert es beispielsweise die Hormone *Adiponektin* und *Leptin* (➤ Tab. 9.2, ➤ 10.9.3), die an der Appetitregulation beteiligt sind.

Fettgewebe wird durch Kapillaren (➤ 8.1.4) mit Blut versorgt. Je mehr Fettgewebe gebildet wird, desto größer wird die Zahl der Kapillaren – dadurch wird der Kreislauf von übergewichtigen Menschen belastet.

Das braune Fettgewebe

Säuglinge haben außerdem **braunes Fettgewebe** an Hals und Rumpf. Die Zellen sind kleiner als die des weißen Fettgewebes mit vielen kleinen Fetttröpfchen und zahlreichen Mitochondrien. Braunes Fettgewebe dient der zitterfreien Wärmebildung, da das abgebaute Fett vor allem in Wärme umgesetzt wird (➤ 8.4.3). Es schützt den Säugling so vor Abkühlung.

Auch ein Teil der Erwachsenen besitzt noch Reste braunen Fettgewebes.

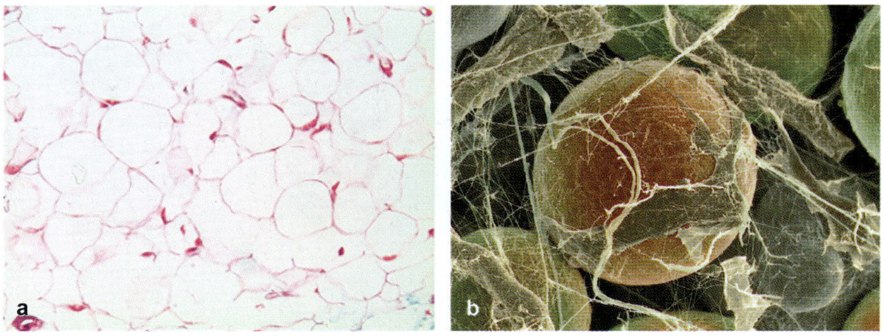

Abb. 5.8 Weißes Fettgewebe. Links: licht-, rechts: rasterelektronenmikroskische Aufnahme. Die dicht aneinanderliegenden, kugeligen Zellen sind von einem großen Fetttropfen praktisch komplett ausgefüllt. Der Zytoplasmasaum um den Fetttropfen ist minimal, der Kern liegt kaum sichtbar am Rand. Die Zellen werden von einigen retikulären Fasern umgeben. [P668/T1077/E260]

5.3.6 Das Knorpelgewebe

DEFINITION

Knorpelgewebe: Druckfestes Stützgewebe aus gruppenförmig angeordneten **Chondrozyten** *(Knorpelzellen)*, verschiedenen Fasern und reichlich Grundsubstanz. Unterschieden werden **hyaliner Knorpel, elastischer Knorpel** und **Faserknorpel.**

Die hohe Druckfestigkeit von **Knorpelgewebe** entsteht dadurch, dass viel feste Grundsubstanz die **Chondrozyten** und Fasern umlagert. Die Chondrozyten liegen in kleinen Gruppen zusammen. In ihrer unmittelbaren Umgebung lässt sich die Grundsubstanz besonders stark anfärben. Dieser Bereich heißt **Knorpelhof.** Chondrozyten und Knorpelhof zusammen bilden ein **Chondron.**

Knorpelgewebe hat keine Nerven-, Lymph- und Blutgefäße und wird allein durch Diffusion (➤ 3.5.4) aus den umgebenden Geweben versorgt. Seine Stoffwechselaktivität ist niedrig.

Knorpelregeneration

Die Regenerationsfähigkeit von Knorpel ist gering, weshalb Knorpelverletzungen nur schlecht heilen.

Knorpel werden differenziert in hyaline, elastische und Faserknorpel (➤ Abb. 5.9). Deren verschiedene physikalische Eigenschaften ergeben sich v. a. aus dem unterschiedlichen Faseranteil sowie dem (hauptsächlichen) Fasertyp in der Interzellulärsubstanz.

Der hyaline Knorpel

Durch **hyalinen Knorpel** (➤ Abb. 5.9) scheint das Licht wie durch mattes Glas. Die in ihm enthaltenen Kollagenfasern sind im Lichtmikroskop nicht zu sehen. Hyaliner Knorpel ist druckfest *und* elastisch.

Hyaliner Knorpel überzieht Gelenkflächen, bildet die Rippenknorpel, einen Teil der Nasenscheidewand, das Kehlkopfgerüst und die Spangen der Luftröhre. Viele Knochen werden außerdem über die Zwischenstufe eines Modells aus hyalinem Knorpel gebildet (➤ 14.1.4), eine Erklärung für die höhere Elastizität des kindlichen Skeletts.

Der elastische Knorpel

Der Aufbau des **elastischen Knorpels** (➤ Abb. 5.9) entspricht prinzipiell dem des hyalinen Knorpels. Elastischer Knorpel hat aber zusätzlich viele elastische Fasern, welche seine Elastizität erhöhen und ihm seine gelbe Farbe geben. Der Kehldeckel und die Knorpel der Ohrmuscheln bestehen aus dieser sehr biegsamen Knorpelart.

Der Faserknorpel

Die Interzellulärsubstanz des **Faserknorpels** (➤ Abb. 5.9) wird von zahlreichen, dicht gepackten kollagenen Bindegewebsfasern durchzogen, was ihn besonders widerstandsfähig gegenüber mechanischen Einflüssen macht. Faserknorpel bildet die Bandscheiben der Wirbelsäule, die halbmondförmigen Menisken des Kniegelenks und verbindet die beiden Schambeine.

Die Altersveränderungen des Knorpels

Mit steigendem Alter nehmen Wassergehalt und Zellzahl des Knorpels ab, Kollagenfasern werden „demaskiert" und es bilden sich Verkalkungen. Folgen sind vermindertes Volumen (z. B. der Bandscheiben) sowie geringere Elastizität und Belastbarkeit des Knorpels. Auch der im Alter zunehmende Bewegungsmangel führt zu Schäden besonders des Gelenkknorpels, der dadurch schlechter ernährt wird. All dies begünstigt degenerative Meniskus-, Wirbelsäulen- und Gelenkveränderungen.

5.3.7 Das Knochengewebe

DEFINITION

Knochengewebe: Am höchsten differenziertes, sehr festes und widerstandsfähiges Stützgewebe aus **Osteoblasten/Osteozyten** *(Knochenzellen)*, Kollagenfasern und der **Knochenmatrix** mit reichlich Kalksalzen. Baumaterial des Skeletts.

Seine Festigkeit erlangt das **Knochengewebe** insbesondere durch die Eigenschaften seiner Interzellulärsubstanz, der **Knochenmatrix:** Zwischen kollagenes Bindegewebe sind reichlich Kalksalze (insbesondere Kalzium und Phosphat) eingelagert (Knochenstoffwechsel ➤ 14.1.2).

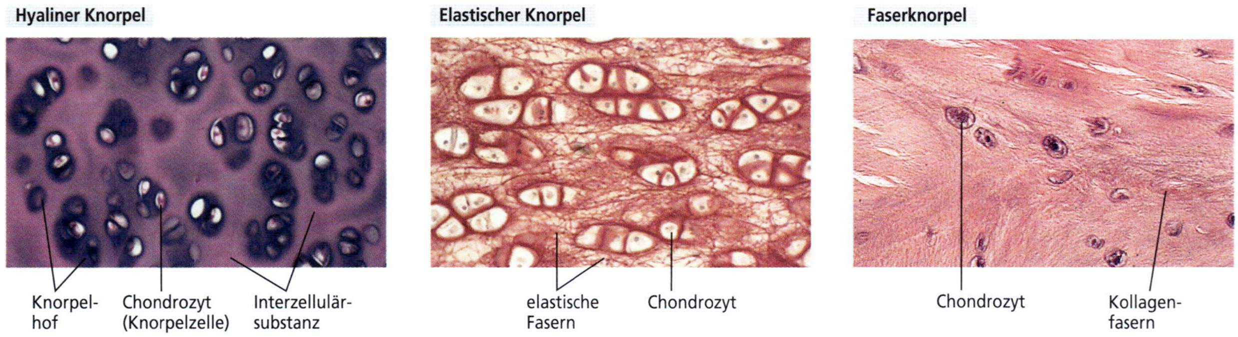

Abb. 5.9 Übersicht der drei Knorpelarten. [M375]

Die ortsständigen **Osteozyten,** im teilungsfähigen Zustand **Osteoblasten** genannt, werden ringsum von dieser Knochenmatrix eingemauert. Sie besitzen viele feine Fortsätze, über die sie den Kontakt untereinander und mit den sie ernährenden Blutgefäßen halten, denn durch die feste Grundsubstanz können die Nährstoffe nicht diffundieren.

Die Arten von Knochengewebe

Es gibt zwei Arten von Knochengewebe: den feinfaserigen **Lamellenknochen** und den grobfaserigen **Geflechtknochen** (➤ 14.1.2).

Im Skelett des Erwachsenen kommt fast nur Lamellenknochen vor. Seine komplizierte Struktur entsteht erst durch langwierige Wachstumsprozesse: Beim Neugeborenen überwiegt noch der Geflechtknochen, der allmählich zu Lamellenknochen umgebaut wird.

5.4 Das Muskelgewebe

DEFINITION

Muskelgewebe: Gewebe mit ausgeprägter *Kontraktilität* (Fähigkeit sich zu verkürzen) seiner **Muskelzellen** *(Myozyten).* Ermöglicht die Bewegungen des Körpers. Unterteilt in **glatte Muskulatur, Skelettmuskulatur** und **Herzmuskulatur.**

Ohne **Muskelgewebe** wäre der Mensch völlig unbeweglich. Für die Fortbewegung, den Herzschlag und andere lebenswichtige Funktionen des Körpers sorgen die lang gestreckten, faserartigen **Muskelzellen.** Fadenförmige Eiweißmoleküle **(Myofibrillen),** die im Inneren der Muskelzellen teleskopartig ineinandergreifen, ermöglichen ein Zusammenziehen **(Kontraktion)** und damit eine Verkürzung der Zelle (Näheres ➤ 14.3.5).

Der Körper besitzt drei Typen von Muskulatur (➤ Abb. 5.10): glatte Muskulatur, Skelettmuskulatur und Herzmuskulatur.

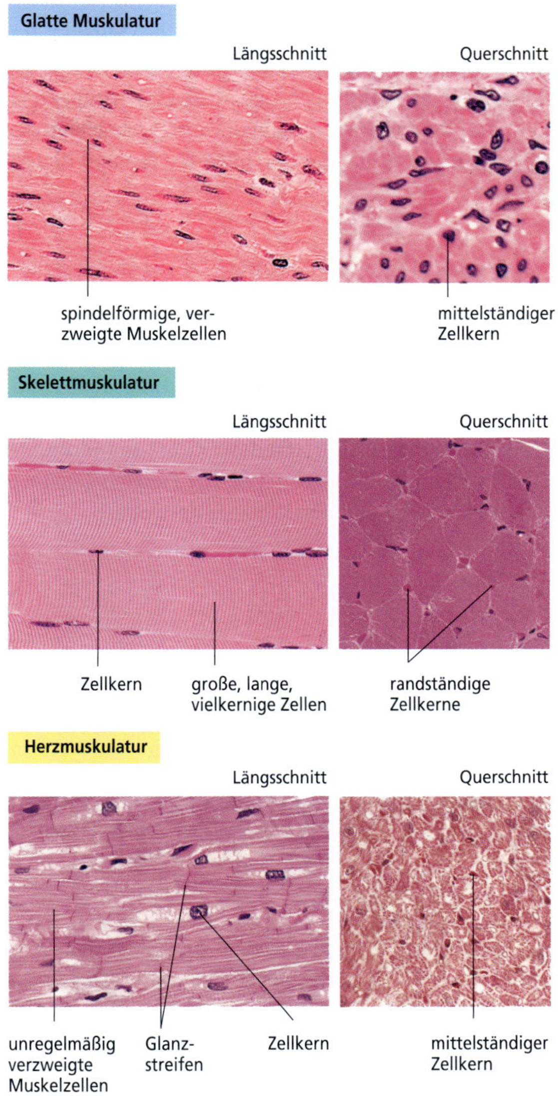

Abb. 5.10 Längs- und Querschnitt durch glatte, Skelett- und Herzmuskulatur. [M375]

5.4.1 Die glatte Muskulatur

Glatte Muskulatur (➤ Abb. 5.10) findet sich in den Muskelwänden des Magen-Darm-Trakts (Ausnahme: obere Speiseröhre), in Urogenitaltrakt, Blutgefäßen und Haarbälgen.

Die glatte Muskulatur besteht aus länglichen, gelegentlich verzweigten Zellen. In der Mitte jeder Zelle liegt ein einzelner Zellkern.

Die Kontraktionen der glatten Muskulatur verlaufen langsam und unwillkürlich. Auch in Ruhe sind die glatten Muskelzellen immer etwas angespannt (*Ruhetonus* ➤ 14.3.8). Kontraktionen der glatten Muskulatur werden autogen (d. h. durch den Muskel selbst), durch lokale Faktoren (z. B. Darmdehnung), Hormone (etwa Wehen) oder das vegetative Nervensystem ausgelöst (➤ 16.13).

5.4.2 Die Skelettmuskulatur

Die **Skelettmuskulatur** (oft auch *quergestreifte Muskulatur* genannt, ➤ Abb. 5.10) bildet die Extremitäten- und Rumpfmuskulatur, aber auch die Zungen-, Kehlkopf- und Schlundmuskulatur sowie das Zwerchfell.

Die Kontraktionen der Skelettmuskulatur werden vom zentralen Nervensystem ausgelöst und sind größtenteils dem Willen unterworfen.

Die unter dem Mikroskop sichtbare Querstreifung entsteht dadurch, dass die Myofibrillen abwechselnd aus hellen und dunklen Elementen zusammengesetzt und ganz regelmäßig angeordnet sind. Die typische rote Farbe des Muskelgewebes beruht zum einen auf dem Muskelfarbstoff **Myoglobin,** der mit dem Blutfarbstoff Hämoglobin (➤ 12.2.2) verwandt ist, zum anderen auf dem Blutreichtum des Muskelgewebes.

Jede einzelne Muskelzelle ist im Vergleich zu anderen Zellen sehr groß und wird deshalb auch **Muskelfaser** genannt. Sie besitzt viele randständige Zellkerne.

Ein **Skelettmuskel** setzt sich aus vielen Muskelfasern zusammen. Von außen ist er mit Bindegewebe umhüllt, der **Muskelfaszie.** Im Inneren des Muskels umhüllt (lockeres) Bindegewebe die einzelnen Muskelfasern sowie größer werdende Muskelfasergruppen (Details ➤ 14.3.4). Das Bindegewebe erlaubt die Verschieblichkeit der Muskelfasergruppen gegeneinander und führt Nerven und Blutgefäße.

5.4.3 Die Herzmuskulatur

Die **Herzmuskulatur** (➤ Abb. 5.10) ist eine Sonderform der quergestreiften Muskulatur: Zwar findet sich unter dem Lichtmikroskop die für den Skelettmuskel typische Querstreifung, gleichzeitig aber Kerne in der Zellmitte wie bei der glatten Muskulatur.

Die Zellen sind durch **Glanzstreifen** *(Kittlinien)* verbunden und bilden ein fest verknüpftes Flechtwerk. Die Herzmuskulatur ist wie die glatte Muskulatur nicht dem Willen unterworfen.

5.5 Das Nervengewebe

5

DEFINITION

Nervengewebe: Hoch differenziertes Gewebe zur Signalaufnahme, -weiterleitung und -verarbeitung. Bildet in seiner Gesamtheit das **Nervensystem.**

5.5.1 Das Neuron

DEFINITION

Neuron *(Nervenzelle):* Hoch spezialisierte Zelle, die aufgrund der Besonderheiten ihrer Zellmembran und ihrer Fortsätze (**Dendriten** und **Axone**) Signale empfangen, verarbeiten und weiterleiten kann. Grundeinheit des Nervensystems.

Neurone – 100 Milliarden davon enthält allein das Gehirn – besitzen die gleichen Grundstrukturen wie alle anderen Körperzellen. Sie unterscheiden sich von ihnen aber in diesen drei grundlegenden Eigenschaften:

- Neurone haben eine Zellmembran, die elektrische Signale erzeugt und mithilfe von Botenstoffen und Rezeptoren Signale empfangen kann. Dies unterscheidet sie von vielen, aber nicht allen anderen Zellen (die Zellen des Reizbildungs- und Reizleitungssystems des Herzens können es beispielsweise auch).
- Besondere Zellfortsätze, *Dendriten* und *Axone* genannt, bilden für die Informationsübermittlung spezielle Kontaktstellen zu anderen Nervenzellen, Drüsen- oder Muskelzellen aus. Ein einzelnes Neuron hat meist mehrere Tausend solcher *Synapsen.*
- Dafür haben die Neurone andere, elementarere Fähigkeiten verloren, z. B. die Ernährungsfunktion. Reife Neurone können sich auch nicht mehr teilen. Selbst beim Erwachsenen gibt es aber **neuronale Stammzellen,** aus denen unter bestimmten, im Detail noch nicht geklärten Bedingungen reife Neurone entstehen können.

Neurone können nach unterschiedlichen Kriterien differenziert werden, beispielsweise je nach *Richtung der Signalleitung* in *afferente, efferente und Interneurone:* **Afferente Neurone** leiten Impulse von den Sensoren oder peripher liegenden Nervenzellen *zum ZNS hin,* während **efferente Neurone** Impulse *vom ZNS weg* zu den Zielzellen in der Peripherie (z. B. zu Muskel- oder Drüsenzellen) leiten.

ZNS **(zentrales Nervensystem)** bezeichnet dabei Gehirn und Rückenmark, im Gegensatz zum **peripheren Nervensystem,** kurz *PNS,* das alle durch den Körper ziehenden peripheren Nerven umfasst.

Interneurone verbinden Nervenzellen innerhalb des ZNS miteinander.

Der Aufbau des Neurons

Ein Neuron besteht aus einem Zellkörper und Zellfortsätzen (➤ Abb. 5.11, ➤ Abb. 5.12, ➤ Abb. 16.8).

Zum **Zellkörper** gehören der Zellkern und das Zytoplasma mit den Zellorganellen. Hier finden die Eiweißsynthese und der gesamte Zellstoffwechsel statt. Typisch für Nervenzellen sind stützende **Neurofibrillen** und **Nissl-Schollen** (Anhäufungen von freien Ribosomen und rauem endoplasmatischem Retikulum, ➤ 3.3.2, ➤ 3.3.3).

Die Fortsätze der Neurone

Die Fortsätze der Neurone heißen Dendriten und Axone:

- **Dendriten** sind kurze, baumartig verzweigte Ausstülpungen des Zytoplasmas. Sie sind zuführende Fortsätze, d. h., sie nehmen Erregungsimpulse aus benachbarten Zellen auf und leiten sie weiter zum Zellkörper.
- **Axone** *(Neuriten)* sind längliche Ausstülpungen des Zytoplasmas. Sie entspringen am **Axonhügel,** der Verbindungsstelle zum Zellkörper, ziehen dann als dünne kabelartige Fortsätze weiter und teilen sich am Ende in viele **Endverzweigungen** *(Axonterminale)* auf. Als wegführende Fortsätze leiten sie elektrische Impulse zu anderen Nerven-, Drüsen- oder Muskelzellen weiter. Die Länge von Axonen variiert von wenigen Millimetern (beispielsweise innerhalb des ZNS) bis über einen Meter (beispielsweise vom Rückenmark zum Fuß).

LERNHILFE

Dendrit und Axon

Dendrit – **E**ingangsseite – Signal **re**in.
Axon – **A**usgangsseite – Signal **raus.** [1]

Am häufigsten sind **multipolare Neurone** mit vielen Dendriten und einem Axon. **Bipolare Neurone** haben einen Dendriten und ein Axon an gegenüberliegenden Seiten des Zellkörpers, bei **pseudounipolaren Neuronen** haben sich Dendrit und Axon im Anfangsteil vereinigt, sodass ein T-förmiges Erscheinungsbild resultiert.

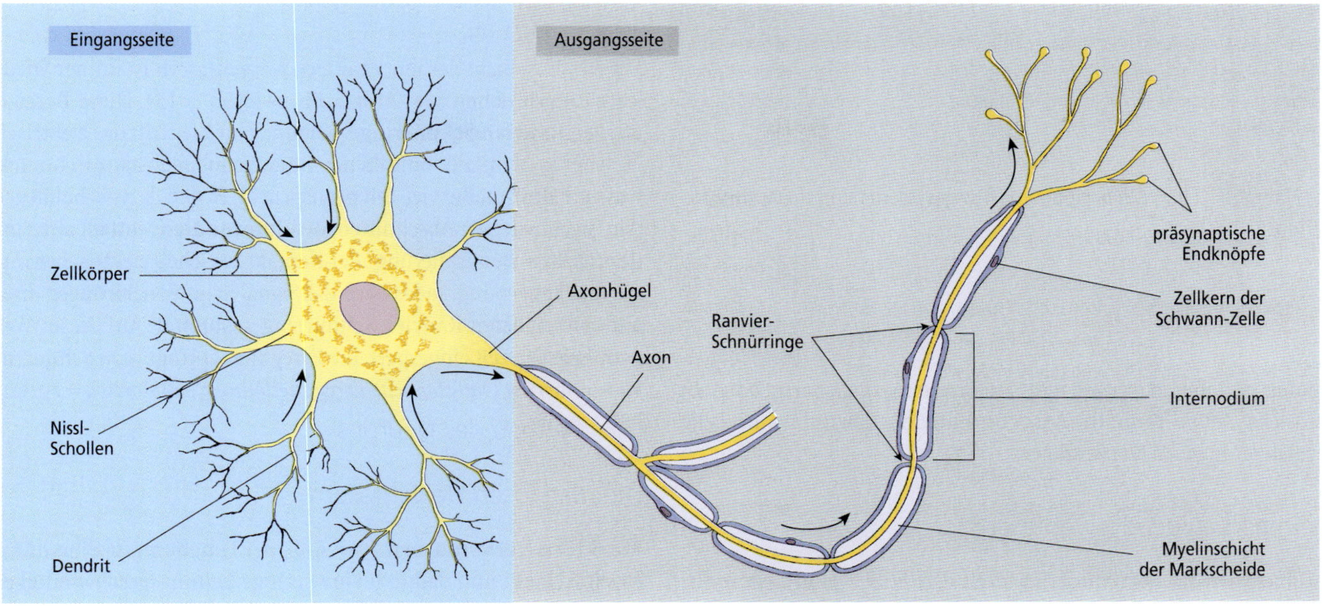

Abb. 5.11 Aufbau eines Neurons. Die linke, hellblau unterlegte Bildhälfte stellt die „Eingangsseite" des Neurons dar, wo Informationen aufgenommen werden. Die rechte, grau hinterlegte Bildhälfte ist die „Ausgangsseite", die Informationen fortleitet – zu anderen Nerven-, Drüsen- oder Muskelzellen. Die Pfeile geben die Richtung der Erregungsleitung von den Dendriten über den Zellkörper zum Axon an. [L190]

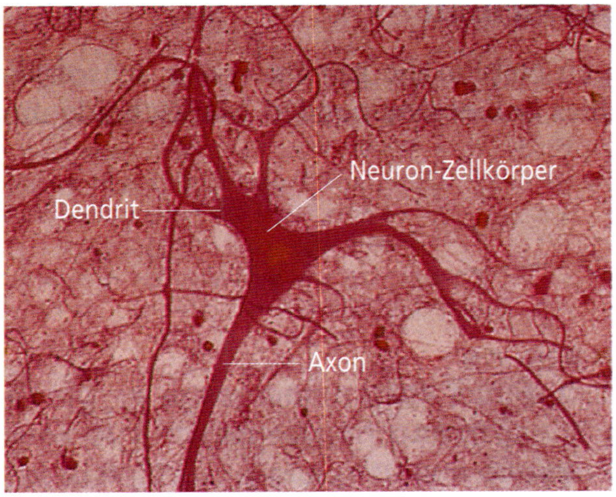

Abb. 5.12 Nervenzelle aus dem Rückenmark mit Zellkörper und Axon. [X141]

Die Synapsen

Die Axone übertragen ihre Impulse meist auf die Dendriten des nächsten Neurons. Dies geschieht über unzählige **Synapsen** als Schaltstellen für die Kommunikation zwischen Neuronen oder zwischen Neuronen und anderen Zielzellen, etwa Muskelzellen. Die Axonenden sind vielfach verzweigt und an jeder Synapse knopfförmig zu **präsynaptischen Endknöpfen** aufgetrieben. Diese enthalten Bläschen **(synaptische Vesikel),** in denen die Überträgerstoffe für die synaptische Übermittlung, die **Neurotransmitter** (➤ 16.3.2), gespeichert werden.

5.5.2 Die Gliazellen

DEFINITION

Gliazellen *(Stützzellen):* Zellen im Nervengewebe, die nicht zur Erregungsbildung/-leitung fähig sind, sondern Stütz-, Ernährungs-, elektrische und immunologische Schutzfunktionen für die Neurone erfüllen. Bilden in ihrer Gesamtheit die **Neuroglia** *(Nervenhüllgewebe).*

Im ZNS gibt es vier Arten von **Gliazellen:**

- **Astrozyten** sind sternförmige Zellen mit zahlreichen Fortsätzen. Sie bilden zum einen ein stützendes Netzwerk für die Neurone. Zum anderen stehen die Astrozyten mit den Blutkapillaren des ZNS in enger Verbindung und beeinflussen den Übergang von Stoffen aus dem Blut zu den Neuronen. Damit die empfindlichen Neurone vor schädlichen Stoffen geschützt werden, lässt diese als **Blut-Hirn-Schranke** bezeichnete Barriere aus Kapillarendothel, Basalmembran und Astrozyten viele Substanzen (beispielsweise Giftstoffe, Stoffwechselprodukte, bestimmte Medikamente) nicht passieren.
- **Oligodendrozyten** bilden im ZNS die *Markscheiden* (➤ 5.5.3), die dort als elektrische Isolierung wirken. Astrozyten und Oligodendrozyten werden zusammen auch als **Makrogliazellen** bezeichnet.
- **Mikrogliazellen** sind kleine, bewegliche Phagozyten, die der Abwehr im ZNS dienen.
- **Ependymzellen** kleiden die Hohlräume in Gehirn und Rückenmark aus (Liquorräume ➤ 16.14.5).

Verletzung von Nervengewebe

Nach einer Verletzung von Nervengewebe im ZNS bilden Astrozyten einen narbigen Ersatz *(Glianarbe).* Warum die Fähigkeit zur Regeneration durch neuronale Stammzellen vom Organismus so wenig „genutzt" wird, ist bis heute unklar.

Die Hauptgliazellen des peripheren Nervensystems sind die **Schwann-Zellen.**

5.5.3 Die Markscheiden

Bei den peripheren Nerven wird jedes Axon schlauchartig von den Schwann-Zellen umhüllt. Axon und umgebende Schwann-Zelle bezeichnet man als **Nervenfaser.**

Die markhaltigen Nervenfasern

Bei einem Teil der Nervenfasern wickelt sich die Schwann-Zelle *mehrfach* um das Axon und bildet eine dicke Hülle aus einem Fett-Eiweiß-Gemisch, dem **Myelin.** Diese schützende Myelinummantelung wird **Markscheide** *(Myelinscheide)* genannt. Im Querschnitt ähnelt eine **markhaltige Nervenfaser** einem Draht, der von einer Isolierung umgeben ist (➤ Abb. 5.13). Durch die dicke Myelinschicht erhöht sich die Übertragungsgeschwindigkeit für ausgehende Nervensignale (➤ 16.2.6).

Die Markscheidenentwicklung beim Kind

Die Markscheidenentwicklung beginnt bereits vor der Geburt und dauert bis ins zweite Lebensjahrzehnt. Sie spiegelt sich z. B. in den steigenden motorischen Fähigkeiten des wachsenden Kindes wider.

Die saltatorische Erregungsleitung

Die Myelinschicht der markhaltigen Nervenfasern ist immer wieder kurz unterbrochen (➤ Abb. 5.11, ➤ Abb. 5.13). Diese Bereiche werden **Ranvier-Schnürringe** genannt. Nur hier tritt das elektrische Nervensignal mit der umgebenden Interzellulärsubstanz in Kontakt, was verhältnismäßig viel Zeit beansprucht. In den dazwischenliegenden myelinisierten Abschnitten, den **Internodien,** entfällt aufgrund der „elektrischen Isolierung" der Kontakt zwischen elektrischem Signal und Umgebung, sodass sich das Signal in großen Sprüngen direkt auf den nächsten Ranvier-Schnürring ausbreitet. Auf diese Weise wird Leitungszeit eingespart, die Erregung „springt" von Schnürring zu Schnürring (*saltatorische Erregungsleitung; saltatorisch* = sprunghaft, ➤ 16.2.6).

Die marklosen Nervenfasern

Marklose Nervenfasern (➤ Abb. 5.13) haben nur eine dünne Myelinschicht und dadurch eine geringe Leitungsgeschwindigkeit, da das Nervensignal nicht „springen" kann, sondern Stück für Stück am Axon entlang „gehen" muss (➤ 16.2.6).

5.5.4 Die Nervenfasern und Nerven

Nervenfasern, die vom ZNS zur Peripherie ziehen, heißen **efferente Nervenfasern.** Versorgen diese einen Skelettmuskel, nennt man sie auch **motorische Nervenfasern.**

Umgekehrt heißen zum ZNS ziehende Nervenfasern **afferente Nervenfasern.** Leiten sie Informationen von Sinneszellen oder -organen, werden sie auch als **sensible** oder **sensorische** Nervenfasern bezeichnet.

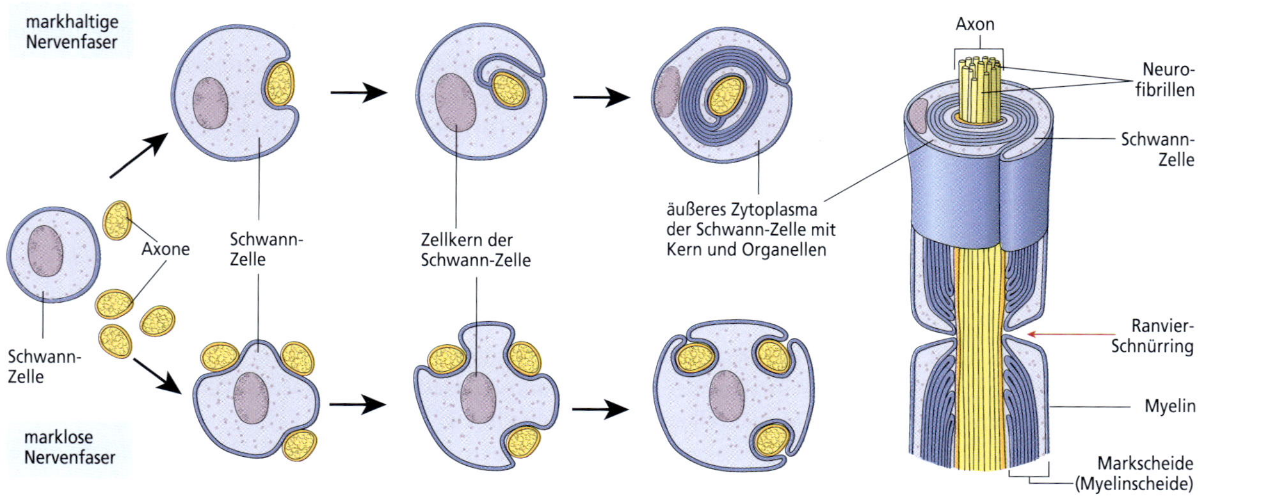

Abb. 5.13 Links: Entwicklung einer marklosen und einer markhaltigen Nervenfaser. Bei markhaltigen Nervenfasern legt sich die Schwann-Zelle an das Axon an, umwickelt es und bildet durch mehrere Lagen ihrer Zellmembran die Myelinschicht. Bei marklosen Nervenfasern hingegen werden mehrere Axone von einer Schwann-Zelle umflossen, eine Myelinscheide bildet sich nicht. Rechts: Längsschnitt durch eine markhaltige Nervenfaser. [L190]

Jede einzelne Nervenfaser ist von einer zarten Bindegewebshülle umgeben, dem **Endoneurium.** Bündel parallel verlaufender Nervenfasern werden wiederum gemeinsam in eine Bindegewebshülle eingebettet, das **Perineurium.** Die Bündel solcher Nervenfaserstränge bilden schließlich den sichtbaren **Nerv** (➤ Abb. 5.14), der von **Epineurium** umhüllt und mit seiner Umgebung verbunden wird.

Ein Nerv kann sich in seinem Verlauf mehrere Male aufteilen oder sich auch mit anderen Nerven vereinigen. Er kann nur motorische Fasern **(motorischer Nerv),** nur sensible Fasern **(sensibler Nerv)** oder auch beide enthalten **(gemischter Nerv).**

5.5.5 Die weiße und graue Substanz

Myelin erscheint makroskopisch weiß. Die Bereiche im ZNS, in denen die markhaltigen Nervenfasern verlaufen (im Gehirn **Bahnen** genannt), werden deshalb als **weiße Substanz** bezeichnet.

Eine größere Ansammlung von eng beieinanderliegenden Nervenzellkörpern mit ihren Dendriten – im Gehirn **Kerne** oder **Rindenfelder** genannt – erscheint dagegen eher grau und wird entsprechend **graue Substanz** genannt (➤ Abb. 16.13, ➤ Abb. 16.14).

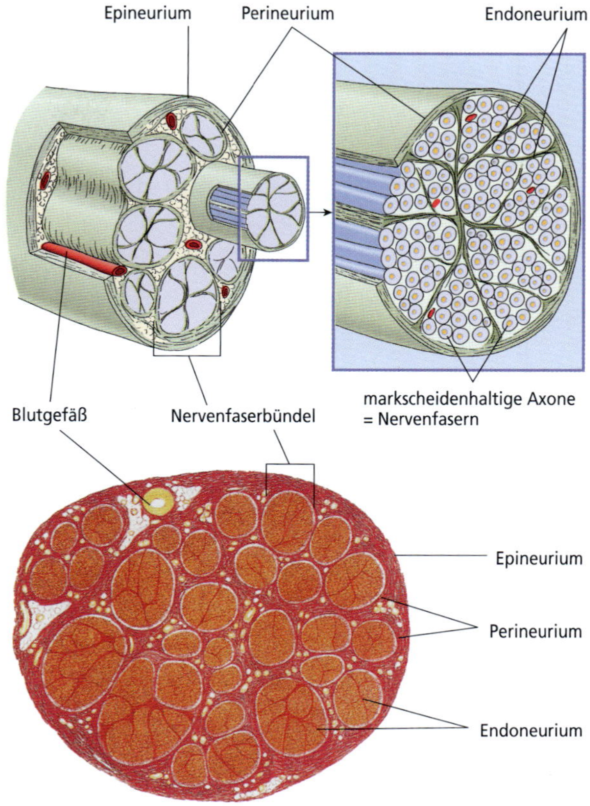

Abb. 5.14 Aufbau eines größeren Nervs und seiner Hüllstrukturen, oben in der Schemazeichnung, unten im lichtmikroskopischen Bild (die fetthaltigen Markscheiden erscheinen hier gelb). [L190/M375]

Aufgaben zur Pflegesituation

Finn Kleimann hat inzwischen bereits die erste Woche seines insgesamt fünfwöchigen Praxiseinsatzes auf der Station für Verbrennungsopfer absolviert. Seine Praxisanleiterin Lisa Gude hat in der gesamten ersten Woche mit ihm zusammengearbeitet und ihn schrittweise an die Patientinnen und Patienten und den Stationsablauf herangeführt. Herr Kleimann zeigt großes Interesse an diesem Bereich. Insbesondere die anatomischen und pflegerisch-therapeutischen Aspekte faszinieren ihn. Frau Gude möchte die erste Einsatzwoche gemeinsam mit Herrn Kleimann reflektieren und gleichzeitig anatomische Grundlagen erfragen, die für die verschiedenen Verbrennungsstadien eine Rolle spielen. Zur Vorbereitung auf das Gespräch bittet sie Herrn Kleimann daher, sich mit den unterschiedlichen Geweben des Körpers zu befassen.

1. Welche vier Grundgewebe werden unterschieden?
2. Das Gewebe, das die gesamte Körperoberfläche bedeckt, wird nach seiner Funktion weiter unterteilt. Wie werden die drei Unterteilungen bezeichnet und charakterisiert?
3. Was ist der Unterschied zwischen Baufett und Speicherfett?
4. Knorpel gehören zu den Stützgeweben des Körpers. Wie verändern sich diese mit steigendem Alter und was sind die Folgen dessen?
5. Benennen und beschreiben Sie die drei unterschiedlichen Typen von Muskulatur im Körper.
6. Erläutern Sie, wie die saltatorische Erregungsleitung vonstattengeht.

KAPITEL

6 Atmungssystem

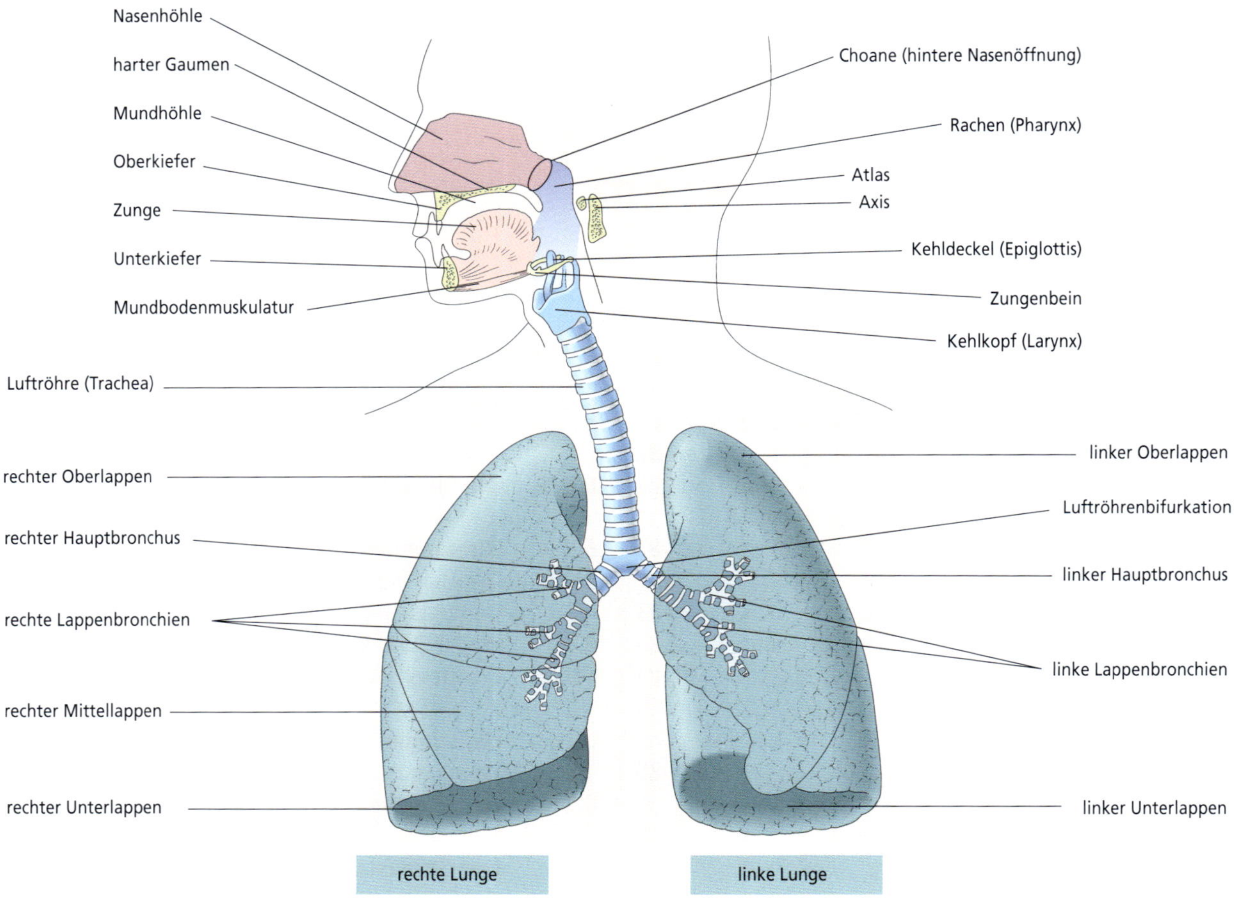

Abb. 6.1 Das Atmungssystem in der Übersicht. [L190]

6

Pflegesituation

Der 78-jährige Herr Kassab hat nach der Implantation einer Hüft-Totalendoprothese im Krankenhaus eine nosokomiale Pneumonie entwickelt. Er klagt über Husten, Auswurf und Atemnot. Die mittels Pulsoximetrie gemessene Sauerstoffsättigung beträgt unter Raumluft nur 89 %. Daher erhält Herr Kassab nach ärztlicher Anordnung kontinuierlich 2 l Sauerstoff pro Minute über eine Sauerstoffbrille. In der Röntgenaufnahme des Thorax sind Verschattungen in beiden Unterlappen der Lunge erkennbar. In der zuletzt durchgeführten Blutgasanalyse lag der Sauerstoffpartialdruck trotz Sauerstoffgabe lediglich bei 78 mmHg, der Kohlendioxidpartialdruck war mit einem Wert von 49 mmHg erhöht. Am Morgen hat Pflegefachfrau Lydia Wolters Herrn Kassab bei der Körperpflege unterstützt. Kaum hatte Frau Wolters die Sauerstoffbrille zum Waschen des Gesichts entfernt, klagte Herr Kassab neuerlich über Luftnot, sodass die Körperpflege unterbrochen und später fortgesetzt werden musste.

DEFINITION

Atmungssystem *(respiratorisches System):* Gesamtheit der Organe für die äußere Atmung.
Äußere Atmung: Gasaustausch mit der Umgebung, d. h. Aufnahme des lebensnotwendigen Sauerstoffs aus der Atemluft und Abgabe von Kohlendioxid über die Lungen. Voraussetzung für die innere Atmung.
Innere Atmung *(Zellatmung):* „Verbrennung" von Nährstoffen in den Körperzellen zur Energiegewinnung (➤ 2.8.5), hierbei wird Sauerstoff verbraucht.

Die oberen und unteren Atemwege

Die **Atemwege** lassen sich in *obere* und *untere* Atemwege unterteilen (➤ Abb. 6.1):

- Die **oberen Atemwege** *(obere Luftwege, oberer Respirationstrakt)* umfassen Nase, Nasennebenhöhlen und Rachen.
- Die **unteren Atemwege** *(untere Luftwege, unterer Respirationstrakt)* beinhalten Kehlkopf, Luftröhre, Bronchien und Lungen.

6.1 Die Nase

DEFINITION

Nase: Beginn der Atemwege. Unterteilt in die sichtbare **äußere Nase** und die **innere Nase** mit der **Nasenhöhle,** geteilt durch die **Nasenscheidewand** *(Septum nasi).* Nach hinten Verbindung zum Rachen. Aufgaben: Vorbereiten der Atemluft, Riechen, Resonanzraum für die Stimme.

6.1.1 Der Aufbau der Nase

Zur sichtbaren **äußeren Nase** gehören **Nasenlöcher, Nasenflügel, Nasenspitze, Nasenrücken** und **Nasenwurzel.** Die äußere Form der Nase wird v. a. von mehreren kleinen **Nasenknorpeln** geprägt.

Wesentlich größer ist die **innere Nase** mit der **Nasenhöhle** (➤ Abb. 6.2). Nach unten wird diese vom harten Gaumen, nach oben von der Siebbeinplatte der Schädelbasis begrenzt; die Seitenwände werden von den zur Mitte geneigten Oberkiefern gebildet. So stellt die Nasenhöhle einen annähernd dreieckigen Hohlraum dar, der durch die **Nasenscheidewand** in eine rechte und linke Hälfte aufgeteilt wird. An den Nasenlöchern verhindern Haare das Eindringen größerer Fremdkörper. Nach hinten öffnet sich die Nase über die beiden **Choanen** *(hinteren Nasenöffnungen)* in den Rachen.

Die Seitenwände der Nasenhöhle werden durch drei eingerollte Knochenlamellen, die **untere, mittlere** und **obere Nasenmuschel,** vergrößert. Darunter liegen entsprechend ein **unterer, mittlerer** und **oberer Nasengang.**

VORSICHT

Das **Einführen einer Sonde über die Nase** erfolgt nicht parallel zum Nasenrücken, sondern im 90°-Winkel zum Gesicht, um Verletzungen zu vermeiden. Hilfreich ist das gleichzeitige sanfte Anheben der Nasenspitze. Bei Widerstand keine Gewalt anwenden, sondern vorsichtig das andere Nasenloch probieren.

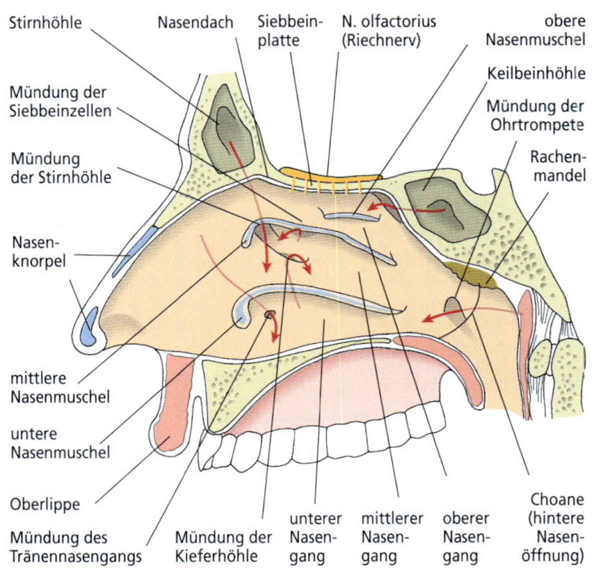

Abb. 6.2 Schnitt durch die Nasenhöhle. In die Nasenhöhle münden die Nasennebenhöhlen und der Tränen-Nasen-Gang. [L190]

Schnupfen bei Säuglingen

Säuglinge sind physiologische Nasenatmer. Ein banaler Schnupfen kann bei ihnen zu Trinkschwierigkeiten und Atemnot führen!

6.1.2 Die Funktionen der Nase

Die Nasenhöhle hat im Wesentlichen drei Funktionen:
- Erwärmung, Vorreinigung und Anfeuchtung der Atemluft
- Beherbergung des Riechorgans (➤ 17.5.1)
- Resonanzraum für die Stimme

Die Erwärmung, Vorreinigung und Anfeuchtung der Atemluft

Die Wand der Nasenhöhle ist von Schleimhaut überzogen, deren Oberfläche von **respiratorischem Epithel** gebildet wird:
- Zwischen den Flimmerepithelzellen eines *mehrreihigen hochprismatischen Flimmerepithels* (➤ Abb. 5.1, ➤ Abb. 5.3) sind schleimproduzierende Becherzellen eingelagert.
- Das Epithel wird daher von einem Schleimfilm überzogen, auf dem Fremdkörper hängen bleiben.
- Die Flimmerhärchen bewegen sich rhythmisch *zum Rachen hin.* Im Rachen angekommen, werden die abgefangenen Fremdkörper verschluckt.

So *feuchtet* das Epithel die Atemluft an und *reinigt* sie. Da diese Reinigung auf Schleim *(mucus)* und Flimmerhaaren *(Kinozilien)* beruht, spricht man auch von **mukoziliärer Clearance.**

Die *Vorwärmung* erfolgt durch ein dichtes Geflecht feiner Blutgefäße an der Nasenschleimhaut. Je kälter die Einatemluft ist, desto stärker wird die Schleimhaut durchblutet und die Atemluft erwärmt. Durch kleine Verletzungen oder Entzündungen können Blutgefäße des besonders gefäßreichen **Kiesselbach-Plexus** in der vorderen unteren Nasenscheidewand platzen – **Nasenbluten** *(Epistaxis)* entsteht.

Sauerstoffgabe über eine Sonde

Die Nase kann über eine Sonde verabreichten Sauerstoff (als medizinisches Gas kalt und trocken) zu wenig vorwärmen und anfeuchten. Um Atemwegsschädigung und -infektionen zu minimieren, wird der Sauerstoff zum Anfeuchten durch einen Behälter mit sterilem, ggf. erwärmten Wasser geleitet. Nur im Notfall wird Sauerstoff zunächst ohne Befeuchtung verabreicht.

Die Riechfunktion

Unter dem von der Siebbeinplatte gebildeten Dach der Nasenhöhle liegt die **Riechschleimhaut** mit den **Riechzellen** (➤ Abb. 17.5). Deren Axone, die **Riechfäden** oder *Fila olfactoria,* ziehen durch die Siebbeinplatte in die vordere Schädelgrube. Sie bilden in ihrer Gesamtheit den *Riechnerv* (**N. olfactorius** = I. Hirnnerv ➤ 16.11.1) und melden letztlich Gerüche in der Einatemluft an das *Riechhirn* (➤ 17.5.1).

6

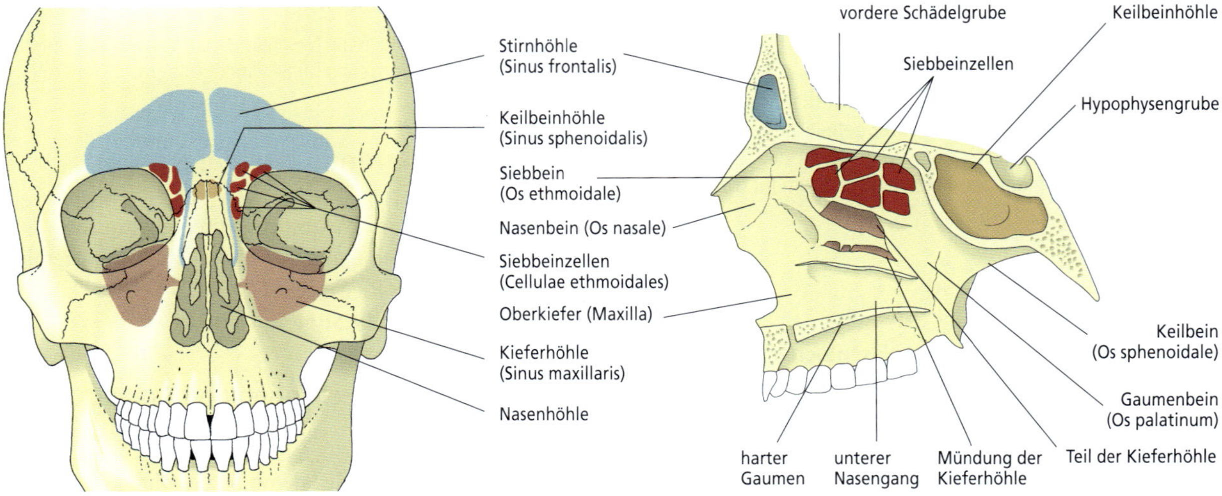

Abb. 6.3 Die Nasennebenhöhlen, links in der Projektion auf die Schädeloberfläche, rechts im Sagittalschnitt. [L190]

Der Niesreflex

Der **Niesreflex** reinigt v. a. die Nase: Ausgelöst durch Reizungen der Nasenschleimhaut (z. B. Fremdkörper) wird tief eingeatmet, kurz die Luft angehalten und dann explosionsartig und mit hoher Geschwindigkeit durch die Nase ausgeatmet. Fremdkörper, aber auch ein Zuviel an Nasensekret, werden so nach außen befördert.

6

6.1.3 Die Nasennebenhöhlen

In die Nasenhöhle münden die paarigen **Nasennebenhöhlen:**

- Die **Stirnhöhlen** *(Sinus frontales)*
- Die **Kieferhöhlen** *(Sinus maxillares)*
- Die **Siebbeinzellen** *(Cellulae ethmoidales)*
- Die **Keilbeinhöhlen** *(Sinus sphenoidales)*

Die Nasennebenhöhlen (➤ Abb. 6.3) vermindern das Gewicht des knöchernen Schädels und stellen zudem einen Resonanzraum für die Stimme dar. Stirnhöhle, Kieferhöhle und Siebbeinzellen stehen über kleine Gänge mit dem mittleren Nasengang in Verbindung, der Keilbeinhöhlengang mündet oberhalb der oberen Nasenmuschel.

Bei der Geburt sind die Nebenhöhlen noch nicht ausgebildet. Sie entwickeln sich im Laufe des Kindesalters (verstärkt nach dem Durchbruch der bleibenden Zähne) und erlangen erst nach der Pubertät ihre volle Größe.

Nasennebenhöhlenentzündung

Infekte der Nasenhöhle werden nicht selten in die Nasennebenhöhlen fortgeleitet, wo es dann zu einer Schwellung der Schleimhaut und einem Sekretstau kommen kann. Folge dieser **Nasennebenhöhlenentzündung** *(Sinusitis)* sind u. a. Kopfschmerzen, oft mit je nach entzündeter Nebenhöhle typischer Lokalisation.

6.1.4 Der Tränennasengang

In den unteren Nasengang mündet außerdem der **Tränennasengang,** über den die Tränenflüssigkeit aus dem inneren Augenwinkel in die Nasenhöhle abfließt (➤ Abb. 17.15, ➤ Abb. 6.2). Deshalb muss man sich beim Weinen (also bei zu viel Tränenflüssigkeit) die Nase putzen.

6.2 Der Rachen

DEFINITION

Rachen *(Pharynx):* Muskel-Schleimhaut-Schlauch von der Schädelbasis bis zur Speiseröhre, vor der Wirbelsäule und hinter der Nasen- und Mundhöhle gelegen. Luft- und Speiseweg.

Im **Rachen** (➤ Abb. 6.4) kreuzen sich Luft- und Speiseweg und teilen sich am unteren Ende des Rachens wieder auf, und zwar in die:

- Vorne gelegenen unteren Atemwege (Kehlkopf und Luftröhre)
- Hinten gelegene, vor der Halswirbelsäule verlaufende Speiseröhre

Der Naso-, Oro- und Laryngopharynx

Das obere Drittel des Rachenraums wird **Nasopharynx** *(Epipharynx, Nasenrachen)* genannt. In ihn münden die Choanen und die Ohrtrompeten, dünne Verbindungsgänge zur Paukenhöhle (➤ 17.7.1). Im Nasopharynx liegt auch die **Rachenmandel** *(Tonsilla pharyngea)*, die der Infektabwehr im Nasen-Rachen-Raum dient.

Der **Oropharynx** *(Mesopharynx, Mundrachen)* ist der mittlere Rachenabschnitt. Er hat eine weite Öffnung zum Mundraum und dient als gemeinsamer Passageabschnitt für Luft und Nahrung. Im Mundrachen liegen seitlich die beiden **Gaumenmandeln** (*Tonsillae palatinae,* kurz *Mandeln*) .

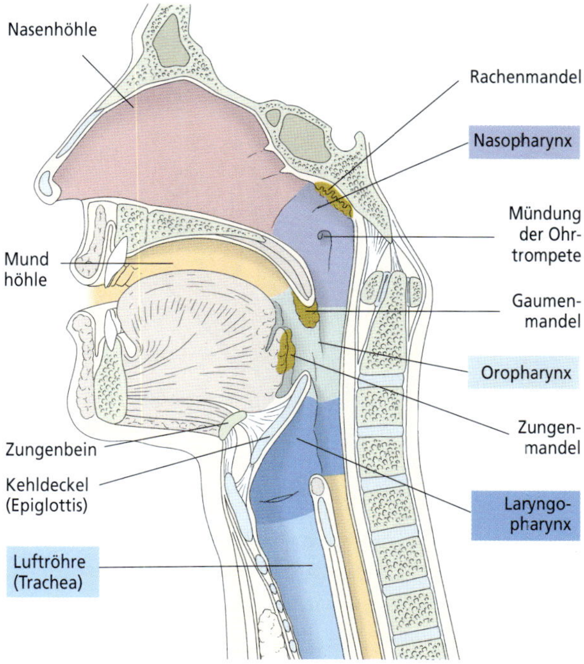

Abb. 6.4 Schnitt durch den Rachen mit seinen drei Etagen: Naso-, Oro- und Laryngopharynx. [L190]

Der untere Abschnitt des Rachenraums heißt **Laryngopharynx** (*Kehlkopfrachen,* auch *Hypopharynx*) und reicht vom Zungenbein bis zur Speiseröhre bzw. zum Kehlkopf. Hier findet der eigentliche Schluckakt statt.

Der Nasopharynx wird von respiratorischem Epithel ausgekleidet, Oro- und Laryngopharynx hingegen von „strapazierfähigerem" mehrschichtigem unverhorntem Plattenepithel.

Die (quergestreifte) Rachenmuskulatur besteht aus mehreren quer verlaufenden **Schlundschnürern** sowie längs verlaufenden **Schlundhebern,** deren Namen ihre Funktion widerspiegeln.

Der lymphatische Rachenring

Rachenmandel, Gaumenmandeln, die seitlich von oben auf die Gaumenmandeln zulaufenden **Seitenstränge** und die am Zungengrund gelegenen **Zungenbälge** (in ihrer Gesamtheit als **Zungenmandel** oder *Tonsilla lingualis* bezeichnet) bilden den **lymphatischen Rachenring.** Er dient als Teil des lymphatischen Systems der Immunabwehr (➤ 13.8). Keime aus Atemluft und Nahrung werden so frühzeitig abgefangen und eine Abwehrreaktion in Gang gesetzt, um tiefer gelegene Organe zu schützen.

Wie alle lymphatischen Gewebe ist auch der lymphatische Rachenring bei Kindern stark entwickelt. Bei Klein- und Kindergartenkindern sind sehr große, oft entzündete Rachenmandeln nicht selten (**Adenoide** oder sog. *Polypen*). Auch Entzündungen der Gaumenmandeln (**Angina tonsillaris,** *Mandelentzündung*) sind bei Kindern häufiger als bei Erwachsenen.

Entzündete Rachenmandeln

Leitsymptome der sehr häufigen Adenoide sind Mundatmung, Schnarchen und Hörstörung (durch Mittelohrbelüftungsstörung). Um eine Sprachentwicklungsstörung zu vermeiden, achten Pflegende bewusst darauf, denn die Kinder fühlen sich wohl und klagen nicht über das schlechte Hören.

6.3 Der Kehlkopf

DEFINITION

Kehlkopf *(Larynx):* Höhenverschiebliches Knorpelgerüst im Hals (nach außen sichtbar durch den *Adamsapfel*), innen mit Schleimhaut ausgekleidet. Zwei Hauptfunktionen:
- Bei der Nahrungsaufnahme Verschluss der unteren Luftwege, dadurch Schutz vor der Aspiration (dem Einatmen) von Nahrungsbestandteilen
- Hauptorgan der Stimmbildung

6.3.1 Der Aufbau des Kehlkopfes

Der **Kehlkopf** ist ein röhrenförmiges Knorpelgerüst, das vom unteren Rachen bis zur Luftröhre reicht (➤ Abb. 6.5, ➤ Abb. 6.7, ➤ Abb. 9.8). Bei Kindern steht der Kehlkopf höher als bei Erwachsenen, bei Frauen höher als bei Männern. Seine wichtigsten Strukturen sind der *Kehldeckel* und die *Stimmbänder* (➤ 6.3.2).

Seine Festigkeit erhält der Kehlkopf durch Knorpelstücke, die durch Bänder und Muskeln verbunden sind:
- Der größte Knorpel ist der **Schildknorpel** *(Cartilago thyroidea),* dessen scharfkantiger Vorsprung den **Adamsapfel** markiert und der dem Kehlkopf seine dreieckige Form gibt.
- Auf dem Oberrand des Schildknorpels sitzt der **Kehldeckel** *(Epiglottis, Kehlkopfdeckel).* Er hat zentrale Bedeutung beim Schlucken als Schaltstelle der „Kreuzung" zwischen Luft- und Speiseweg: Beim Ein- und Ausatmen steht der Kehldeckel gestreckt nach oben – die Atemluft kann aus den Choanen über den Rachen nach unten in den Kehlkopf gelangen. Beim Schlucken aber verschließt sich der Kehlkopf, indem sich der Kehldeckel wie ein schützendes Dach über den Kehlkopfeingang legt (➤ 10.2.6). Dadurch gelangt der Speisebrei vom Rachen in die Speiseröhre.
- Unterhalb des Schildknorpels liegt der siegelringförmige **Ringknorpel** *(Cartilago cricoidea),* dessen Verdickung (das „Siegel") nach hinten gerichtet ist.
- Schildknorpel und Ringknorpel sind durch Gelenke miteinander verbunden. Das Siegel des Ringknorpels bildet außerdem die Basis für zwei kleine **Stellknorpel** *(Cartilagines arytenoideae),* die für die Stellung und Spannung der Stimmbänder verantwortlich sind (➤ Abb. 6.5).

Das Kehlkopfinnere wird unterteilt in:
- **Kehlkopfvorhof** *(Vestibulum laryngis)* vom Kehlkopfeingang bis zu den Taschenfalten
- **Kehlkopftasche** *(Ventriculus laryngis)* zwischen Taschen- und Stimmfalten
- **Unteren Kehlkopfinnenraum** darunter bis zur Luftröhre

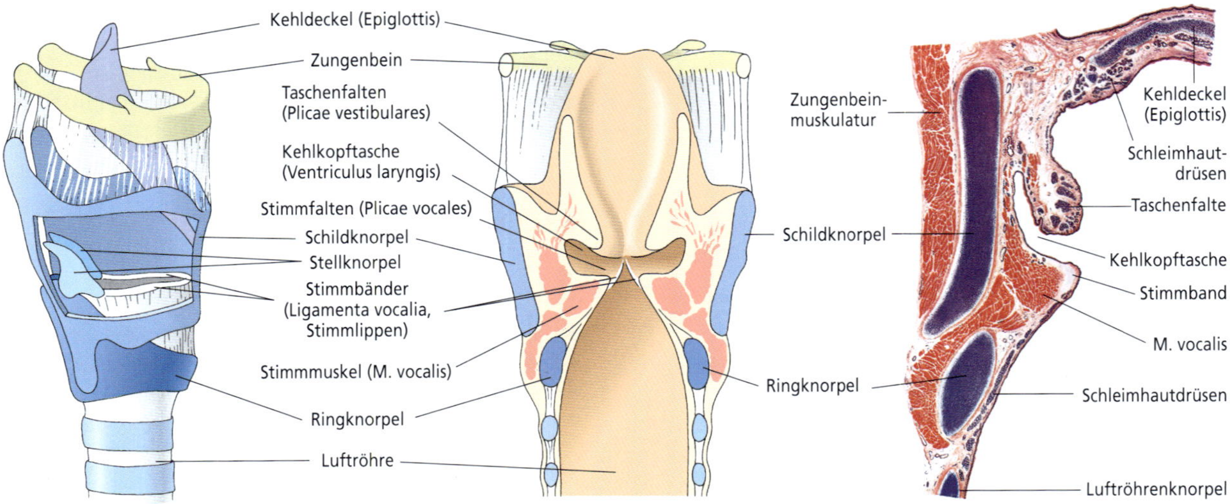

Abb. 6.5 Links: Zungenbein und knorpeliges Kehlkopfgerüst (Kehldeckel in Mittelstellung). Mitte: Längsschnitt durch den Kehlkopf (Ansicht von hinten). Rechts: Längsschnitt im mikroskopischen Bild. Ansicht des Kehlkopfes von vorne ➤ Abb. 6.7, Projektion auf den Hals ➤ Abb. 9.7. [L190/M375]

6

Der gesamte Kehlkopf ist mit Ausnahme von Kehldeckel und Stimmbändern von respiratorischem Epithel (➤ 6.4) bedeckt. Dadurch wird die Atemluft weiter befeuchtet, von feinsten Staubteilchen befreit und angewärmt.

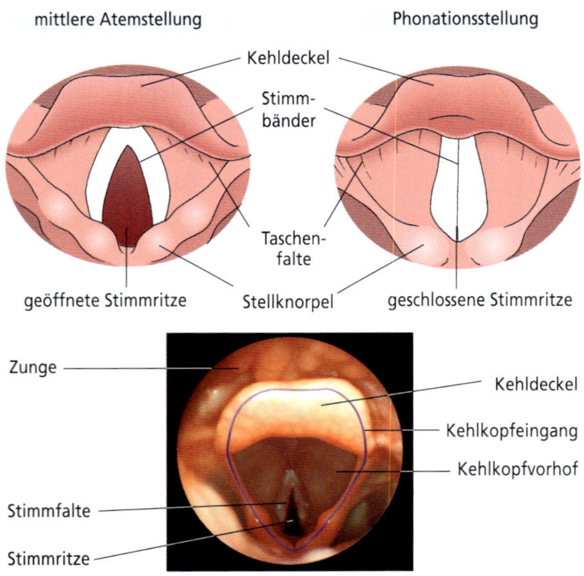

Abb. 6.6 Stimmritze. Oben: Schemazeichnung in mittlerer Atemstellung und Phonationsstellung. Unten: Blick von oben. [L190/E460-003]

6.3.2 Die Stimmbänder und Stimme

Die Kehlkopfschleimhaut bildet zwei waagerecht übereinanderliegende Faltenpaare (➤ Abb. 6.6):

- Die oben gelegenen **Taschenfalten** *(Plicae vestibulares)*
- Die unten gelegenen **Stimmfalten** *(Plicae vocales)*

Die freien, oberen Ränder der Stimmfalten in der Mitte des Kehlkopfinneren werden als **Stimmbänder** *(Ligamenta vocalia, Stimmlippen)* bezeichnet (➤ Abb. 6.6). Sie verlaufen von der Innenfläche des Schildknorpels nach hinten zu den beiden Stellknorpeln und werden (ebenso wie der Kehldeckel) wegen der höheren mechanischen Belastung von einem unverhornten Plattenepithel überzogen. An den Stellknorpeln setzen mehrere feine Muskeln an, die die Stimmbänder indirekt über eine Drehung der Stellknorpel bewegen können.

Die Öffnung zwischen den beiden Stimmbändern heißt **Stimmritze;** ihre Weite wird über die Kehlkopfmuskeln verändert.

VORSICHT

Eine Möglichkeit für eine Notfallbeatmung ist die **endotracheale Intubation.** Dabei wird ein Kunststoffschlauch (Tubus) zwischen den beiden Stimmbändern hindurch (➤ Abb. 6.6) in die Luftröhre (Trachea) geführt und darüber beatmet. Alternative ist die Beatmung über eine **Larynxmaske.** Der Tubus endet bereits oberhalb des Kehlkopfs und eine aufblasbare Manschette am Tubusende dichtet den Kehlkopf ab, sodass das Atemgas aus dem Tubus in die Luftröhre gelangt.

Fast alle die Stimmbänder bewegenden Kehlkopfmuskeln werden vom **N. laryngeus recurrens** innerviert, einem Ast des N. vagus (➤ Abb. 16.24, ➤ Abb. 9.11).

Die Stimmbildung

Bei der **Stimmbildung** oder *Phonation* werden die Stimmbänder durch einen Luftstrom in regelmäßige Schwingungen versetzt.

Die **Tonhöhe** hängt von der Schwingungsfrequenz der Stimmbänder und diese wiederum von der Stimmbandspannung ab:

- Für einen hohen Ton werden die Stimmbänder durch Kontraktion von Kehlkopfmuskeln stärker gespannt (vergleichbar mit dem Höherstimmen einer Gitarrensaite durch Nachspannen).
- Soll die Stimme tiefer klingen, so können die Stimmbänder durch entsprechende Bewegungen der Kehlkopfmuskeln entspannt werden. Weite, langsamere Schwingungen erzeugen dann tiefere Töne.

Die **Lautstärke** dagegen hängt von der Schwingungsamplitude („Ausschlag") der Stimmbänder und damit der Stärke des Luftstroms ab. Die **Fülle der Stimme** wird schließlich durch den Resonanzraum von Rachen, Mund- und Nasenhöhle erzeugt, der auch die **Klangfarbe** bestimmt.

Die Lautbildung

Für die **Lautbildung** oder *Artikulation* muss sich der aus Mund-, Nasen- und Rachenhöhle bestehende **Resonanzraum** (auch *Ansatzrohr* genannt) in seiner Form ändern können. Dadurch bekommt die Luftsäule unterschiedliche Eigenfrequenzen und charakteristische Resonanzen, und es können die verschiedenen Klangbilder entstehen.

So ist bei der Bildung der Konsonanten *(Mitlaute)* das Ansatzrohr stärker verengt als bei den Vokalen *(Selbstlauten)*. Die einzelnen Konsonanten werden dagegen vor allem durch unterschiedliche Stellungen von Zahnreihen, Lippen, Zunge und Gaumen gebildet.

Der Stimmbruch

Kinder haben einen kleineren Kehlkopf mit kürzeren Stimmbändern und damit eine höhere Stimme als Erwachsene. In der Pubertät nehmen Gewicht und Länge von Kehlkopf und Stimmbändern zu – bei Jungen mehr als bei Mädchen. Folge ist der **Stimmbruch.** Hierunter versteht man den Wechsel von der Kinderstimme zur Erwachsenenstimme, wobei sich die Stimme bei Jungen um etwa eine Oktave (sechs Ganztöne) und bei Mädchen um 2–3 Ganztöne senkt.

6.3.3 Der Hustenreflex

Gelangt ein Fremdkörper in den Kehlkopf oder die tieferen Atemwege, so legen sich die Stimmbänder sofort unter starker Muskelanspannung aneinander. Anschließend kommt es zu einem reflektorisch ausgelösten **Hustenreiz,** ein kräftiger Ausatmungsstoß sprengt die Stimmritze auf und schleudert den Fremdkörper in den Mund zurück. Der **Hustenreflex** ist somit ein Schutzreflex (Fremdreflex ➤ 16.10) zur Reinigung der unteren Atemwege.

Wird durch Husten Sekret in die oberen Luftwege befördert, so spricht man von **produktivem Husten;** das Sekret wird oft als *Auswurf* **(Sputum)** ausgespuckt oder verschluckt. Husten ohne nennenswerten Sekrettransport heißt **Reizhusten.**

VORSICHT

Insbesondere beim Essen und Trinken kann es zu einer **Verlegung der Atemwege** kommen. Der *Europäische Rat für Wiederbelebung (ERC)* empfiehlt:

- **Leichte Atemwegsverlegung:** Der oder die Betroffene hustet, kann aber noch atmen und sprechen. Ersthelfende ermutigen, weiterhin kräftig zu husten.
- **Schwere Atemwegsverlegung:** Der Patient oder die Patientin kann nicht sprechen, nur schwach husten, ringt nach Luft oder kann nicht atmen. In diesem Fall werden mit dem Handballen bis zu fünf kräftige Schläge auf den Rücken (zwischen die Schulterblätter) gegeben. Nächste Maßnahme bei Erfolglosigkeit sind bis zu fünf Kompressionen des Oberbauchs (nicht bei Kindern im ersten Lebensjahr).
- **Bewusstlosigkeit durch die Atemwegsverlegung:** Hier ist eine sofortige Wiederbelebung (Reanimation, ➤ Abb. 7.21) notwendig. Die Herzdruckmassage erzeugt höhere Atemwegsdrücke als die Oberbauchkompressionen und kann daher dazu beitragen, den Fremdkörper zu entfernen.

Außerdem wird das medizinische Notfallteam oder der Rettungsdienst alarmiert.

Erhöhtes Risiko für Atemwegsverlegung durch Fremdkörper

Ein erhöhtes Risiko für eine Atemwegsverlegung durch Fremdkörper besteht bei:

- Eingeschränktem Bewusstsein
- Intoxikationen (Alkohol, Drogen)
- Neurologischen Erkrankungen mit Störungen der Schluck- und Hustenreflexe (z. B. Schlaganfall, Parkinson-Syndrom)
- Atemwegserkrankungen
- Geistigen Einschränkungen, Demenz
- Schlechtem Zahnstatus
- Hohem Alter

Aspiration ➤ 10.2.6

6.4 Die Luftröhre

DEFINITION

Luftröhre *(Trachea):* 10–12 cm lange luftleitende Röhre unterhalb des Kehlkopfs, offen gehalten durch Knorpel und mit Schleimhaut ausgekleidet.

Unterhalb des Ringknorpels beginnt die **Luftröhre** (➤ Abb. 6.7), deren Öffnung durch 16–20 C-förmige Knorpelspangen offen gehalten wird. Dies verhindert, dass sich die Luftröhre durch den Unterdruck bei der Einatmung verschließt. An ihrer Hinterwand hat die Luftröhre Kontakt zur Speiseröhre.

Zwischen den einzelnen Knorpelspangen liegt elastisches Bindegewebe, welches die Luftröhre auch in Längsrichtung elastisch macht. Diese Elastizität im Längsverlauf ist z. B. beim Schlucken wichtig, bei dem die Luftröhre mit dem nach oben steigenden Kehlkopf in der Länge gedehnt wird. Die knorpelfreie Luftröhrenhinterwand besteht aus glatter Muskulatur **(M. trachealis)** und Bindegewebe.

Wie der übrige Atemtrakt ist die Luftröhre von einer Schleimhaut mit Flimmerepithel und Schleim bildenden Becherzellen (respiratorisches Epithel) überzogen (➤ Abb. 6.8). Durch den Flimmerschlag werden Fremdkörper zurück zu Rachen und Mund befördert.

6

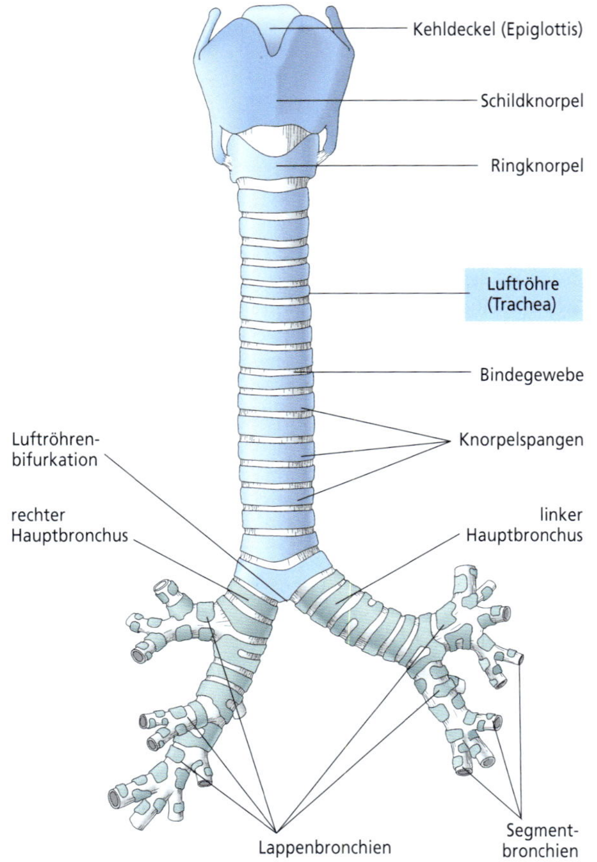

Abb. 6.7 Kehlkopf, Luftröhre und große Bronchien (Ansicht von vorn). [L190]

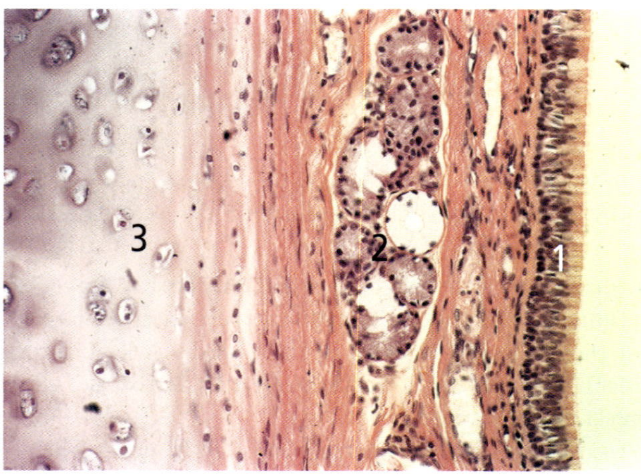

Abb. 6.8 Die Luftröhrenschleimhaut im lichtmikroskopischen Bild. Unter dem mehrreihigen Flimmerepithel mit eingelagerten Becherzellen (1) liegt subepitheliales Gewebe mit Trachealdrüsen (2), darunter hyaliner Knorpel (3). [M375]

6.5 Die Bronchien und Bronchiolen

6.5.1 Der Aufbau des Bronchialsystems

DEFINITION

Bronchialsystem *(Bronchialbaum):* Sich verzweigende, immer kleiner werdende Atemwege unterhalb der Luftröhre, die an das Geäst eines Baums erinnern.

An ihrem unteren Ende, der **Luftröhrenbifurkation** *(Bifurcatio tracheae),* teilt sich die Luftröhre in die beiden **Hauptbronchien** (➤ Abb. 6.7). Die Wand der Hauptbronchien ist ähnlich aufgebaut wie die der Luftröhre und besteht aus Knorpelspangen und Schleimhaut mit respiratorischem Epithel.

Nach wenigen Zentimetern teilt sich jeder Hauptbronchus in kleinere **Lappenbronchien** auf:

- Der rechte Hauptbronchus teilt sich in *drei* Lappenbronchien für die drei Lappen der rechten Lunge
- Der linke Hauptbronchus teilt sich in *zwei* Lappenbronchien für die zwei Lappen der linken Lunge

Die **Lappenbronchien** gabeln sich in **Segmentbronchien** auf, die sich wiederum wie das Geäst eines Baumes in immer kleinere Äste verzweigen, weshalb das **Bronchialsystem** auch als *Bronchialbaum* bezeichnet wird.

Je kleiner die Bronchien werden, desto einfacher und dünnwandiger wird ihr Aufbau. So weisen die Lappenbronchien nur noch kleine unregelmäßige Knorpelplättchen auf.

Ganz feine Bronchialäste mit einem Innendurchmesser unter 1 mm heißen **Bronchiolen.** Hier fehlen die Knorpeleinlagerungen völlig. Dafür haben die Bronchiolen glatte Muskelfaserzüge (➤ 5.4.1, ➤ 14.3.8) zur aktiven Regulation des Atemluftzu- und -abstroms.

VORSICHT

Bei Säuglingen und Kleinkindern sind die unteren Atemwege im Verhältnis viel enger als beim Erwachsenen. Dadurch kann bereits eine kleine zusätzliche **Atemwegsverengung,** etwa bei einem Infekt, zu klinisch bedeutsamen Belüftungs- und somit Atemstörungen führen.

Endverzweigungen des Bronchialbaumes sind die **Bronchioli respiratorii.** Sie münden in **Alveolargänge** *(Ductus alveolares),* die fast keine „eigene" Wand mehr haben, sondern in einer Gruppe von *Lungenbläschen (Alveolen)* enden (➤ Abb. 6.10).

6.5.2 Das Asthma bronchiale

Das **Asthma bronchiale** ist eine Erkrankung der Atemwege mit chronischer Entzündung, Übererregbarkeit und anfallsartiger Verengung der Atemwege (➤ Abb. 6.9) infolge:

- **Bronchospasmus** (Verkrampfung der Bronchialmuskulatur)
- Schwellung der Bronchialschleimhaut
- **Hyper- und Dyskrinie** (Bildung von zu viel und zu zähem Bronchialschleim)

Leitsymptom sind wiederkehrende Atemnotanfälle, bei denen insbesondere die Ausatmung erschwert ist. Anfallsauslöser sind bei-

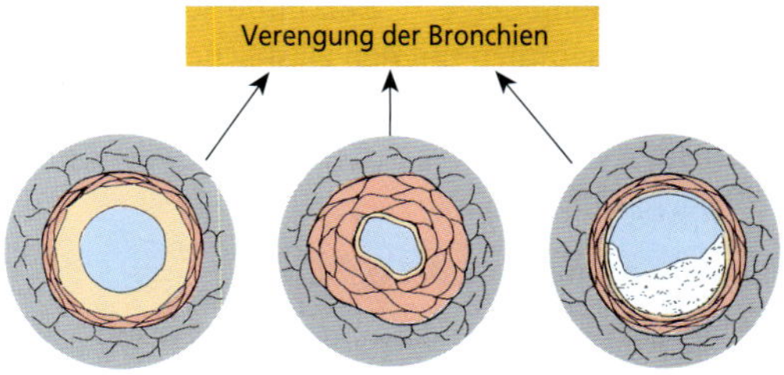

Abb. 6.9 Einengung der Bronchien bei Asthma bronchiale. [L190]

spielsweise allergische Reaktionen, Infektionen, psychische Erregung und körperliche Anstrengung.

Die medikamentöse Behandlung erfolgt v. a. durch Inhalation entzündungshemmender und atemwegserweiternder Medikamente (sog. Asthmasprays).

6.5.3 Chronisch-obstruktive Lungenerkrankung und Lungenkarzinom

Die chronisch-obstruktive Lungenerkrankung

Die **chronisch-obstruktive Lungenerkrankung** *(COPD)* hat sich in den letzten Jahrzehnten zu einer Volkskrankheit entwickelt. Hauptursache ist das Rauchen.

Am Anfang steht eine lang dauernde Atemwegsentzündung, die sich durch scheinbar harmlosen morgendlichen Husten zeigt. Diese **chronische Bronchitis** schreitet typischerweise über Jahre bis Jahrzehnte zur **chronisch-obstruktiven Bronchitis** mit Atemwegsverengung fort. Zunehmend entwicklen sich Atemnot und Leistungsminderung.

Endstadium ist das **(obstruktive) Lungenemphysem** mit hochgradiger Lungenfunktionsstörung durch permanente Überblähung, Elastizitätsverlust und Zerstörung des Lungengewebes.

LERNHILFE

COPD-Symptome

AHA-Symptome: **A**uswurf, **H**usten, **A**temnot sind die Leitsymptome bei COPD. [1]

Wesentlich für die Prognose ist die Tabakentwöhnung. Die weitere Behandlung umfasst u. a. Medikamente, Atem- und Physiotherapie, in Spätstadien auch Langzeit-Sauerstofftherapie.

Das Lungenkarzinom

Das von der Bronchialschleimhaut ausgehende **Lungenkarzinom** *(Bronchialkarzinom, Lungenkrebs)* ist bei Männern die zweit- und bei Frauen die dritthäufigste Krebsneuerkrankung.

Entscheidende Rolle bei der Entstehung spielt das Zigarettenrauchen: Abhängig von Dauer und Intensität des Rauchens wird die Risikoerhöhung auf das 10- bis 30-Fache geschätzt. Auch E-Zigaretten und Tabakerhitzer sind nicht unschädlich. Die Gesundheitsgefährdung hängt auch vom verdampften Liquid ab, die Langzeitschäden können noch nicht abschließend beurteilt werden.

Die Beschwerden (Husten, Atemnot) werden wegen der gleichzeitigen Bronchitis teils lange fehlgedeutet. Die Prognose ist trotz Behandlung insgesamt schlecht.

Rauchen – Prävention und Beratung

Bei vielen Bronchial- und Lungenerkrankungen ist Rauchen die Hauptursache. Auch andere bösartige Tumoren wie etwa Mundhöhlen-, Speiseröhren- oder Kehlkopfkarzinome sowie Herz-Kreislauf-Erkrankungen von der arteriellen Verschlusskrankheit („Raucherbein") über den Herzinfarkt bis zum Schlaganfall treten bei Rauchern und Raucherinnen gehäuft auf. Pflegende können erheblich zur Prävention beitragen, indem sie Rauchende zur **Tabakentwöhnung** motivieren. Abschreckung hat sich als wenig wirksam erwiesen. Sinnvoller ist es, die spürbaren Vorteile eines Rauchstopps aufzuzeigen (etwa besseren Atem, größere Leistungsfähigkeit, mehr Geld) und über die Hilfen aufzuklären, vor allem die verschiedenen Nikotinersatzpräparate und Verhaltenstherapien. Dass der Ausstieg schwer ist, sollte nicht verschwiegen werden.

6.6 Die Alveolen

DEFINITION

Alveolen *(Lungenbläschen):* Von Blutkapillaren (feinsten Blutgefäßen ➤ 8.1.4) umgebene lufthaltige „Kugeln" am Ende des Bronchialbaums. Ort des Gasaustauschs.

Am Ende des Bronchialsystem hängen an den Alveolargängen traubenförmig und dicht gepackt die **Alveolen** (➤ Abb. 6.10, ➤ Abb. 6.11). Ihre Lichtungen öffnen sich in den Alveolargang.

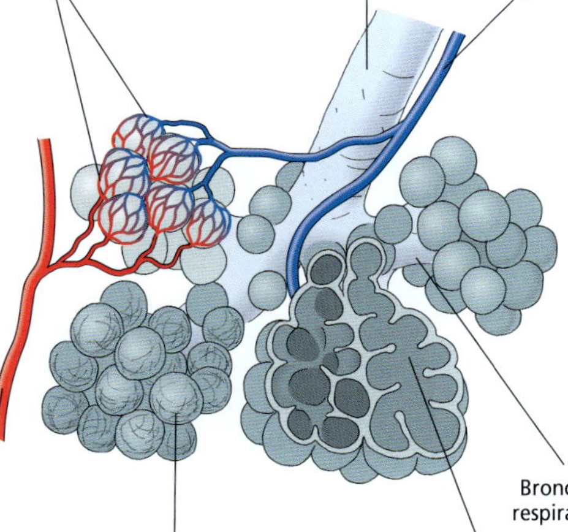

Abb. 6.10 Alveolargänge und Alveolen (Lungenbläschen), links in der Aufsicht, in der Mitte im Längsschnitt.

6

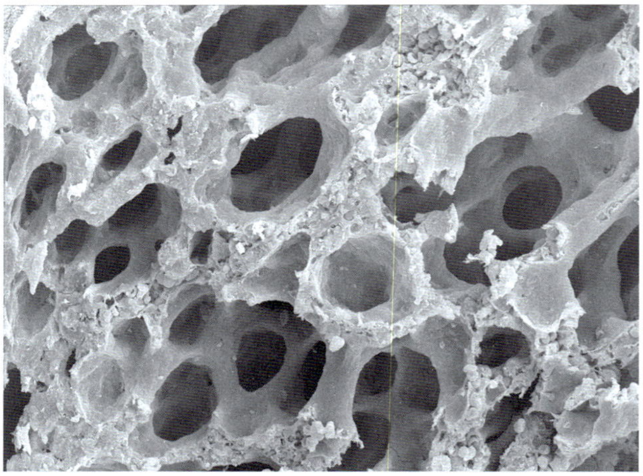

Abb. 6.11 Alveolen im rasterelektronenmikroskopischen Bild mit Blick in angeschnittene Alveolen und Kapillaren mit Erythrozyten (z. B. oben im Bild am Übergang vom rechten zum mittleren Bilddrittel). [X243]

In den Alveolen sind Blut und Luft nur durch die **Blut-Luft-Schranke** voneinander getrennt (➤ 6.12): Durch diese dünne Schicht aus Alveolarepithel, Basalmembran und Kapillarendothel kann der Sauerstoff aus der Alveolarluft rasch ins Kapillarblut übertreten, während das Kohlendioxid den umgekehrten Weg nimmt.

Beim **Alveolarepithel** gibt es zwei Zelltypen: Die flachen **Pneumozyten Typ I** (*Alveolarepithelzellen Typ I,* 90 % der Fläche) dienen dem Gasaustausch, die höheren **Pneumozyten Typ II** *(Alveolarepithelzellen Typ II)* produzieren den Surfactant und können Pneumozyten Typ I nachbilden.

Der Surfactant

Damit die Alveolen bei der Ausatmung nicht zusammenfallen und sich bei der Einatmung leicht wieder entfalten, ist ihre Innenfläche von **Surfactant** *(Surface active agent)* überzogen. Er besteht in erster Linie aus Phospholipiden (➤ 2.8.2) und setzt die Oberflächenspannung herab. Zusammen mit den elastischen Fasern, welche die Alveolen netzartig umgeben, ist der Oberflächenfaktor die wichtigste Einflussgröße für die *Dehnbarkeit* **(Compliance)** der Lunge.

Umstellung der Atmung bei der Geburt

Schon während der Geburt wird die Atmung stimuliert. Viele Reize lösen dann den ersten Atemzug aus: Kälte, Berührung, Anstieg der Kohlendioxidkonzentration und Absinken der Sauerstoffkonzentration im Blut stimulieren das Atemzentrum im Stammhirn (➤ 16.7.3). Mit dem ersten Atemzug füllen sich die Lungen mit Luft, der erste Schrei entfaltet die Lungenbläschen weiter. Ein Zusammenfallen der frisch entfalteten Lungenbläschen wird u. a. durch den Surfactant verhindert.

VORSICHT

Bei frühgeborenen Säuglingen kann es durch **Surfactant-Mangel** zu lebensbedrohlichen Lungenfunktionsstörungen kommen, da die körpereigene Surfactant-Produktion erst ab der 28. Schwangerschaftswoche einsetzt. Bei drohender Frühgeburt werden der Schwangeren und damit dem Ungeborenen Glukokortikoide zur schnelleren Lungenreifung gegeben. Nach der Geburt kann das Frühgeborene mit Surfactant behandelt werden.

6.7 Die Lungen

6.7.1 Der Aufbau der Lungen

DEFINITION

Lunge *(Pulmo):* Paariges Organ im Brustkorb (Thorax), das den Bronchialbaum und die Alveolen enthält. Rechts drei, links zwei **Lungenlappen,** die weiter in **Lungensegmente** unterteilt werden.

Die beiden **Lungen** liegen in der Brusthöhle und umgeben jeweils seitlich das Mediastinum (Mittelfellraum ➤ 7.1). Nach außen werden sie von den Rippen, nach unten vom Zwerchfell begrenzt; oben ragen sie mit ihren Spitzen geringfügig über das Schlüsselbein hinaus

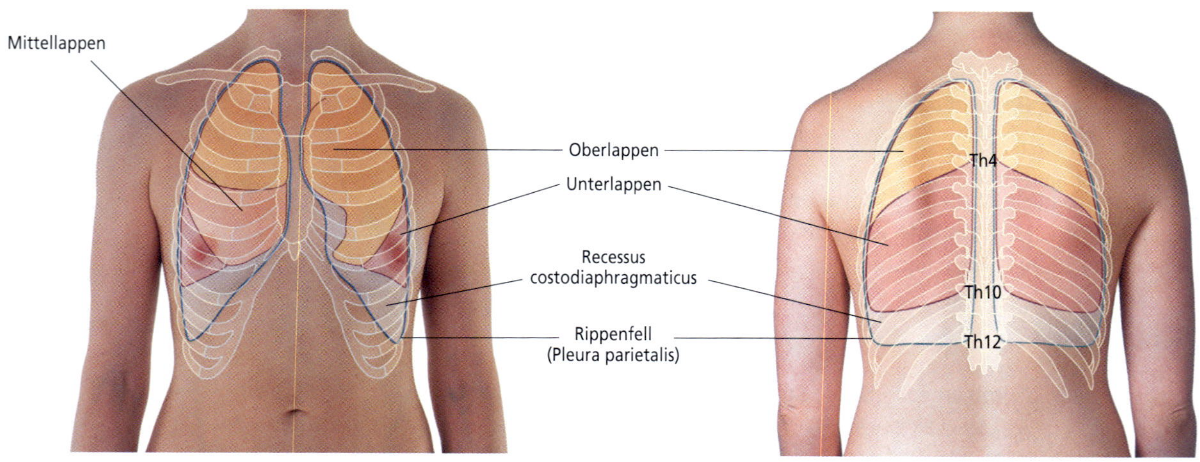

Abb. 6.12 Projektion von Lungen, Lungenlappen und Pleura in Atemmittellage auf die Brustwand, links von vorne, rechts von hinten. Der Mittellappen rechts ist von hinten nicht sichtbar. [E402-004]

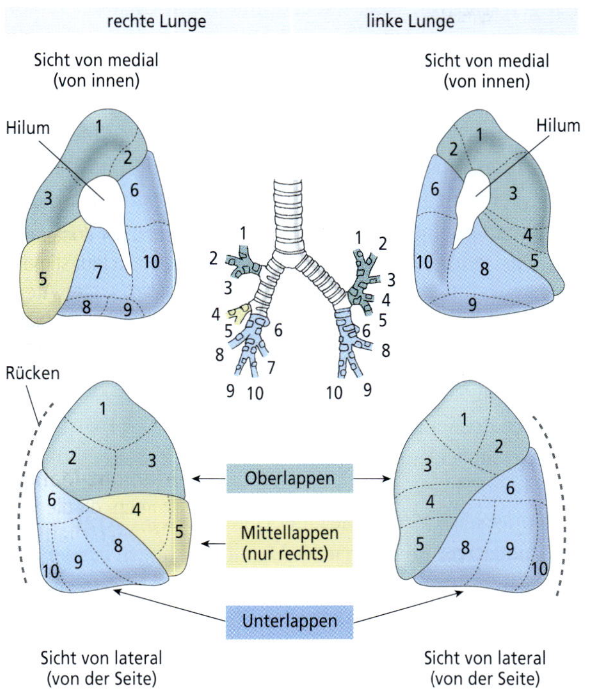

Abb. 6.13 Aufteilung der Lunge in Lappen und Segmente. Rechts wird der Oberlappen in drei, der Mittellappen in zwei und der Unterlappen in fünf (gelegentlich sechs) Segmente unterteilt. Die linke Lunge besteht aus einem Oberlappen mit fünf und einem Unterlappen mit vier (gelegentlich fünf) Segmenten. Die gestrichelte Linie deutet den Rücken an. [L190]

(➤ Abb. 6.1, ➤ Abb. 6.12). Zwischen linker und rechter Lunge liegt das Herz.

Der Teil der Lunge, der dem Zwerchfell aufliegt, wird als **Lungenbasis** bezeichnet, der obere Teil als **Lungenspitze.** Die Lungenbasis tritt bei der Einatmung um ca. 3–4 cm tiefer.

Durch die nach links verschobene Position des Herzens ist die linke Lunge kleiner als die rechte. Die linke Lunge wird durch eine gut erkennbare, schräg verlaufende Spalte in einen **Ober-** und **Unterlappen** geteilt, während die rechte Lunge durch zwei Spalten in drei Lappen aufgeteilt ist: **Ober-**, **Mittel-** und **Unterlappen** (➤ Abb. 6.12, ➤ Abb. 6.13).

Die Lungenlappen werden wiederum in kleinere **Lungensegmente** unterteilt: Rechts sind es zehn, links neun Segmente (➤ Abb. 6.13). Im Gegensatz zu den Lappengrenzen sind die Segmentgrenzen zwar von außen nicht sichtbar, sie bilden aber **broncho-arterielle Einheiten,** d. h., jedes Segment wird jeweils von einem Segmentbronchus und einem Ast der A. pulmonalis (Lungenarterie) versorgt.

Die Lungen erhalten von zwei Seiten Blut:

- Sie werden zum einen von den Blutgefäßen des *Lungenkreislaufs* (➤ 8.1.1, ➤ 8.2.4) durchzogen. Diese Blutgefäße dienen ausschließlich dem Gasaustausch.
- Die Eigenversorgung der Lunge mit Blut erfolgt hingegen aus Ästen des *Körperkreislaufs* (➤ 8.1.1), und zwar über die aus der Aorta (➤ 8.2.1) entspringenden **Bronchialarterien.**

Das Lungenhilum

An der zum Herzen gerichteten Lungenseite liegt das **Lungenhilum** (die *Lungenwurzel*). Hier treten Hauptbronchien, Arterien und Nerven ein sowie Venen und Lymphgefäße aus.

Die Lungen werden wie jedes Organ von Lymphgefäßen durchzogen. In den Lymphgefäßen wandern weiße Blutkörperchen und **Alveolarmakrophagen** (Fresszellen, ➤ 13.2.2) zu den Lymphknoten im Hilumbereich. Sie transportieren Fremdkörper (einschließlich Krankheitserregern) und Gifte ab.

Die Abwehrmechanismen von Atemwegen und Lungen

Die Kontaktfläche zwischen „außen" und „innen" in den Alveolen beträgt beim Erwachsenen über 100 m^2, und mit jedem Atemzug gelangen Fremdstoffe aus der Umwelt (z. B. Staubteilchen, Bakterien) in Atemwege und Lungen. Der Körper verfügt jedoch über verschiedene ausgefeilte Abwehrmechanismen, um sich zu schützen:

- Mechanische Barrieren (Nase, Kehlkopf), Hustenreflex (➤ 6.3.3)
- Das respiratorische Epithel, das fast die gesamten Atemwege bedeckt und eingedrungene Teilchen wieder nach außen befördert (*mukoziliare Clearance* ➤ 6.1.2)
- Die Sekretion von antimikrobiellen Substanzen (z. B. Lysozym ➤ 13.2.1), Immunglobulinen (v. a. IgA) und Botenstoffen des Immunsystems (z. B. Interleukinen) auf die Schleimhäute
- In die Bronchialschleimhaut eingelagertes lymphatisches Gewebe **(bronchusassoziiertes lymphatisches Gewebe)** als Teil des mukosa-assoziierten lymphatischen Gewebes (➤ 13.8)
- Die erwähnten Alveolarmakrophagen

Die Tuberkulose

Die **Tuberkulose** ist eine Infektionskrankheit durch das Bakterium *Mycobacterium tuberculosis.* Die Ansteckung erfolgt in aller Regel durch Tröpfcheninfektion und es bildet sich ein primärer Erkrankungsherd in der Lunge. Die Infektion kann symptomlos bleiben, aber auch zu einer oft schleichend beginnenden Erkrankung führen. Die Symptome sind uncharakteristisch, z. B. Leistungsabfall, Nachtschweiß, Husten.

6.7.2 Die Pneumonie

Eine **Pneumonie** *(Lungenentzündung)* ist meist infektiös bedingt, wobei unterschiedlichste Erreger (Bakterien, Viren, Pilze) zugrunde liegen können. Bis 2019 dominierten bakterielle Pneumonien. Während der **COVID-19-Pandemie** wurde das Coronavirus **SARS-CoV-2** zu einem wesentlichen Erreger.

Die Entzündung kann sich auf das an den Bronchialbaum angrenzende Gewebe beschränken, einen ganzen Lungenlappen oder die ganze Lunge befallen. Das entzündete Gewebe ist verdichtet und lagert vermehrt Wasser ein, wodurch der Gasaustausch erschwert wird. Fieber, evtl. mit Schüttelfrost, Husten, rasselnde Atemgeräusche

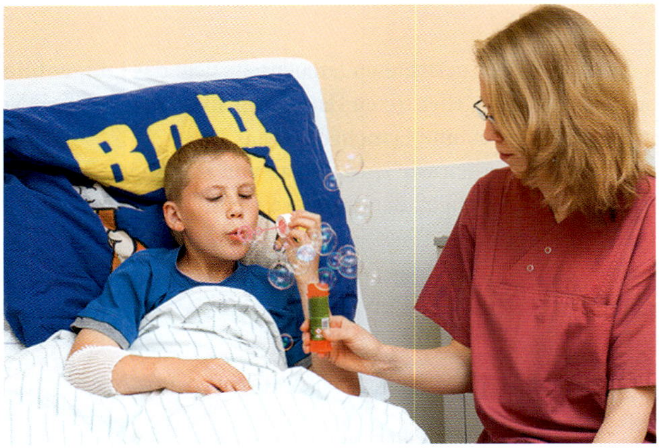

Abb. 6.14 Atemgymnastik, hier bei einem Kind spielerisch durch Seifenblasen-Pusten. [K115]

sind typische Anzeichen einer Pneumonie. Bakterielle Pneumonien beginnen i. d. R. schneller und verlaufen heftiger als virale.

Eine Sonderform ist die Pneumonie bei COVID-19: SARS-CoV-2 befällt u. a. Atemwege, Lungen und Gefäßendothelien. Bei einem Teil der Erkrankten entwickelt sich etwa eine Woche nach Krankheitsbeginn eine unterschiedlich schwere Pneumonie. Typisch ist die (anfänglich) geringe subjektive Atemnot.

6

Pneumonieprophylaxe

Aufgrund des eingeschränkten Gasaustausches (➤ 6.12) kann eine Lungenentzündung auch heute noch tödlich verlaufen. Besonders gefährdet sind ältere Menschen, Menschen mit Vorerkrankungen oder bettlägerige Menschen.

Bei *bettlägerigen Menschen* sind die wenig belüfteten und schlecht durchbluteten Alveolen der Unterlappen ideale Nährböden für Bakterien. Abwehrzellen gelangen nur schlecht dorthin, sodass sich Erreger rasch ausbreiten und eine sog. *Bettpneumonie* auslösen können.

Die **Pneumonieprophylaxe** umfasst z. B. *Atemübungen* ohne Hilfsmittel wie etwas tiefes Durchatmen und Atemgymnastik durch Atemtrainer oder andere Hilfsmittel (➤ Abb. 6.14), jeweils möglichst im Sitzen. Dies entfaltet minderbelüftete Lungenbezirke und beugt so einer Pneumonie vor. Durch Abklopfen mit der Hand oder Vibrationsmassage (manuell oder mit speziellen Geräten) kann festsitzendes Sekret gelöst und der Selbstreinigungsmechanismus der Atemwege angeregt werden. Auch eine ausreichende *Trinkmenge* ist wichtig, damit der Schleim in den Bronchien verflüssigt und abgehustet werden kann.

Nach Bauchoperationen führen die postoperative Darmatonie mit hochstehendem Zwerchfell und eine schmerzbedingte Schonatmung zu einer unzureichenden Lungenbelüftung. Frühzeitige Mobilisation, gezielte Abführmaßnahmen und ggf. Schmerzmittelgaben ergänzen hier die oben genannten Maßnahmen.

6.8 Die Pleura

DEFINITION

Pleura *(Brustfell):* Serosa in der Brusthöhle um die Lungen und an der Innenseite der Brustwand.

Die Lungen sind von einer hauchdünnen, mit Gefäßen versorgten Hülle überzogen, dem **Lungenfell** *(Pleura visceralis),* das auch in die Spalten zwischen den Lungenlappen hineinzieht. Am Lungenhilum (➤ 6.7.1) schlägt das Lungenfell in das **Rippenfell** *(Pleura parietalis)* um, das Brustwand, Zwerchfell und Mediastinum bedeckt und sensible, schmerzleitende Nerven enthält. Beide Pleurablätter werden zusammen als **Pleura** oder *Brustfell* bezeichnet. Sie umschließen einen geschlossenen Spaltraum, die **Pleurahöhle** *(Pleuraspalt, Brustfellhöhle).*

In Atemmittellage liegen jedoch an einigen Stellen nicht Lungen- und Rippenfell, sondern Rippen- und Rippenfell aneinander. Diese Räume heißen *Recessus.* Erwähnenswert ist v. a. der untere Reserveraum der Lungen im Winkel zwischen Rippen und Zwerchfell, der **Recessus costodiaphragmaticus** (➤ Abb. 6.12). Er wird bei tiefer Einatmung von der tiefer tretenden Lunge gefüllt und in ihm sammelt sich bei einem Pleuraerguss zuerst Flüssigkeit.

Im Pleuraspalt besteht ein leichter Unterdruck im Vergleich zur Außenwelt **(negativer Pleuradruck).** Damit die Lungen bei der Atmung reibungsarm im Brustraum gleiten können, sind beide Pleurablätter von einer Schicht flacher Deckzellen überzogen, die als Gleitmittel eine wässrige Flüssigkeit in die Pleurahöhle absondern.

Die dünne Flüssigkeitsschicht und der Unterdruck in der Pleurahöhle führen außerdem dazu, dass die Lungenoberfläche der Innenwand des Brustkorbs anhaftet und alle Brustkorbbewegungen auf die Lungen übertragen werden. Dadurch führt die Erweiterung des Brustkorbs bei der Einatmung zur Ausdehnung und umgekehrt die Brustkorbverengung bei der Ausatmung zur Verkleinerung des Lungengewebes.

Der Pneumothorax und Pleuraerguss

Gelangt, beispielsweise durch eine äußere Verletzung, Luft in die Pleurahöhle, so wird der Unterdruck dort aufgehoben, die Lunge fällt infolge ihrer Elastizität zusammen **(Pneumothorax)** und nimmt nicht mehr am Gasaustausch teil. Leitbeschwerden sind (einseitige) Schmerzen und Atemnot.

VORSICHT

Durch einen Ventilmechanismus kann es vorkommen, dass Luft in den Pleuraspalt gelangt, jedoch nicht mehr entweichen kann. Bei diesem **Spannungspneumothorax** besteht unmittelbare Lebensgefahr! Wegweisend sind Atemnot, gestaute Halsvenen, hoher Puls und niedriger Blutdruck. Auf der betroffenen Seite fehlen die Atemgeräusche. Lebensrettend ist die sofortige Druckentlastung: Die betroffene Pleurahöhle wird beispielsweise mit einer großlumigen Kanüle eröffnet, sodass die Luft entweichen kann.

Bei Herzschwäche sowie Pleura- oder Lungenentzündungen oder Tumoren der Lunge kann es zu einer erhöhten Flüssigkeitsabsonderung in die sonst spaltförmige Pleurahöhle kommen. Je nach Größe dieses **Pleuraergusses** kann die Lunge sich nicht mehr ausreichend entfalten und Atemnot tritt auf. Eine *Pleurapunktion* mit Ablassen von Erguss kann der Ursachenklärung und/oder Entlastung der Lunge dienen.

6.9 Die Atemmechanik

DEFINITION

Atemmechanik: Mechanismen bei der **Ein- und Ausatmung** (*In-* bzw. *Exspiration*).

Die (äußere) Atmung dient dem Gasaustausch zwischen Körper und äußerer Umgebung. Bei der **Einatmung** *(Inspiration)* dehnen sich die Lungen aus, und von außen gelangt frische, sauerstoffreiche Atemluft in die Alveolen. Bei der **Ausatmung** *(Exspiration)* ziehen sich die Lungen wieder zusammen, und kohlendioxidreiche, sauerstoffarme Luft wird nach außen abgegeben.

Da die Lungen elastisch und selbst nicht aktiv beweglich sind, folgen sie bei den Atembewegungen der Erweiterung und Verengung des Brustkorbs. Die Weite des Brustraums wird dabei durch die Rippenstellung und durch den Stand des Zwerchfells bestimmt.

6.9.1 Die Atemfrequenz in Abhängigkeit vom Alter

Ein **Atemzug** besteht aus einer Ein- und einer Ausatmung. Die Zahl der Atemzüge pro Minute ist die **Atemfrequenz.** Sie liegt beim Erwachsenen bei ca. 15/Min., bei Kindern ist die Atemfrequenz physiologischerweise höher (➤ Tab. 6.1).

6.9.2 Das Zwerchfell

DEFINITION

Zwerchfell *(Diaphragma):* Breite, gewölbte Muske-Sehnen-Platte, die kuppelartig gegen die Brusthöhle gerichtet ist (➤ Abb. 6.15, ➤ Abb. 15.15) und Brust- und Bauchhöhle voneinander trennt. Hauptatemmuskel für die Einatmung.

Zu beiden Seiten des Herzens, das über den Herzbeutel fest mit dem Zwerchfell verbunden ist, liegen die Lungen mit ihrer Basis dem Zwerchfell auf.

In der Mitte hat das Zwerchfell eine **Sehnenplatte** *(Centrum tendineum),* die den Zwerchfellmuskeln als Ansatz dient. Diese entspringen hinten an der Lendenwirbelsäule, vorne am Schwertfortsatz des Brustbeins und an den sechs unteren Rippen.

Tab. 6.1 Atemfrequenz in den verschiedenen Lebensphasen (wach, in Ruhe).

Altersgruppe	Atemfrequenz
Neugeborenes	ca. 35–50/Min.
Älterer Säugling	ca. 30–40/Min.
Kleinkind	ca. 25–30/Min.
Schulkind	ca. 20–25/Min.
Jugendlicher	ca. 15–20/Min.
Erwachsener	ca. 12–18/Min.

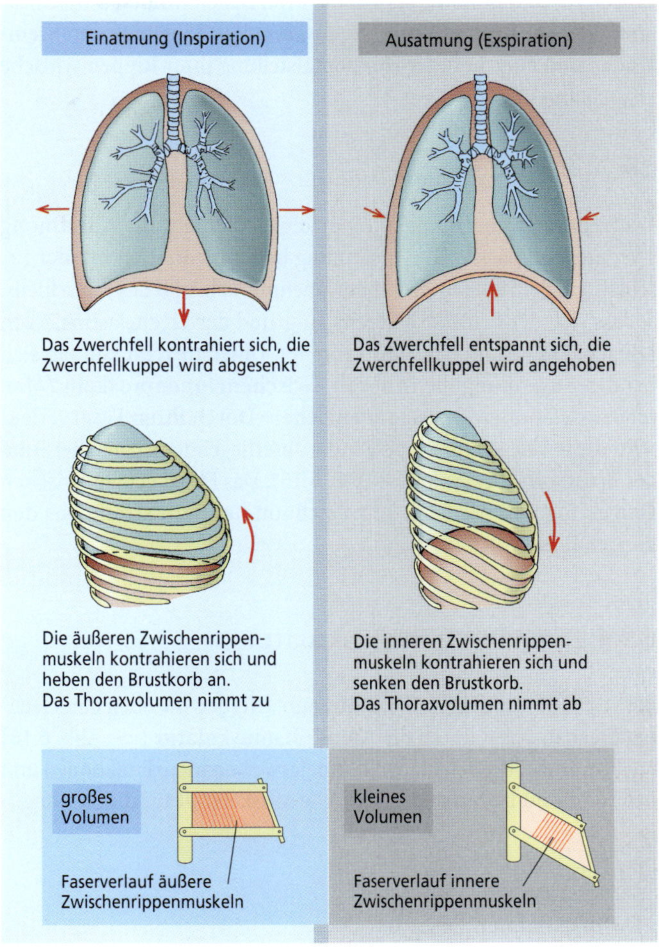

Abb. 6.15 Mechanik der In- und Exspiration. Durch Kontraktion des Zwerchfells und Anheben des Brustkorbes vergrößert sich bei der Inspiration (Einatmung) das Brustkorbvolumen: Die Lunge wird gedehnt. Durch den Sog gelangt frische, sauerstoffreiche Luft in die Lungen. Umgekehrt wird das Brustkorbvolumen bei der Exspiration (Ausatmung) kleiner; kohlendioxidreiche, sauerstoffarme Luft wird nach außen abgegeben. [L190]

6.9.3 Die Ein- und Ausatmung

Die Einatmung

Spannt sich das Zwerchfell an, so senkt sich die Zwerchfellkuppel und dehnt die Lungen, indem sie diese nach unten zieht. Unterstützend ziehen sich bei der Einatmung die zwischen den Rippen verspannten **äußeren Zwischenrippenmuskeln** *(Mm. intercostales externi)* zusammen und erweitern den Brustkorb nach vorne und in geringerem Umfang auch zur Seite (➤ Abb. 6.15).

Infolgedessen sinkt der Druck in den Alveolen unter den Umgebungsdruck, und durch dieses Druckgefälle strömt Luft von außen in die Lungen hinein.

Die Brust- und Bauchatmung

Je nachdem, ob die Einatmung überwiegend durch Senkung des Zwerchfells mit Vorwölbung des Bauches oder durch Hebung der

6

Rippen zustande kommt, spricht man von **Bauchatmung** *(Zwerchfellatmung)* oder **Brustatmung** *(Rippenatmung)*. Säuglinge und Kleinkinder sind aufgrund der Horizontalstellung ihrer Rippen typische „Bauchatmer".

Die Ausatmung

Während die Einatmung aktiv erfolgt, geschieht die Ausatmung überwiegend passiv. Die Ausatmung beginnt zunächst mit der Erschlaffung der äußeren Zwischenrippenmuskeln und des Zwerchfells, sodass sich der Brustkorb bereits aufgrund der Eigenelastizität von Lungengewebe und Brustkorb verengt. Unterstützend können sich bei der Ausatmung die **inneren Zwischenrippenmuskeln** *(Mm. intercostales interni)* zusammenziehen. Durch ihren Faserverlauf wird die jeweils obere Rippe der darunterliegenden angenähert und der Brustkorb abgesenkt (➤ Abb. 6.15). Das Druckgefälle zwischen Umgebung und Alveolen kehrt sich um und Luft strömt aus den Lungen hinaus.

6.9.4 Die Atemhilfsmuskulatur

Bei vertiefter Atmung, z. B. bei Atemnot, werden die oben dargestellten Mechanismen durch die **Atemhilfsmuskulatur** (➤ Abb. 6.16) ergänzt. Diese Muskeln haben normalerweise andere Funktionen und liefern nur im Bedarfsfall zusätzliche Muskelkraft für die Atmung.

6

Hilfseinatmer

Als **Hilfseinatmer** dienen dabei v. a.:

- *Großer* und *kleiner Brustmuskel* (**M. pectoralis major** und **minor** ➤ Abb. 6.16, ➤ Abb. 15.16)
- *Vorderer* und *hinterer oberer Sägezahnmuskel* (**M. serratus anterior** und **M. serratus posterior superior** ➤ Abb. 6.16, ➤ Abb. 15.16)

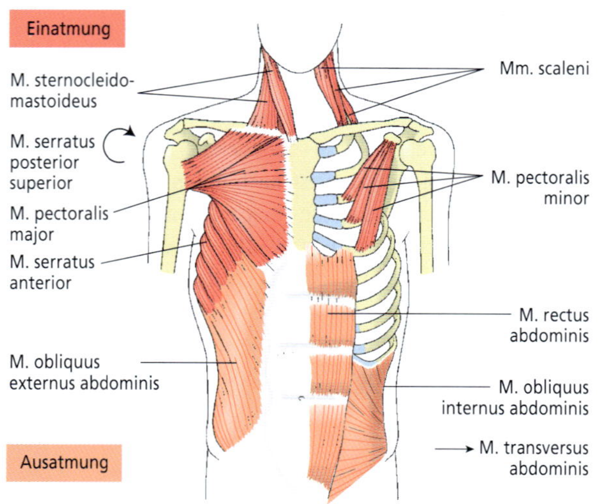

Abb. 6.16 Wichtige Atemhilfsmuskeln. → Muskel liegt unter den dargestellten Bauchmuskeln. Muskel liegt am Rücken. [L190]

- Die *Treppenmuskeln* an der Brustwand (**Mm. scaleni** ➤ Abb. 6.16, ➤ Abb. 15.9)
- Der *Kopfwender* (**M. sternocleidomastoideus** ➤ Abb. 6.16, ➤ Abb. 15.9)

Gefördert wird die Wirkung der Atemhilfsmuskulatur z. B. durch den sog. **Kutschersitz:** Betroffene beugen sich weit nach vorne und stützen sich mit den Armen auf einer Unterlage ab.

Hilfsausatmer

Als **Hilfsausatmer** können bei angestrengter Atmung, Husten und Niesen v. a. die Bauchmuskeln eingesetzt werden. Diese ziehen die Rippen herab und drängen als *Bauchpresse* die Eingeweide mit dem Zwerchfell nach oben. Die Bauchpresse spielt zudem eine wichtige Rolle bei der Stuhlentleerung und bei den Presswehen unter der Geburt. Auch der **M. latissimus dorsi** (*breitester Rückenmuskel* ➤ Abb. 15.3) tritt beim Husten deutlich hervor.

6.10 Die Lungen- und Atemvolumina

DEFINITION

Atemzugvolumen *(AZV):* Pro Atemzug ein- bzw. ausgeatmete Luftmenge. Beim Erwachsenen ca. 500 ml.
Atemfrequenz: Zahl der Atemzüge pro Minute.
Atemzeitvolumen *(AZV):* Luftvolumen, das pro Zeiteinheit ein- bzw. ausgeatmet wird. Bezogen auf eine Minute auch **Atemminutenvolumen** *(AMV)* genannt (Atemfrequenz × Atemzugvolumen).

Bei jedem Atemzug treten je nach Körpergröße und Körperbau beim Erwachsenen etwa 500 ml Luft in den Respirationstrakt ein **(Atemzugvolumen).** Bei 14–16 Atemzügen pro Minute atmet ein gesunder Erwachsener somit pro Minute etwa 7,5 l Luft ein und wieder aus (**Atemminutenvolumen,** allgemein **Atemzeitvolumen**).

Davon gelangen jedoch nur zwei Drittel in die Alveolen. Der Rest verbleibt in den größeren, dickwandigen Atemwegen wie Kehlkopf, Luftröhre und Bronchien. Die Luft in diesem **anatomischen Totraum** nimmt nicht am Gasaustausch teil.

Durch verstärkte Atmung kann nach der normalen Ein- bzw. Ausatmung noch mehr Luft ein- bzw. ausgeatmet werden, das **inspiratorische** bzw. **exspiratorische Reservevolumen.** Volumina, die sich durch Addition ergeben, heißen *Kapazitäten,* etwa die **Vitalkapazität,** die dem maximal ein- und ausatembaren Luftvolumen entspricht. Aber auch nach stärkster Ausatmung bleibt noch Luft in den Lungen. Diese Restluft heißt **Residualvolumen.** Die Summe aus Vitalkapazität und Residualvolumen ergibt die **Totalkapazität.** Sie ist das maximal mögliche Luftvolumen, das die Lungen aufnehmen können (➤ Abb. 6.17).

Die Lungenfunktionsprüfung

Bei vielen Erkrankungen von Herz und Lungen ist die genaue Kenntnis der ein- und ausatembaren Volumina und ihres Flusses wichtig.

Mithilfe der **Spirometrie** kann die **Lungenfunktion** überprüft werden. Hierzu bläst die Patientin bzw. der Patient über einen Schlauch in ein **Spirometer,** welches die Atmungskurve aufzeichnet.

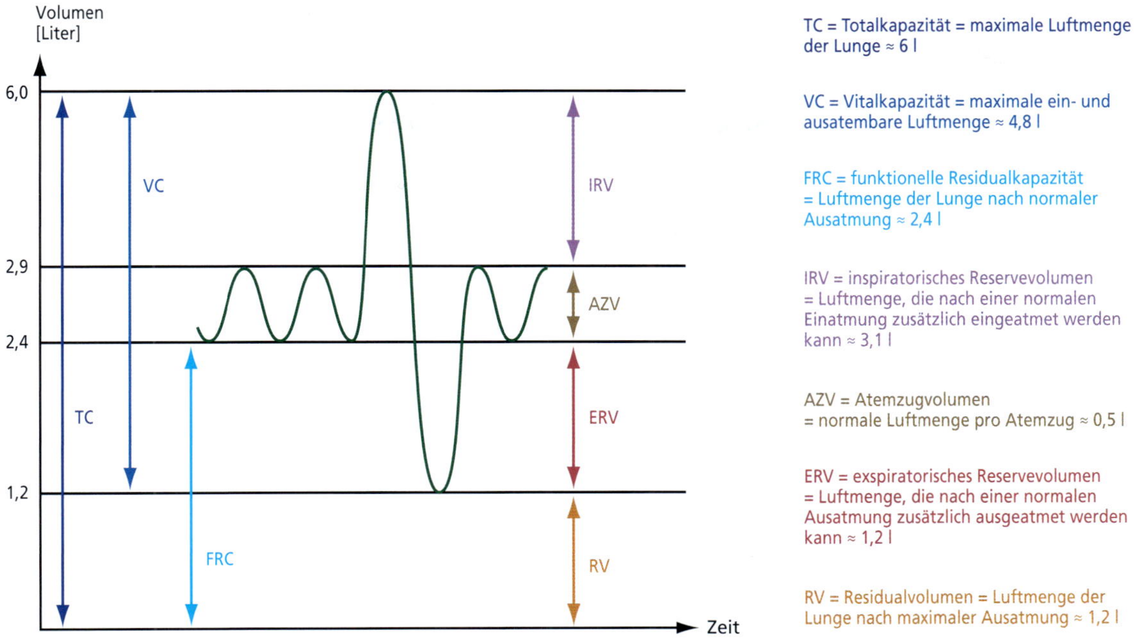

Abb. 6.17 Lungen- und Atemvolumina bei Ruheatmung und bei vertiefter Ein- und Ausatmung. Näherungswerte für einen gesunden jüngeren Mann. Die Werte sind stark abhängig von Größe, Geschlecht (bei Frauen etwa 10–20 % niedriger) und Trainingszustand. [L190]

Peak-Flow-Meter sind kleine Handgeräte, die den maximalen Luftstrom bei forcierter Ausatmung messen (*engl.* peak flow = Spitzenfluss). Sie ermöglichen Menschen mit Asthma oder chronisch-obstruktiver Lungenerkrankung eine Selbstkontrolle der Atemsituaton innerhalb weniger Minuten.

6.11 Die Altersveränderungen der Lungen

Die Elastizität der Lungen nimmt mit zunehmendem Alter allmählich ab, die Brustkorbbeweglichkeit und damit die Atembewegungen sind eingeschränkt.

Alle wichtigen Parameter der Lungenfunktion verschlechtern sich deutlich (➤ Abb. 6.18, ➤ Tab. 6.2). Das maximale Atemzeitvolumen bei über 80-Jährigen beträgt z. B. nur noch knapp die Hälfte des maximalen Atemzeitvolumens eines jungen Menschen. Auch das Flimmerepithel der Atemwege, das der Selbstreinigung dient, vermindert sich.

Infolge der enormen Leistungsreserven der Lungen fühlen sich aber nur ältere Menschen mit Lungenschädigungen, z. B. infolge Rauchens, im Alltag eingeschränkt.

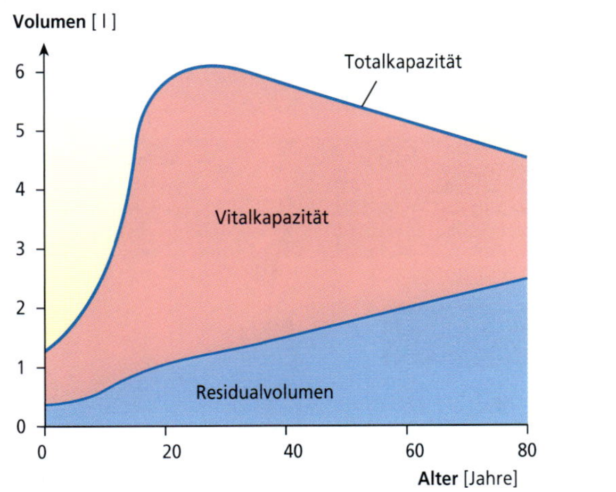

Abb. 6.18 Veränderungen der Atemvolumina während des Lebens. Bei Kindern und Jugendlichen steigt vor allem die Vitalkapazität stark an. Beim Erwachsenen nimmt die Totalkapazität durch Elastizitätsminderung sowohl des Thorax als auch der Lungen ab und gleichzeitig das Residualvolumen zu. Dadurch sinkt die Vitalkapazität. [L190]

Tab. 6.2 Übersicht über die Abnahme der Lungenfunktionen im Alter.

Altersbedingte Veränderungen	Folgen und mögliche Probleme
• Abnahme der Thoraxbeweglichkeit • Elastizitätsverlust der Lungen • Verlust an Alveolen • Abnahme des Flimmerepithels	• Abnahme von Atemvolumina und maximaler Sauerstoffaufnahme • Geringere Leistungsreserven, z. B. bei Anstrengung, in Höhe, perioperativ • Höheres Infektionsrisiko

6.12 Der Gasaustausch

DEFINITION

Gasaustausch: Im Zusammenhang mit der Atmung Sauerstofftransport (Sauerstoffaufnahme) aus der Luft der Lungenalveolen in das Blut der Lungenkapillaren und umgekehrt Kohlendioxidtransport (Kohlendioxidabgabe) aus dem Kapillarblut in die Alveolarluft.

6

Die Alveolen werden außen von plattenartigen, dünnen Bluträumen überzogen, den „Kapillaren" des Lungenkreislaufs. Der zuführende Schenkel dieser Kapillaren enthält kohlendioxidreiches, sauerstoffarmes Blut, das aus der rechten Herzkammer über die Lungenarterien in den Lungenkreislauf gepumpt wird (➢ 7.2.3). Während seiner Passage durch die Lungenkapillaren muss sich dieses Blut in einer sehr kurzen Kontaktzeit mit Sauerstoff beladen und gleichzeitig Kohlendioxid abgeben. Sauerstoff und Kohlendioxid diffundieren dazu durch die Wand der Alveole und der Kapillare, der bereits erwähnten *Blut-Luft-Schranke* (Diffusion ➢ 3.5.4).

Der ableitende Schenkel der Lungenkapillaren enthält dann sauerstoffreiches, kohlendioxidarmes Blut. Dieses mündet über die Lungenvenen in den linken Vorhof des Herzens und wird dann von der linken Herzkammer in den Körperkreislauf gepumpt (➢ 7.2.3).

Voraussetzung für einen regelrechten Gasaustausch

Für einen regelrechten Gasaustausch müssen mehrere Voraussetzungen erfüllt sein (➢ Abb. 6.19):

- Ausreichende **Lungenbelüftung** *(Ventilation)*
- Ungehinderter Übertritt von Sauerstoff und Kohlendioxid aus den Alveolen ins Blut bzw. umgekehrt auf einer genügend großen Diffusionsfläche **(Diffusion)**
- Intakte **Lungendurchblutung** *(Perfusion)*

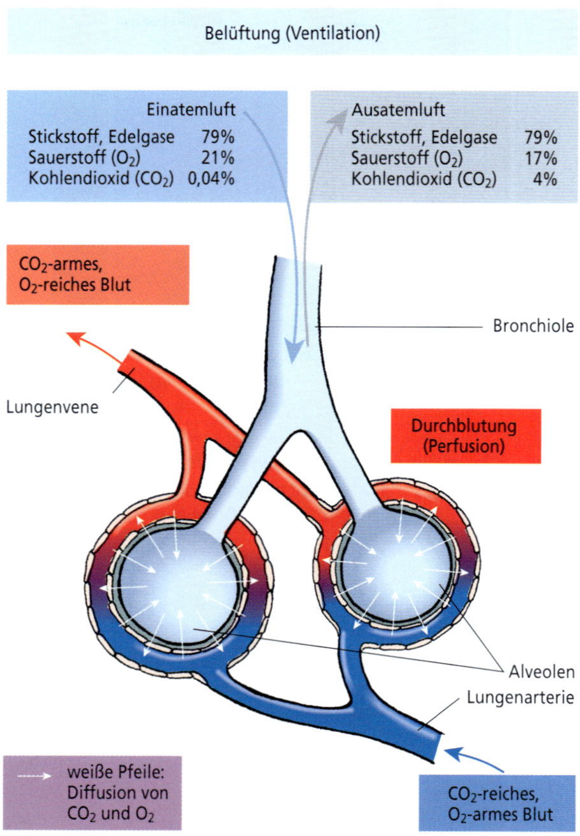

Abb. 6.19 Gasaustausch in den Alveolen. Kohlendioxidreiches, sauerstoffarmes Kapillarblut umströmt die Alveolen. Nach dem Gasaustausch enthält der ableitende Kapillarschenkel sauerstoffreiches, kohlendioxidarmes Blut. [L190]

Die Partialdrücke

Bei der Atemluft hängt – wie bei allen Gasgemischen – das Ausmaß des Gaswechsels von den Teilkonzentrationen oder *Teildrücken* **(Partialdrücken)** der einzelnen Gase ab: Der Gasaustausch folgt stets einem Konzentrationsgefälle, und zwar von Orten hoher Konzentration (hohen Partialdrucks) zu Orten niedriger Konzentration (niedrigen Partialdrucks). Die Blut-Luft-Schranke stellt dabei beim Gesunden kein nennenswertes Diffusionshindernis dar. Ist diese Diffusionsstrecke zwischen Alveolen und Blutkapillare jedoch verlängert – wie z. B. bei der Pneumonie – ist der Gasaustausch erschwert und eine Atemnot kann auftreten.

Die Reservealveolen

Die volle Kapazität der Lunge wird nur bei maximaler körperlicher Leistung beansprucht. Bei körperlicher Ruhe hingegen ist ein erheblicher Teil der Alveolen nicht belüftet. Durch den **Euler-Liljestrand-Reflex** werden diese in Reserve stehenden Alveolargruppen auch weniger durchblutet. Erst bei körperlicher Belastung oder bei hohem Fieber öffnen sich die Zugänge zu den Reservealveolen, und die Gasaustauschkapazität der Lunge wird größer.

6.12.1 Der Sauerstofftransport im Blut

Der über die Lungen ins Blut aufgenommene Sauerstoff diffundiert zum größten Teil sofort in die roten Blutkörperchen und lagert sich an das Eisen des Hämoglobins an (➢ Abb. 6.20, roter Blutfarbstoff ➢ 12.2.2). Normalerweise sind im arteriellen Blut mindestens 95 % des zur Verfügung stehenden Hämoglobins mit Sauerstoff gesättigt. Steht nur wenig Hämoglobin zur Verfügung, etwa bei der Blutarmut (*Anämie* ➢ 12.2.6), kann auch nur wenig Sauerstoff transportiert werden: Es treten Leistungsschwäche, Müdigkeit und Kurzatmigkeit auf.

Die Sauerstoffabgabe an das Gewebe erfolgt wiederum durch Diffusion. Hierfür sorgt der Konzentrationsunterschied zwischen dem sauerstoffreichen Blut und dem sauerstoffarmen Gewebe.

Nach der Sauerstoffabgabe ist das Blut deutlich sauerstoffärmer. Diese **Sauerstoffausschöpfung** ist je nach Organ sehr unterschiedlich.

Zyanose

Ist z. B. infolge einer Atemstörung der O_2-Gehalt des Blutes vermindert, so kann eine **Zyanose** auftreten, bei der Haut und/oder Schleimhäute bläulich rot verfärbt sind. Menschen mit Zyanose leiden oft gleichzeitig unter Atemnot.

6.12.2 Der Kohlendioxidtransport im Blut

Ähnlich wie in einer Mineralwasserflasche sind auch im Blut immerhin 10 % des abzutransportierenden Kohlendioxids (CO_2) physikalisch gelöst.

Ca. 80 % des Kohlendioxids im Blut werden jedoch nach einer chemischen Umwandlungsreaktion in Form von **Bikarbonat** (HCO_3^-)

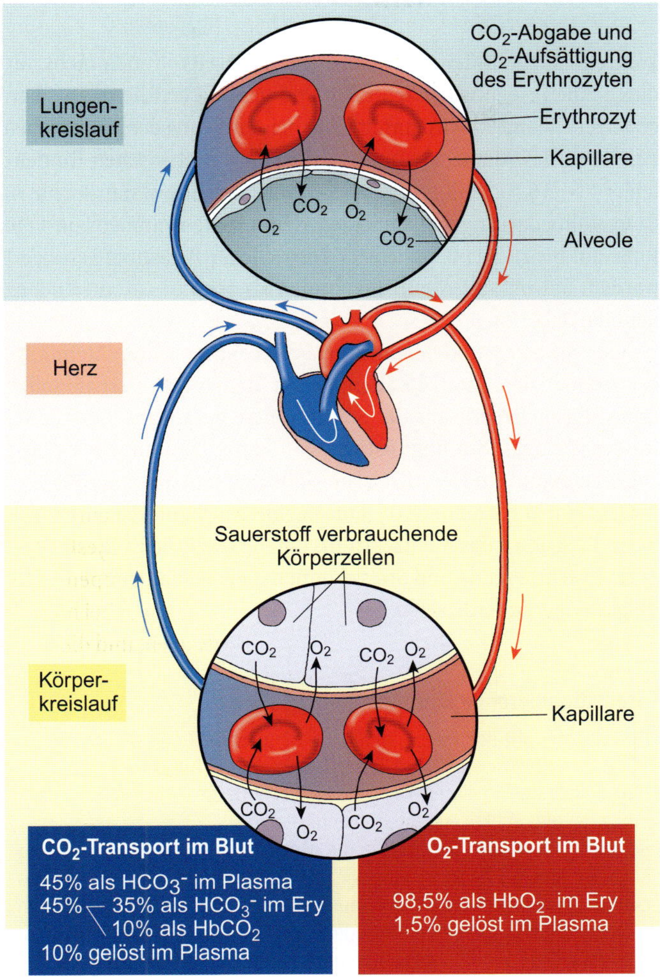

Abb. 6.20 Sauerstoff- und Kohlendioxidtransport im Blut. 98,5 % des Sauerstoffs werden in der Lunge an Hämoglobin gebunden und so zu den Zellen transportiert. Die restlichen 1,5 % sind im Blutplasma gelöst. Das Kohlendioxid wird zu 45 % im Erythrozyten als Bikarbonat (HCO_3^-) bzw. als an Hämoglobin gebundenes CO_2 ($HbCO_2$), zu 45 % im Plasma als Bikarbonat und zu 10 % als freies CO_2 zur Lunge zurücktransportiert. [L190]

transportiert. Im Plasma verläuft diese Reaktion nur sehr langsam, in den Erythrozyten hingegen wird sie durch das Enzym **Carboanhydrase** erheblich beschleunigt. Ein Teil des so gebildeten Bikarbonats befindet sich im Plasma, der Rest in den Erythrozyten (➤ Abb. 6.20).

Weitere 10 % des Kohlendioxids werden direkt an das Hämoglobinmolekül angelagert und in dieser Form von den Erythrozyten zur Lunge transportiert.

Alle beschriebenen Reaktionen der Kohlendioxidbindung im Blut, also physikalische Lösung im Plasma, Anlagerung an das Hämoglobin sowie Bindung als Bikarbonat im Erythrozyten und im Plasma, laufen bei der Kohlendioxidabgabe in der Lunge wieder in umgekehrter Form ab.

Bei der Lungenpassage werden jedoch lange nicht alle Kohlendioxid- bzw. Bikarbonatmoleküle aus dem Blut abgegeben, weil ein gewisser Kohlendioxidgehalt im Blut beispielsweise zur Aufrechterhaltung des physiologischen Blut-pH-Wertes (➤ 11.9.1) und für die Steuerung der Atmung (➤ 6.12) erforderlich ist.

6.13 Die Atmungsregulation

Während das Herz weitgehend autonom arbeitet und Impulse aus dem ZNS lediglich regulierend eingreifen (➤ 7.5.1), ist die ebenfalls rhythmische Atemtätigkeit nur durch Taktgeber im ZNS möglich.

Das **Atemzentrum** mit getrennten **Inspirations-** und **Exspirationskernen** steuert die gesamte Atemmuskulatur, indem es Impulse aussendet, die über Halsmark und periphere Nerven die Atemmuskeln und Atemhilfsmuskeln zur Kontraktion veranlassen (➤ Abb. 6.21).

Die mechanisch-reflektorische Atemkontrolle

Dehnungssensoren in den Alveolen senden bei starker Dehnung bzw. Verkleinerung Reize aus, die dazu führen, dass jeweils die Gegenbewegung ausgelöst wird (bei Dehnung erfolgt Ausatmung, bei Verkleinerung erfolgt Einatmung).

Eine Feineinstellung der Atmung erfolgt über Dehnungssensoren in den Zwischenrippenmuskeln.

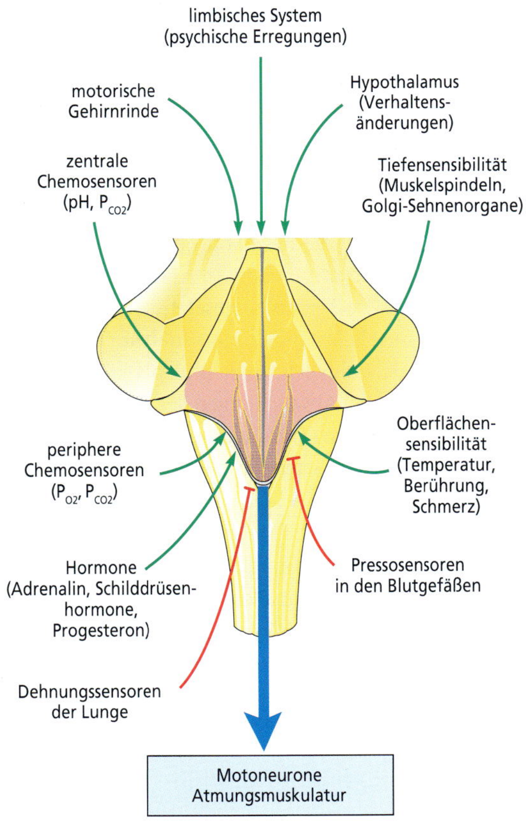

Abb. 6.21 Einflussfaktoren auf das Atemzentrum. → Steigerung der Atemtätigkeit, ⊣ Hemmung der Atemtätigkeit. [L106]

6

Die Atmungskontrolle über die Blutgase

Zusätzliche Atemtätigkeit kann ausgelöst werden durch einen erniedrigten pH-Wert (Azidose ➤ 11.9.2), einen erhöhten Kohlendioxidgehalt oder eine erniedrigte Sauerstoffsättigung im Blut. Durch die gesteigerte Atemtätigkeit wird vermehrt CO_2 durch die Lungen abgegeben, sodass der pH-Wert wieder ansteigt und die Konstanz des inneren Milieus wiederhergestellt wird.

O_2- und CO_2-Partialdruck sowie pH-Wert werden über **Chemosensoren** gemessen und die Werte an das Atemzentrum übermittelt. Die **peripheren Chemosensoren** befinden sich in Geflechten der peripheren Nervennetze des Parasympathikus, die aus dem IX. und X. Hirnnerv hervorgehen, z. B. an der Teilungsstelle der A. carotis communis sowie zwischen Lungenarterie und Aortenbogen. Im verlängerten Mark befinden sich die **zentralen Chemosensoren.**

Sauerstoffgabe bei chronischen Lungenerkrankungen

Bei Menschen mit chronischen Atemwegs- und Lungenerkrankungen (z. B. COPD ➤ 6.5.3) ist die CO_2-Konzentration im Blut ständig erhöht. Dadurch gewöhnen sich die Chemosensoren daran und reagieren nicht mehr auf einen Anstieg des CO_2-Partialdrucks. Der Atemantrieb erfolgt nun hauptsächlich durch den erniedrigten O_2-Partialdruck.
Wird solchen Menschen Sauerstoff z. B. über eine Nasensonde gegeben, so fällt auch noch der letzte Atemantrieb (ein niedriger O_2-Partialdruck) weg: Im schlimmsten Fall kann es zum **Atemstillstand** *(Apnoe)* kommen. Jedoch darf die Angst davor nicht dazu führen, dass gefährliche Sauerstoffmangelzustände in akuten Situationen (z. B. bei Atemnot) toleriert werden. Der bzw. die Betroffene erhält bei Atemnot Sauerstoff, wird beobachtet und (weitere) professionelle Hilfe angefordert.

Pulsoximetrie und Blutgasanalyse

Mittels **Pulsoximetrie** lässt sich die Sauerstoffsättigung durch einen Clip z. B. am Finger durch die Haut kontinuierlich und schmerzfrei messen. Sie wird heute routinemäßig in Arztpraxen, bei Eingriffen oder auf Überwachungsstationen eingesetzt.

Mehr Informationen liefert die **Blutgasanalyse** *(BGA)*. Sauerstoff- und Kohlendioxid-Partialdruck sowie Blut-pH können zuverlässig bestimmt werden, und bei Abweichungen des pH-Wertes ist eine Ursacheneingrenzung möglich (Störungen der Atmung, des Stoffwechsels oder beider). Meist wird arterielles Blut verwendet. Alternative ist Kapillarblut aus Fingerbeere oder Ohrläppchen, das durch Auftragen gefäßerweiternder Salben (z. B. Finalgon®) *arterialisiert,* d. h. bezüglich der Sauerstoffsättigung bestmöglich arteriellen Werten angepasst wird. Die Blutgasanalyse wird vor allem bei Lungenerkrankungen, bei künstlicher Beatmung und bei Störungen im Säure-Basen-Haushalt (z. B. diabetisches Koma, Schock) eingesetzt.

Die weiteren Einflussfaktoren auf die Atmung

Während *körperlicher Arbeit* wird das Atemzeitvolumen nicht nur durch eine Erregung der zentralen und peripheren Chemosensoren gesteigert. Vielmehr wird unmittelbar bei Aufnahme der körperlichen Belastung das Atemzentrum auch durch die motorischen Rindenfelder (➤ 16.5.2) mit erregt. So kann die Atmung einem erhöhten Sauerstoffbedarf angepasst und das Atemminutenvolumen von 4 l in Ruhe auf bis zu 50 l bei höchster körperlicher Belastung gesteigert werden. Sowohl das Atemzugvolumen als auch die Atemfrequenz nehmen dabei zu.

Auch *Schmerz-* und *Temperaturreize* beeinflussen die Atemtätigkeit. So reduzieren starke Kältereize den Atemanreiz. Deshalb sollen Freibadbesucher nie aus der Sommerhitze heraus ins kalte Badewasser springen: Im ungünstigen Fall kann dadurch die Atmung angehalten und ein Herz-Kreislauf-Stillstand provoziert werden.

Dass einem vor Schreck die Luft wegbleiben kann, zeigt die starke Beeinflussbarkeit des Atemzentrums durch *psychische Faktoren.* Auch Zorn, Furcht, Freude und Stress können den Atemantrieb entweder steigern oder unterdrücken.

Atemstimulierende Einreibung

Die Atmung gibt den Pflegenden auch Hinweise auf den seelischen Zustand eines Menschen. Schnelles Atmen kann z. B. auf Unsicherheit und Angst hindeuten. In diesem Fall können Pflegende die Erkrankten zu einem ruhigeren und effektiveren Atemrhythmus anleiten.
Besonders bewährt hat sich dazu die **atemstimulierende Einreibung** (*ASE* ➤ Abb. 6.22): Durch langsame, kreisförmige Streichungen am Rücken (rechts und links der Wirbelsäule von oben nach unten) zunächst im Atemrhythmus des Patienten bzw. der Patientin, dabei jedoch immer langsamer werdend, wird die Atmung ruhiger und der Gasaustausch effektiver. Gleichzeitig gibt dies dem Patienten bzw. der Patientin das Gefühl der Zuwendung, und Unsicherheit und Angst werden vermindert.

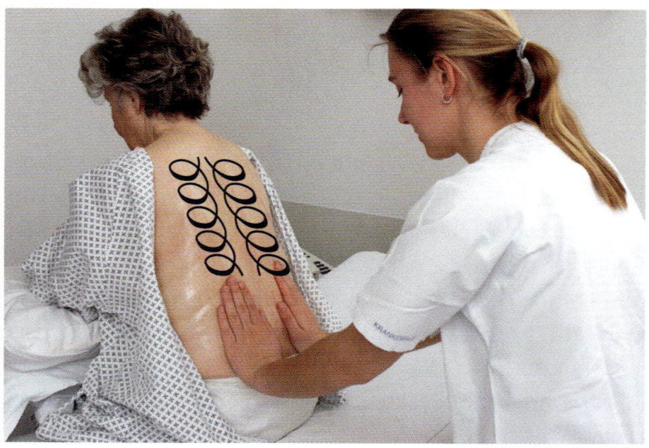

Abb. 6.22 Atemstimulierende Einreibung (ASE). [K115]

Aufgaben zur Pflegesituation

Am späten Vormittag betritt die Pflegefachperson Frau Wolters erneut Herrn Kassabs Zimmer und findet ihn, wie bereits am Tag zuvor, mit aufgestützten Armen vornübergebeugt im Bett sitzend und um Luft ringend vor. Auf seinen Wunsch hin mobilisiert sie Herrn Kassab auf die Bettkante. Dieser hustet stark, hat aber offenbar Schwierigkeiten das viele zähe Atemwegsekret abzuhusten. Frau Wolters schlägt Herrn Kassab vor, den Umstand, dass er bereits auf der Bettkante sitzt, für die ärztlich verordnete Inhalation zu nutzen, um das Sekret zu verflüssigen. Herr Kassab willigt ein. Im Anschluss an die Inhalation unterstützt Frau Wolters Herrn Kassab beim produktiven Abhusten.

1. Erläutern Sie, was unter „innerer und äußerer Atmung“ verstanden wird.
2. Nennen Sie die Atemmuskeln der physiologischen Atmung und deren Funktionen während der Ein- und Ausatmung. Welche weiteren Muskeln setzt Herr Kassab jetzt bei der bestehenden Atemnot ein?
3. Erklären Sie, warum sich Herr Kassab bei Luftnot in eine aufrechte Körperposition begibt und den Oberkörper vorbeugt, während er sich mit den Armen abstützt.
4. Beschreiben Sie den Weg der Atemluft durch den Respirationstrakt vom Mund-Nasen-Rachen-Raum bis zu den Alveolen.
5. In der Blutgasanalyse ist eine Beeinträchtigung des Gasaustausches in der Lunge erkennbar. Erläutern Sie, wo und wie sich der Gasaustausch vollzieht und wie die Atemgase im Körper transportiert werden.
6. Die Steuerung der Atmung erfolgt in der Medulla oblongata. Beschreiben Sie, welche Einflussfaktoren sich auf das Atemzentrum und den Atemantrieb auswirken.
7. Verdeutlichen Sie, was unter der „mukoziliären Clearance“ zu verstehen ist.
8. Herr Kassab erhält Sauerstoff, der bei zahlreichen Lungenerkrankungen eingesetzt wird. Wann ist dabei besondere Vorsicht geboten und weshalb?

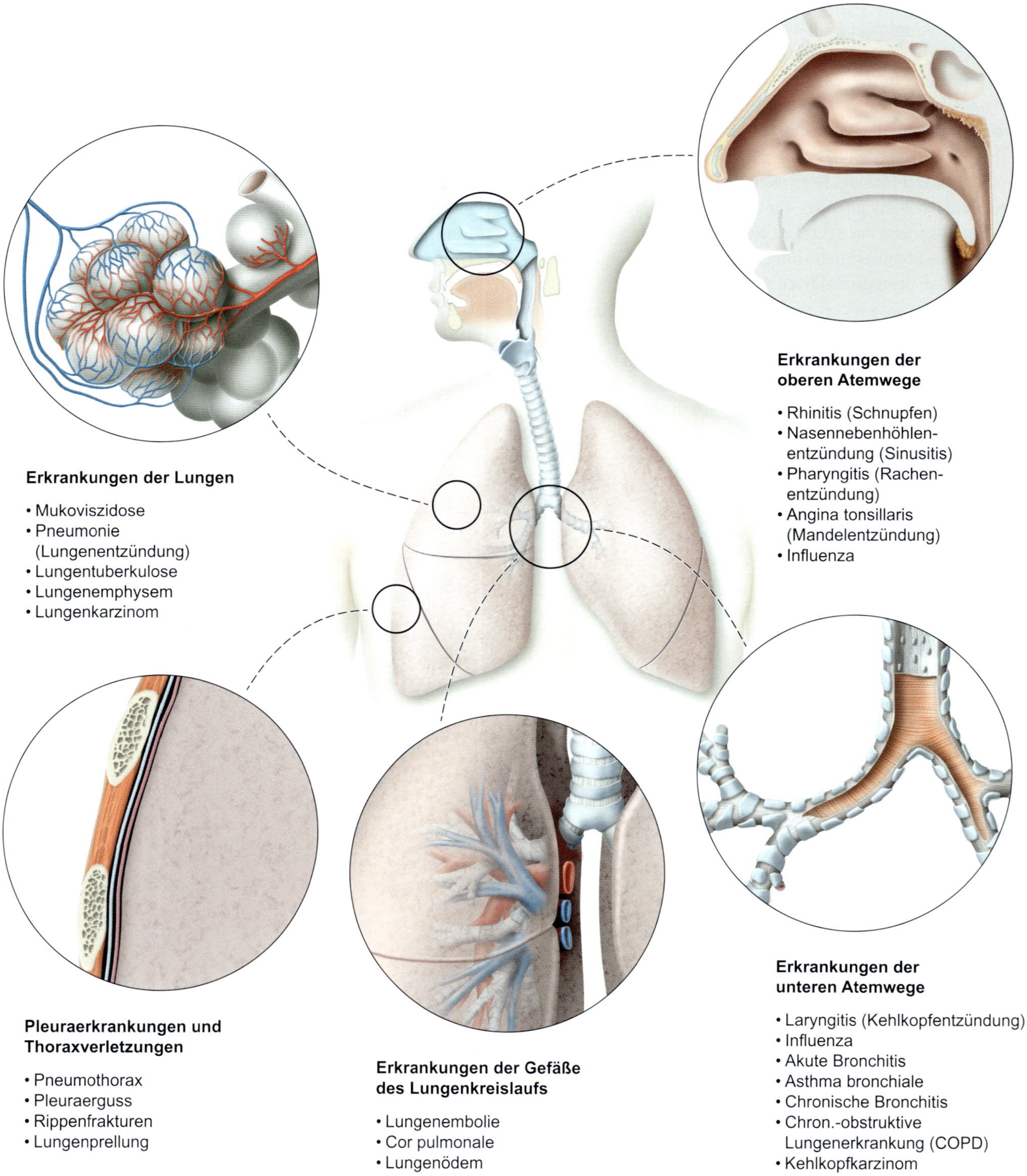

Abb. 6.23 Wichtige Erkrankungen des Atmungssystems. Weitere Informationen zu diesen Krankheitsbildern finden Sie in „PFLEGEN Gesundheits- und Krankheitslehre". [L275]

KAPITEL

7 Herz

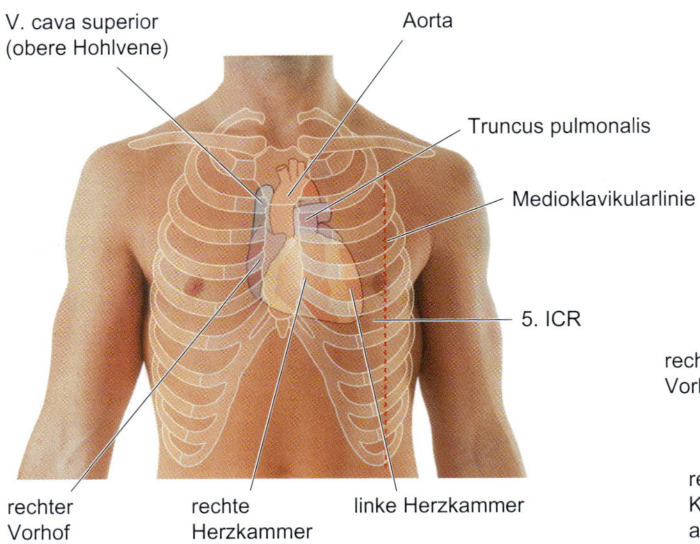

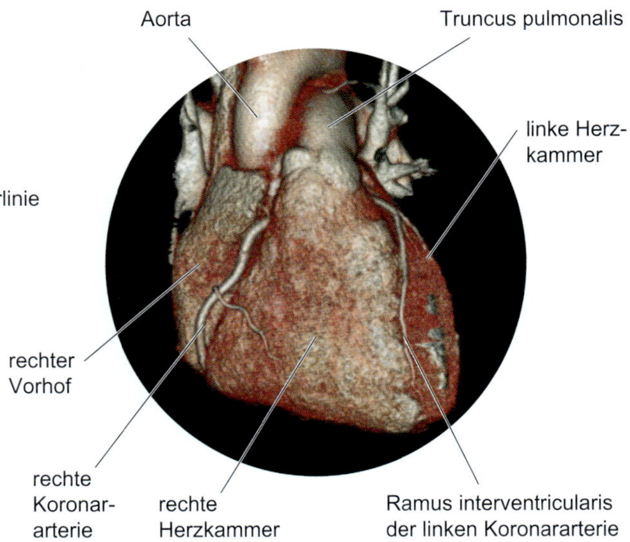

Abb. 7.1 Links Lage des Herzens (ICR = Interkostal- = Zwischenrippenraum). Rechts 3-D-Computertomografie des Herzens. [L275/E402-004/E460-003]

Pflegesituation

Der 63-jährige Herr Bohrer wird aktuell aufgrund einer dekompensierten Herzinsuffizienz auf einer kardiologischen Station behandelt.

Der stark übergewichtige Herr Bohrer leidet unter stärkster Atemnot. Er ist zyanotisch und benötigt kontinuierlich 4 l Sauerstoff pro Minute über eine Sauerstoffbrille. Seine Beine sind aufgrund von Ödemen stark angeschwollen. Feuchte Rasselgeräusche bei der Atmung deuten auf ein Lungenödem hin. Herr Bohrer ist bei einer Herzfrequenz von 135 Schlägen pro Minute tachykard, der Blutdruck beträgt 100/50 mmHg. Während Herr Bohrer untersucht wird, weicht ihm die betreuende Pflegefachfrau Carina Hein nicht von der Seite und versucht, ihn in dieser bedrohlichen Situation zu beruhigen und bestmöglich zu unterstützen.

7.1 Einführung

DEFINITION

Herz *(Cor):* Etwa kegelförmiger Hohlmuskel im unteren Mediastinum. Treibt als ununterbrochen tätige Blutpumpe den Blutkreislauf an.
Herz-Kreislauf-System *(kardiovaskuläres System):* Organsystem aus Herz (Blutpumpe) und Blutgefäßen (Blutwegen), die einen in sich geschlossenen Kreislauf zur Versorgung des Körpers mit Sauerstoff und Nährstoffen bilden.

Das **Herz** ist ein Hohlmuskel, der als zentrale Pumpe die Transportvorgänge in allen Blutgefäßen antreibt. Herz und Blutgefäße bilden zusammen das **Herz-Kreislauf-System,** das den ganzen Körper mit Sauerstoff (O_2) und Nährstoffen versorgt und Stoffwechselendprodukte wie etwa Kohlendioxid (CO_2) abtransportiert. Außerdem produziert das Herzgewebe Hormone (➤ 7.6.2), die an der Regulation von Kreislauf und Flüssigkeitshaushalt beteiligt sind.

Die Lage und Größe des Herzens

Das Herz liegt schräg im **Mediastinum** *(Mittelfellraum).* Dies ist der bindegewebige Raum zwischen den beiden Lungen (bzw. den Pleurahöhlen), der vorne vom Brustbein, hinten von der Brustwirbelsäule und unten vom Zwerchfell begrenzt wird und nach oben in das Bindegewebe des Halses übergeht. Neben dem Herzen enthält das Mediastinum noch den Thymus, die großen Gefäße, Speise- und Luftröhre sowie Nerven und Lymphbahnen/-knoten.
Zwei Drittel des Herzens befinden sich in der linken Brustkorbhälfte, ein Drittel rechts (➤ Abb. 7.1). Das Herz grenzt:

- Vorn an die Rückseite des Brustbeins
- Seitlich an rechte und linke Lunge
- Hinten an Speiseröhre und Aorta
- Oben an die großen Gefäßstämme
- Unten an das Zwerchfell

Das gesunde Herz ist etwa so groß wie die geschlossene Faust und wiegt beim Erwachsenen ca. 300 g (bei Frauen weniger als bei Männern). Es sieht aus wie ein abgestumpfter, schräg liegender Kegel, wobei die breite **Herzbasis** nach hinten oben zeigt.

Lage des Herzens

Die Längsachse des Herzens zeigt nach links unten vorn, wodurch die **Herzspitze** sehr nahe an der Brustwand liegt und sich jeder Herzschlag auf die Brustwand überträgt. Von außen lässt sich dieser **Herzspitzenstoß** beim Gesunden im 5. ICR (Interkostal- = Zwischenrippenraum) links in der Medioklavikularlinie tasten.

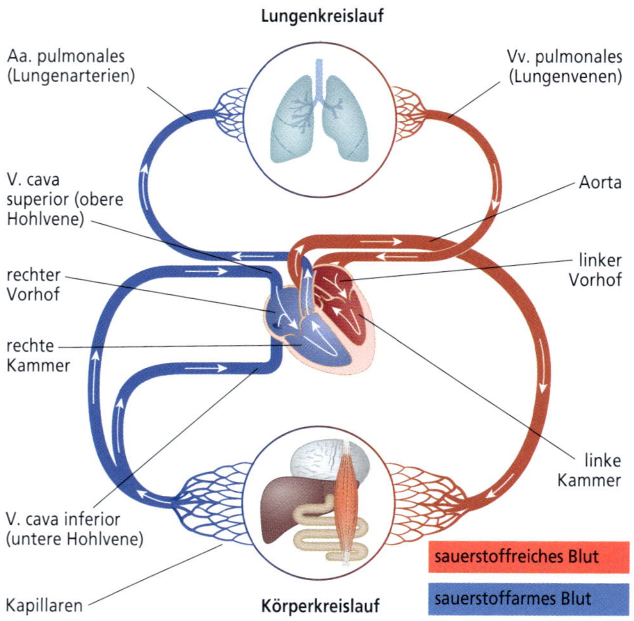

Abb. 7.2 Lungen- und Körperkreislauf (vereinfachte Schemazeichnung). O_2 = Sauerstoff, CO_2 = Kohlendioxid. [L275]

Die zwei Herzhälften für zwei Teilkreisläufe

Die **Herzscheidewand** *(Septum cardiale)* teilt das Herz in zwei Teile (➤ Abb. 7.2, ➤ Abb. 7.3):

- Die **rechte Herzhälfte** nimmt das sauerstoffarme Blut aus dem Venensystem des Körpers auf und pumpt es in den **Lungenkreislauf** *(kleinen Kreislauf),* wo es mit Sauerstoff angereichert wird.
- Aus den Lungen gelangt das Blut in die **linke Herzhälfte,** die es in die **Aorta** *(große Körperschlagader, Hauptschlagader)* und damit zurück in den **Körperkreislauf** *(großer Kreislauf)* presst.

Pfortaderkreislauf ➤ 8.2.2

Lungen- und Körperkreislauf

Die Abschnitte des Gefäßsystems, die von der rechten zur linken Herzhälfte ziehen, passieren die Lungen und gehören zum *Lungenkreislauf.* Die Gefäßabschnitte, die vom linken Herzen durch den gesamten Körper zum rechten Herzen ziehen, gehören zum *Körperkreislauf.*

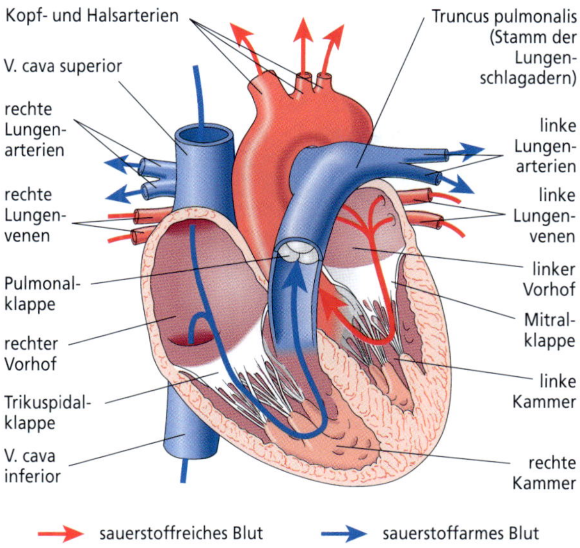

Abb. 7.3 Längsschnitt durch das Herz. Sauerstoffarmes Blut (blaue Pfeile) gelangt über die Hohlvenen in den rechten Vorhof und dann über die rechte Kammer in die Lungen. Nach Sauerstoffaufnahme strömt es als sauerstoffreiches Blut (rote Pfeile) über die Lungenvenen in den linken Vorhof; von dort gelangt es in die linke Kammer und über die Aorta in den Körperkreislauf. [L190]

7.2 Kammern und Klappensystem des Herzens

7.2.1 Die vier Herzhöhlen

DEFINITION

Herzhöhlen *(Herzinnenräume)*: Räume im Herzen, durch die das Blut strömt. Pro Herzhälfte je ein **Vorhof** *(Herzvorhof, Atrium)* und eine **Kammer** *(Herzkammer, Ventrikel)*.

Jede der beiden Herzhälften teilt sich in zwei **Herzhöhlen** (➤ Abb. 7.3):

- Einen muskelschwachen **Vorhof,** der das Blut aus Körper oder Lunge „einsammelt“
- Eine **Kammer,** die das Blut aus dem Vorhof aufnimmt und in den Körper- bzw. Lungenkreislauf pumpt

Auch die Herzscheidewand hat zwei Abschnitte: das **Vorhofseptum** zwischen rechtem und linkem Vorhof und das **Kammerseptum,** das rechte und linke Kammer trennt.

Vor der Geburt besteht eine ovale Öffnung im Vorhofseptum, das **Foramen ovale** (➤ 20.3). Physiologischerweise kommt es kurz nach der Geburt zum funktionellen und später zum anatomischen Verschluss des Foramen ovale und damit zur vollständigen Trennung beider Herzhälften. In etwa 25 % bleibt der *anatomische* Verschluss aus, überwiegend ohne Folgen.

Anpassung des Kreislaufs an das nachgeburtliche Leben

Mit Entfaltung der Lungen unmittelbar nach der Geburt sinkt der Druck im Lungenstromgebiet plötzlich ab; der Weg des geringsten Widerstandes für das Blut im rechten Herzen führt jetzt über die Lungenarterien zu den Lungen. Das nicht mehr benutzte Foramen ovale in der Herzscheidewand wird durch den ansteigenden Druck im linken Herzen zugepresst. Etwa innerhalb der ersten zehn Lebenstage verschließt sich auch die zweite Kurzschlussverbindung, der Ductus arteriosus Botalli (➤ Abb. 20.10) zwischen Truncus pulmonalis (Stamm der Lungenschlagadern) und Beginn der Aorta descendens. Lungen- und Körperkreislauf sind nun getrennt.

7.2.2 Das Klappensystem

DEFINITION

Herzklappen: Membranartige Strukturen zwischen Vorhof und Kammer bzw. Kammer und großer Arterie, welche für einen gerichteten Blutstrom sorgen.

Die beiden Herzkammern haben je einen Eingang und einen Ausgang. Die Eingänge führen von den kleinen Vorhöfen in die größeren Herzkammern. Die Ausgänge leiten das Blut in die beiden größten Schlagadern (Arterien) des Körpers, die **Aorta** *(Haupt-, große Körperschlagader)* und den **Truncus pulmonalis** (*Stamm der Lungenschlagadern* ➤ Abb. 7.3, ➤ Abb. 7.7). An diesen vier Stellen sitzen die **Herzklappen,** die sich vom Blutstrom nur in eine Richtung aufdrücken lassen und einen Blutfluss in die falsche Richtung verhindern.

Die Mitral- und Trikuspidalklappe

Die Klappen zwischen Vorhöfen und Kammern bestehen aus dünnem weißem Bindegewebe. Deshalb und aufgrund ihrer Form nennt man sie **Segelklappen** (➤ Abb. 7.4). Wegen ihrer Lage zwischen Vorhöfen und Kammern heißen die Segelklappen auch *Atrio-Ventrikular-Klappen* (**AV-Klappen,** *Vorhof-Kammer-Klappen*).

- Die linke Segelklappe hat zwei dieser Segel. Sie heißt *Bikuspidalklappe* (*bicuspis* = zweizackig) oder auch **Mitralklappe,** da sie an eine Bischofsmütze (Mitra) erinnert.
- Die rechte Segelklappe wird **Trikuspidalklappe** genannt, weil sie drei Segel (*tricuspis* = dreizackig) besitzt.

Die Zipfel dieser Segel sind über feine Sehnenfäden mit den Kammerwänden (genauer: ihren Papillarmuskeln ➤ 7.2.3) verbunden. So können sie während der Kammeraktion (Systole ➤ 7.4) nicht in die Vorhöfe zurückschlagen. Während der Kammererschlaffung öffnen sich die Segelklappen und lassen das Blut aus den Vorhöfen einfließen.

Die Aorten- und Pulmonalklappe

Die Klappen zwischen den Kammern und den großen Schlagadern, **Taschenklappen** oder *Semilunarklappen* genannt, bestehen aus taschenartigen Mulden (➤ Abb. 7.4). Wird das Blut aus den Kammern ausgetrieben, so weichen diese Taschen auseinander. Beginnt das Blut nach beendeter Austreibung zurück in Richtung Kammern zu fließen, so füllen sich die Mulden mit Blut; ihre Ränder legen sich aneinander und verschließen die Öffnung.

- Die Taschenklappe zwischen linker Kammer und Aorta heißt **Aortenklappe.**
- Die Klappe zwischen rechter Kammer und Truncus pulmonalis heißt **Pulmonalklappe.**

7

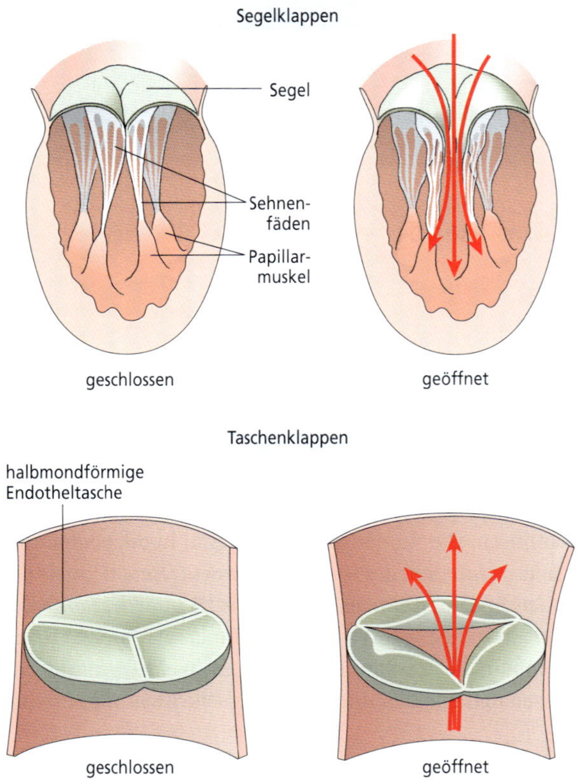

Abb. 7.4 Segelklappen und Taschenklappen im Vergleich. Die Segelklappen schließen sich durch den Kammerdruck. Die Sehnenfäden, die an den Papillarmuskeln der Kammer ansetzen, verhindern ein Zurückschlagen der Segel in die Vorhöfe. Die Taschenklappen besitzen eine Napfform. Sie schließen sich, wenn der Blutdruck in den Arterien den Kammerdruck übersteigt. [L190]

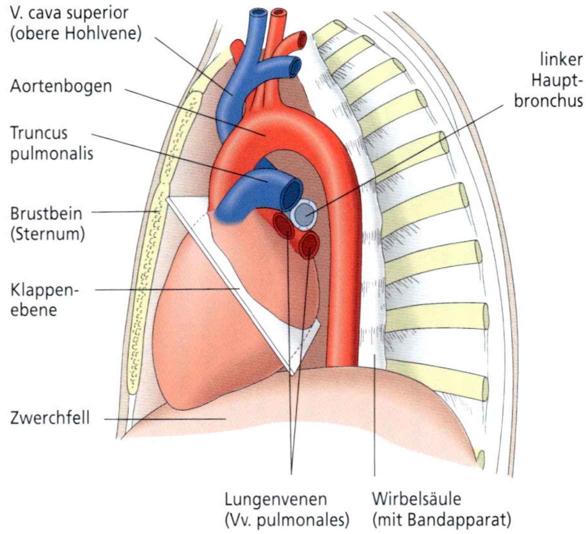

Abb. 7.5 Lage der Klappenebene innerhalb des Herzens. Alle Herzklappen liegen in einer Ebene (hier als Glasscheibe dargestellt), zusammengehalten vom bindegewebigen Herzskelett (➤ Abb. 7.6). [L190]

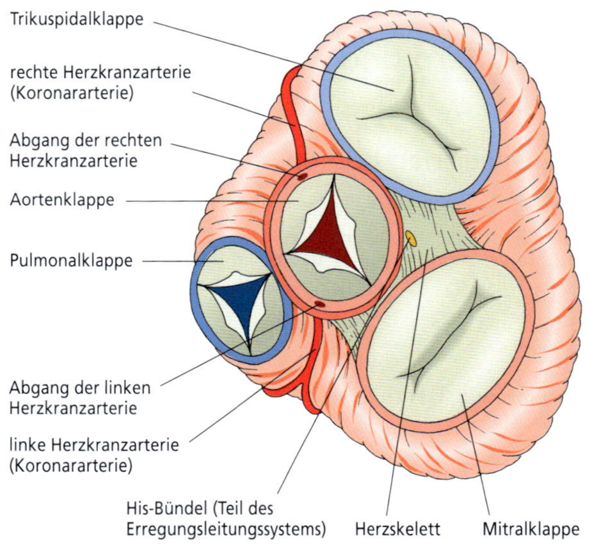

Abb. 7.6 Blick von oben auf die Klappenebene (Vorhöfe abgetrennt). Oberhalb der Aortenklappe gehen die Koronararterien (Herzkranzgefäße ➤ 7.7) aus der Aorta ab. Das His-Bündel (➤ 7.5.2) durchstößt die Klappenebene. [L190]

7

Die Klappenebene

Alle vier Klappen sind an einem Bindegewebsgerüst aufgehängt, dem **Herzskelett,** das die Vorhöfe von den Kammern trennt. Die Klappen bilden dort eine Ebene, die **Klappenebene.** Weil die Klappen wie Ventile arbeiten, spricht man auch von der *Ventilebene* (➤ Abb. 7.5, ➤ Abb. 7.6).

LERNHILFE

Reihenfolge der Herzklappen

Täglich **p**ulsiert **m**eine **A**orta.
Reihenfolge der Herzklappen beginnend mit dem rechten Herzen: **T**rikuspidalklappe – **P**ulmonalklappe – **M**itralklappe – **A**ortenklappe. [1]

Defekte Klappen

Eine Herzklappe muss sich zum einen öffnen können, um den Blutfluss in die vorgegebene Richtung zu ermöglichen. Zum anderen muss sie sich rasch wieder schließen, damit ein Rückfluss des Blutes *(Reflux)* verhindert wird.

Durch krankhafte Veränderungen kann jede dieser Teilfunktionen gestört sein:

- Bei einer **Klappenstenose** öffnen sich die Segel bzw. die Taschen nicht weit genug, die Lichtung der Klappe ist zu eng. Als Folge muss das Herz einen höheren Druck aufbringen, um das Blut durch die kleinere Öffnung zu pumpen *(Druckbelastung).*
- Schließt eine Klappe nicht mehr dicht, so bezeichnet man dies als **Klappeninsuffizienz.** Bei jedem Herzschlag strömt Blut entgegen der normalen Flussrichtung zurück. Die Beförderung dieses hin- und herpendelnden Blutes bedeutet ebenfalls eine Mehrarbeit für das Herz *(Volumenbelastung).*

Sowohl Druck- als auch Volumenbelastung können die Leistungsfähigkeit des Herzens übersteigen, sodass eine **Herzinsuffizienz** *(Herzschwäche, Herzleistungsschwäche)* entsteht (➤ 7.6.3).

7.2.3 Die einzelnen Herzhöhlen

Der rechte Vorhof

Zwei große Venen führen sauerstoffarmes Blut zum **rechten Vorhof** *(Atrium dextrum)*. Beide münden dort ohne Klappen:

- Die *obere Hohlvene* (**V. cava superior** ➤ Abb. 7.1) sammelt Blut aus der oberen Körperhälfte, also von Kopf, Hals, Armen sowie der Brustwand.
- Die *untere Hohlvene* (**V. cava inferior**) transportiert das Blut aus den Beinen, vom Rumpf und den Bauchorganen.

Auch das Blut, das das Herz selbst verbraucht, fließt in den rechten Vorhof: Das venöse Blut der Herzkranzgefäße (➤ 7.8) sammelt sich in einem größeren Gefäß, dem **Sinus coronarius,** an der Rückseite des Herzens und strömt von dort direkt in den rechten Vorhof.

Beide Vorhöfe besitzen eine äußerlich gut sichtbare, zipfelförmige Ausbuchtung, die **Herzohren.** Diese füllen die Nischen zwischen dem Herzen und seinen großen Gefäßstämmen. Klinisch bedeutsam sind Gerinnselbildungen in den Herzohren.

Die rechte Kammer

Die **rechte Kammer** *(Ventriculus dexter)* hat in etwa die Form eines Halbmondes. In ihrem Innenraum springen viele dünne Muskelleisten vor, die **Trabekel.** Dazwischen fallen drei dickere Muskelwülste auf, die **Papillarmuskeln.** An ihnen ist die AV-Klappe des rechten Herzens, die Trikuspidalklappe, über ihre Sehnenfäden aufgehängt.

Der *Stamm der Lungenschlagadern* (**Truncus pulmonalis**) stellt den „Ausgang" der rechten Kammer dar. Das Blut fließt aus der Kammer über diesen Gefäßstamm in die *rechte* und *linke Lungenschlagader* (*rechte und linke Lungenarterie,* **A. pulmonalis dextra, A. pulmonalis sinistra** ➤ Abb. 7.7). Von dort gelangt es in die beiden Lungen. Dort, wo sich die rechte Kammer in den Truncus pulmonalis öffnet, befindet sich die **Pulmonalklappe.**

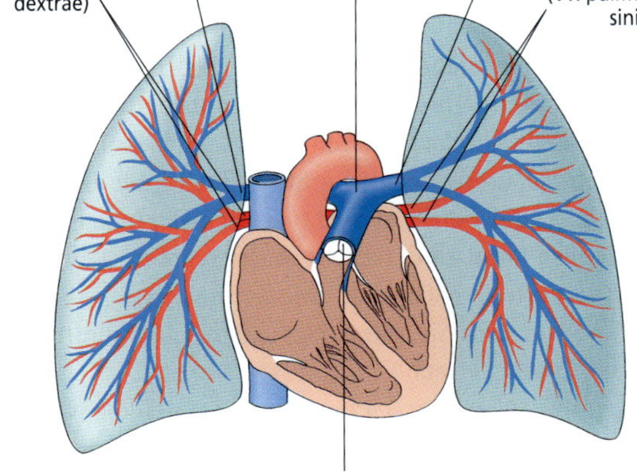

Abb. 7.7 Verzweigung des Truncus pulmonalis (blau) in die Lungenschlagadern (Lungenarterien, Aa. pulmonales) und kleinere Arterienäste. Sie folgen im Verlauf den Bronchien und verteilen das sauerstoffarme Blut in die Lungenkapillaren. Nach Sauerstoffaufnahme fließt das Blut über die Lungenvenen (Vv. pulmonales, rot) zum linken Herzvorhof. [L190]

Der linke Vorhof

Das Blut aus den Lungen fließt über vier horizontal verlaufende *Lungenvenen* (**Vv. pulmonales**) in den **linken Vorhof** *(Atrium sinistrum)*.

Die Mitralklappe, welche die „Tür" zur linken Kammer bildet, besteht aus zwei Segeln. Sie sind wie die Segel der Trikuspidalklappe über Sehnenfäden mit Papillarmuskeln der Kammerwand verbunden.

Die linke Kammer

Die Muskulatur der **linken Kammer** *(Ventriculus sinister)* ist die dickste und stärkste des gesamten Herzens. Von hier aus wird das Blut in die **Aorta** *(Haupt-, große Körperschlagader)* gepumpt. Die **Aortenklappe** trennt die linke Kammer von der Aorta.

Angeborene Herzfehler

Mit ca. 1 % aller Neugeborenen gehören Herzfehler zu den häufigeren kindlichen Fehlbildungen. Manche führen unmittelbar nach der Geburt zu einer schweren Herzschwäche und/oder Zyanose (blaue Hautverfärbung). Andere werden erst im Kindes- oder Jugendalter bei der Abklärung häufiger Infektionen, Gedeihstörungen oder eines Herzgeräusches festgestellt. Am häufigsten sind „Löcher" in der Herzscheidewand (**Vorhof-** bzw. **Ventrikelseptumdefekt**), bei denen Blut von linkem Vorhof bzw. linker Kammer zurück in den rechten Vorhof bzw. die rechte Kammer fließt, sodass die rechte Herzhälfte übermäßig belastet wird. Beide können meist durch einen Kathetereingriff oder chirurgisch verschlossen werden. Die Aussichten der Kinder sind dann gut.

7

Die bildgebenden Verfahren am Herzen

DEFINITION

Echokardiografie: Ultraschalluntersuchung des Herzens.
Kardio-CT *(CT = Computertomografie):* Röntgenschnittbildverfahren des Herzens und der herznahen großen Gefäße. Erfordert besonders schnelle CT-Geräte, weil das Herz ständig in Bewegung ist.
Kardio-MRT *(MRT = Magnetresonanztomografie = Kernspintomografie):* Schnittbildverfahren des Herzens und der herznahen großen Gefäße. Durch Einsatz von Magnetfeldern und Radiowellen ohne Strahlenbelastung.

Zwar gibt auch ein Röntgenbild des Thorax Aufschluss über das Herz (➤ Abb. 7.8). Routineverfahren zur schnellen und nicht-invasiven Darstellung des Herzens ist heute aber die Ultraschalluntersuchung (**Echokardiografie** ➤ Abb. 7.9), meist von außen, gelegentlich von der Speiseröhre aus *(transösophageale Echokardiografie, Schluckecho)*. Durch Kombination mit dem Doppler-Verfahren (**Doppler-Echokardiografie**) kann der Blutfluss durch das Herz beurteilt werden. Zunehmend erfolgen CT und MRT.

Dadurch sind z. B. bei angeborenen Herzfehlern invasive und damit risikobehaftete Untersuchungen seltener als früher erforderlich.

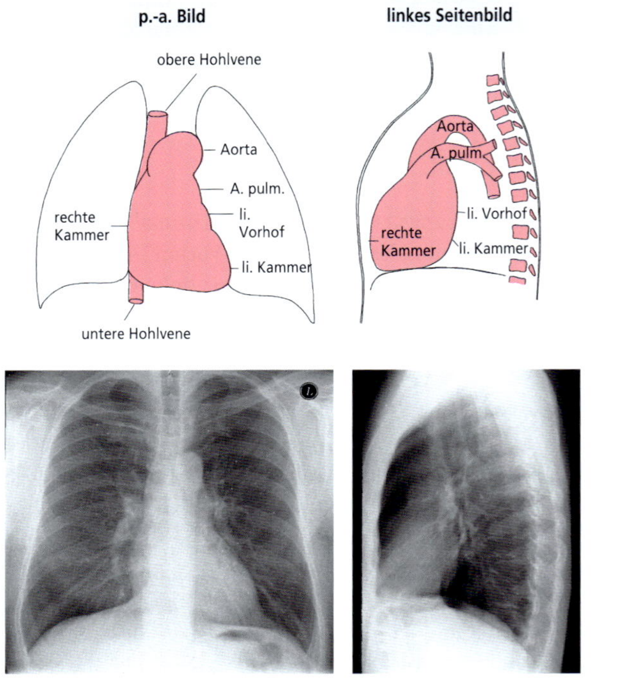

Abb. 7.8 Röntgenbild des Brustkorbs von vorn („p.-a. Bild" = posterior-anterior) und von der Seite, Normalbefund. Die Herzform im Röntgenbild gibt Aufschluss über die Größe der einzelnen Herzabschnitte. [L190/T796]

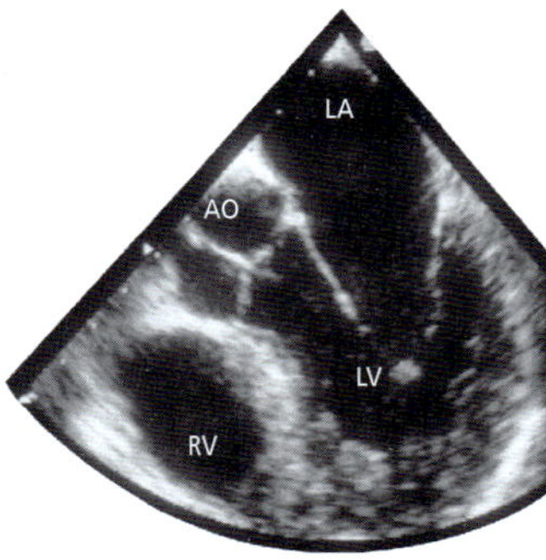

Abb. 7.9 Echokardiografie, Normalbefund. RV = rechter Ventrikel = rechte Kammer, LV = linker Ventrikel = linke Kammer, LA = linkes Atrium = linker Vorhof, AO = Aorta. [S700]

7.3 Der Aufbau der Herzwand

DEFINITION

Herzwand: Das die Herzhöhlen umschließende Gewebe. Besteht von innen nach außen aus den Schichten Endokard, Myokard und Epikard (➤ Abb. 7.10).

7.3.1 Das Endokard

DEFINITION

Endokard *(Herzinnenhaut):* Dünne, glatte Endothelschicht. Innere Schicht der Herzwand mit direktem Blutkontakt.

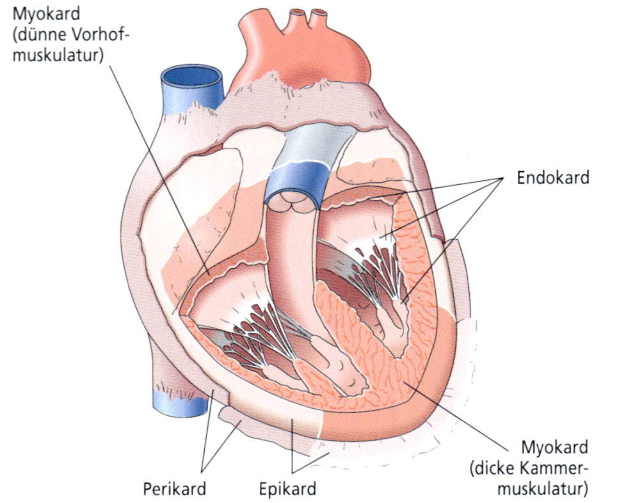

Abb. 7.10 Längsschnitt durch das Herz. Man erkennt den dreischichtigen Aufbau der Herzwand. [L190]

Das **Endokard** (weniger als 1 mm dick) kleidet wie eine Tapete den gesamten Innenraum des Herzens aus. Es handelt sich hierbei um eine dünne Endothelschicht (➤ 5.2.1), die durch Bindegewebe mit der darunterliegenden Muskelschicht verbunden wird. Durch seine glatte Oberfläche ermöglicht das Endokard einen reibungsarmen Blutfluss ohne Gerinnselbildung.

Die Herzklappen bestehen aus einer doppelten Endokardschicht, die durch eine Bindegewebsplatte verstärkt ist. Das Endokard besitzt genau wie die Herzklappen keine eigenen Blutgefäße.

7.3.2 Das Myokard

DEFINITION

Myokard *(Herzmuskelschicht):* Mittlere, „arbeitende" Schicht der Herzwand aus Herzmuskelgewebe (➤ 5.4.3, ➤ 14.3.7).

Durch das Zusammenziehen *(Kontraktion)* des Herzmuskels wird das Blut ausgeworfen. Dabei muss das **Myokard** der linken Kammer die größte Kraft aufbringen – von hier aus wird ja das Blut in den Körperkreislauf gepumpt, der eine größere Pumpkraft erfordert als der Lungenkreislauf. Deshalb ist das Myokard in der linken Kammer mit ca. 8–11 mm deutlich dicker als in der rechten Kammer (ca. 2–4 mm). Die Vorhöfe haben nur eine dünne Muskelschicht von weniger als 1 mm Dicke: Sie unterstützt lediglich den Blutfluss vom Vorhof in die Kammer (Details ➤ 7.4.2).

Mikroskopisch besteht die Herzmuskulatur aus einem Netz quergestreifter, sich verzweigender Muskelfasern, die die Herzhöhle spiralförmig umwickeln (➤ 5.4.3, ➤ 14.3.7).

Funktionell nehmen die Herzmuskelfasern eine Zwischenstellung zwischen glatter und quergestreifter Muskulatur ein:

- Einerseits besitzen sie Spontanaktivität, d. h., sie benötigen für ihre Kontraktion keine Nerven- oder Stromimpulse von außen; insofern ähneln sie der glatten Muskulatur.
- Andererseits können sie sich so schnell wie die Skelettmuskulatur kontrahieren.

Die Herzmuskelhypertrophie

Herzmuskelhypertrophie

Der Herzmuskel kann sich an lang andauernde Belastungen anpassen, indem die einzelnen Muskelfasern länger und dicker werden. Diese **Herzmuskelhypertrophie** ermöglicht dem Herzen eine größere Leistung.

Physiologisch ist eine (mäßige) Herzhypertrophie bei Sportlern, v. a. Ausdauersportlern. Eine krankhafte Hypertrophie entsteht am häufigsten als Folge eines erhöhten Widerstandes im großen Kreislauf, der meist durch *Bluthochdruck* (Hypertonie) bedingt ist, seltener z. B. durch Klappenfehler (➤ 7.2.2). In fortgeschrittenen Stadien erweitern sich durch den größeren Herzinnendruck meist die Kammerhohlräume (*Dilatation* der Kammern). Allerdings vermehren sich die Kapillaren dabei nicht. Da deshalb die Transportstrecke von der Kapillare bis zum Inneren der Herzmuskelfaser länger wird, reicht die Blutversorgung ab einer bestimmten Dicke der Muskelfasern nicht mehr aus. In der Regel geschieht dies bei einem Herzgewicht über 500 g, dem sog. **kritischen Herzgewicht.**

7.3.3 Der Herzbeutel

DEFINITION

Herzbeutel: Bindegewebige Hülle des Herzens aus **Epikard** *(Herzaußenhaut)* und **Perikard.**

Der **Herzbeutel** besteht aus zwei Blättern:

- Das weniger als 1 mm dicke **Epikard** liegt dem Myokard direkt auf und bildet das *innere* Blatt des Herzbeutels.
- Das gesamte Herz ist zusätzlich vom **Perikard** umschlossen, das zum Herzinneren hin aus einer serösen Schicht und nach außen hin aus einer derben Bindegewebsschicht (straffes geflechtartiges Bindegewebe ➤ 5.3.3) besteht. Beide sind zusammen weniger als 1 mm dick. Das Perikard stellt das *äußere* Blatt des Herzbeutels dar. Außen ist das Perikard nach unten mit dem Zwerchfell und seitlich mit der Pleura verwachsen. Es fixiert dadurch das Herz im Mediastinum.

An den Pforten für die großen Gefäße des Herzens geht das innere in das äußere Blatt (also Epikard ins Perikard) über.

Epikard und Perikard umschließen einen schmalen, abgeschlossenen Hohlraum, die *Herzbeutel-* oder **Perikardhöhle.** In der spaltförmigen Perikardhöhle befindet sich eine geringe Menge klarer Flüssigkeit, die *Herzbeutelflüssigkeit.* Die Herzbeutelflüssigkeit dient als Gleitfilm während der Herzaktion, reduziert so die Reibung zwischen den Blättern des Herzbeutels auf ein Minimum und erleichtert damit die Bewegungen des Herzmuskels.

Die Nomenklatur ist allerdings nicht einheitlich: Teilweise werden Herzbeutel und Perikard synonym benutzt und dann *Pericardium fibrosum* (äußere derbe Bindegewebsschicht) und *Pericardium serosum* (mit Epikard als innerem Blatt und seröser Schicht als äußerem Blatt) unterschieden.

7.4 Der Herzzyklus

Die Systole und Diastole

DEFINITION

(Kammer-)Systole: Kontraktionsphase der Herzhöhlen. Dauer ca. 0,25 Sekunden.
(Kammer-)Diastole: Erschlaffungsphase. Dauer stark frequenzabhängig, z. B. bei einer Herzfrequenz von 70 Schlägen/Min. ungefähr 0,55 Sek.

Mit jedem Herzschlag (Kontraktion) wird Blut aus den Kammern in den Lungen- und Körperkreislauf gepumpt. Die Kontraktion verkleinert ruckartig den Innenraum der Herzhöhlen, sodass das Blut herausgeschleudert wird. Anschließend erschlafft die Muskulatur – die Höhlen erweitern sich und füllen sich erneut mit Blut. Dabei ändern sich die Drücke im Herzen in typischer Weise (➤ Abb. 7.11).

Die Herzfrequenz

Die Herzfrequenz ist altersabhängig (➤ Tab. 7.1):

- Beim gesunden Erwachsenen schlägt das Herz in Ruhe etwa 70-mal pro Minute (bei Frauen etwas häufiger als bei Männern); die **Herzfrequenz** beträgt also ca. 70/Min.
- Beim Kind ist die Herzfrequenz höher: Sie fällt von etwa 140/Min. beim Neugeborenen und 130/Min. beim älteren Säugling über ca. 95/Min. beim Kindergarten- und 85/Min. beim Schulkind auf etwa 75/Min. beim Jugendlichen.
- Beim Älteren kann die Herzfrequenz wieder leicht ansteigen.

Bei Kindern und Jugendlichen ist zudem eine teils ausgeprägte **respiratorische Arrhythmie** normal: Die Herzfrequenz steigt bei der Ein- und sinkt bei der Ausatmung.

Außerdem ist die Herzfrequenz aktivitätsabhängig: Bei körperlicher oder seelischer Anspannung schlägt das Herz schneller als in Ruhe. Krankheiten können die Herzfrequenz ebenfalls beeinflussen, z. B. steigt sie bei Fieber oder Schilddrüsenüberfunktion.

Tab. 7.1 Herzfrequenz in den verschiedenen Lebensphasen (wach, in Ruhe).

Altersgruppe	Herzfrequenz
Neugeborenes	ca. 140/Min.
Säugling	ca. 130/Min.
Kleinkind	ca. 110/Min.
Kindergartenkind	ca. 95/Min.
Schulkind	ca. 85/Min.
Jugendlicher	ca. 75/Min.
Erwachsener	ca. 70/Min.
Alter Mensch	ca. 80/Min.

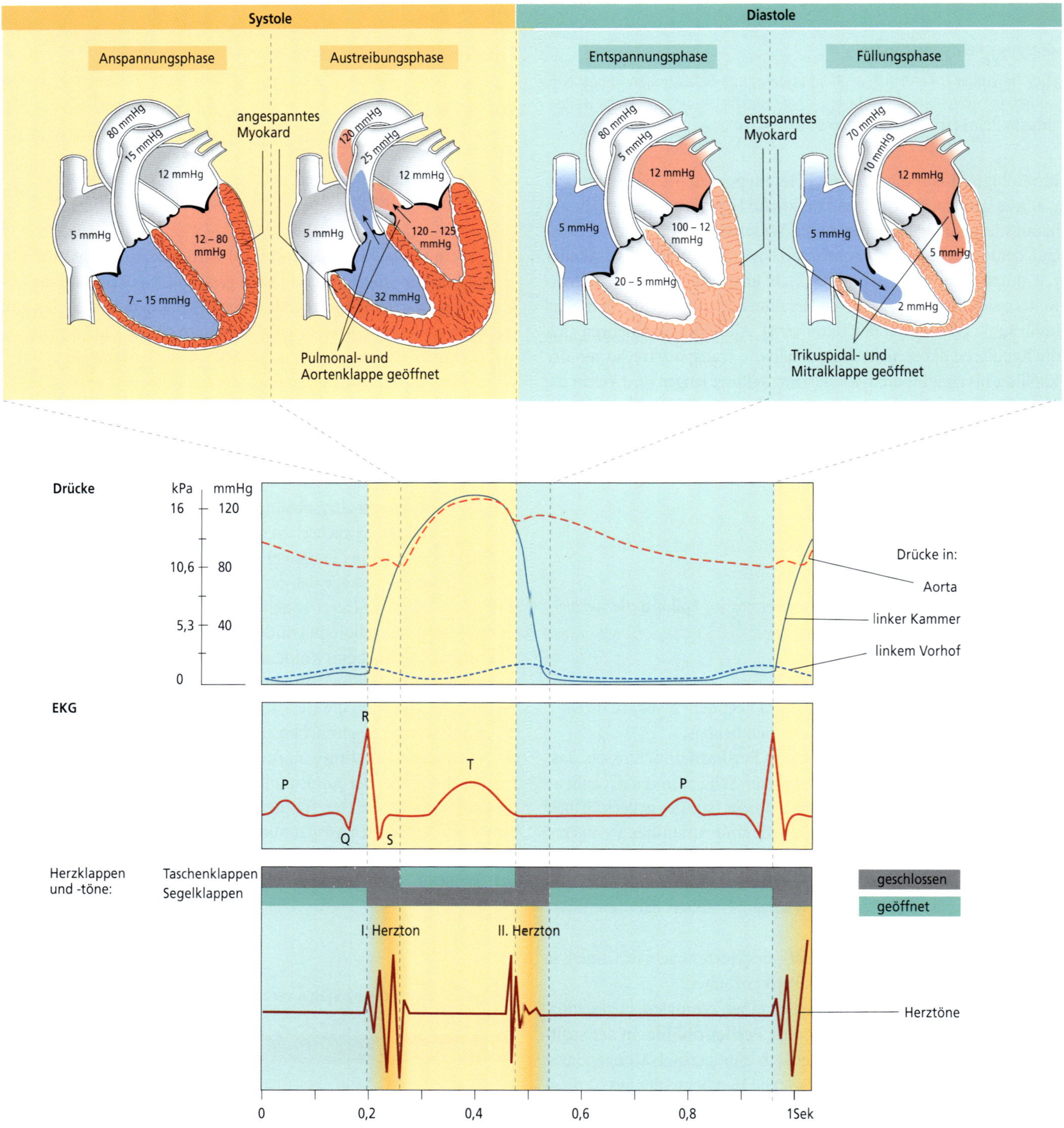

Abb. 7.11 Die Phasen des Herzzyklus mit Drücken in Aorta, linker Kammer und linkem Vorhof (10 mmHg ≅ 1,33 kPa), entsprechender EKG-Ableitung (Details zum EKG ➤ 7.5.6), Herzklappenöffnung und -schluss und Herztönen. [L190]

DEFINITION

Tachykardie: Im Vergleich zum altersentsprechenden Normwert zu schneller Herzschlag (bei Erwachsenen > 100/Min.).
Bradykardie: Im Vergleich zum altersentsprechenden Normwert zu langsamer Herzschlag (bei Erwachsenen < 60/Min.).

VORSICHT

Bei der **Beurteilung des Ruhepulses** soll stets der Einzelfall berücksichtigt werden. Menschen, die viel Ausdauersport treiben, können beispielsweise einen Ruhepuls unter 50/Min. haben, ohne dass dies Anlass zur Besorgnis geben muss. Mit entscheidend für eine akute Behandlungsbedürftigkeit sind z. B. Patientenzustand und EKG-Befund.

7.4.1 Der Vorhofzyklus

Neben den Kammern arbeiten auch die Vorhöfe durch Wechsel von Kontraktion und Erschlaffung. Die Kontraktionen von Kammern und Vorhöfen sind dabei exakt aufeinander abgestimmt, um dem Herzen eine optimale Auswurfleistung zu ermöglichen: Die Vorhofmuskulatur kontrahiert sich 0,12–0,20 Sek. vor der Kammermuskulatur, sodass am Ende der Diastole *aktiv* Blut in die Kammern gepresst wird.

7.4.2 Der Kammerzyklus

Betrachtet man die Vorgänge in den Herzkammern genauer, kann man den **Kammerzyklus** in vier Phasen einteilen (➤ Abb. 7.11): *Anspannungsphase und Austreibungsphase* als Phasen der *Kammersystole* sowie *Entspannungsphase* und *Füllungsphase* als Phasen der *Kammerdiastole.*

Die Kammersystole

Während der **Kammersystole** zieht sich das Myokard der Herzkammern zusammen.
Sie hat zwei Phasen:

- **Anspannungsphase.** Die Anspannungsphase ist die erste Phase der Systole. Die Kammern sind mit Blut gefüllt, die Segel- und Taschenklappen geschlossen. Durch Anspannung des Myokards steigt der Druck in den Kammern, er ist jedoch noch nicht hoch genug, um die Taschenklappen aufzustoßen.
- **Austreibungsphase** *(Auswurfphase):* Der Druck in den Kammern übersteigt schließlich den Druck in Truncus pulmonalis bzw. Aorta, die Taschenklappen werden aufgestoßen und das Blut in die großen Arterien getrieben. Gegen Ende der Austreibungsphase schließen sich die Taschenklappen wieder, weil der Druck in der Arterie wieder höher ist als in der Kammer (➤ 7.2.2). Die Systole ist beendet, die Diastole beginnt.

Die Kammerdiastole

Auch die Kammerdiastole setzt sich aus folgenden zwei Phasen zusammen:

- **Entspannungsphase** *(Erschlaffungsphase):* Aufgrund der Entspannung des Myokards sinken die Kammerdrücke, alle Klappen sind abermals geschlossen.
- **Füllungsphase.** Die Kammerdrücke sind nunmehr unter die Vorhofdrücke gesunken, die Segelklappen sind geöffnet, und Blut strömt aus den Vorhöfen in die Kammern. Dies erfolgt überwiegend passiv – die oben erwähnte Vorhofkontraktion trägt bei normaler Herzfrequenz nur etwa 10–20 % zur Kammerfüllung bei (bei alten Menschen wegen der verminderten Elastizität der linken Kammer mehr, ➤ 7.6.3). Die Füllungsphase endet mit dem Schließen der Segelklappen – die neue Systole beginnt.

Pro Herzschlag 70 ml

Aus jeder Kammer werden pro Herzschlag beim gesunden Erwachsenen in Ruhe etwa 70 ml Blut ausgetrieben. Dies entspricht ungefähr der halben Kammerfüllung.

Das Herz als Saug-Druck-Pumpe

Während der Austreibungsphase verlagert sich die Klappenebene des Herzens (➤ Abb. 7.5, ➤ Abb. 7.6) in Richtung Herzspitze, sodass die Vorhöfe gedehnt werden. Die Vorhofdrücke sinken, und aufgrund des dabei entstehenden Druckgefälles strömt Blut passiv aus den großen Venen in die Vorhöfe.

Umgekehrt bewegt sich die Klappenebene während der Diastole wieder zur Herzbasis hin, sodass sich nun die Kammern erweitern und ein Druckgefälle zwischen Kammern und Vorhöfen entsteht, welches das Blut überwiegend passiv in die Kammern gelangen lässt.

Diese „Mithilfe" durch Verlagerung der Klappenebene heißt **Ventilebenenmechanismus.** Anschaulich spricht man auch vom „Ansaugen" des Blutes in Vorhöfe bzw. Kammern und dem Herzen als *Saug-Druck-Pumpe.*

Die Herzkatheteruntersuchungen

Bei **Herzkatheteruntersuchungen** wird ein langer, dünner Katheter ins Herz vorgeschoben:

- Bei der *Rechtsherzkatheteruntersuchung* über eine große Vene ins rechte Herz
- Bei der *Linksherzkatheteruntersuchung* über eine Arterie von Leiste oder Ellenbeuge aus gegen den Blutstrom ins linke Herz

Neben Druckmessungen sind z. B. die Ursachenklärung bestimmter Herzrhythmusstörungen oder – bei der Linksherzkatheteruntersuchung – die Darstellung der Koronararterien (*Koronarangiografie,* ➤ 7.8.2) durch Kontrastmittelinjektion möglich. Auch therapeutische Eingriffe sind möglich.

7.4.3 Die Herztöne und Herzgeräusche

Die Herztöne

Das Herz arbeitet nicht lautlos. Die bei der ruckhaften Herztätigkeit erzeugten Schwingungen werden auf den Brustkorb übertragen, wo sie von außen mit einem Stethoskop zu hören sind. Diese Untersuchung bezeichnet man als **Auskultation** („Abhorchen") des Herzens (➤ Abb. 7.12).
Am gesunden Herzen lassen sich folgende **Herztöne** auskultieren:

- Den **ersten Herzton** hört man in der Anspannungsphase der Systole. Durch die ruckartige Muskelkontraktion gerät das Blut in den Kammern in Schwingungen. Der erste Herzton wird daher auch als *Anspannungston* bezeichnet.
- Der **zweite Herzton** kommt am Ende der Systole durch das „Zuschlagen" der Aorten- und der Pulmonalklappe zustande *(Klappenton).*

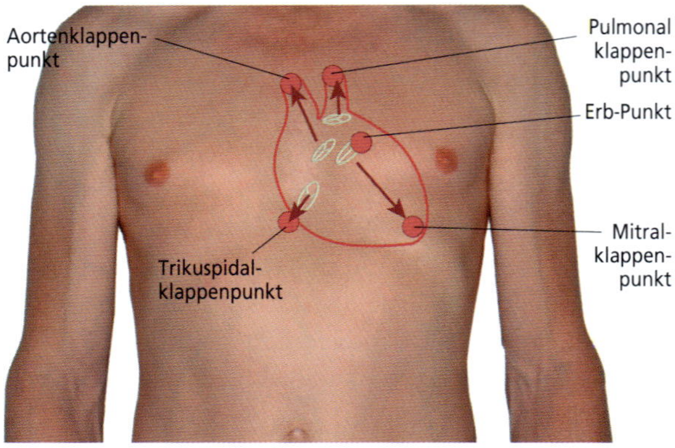

Abb. 7.12 Auskultation eines Patienten (Projektion der Klappen auf die Brustwand und ihre besten Abhörstellen). Die Pfeile markieren die Richtung des Blutstroms, der das Klappengeräusch fortleitet. Der *Erb-Punkt* (3. ICR links neben dem Brustbein) ist am besten geeignet, um sich einen Überblick zu verschaffen. [L190/O405]

- Vor allem bei Kindern können ein **dritter Herzton** während der frühen Diastole *(Ventrikelfüllungston)* sowie ein **vierter Herzton** in der späten Diastole *(Vorhofkontraktionston)* ohne zugrunde liegende Herzerkrankung auftreten. Bei einem Teil der Kinder und bei Erwachsenen weisen sie aber auf eine Herzerkrankung hin.

Die Herzgeräusche

Herzgeräusche

Alle anderen Schallerscheinungen außer den beiden Herztönen bezeichnet man in der Regel als **Herzgeräusche.** Ein während der Systole hörbares Herzgeräusch heißt **Systolikum.** Ein Herzgeräusch während der Diastole ist ein **Diastolikum.**

Herzgeräusche, insbesondere Systolika, können bei Kindern und Jugendlichen auch ohne Herzerkrankung auftreten. Herzgeräusche bei Erwachsenen, neu entstandene oder mit Beschwerden einhergehende Herzgeräusche weisen aber auf einen gestörten Blutfluss hin, etwa durch Herz- oder Klappenfehler.

Bei einer Klappenstenose (➤ 7.2.2) „zwängt" sich das Blut durch eine zu enge Öffnung: Als Folge bilden sich Wirbel, die Geräusche erzeugen – ähnlich wie an einer Flussenge. Schließt eine Klappe nicht dicht (ist sie also insuffizient), so ist ihre Ventilfunktion teilweise aufgehoben: Es kommt zum Zurückfließen *(Reflux)* von Blut. Auch dies erzeugt abnorme Herzgeräusche, ebenso wie z. B. der unphysiologische Blutfluss durch einen Ventrikelseptumdefekt.

Oft ergibt allein die Auskultation des Herzens den Verdacht auf einen Herz- oder Klappenfehler. Die Lautstärke des Geräusches ist dabei kein Maß für die Schwere des Herz- oder Klappenfehlers. Daher ist eine *kardiologische Diagnostik* nötig, mindestens mit *EKG* (➤ 7.5.6) und *Echokardiografie* (➤ 7.2.3).

7.5 Die Erregungsbildung und Erregungsleitung

7.5.1 Die Autonomie des Herzens

DEFINITION

Autonomie des Herzens: Eigenschaft des Herzens, sich selbst ohne äußere Einflüsse spontan zu erregen.

Erregungsbildungs- und Erregungsleitungssystem des Herzens: System spezialisierter Herzmuskelzellen, welches die für die Herzkontraktion erforderlichen Erregungen eigenständig bildet und über das Herz verteilt. Bestehend aus **Sinusknoten, AV-Knoten, His-Bündel, Kammerschenkeln** und **Purkinje-Fasern.**

Wird das Herz aus dem Körper entfernt und in einer geeigneten Nährflüssigkeit aufbewahrt, so schlägt es weiter. Der Antrieb für die Herztätigkeit liegt also im Herzen selbst: Das Herz arbeitet **autonom** *(unabhängig).*

Jeder Muskel – der Skelettmuskel wie der Herzmuskel – benötigt einen elektrischen Impuls, um sich zu kontrahieren (➤ 14.3.5). Doch während der Skelettmuskel durch einen Nerv erregt wird, erregt sich das Herz selbst. Zwar erhält das Herz auch vom ZNS (über den Sympathikus und den N. vagus) Impulse – diese haben aber nur einen begrenzten regulierenden, keinen Takt gebenden Einfluss (➤ 16.13, ➤ 7.6.2). Das Herz würde auch ohne sie arbeiten.

Diese Selbstständigkeit verdankt das Herz einem System spezialisierter Herzmuskelzellen. Diese Muskelzellen sind in der Lage, Erregungen zu bilden und diese schnell weiterzuleiten. Dieses System spezialisierter Muskelzellen nennt man daher **Erregungsbildungs- und Erregungsleitungssystem** (➤ Abb. 7.13, ➤ Abb. 7.14).

7.5.2 Die Strukturen des Erregungsbildungs- und -leitungssystems

Die wichtigste Struktur für die Erregungsbildung ist der **Sinusknoten.** Er befindet sich in der Wand des rechten Vorhofes unmittelbar an der Mündungsstelle der V. cava superior (obere Hohlvene). Vom Sinusknoten gehen normalerweise alle Erregungen des Herzens aus.

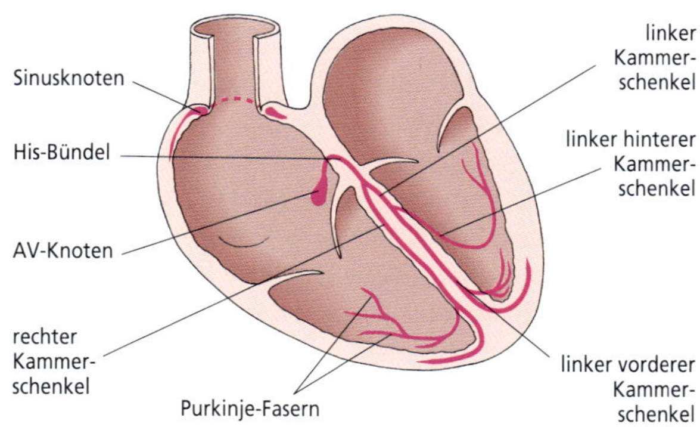

Abb. 7.13 Erregungsleitungssystem des Herzens mit schematischer Darstellung von Sinusknoten, AV-Knoten, Kammerschenkeln und Purkinje-Fasern. Das His-Bündel durchstößt die Klappenebene (➤ Abb. 7.6). [L190]

Vom Sinusknoten gelangt die Erregung über normale Vorhofmuskulatur zu einem weiteren Schrittmacherzentrum, dem **AV-Knoten.** Er liegt am Boden des rechten Vorhofes dicht an der Vorhofscheidewand, also nahe der Grenze zwischen Vorhof und Kammer. Dieser Tatsache verdankt er auch seinen Namen (AV-Knoten = *Atrio-Ventrikular-Knoten*). Der AV-Knoten nimmt die Erregungen von der Vorhofmuskulatur auf und leitet sie weiter zum His-Bündel.

Das **His-Bündel** ist sehr kurz und verläuft am Boden des rechten Vorhofes in Richtung Kammerscheidewand. Dort teilt es sich in einen rechten und einen linken Kammerschenkel.

Die **Kammerschenkel** (auch *Tawara-Schenkel* genannt) ziehen an beiden Seiten der Kammerscheidewand herzspitzenwärts und zweigen sich dort weiter auf.

Die Endabzweigungen der Kammerschenkel nennt man **Purkinje-Fasern.** Die Erregungen gehen dann direkt von den Purkinje-Fasern auf die Kammermuskulatur über (➤ Abb. 7.13, ➤ Abb. 7.14).

Der Sinn der komplizierten Erregungsleitung

Da die Zellgrenzen kein Hindernis für die Fortleitung von Erregungen darstellen, könnten alle Myokardfasern nacheinander von der Sinusknoten-Erregung erfasst werden – nur leider recht langsam, sodass keine gemeinsame Kontraktion zustande käme. Die Strukturen des Erregungsleitungssystems verteilen die Erregung mit hoher Geschwindigkeit über den ganzen Herzmuskel, sodass die Muskelzellen in den verschiedenen Herzregionen fast gleichzeitig erregt werden. Nur dadurch kann eine *effektive* Kontraktion zustande kommen.

Lediglich im AV-Knoten erfährt die Erregungsleitung eine leichte Verzögerung. Durch diese Verzögerung zieht sich erst der Vorhof und dann die Kammer zusammen. Auf diese Weise wird die Kammer zunächst noch stärker mit Blut aus dem Vorhof gefüllt, bevor sie sich kontrahiert und Blut in den Kreislauf pumpt. Diese Verzögerung kann man im EKG gut erkennen, sie entspricht der Pause zwischen P-Welle und Kammerkomplex (PQ-Strecke ➤ Abb. 7.16, ➤ Abb. 7.19).

7.5.3 Die Grundlagen der Erregungsbildung

Bei der Arbeitsmuskulatur des Herzens ist – wie bei der Skelettmuskulatur – das Ruhepotenzial physiologischerweise stabil. Ein Aktionspotenzial wird nur ausgelöst, wenn ein von *außen* kommender Impuls die Zellmembran zuvor bis zum Schwellenpotenzial depolarisiert hat (zu Ruhe- und Aktionspotenzial ➤ 16.2).

Bei den Zellen des Erregungsbildungs- und -leitungssystems hingegen ist das Ruhepotenzial nicht stabil, sondern steigt nach einem Aktionspotenzial von seinem negativsten Wert **(maximales diastolisches Potenzial)** kontinuierlich an, bis das Schwellenpotenzial erreicht ist und ein neues Aktionspotenzial ausgelöst wird (➤ Abb. 7.14). Diese **diastolische Selbstdepolarisation** ist die Grundlage der Erregungsbildung im Herzen.

Der Sinusknoten als Schrittmacher des Herzens

Da sowohl die Repolarisation nach einem Aktionspotenzial als auch die diastolische Selbstdepolarisation beim Sinusknoten rascher verlaufen als bei den übrigen Zellen des Erregungsbildungssystems, „feu-

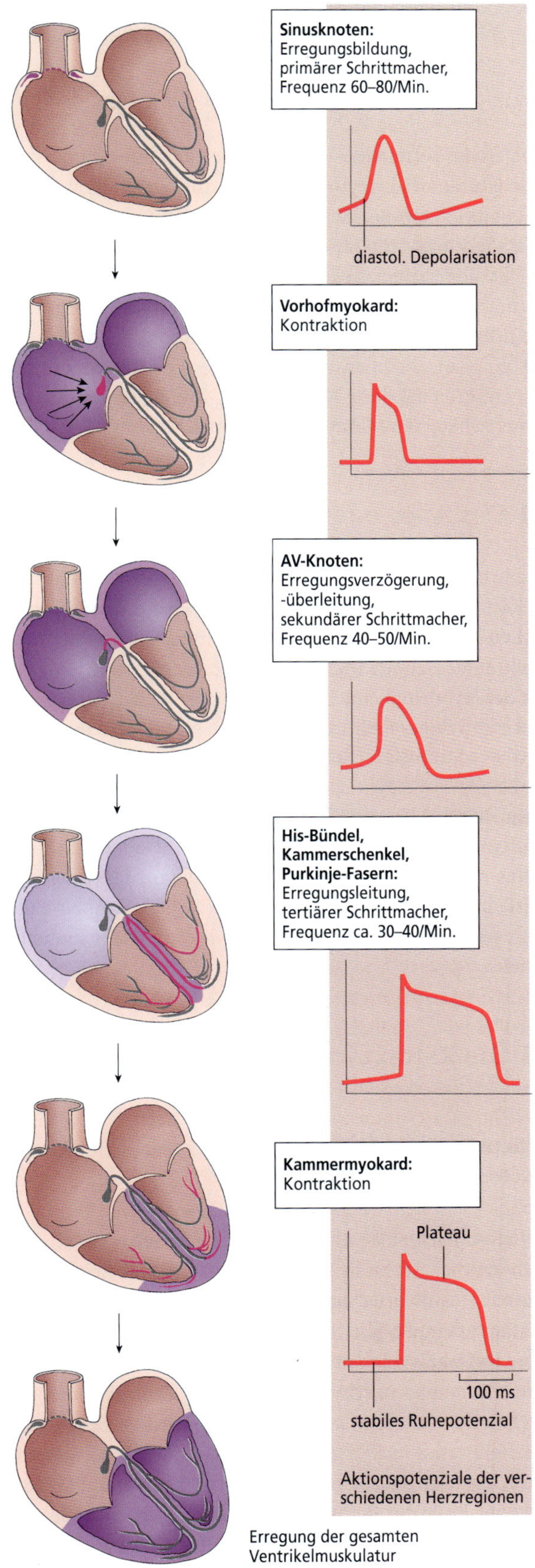

Abb. 7.14 Links: Erregungsausbreitung im Herzen bei jeder Herzaktion (violett = erregte Herzmuskelabschnitte). Rechts: die dazugehörigen Aktionspotenziale. [L190]

ert" der Sinusknoten am schnellsten. Er bestimmt also im Regelfall die Herzfrequenz und heißt deshalb **Schrittmacher des Herzens.**

Die nachgeordneten Erregungszentren

Normalerweise erreichen die Erregungen des Sinusknotens die übrigen Strukturen des Erregungsbildungs- und -leitungssystems, bevor diese bei ihrem eigenen Schwellenpotenzial angelangt sind.

Fällt allerdings der Sinusknoten aus oder erreichen seine Erregungen nicht die Kammer, so können die **nachgeordneten** *(sekundären)* **Erregungszentren,** also AV-Knoten, His-Bündel, Kammerschenkel und Purkinje-Fasern, Erregungen bilden, nur viel langsamer (➤ Abb. 7.14). Die höchste Eigenfrequenz der nachgeordneten Erregungszentren hat der AV-Knoten mit 40–50 Erregungen/Min. Die Kammer schlägt dann also 40- bis 50-mal/Min.

7.5.4 Das Alles-oder-nichts-Gesetz

Wird ein Muskel durch einen Stromstoß gereizt, so kommt es zu einer Kontraktion. Dies gilt für den Herz- wie für den Skelettmuskel. Zwischen der Erregbarkeit eines Skelettmuskels und der des Herzmuskels gibt es jedoch wichtige Unterschiede:

- Hat der Stromstoß eine bestimmte Schwelle überschritten (überschwelliger Reiz), so kontrahiert sich der Skelettmuskel. Wird der Stromstoß (Reiz) verstärkt, wird auch die Kontraktion stärker (➤ 14.3.5).
- Beim Herzmuskel verhält es sich anders: Entweder erzeugt der Reiz eine stets gleich starke oder überhaupt keine Kontraktion **(Alles-oder-nichts-Gesetz).** Das liegt daran, dass die Herzmuskelzellen elektrisch durch Nexus (➤ 3.2.3) miteinander gekoppelt sind und sich somit wie *eine* motorische Einheit verhalten.

7

7.5.5 Die Refraktärzeit

DEFINITION

Refraktärzeit: Zeit nach einem Aktionspotenzial, in der die Herzmuskelzelle vorübergehend nicht erregbar ist.

Unmittelbar nach einer Aktion ist der Herzmuskel für eine gewisse Zeit unerregbar. Wenn in dieser Zeit ein weiterer Reiz die Muskelzelle erreicht, antwortet sie nicht mit einer Kontraktion, sondern ist **refraktär** (unempfänglich).

Diese **Refraktärzeit** beträgt etwa 0,3 Sek. Die Refraktärzeit schützt das Herz vor einer zu schnellen Folge von Kontraktionen oder gar einer Dauerkontraktion (Tetanus). Im Gegensatz zum Skelettmuskel ist das Herz somit *nicht tetanisierbar.* Dieser Schutz ist sinnvoll, weil das Herz die Ruhepause benötigt, um sich wieder mit Blut zu füllen.

Kurz vor Ende der Refraktärzeit befindet sich die Zelle jedoch in einer besonders empfindlichen *(vulnerablen)* Phase. Trifft ein Reiz genau dann die Muskelzelle, so kann sie in schneller Folge immer wieder erregt werden, sodass eine Tachykardie (zu schneller Herzschlag) bis hin zum Kammerflimmern entsteht.

7.5.6 Das Elektrokardiogramm (EKG)

DEFINITION

EKG *(Elektrokardiogramm):* Ableitung und Aufzeichnung der elektrischen Aktivität des Herzens, ganz überwiegend von der Körperoberfläche aus. Durchgeführt z. B. zum Screening, bei Verdacht auf Herzerkrankungen oder zum Monitoring.

Die elektrische Erregung des Sinusknotens erfasst das Herz wie dargestellt auf einem vorgegebenen Weg. Es kommt dabei zu einem (wenn auch geringen) Stromfluss. Dieser breitet sich bis auf die Körperoberfläche (Brustwand, Arme, Beine) aus.

EKG

Die vom Herzen erzeugten Spannungsänderungen lassen sich als *Elektrokardiogramm* oder kurz **EKG** aufzeichnen. Meist wird ein **Ruhe-EKG** abgeleitet, bei dem der Patient bzw. die Patientin ruhig liegt. Für spezielle Fragestellungen wird das Ruhe-EKG ergänzt durch ein **Belastungs-EKG** (z. B. während Fahrradfahrens) und/oder ein **Langzeit-EKG** über meist 24 Std.

Um ein standardisiertes und damit vergleichbares EKG zu erhalten, bringt man Elektroden an genau definierten Körperstellen an (➤ Abb. 7.15). Beim Gesunden zeigt das EKG eine typische Abfolge regelmäßig wiederkehrender *Zacken, Wellen, Strecken* und Komplexe, die den einzelnen Phasen der Herzerregung zeitlich zugeordnet werden können (➤ Abb. 7.16, ➤ Abb. 7.17).

Durch das EKG kann man z. B. den Herzrhythmus beurteilen. Damit ist es ausgezeichnet geeignet, Herzrhythmusstörungen wie z. B. AV-Blockierungen festzustellen.

Stirbt ein Teil des Muskelgewebes ab (Herzinfarkt ➤ 7.8.2), so wird hier der Strom nicht mehr weitergeleitet. Das Gebiet ist elektrisch *stumm.* Da sich elektrisch stumme Gebiete oft in typischen Veränderungen des EKG widerspiegeln (➤ Abb. 7.27), hat es auch in der Diagnostik des Herzinfarkts einen hohen Stellenwert.

7.5.7 Die Herzrhythmusstörungen

DEFINITION

Herzrhythmusstörung: Störung der Herzfrequenz und/oder der Regelmäßigkeit des Herzschlags.

Bei **Herzrhythmusstörungen** ist das Herz „aus dem Takt" geraten und schlägt zu langsam, zu schnell und/oder unregelmäßig. Herzrhythmusstörungen können harmlos oder lebensbedrohlich sein, die verschiedensten Ursachen haben und auch bei Gesunden gelegentlich auftreten.

Die Diagnose erfolgt durch EKG. Eine evtl. Behandlung hängt von Form und Ursache der Herzrhythmusstörung ab.

Die Extrasystolen

Extrasystolen sind Herzschläge außerhalb des regulären Grundrhythmus (EKG ➤ Abb. 7.18).

- **Supraventrikuläre Extrasystolen** haben ihr Erregungszentrum oberhalb des His-Bündels. Durch die veränderte Erregungsleitung sieht die P-Welle anders aus als normal. Der QRS-Komplex ist schmal, da die Erregungsleitung in den Kammern nicht beeinträchtigt ist.

- **Ventrikuläre Extrasystolen** gehen von His-Bündel oder Kammermyokard aus. Entsprechend fehlt die P-Welle und der QRS-Komplex ist verbreitert und deformiert.

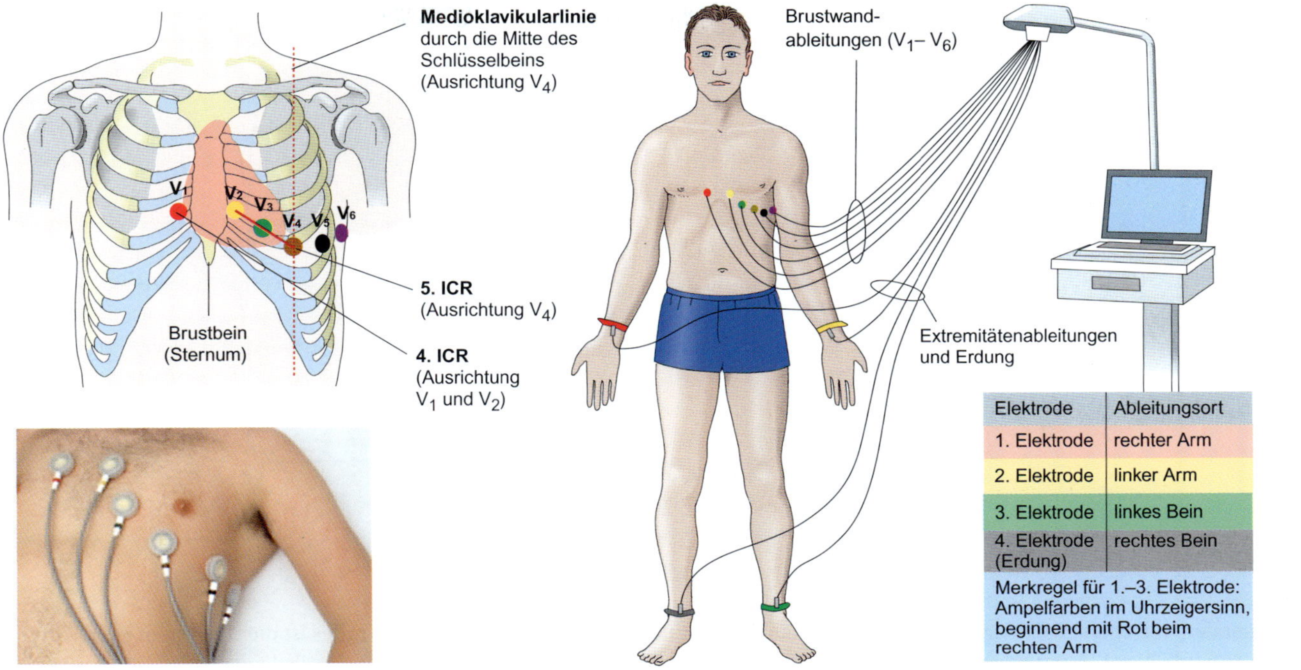

Abb. 7.15 Platzierung der EKG-Elektroden. Die Elektroden für die Brustwandableitungen werden an definierten Punkten angebracht: V_1 im 4. ICR rechts neben dem Brustbein, V_2 im 4. ICR links neben dem Brustbein, V_4 im 5. ICR in der Medioklavikularlinie, V_3 auf der Mitte der roten Verbindungslinie zwischen V_2 und V_4, V_5 und V_6 auf gleicher Höhe wie V_4, jedoch am Vorderrand bzw. unterhalb der Achselhöhle. [L190/K115]

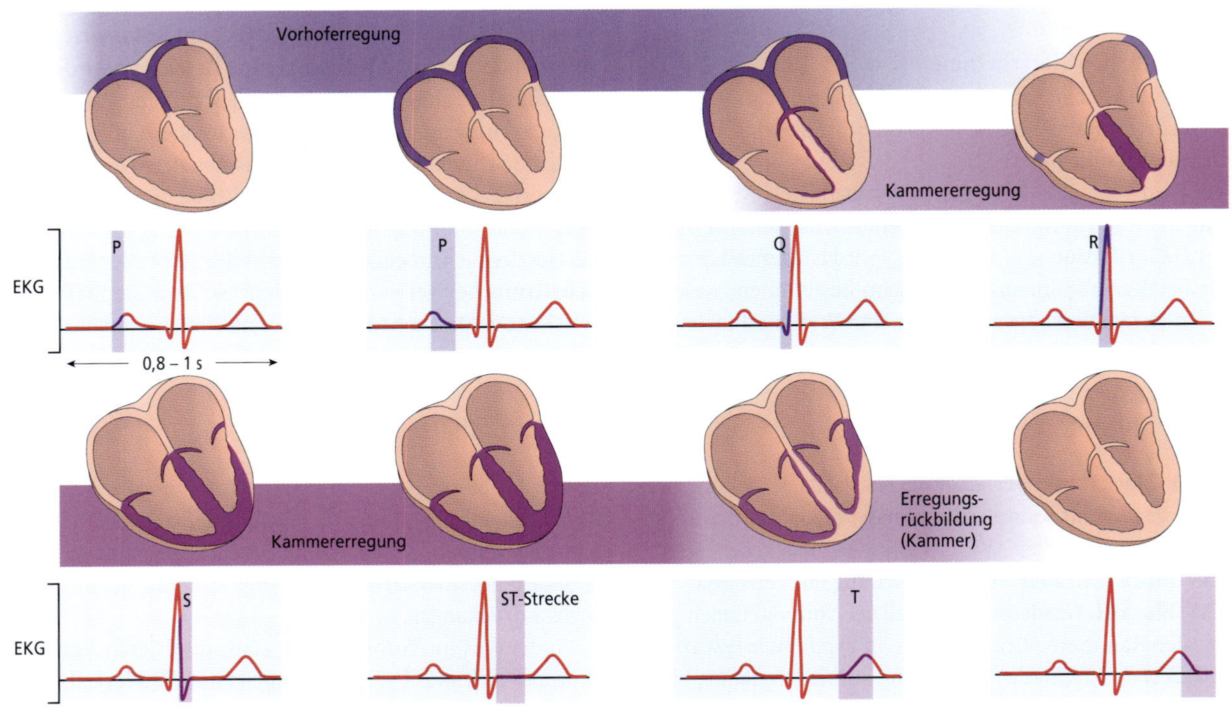

Abb. 7.16 Zeitliche Zuordnung der Phasen der Herzerregung zu den EKG-Abschnitten (erregte Herzmuskelbereiche violett). Die P-Welle entspricht der Vorhoferregung, der QRS-Komplex der Kammererregung und die T-Welle der Erregungsrückbildung in der Kammer. [L190]

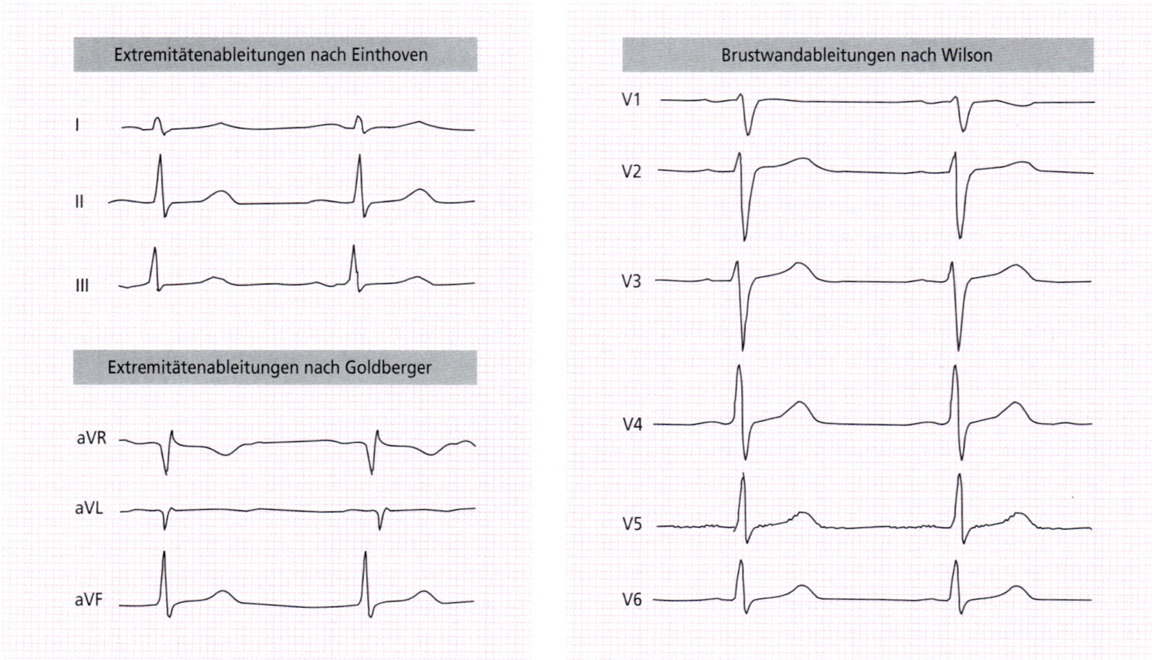

Abb. 7.17 Standard-EKG (Normalbefund) mit den Ableitungen I, II, III, aVR, aVL, aVF und V_1–V_6. [L190]

Insbesondere ventrikuläre Extrasystolen können bei häufigerem Auftreten gefährlich, evtl. lebensbedrohlich sein.

Die Behandlung von Herzrhythmusstörungen mit Extrasystolen und/oder zu schnellem Herzschlag ist unterschiedlich. Möglichkeiten sind z. B. die Gabe von **Antiarrhythmika,** welche den Herzschlag wieder rhythmisieren sollen, oder die Ausschaltung von „Störherden" oder zusätzlichen Leitungsbahnen im Rahmen einer Herzkatheteruntersuchung.

Bei sehr schnellen Herzrhythmen (i. d. R > 150/Min. bei Erwachsenen) mit Instabilitätszeichen (Brustschmerz, Schockzeichen, Atemnot, niedriger Blutdruck, Bewusstseinsstörungen) ist die **elektrische Kardioversion** angezeigt.

Hierbei wird versucht, den Herzrhythmus mittels Abgabe von elektrischem Strom (in Kurznarkose) zu normalisieren. Im Unterschied zur **Defibrillation** *(Entflimmerung)* wird bei der elektrischen Kardioversion der Stromimpuls in einer ganz bestimmten Phase der elektrischen Herzaktion abgegeben, um eine Verschlechterung zu vermeiden.

Die AV-Blockierungen

Bei einem **AV-Block** *(atrioventrikulärer Block)* ist die Erregungsüberleitung vom Vorhof zur Kammer krankhaft verzögert oder unterbrochen (➤ Abb. 7.19):

- Beim **AV-Block I. Grades** ist die Überleitung nur verzögert.
- Beim **AV-Block II. Grades** wird ein Teil der Vorhofaktionen gar nicht zu den Kammern übergeleitet. Beim *Typ I (Wenckebach-Periodik, Mobitz 1)* wird die Überleitung immer langsamer, bis sie schließlich einmal ganz ausfällt. Beim *Typ II (Mobitz, Mobitz 2)* werden die Vorhoferregungen in einem bestimmten Rhythmus übergeleitet, z. B. jede zweite.
- Beim **AV-Block III. Grades** ist die Überleitung der Vorhoferregungen auf die Kammern vollständig blockiert. Er wird daher auch *kompletter AV-Block* genannt.

Bei einem AV-Block III. Grades bilden die nachgeordneten Erregungszentren des Herzens (➤ 7.5.3) ersatzweise Erregungen, in der Regel der AV-Knoten, da er mit 40–50 Erregungen/Min. die höchste Eigenfrequenz von ihnen hat. Die Kammer schlägt dann also 40- bis 50-mal/Min. Dabei schlagen Vorhöfe und Kammern unabhängig voneinander, was als **AV-Dissoziation** bezeichnet wird.

Nicht selten sind die nachgeordneten Erregungszentren zu langsam, um eine genügend hohe Kammerfrequenz und damit eine ausreichende Durchblutung des Organismus sicherzustellen. Hier hilft ein (permanenter) **künstlicher Schrittmacher** (➤ Abb. 7.20), der dem Myokard die Impulse zur Kontraktion gibt. Überbrückend kann die Herzfrequenz medikamentös beschleunigt oder ein **temporärer Schrittmacher** verwendet werden, bei dem die Elektroden über eine Vene vorgeschoben oder – nur im Notfall – auf die Haut geklebt werden.

Das Vorhofflattern und -flimmern

Infolge von Störungen der Erregungsausbreitung kann es zu „kreisenden" Erregungen kommen, bei denen die Erregungswelle krankhafterweise zu ihrem Ausgangspunkt zurückkehrt und gerade erregtes Myokard abermals erregt. Die Folge sind rasche, unkoordinierte Myokardzuckungen.

Findet dies im Vorhofbereich statt, resultieren **Vorhofflattern** (Vorhoffrequenz 250–350/Min., meist mit AV-Block II. Grades und daher niedrigerer Kammerfrequenz) oder **Vorhofflimmern** (Vorhoffrequenz über 350/Min., Kammerfrequenz schwankend, Puls immer unregelmäßig = **absolute Arrhythmie** ➤ Abb. 7.18). Das Vorhof-

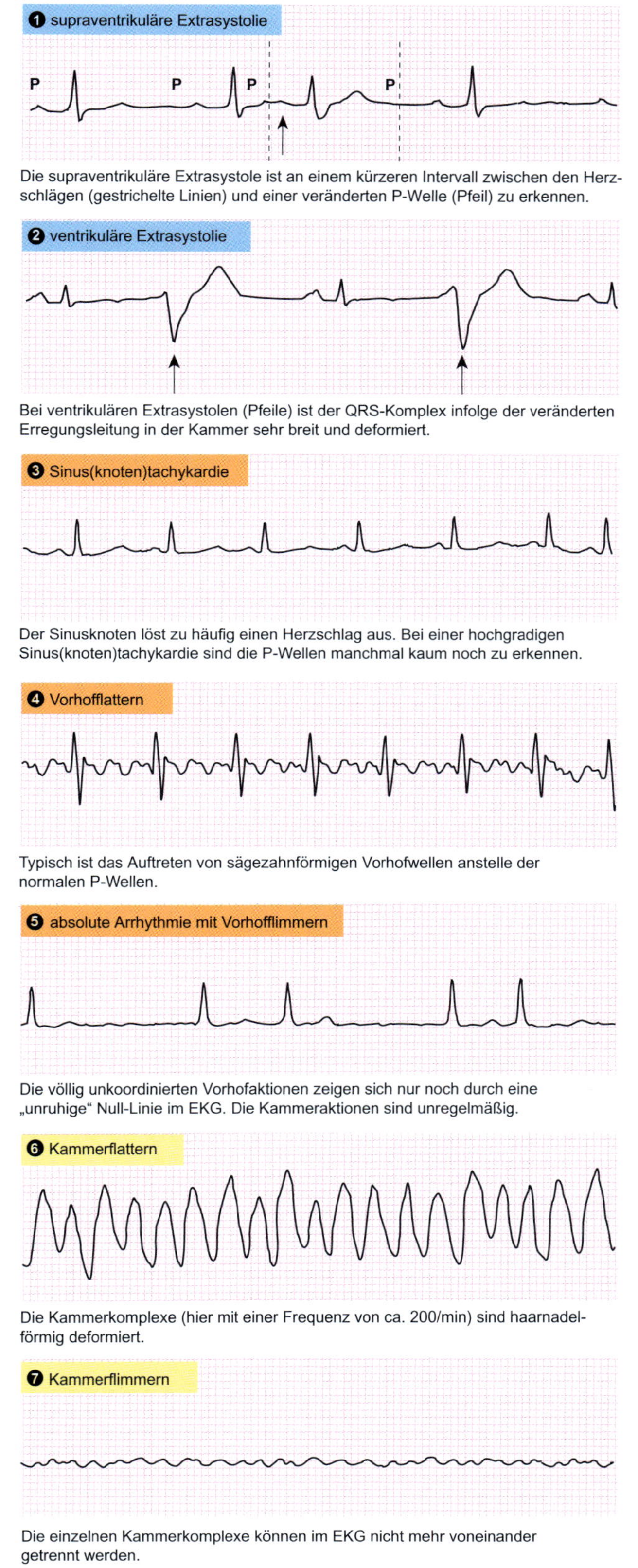

Abb. 7.18 EKG-Bilder bei verschiedenen Herzrhythmusstörungen. Kammerflattern und -flimmern sind unmittelbar lebensbedrohlich. [L190]

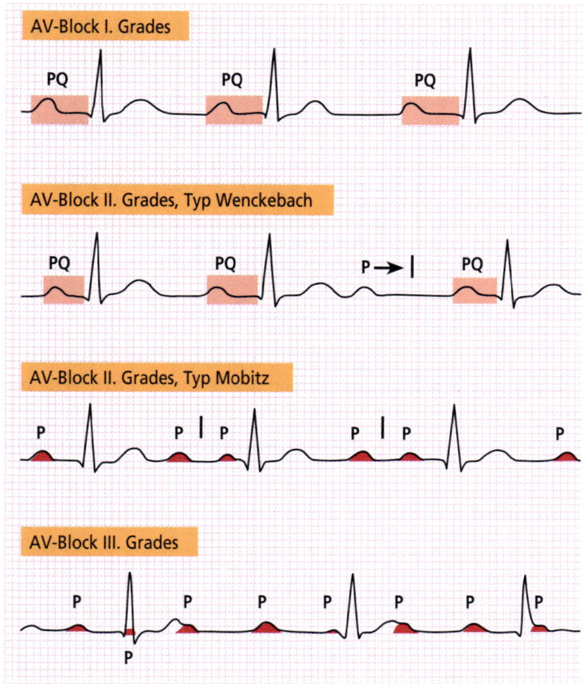

Abb. 7.19 EKG-Bild bei den verschiedenen AV-Blöcken. Beim AV-Block I. Grades ist die Vorhof-Kammer-Überleitung verzögert, aber nicht aufgehoben (PQ-Zeit über 0,2 Sek.). Beim AV-Block II. Grades werden einzelne, beim AV-Block III. Grades überhaupt keine Vorhofaktionen mehr in die Kammer übergeleitet. [L190]

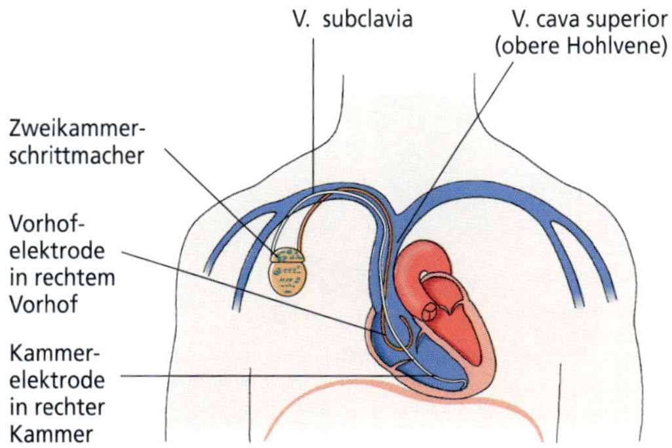

Abb. 7.20 Permanenter Herzschrittmacher. Die Elektroden des Schrittmachers liegen hier in der rechten Herzkammer und im rechten Vorhof. Das Schrittmacheraggregat wird in Lokalanästhesie, selten Vollnarkose, subkutan implantiert. [L190]

flimmern ist die häufigste Herzrhythmusstörung bei Erwachsenen. Ursächlich liegen überwiegend organische Herzerkrankungen zugrunde.

Da die Vorhofaktion für die Herzleistung nicht sehr bedeutend ist, bereiten Vorhofflattern und -flimmern insgesamt wenig Beschwerden.

Gefährlich sind sie trotzdem: Durch die ungünstigen Strömungsverhältnisse vor allem im linken Vorhof kann es zu einer Thrombenbildung kommen. Nicht selten lösen sich Teile des Gerinnsels im weiteren Verlauf, werden mit dem Blutstrom fortgespült und verlegen eine Arterie. Vergleichsweise häufig sind Gehirnarterien betroffen mit der Folge eines Schlaganfalls (➤ 16.14.7), es können aber z. B. auch Beinarterien betroffen sein. Um dies zu verhindern, wird die Gerinnung bei Patienten und Patientinnen mit Vorhofflimmern gehemmt (➤ 12.4.5).

Beim Vorhofflattern (➤ Abb. 7.18) droht außerdem eine viel zu schnelle Kammerfrequenz, wenn ausnahmsweise alle Vorhoferregungen zu den Kammern übergeleitet werden.

Das Kammerflattern und -flimmern

Unmittelbar lebensbedrohlich ist die kurzschlussartige „Dauererregung" der *Kammer*muskulatur. Die Kammerkontraktionen sind dann zu schwach und zu wenig aufeinander abgestimmt, um genügend Blut aus den Herzkammern zu treiben. Obwohl das Herz „durchdreht", ist kein Puls mehr tastbar. Es kommt funktionell zum **Herz-Kreislauf-Stillstand.**

VORSICHT

Das **Kammerflimmern** (über 400 Herzschläge/Min. ➤ Abb. 7.18) erfordert die sofortige **kardiopulmonale Reanimation** (*Herz-Lungen-Wiederbelebung* ➤ Abb. 7.21) mit **Herzdruckmassage** und **Atemspende.**

Die Diagnose Kammerflimmern wird entweder durch einen *Automatisierten Externen Defibrillator* **(AED)** oder mithilfe eines EKG-Monitors gestellt. So schnell wie möglich wird versucht, die gestörten Herzmuskelerregungen durch einen elektrischen Stromschlag (**Defibrillation,** *Entflimmerung*) zu koordinieren. Danach stellt sich im günstigsten Fall wieder eine geordnete Reizleitung (Sinusrhythmus) ein.

Beim **Kammerflattern** mit Kammerfrequenzen von 250–350/Min. ist die Erregung des Herzmuskels noch nicht so unkoordiniert wie beim Kammerflimmern. Dennoch ist die Auswurfleistung nur sehr gering, sodass es ohne Therapie zum Schock kommt. Außerdem kann das Kammerflattern in ein Kammerflimmern übergehen.

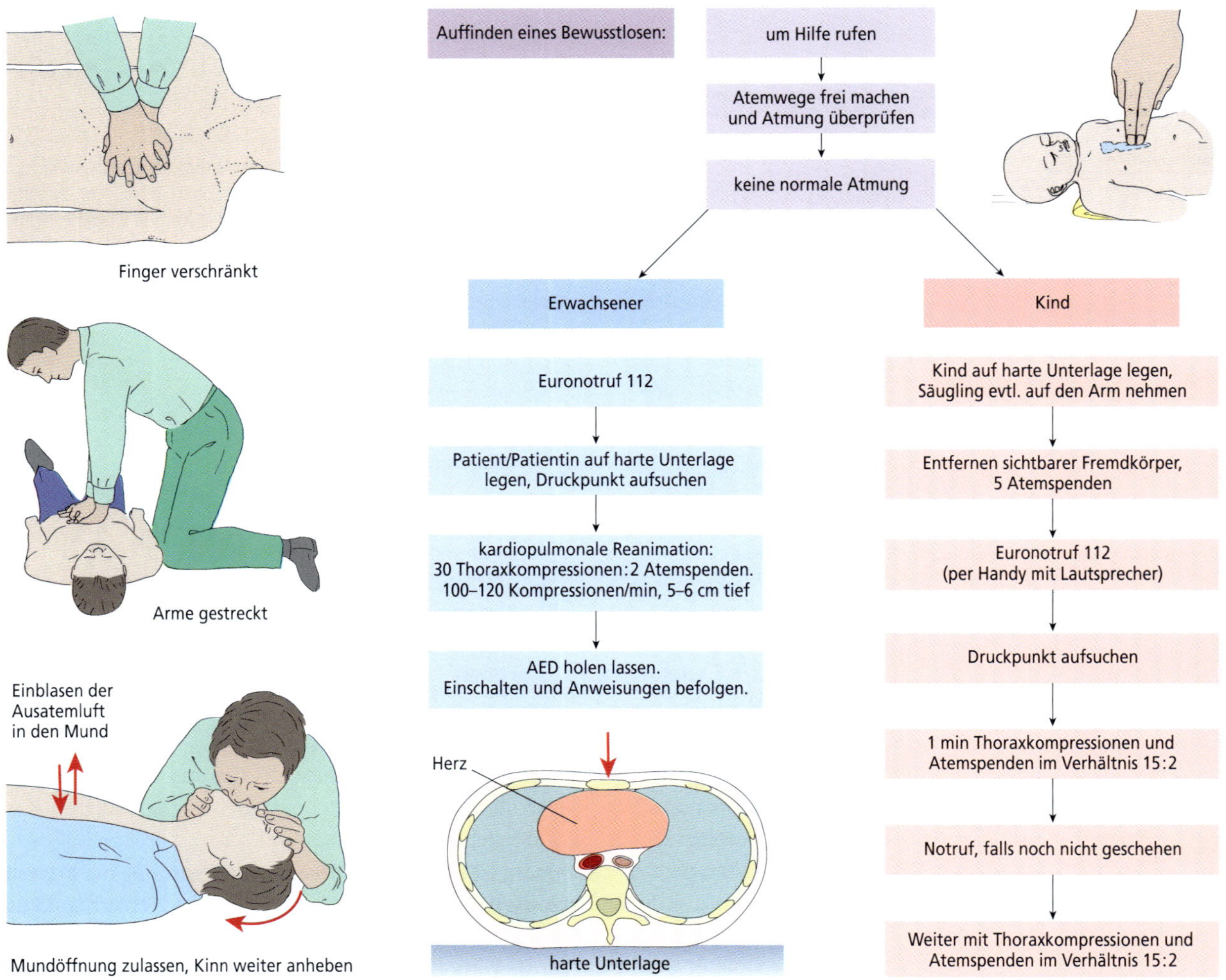

Abb. 7.21 Kardiopulmonale Reanimation. Der geeignete Druckpunkt liegt im unteren Teil des Brustbeins („in der Mitte der Brust"). Bei Erwachsenen (links) setzt der Helfer hier den Handballen der einen Hand auf und legt den anderen Handballen auf den Handrücken der ersten Hand. Nur der Handballen überträgt den mit den gestreckten Armen ausgeübten Druck (Mitte: die Wirkung auf den Brustkorb). Bei Kindern (rechts) werden 5 Atemspenden vorgeschaltet und das Verhältnis Thoraxkompressionen zu Atemspenden beträgt 15 : 2 (Kompressionen je nach Alter mit zwei Fingern bis einer Hand). Außerdem wird schnellstmöglich ein Automatisierter Externer Defibrillator (AED) zur Laiendefibrillation organisiert. Zum Infektionsschutz ggf. Taschentuch auflegen, Mund-Nasen-Schutz verwenden. Bei hohem Risiko, unzureichender Ausbildung Thoraxkompressionen und Defibrillation ohne Atemspenden durchführen. [L190]

7.5.8 Die Elektrolyte und ihre Bedeutung für die Herzaktion

Für eine ungestörte Herztätigkeit sind ausgewogene Elektrolytkonzentrationen im Blut (➤ 11.8) wichtig. Das gilt besonders für das Kalium- (K^+) und das Kalzium-Ion (Ca^{2+}).

Das Kalzium

Für die Kontraktion der Muskelfasern nehmen die Ca^{2+}-Ionen eine Schlüsselstellung ein.

Ein Aktionspotenzial (➤ 16.2.3) führt nur dann zu einer Aktion der Muskelzelle, wenn genug Ca^{2+} vorhanden ist. Ca^{2+} spielt also eine wichtige Rolle bei der Umsetzung der elektrischen Erregung in eine Muskelkontraktion – man spricht von **elektromechanischer Kopplung** (➤ 14.3.5).

Das Kalium

Die K^+-Konzentration beeinflusst vor allem die Erregungsprozesse an den Muskelfasern.

- Ein niedriger K^+-Spiegel *(Hypokaliämie)* fördert die Erregungsbildung und beschleunigt die Erregungsausbreitung. Dadurch kann es zu Herzrhythmusstörungen mit Extrasystolen bis hin zum Kammerflimmern kommen.
- Auch mäßig erhöhte Kaliumspiegel im Blut *(Hyperkaliämie)* führen zu gesteigerter Erregungsbildung und -leitung. Deutlich zu hohe Kaliumwerte im Blut lähmen dagegen das Herz und erzeugen im Extremfall einen Herzstillstand.

Elektrolytspiegel bei Herzerkrankungen

Wegen des Einflusses der Elektrolyte auf die Herztätigkeit werden bei Menschen mit Herzerkrankungen regelmäßig die Elektrolytspiegel kontrolliert, zumal deren „Herzmedikamente" häufig den Elektrolythaushalt beeinflussen (➤ 11.8.2). Insbesondere Abweichungen des Kaliumspiegels können bedrohliche Herzrhythmusstörungen hervorrufen.

7.6 Die Herzleistung und ihre Regulation

7.6.1 Das Schlag- und Minutenvolumen

Bei jedem Herzschlag leistet das Herz durch das Beschleunigen und Auswerfen des Blutes auch im physikalischen Sinne Arbeit. Wird diese **Herzarbeit** auf die Zeit bezogen, ergibt sich die **Herzleistung.**

Das Herzzeitvolumen

DEFINITION

Herzzeitvolumen *(HZV):* Blutmenge, die das Herz pro Zeiteinheit in den Kreislauf auswirft. Bezogen auf eine Minute auch **Herzminutenvolumen** *(HMV)* genannt.

In körperlicher Ruhe beträgt die *Herzfrequenz* des erwachsenen Menschen etwa 70 Schläge pro Minute. Sowohl der rechte als auch der linke Ventrikel werfen bei jeder Aktion des erwachsenen Herzens ca. 70 ml Blut aus – das **Schlagvolumen.** Das **Herzzeitvolumen** errechnet sich aus diesen beiden:

$$\text{Herzzeitvolumen} = \text{Schlagvolumen} \times \text{Schlagfrequenz}$$
$$\text{Beispiel: } 70\,\text{ml} \times 70/\text{Min.} = 4.900\,\text{ml/Min.}$$

Wird das Herzzeitvolumen wie im Beispiel auf Minutenbasis errechnet, so wird es auch als **Herzminutenvolumen** bezeichnet. In Ruhe pumpt das Herz etwa 5 l Blut pro Minute in den Lungen- bzw. Körperkreislauf. Die dabei erbrachte Leistung liegt bei ca. 1–1,5 Watt.

Bei körperlicher Anstrengung steigt das Herzzeitvolumen durch Erhöhung von Herzfrequenz und Schlagvolumen erheblich an (➤ 14.4), v. a. durch Erhöhung der Herzfrequenz, bei Trainierten auch durch Steigerung des Schlagvolumens. Im Extremfall kann das Herz bis zu 30 l Blut pro Minute fördern.

7.6.2 Die Regulation der Herzleistung

Die Einflussfaktoren auf die Herzleistung

Insbesondere drei Einflussfaktoren auf die Herzleistung sind für das Verständnis der physiologischen und krankhaften Vorgänge am Herzen unabdingbar:

- Der Begriff **Vorlast** *(Preload)* beschreibt die Beziehung zwischen der Länge der Herzmuskelfaser *vor* der Kontraktion und ihrer Fähigkeit, aktiv Spannung zu entwickeln. Ähnlich wie sich ein vorgespanntes Gummi besser zusammenzieht als ein schlaffes, kontrahiert sich auch eine etwas vorgedehnte Muskelfaser besser. Maß für die Vordehnung beim Herzen ist die *enddiastolische Füllung* (bzw. der *enddiastolische Füllungsdruck*) der linken Kammer. Unbegrenzt funktioniert dies allerdings nicht: Bei zu starker Dehnung lässt die Kraft der Herzmuskelfaser nämlich wieder nach, vergleichbar einem überdehnten Gummi mit kleinen Rissen.
- Unter **Nachlast** *(Afterload)* versteht man den Auswurfswiderstand, den die Kammer überwinden muss, um das Blut in die Arterie zu pressen. Je höher die Nachlast (also der Druck in der Arterie am Ende der Diastole) ist, desto weniger Blut wird unter sonst gleichen Bedingungen ausgeworfen. Klinisches Maß für die Nachlast ist der Druck in der Aorta am Ende der Diastole.
- **Kontraktilität** bezeichnet die *Kontraktionsfähigkeit* oder *Schlagkraft* des Herzens unter sonst gleichen Bedingungen. Steigt die Kontraktilität, so kann das Herz ein höheres Schlagvolumen auswerfen.

Die Selbstregulation des Schlagvolumens

Innerhalb gewisser Grenzen ist das Herz in der Lage, auch unabhängig von der Nervenversorgung das Schlagvolumen selbstständig zu regulieren:

Besteht beispielsweise in der Aorta ein erhöhter Druck, hat es die linke Kammer schwerer, ihr Blut auszuwerfen. Infolgedessen verbleibt eine größere Menge Restblut in der linken Kammer. Dadurch wird die Ventrikelmuskulatur gedehnt, sodass die Muskelfasern unter größerer Spannung stehen. Dies wirkt sich bei gesundem Herzen und normalen Belastungen günstig aus: Die Muskelfasern können sich nun aufgrund der etwas erhöhten Vorlast stärker zusammenziehen und das Blut mit höherer Kraft auswerfen, die Restblutmenge vermindert sich wieder. Dieses Prinzip wird als **Frank-Starling-Mechanismus** bezeichnet.

Der Frank-Starling-Mechanismus spielt v. a. bei der Abstimmung der Herzzeitvolumina beider Kammern eine wesentliche Rolle, denn diese müssen gleich sein, damit es nicht zu einem Blutstau vor einer der Kammern kommt.

Die Anpassung an Belastung: Sympathikus und Parasympathikus

Die Anpassung der Herztätigkeit an den momentanen Bedarf des Gesamtorganismus wird vor allem von den *Herznerven* gesteuert.

Das vegetative Nervensystem wirkt mit seinen beiden Anteilen Sympathikus und Parasympathikus ständig auf das Herz ein. Der auf das gesamte Herz einwirkende *Sympathikus* steigert dabei die Herzleistung. Dagegen übt der zum *Parasympathikus* gehörende N. vagus (➤ Abb. 16.24), der nur mit dem rechten Vorhof verbunden ist, einen weniger ausgeprägten hemmenden Einfluss aus.
Im Einzelnen werden beeinflusst (➤ Abb. 7.22):

- Die Schlagfrequenz: Überwiegt der Einfluss des N. vagus, so schlägt das Herz langsamer *(negativ chronotrope Wirkung);* überwiegt der Sympathikuseinfluss, so schlägt es schneller *(positiv chronotrope Wirkung).*
- Die Kontraktionskraft des Myokards: Der Sympathikus steigert die Kraft des Herzmuskels *(positiv inotrope Wirkung);* der N. vagus verringert sie *(negativ inotrope Wirkung).*

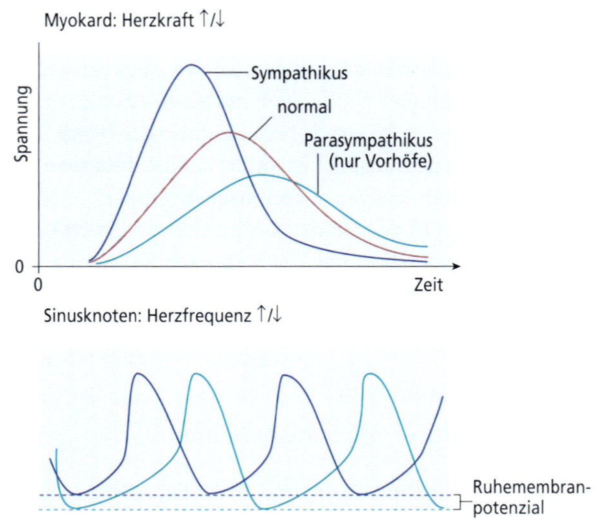

Abb. 7.22 Einfluss von Sympathikus (blau) und Parasympathikus (grün) auf das Herz. [L190]

- Die Reizschwelle: Der Sympathikus setzt die Reizschwelle herab, das heißt, es werden leichter Erregungen ausgelöst *(positiv bathmotrope Wirkung).* Umgekehrt wird durch den N. vagus die Reizschwelle heraufgesetzt *(negativ bathmotrope Wirkung).*
- Die Geschwindigkeit der Erregungsleitung: Unter dem Einfluss des Sympathikus wird die Erregungsleitung beschleunigt *(positiv dromotrope Wirkung);* unter dem Einfluss des N. vagus wird sie verlangsamt *(negativ dromotrope Wirkung).*

Fachbegriffe für Anpassungen des Herzens

Die Herznerven regulieren bei Belastung:
- **Schlagfrequenz** *(Chronotropie)*
- **Schlagkraft** *(Inotropie)*
- **Reizschwelle** *(Bathmotropie)*
- **Erregungsleitungsgeschwindigkeit** *(Dromotropie)*

Die weiteren Regulationsmechanismen

Weitere enge Beziehungen bestehen zwischen der Herztätigkeit und der Kreislaufregulation (➤ 8.3) sowie dem Hormonhaushalt (➤ Abb. 9.10, ➤ Abb. 9.16, ➤ Tab. 9.2):

- Beispielsweise befinden sich in Vorhöfen und Kammern Dehnungssensoren, die auf eine Blutdrucksteigerung mit einer Hemmung des Sympathikus und einer Stimulierung des Parasympathikus reagieren und so zu einer Blutdrucksenkung führen (➤ 8.3.5).
- Eine Volumenbelastung des Herzens führt zu einer Dehnung der Herzhöhlen und zu einer Freisetzung der **natriuretischen Peptide ANP** *(atriales natriuretisches Peptid, atrial natriuretic peptide)* und **BNP** *(brain natriuretic peptide).*
  Sie fördern die Flüssigkeits- und Natriumausscheidung, sodass das „Zuviel" an Volumen wieder ausgeschieden wird. Gleichzeitig wird die ADH-Ausschüttung im Hypophysenhinterlappen gehemmt, was über eine Senkung der Wasserrückresorption in der Niere ebenfalls eine Steigerung der Harnausscheidung zur Folge hat. In sehr hohen Konzentrationen stellen diese Substanzen außerdem die Blutgefäße weit.

7.6.3 Die Herzinsuffizienz

DEFINITION

Herzinsuffizienz: Unfähigkeit des Herzens, die zur Versorgung des Körpers erforderliche Pumpleistung zu erbringen.

Häufigste Ursachen einer **Herzinsuffizienz** sind bei Erwachsenen die koronare Herzkrankheit (➤ 7.8.2) und der langjährige Bluthochdruck, der zu einer erhöhten Druckbelastung führt. Bei Kindern sind v. a. (angeborene) Herzfehler und Infektionen verantwortlich.

Die Herzinsuffizienz begrenzt zunehmend die körperliche Leistungsfähigkeit – erkennbar an Leistungseinschränkung mit rascher Ermüdbarkeit, einem im Vergleich zur Belastung zu schnellem Herzschlag und Atemnot (zunächst z. B. beim Treppensteigen, später bei immer geringeren Aktivitäten). Auch Ödeme (Wasseransammlungen z. B. in Pleura- oder Bauchraum oder in der Knöchelregion) sind

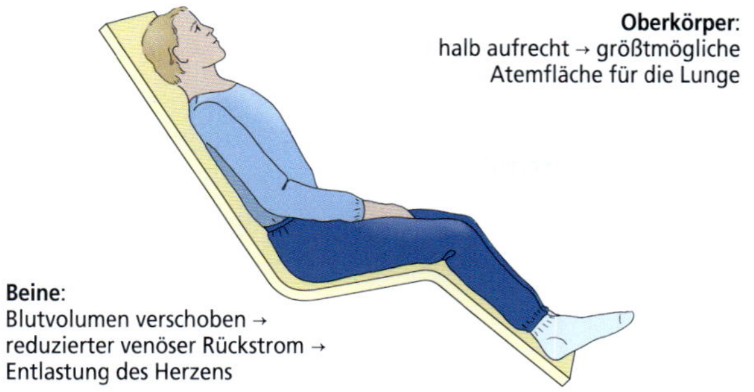

Abb. 7.23 Herzbettlage bei akuter Herzinsuffizienz. Diese Lagerung ist besonders gut bei einem speziellen Herzbett mit nach unten verstellbarem Fußteil möglich. [L190]

typisch. Viele Betroffene gehen nachts mehrfach zur Toilette und können nur noch mit erhöhtem Oberkörper schlafen (➤ Abb. 7.23). Während ältere Kinder die gleichen Symptome zeigen wie Erwachsene, fallen Säuglinge mit einer Herzinsuffizienz vor allem durch schnellen Puls, veränderte Atmung, Schwitzen beim Trinken oder Trinkschwäche und schlechtes Gedeihen auf.

Röntgenologisch ist evtl. eine Herzvergrößerung nachweisbar, eine genaue Einschätzung der Herzfunktion ist durch Ultraschall (Echokardiografie) möglich.

Eine evtl. vorhandene Grunderkrankung wird, wenn irgend möglich, behandelt, z. B. ein Klappenfehler operativ korrigiert. Medikamentös werden vor allem *ACE-Hemmer* und *Angiotensin-[II-] Rezeptor-Blocker* als Hemmstoffe des *Renin-Angiotensin-Aldosteron-Systems, Betablocker* (➤ 7.8.2) sowie *Diuretika* (harntreibende Mittel, ➤ 11.8.1) gegeben.

7.7 Die Altersveränderungen des Herzens

Im Alter lässt die Leistungsfähigkeit des Herzens nach: Der Bindegewebsanteil der Herzmuskulatur (auch im Erregungsleitungssystem) steigt, die Zahl der Schrittmacherzeller im Sinusknoten sinkt, und die Ansprechbarkeit der β-Rezeptoren des Herzens (also der Rezeptoren, die den Sympathikuseinfluss vermitteln) nimmt ab. Auch die Herzklappen, vor allem Mitral- und Aortenklappe, zeigen degenerative Veränderungen.
Aus dem Zusammenspiel dieser Veränderungen ergeben sich:

- Eine nachlassende Kontraktionskraft
- Eine schlechtere Entspannung des Herzmuskels in der Diastole, wodurch die passive Kammerfüllung behindert wird. Die Vorhofkontraktion trägt also im Alter mehr zur Kammerfüllung bei als in jungen Jahren
- Ein Absinken der maximal möglichen Herzfrequenz von ca. 200/Min. beim Jugendlichen auf ca. 150/Min. beim 70-Jährigen (Faustregel: 220 – Lebensalter) bei kaum veränderter Herzfrequenz in Ruhe
- Eine verlangsamte Weiterleitung von Erregungen (verzögerte AV-Überleitung) bei häufigeren Extrasystolen
- Eine geringere Herzfrequenzvariabilität (Schwankungsbreite der Herzfrequenz)
- Vermindertes Ansprechen auf β-adrenerge Stimulation.

Insgesamt nimmt die Herzleistung im Alter ab, gleichzeitig wird das Herz durch die alters- und zivilisationsbedingten Gefäßveränderungen (➤ 8.1.3) mehr belastet. Das Ausmaß dieses Prozesses ist allerdings individuell sehr unterschiedlich und es ist unklar, wie viel davon alters- und wie viel zivilisationsbedingt ist.

VORSICHT
Auch beim Herzen wird im Alter zunächst die Organreserve eingeschränkt. Zusätzliche Belastungen können dann zur erkennbaren Herzinsuffizienz (Herzschwäche) führen. Praktische Konsequenz ist, **ältere Menschen** bei besonderen Belastungen verstärkt auf Zeichen einer bis dahin unbekannten Herzinsuffizienz zu beobachten: beispielsweise engmaschige Pulskontrolle bei der Mobilisation, Achten auf Luftnot bei Infusionen.

7.8 Die Blutversorgung des Herzens

Wie jedes Organ muss auch das Herz *selbst* mit Blut versorgt werden. Dabei verbraucht das Herz immerhin 5 % des gesamten gepumpten Blutes für die eigene Arbeit (ca. 250–300 ml/Min.).

7.8.1 Die Koronararterien

Mit Blut versorgt wird das Herz über zwei kleine Gefäße, die von der Aorta abzweigen: Das eine zieht quer über die rechte, das andere quer über die linke Herzhälfte. Da beide Arterien mit ihren Verzweigungen das Herz wie ein Kranz umschließen, werden sie als **Koronararterien** *(Herzkranzarterien)* bezeichnet.

- Die **rechte Koronararterie** *(A. coronaria dextra, right coronary artery = RCA, rechte Herzkranzarterie)* versorgt bei den meisten Menschen den rechten Vorhof, die rechte Kammer, die Herzhinterwand und einen kleinen Teil der Kammerscheidewand mit Blut (➤ Abb. 7.24).
- Die **linke Koronararterie** *(A. coronaria sinistra, left coronary artery = LCA, linke Herzkranzarterie)* teilt sich in zwei starke Äste *(Ramus circumflexus = RCX, R. interventricularis anterior = RIVA, left anterior descendent = LAD),* die im Normalfall für die Durchblutung des linken Vorhofes, der linken Kammer und eines Großteils der Kammerscheidewand sorgen.

Der Blutfluss in den Koronararterien erfolgt v. a. in der Diastole, da die Koronararterien während der Systole durch das Myokard komprimiert werden.

Die Venen des Herzens verlaufen etwa parallel zu den Arterien, vereinigen sich zu immer größeren Gefäßen und münden als *Sinus coronarius* in den rechten Vorhof (➤ 7.2.3).

7.8.2 Die koronare Herzkrankheit

Im Laufe des Lebens können sich die Koronararterien durch Ablagerungen an den Gefäßwänden (*Arteriosklerose* ➤ 8.1.3) verengen.

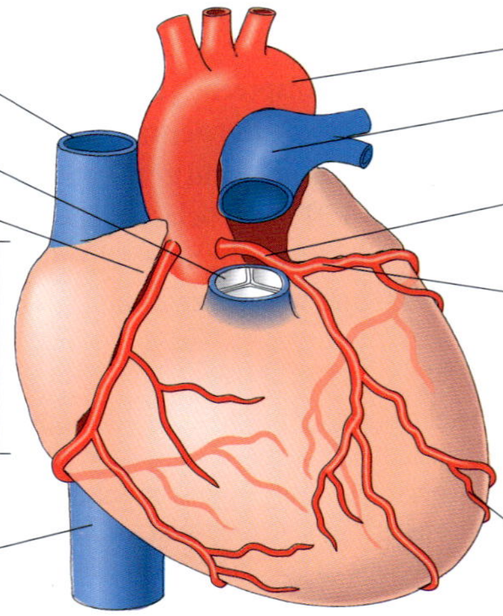

Abb. 7.24 Verlauf der Koronararterien. Die linke Koronararterie zieht hinter dem Truncus pulmonalis (Stamm der Lungenschlagadern) zur Herzvorderseite, wo sie sich in den R. interventricularis anterior und den R. circumflexus teilt. [L190]

Diese *koronare Herzkrankheit,* kurz **KHK,** wird z. B. durch Rauchen, hohen Blutdruck, Diabetes mellitus, Stress, Bewegungsmangel, Übergewicht und Blutfettstoffwechselstörungen (erhöhtes Cholesterin) stark gefördert. Sie ist eine außerordentlich häufige Erkrankung.

Die **Koronarstenosen** *(Herzkranzgefäßverengungen)* entwickeln sich langsam über Jahre bis Jahrzehnte. Bei ausgeprägten Verengungen fließt weniger Blut durch die Koronararterien, und die Sauerstoffversorgung des Herzmuskels wird schlechter.

Die Angina pectoris

DEFINITION

Angina pectoris *(AP, „Brustenge"):* Schmerzen (typischerweise hinter dem Brustbein) und andere Beschwerden in der Brust, ausgelöst durch körperliche und/oder psychische Belastung und in der Regel besser werdend auf Ruhe und/oder Nitratgabe. Ursache ganz überwiegend Minderdurchblutung und Sauerstoffmangel des Herzmuskels bei koronarer Herzkrankheit mit deutlichen Verengungen der Herzkranzgefäße.

Bei deutlich herabgesetzter Durchblutung des Herzmuskels stellen sich unter körperlicher Belastung oder „Stress" anfallsartige Schmerzen in der Herzgegend ein: Der bzw. die Betroffene empfindet einen Schmerz oder ein sehr unangenehmes Engegefühl in der Brust, das sich typischerweise in den linken Arm ausbreitet. Dieser durch Sauerstoffmangel des Herzmuskels verursachte Schmerz wird deshalb auch als **Angina pectoris** („Brustenge") bezeichnet. Vor allem bei Frauen oder Menschen mit Diabetes äußert sich Angina pectoris aber atypisch, z. B. durch Oberbauchschmerzen oder Luftnot ohne Schmerzen.

- Kennzeichen der **stabilen Angina pectoris** ist, dass der Schmerz *nur* unter Belastung auftritt (etwa beim Treppensteigen). Wird die körperliche Belastung unterbrochen, verschwinden die Schmerzen meist binnen Minuten. Auch sprechen die Schmerzen sofort und gut auf Nitrate an.
- Bei einer **instabilen Angina pectoris** verschlechtert sich das Beschwerdebild, Medikamente und Ruhe helfen kaum mehr.

VORSICHT

Bei einem **akuten Angina-pectoris-Anfall** handeln die Pflegenden ruhig, aber rasch:

- Über die Rufanlage Alarm auslösen (z. B. medizinisches Notfallteam), Patienten bzw. Patientin nicht alleine lassen
- Patienten bzw. Patientin absolute Ruhe einhalten lassen, mit erhöhtem Oberkörper lagern, beengende Kleidung entfernen
- Vitalzeichen kontrollieren
- Falls eine entsprechende Arztanordnung besteht, bei einem systolischen Blutdruckwert über 100 mmHg 1–2 Hübe Nitrat-Spray verabreichen

Erste Untersuchungen sind EKG, Echokardiografie und Belastungsuntersuchung. Ggf. folgt eine **Koronarangiografie:** Im Rahmen einer Herzkatheteruntersuchung wird Kontrastmittel in die Koronararterien gespritzt. Die kontrastmittelgefüllten Gefäße stellen sich im Bild dar, Engstellen oder Verschlüsse werden als Kontrastmittelaussparungen bzw. -abbrüche sichtbar (➤ Abb. 7.25).

Zur Behandlung des Angina-pectoris-Anfalls werden **Nitrate** (z. B. Nitrolingual®) gegeben, die das Herz entlasten und durch Weitstellung der Koronararterien die Durchblutung verbessert.

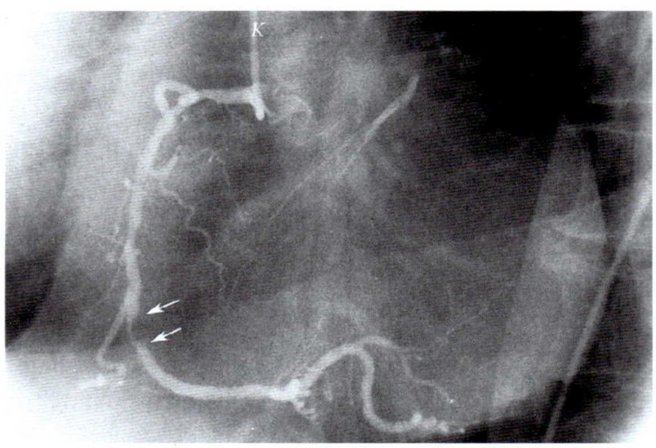

Abb. 7.25 Röntgengefäßdarstellung der Koronargefäße bei koronarer Herzerkrankung. Man erkennt eine hochgradige Einengung der rechten Koronararterie (Pfeile, K = Katheter). [T451]

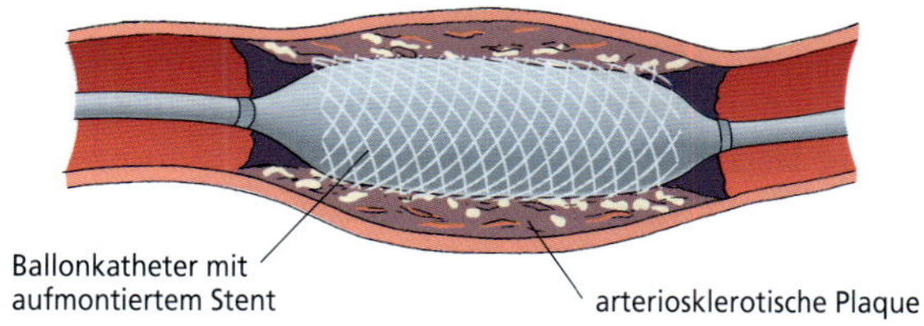

Abb. 7.26 Prinzip der perkutanen transluminalen Angioplastie (am Herzen PTCA genannt) mit Stentimplantation. [L190]

In der Dauerbehandlung eingesetzt werden vor allem:

- *Betablocker,* die den Sauerstoffverbrauch senken und Rhythmusstörungen vermindern
- *Thrombozytenaggregationshemmer* (➤ 12.4.1) wie etwa Azetylsalizylsäure, um eine Thrombenbildung in den Koronararterien zu verhindern
- *Statine,* Blutfettspiegelsenker mit zusätzlich günstigen Wirkungen auf die Gefäße

Bei weitgehenden Koronarstenosen wird versucht, die Gefäßlichtung wieder zu erweitern:

- Bei der **PTCA** (*perkutane transluminale koronare Angioplastie,* auch bekannt als *koronare Ballondilatation*) wird im Rahmen einer **PCI** *(perkutane koronare Intervention)* ein dünner Ballonkatheter in das verengte Gefäß vorgeschoben, der Ballon in der Engstelle aufgeblasen und dadurch die Stenose aufgedehnt. Heute wird die PTCA häufig mit der Einlage eines **Stents** verbunden, eines kleinen, röhrenförmigen Drahtgeflechts, welches die Koronararterie von innen offen halten soll (➤ Abb. 7.26).
- Bei einer **Bypass-Operation** wird die Engstelle operativ durch Einpflanzen einer körpereigenen, ausreichend weiten Arterie oder Vene umgangen.

Prävention und Gesundheitsberatung

Nicht alle, aber wesentliche Risikofaktoren der KHK und damit auch des Herzinfarkts sowie der Herzinsuffizienz sind durch einen „gesunden" Lebensstil vermeidbar oder zumindest zu bessern:
Am schädlichsten für das Herz sind wohl Rauchen und Diabetes mellitus Typ 2. Aber auch Fettstoffwechselstörungen, Bluthochdruck, Bewegungsmangel und Übergewicht zählen zu den Risikofaktoren – insbesondere die Kombination mehrerer Risikofaktoren lässt die Gefahr in die Höhe schnellen.
Die Pflegenden mit ihren zahlreichen Patientenkontakten können durch fortwährende Motivationsarbeit, wiederholte Beratung (z. B. mit Hinweisen auf Hilfen zur Raucherentwöhnung oder Diätberatung) und Vorbildfunktion einen entscheidenden Beitrag zur Prävention leisten.
Somit könnten Betroffene ihre Beschwerden als Warnung begreifen und ihren Lebensstil umstellen.

Der Herzinfarkt

DEFINITION

Herzinfarkt *(Myokardinfarkt):* Absterben *(Nekrose)* von Herzmuskelgewebe infolge von Sauerstoffmangel. Ursache ist in aller Regel der Verschluss einer Koronararterie bzw. eines Koronararterienastes bei vorbestehender KHK.

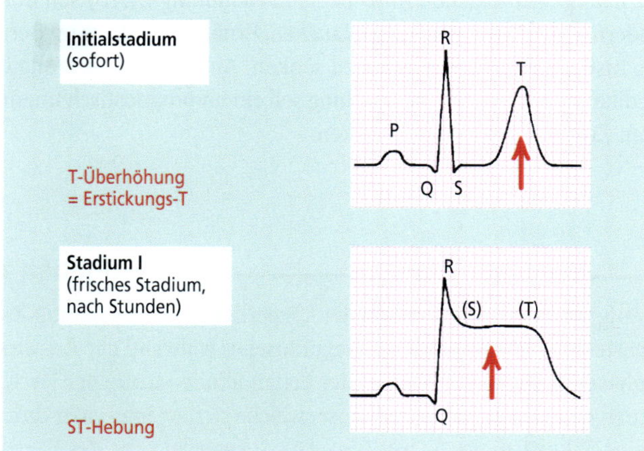

Abb. 7.27 Typische Akutveränderungen des EKGs beim Herzinfarkt. [L190]

Insbesondere auf rauen Engstellen bzw. Ablagerungen kann es zu Thrombusbildung (Blutgerinnselbildung) und einem Koronararterienverschluss kommen. Dann sinkt die Sauerstoffversorgung so weit ab, dass Herzmuskelzellen absterben – es kommt zu einem **Herzinfarkt.** In Deutschland erleiden ca. 220.000 Menschen pro Jahr einen Herzinfarkt.

Starke Brustschmerzen ohne andere plausible Ursache, die oft in Richtung des linken Armes ausstrahlen, sind immer verdächtig auf einen Herzinfarkt. Gleichzeitig kann der Patient bzw. die Patientin kaltschweißig werden, über Atemnot oder Übelkeit klagen oder starke Angst haben.

Zur Diagnosesicherung wird ein EKG abgeleitet, das meist typische Veränderungen zeigt (➤ Abb. 7.27).

Da die Zellwände der abgestorbenen Herzmuskelzellen rasch zerfallen, gelangen sonst nur im Zellinneren befindliche **Herzmuskeleiweiße** ins Blut und werden dort erhöht gefunden. Als Erstes sind die **Troponine** nachweisbar, Eiweiße, welche Regulationsaufgaben in den Muskelzellen wahrnehmen (➤ 14.3.4). Es folgt das Herzmuskelenzym **Kreatinkinase (CK),** wobei die Unterform *CK-MB* herzmuskelspezifisch ist. Eine Echokardiografie zeigt z. B. Bewegungsstörungen der Herzwand im Bereich des Infarkts.

VORSICHT

Bei jedem **Verdacht auf Herzinfarkt** *sofort* den Rettungsdienst anrufen bzw. das medizinische Notfallteam des Krankenhauses alarmieren. Die ersten Minuten und Stunden sind am gefährlichsten (hohes Risiko z. B. eines Kammerflimmerns) und gleichzeitig entscheidend für die Therapie.

Nach den Erstmaßnahmen (Schmerzlinderung, Kreislaufstabilisierung) ist die Koronarangiografie und PCI (perkutane koronare Intervention) in der Regel Behandlung erster Wahl. Ist diese nicht innerhalb von 2 Std. verfügbar, erfolgt eine Lysetherapie (➤ 12.4.4). Nach 1–2 Tagen kann der Patient bzw. die Patientin bei komplikationslosem Verlauf auf eine „normale" internistische Station verlegt werden, wo eine schrittweise Mobilisation erfolgt.

7

Die häufig nachfolgende *Anschlussheilbehandlung (AHB)* soll durch Änderung der Lebensführung (Rauchen, Ernährung, Stress im Beruf) das Risiko eines Zweitinfarkts zu senken. Auch die Fortsetzung der medikamentösen KHK-Behandlung soll einem prognostisch ungünstigen Zweitinfarkt entgegenwirken.

Die weiteren Manifestationen der KHK

Eine KHK kann sich nicht nur durch Angina pectoris und Herzinfarkt zeigen. Eine Herzinsuffizienz oder Herzrhythmusstörungen können ebenfalls Ausdruck einer KHK sein, ohne dass dabei eine Angina pectoris bestehen muss. Auch der plötzliche Herztod (plötzliches Herzversagen, z. B. infolge Kammerflimmerns) kann Folge einer KHK sein.

Aufgaben zur Pflegesituation

Aufgrund eines im Rahmen der körperlichen Untersuchung festgestellten pathologischen Herzgeräusches während der Auswurfphase des Herzens vermutet der behandelnde Kardiologe Dr. Camen eine Aortenklappenstenose, welche sich wenig später durch eine Echokardiografie bestätigt. Die Auswurfleistung des Herzens ist stark vermindert, das Herz, insbesondere die linke Kammer, ist pathologisch vergrößert. Im EKG, welches Pflegefachfrau Carina Hein bei der Aufnahme geschrieben hat, fällt Dr. Camen ein Vorhofflimmern auf. Da es bei Herrn Bohrer jederzeit zu ernsthaften Kreislaufkomplikationen kommen könnte, bittet Dr. Camen Pflegefachfrau Carina Hein darum, Herrn Bohrer auf ein Zimmer im Überwachungsbereich der Station zu verlegen, wo seine Herzfunktion mittels eines Monitors kontinuierlich überwacht werden kann.

1. Benennen Sie die physiologische Größe und das Gewicht des Herzens und beschreiben Sie die Lage des Herzens im Körper sowie die angrenzenden anatomischen Strukturen.
2. Fertigen Sie eine schematische Zeichnung des Herzens an, welche die Herzhöhlen, die Herzklappen und die Gefäße am Herzen beinhaltet, und verdeutlichen Sie anhand von Pfeilen den Blutfluss durch das Herz sowie den Lungen- und Körperkreislauf.
3. Erläutern Sie die Funktion der unterschiedlichen Herzklappen und stellen Sie dar, wie sich Segel- und Taschenklappen unterscheiden.
4. Nennen Sie die Gefäße, die in den rechten und linken Vorhof münden. Woher kommt jeweils das Blut, das sie führen? Nennen Sie die Gefäße, in die die rechte und linke Kammer das Blut auswerfen.
5. Die Auswurfleistung des Herzens kann anhand des Herzzeitvolumens beurteilt werden. Erklären Sie, wie das Herzzeitvolumen berechnet werden kann und welche Einflussfaktoren sich auf die Herzleistung auswirken.
6. Herr Bohrer fragt, was man in einem EKG alles sehen kann. Was antworten Sie ihm?
7. Bei Herrn Bohrer ist im EKG ein sogenanntes Vorhofflimmern aufgetreten. Verdeutlichen Sie, worum es sich bei einem Vorhofflimmern handelt und erläutern Sie das Reizleitungssystem des Herzens.
8. Bei Herrn Bohrer kann es aufgrund seiner Erkrankung zu einem Kreislaufversagen kommen. Beschreiben Sie das Vorgehen bei einer kardiopulmonalen Reanimation.

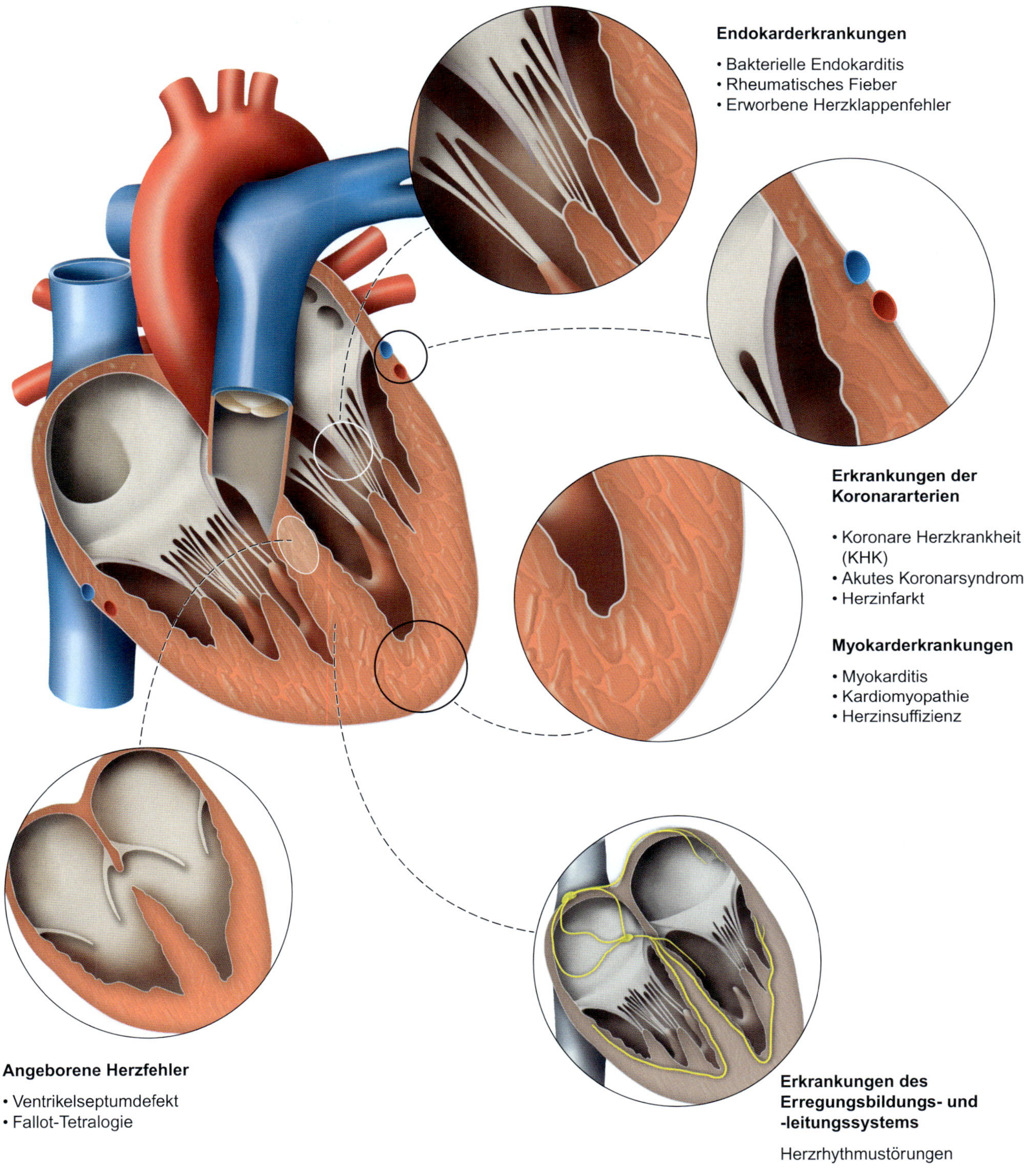

Abb. 7.28 Wichtige Herzerkrankungen. Weitere Informationen zu diesen Krankheitsbildern finden Sie in „PFLEGEN Gesundheits- und Krankheitslehre". [L275]

KAPITEL

8 Kreislauf- und Gefäßsystem

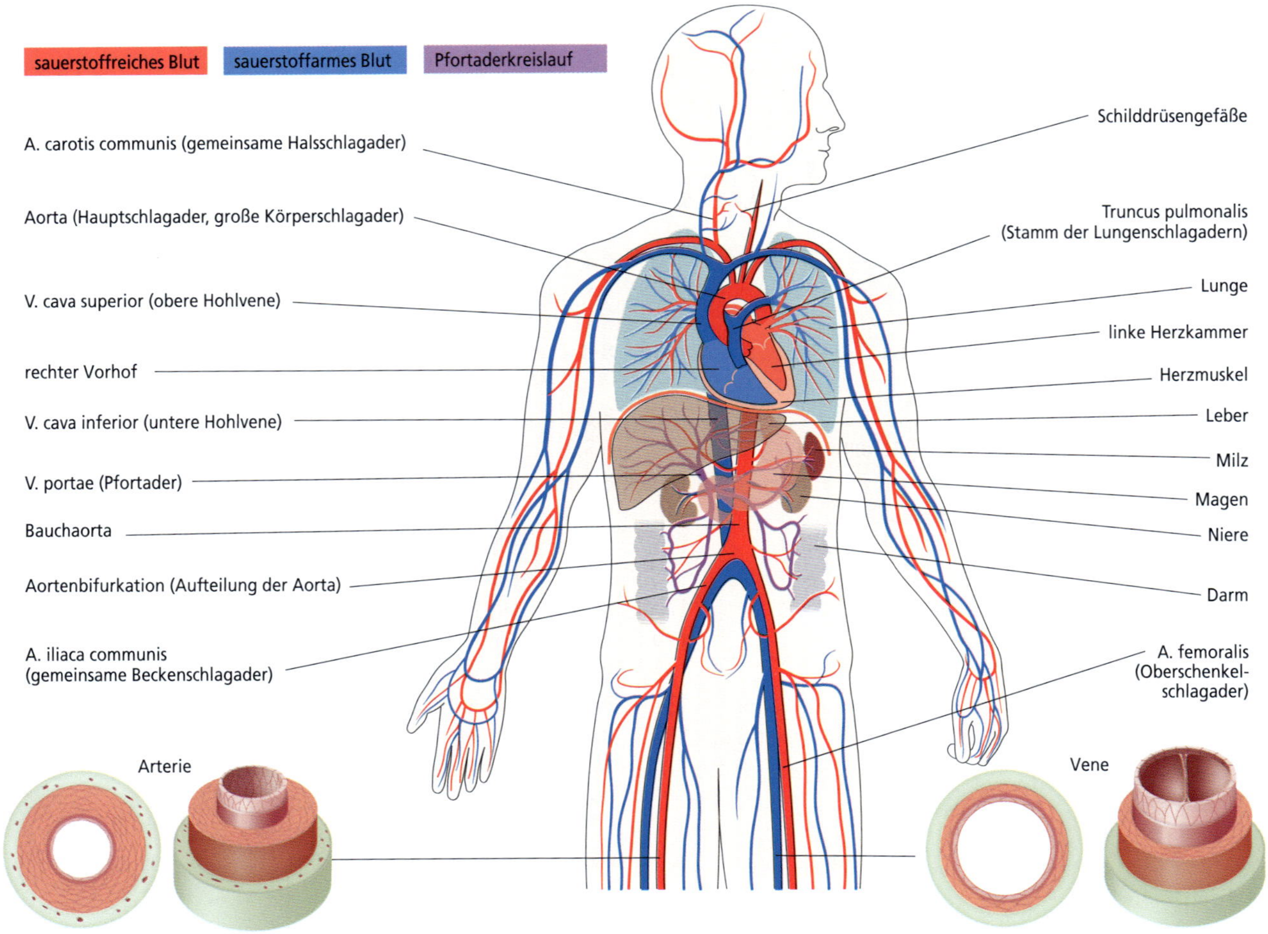

Abb. 8.1 Das Herz-Kreislauf-System und die Blutgefäße in der Übersicht. [L90/L275]

8

Pflegesituation

Der 75-jährige Herr Aziz erhielt vor zwei Monaten die Diagnose pAVK (periphere arterielle Verschlusskrankheit). Herr Aziz hatte den Arzt aufgesucht, da er seit einiger Zeit bereits nach einer kurzen Gehstrecke unter starken Schmerzen in den Unterschenkeln litt. Der Besuch beim Arzt brachte dann die Diagnosesicherung. Sein Hausarzt hatte ihn bereits vor 3 Monaten gründlich untersucht und eine fortgeschrittene Arteriosklerose festgestellt. Zudem wurde durch die Messung des Langzeit-Blutdrucks eine arterielle Hypertonie diagnostiziert, die seitdem medikamentös behandelt wird. Der Arzt klärte Herrn Aziz darüber auf, dass dessen jahrzehntelanger Nikotin-Abusus, sein Übergewicht und auch der Diabetes mellitus Typ 2 maßgeblich zur Krankheitsentstehung beigetragen hätten.

8.1 Der Aufbau des Gefäßsystems

8.1.1 Das Herz-Kreislauf-System

Die Blutgefäße gehören zu den wichtigsten Transportwegen des menschlichen Körpers. Zusammen mit dem Herzen (➤ 7) bilden sie das **Herz-Kreislauf-System** oder *kardiovaskuläre System* (➤ Abb. 8.1). Dieses versorgt alle Zellen des Körpers mit Sauerstoff und Nährstoffen und transportiert gleichzeitig Stoffwechselendprodukte, beispielsweise Kohlendioxid oder harnpflichtige Substanzen, wieder ab.

Die Gefäße in der Übersicht

Der menschliche Kreislauf besteht aus zwei Abschnitten: dem **Körperkreislauf** und dem **Lungenkreislauf** (➤ 7.1, ➤ Abb. 7.2, ➤ 8.2).

Der Körperkreislauf beginnt in der linken Herzhälfte. Die linke Herzkammer presst das Blut in die **Aorta** *(Haupt-, große Körperschlagader)*, die größte Schlagader des Körpers. Diese teilt sich in andere große Schlagadern auf, die **Arterien;** sie führen das sauerstoffreiche, hellrote Blut vom Herzen fort in die verschiedenen Körperregionen. Dabei verzweigen sie sich in immer kleinere Äste, die **Arteriolen.**

Die Arteriolen schließlich gehen in haardünne Gefäße über, die man **Kapillaren** nennt. Durch deren dünne, durchlässige Wand werden Sauerstoff, Nährstoffe und Stoffwechselendprodukte zwischen Gewebe und Blut ausgetauscht.

Die Kapillaren sind zugleich das Verbindungsglied zwischen Arterien und Venen: **Venolen** sammeln das jetzt sauerstoffarme, dunkelrote Blut aus den Kapillaren und vereinigen sich zu immer größeren **Venen.** Die beiden größten Venen des Menschen, die **V. cava superior** und **inferior** (*obere* und *untere Hohlvene* ➤ Abb. 8.12), führen das Blut schließlich in den rechten Herzvorhof zurück.

Die rechte Herzkammer drückt das Blut in den Lungenkreislauf, der genauso wie der Körperkreislauf aufgebaut ist: Die **Aa. pulmonales** *(Lungenarterien)* verästeln sich bis auf Kapillardicke. In den **Lungenkapillaren** reichert sich das Blut mit Sauerstoff an und gibt gleichzeitig Kohlendioxid an die Luft ab, die anschließend ausgeatmet wird. Die **Vv. pulmonales** *(Lungenvenen)* führen das Blut in den linken Vorhof zurück, wo der Kreislauf von vorn beginnt.

Arterien – Venen

Arterien sind Gefäße, in denen das Blut *vom Herzen weg* strömt. Im Körperkreislauf führen die Arterien heller rotes, sauerstoffreiches Blut, im Lungenkreislauf hingegen fließt in ihnen sauerstoffarmes, dunkler rotes Blut. **Venen** leiten das Blut *zum Herzen zurück* und enthalten im Körperkreislauf sauerstoffarmes Blut, während sie im Lungenkreislauf sauerstoffreiches Blut transportieren.
Die Arterien des Körperkreislaufs gehören zum **Hochdrucksystem,** die Venen des Körperkreislaufs und alle Gefäße des Lungenkreislaufs zum **Niederdrucksystem.**

Sowohl Arterien als auch Venen können untereinander Verbindungen bilden, die **Anastomosen.** Versorgen bzw. drainieren sie die gleichen Gebiete, spricht man auch von **Kollateralen** bzw. **Kollateralkreislauf** *(Umgehungskreislauf)*. Gut ausgebildete Kollateralen können insbesondere bei einem langsamen Gefäßverschluss Durchblutungsstörungen minimieren, etwa der Circulus Willisii an der Gehirnbasis (➤ 16.14.6). Bei (funktionellen) **Endarterien,** etwa Ästen der Koronararterien am Herzen, gibt es diese Reserve nicht.

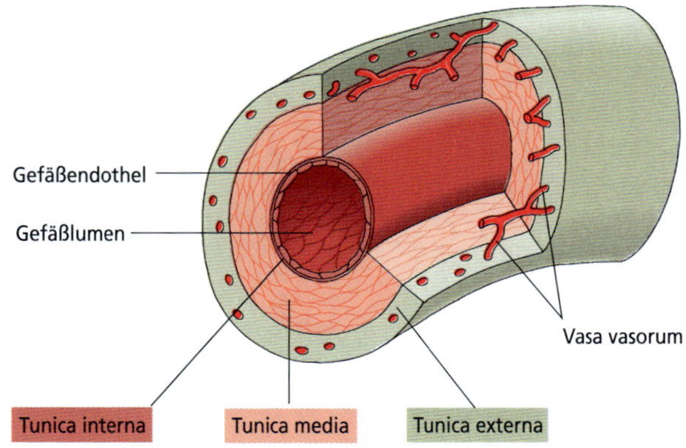

Abb. 8.2 Schichtaufbau einer Arterie. [L190]

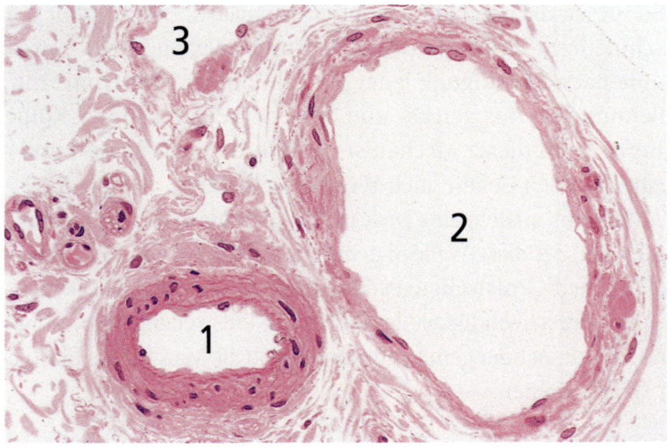

Abb. 8.3 Arteriole und Venole im Vergleich. In der Wand der Arteriole (1) sind die Schichten glatter Muskulatur deutlich zu erkennen. Die Wand der begleitenden Venole (2) ist deutlich dünner, die Muskulatur spärlich, das Lumen erheblich weiter. Bei 3 ein kleines Lymphgefäß, dessen Wand nur aus Endothel besteht. [M375]

8.1.2 Die Arterien und Arteriolen

Der Wandaufbau der Arterien

DEFINITION

Arterie: Blutgefäß, in dem das Blut vom Herzen wegfließt. Vergleichsweise enges Gefäßlumen (Gefäßlichtung), umgeben von einer Gefäßwand aus drei Schichten. Von innen nach außen **Tunica interna** *(Interna, Intima)* mit *Endothel* (einschichtiges Plattenepithel), **Tunica media** *(Media)* mit glatten Muskelzellen und **Tunica externa** *(Externa).*

Die Wand der Arterien ist aus drei Schichten aufgebaut (➤ Abb. 8.2, ➤ Abb. 8.3):

- Ein einschichtiges Plattenepithel (➤ 5.2.1) kleidet das Gefäßlumen aus und bildet das **Gefäßendothel.** Es steht mit dem Blut unmittelbar in Kontakt und hat nicht nur eine Schlüsselrolle beim Stoffaustausch zwischen Blut und Gefäßwand, sondern ist auch an der Steuerung der Gefäßweite mitbeteiligt (➤ 8.3.4) und hat Einfluss auf die Blutströmung. Darunter liegen feine Bindegewebsfasern und eine elastische Membran *(Membrana elastica interna)*, die zusammen mit dem Gefäßendothel die **Tunica interna** (kurz *Interna* oder *Intima*) bilden.
- In der mittleren und am kräftigsten entwickelten Schicht, der **Tunica media** (kurz *Media*), verlaufen glatte Muskelzellen und elastische Fasern.
- Die äußere Schicht der Arterienwand, die **Tunica externa** (kurz *Externa*, früher *Adventitia*), besteht aus Bindegewebe und elastischen Fasern. Bei den größeren Arterien verlaufen in ihr Gefäße, *Vasa vasorum* genannt, und Nerven zur Versorgung der Arterienwand.

Die Windkesselgefäße

Bei Schlagadern in der Nähe des Herzens, etwa der Aorta oder der Halsschlagader, überwiegen in der Tunica media die elastischen Fasern – dies sind **Arterien vom elastischen Typ.** Sie leisten einen wichtigen Beitrag zur gleichmäßigen Funktion des Kreislaufs: Der vom

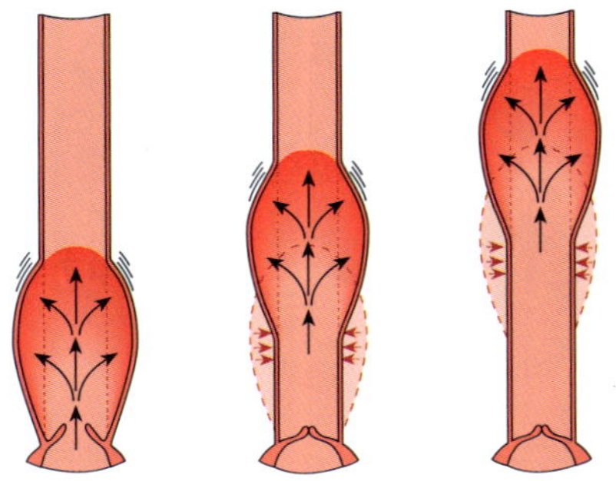

Abb. 8.4 Windkesselfunktion der Arterien. Während der Systole wird die Arterie gedehnt und Blut gespeichert. In der Diastole zieht sich die Gefäßwand wieder zusammen und drückt das Blut vorwärts; dieses dehnt die Wand des nächsten Gefäßabschnitts. [L190]

Herzen während der Systole ruckartig ausgeworfene Blutstrom dehnt die Gefäßwand dieser Arterien kurz auf. Während der Herzmuskel sich in der Diastole entspannt, zieht sich die Gefäßwand wieder zusammen und schiebt dadurch das in ihr gespeicherte Blut weiter.

So sorgen die herznahen Arterien vom elastischen Typ für einen gleichmäßigen Blutstrom. Wäre die Aorta starr wie ein Wasserrohr, stünde nach Beendigung jeder Herzaktion der Blutstrom still. In Anlehnung an Ausgleichs- und Speicherbehälter hinter Kolbenpumpen heißt dieser Mechanismus **Windkesselfunktion** und die entsprechenden Gefäße auch **Windkesselgefäße** (➤ Abb. 8.4).

Außerdem entsteht eine Druckwelle, die **Pulswelle.** Die Geschwindigkeit, mit der diese Welle in den Arterien von zentral nach peripher wandert, heißt **Pulswellengeschwindigkeit** und ist viel höher als die Strömungsgeschwindigkeit des Blutes. Die Pulswellengeschwindigkeit kann berechnet oder gemessen werden und als Maß für die Elastizität der Gefäße dienen.

Die Widerstandsgefäße

8

Bei den Arterien in der Körperperipherie hingegen überwiegen in der Tunica media die glatten Muskelzellen. Diese **Arterien vom muskulären Typ** können durch Kontraktion oder Entspannung die Weite ihres Lumens und damit den Strömungswiderstand und die Durchblutung der von ihnen versorgten Organe beeinflussen (➤ 8.3.4). Daher heißen sie auch **Widerstandsgefäße.**

Am Übergang zwischen Arterien und Kapillaren finden sich die **Arteriolen,** die ebenfalls zu den Widerstandsgefäßen zählen. Ihre Wand besteht aus Endothel, einem Gitterfasernetz und einer einschichtigen glatten Muskelzellschicht. Das Nervensystem, lokal anfallende Stoffwechselprodukte und vom Endothel gebildete Botenstoffe steuern den Spannungszustand der glatten Muskulatur und können dadurch auch hier Strömungswiderstand und Durchblutung beeinflussen. Ziehen sich die Muskeln zusammen **(Vasokonstriktion),** wird der Gefäßquerschnitt kleiner und die Durchblutung in dem nachfolgenden Kapillargebiet sinkt. Erschlaffen sie **(Vasodilatation),** erweitert sich die Arteriole und die Durchblutung nimmt zu.

8.1.3 Die Altersveränderungen der Arterien und Arteriosklerose

Etwa ab dem 30. Lebensjahr verändert sich der Aufbau der Gefäßwände (mehr kollagene, weniger elastische Fasern). Die Elastizität insbesondere der großen Arterien und damit die Windkesselfunktion nimmt ab. Folgen sind eine Widerstandssteigerung und damit Blutdruckerhöhung und eine größere Blutdruckamplitude (größerer Abstand zwischen den beiden Blutdruckwerten ➤ 8.3.2).

Wie schnell dieser Prozess verläuft, hängt erheblich vom Lebensstil des Betroffenen ab, wobei die „Grenze" zwischen unvermeidbarer Gefäßalterung und vermeidbaren Einflüssen nach wie vor unklar und heftig diskutiert ist: Es gibt Bevölkerungen (beispielsweise einige Naturvölker, Ordensangehörige), die keinen Blutdruckanstieg mit dem Lebensalter zeigen.

Die Arteriosklerose

DEFINITION

Arteriosklerose (genauer *Atherosklerose*): In der Regel den ganzen Körper betreffende Gefäßerkrankung mit Bildung **arteriosklerotischer Plaques,** starrer werdenden Gefäßwänden, Einengung der Arterienlichtung und daraus resultierend Durchblutungsstörungen. Eine der Haupttodesursachen in den Industrieländern.

Bei der **Arteriosklerose** kommt es zu einer Funktionsstörung des Endothels **(Endotheldysfunktion)** mit nachfolgender **Endothelschädigung,** dabei dringen Blutzellen in die Gefäßwand und lagern Fette ein. Die Gefäßwand entzündet sich, Muskel- und Bindegewebszellen vermehren sich, und es bildet sich eine **arteriosklerotische Plaque.** Die Arterienwände werden dicker, verlieren ihre Elastizität und engen das Lumen der Arterie zunehmend ein (➤ Abb. 8.5). Die Plaques können aufbrechen oder sich Blutgerinnsel darauf bilden mit Durchblutungsstörungen in den nachgeschalteten Gefäßgebieten als Folge.

Arteriosklerose – Prävention und Beratung

Die Folgeerkrankungen der Arteriosklerose wie koronare Herzkrankheit, Schlaganfälle oder periphere arterielle Durchblutungsstörungen schränken Lebensqualität und Lebenserwartung der Betroffenen erheblich ein. Da die Gefäßveränderungen Jahre bis Jahrzehnte vor den ersten Beschwerden zunächst unmerklich entstehen, muss Prävention schon früh ansetzen.
Die Risikofaktoren sind – wenn auch mit je nach Gefäßgebiet unterschiedlicher Gewichtung – immer die gleichen: Rauchen, Übergewicht, Diabetes mellitus Typ 2, Fettstoffwechselstörungen und Bluthochdruck. Auch die Kernpunkte der Prävention sowohl bei Noch-nicht-Betroffenen als auch bei Erkrankten sind dieselben: kein Rauchen, richtige Ernährung und ausreichend Bewegung. Alle im Gesundheitswesen Beschäftigten sollten immer wieder darauf hinweisen und mit gutem Vorbild vorangehen. Ganz wichtig: Gesunde Lebensweise und Lebensgenuss schließen einander nicht aus! Geringe Mengen „ungesunder" Nahrungsmittel oder Alkohol sind in aller Regel problemlos, und wer einmal Spaß an körperlicher Bewegung gefunden hat, vermisst etwas, wenn sie ausfallen muss.

8.1.4 Die Kapillaren

DEFINITION

Kapillaren: Mikroskopisch feine Gefäße mit dünnen, durchlässigen Wänden, welche Arterien und Venen verbinden. Ort des Stoffaustauschs zwischen Blut und Gewebe.

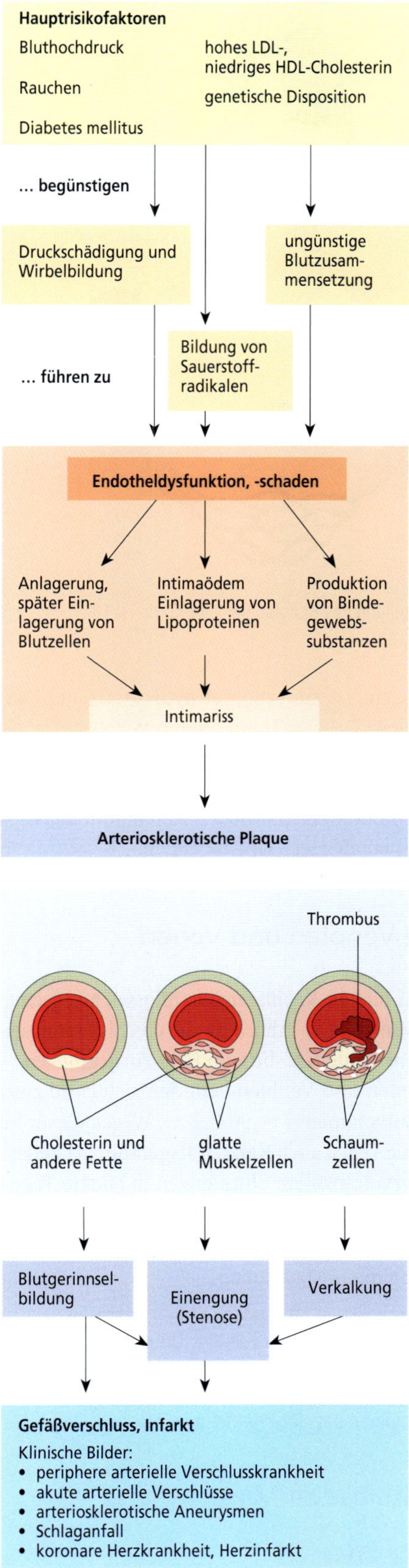

Abb. 8.5 Risikofaktoren, Entstehung und Folgen der Arteriosklerose. [L190]

Die **Kapillaren** bilden ein im gesamten Körper ausgedehntes, unterschiedlich dicht geknüpftes Netz:

- Gewebe mit hohem Sauerstoffbedarf, z. B. die Muskeln oder die Nieren, besitzen viele Kapillaren. Auch die Lungen haben für den Gasaustausch ein dichtes Kapillarnetz.
- Sehnen und vergleichbare Gewebe mit niedriger Stoffwechselaktivität (bradytrophe Gewebe) hingegen haben nur wenig Kapillaren.
- In Augenlinse, -hornhaut, Knorpel, Herzklappen und der obersten Hautschicht finden sich im gesunden Zustand überhaupt keine Kapillaren. Diese Strukturen werden in der Regel durch Diffusion versorgt.

Alle Kapillaren zusammen haben den größten Gesamtquerschnitt im Körper, und der Blutstrom ist in ihnen besonders langsam (➢ Abb. 8.14) – dies begünstigt den Stoffaustausch. Es wird geschätzt, dass die Kapillaren insgesamt eine Austauschfläche von 1.000 m^2 bieten!

Mikrozirkulation

Kleine Arteriolen, Kapillaren, Lymphkapillaren und kleine Venolen werden auch als Gefäße der **Mikrozirkulation** zusammengefasst.

Die Druckverhältnisse im Kapillargebiet

Ganz entscheidend für den Stoffaustausch im Kapillargebiet sind die Druckverhältnisse dort. Je nach Druckgefälle gelangen Flüssigkeit und Nährstoffe in das umliegende Gewebe (*Auswärtsströmung*, **Filtration**) oder es strömen Abfallprodukte mit der Flüssigkeit in das Gefäßsystem zurück (*Einwärtsströmung*, **Reabsorption**).

Im arteriellen Kapillarschenkel übt das Blut einen *hydrostatischen Druck* von ungefähr 30 mmHg aus, der Wasser und kleine Moleküle ins Gewebe „drückt". In die gleiche Richtung wirkt der *kolloidosmotische Druck* (➢ 3.5.5) des Gewebes von ca. 5 mmHg, der Wasser und kleine Moleküle aus dem Gefäß heraus ins Gewebe „zieht". Der hydrostatische Druck im Interstitium liegt bei etwa null, kann also vernachlässigt werden. Den Auswärtskräften entgegengerichtet ist aber der kolloidosmotische Druck im Gefäßinneren, der ca. 25 mmHg beträgt: Eiweiße (besonders *Albumin*), die die Poren nicht passieren können, halten quasi das Wasser im Gefäß fest. Somit ergibt sich im arteriellen Kapillarschenkel ein **effektiver Filtrationsdruck** von 30 mmHg + 5 mmHg - 25 mmHg = 10 mmHg; es wird also Flüssigkeit ins Gewebe *filtriert* (➢ Abb. 8.6). Aus den Kapillaren (ausgenommen denen der Niere) gelangen so pro Tag rund 20 l Flüssigkeit durch die Kapillarwände in den Zwischenzellraum.

Am venösen Kapillarschenkel ist der hydrostatische Druck im Kapillarinneren auf ca. 10 mmHg abgesunken, die übrigen Größen sind im Wesentlichen unverändert. Nun überwiegen die nach innen gerichteten Kräfte, Flüssigkeit und kleine Moleküle werden *reabsorbiert*. So werden ca. 90 % des zuvor gefilterten Volumens, also ca. 18 l, in die venösen Kapillaren wieder aufgenommen und über das venöse System zurück zum rechten Herzvorhof gepumpt.

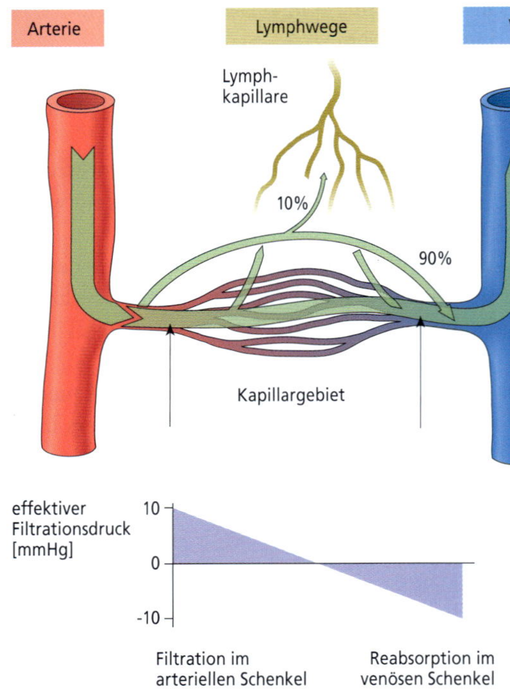

Abb. 8.6 Filtration, Reabsorption und Bildung der Lymphe im Kapillargebiet. [L190]

Die Bildung der Lymphe

Die restlichen 2 l, die zwar filtriert, aber nicht wieder reabsorbiert werden, sammeln sich als **Lymphe** in einem weiteren Gefäßsystem, den Lymphgefäßen. Sie transportieren die (interstitielle) Flüssigkeit in die Blutbahn zurück und reinigen sie dabei von Fremdstoffen und Infektionserregern (➤ 13.8, ➤ Abb. 8.6).

Die Ödeme

DEFINITION

Ödem (*gr.* Schwellung): Krankhafte Wasseransammlung im Interstitium.

Ist das Gleichgewicht zwischen Filtration einerseits und Reabsorption plus Lymphabfluss andererseits zugunsten der Filtration verschoben, so bleibt vermehrt Flüssigkeit im Gewebe. Die Folge ist eine Wasseransammlung im Interstitium, ein **Ödem** (➤ Abb. 8.7).

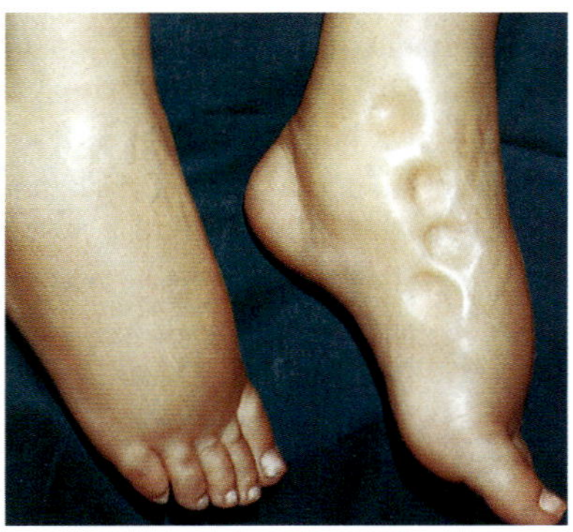

Abb. 8.7 Ödem bei Herzinsuffizienz. Die Beine sind beidseits geschwollen, ein Fingerabdruck hinterlässt eine sichtbare Delle. [G914]

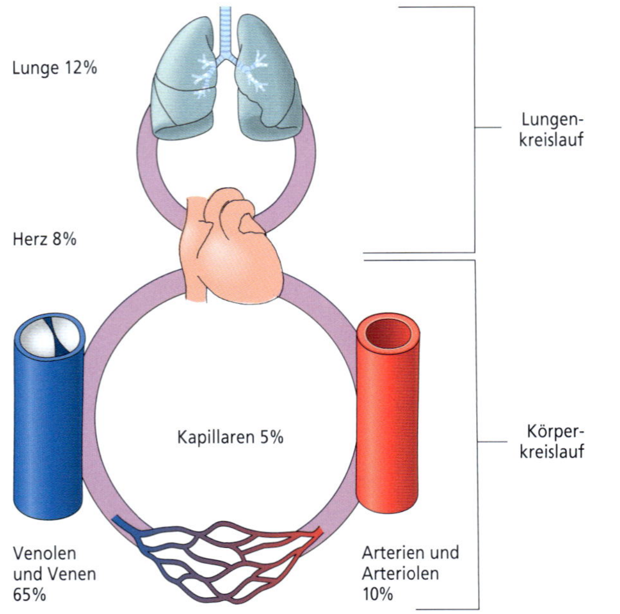

Abb. 8.8 Verteilung des Blutvolumens im Körper. [L190]

Häufige Ursache ist ein erhöhter hydrostatischer Druck, z. B. bei Herzinsuffizienz (➤ 7.6.3) oder tiefen Venenthrombosen (Phlebothrombosen ➤ 12.4.4). Auch bei vermindertem kolloidosmotischem Druck (wie Eiweißmangel), Störungen des Lymphabflusses (z. B. bösartigen Tumoren) oder erhöhter Kapillardurchlässigkeit (z. B. bei Entzündung) können sich Ödeme bilden.

8.1.5 Die Venolen und Venen

Nachdem das Blut die Kapillaren durchflossen hat, gelangt es in kleine Venen, die Venolen (➤ Abb. 8.3), die das Blut sammeln und es den größeren Venen zuleiten, die zum Herz zurückführen.

In den Venen und Venolen befinden sich rund zwei Drittel des gesamten Blutvolumens (➤ Abb. 8.8). Wegen dieses Blutreservoirs nennt man die Venen auch **Kapazitätsgefäße.** Bei Bedarf können aus diesem Reservoir größere Blutmengen in andere Teile des Körpers verschoben werden.

Lagerung beim Kreislaufkollaps

Das hohe Blutvolumen im venösen System macht man sich z. B. bei der Lagerung bei Kreislaufkollaps zunutze: Durch Hochhalten der Beine fließt das in den Beinvenen „versackte" Blut wieder zum Herzen zurück, die Herzmuskelfasern werden etwas stärker vorgedehnt (höhere Vorlast ➤ 7.6.2), das Schlagvolumen des Herzens steigt an.

Der Wandaufbau der Venen

DEFINITION

Vene: Blutgefäß, in dem das Blut zum Herzen hin strömt. Relativ weites Gefäßlumen. Gefäßwand prinzipiell aufgebaut wie die der Arterien, jedoch dünner, weniger Muskelzellen und in vielen Venen mit **Venenklappen,** damit das Blut nur in Richtung Herz fließt.

8

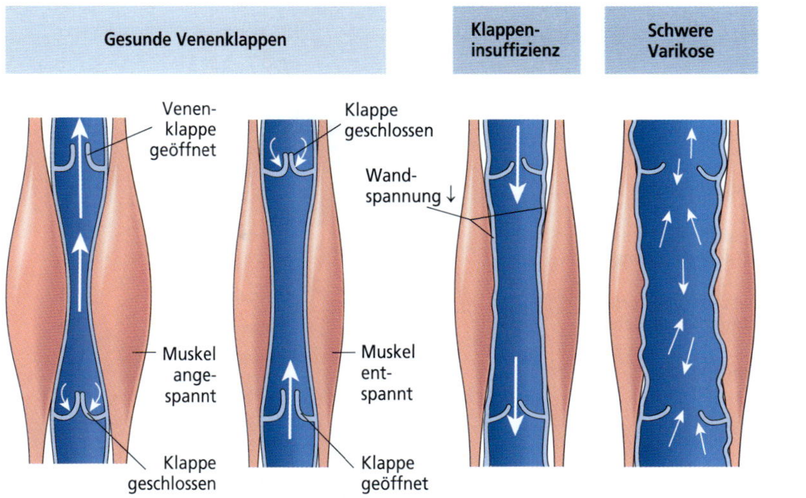

Abb. 8.9 Funktion der Venenklappen. In der Abbildung ganz links wird das Blut durch die Kontraktion der anliegenden Muskeln durch die geöffnete Venenklappe nach oben in Herzrichtung gepresst. Gleichzeitig verhindert die untere geschlossene Klappe den Rückstrom. Bei Entspannung der Muskulatur (zweite Abbildung von links) kann Blut von unten durch die jetzt wieder geöffnete Klappe nachfließen. Sind die Venen erweitert, schließen die Klappen nicht mehr vollständig. Folglich strömt Blut zurück in die Körperperipherie. Nach längerem Bestehen solch einer Klappeninsuffizienz erweitern sich die Venen zunehmend und schlängeln sich. Es entsteht eine Varikose (Krampfadererkrankung). [L190]

In den Venen herrscht ein niedrigerer Druck als in den Arterien, weshalb ihre Wand dünner als die der Arterien ist. Im Vergleich zu Arterien ist die äußere Schicht dicker, die Muskulatur schwächer, und die innere Schicht bildet in den meisten kleinen und mittelgroßen **Venenklappen.** Dabei bilden zwei oder drei Endothelausstülpungen zusammen eine *Taschenklappe,* eine Art Ventil, das den Blutstrom zum Herzen hin freigibt. Strömt das Blut jedoch in die andere Richtung, so entfalten sich die Taschenklappen und verhindern den Rückfluss (➤ Abb. 8.9).

Unterstützt wird dieses Klappensystem durch die Skelettmuskulatur, die eine Vene umgibt. Kontrahiert sich die umgebende Muskulatur, so drückt sie die Vene zusammen und presst dadurch das Blut zum Herzen; der Rückfluss zum Herzen ist also am größten, während diese **Muskelpumpe** arbeitet (➤ Abb. 8.9).

Vergleichbar, jedoch sehr viel schwächer, wirkt die Pulswelle in benachbarten Arterien **(arteriovenöse Kopplung).**

Die Beinvenen

Am Bein finden sich drei Arten von Venen:

- **Tiefe Venen,** die tief in der Muskulatur das Blut zum Herzen zurücktransportieren
- **Oberflächliche Venen,** die ein Netzwerk unter der Haut bilden
- **Perforansvenen** (*lat.* perforare = durchbohren, durchbrechen), die oberflächliches und tiefes Venensystem verbinden. Gesunde Perforansvenen sind Einbahnstraßen – in ihnen kann das Blut nur von den oberflächlichen in die tiefen Venen strömen.

Die Varikose

Das Klappensystem der Venen funktioniert nur bei einem ausreichenden *Tonus* (Spannungszustand) der Venenwand. Reicht die Wandspannung nicht aus, so entfernen sich die Enden der Klappen voneinander, und die Venenklappen schließen nicht mehr vollständig; man spricht von einer **Venenklappeninsuffizienz.** Der Rückfluss dehnt die Venenwand zusätzlich auf, sodass schließlich eine **Varikose** *(Krampfaderleiden)* entsteht.

Die venösen Thrombosen

Wenn sich innerhalb einer Vene ein Blutgerinnsel bildet und das Gefäß verschließt, entsteht eine **Venenthrombose** (*Blutpfropfbildung* ➤ 12.4.3). Meist sind *tiefe* Venen in den Beinen betroffen. Diese **tiefen Beinvenenthrombosen** sind häufig Komplikationen von Ruhigstellung des Beins, Bettlägerigkeit oder Operation. Bei gefährdeten Patienten und Patientinnen ist eine sorgfältige Thromboseprophylaxe oft prognoseentscheidend (➤ 12.4.5).

Die Thrombophlebitis

Abzugrenzen ist die **Thrombophlebitis,** eine Entzündung der *oberflächlichen* Venen. Es bilden sich schmerzhafte, gerötete Stränge an Arm, Ober- oder Unterschenkel, die mit kühlenden Verbänden in der Regel nach einigen Tagen wieder verschwinden.

8.2 Die Abschnitte des Kreislaufs

Besonderheiten des fetalen Kreislaufs ➤ 20.3

8.2.1 Die Arterien des Körperkreislaufs

DEFINITION

Körperkreislauf *(großer Kreislauf):* Teil des Gefäßsystems, der von der linken Herzhälfte aus durch den ganzen Körper zieht. Führt von der linken Herzkammer über die Aorta zu den Kapillaren des Körpers und über das venöse System zurück zu V. cava superior und inferior (oberer und unterer Hohlvene) und in den rechten Vorhof.

Die **Aorta** gibt zunächst zwei kleine Äste ab, die den Herzmuskel mit Blut versorgen: die linke und die rechte *Koronararterie* (Herzkranzarterie ➤ 7.8.1). Danach steigt sie auf (*aufsteigende Aorta,* **Aorta ascendens**), verläuft im Bogen oberhalb des Truncus pulmonalis

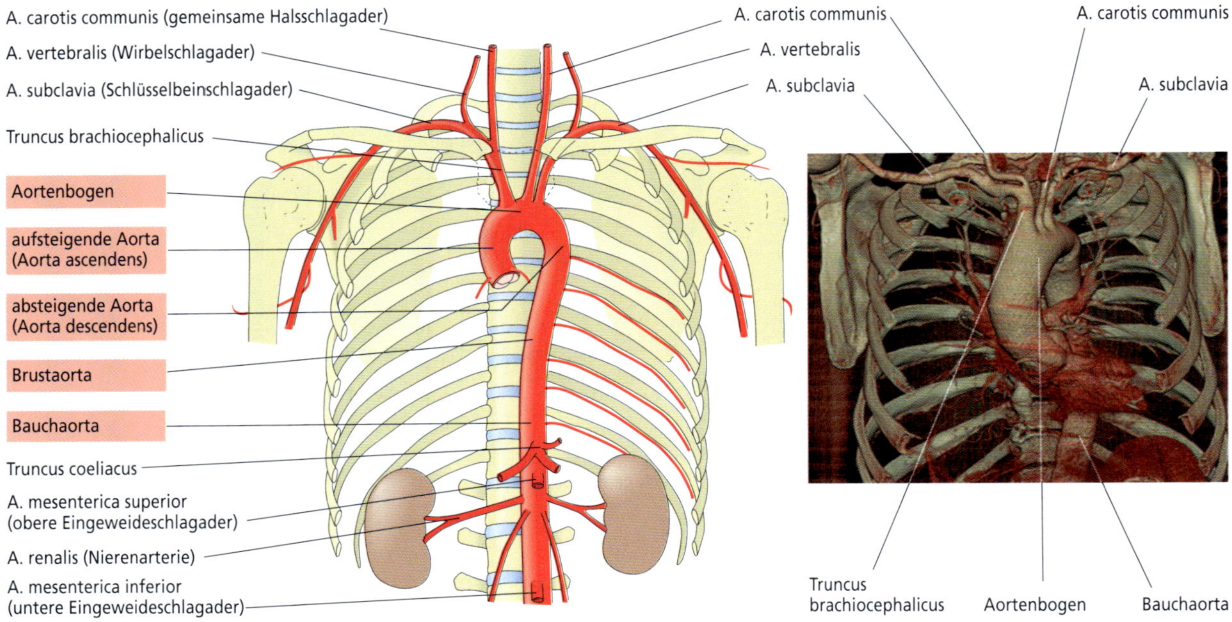

Abb. 8.10 Übersicht über die Gefäßabgänge der Aorta (rechts 3-D-Computertomografie der Brustaorta). [L190/E460-003]

(Stamm der Lungenschlagadern) und zieht dann abwärts (*absteigende Aorta,* **Aorta descendens** ➤ Abb. 8.10).

Der Aortenbogen

Am **Aortenbogen** entspringen mehrere große Arterien (➤ Abb. 8.10): Zunächst geht rechts der **Truncus brachiocephalicus** *(Arm-Kopf-Arterienstamm)* von der Aorta ab. Dieser Gefäßstamm teilt sich nach wenigen Zentimetern in die **A. subclavia dextra** *(rechte Schlüsselbeinschlagader, -arterie)* und die **A. carotis communis dextra** *(rechte gemeinsame Halsschlagader, -arterie).* Als Nächstes zweigen die **A. carotis communis sinistra** *(linke gemeinsame Halsschlagader, -arterie)* und die **A. subclavia sinistra,** die *linke Schlüsselbeinschlagader (-arterie),* aus der Aorta ab.

Die beiden **Karotiden** *(Halsschlagadern)* ziehen jeweils auf einer Seite kopfwärts. In der **Karotisgabelung** am oberen Kehlkopfrand teilen sie sich jeweils in die **A. carotis externa** *(äußere Halsschlagader)* und in die **A. carotis interna** *(innere Halsschlagader).* Die A. carotis externa versorgt Kehlkopf, Mundhöhle, Schilddrüse, Kaumuskulatur und Gesicht. Die A. carotis interna speist das Auge und den größten Teil des Gehirns (➤ 16.14.6).

Nasenbluten

Ein Ast der A. carotis externa versorgt auch die Nase. *Akutes Nasenbluten* kann vermindert werden, wenn auf die Halsseiten und in den Nacken ein kaltes, feuchtes Tuch gelegt wird. Hierdurch sinkt die Durchblutung der Nase infolge Verengung der A. carotis externa.
Zusätzlich sollten Betroffene beim Nasenbluten aufrecht sitzen und den Kopf leicht nach vorne beugen, damit das Blut nach außen ablaufen kann und nicht den Rachen hinunterfließt.

Die Armarterien

Die Aa. subclaviae versorgen die Arme (➤ Abb. 8.10, ➤ Abb. 8.11). Sie ziehen zunächst zur Achsel und geben dabei mehrere Äste ab. Dazu gehören die rechte und die linke *Wirbelschlagader* (*Wirbelarterie,* **A. vertebralis**), die an der Halswirbelsäule zum Gehirn verlaufen, und mehrere Äste für die Brustwand sowie die Hals- und Nackenregion.

In der Achsel ändert die A. subclavia ihren Namen und heißt hier **A. axillaris** *(Achselschlagader, -arterie).* Sie zieht weiter zum Oberarm und wird dort zur **A. brachialis** *(Armschlagader, -arterie).*

Diese teilt sich in der Ellenbeuge auf in die **A. radialis** *(Speichenschlagader, -arterie)* und die **A. ulnaris,** die *Ellenschlagader (Ellenarterie).* Die A. radialis verläuft entlang der Speiche in Richtung Hand. An ihr wird gewöhnlich der Puls gemessen. Die A. ulnaris zieht entsprechend an der Ellenseite weiter. Beide verzweigen sich und versorgen Unterarm und Hand.

Die Arterien des Bauchraums

Die Aorta verläuft im absteigenden Teil als **Aorta descendens** *(absteigende Aorta)* dicht vor der Wirbelsäule und gibt im Brustraum die **Zwischenrippenarterien** *(-schlagadern, Interkostalarterien)* ab, die entlang der Rippen verlaufen. Danach passiert sie das Zwerchfell und tritt in das Retroperitoneum ein. Hieß die Aorta bis zum Zwerchfell noch **Brustaorta** *(Aorta thoracica),* so wird sie jetzt **Bauchaorta** *(Aorta abdominalis)* genannt.

Im Bauchraum zweigt zunächst der **Truncus coeliacus** ab, ein kräftiger Arterienstamm, der sich nach wenigen Zentimetern in drei Äste aufteilt:

- **A. gastrica sinistra** *(linke Magenschlagader, -arterie)* für den Magen
- **A. hepatica communis** *(gemeinsame Leberschlagader, -arterie)* v. a. für die Leber
- **A. lienalis** *(A. splenica, Milzschlagader, -arterie)* für die Milz

Weiter unten gibt die Aorta zwei große Arterien ab, die überwiegend den Darm versorgen, die **A. mesenterica superior** und **inferior** (*obere* und *untere Eingeweideschlagader, -arterie*). Etwa auf Höhe des oberen Mesenterialarterienabgangs zweigen seitlich die beiden *Nierenarterien* (*-schlagadern,* **Aa. renales**) ab.

Vor dem vierten Lendenwirbel gabelt sich die Aorta in die linke und rechte **A. iliaca communis** (*gemeinsame Beckenschlagader, -arterie* ➤ Abb. 8.11), die sich jeweils in die **A. iliaca interna** und **externa** (*innere* und *äußere Beckenschlagader, -arterie*) teilen. Die A. iliaca interna versorgt die Beckenorgane.

Die Beinarterien

Die A. iliaca externa tritt in die **Lacuna vasorum** ein, eine Lücke zwischen Schambein und Leistenband. Während die Arterie abwärts zieht, wird sie zunächst am Oberschenkel zur **A. femoralis** *(Oberschenkelschlagader, -arterie)*, um dann als **A. poplitea** *(Kniekehlenschlagader, -arterie)* durch die Kniekehle zu laufen. Unterhalb der Kniekehle teilt sie sich in drei Äste: die **A. fibularis** *(Wadenbeinschlagader, -arterie)*, die **A. tibialis anterior** *(vordere Schienbeinschlagader, -arterie)* und die **A. tibialis posterior** *(hintere Schienbeinschlagader, -arterie)*. Diese verzweigen sich und versorgen Unterschenkel und Fuß.

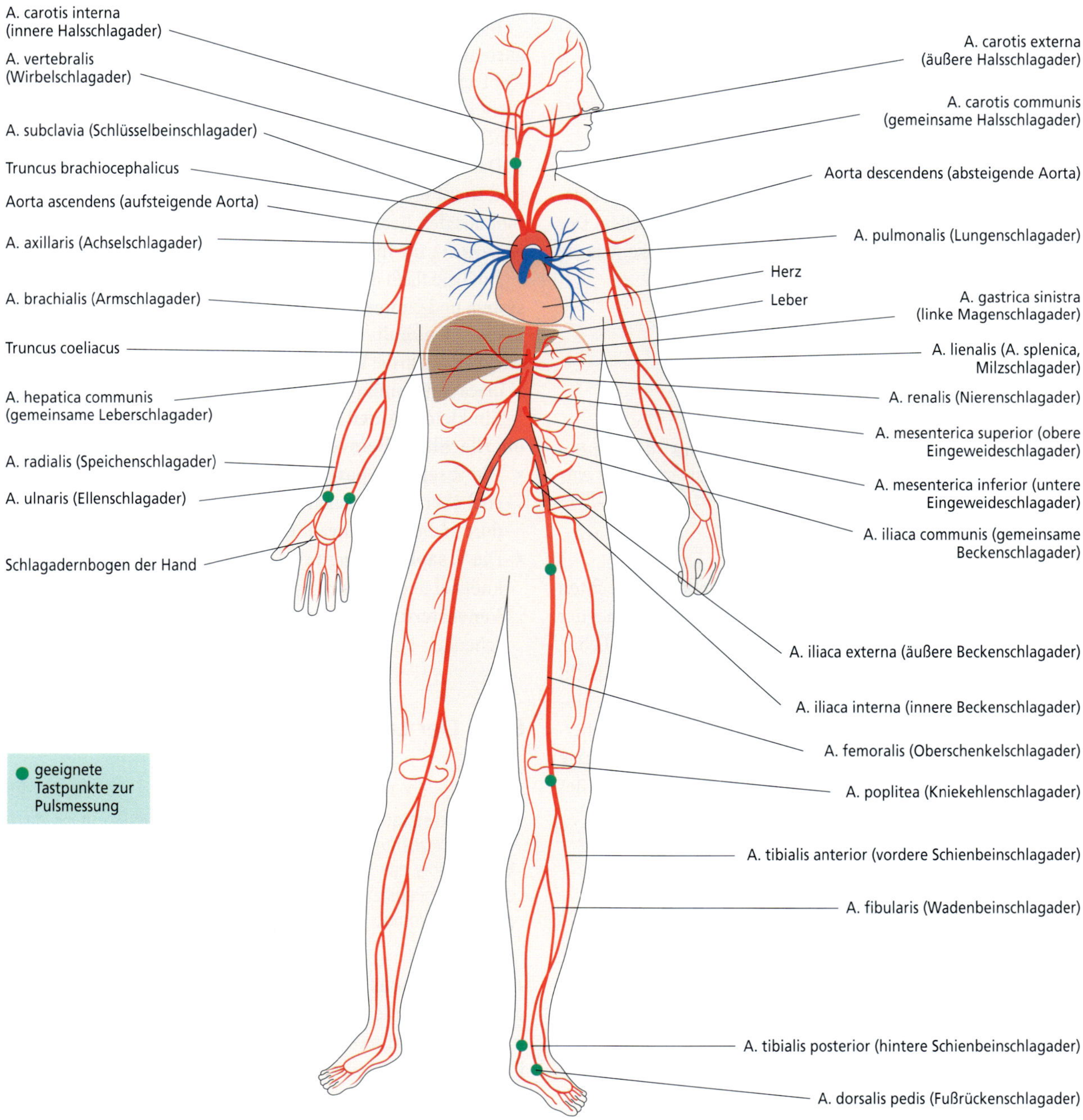

Abb. 8.11 Übersicht über die Arterien (Baucharterien im Detail ➤ Abb. 10.4) und die Pulstaststellen. [L190]

Die Pulsmessung

Die **Pulsmessung** ist eine einfache, aber wichtige Methode zur Untersuchung der Kreislauf- und Gefäßsituation. So erfährt man z. B., ob eine **Tachykardie** (zu schneller Puls ➤ 7.4) oder eine **Bradykardie** (zu langsamer Puls ➤ 7.4) vorliegt.

Geeignete Tastpunkte zur Pulsmessung sind meist dort, wo größere Arterien dicht unter der Haut oder über harten Strukturen wie Knochen verlaufen, gegen die man sie tasten kann. Am häufigsten wird der Puls an der A. radialis nahe dem Handgelenk gemessen. Andere Stellen, an denen sich auch bei schlechter Kreislaufsituation noch der Puls messen lässt (etwa im Schock), sind die A. carotis am Hals und die A. femoralis in der Leiste (➤ Abb. 8.11).

Pulsmessung beim Säugling

Bei Säuglingen ist der Puls an der A. radialis meist schlecht tastbar. Pulsmessung ist dann an A. carotis, A. femoralis oder an der Fontanelle möglich.

Zur üblichen klinischen Untersuchung gehört neben dem Pulstasten am Handgelenk außerdem die Untersuchung der Pulse in der Leistenbeuge, in der Kniekehle und an Fußknöchel und Fußrücken. Der Untersucher erkennt so möglicherweise Gefäßverschlüsse, wie sie z. B. bei Rauchern und Raucherinnen häufig auftreten.

8.2.2 Das Pfortadersystem

DEFINITION

Pfortadersystem *(Pfortaderkreislauf):* Venöser „Seitenast" des Körperkreislaufs, in dem das venöse Blut der Bauchorgane zunächst über ein zweites Kapillarnetz in der Leber geleitet wird, bevor es das rechte Herz erreicht.

Das venöse Blut der Bauchorgane fließt nicht direkt zum rechten Herzen, sondern vereinigt sich zunächst in einer großen Vene, der **Pfortader** *(V. portae).* Diese führt das nährstoffreiche Blut zur Leber, wo es sich mit dem sauerstoffreichen Blut der Leberarterie vermischt (➤ Abb. 7.2, ➤ Abb. 10.5). In der Leber laufen dann zahlreiche biochemische Prozesse ab. Dazu fließt das Blut von Pfortader und Leberarterie in das kapillare Netzwerk der Leber, um nach der Leberpassage über die untere Hohlvene (V. cava inferior) in den rechten Vorhof des Herzens zu gelangen.

8.2.3 Die Venen des Körperkreislaufs

Aus den Kapillargebieten und der Körperperipherie sammeln die Venen das Blut wieder ein. Der Verlauf der Venen entspricht meist dem der Arterien, es gibt jedoch insgesamt mehr Venen als Arterien. Alle Venen fließen zur V. cava superior oder inferior:

- Die **V. cava superior** *(obere Hohlvene)* sammelt das Blut aus den Armen, dem Kopf sowie aus Hals und Brust.
- Die **V. cava inferior** *(untere Hohlvene)* nimmt das Blut aus Bauchraum, Bauchwand, Beckenorganen und Beinen auf.

Ausnahme: Das venöse Blut aus dem Herzmuskel fließt über mehrere kleinere Venen in den **Sinus coronarius,** eine Sammelvene, die in den rechten Herzvorhof mündet.

An jedem Arm finden sich zwei *Ellen-* und zwei *Speichenvenen* (**Vv. ulnares** und **Vv. radiales**), die in die **V. brachialis,** die *Armvene,* einmünden. Die oberflächlichen Armvenen werden v. a. am Unterarm oft für Blutentnahmen genutzt. Die ellenseitige oberflächliche Hauptvene heißt **V. basilica,** die speichenseitige **V. cephalica.**

Die V. brachialis geht über in die **V. axillaris** *(Achselvene)* und schließlich in die **V. subclavia,** die *Schlüsselbeinvene.* Diese vereinigt sich im linken bzw. rechten **Venenwinkel** (➤ Abb. 8.12) mit der **V. jugularis interna** *(innere Drosselvene)* und dem rechten Hauptlymphgang bzw. Ductus thoracicus (Milchbrustgang ➤ Abb. 13.18) und führt in die obere Hohlvene.

In der V. jugularis interna fließt venöses Blut aus dem Gehirn, aber auch aus dem Gesicht zum Herzen zurück. Das venöse Blut aus der Kopfschwarte, der Haut des Hinterhauptes und dem Mundboden fließt in der **V. jugularis externa** *(äußere Drosselvene),* die in die V. subclavia mündet oder in den Venenwinkel eintritt.

Das Blut aus den Bauchorganen wird in der Pfortader gesammelt und fließt erst nach der Leberpassage in die V. cava inferior. Das Blut aus den Beckenorganen sammelt sich in **Venenplexus** *(Venengeflechten),* die in die V. cava inferior münden.

Am Bein fließt das venöse Blut zum großen Teil über das **tiefe Venensystem** und sammelt sich zunächst in der **V. poplitea** *(Kniekehlenvene).* In der **V. femoralis** *(Oberschenkelvene)* durchströmt das Blut den Oberschenkel, um in die **V. iliaca externa** *(äußere Beckenvene)* und dann in die **V. iliaca communis** *(gemeinsame Beckenvene)* zu gelangen (➤ Abb. 8.12

Ein kleiner Anteil des venösen Blutes fließt (zunächst) über das **oberflächliche Beinvenensystem** zurück (➤ Abb. 8.13):

- Die **V. saphena parva** *(kleine Rosenvene),* die vom Außenknöchel über den dorsalen Unterschenkel zur Kniekehle verläuft und dort in die V. poplitea mündet
- Die **V. saphena magna** *(große Rosenvene),* die vom Innenknöchel über die Innenseite von Unter- und Oberschenkel zum **Venenstern** zieht, wo sie sich mit der aus der Tiefe des Oberschenkels kommenden V. femoralis vereinigt

8.2.4 Der Lungenkreislauf

DEFINITION

Lungenkreislauf *(kleiner Kreislauf):* Teil des Gefäßsystems, der von der rechten Herzhälfte aus durch die Lungen zieht. Führt von der rechten Herzkammer über den Truncus pulmonalis (Stamm der Lungenschlagadern) zu den Lungenkapillaren und dann über die Vv. pulmonales (Lungenvenen) zum linken Vorhof.

Aus dem **Truncus pulmonalis,** dem *Stamm der Lungenschlagadern,* gehen zwei große Arterien hervor, die **linke** und **rechte A. pulmonalis** (*linke* und *rechte Lungenschlagader, -arterie*). Diese teilen sich in immer feinere Äste auf, die das sauerstoffarme Blut an die Lungenbläschen heranführen, aus denen Sauerstoff aufgenommen und an die Kohlendioxid abgegeben wird. Venolen und Venen vereinigen sich zu vier großen **Vv. pulmonales** *(Lungenvenen),* die das mit Sauerstoff angereicherte Blut zum linken Vorhof leiten.

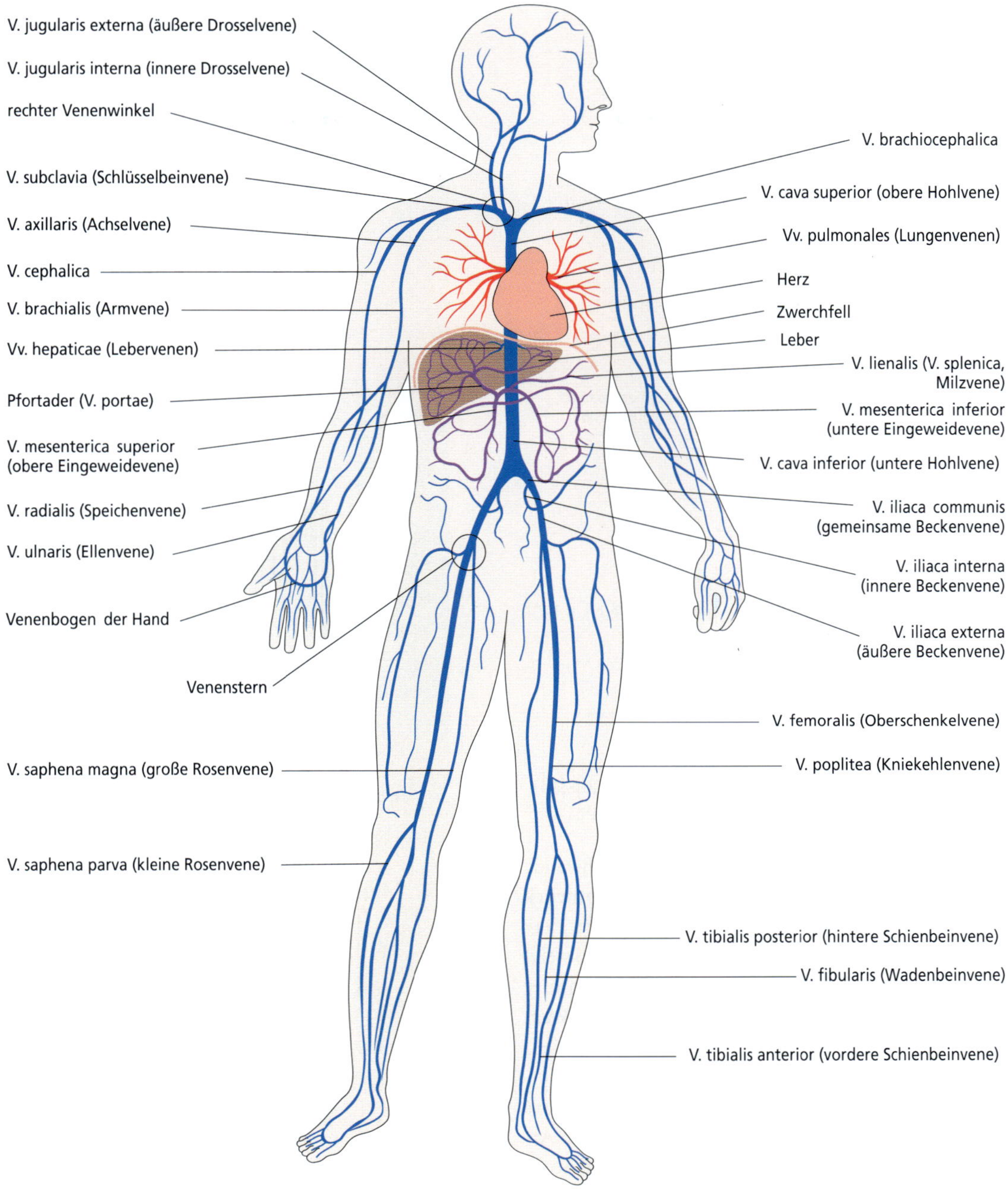

Abb. 8.12 Übersicht über die Venen. Das Pfortadersystem (violett) stellt einen Sonderfall dar, da sich die Pfortader nicht direkt ins Herz ergießt, sondern in der Leber in ein Kapillarnetz mündet (Details > Abb. 10.5). [L190]

8.3 Die physiologischen Eigenschaften des Gefäßsystems

8.3.1 Die Blutströmung

Grundlegende Voraussetzung jeder **Blutströmung** in den Gefäßen ist ein Druckgefälle im Kreislaufsystem – Flüssigkeiten strömen immer vom Ort höheren zum Ort niedrigeren Drucks.

Dieses Druckgefälle wird vom Herzen als zentraler Kreislaufpumpe aufrechterhalten: Mit jedem Herzschlag wird in den herznahen Gefäßen ein hoher Druck aufgebaut. Aus den herznahen Gefäßen mit hohem Druck fließt das Blut dann in periphere Gefäßabschnitte mit niedrigerem Druck.

Die Fließgeschwindigkeit hängt dabei vor allem vom *Blutdruck* und vom *Strömungswiderstand* ab. In den großen Arterien beträgt die durchschnittliche Fließgeschwindigkeit 20 cm/Sek., in den Kapillaren nur 0,05 cm/Sek. Und in den Venen 12 cm/Sek.

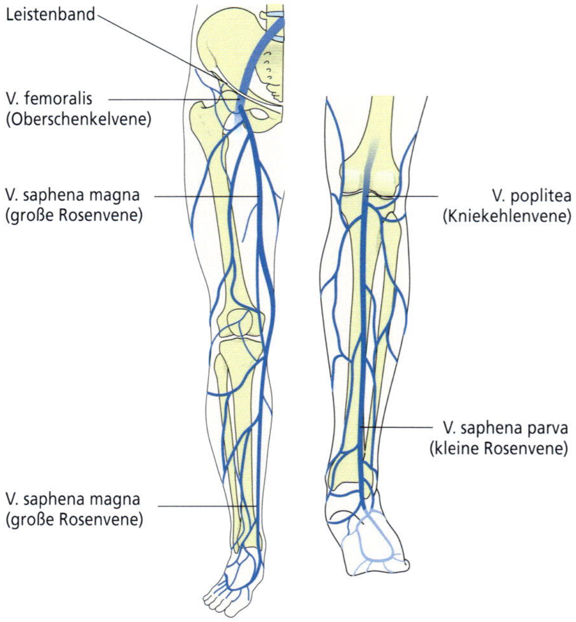

Abb. 8.13 Oberflächliche Beinvenen, links von vorne, rechts von hinten. [L190]

8.3.2 Der Blutdruck

DEFINITION

Blutdruck: Im weiteren Sinne die Kraft, die das Blut auf die Blutgefäßwände ausübt. Im engeren Sinne der Druck in den größeren Arterien.

Zwar übt das Blut in Arterien und Venen Druck auf die Gefäßwände aus, im klinischen Sprachgebrauch ist aber mit dem Begriff **Blutdruck** stets der Druck in den größeren Arterien gemeint. Pumpt das Herz während der Kammerkontraktion (Systole) Blut in die Aorta, so steigt der Druck beim ruhenden jungen Erwachsenen auf etwa 120 mmHg an. Dies ist der **systolische Blutdruckwert.** Der **diastolische Wert** von rund 80 mmHg entsteht, wenn das Herz in der Diastole erschlafft und der Druck in der Aorta dadurch abfällt (➤ Abb. 8.14). Die Differenz zwischen beiden ist die **Blutdruckamplitude.** Der **mittlere arterielle Druck** (= diastolischer Blutdruck plus in herznahen Arterien ½, in herzfernen ⅓ der Blutdruckamplitude) in der Aorta beträgt knapp 100 mmHg.

Der durchschnittliche systolische Druck in der linken Herzkammer beträgt etwa 120 mmHg, der diastolische Druck nur rund 10 mmHg.

In Arterien wie der A. brachialis herrscht ein systolischer Druck von ca. 100–140 mmHg, der in der Diastole auf 60–80 mmHg abfällt. Die Arteriolen weisen durchschnittliche Werte von 70–30 mmHg auf und die Kapillaren rund 20 mmHg. In herznahen Venen herrscht nur noch ein Druck von 2–4 mmHg. Hier wird das Druckgefälle und damit der Blutstrom zum Herzen unterstützt, z. B. durch den bei der Einatmung im Thorax entstehenden Unterdruck (➤ 6.8) und die Verlagerung der Klappenebene in der Systole („Saugwirkung" des Herzens ➤ 7.4.2).

Im Lungenkreislauf lassen sich ein systolischer Wert von 20 mmHg und ein diastolischer Wert von 10 mmHg messen.

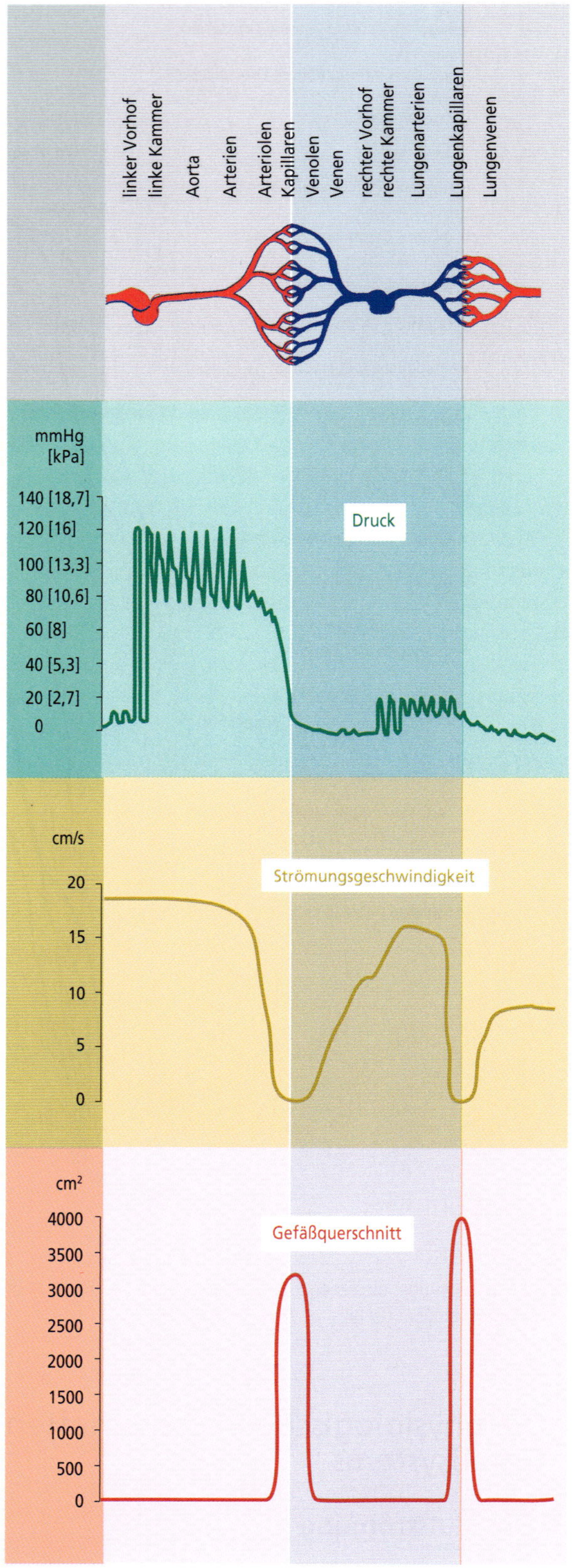

Abb. 8.14 Veränderung von Blutdruck, Strömungsgeschwindigkeit und Gefäßquerschnitt entlang der verschiedenen Gefäßabschnitte des Körper- und Lungenkreislaufs. Die Arteriolen haben mit ca. 50 % den größten Anteil am Gesamtwiderstand, entsprechend fällt hier der Druck am stärksten. Außerdem ist ihr Widerstand stark veränderlich – wesentlich für die Durchblutungsregulation. [L190]

Die Einflussfaktoren auf den Blutdruck

Die Höhe des Blutdrucks hängt von *Herzzeitvolumen, Blutvolumen* und *Strömungswiderstand* ab.

Das Herzzeitvolumen ist die Menge Blut, die das Herz pro Minute in den Kreislauf pumpt (➤ 7.6.1) – sinkt das Herzzeitvolumen, so sinkt in der Regel auch der Blutdruck. In Ruhe beträgt das Herzzeitvolumen rund 5 l/Min.

Der Blutdruck ist weiter vom Blutvolumen abhängig. Ein erniedrigtes Blutvolumen – etwa infolge einer schweren Blutung – geht meist mit einem niedrigeren Blutdruck einher.

Blutdruckregulation, Blutdruckmessung und Normwerte für den Blutdruck ➤ 8.3.5, ➤ Abb. 8.18

8.3.3 Der Strömungswiderstand

Die Gefäße setzen dem Blutstrom einen Widerstand entgegen, den **Strömungswiderstand** oder *peripheren Widerstand.* Je höher dieser Widerstand ist, desto langsamer fließt das Blut. Die Größe des Strömungswiderstandes wird bestimmt durch:

- Die *Viskosität* des Blutes (Zähigkeit bzw. „innere Reibung" einer Flüssigkeit)
- Den *Durchmesser* eines Blutgefäßes
- Den *Gesamtquerschnitt* des Gefäßabschnitts
- Die *Länge* des Gefäßabschnitts (ist nicht veränderbar)

Die Blutviskosität

Je zäher eine Flüssigkeit ist, desto schlechter fließt sie – Wasser beispielsweise fließt wesentlich „besser" als Brei. So ist es auch beim Blut. Je zäher (visköser) das Blut ist, desto größer ist der Strömungswiderstand und desto langsamer fließt das Blut durch die Gefäße.

Die **Blutviskosität** hängt von dem Verhältnis zwischen festen und flüssigen Blutbestandteilen und in geringem Maße auch von der Eiweißzusammensetzung des Plasmas ab. Entscheidend ist in aller Regel der Anteil der roten Blutkörperchen (Hämatokrit ➤ 12.2.6). Dehydratation (Verlust von Körperwasser ➤ 11.7) z. B. führt durch Überwiegen der festen Blutbestandteile zu einer erhöhten Zähigkeit und erhöht so den Strömungswiderstand. Gehen hingegen feste Bestandteile verloren, beispielsweise durch Blutverlust, fließt kompensatorisch vermehrt Flüssigkeit in die Gefäße, die Viskosität nimmt dadurch ab, der Strömungswiderstand sinkt.

Der Gefäßdurchmesser

Verengt sich ein Gefäß, so steigt der Widerstand an, und zwar verhält sich der Widerstand umgekehrt proportional zur *vierten Potenz* des Gefäßradius! Bei einer Halbierung des Radius steigt also der Widerstand um den Faktor $2^4 = 16$. Umgekehrt sinkt der Widerstand bei einer Verdoppelung des Radius auf $^1/_{16}$ des Ausgangswertes ab.

Die Veränderung des Gefäßdurchmessers hat also einen wesentlich größeren Einfluss auf die Fließgeschwindigkeit des Blutes als der Blutdruck – entsprechend spielt dieser Vorgang eine wichtige Rolle bei der Regulation des Blutdrucks und der Durchblutungssteuerung der einzelnen Organe.

Normalerweise sind über 80 % der Arteriolen kontrahiert, wobei die einzelnen Arteriolen sich im rhythmischen Wechsel öffnen und schließen. Besteht in einem Organ vermehrter Sauerstoffbedarf, z. B. im Skelettmuskel bei körperlicher Arbeit, entspannt sich die Gefäßmuskulatur der vorgeschalteten Arteriolen, die sich dadurch erweitern. Der Strömungswiderstand nimmt ab, die lokale Durchblutung stark zu. Dafür werden andere Organe, die in diesem Moment nicht viel Sauerstoff benötigen, weniger durchblutet, indem sich die dort vorgeschalteten Arteriolen kontrahieren. An dieser Stelle nimmt der Strömungswiderstand lokal zu.

Der Gesamtquerschnitt eines Gefäßabschnitts

Je mehr Blutgefäße in einem Abschnitt parallel geschaltet sind, je größer also der **Gesamtquerschnitt eines Gefäßabschnitts** ist, desto kleiner ist der (Gesamt-)Widerstand in diesem Gefäßabschnitt, auch wenn der Widerstand des einzelnen Gefäßes relativ hoch ist.

Der periphere Gesamtwiderstand

Addiert man die Widerstände der hintereinandergeschalteten Gefäßabschnitte, so ergibt sich der *totale periphere Widerstand* oder **periphere Gesamtwiderstand.** Zusammen mit dem Herzzeitvolumen (➤ 7.6.1) und dem Blutvolumen bestimmt dieser Widerstand den Blutdruck. Nimmt der periphere Gesamtwiderstand zu (bei konstantem Herzzeitvolumen und Blutvolumen), so steigt der arterielle Blutdruck.

8.3.4 Die Regulation von Organdurchblutung und Blutverteilung

Die Blutströmung und damit die Organdurchblutung wird unter variablen Schwerkraftverhältnissen aufrechterhalten und an den wechselnden Sauerstoff- und Nährstoffbedarf angepasst. Die Anforderungen der verschiedenen Organe an die Durchblutung in Ruhe und unter Belastung sind sehr unterschiedlich. Manche Organe, etwa Gehirn oder Nieren, müssen immer gut durchblutet sein, andere hingegen, beispielsweise die Skelettmuskulatur, benötigen in Ruhe wenig, unter Belastung jedoch sehr viel mehr Blut.

Zwar kann der Körper durch Blutdrucksteigerung des Gesamtorganismus eine verbesserte Durchblutung erzielen. Dieser Mechanismus kann jedoch nicht der einzige Mechanismus zur Durchblutungsregulation sein. Zur Anpassung der Durchblutung an die verschiedenen Organbedürfnisse z. B. ist er nur wenig geeignet: Wie oben dargestellt, führt eine Verdoppelung des Blutdrucks nur zu einer Verdoppelung der Durchblutung – der Skelettmuskel z. B. braucht bei körperlicher Arbeit 15-mal mehr Blut als in Ruhe (➤ Abb. 14.19).

Abgesehen davon würde durch steigenden Blutdruck die Durchblutung in allen Organen gesteigert, also auch in denen, die das Mehr an Durchblutung gar nicht benötigen.

Die lokale Durchblutungsregulation

Die daher notwendige **lokale Durchblutungsregulation** erfolgt v.a. über eine Änderung der Gefäßweite im Bereich der Widerstandsgefäße. Zum einen kann durch eine Änderung der Gefäßweite die Durchblutung sehr wirkungsvoll verändert werden, zum anderen steigt oder sinkt die Durchblutung wirklich nur dort, wo der Körper dies braucht.

Vasokonstriktion und Vasodilatation

Verengung der Blutgefäße **(Vasokonstriktion)** bewirkt eine Widerstandssteigerung und Verminderung der Durchblutung, Erweiterung der Blutgefäße **(Vasodilatation)** umgekehrt eine Durchblutungsverstärkung.

Diese Änderung der Gefäßweite wird durch verschiedene Mechanismen bewirkt (➤ Abb. 8.15):

- *Durch den Tonus der Gefäßmuskulatur* (**myogene Durchblutungsregulation,** *Bayliss-Effekt*). Bei erhöhtem Blutdruck und dadurch stärkerer Gefäßdehnung verengt sich die Gefäßmuskulatur, bei vermindertem Durchfluss erweitert sie sich hingegen. So können die Organe selbst ihre Durchblutung in etwa konstant halten (*Selbstregulation* oder **Autoregulation**). Organe mit ausgeprägter Autoregulation sind Niere und Gehirn.
- *Durch Stoffwechselendprodukte.* Praktisch alle Arteriolen reagieren auf direkte Stoffwechselreize. So führen z. B. Sauerstoffmangel, Milchsäure und H^+-Ionen im Körperkreislauf zur Gefäßerweiterung und damit zur Steigerung der Durchblutung. Dadurch verbessert sich nicht nur die Sauerstoffversorgung, sondern wird auch der Abtransport von Stoffwechselendprodukten beschleunigt.
- *Durch vom Endothel freigesetzte Substanzen:* Endotheliale Substanzen spielen eine zentrale Rolle bei der lokalen Durchblutungsregulation. Zu nennen sind z. B. gefäßerweiternde Prostaglandine und *NO (Stickstoffmonoxid),* wobei viele Prostaglandine außerdem die Thrombozytenaggregation hemmen. Gefäßverengend wirken hingegen die *Endotheline.*
- *Durch weitere Hormone und von Thrombozyten produzierte Stoffe:* Weitere Botenstoffe mit Wirkung auf die Gefäßweite sind z. B. Histamin, Bradykinin, Serotonin und Prostaglandine, Thromboxan, aber auch Angiotensin II, ADH (Adiuretin), Adrenalin und Noradrenalin.
- *Durch Nervenimpulse.* Eine entscheidende Rolle spielt dabei der Sympathikus (➤ 16.13). So wirkt Sympathikusaktivierung in den meisten Gebieten gefäßverengend (je nach Rezeptorenausstattung ➤ Tab. 16.2), in der Skelettmuskulatur jedoch gefäßerweiternd – es kommt zu einer Umverteilung des Blutes im Sinne einer muskulären Leistungssteigerung („flight or fight" ➤ Abb. 16.30).

Ziel der Regulationsmechanismen

Vorrangiges Ziel aller Regulationsmechanismen ist die Sicherstellung einer ausreichenden Durchblutung der lebenswichtigen Organe (Gehirn, Herz, Lunge, Nieren) unter den verschiedensten Lebensumständen.

Außerdem gibt es in vielen Geweben (etwa in der Haut) **arteriovenöse Anastomosen.** Diese *Nebenschlussgefäße* sind *Kurzschlussverbindungen* zwischen kleinen Arterien und Venen. Werden sie geöffnet, fließt ein Großteil des Blutes unter Umgehung des Kapillargebiets direkt in das venöse System.

Die Blutverteilung

Mit der Durchblutungsänderung geht eine **Änderung der Blutverteilung** einher: Gut durchblutete Organe erhalten mehr, schlecht durchblutete weniger Blut. Auch angesichts der gegebenen Beschränkung der Blutmenge (ca. 5 l beim Erwachsenen) ist eine solche Steuerung der Blutverteilung unerlässlich: Wären alle Arteriolen gleichzeitig geöffnet, wäre ein ausreichender Blutdruck nur mit einem Blutvolumen von 20 l zu erreichen!

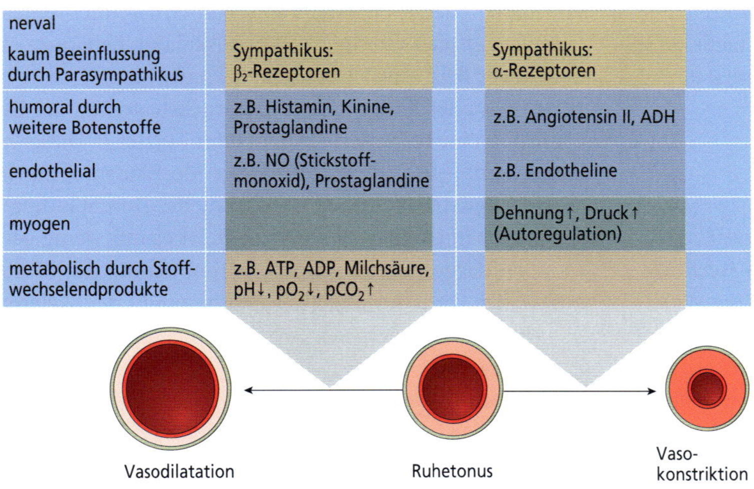

Abb. 8.15 Mechanismen der lokalen Durchblutungsregulation. Der Organismus muss nicht nur den Gesamtkreislauf, sondern auch die lokale Durchblutung regulieren können, da die einzelnen Organe je nach Situation einen sehr unterschiedlichen Bedarf haben und das Blutvolumen begrenzt ist. Diese lokale Durchblutungsregulation erfolgt vor allem über eine Änderung der Gefäßweite, da die Durchblutung von der vierten Potenz des Gefäßradius abhängt. Eine Vasodilatation um 20 % verdoppelt die Durchblutung, eine von gut 40 % (wie hier zwischen der mittleren und linken Abbildung) vervierfacht sie. [L190]

8.3.5 Die Blutdruckregulation

DEFINITION

Blutdruckregulation: Halten des Blutdrucks innerhalb gewisser Grenzen bei gleichzeitiger Anpassung an die aktuellen Bedürfnisse des Organismus (z. B. Belastung).

- Kurzfristige Blutdruckregulation v. a. über den *Pressosensorenreflex*
- Mittelfristige Blutdruckregulation über das *Renin-Angiotensin-Aldosteron-System* (➤ 11.3)
- Langfristige Blutdruckregulation über die *Veränderung des Blutvolumens*

Der Blutdruck muss sich in geregelten Bahnen bewegen, denn sowohl ein zu hoher als auch ein zu niedriger Blutdruck schädigen den Organismus. Gleichzeitig muss der Blutdruck auch wechselnden Belastungen (anstrengender Dauerlauf – Ruhe) angepasst werden.

Grundvoraussetzung jeder **Blutdruckregulation** ist, dass der Körper den Blutdruck in den Gefäßen selbst messen kann. In Aorta, Halsschlagadern sowie anderen großen Arterien in Brustkorb und Hals messen druckempfindliche Sinneszellen, die **Pressosensoren,** die Dehnung der Arterienwand (➤ Abb. 8.16). Dehnt ein höherer Druck die Wand, so senden die Pressosensoren verstärkt Impulse an das verlängerte Mark im Gehirn aus, bei zu niedrigen Werten nimmt die Zahl der Impulse hingegen ab.

Die Blutdruckregulation als Regelkreis ➤ Abb. 1.3

Die kurzfristige Blutdruckregulation

Die Mechanismen der **kurzfristigen Blutdruckregulation** greifen innerhalb von Sekunden. Am wichtigsten ist der **Pressosensorenreflex** *(Barorezeptorenreflex)*. Blutdruckabfall führt reflektorisch über die entsprechenden Kreislaufzentren im verlängerten Mark (➤ 16.7.3) zur Reizung des sympathischen Nervensystems. Dadurch steigt die Herzfrequenz, zusätzlich kommt es evtl. zur Gefäßverengung in Haut, Nieren und Magen-Darm-Trakt. Dehnt ein erhöhter Blutdruck die Gefäßwand, so wird umgekehrt die Sympathikusaktivität gehemmt. In den Herzvorhöfen befinden sich Dehnungssensoren, die auf vergleichbare Weise reagieren.

Ein Beispiel ist der Lagewechsel vom Liegen zum Stehen (➤ Abb. 8.17). Beim Übergang vom Liegen zum Stehen versackt ein Teil des Blutes im venösen System, wodurch weniger Blut zum Herzen zurückfließt. Dadurch sinken Herzschlag- und Herzzeitvolumen. Um dennoch einen ausreichenden Blutdruck aufrechtzuerhalten, werden reflektorisch der totale periphere Widerstand erhöht und das Herz zu einer erhöhten Schlagfrequenz stimuliert. Dabei nimmt der diastolische Blutdruck zu und der systolische leicht ab, sodass die Blutdruckamplitude sinkt.

Diese Kreislaufreflexe sind bei Älteren durch die geringere Gefäßelastizität verlangsamt. Reaktionen des vegetativen Nervensystems sind verzögert und schwanken mehr als bei Jüngeren. Dies erklärt

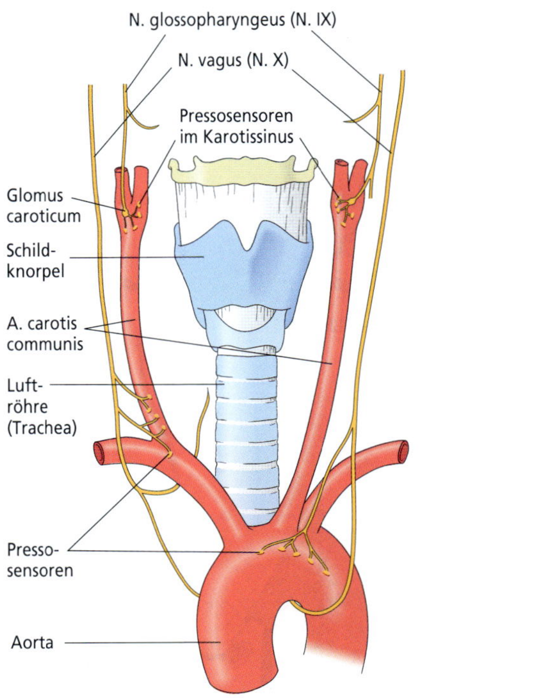

Abb. 8.16 Pressosensoren im Aortenbogen, entlang der A. carotis communis und insbesondere im Bereich ihrer Aufgabelung messen den Blutdruck und übermitteln den Wert durch den N. vagus (X. Hirnnerv) und den N. glossopharyngeus (IX. Hirnnerv) an das vasomotorische Zentrum im Gehirn. Das Glomus caroticum dient als Chemosensor für die Atemregulation. [L190]

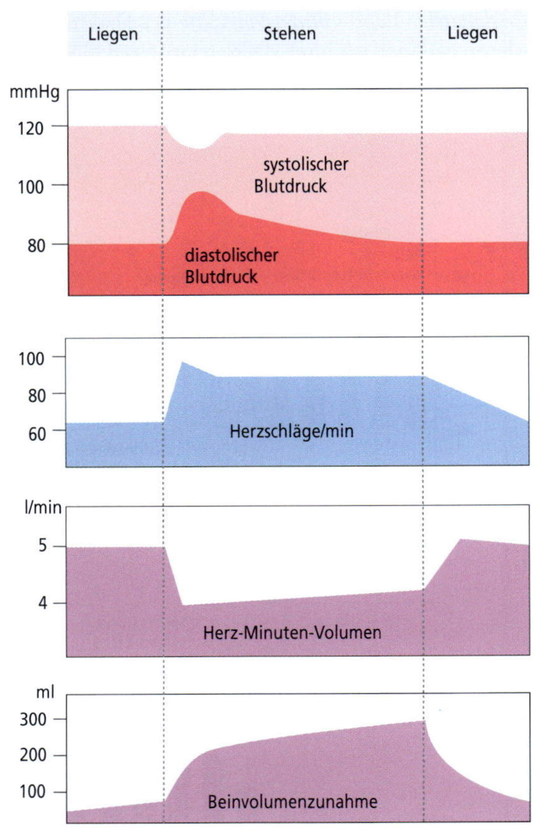

Abb. 8.17 Normale Veränderungen von Blutdruck, Puls, Herzzeit- und Beinvolumen beim aufrecht Stehenden und beim Liegenden. [L190]

den häufigen Blutdruckabfall älterer Menschen beim Aufrichten oder längerem Stehen, die **orthostatische Dysregulation.**

Die mittelfristige Blutdruckregulation

Bei den Mechanismen der mittelfristigen Blutdruckregulation ist insbesondere das *Renin-Angiotensin-Aldosteron-System* zu nennen (➤ 11.3.1). Sinkt die Nierendurchblutung ab, etwa durch einen generalisierten Blutdruckabfall, aber auch lokal infolge einer Nierenarterienverengung, führt dies zu erhöhter Reninfreisetzung in der Niere und damit letztlich zu einer Konzentrationserhöhung des stark gefäßverengenden *Angiotensins II.*

Die langfristige Blutdruckregulation

Die langfristige Blutdruckregulation läuft über die Regulation des Blutvolumens (je höher das Blutvolumen, desto höher auch der Blutdruck) und damit über die Niere:

- Bei steigendem arteriellem Mitteldruck nimmt die Flüssigkeitsausscheidung durch die Nieren zu *(Druckdiurese),* bei sinkendem arteriellem Mitteldruck vermindert sie sich.
- Eine Volumenzunahme in den Gefäßen führt über die erwähnten Dehnungssensoren zu einer verminderten *ADH-Sekretion* im Hypothalamus (➤ 9.3.1, ➤ 11.7) und damit zu einer Steigerung der Flüssigkeitsausscheidung (und umgekehrt). Dieser Mechanismus heißt **Gauer-Henry-Reflex.**
- Bei einem Blutdruckabfall wird, wie oben erwähnt, auch das *Renin-Angiotensin-Aldosteron-System* aktiviert. Dadurch wird mehr Aldosteron gebildet, wodurch die Natrium- und Flüssigkeitsresorption in der Niere steigt und die Flüssigkeitsausscheidung sinkt. Bei Blutdruckanstieg sinken Aldosteronproduktion und Blutvolumen.
- Durch Erhöhung des Blutvolumens werden in den Herzhöhlen hormonähnliche Botenstoffe (z. B. *atriales natriuretisches Peptid,* **ANP**) freigesetzt, die an der Niere die Flüssigkeitsausscheidung steigern (➤ 7.6.2). Bei vermindertem Blutvolumen laufen die entgegengesetzten Vorgänge ab.

Die Blutdruckmessung

Bei der am meisten verbreiteten *indirekten Blutdruckmessung nach Riva-Rocci* (daher kurz **RR** für den Blutdruck) setzt der Untersucher sein Stethoskop in die Ellenbeuge – etwa dort, wo die A. brachialis verläuft – und pumpt eine wenig darüber angebrachte Blutdruckmanschette auf, bis im Stethoskop keine Pulsgeräusche mehr zu hören sind oder der Puls an der A. radialis nicht mehr zu fühlen ist (➤ Abb. 8.18). Dann wird der Druck abgelassen. Distal der Blutdruckmanschette sind nach kurzer Zeit pulssynchrone Strömungsgeräusche zu hören, die **Korotkow-Töne.** Der erste dieser Töne zeigt den *systolischen Blutdruck* an. Bei weiter nachlassendem Druck werden die Töne auf einmal deutlich leiser – diese Schwelle gibt den *diastolischen Blutdruck* an. Dieses Verfahren heißt auch *auskultatorische Blutdruckmessung.* Automatische Blutdruckmessgeräte messen die pulssynchronen Druckschwankungen der Manschette *(oszillatorische Blutdruckmessung).*

Der Blutdruck wird in der Einheit *Millimeter Quecksilbersäule* **(mmHg)** angegeben, die neue Maßeinheit *Pascal* hat sich bisher nicht durchgesetzt (Umrechnung: 10 mmHg ≙ 1,33 kPa; 1 kPa ≙ 7,5 mmHg). Ein Wert von *140/80* mmHg beispielsweise gibt einen

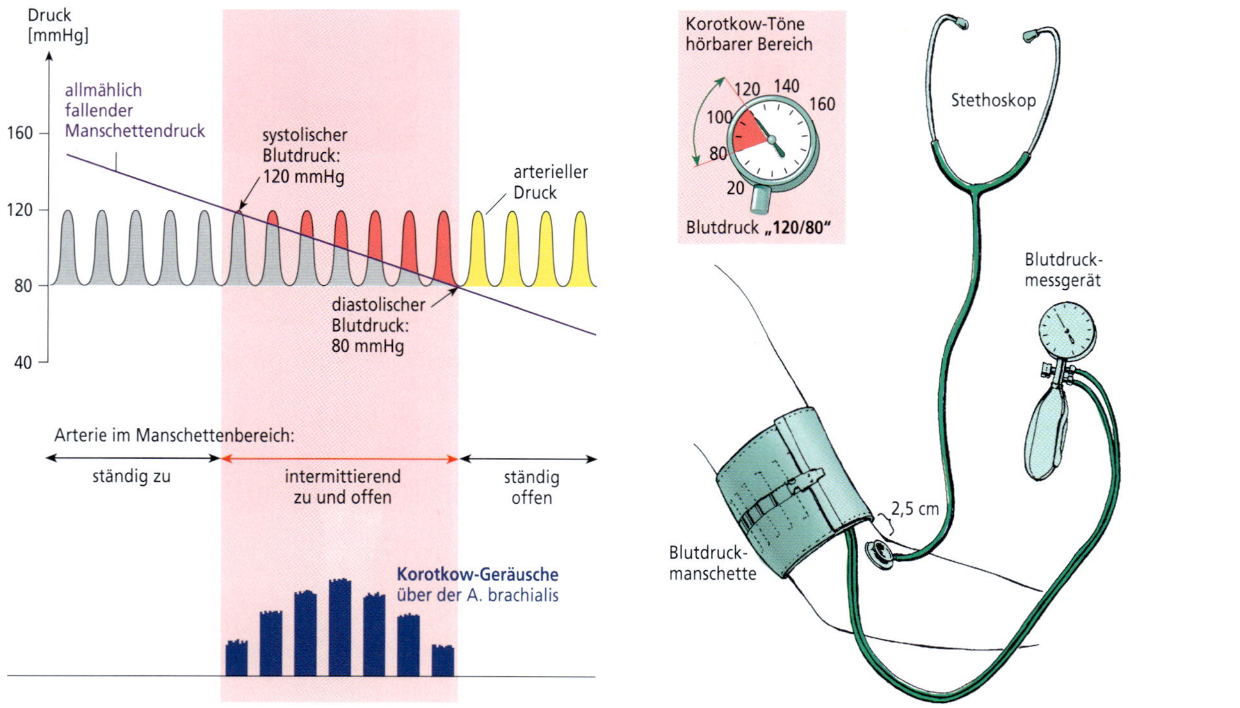

Abb. 8.18 Blutdruckmessung nach Riva-Rocci. [L190]

8

systolischen Druck von 140 mmHg und einen diastolischen von 80 mmHg an.

Um vergleichbare Werte zu erhalten, sollte die Messung stets in körperlicher Ruhe erfolgen. Zudem sollte der Patient bzw. die Patientin zuvor weder Kaffee noch Alkohol konsumiert haben. Empfehlenswert ist es, den Blutdruck zweimal in Folge mit einer Pause von 1 Min. zu messen. Der Wert der zweiten Messung ist oftmals niedriger, er ist der gültige Wert. Außerdem ist auf eine zum Armumfang passende Manschettenbreite zu achten: Bei Kindern werden schmalere, bei Adipösen breitere Manschetten als die Standard-Manschette genommen. Zu schmale Manschetten führen zu falsch hohen Werten, zu breite zu falsch niedrigen.

RR-Normwerte

Die Normwerte des Blutdrucks bei Kindern sind abhängig von Alter, aber auch Größe und Geschlecht des Kindes. Als Obergrenze bei Gelegenheitsmessungen gelten beim 1-Jährigen ca. 100/55 mmHg, beim 3-Jährigen ca. 100/60 mmHg, beim 6-Jährigen ca. 105/65 mmHg, beim 10-Jährigen ca. 110/70 mmHg und ab 13 Jahre 120/80 mmHg.
Für Erwachsene gelten Blutdruckwerte unter 120/80 mmHg als optimal, Werte unter 130/85 mmHg als normal. Werte darüber, jedoch unter 140/90 mmHg, werden in Deutschland als hoch-normal bezeichnet.

Im Alter tendiert der Blutdruck infolge der Gefäßveränderungen systolisch wie diastolisch zu höheren Werten. Inwieweit der Blutdruckanstieg mit dem Alter physiologisch oder „zivilisationsbedingt" ist, ist nach wie vor strittig.

Psychische Einflüsse können den (systolischen) Blutdruck bei der Untersuchung um bis zu 40 mmHg ansteigen lassen. Diese gelegentlich auch als *Weißkittel-Hochdruck* bezeichnete Druckerhöhung kann besonders häufig bei der ersten Untersuchung durch einen Arzt bzw. eine Ärztin beobachtet werden.

8.3.6 Die Blutdruckregulationsstörungen

Die arterielle Hypertonie (Bluthochdruck)

DEFINITION

Arterielle Hypertonie *(Bluthochdruck):* Dauerhafte Erhöhung des (Ruhe-) Blutdrucks über 140/90 mmHg (bei Erwachsenen). Häufigkeit fast ⅓ aller Erwachsenen in Deutschland, Ältere häufiger als Jüngere.

Nach wie vor wissen etliche Betroffene nichts von ihrer **(arteriellen) Hypertonie** oder nehmen diese nicht ernst genug, da sie keine Beschwerden haben. Denn Beschwerden fehlen bei der arteriellen Hypertonie typischerweise lange oder sind gering und uncharakteristisch. Nur die *hypertensive Krise* mit Werten über 180/120 mmHg zeigt sich vor allem durch Kopfschmerzen, Sehstörungen, Schwindel und Übelkeit.

Doch Bluthochdruck ist eine Zeitbombe: Der Bluthochdruck gehört zu den Hauptrisikofaktoren für eine Arteriosklerose (➤ 8.1.3) und damit für Schlaganfall und Herzinfarkt.

Bei den meisten Erwachsenen ist keine einzelne Ursache für den Bluthochdruck feststellbar. Bei dieser **primären** *(essenziellen)* **Hypertonie** ist von einer multifaktoriellen Krankheitsentstehung auszugehen, d. h. dem Zusammenspiel innerer und äußerer Faktoren. Dann sollten Betroffene ihren Lebensstil ändern: Übergewicht abbauen, Rauchen einstellen, regelmäßig Ausdauersport betreiben, Blutfettstoffwechselstörungen behandeln lassen. Die meisten müssen zudem – meist lebenslang – blutdrucksenkende Medikamente einnehmen.

Nur bei ca. 15 % der Erwachsenen mit Hypertonie (aber zu einem wesentlich höheren Prozentsatz bei Kindern) ist eine Ursache feststellbar (beispielsweise eine Überproduktion von Aldosteron oder eine Nierenerkrankung), die evtl. beseitigt werden kann.

Bluthochdruck – Prävention und Beratung

Für die Prognose entscheidend sind die dauerhafte Senkung des Blutdrucks auf Normwerte und die Behandlung weiterer kardiovaskulärer Risikofaktoren. Die Patientenmitarbeit dabei ist nach wie vor nicht optimal. Der hohe Blutdruck bereitet nur wenig oder keine Beschwerden, wohl aber die Medikamente (die dann evtl. weggelassen werden).

- Die Pflegenden leiten Betroffene zur Selbstmessung des Blutdrucks an: vorher einige Minuten ruhen, Messarm entspannt auflegen, in Herzhöhe messen, regelmäßig mit dem Messgerät der Arztpraxis gegenmessen lassen. Die Selbstmessung und die damit einhergehende Selbstverantwortung haben sich als ganz wesentlich erwiesen.
- Sie motivieren immer wieder zur Lebensstiländerung, auch wenn zunächst nur kleine Schritte gelingen.
- Sie ermuntern Betroffene zur Offenheit gegenüber dem Arzt bzw. der Ärztin, z. B. Medikamentennebenwirkungen anzusprechen.

Der niedrige Blutdruck (Hypotonie)

Von weit geringerer medizinischer Bedeutung ist der **niedrige Blutdruck** *(arterielle Hypotonie).* Die meisten Menschen mit anlagebedingt niedrigem Blutdruck haben keine Beschwerden und Schäden an Gefäßen oder Organen sind nicht zu befürchten.

Nur selten hat der niedrige Blutdruck eine krankhafte Ursache wie beispielsweise eine Aortenklappenstenose (➤ 7.2.2).

8

Der Schock

DEFINITION

Schock: Versagen der Kreislaufregulation mit bedrohlicher Minderdurchblutung einzelner oder mehrerer lebenswichtiger Organe. Kann durch das daraus resultierende Organversagen zum Tode führen. Mehrere Schockformen mit unterschiedlicher Ursache, aber gemeinsamer Endstrecke.

Beim **Schock** kommt es aus den unterschiedlichsten Gründen zu einem lebensbedrohlichen Kreislaufversagen. Hauptformen sind:

- **Volumenmangelschock.** Beispielsweise durch Blutverluste nimmt der venöse Rückstrom ab. In der Folge steht im großen Kreislauf nicht mehr genug Blut zur Verfügung.
- **Kardiogener Schock.** Hier versagt das Herz als lebenswichtige Pumpe. Ursache ist etwa ein akuter Herzinfarkt, aber auch Herzrhythmusstörungen, Herzklappenfehler oder eine **Myokarditis** *(Herzmuskelentzündung).*
- **Anaphylaktischer Schock.** Ursache sind allergische Reaktionen auf Nahrungsmittel, Medikamente oder Insektenstiche

(➤ 13.9). Große Mengen von *Histamin* und anderen gefäßaktiven Substanzen führen zu einer starken *generalisierten* (alle Gefäße betreffenden) Vasodilatation und darüber zum Blutdruckabfall.

- **Septischer Schock.** Gifte von Mikroorganismen bewirken im Rahmen einer Sepsis (Blutvergiftung) eine starke Vasodilatation.
- **Neurogener Schock.** Durch Schädigung des Nervensystems, z. B. nach einem Schädel-Hirn-Trauma, fällt die Gefäßregulation aus, die Gefäße sind maximal weit und das darin „versackte" Blut steht dem Kreislauf nicht mehr zur Verfügung.

Bei anaphylaktischem, septischem und neurogenem Schock sind Blutvolumen und Herzleistung anfangs ausreichend, das Blut jedoch falsch verteilt. Deshalb werden diese Schockformen auch als **distributiver Schock** oder *Verteilungsschock* zusammengefasst.

Beim Schock ist der systolische Blutdruck mit unter ca. 90 mmHg gefährlich niedrig, evtl. ist der Blutdruck gar nicht mehr messbar. Um den Blutdruck zu steigern und die Durchblutung vor allem des Gehirns zu sichern, schüttet der Körper hohe Dosen des Stresshormons Adrenalin sowie Aldosteron und ADH (➤ 9.3.1) aus. Hierdurch werden die Durchblutung peripherer Gefäßgebiete wie Haut und Muskulatur sowie die Blutversorgung des Magen-Darm-Trakts zugunsten der Hirn- und Herzdurchblutung eingeschränkt. Diese **Kreislaufzentralisation** ist der wesentliche Kompensationsmechanismus des Körpers.

Hält dieser Zustand an, kommt es aber zur Minderdurchblutung der Organe und daraus resultierend einem verminderten Sauerstoffangebot in den Zellen. Dieses führt zum **anaeroben** *(ohne Sauerstoff)* Stoffwechsel, bei dem schädliche Nebenprodukte wie z. B. Milchsäure gebildet werden. Außerdem können die schädlichen Stoffwechselendprodukte nicht abtransportiert werden. Unbehandelt verläuft der Schock tödlich.

8

VORSICHT

Menschen im Schock mit erhaltenem Bewusstsein (*außer* solche mit kardiogenem Schock, Knochenbrüchen von Becken oder Beinen, Schädel- oder Wirbelsäulenverletzungen) werden in der **Schocklage** gelagert, einer flachen Rückenlagerung mit Anheben der Beine schräg nach oben. Hierdurch fließt das in den Beinvenen gespeicherte Blut in den Körperkreislauf und hilft, den Blutdruck aufrechtzuerhalten. Bewusstlose werden in die stabile Seitenlagerung gebracht, möglichst ebenfalls mit Anheben der Beine. Zum Wärmeerhalt werden Betroffene zugedeckt. So bald wie möglich wird ein venöser Zugang zur parenteralen Gabe von Infusionen und Medikamenten gelegt.

8.4 Die Temperaturregulation

Der Mensch hält seine Körpertemperatur trotz Schwankungen der Außentemperatur bei etwa 37 °C konstant. Er ist damit wie alle anderen Säugetiere und alle Warmblüter ein **homöothermes** *(gleichwarmes)* **Lebewesen.** Dadurch kann der Mensch trotz unterschiedlicher Umgebungstemperaturen hochaktiv sein.

Die gleichbleibende Körpertemperatur erfordert allerdings eine effiziente **Temperaturregulation,** an der das Gefäßsystem (zusammen mit anderen Regelmechanismen) wesentlich beteiligt ist. Dies ist notwendig, da:

- Bei Temperaturen unter 35 °C viele lebenswichtige Enzymreaktionen kaum noch funktionieren
- Bei Temperaturen über 41,5 °C die Enzymproteine zerstört werden

8.4.1 Die normale Körpertemperatur

Die Kerntemperatur

Die inneren Organe im **Körperkern** brauchen eine gleichmäßige Temperatur für ihre Stoffwechselleistung. Dazu zählen beispielsweise Leber, Milz, Nieren, Herz, Rückenmark und Gehirn. Diese **(Körper-)Kerntemperatur** beträgt beim Gesunden ca. 37 °C und schwankt im Tagesverlauf nur um etwa ± 0,5 °C. Das Minimum erreicht der Körper morgens gegen drei Uhr, das Maximum am frühen Abend gegen 18 Uhr.

Am konstantesten ist dabei die Temperatur nach dem Aufwachen (vor dem Aufstehen) am Morgen: Diese **Basaltemperatur** dient als besonders zuverlässiger Vergleichswert. Bei Frauen unterliegt die Basaltemperatur auch den Einflüssen des Monatszyklus (➤ Abb. 19.13): Sie nimmt nach dem Eisprung um ca. 0,3–0,5 °C zu.

Die Schalentemperatur

Den Körperkern umgibt die **Körperschale.** Hierzu zählen vor allem die Haut und die Extremitäten, die deutlich stärker an den Schwankungen der Umgebungstemperatur teilnehmen: Bei einer Raumtemperatur von 20 °C und einer Körperkerntemperatur von 37 °C liegt die **(Körper-)Schalentemperatur** im Durchschnitt bei nur 28 °C (➤ Abb. 8.19). An heißen Tagen oder beim Schwitzen können Füße und Hände sich aber auch über die Körperkerntemperatur hinaus erwärmen.

Auch die Hoden sind kälter als der Körperkern. Wären sie wärmer, wie es beispielsweise bei Hoden der Fall ist, die im Leistenkanal bleiben (➤ 19.1.2), so droht Unfruchtbarkeit.

Die Messung der Körpertemperatur

Die Körpertemperatur wird üblicherweise im Mund unter der Zunge, im äußeren Gehörgang, im After oder in der Achselhöhle gemessen.

Die Temperatur liegt dabei in der Achselhöhle meist um etwa 0,5 °C niedriger als an den anderen Messpunkten, die die Temperatur des Körperkerns wesentlich genauer wiedergeben. Da außerdem bei der Messung in der Achselhöhle eine Reihe weiterer Fehler auftreten können, beispielsweise durch eine ungenaue Platzierung des Thermometers oder die erforderliche längere Messzeit, werden in der Regel die orale, die rektale oder die Messung im Ohr bevorzugt.

8.4.2 Wärmeproduktion und -transport

Wärmeproduktion und Wärmeaufnahme

Körperwärme wird vor allem produziert durch den Stoffwechsel innerer Organe sowie durch willkürliche oder unwillkürliche Muskelarbeit

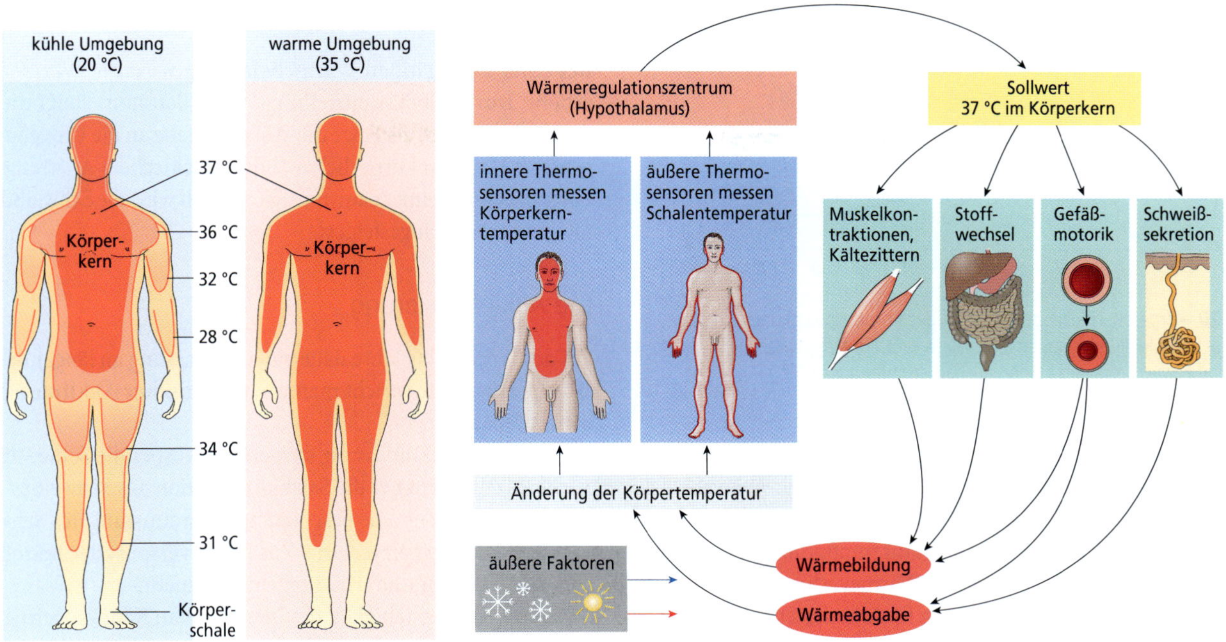

Abb. 8.19 Links: Kern- und Schalentemperatur des Menschen je nach Umgebungstemperatur. Rechts: Regelkreislauf der Körpertemperatur. [L190]

(körperliche Anstrengungen bzw. Kältezittern). In Ruhe steht dabei die Wärmeproduktion durch die inneren Organe im Vordergrund, bei körperlicher Anstrengung die der Muskulatur. Wärmeproduktion im braunen Fettgewebe (➤ 5.3.5) spielt nur bei (jüngeren) Säuglingen eine Rolle.

Der Körper produziert Wärme aber nicht nur selbst, sondern nimmt sie bei hoher Umgebungstemperatur oder warmen Strahlern (z. B. einem Heizstrahler) in der Umgebung zusätzlich auch von außen auf.

Wärmetransport und -abgabe

Die produzierte Wärme wird vom Körperkern zur Körperschale transportiert und an die Umgebung abgegeben. Mechanismen für den Wärmetransport sind:

- Die **Konvektion** (*Wärmeströmung,* Wärmetransport durch ein bewegtes Medium), beispielsweise der Wärmeabtransport durch den Blutstrom oder die bewegte Luft an der Hautoberfläche. Die Konvektion mithilfe des Blutflusses ist der Hauptmechanismus beim Wärmetransport innerhalb des Körpers.
- Die **Konduktion** (*Wärmeleitung,* Wärmetransport durch ruhende Stoffe). Die verschiedenen Körpergewebe tauschen auf diese Weise Wärme aus, oberflächennahe Muskulatur kann so Wärme an die Umgebung abgeben.
- Die **Wärmestrahlung** (elektromagnetische Strahlung). Ähnlich wie ein Heizungsradiator gibt auch der Körper Wärme als Wärmestrahlung ab.
- Die **Wärmeabgabe durch Verdunstung.** Über die Verdunstung von Schweiß kann der Körper eine beträchtliche Wärmemenge abgeben.

8.4.3 Der Regelkreis der Temperaturregulation

Temperaturempfindliche Messfühler, die **Thermosensoren,** messen ununterbrochen die Temperatur im Körperkern (z. B. ZNS) und in der Körperschale (Haut). Es lassen sich dabei zwei Arten von Sensoren für „warm" und „kalt" unterscheiden. Ihre Werte melden die Thermosensoren über die Nervenbahnen an das **thermoregulatorische Zentrum** im Hypothalamus. Stimmt der Istwert nicht mit dem Sollwert überein, so erfolgt über Muskulatur, Hautdurchblutung, Schweißbildung und Verhalten als Stellglieder eine Änderung der Wärmeabgabe und/oder Wärmeproduktion und dadurch eine weitestmögliche Annäherung an den Sollwert (➤ Abb. 8.19).

Thermische Neutralzone

Der Bereich der Umgebungstemperatur, in dem der Körper allein durch Änderung der Hautdurchblutung eine ausgeglichene Wärmebilanz aufrechterhalten kann, heißt **thermische Neutralzone.** Sie liegt beim Erwachsenen bei ca. 25–30 °C. Die **Indifferenztemperatur,** also die „Behaglichkeitstemperatur" für den unbekleideten ruhenden Erwachsenen, liegt bei einer Lufttemperatur von 27–31 °C (kein Wind, mittlere Luftfeuchtigkeit).

Die Temperaturregulation in besonderen Altersgruppen

Die Temperaturregulation Neugeborener ist schon ausgereift, zusätzlich können sie in ihrem braunen Fettgewebe zitterfrei Wärme bilden. Neugeborene haben aber im Vergleich zu älteren Kindern und Erwachsenen eine größere Oberfläche (➤ Abb. 8.20) und nur wenig Unterhautfettgewebe, sodass sie mehr Wärme verlieren. Dadurch kühlen Neugeborene viel schneller aus, ihre thermische Neutralzone liegt bei 32–34 °C.

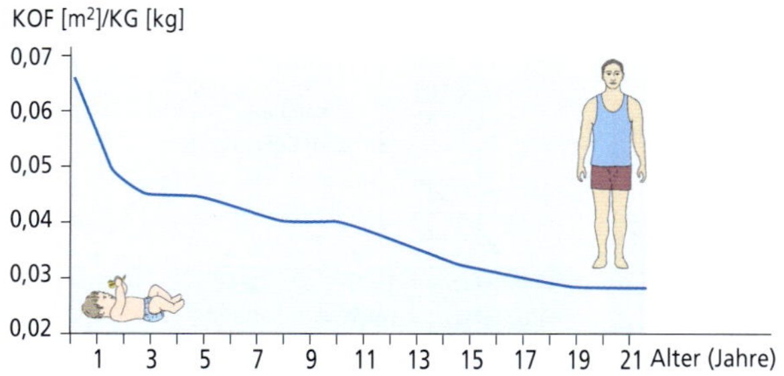

Abb. 8.20 Körperoberfläche bezogen auf das Körpergewicht. Insbesondere Säuglinge und Kleinkinder haben eine relativ größere Körperoberfläche als ältere Kinder und Erwachsene und kühlen deshalb leichter aus. [L190]

Auch beim älteren Menschen ist das Wärmebedürfnis höher (geringere Stoffwechselaktivität, weniger Unterhautfettgewebe), zudem lässt die Fähigkeit zur Regulation der Körpertemperatur nach: Einerseits ist bei Kältereizen die Temperaturempfindung herabgesetzt, die Gefäßengstellung zum Schutz vor Wärmeverlust sowie die Stoffwechselsteigerung zur Wärmebildung funktionierten nicht mehr so gut. Andererseits lässt auch die Fähigkeit zum Schwitzen nach, der Kreislauf des älteren Menschen wird durch Hitze mehr belastet als der des jüngeren, und der Flüssigkeitshaushalt ist labiler.

KLIMA UND UMWELT

Neugeborene und ältere Menschen sind sowohl durch Unterkühlung als auch durch Hitze besonders gefährdet. Bei ihnen muss also weit mehr auf eine angemessene Raumtemperatur und Kleidung geachtet werden als bei Jugendlichen oder Erwachsenen im mittleren Lebensalter.
Im Rahmen des Klimawandels sind vermehrte und längere Hitzeperioden zu erwarten. Hier gilt für alle Menschen, insbesondere aber für Säuglinge/Kleinkinder, ältere Menschen und Menschen, z. B. mit Herz-Kreislauf-Erkrankungen:

- Starke Erwärmung der Räume vermeiden, z. B. durch Beschattung der Fenster
- In der Mittagszeit drinnen bleiben
- Leichte Kleidung und Kopfbedeckung tragen
- Sich nicht der Sonne aussetzen, sondern Schatten suchen
- Körperliche Aktivität auf die Morgen- und Abendstunden verlegen
- Abkühlmöglichkeiten schaffen, z. B. nasse Tücher/Waschlappen, Wasserspray, Planschbecken, Wasserschüssel, Coolpack
- Leichte Speisen zu sich nehmen, ausreichend trinken

8.4.4 Die Anpassung an Wärme und Kälte

Die Vorgänge bei kurzzeitiger Kälte

Bei niedrigen Temperaturen drosselt der Körper die Wärmeabgabe über die Haut durch Gefäßengstellung. Außerdem wird die Wärmeproduktion durch willkürliche und unwillkürliche Muskelarbeit gesteigert – Beispiele sind das „Auf-der-Stelle-treten" und Kältezittern frierender Menschen.

Die Vorgänge bei kurzzeitiger Wärme

Bei einer kurzzeitigen Wärmebelastung wird die Wärmeabgabe erhöht: Durch Gefäßweitstellung (Vasodilatation) steigt die Hautdurchblutung und als Folge die Wärmeabgabe an die Umgebung. Die gerötete Haut bei körperlicher (oder psychischer) Anstrengung ist Folge dieses Regelmechanismus. Zusätzlich wird die Schweißdrüsentätigkeit erheblich gesteigert.

Die Akklimatisierung

Bei der Wochen bis Jahre dauernden Anpassung an länger dauernde Wärme oder Kälte spricht man von **thermischer Akklimatisierung** oder *Adaptation:*

- Bei der Wärmeanpassung steigert der Körper die Schweißmenge. Gleichzeitig senkt er die Salzkonzentration des Schweißes. Dadurch erreicht er eine beschleunigte Verdunstung des Schweißes und vermeidet Salzverluste. Zusätzlich verspürt der Betroffene größeren Durst und trinkt regelmäßig mehr.
- Die Anpassungsfähigkeit des Menschen an Kälte ist geringer als diejenige an Wärme, ein wärmendes Fell wie viele Tiere besitzt er beispielsweise nicht. Es gibt zwar einige Mechanismen der Kälteanpassung wie etwa eine Steigerung des Energieumsatzes, letztlich bleibt dem Menschen aber nur sinnvolles Verhalten, will er in Kälte überleben.

Die Unterkühlung

Sinkt die Körperkerntemperatur unter 35 °C, spricht man von *Unterkühlung* oder **Hypothermie.** Besonders gefährdet sind bewusstlose, unter Alkoholeinfluss stehende und ältere Menschen.

Der Betroffene zittert, klagt über Schmerzen und hat eine blasse, kalte Haut. Bei ≤ 30 °C verschwindet das Zittern. Der Unterkühlte verliert das Bewusstsein, die Reflexe bis hin zum Atemreflex erlöschen. Atemstillstand und Kammerflimmern (➤ 7.5.7) sind die Folge.

Perioperative Hypothermie

Patienten bzw. Patientinnen mit Allgemeinanästhesie (Vollnarkose) oder rückenmarksnaher Regionalanästhesie (z. B. Spinalanästhesie) sind gefährdet für eine **perioperative Hypothermie,** d. h. ein *unbeabsichtigtes* Absinken der Körpertemperatur < 36 °C während der Operation: Die Blutgefäße der Haut sind durch die genannten Verfahren weit gestellt und die gesteigerte Hautdurchblutung führt zu Wärmeverlusten. Mögliche Folgen sind Herzrhythmusstörungen/-infarkte, Gerinnungs- und Wundheilungsstörungen und postoperatives Zittern.
Vorsichtsmaßnahmen sind entsprechend das Warmhalten Betroffener und engmaschige Temperaturkontrollen vor, während und nach der Operation (z. B. ausreichend warmer OP, spezielle Decken).

8

Hyperthermie und Hitzschlag

Reichen die oben genannten Mechanismen der Wärmeabgabe nicht aus (beispielsweise bei tropischen Außentemperaturen und unzureichender Schweißbildung), staut sich die Wärme im Körper. Eine solche Körpertemperaturerhöhung bei *normalem* Sollwert im ZNS heißt **Hyperthermie.**

Dies löst bei besonders hohen Temperaturen einen **Hitzschlag** aus. Wegweisend sind starke Kopfschmerzen, Schwindel, schneller Puls, beschleunigte Atmung sowie trockene, heiße Haut. Unbehandelt drohen Bewusstlosigkeit und schließlich der Tod durch Überwärmung des Körpers.

Davon abgegrenzt wird der viel häufigere (weniger gefährliche) **Hitzekollaps:** Hier kommt es bei nur mäßig erhöhter Körpertemperatur und intakter Schweißabgabe (feuchte Haut) durch die Vasodilatation zunächst zur orthostatischen Dysregulation (➤ 8.3.5) und schließlich zum Kollaps.

Das Fieber

DEFINITION

Fieber: Anstieg der Körperkerntemperatur über 38 °C infolge *Erhöhung des Temperatursollwerts* im ZNS.

Fieber ist eine vom Körper selbst eingeleitete Temperaturerhöhung, die nicht von der Außentemperatur abhängt und sich somit grundlegend von der Hyperthermie unterscheidet.

Meist liegt der Sollwerterhöhung die Einwirkung von **Pyrogenen** zugrunde. *Exogene* (von außen kommende) *Pyrogene* sind fiebererzeugende Stoffe, die von Bakterien, Viren und Pilzen produziert werden und, sobald sie in die Blutbahn gelangen, die Körpertemperatur ansteigen lassen. *Endogene* (von innen kommende) *Pyrogene* sind z. B. Prostaglandine, die bei Entzündungen freigesetzt werden. Fieber ist bei Entzündungen ein sinnvoller Mechanismus: Die erhöhte Temperatur beschleunigt Entzündungs- und Abwehrvorgänge.

Die Fieberentstehung lässt sich mit den Mechanismen eines Regelkreises veranschaulichen: Die Pyrogene führen zu einer Erhöhung des Sollwertes im thermoregulatorischen Zentrum. Als Folge liegt die Körperkerntemperatur unter dem Sollwert. Der Körper regelt die Temperatur nach, indem er die Hautgefäße verengt und Kältezittern auslöst. Solange das Fieber steigt, friert der Kranke daher, obwohl seine Körpertemperatur vielleicht schon zu hoch ist.

Wenn keine Pyrogene mehr im Blut zirkulieren, fällt der Sollwert wieder ab, und der Körper versucht, die Wärme wieder loszuwerden. Dabei erweitern sich die Gefäße, Schweiß bricht aus und die Kranken fühlen sich heiß („Gesundschwitzen").

Wadenwickel

Bei Fieber steigert der Körper die Hautdurchblutung, um die Wärmeabgabe über die Haut zu erhöhen. Dies machen sich die Pflegenden beim Anlegen von **Wadenwickeln** zunutze: Die feucht-kalten Wickel erzeugen Verdunstungskälte und entziehen der sehr gut durchbluteten Haut dadurch viel Wärme. Vor dem Anlegen sollten die Füße warm und gut durchblutet sein und die Temperatur des Wickels darf nur knapp unter der des Fiebernden liegen. Ansonsten führen die kalten Wickel zu einer Engstellung der Gefäße, und die Wärmeabgabe ist unmöglich. Wadenwickel werden nur mit dünnen Tüchern angelegt und nicht umschlossen. Dies verhindert die Verdunstung und führt eher zum Wärmestau. Gewechselt werden Wadenwickel alle 10 Min. über 1 Std., spätestens jedoch, wenn sich der Wickel warm anfühlt. Anschließend wird die Temperatur kontrolliert (Ziel: Temperatursenkung 1–2 °C/Std.).

Die Pflegenden berücksichtigen bei Fiebernden auch den erhöhten Flüssigkeitsverlust durch das verstärkte Schwitzen.

Aufgaben zur Pflegesituation

Als bei Herrn Aziz die Diagnose pAVK gestellt wurde, wurde ihm neuerlich dringend angeraten, seine Risikofaktoren zu minimieren, also sein Gewicht zu reduzieren und mit dem Rauchen aufzuhören. Seine Blutzuckerwerte sind glücklicherweise unter der intensivierten konventionellen Insulintherapie gut eingestellt. Leider ist es Herrn Aziz bisher weder gelungen, das Rauchen aufzugeben noch sein Gewicht zu reduzieren. Heute kommt Herr Aziz zur stationären Aufnahme auf eine gefäßchirurgische Station, weil eine Engstelle in der Oberschenkelarterie katheterinterventionell beseitigt werden soll. Pflegefachfrau Klara Niedermaier nimmt gemeinsam mit der neuen Auszubildenen Sonja Klüber den Patienten auf. Sonja Klüber hat ihren ersten praktischen Ausbildungstag überhaupt. Blutdruck- und Temperaturmessung hat sie schon in der theoretischen Ausbildung gelernt und geübt.

1. Bei der pAVK handelt es sich um eine arterielle Gefäßerkrankung. Erläutern Sie den Unterschied von Venen und Arterien.
2. Beschreiben Sie den grundsätzlichen Aufbau von Arterien.
3. Beschreiben Sie die sog. Windkesselfunktion der arteriellen Gefäße. Welchen Sinn hat diese Funktion?
4. Stellen Sie die Risikofaktoren, Pathogenese und Folgen der Arteriosklerose dar.
5. Herr Aziz leidet unter einer arteriellen Hypertonie. Unterscheiden Sie Blutdruckwerte in ‚normoton', ‚hypoton' und ‚hyperton'.
6. Welche drei physiologischen Einflussfaktoren wirken sich auf den Blutdruck aus?
7. Beschreiben Sie die Blutdruckmessung nach Riva-Rocci.

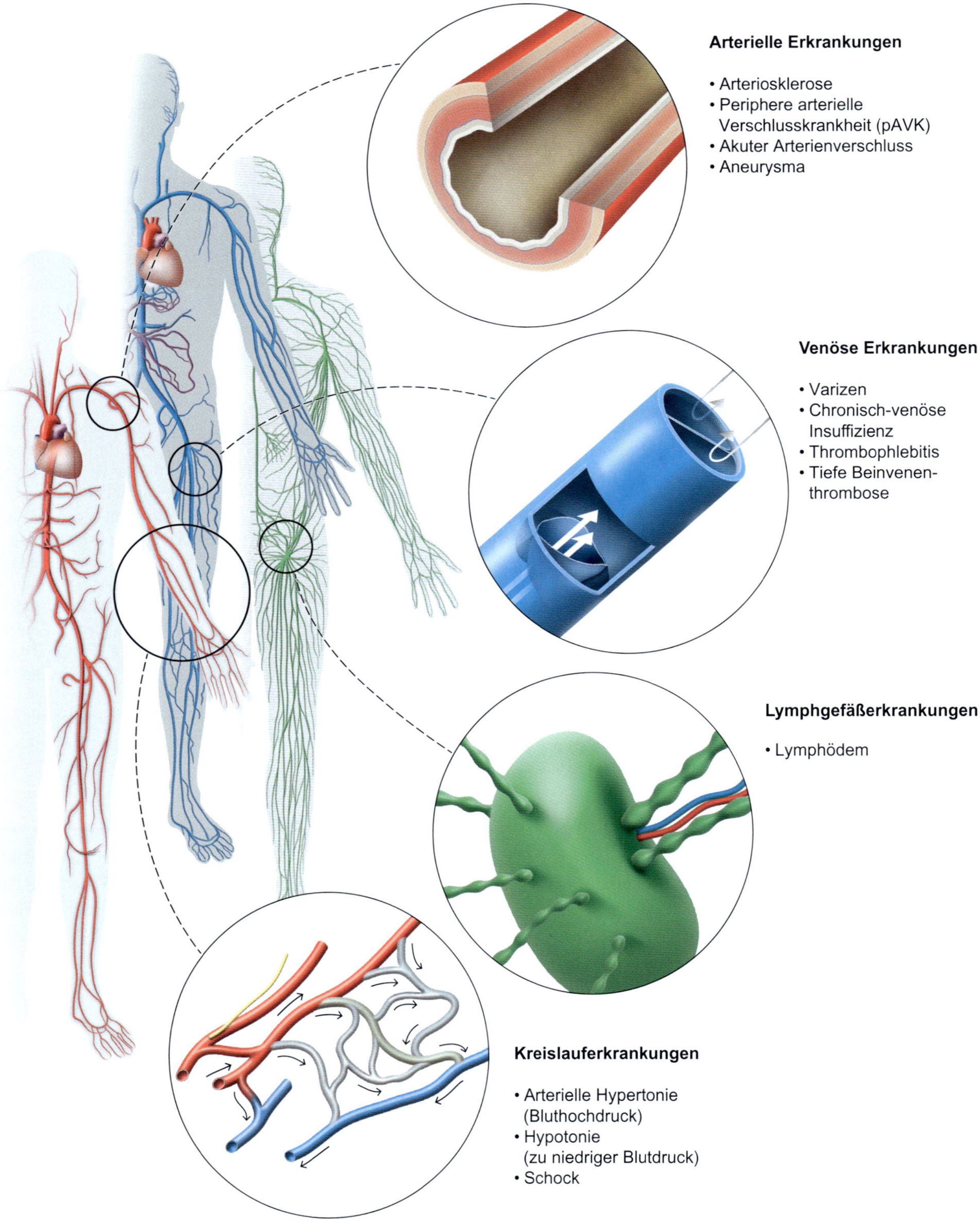

Abb. 8.21 Wichtige Erkrankungen des Kreislauf- und Gefäßsystems. Weitere Informationen zu diesen Krankheitsbildern finden Sie in „PFLEGEN Gesundheits- und Krankheitslehre". [L275]

KAPITEL

9 Hormonsystem

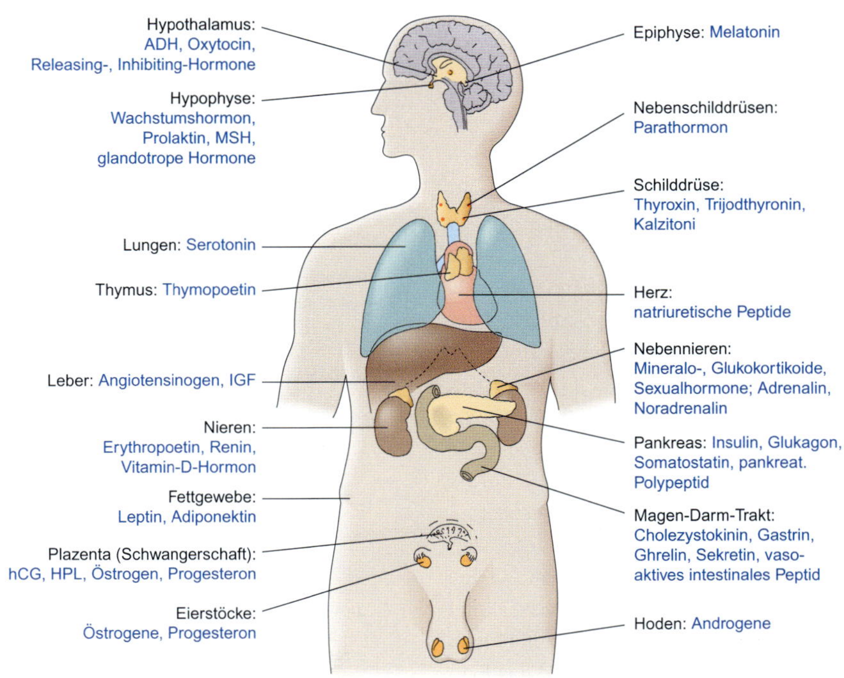

Abb. 9.1 Endokrine Drüsen und Gewebe des Menschen und die von ihnen gebildeten Hormone (teilweise Auswahl). [L190]

Pflegesituation

Herr Groß, 75 Jahre alt, kommt heute aus dem Krankenhaus zurück in die Altenpflegeeinrichtung St. Reginenstift. Herr Groß wurde aufgrund eines akuten Atemwegsinfektes in das Krankenhaus eingeliefert. Darina Ibisevic ist die Bezugspflegende von Herrn Groß und freut sich sehr, Herrn Groß wieder begrüßen zu dürfen. Die Pflegefachperson betreut ihn bereits seit seinem Einzug in die Einrichtung und zwischen den beiden ist seitdem eine gute Beziehung entstanden.

9.1 Die Funktion und Arbeitsweise der Hormone

DEFINITION

Hormone: Chemisch uneinheitliche Botenstoffe, die in abgegrenzten **endokrinen Drüsen** *(Hormondrüsen)* oder **diffusen endokrinen Geweben** gebildet werden und der Kommunikation zwischen Zellen und/oder Organen dienen.

Hormone beeinflussen ganz wesentlich die biologischen Abläufe im Körper, das Verhalten und die Empfindungen eines Menschen. Dies gilt für Verdauung, Stoffwechsel, Ess-, Trink- und Schlafverhalten, Sexualität und Entwicklung, aber auch die Stressreaktion und Psyche. Neben dem Nerven- und dem Abwehrsystem ist das **Hormonsystem** oder *endokrine System* ein weiteres großes Steuerungssystem des Körpers.

Aufgaben von Hormonen

Hormone erfüllen zahlreiche Aufgaben:

- Regulieren das innere Milieu, den Organstoffwechsel und die Energiebalance
- Helfen dem Körper, mit Belastungen aller Art (z. B. Infektionen, Stress, Hunger) fertigzuwerden
- Fördern Wachstum und Entwicklung
- Steuern die Reproduktionsvorgänge von der Eizell- und Spermienbildung bis zur Ernährung des Neugeborenen
- Beeinflussen psychische Vorgänge und Verhalten

Die Drüsen- und Gewebshormone

Viele Hormone werden von speziellen **endokrinen Drüsen,** den *Hormondrüsen,* gebildet (➤ Abb. 9.1). Diese Hormone heißen **Drüsenhormone** oder *glanduläre Hormone.* Im Gegensatz zu den *exokrinen Drüsen* (➤ 5.2.2), die ihre Sekrete an die Oberfläche von Haut oder Schleimhäuten absondern, geben die endokrinen Drüsen ihre Produkte (die Hormone) in den sie umgebenden interstitiellen Raum ab, der meist von einem dichten Kapillargeflecht durchzogen ist. Die Hormone diffundieren rasch vom Interstitium in die Kapillaren und werden mit dem Blut im gesamten Körper verteilt. So erreichen die Hormone ihre jeweiligen **Zielzellen,** dies sind alle Zellen, die über geeignete Rezeptoren die „Botschaft" des Hormons verstehen können (➤ 9.1.3).

In noch größerem Maße werden Hormone aber von spezialisierten Zellen anderer Körpergewebe gebildet, die verstreut oder in Zellgruppen zusammenliegen. Diese Zellen werden als **diffuse endokrine Gewebe** (*diffus* = ausgebreitet, ohne feste Umgrenzung) bezeichnet (➤ Abb. 9.1), die von ihnen produzierten Hormone heißen auch **Gewebshormone** *(aglanduläre Hormone).* Beispiele sind das Erythropoetin und die Prostaglandine. Deshalb spricht man zusammenfassend auch von **endokrinem Gewebe.**

Die Fern- und Nahwirkung von Hormonen

Die Auffassung, dass Hormone ihre Zielzellen nur über die Blutbahn erreichen und weit entfernt vom Ort ihrer Ausschüttung wirken (**endokrine Sekretion** im engeren Sinne), ist überholt: Etliche Hormone erreichen Zielzellen in ihrer unmittelbaren Nachbarschaft durch Diffusion und beeinflussen diese **(parakrine Sekretion)** oder wirken sogar auf die hormonproduzierende Zelle selbst zurück (**autokrine Sekretion** ➤ Abb. 9.2). Das gleiche Hormon kann dabei auf mehrere Arten wirken.

Fließende Übergänge

Auch die Trennung von Nerven-, Hormon- und Abwehrsystem ist unscharf. Zwar gibt es Unterschiede: So ist das Nervensystem in aller Regel viel schneller als das Hormonsystem und leitet seine Informationen nur zu ausgewählten Zellen weiter, wohingegen die

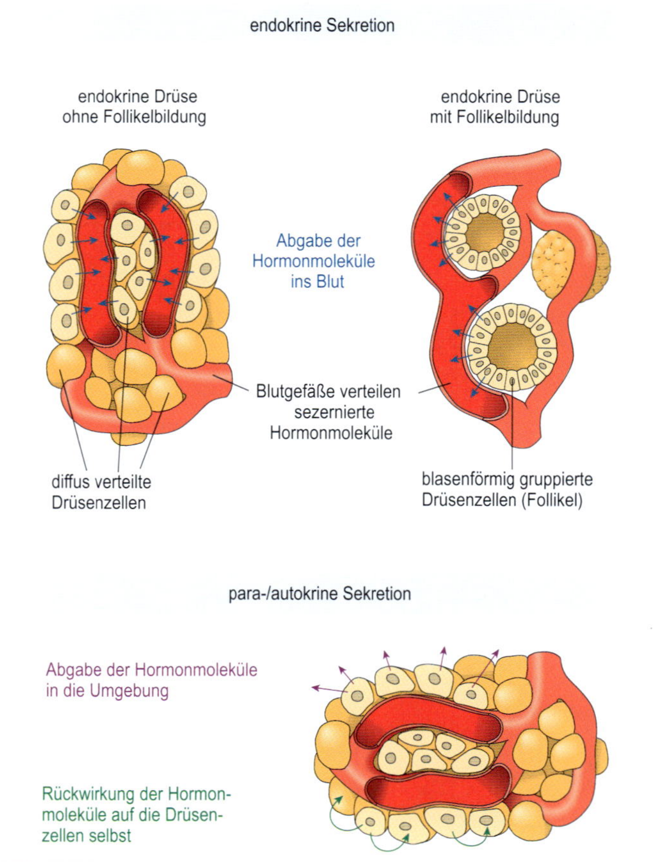

Abb. 9.2 Endokrine Sekretion im engeren Sinn (blau), parakrine (violett) und autokrine (grün) Sekretion. [L190]

klassischen Hormone über den Blutweg an *alle* Zellen des ganzen Körpers verteilt werden.

Andererseits hat z. B. Noradrenalin „Doppelfunktion" als Hormon und Neurotransmitter; das Hormon ADH (Adiuretin) wird von Nervenzellen produziert und daher auch als **Neurohormon** bezeichnet. Auch Abwehrzellen produzieren hormonartige Botenstoffe, hier **Zytokine** genannt, die über das Blut verteilt im ganzen Körper, in der Umgebung der Abwehrzelle oder auf diese selbst wirken.

Die Übergänge sind also fließend. Es ist wohl besser, allgemein von *Botenstoffen* zu sprechen, die je nach dem Ort ihrer Bereitstellung und ihrer Funktion als *Hormon, Gewebshormon* oder *Neurotransmitter* wirken.

9.1.1 Der chemische Aufbau der Hormone

Chemisch kann man die Hormone in vier Klassen unterteilen (➤ Tab. 9.1):

- **Aminosäureabkömmlinge:** Sie leiten sich von einer Aminosäure (➤ Abb. 2.20) ab und sind, abgesehen von den fettlöslichen Schilddrüsenhormonen, alle wasserlöslich.
- **Peptid-** und **Proteohormone:** Diese Hormone bestehen aus kürzeren bzw. längeren Aminosäureketten. Sie sind meist wasserlöslich.
- **Steroidhormone:** Sie sind als Cholesterinabkömmlinge (➤ 2.8.2) fettlöslich.
- **Arachidonsäureabkömmlinge:** Sie leiten sich von der mehrfach ungesättigten Fettsäure Arachidonsäure ab (➤ 2.8.2) und sind ebenfalls fettlöslich.

Tab. 9.1 Übersicht über die Hormone der vier Hormonklassen (Auswahl) und ihre Bildungsorte.

Klasse	Hormon	Hauptbildungsort
Aminosäureabkömmlinge	Thyroxin und Trijodthyronin	Schilddrüse
	Katecholamine (Adrenalin und Noradrenalin)	Nebennierenmark
Peptid- und Proteohormone	Oxytocin, ADH (Adiuretin) Releasing-Hormone (RH), Inhibiting-Hormone (IH)	Hypothalamus
	Wachstumshormon, Prolaktin, TSH, ACTH, FSH, LH	Hypophysenvorderlappen
	Kalzitonin	Schilddrüse
	Parathormon (PTH)	Nebenschilddrüse
	Insulin	Bauchspeicheldrüse
Steroidhormone	Aldosteron, Kortisol	Nebennierenrinde
	Testosteron	Hoden
	Östrogene und Progesteron	Eierstöcke
	Vitamin-D-Hormon	Haut, Leber, Nieren
Arachidonsäureabkömmlinge	Prostaglandine, Thromboxan	Überall im Körper

Hormoneinnahme

Steroidhormone und Aminosäureabkömmlinge werden bei der Verdauung nicht abgebaut. Sie können als Tabletten eingenommen werden, so etwa die „Pille" (ein Östrogen-Gestagen-Gemisch).
Peptidhormone hingegen würden bei oraler Einnahme im Verdauungstrakt zerlegt und damit wirkungslos. Sie müssen deshalb parenteral (unter Umgehung des Verdauungstrakts) verabreicht werden, beispielsweise als Insulinspritze.

9.1.2 Die Transportproteine für Hormone

Alle fettlöslichen und einige wasserlösliche Hormone müssen im Blut an Transportproteine gebunden werden. So binden sich z. B. die Schilddrüsenhormone an das **Thyroxin-bindende Globulin** *(TBG)* und die Sexualhormone an das **Sexualhormon-bindende Globulin** *(SHBG)*. Außerdem schützt die Proteinbindung in der Regel vor Abbau oder Ausscheidung. Biologisch wirksam ist jedoch nur das *freie*, nicht das proteingebundene Hormon.

Eine Veränderung der Bindungsfähigkeit und/oder der Konzentration hormonbindender Transportproteine kann labordiagnostisch eine Hormonstörung vortäuschen.

9.1.3 Die Hormonrezeptoren

Wie erkennen sich Hormon und Zielzelle?

Damit eine Zielzelle ein Hormonsignal empfangen kann, muss sie **spezifische Hormonrezeptoren** besitzen, an die sich das Hormon anlagern kann. Hormon und Hormonrezeptor müssen wie Schlüssel und Schloss zusammenpassen.

Die Hormonrezeptoren können sich entweder in der Zellmembran oder im Inneren der Zielzelle befinden. Durch die Hormonbindung wird eine Reihe von Stoffwechselvorgängen ausgelöst, die letztlich zu der gewünschten Hormonwirkung führen. Für ein bestimmtes Hormon existieren oft an Zellen verschiedener Gewebe oder Organe mehrere Rezeptortypen, sodass ganz unterschiedliche Hormonwirkungen die Folge sind. Adrenalin z. B. bewirkt an den Gefäßen des Magen-Darm-Trakts über α-Rezeptoren eine Gefäßverengung (und damit eine Durchblutungsverminderung) und an den Gefäßen der Skelettmuskulatur über β-Rezeptoren eine Gefäßerweiterung (und in der Folge eine Durchblutungssteigerung).

Andererseits ist jede Zelle Zielzelle für unterschiedliche Hormone und besitzt entsprechend verschiedene Hormonrezeptoren. Jede einzelne Körperzelle kann so über Hormone zu verschiedenen, unter Umständen sogar gegensätzlichen Reaktionen veranlasst werden.

Die Membranrezeptoren

Die meisten Aminosäureabkömmlinge, Peptid- und Proteohormone, können wegen ihrer guten Wasserlöslichkeit *(Hydrophilie)* nicht durch die *lipophile* (fettlösliche) Zellmembran hindurchtreten. Um die „Botschaft" an die Zelle mitzuteilen, verbinden sie sich von außen mit einem **Membranrezeptor** in der Zellmembran. Der Rezeptor besteht immer aus einem äußeren Teil (für die Hormonbindung) und einem inneren Teil, der über Signalmoleküle in der Zelle die gewünschte Stoffwechselwirkung vermittelt.

- Die sehr häufigen **G-Protein-gekoppelten Rezeptoren** können über die dazwischengeschalteten *G-Proteine* z. B. das Enzym **Adenylatzyklase** aktivieren. Adenylatzyklase fördert die Umwandlung von ATP in **cAMP** *(cyclo-AMP, zyklisches Adenosinmonophosphat).* cAMP als **Second-Messenger** („zweiter Bote", im Gegensatz zum Hormon als **First-Messenger**) aktiviert daraufhin eine oder mehrere **Proteinkinasen.** Die Proteinkinasen wiederum hemmen oder aktivieren die Enzyme, die die gewünschte Hormonantwort der Zielzelle bewirken (➤ Abb. 9.3 links).
- **Enzym-gekoppelte Rezeptoren** haben an ihrer Innenseite selbst Enzymaktivität, z. B. die **Rezeptor-Tyrosinkinasen.**
- Bei **ligandengesteuerten Ionenkanälen** ist der Hormonrezptor ein Ionenkanal (z. B. Kalziumkanal), der sich durch die Hormonbindung öffnet oder schließt.

Die intrazellulären Hormonrezeptoren

Die sehr gut fettlöslichen Steroidhormone und auch die Schilddrüsenhormone beeinflussen die Funktion ihrer Zielzellen direkt ohne zwischengeschalteten Second-Messenger, da sie die Zellmembran mühelos passieren können.

Diese Hormone trennen sich von ihrem Trägerprotein, durchdringen die Zellmembran und verbinden sich mit **intrazellulären Hormonrezeptoren** (➤ Abb. 9.3 rechts). Dabei befinden sich z. B. die Rezeptoren für Schilddrüsenhormone im Zellkern, die Steroidhormonrezeptoren hingegen im Zytoplasma. Auch im Zytoplasma gebildete Hormon-Rezeptor-Komplexe gelangen jedoch letztlich in den Zellkern, binden an die DNA und beeinflussen dort die Transkription (➤ 3.6) bestimmter DNA-Abschnitte und damit die Bildung bestimmter Proteine.

Hormonabhängige Tumoren

Einige Tumoren wachsen hormonabhängig. Dies kann therapeutisch genutzt werden, indem die Bildung des tumorfördernden Hormons medikamentös unterdrückt oder die Hormonwirkung durch Blockade der Hormonrezeptoren verhindert wird. Solche **Antihormone** sind z. B. das *Antiöstrogen* Tamoxifen, das bei Brustkrebs gegeben wird, und das *Antiandrogen* Cyproteron, das beim Prostatakrebs eingesetzt wird.

9.1.4 Der Abbau der Hormone

Viele Peptid- und Proteohormone werden durch Enzyme in Blut oder Organen gespalten und dadurch abgebaut. Zentrales Organ für den **Hormonabbau** ist ansonsten die Leber. Die Hormone werden dort durch verschiedene Reaktionen verändert und dadurch unwirksam. Die Abbauprodukte werden meist über Leber und/oder Nieren ausgeschieden.

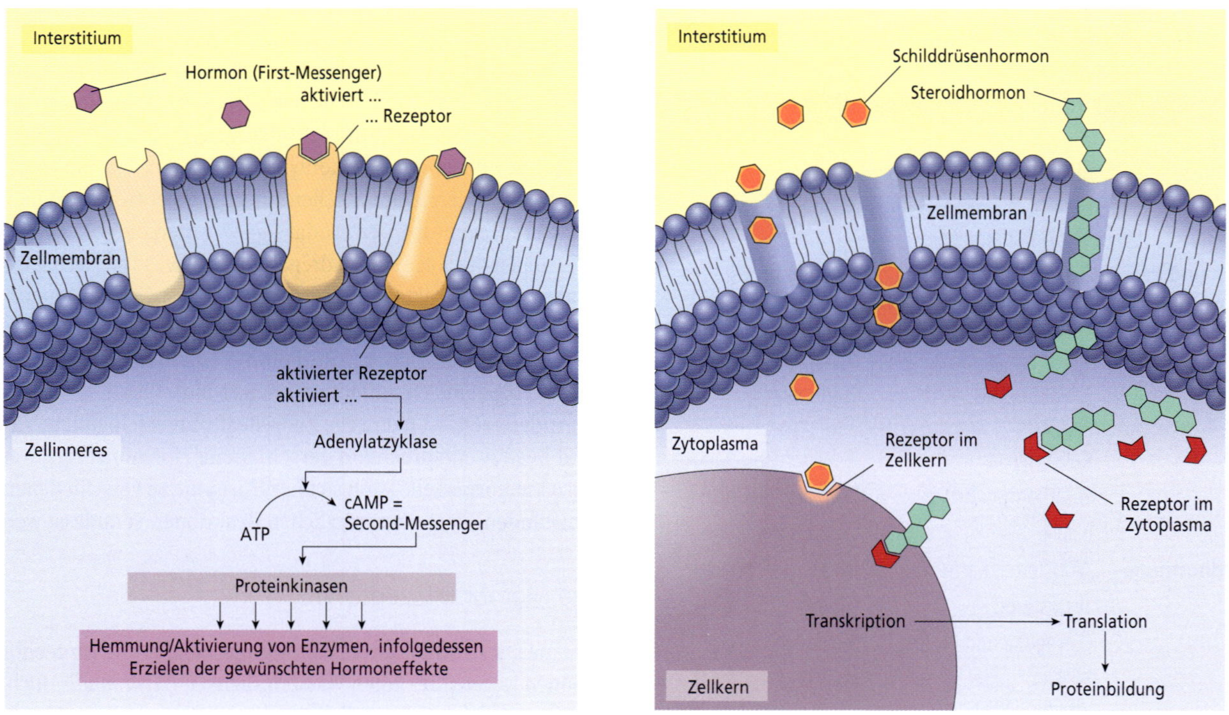

Abb. 9.3 Wirkungsvermittlung bei Hormonen. Wasserlösliche Hormone benötigen zur Wirkungsvermittlung einen Second-Messenger, hier cAMP (links). Fettlösliche Hormone sind zellmembrangängig und binden direkt an einen intrazellulären Rezeptor in Zytoplasma oder Zellkern (rechts). [L190]

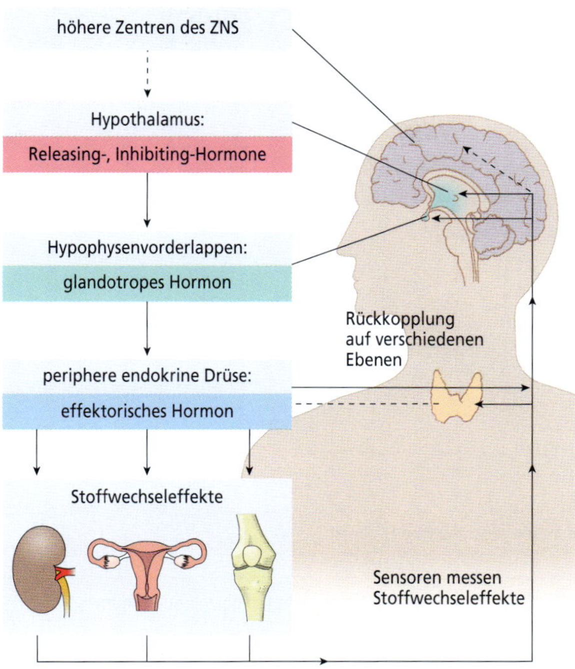

Abb. 9.4 Hierarchie der Hormonregulation. [L190]

9.1.5 Die Regulation der hormonellen Sekretion

Die hormonellen Regelkreise

Die Hormonkonzentrationen im Blut sind minimal (die des Schilddrüsenhormons Thyroxin z. B. etwa 100 nmol/l), und schon geringfügige Konzentrationsänderungen können tiefgreifende Folgen haben. Die Hormonsekretion muss also exakt gesteuert werden. Dies geschieht durch *Regelkreise* (Prinzip ➤ 1.3), wobei meist *mehrere* Regelkreise *gleichzeitig* auf ein Hormon einwirken. Besonders häufig ist eine *negative Rückkopplung,* typischerweise auf mehreren Ebenen. *Positive Rückkopplung* ist selten.

Als oberster Regler fungiert meist der **Hypothalamus** (➤ Abb. 9.4). Dort laufen viele Informationen über die Außenwelt und das innere Milieu zusammen. Außerdem findet dort eine Verknüpfung mit dem Nervensystem statt. Der Hypothalamus beeinflusst über **Releasing-Hormone** *(RH)* fördernd und über **Inhibiting-Hormone** *(IH)* hemmend einen zweiten Regler, den Hypophysenvorderlappen.

Der **Hypophysenvorderlappen** wiederum gibt **glandotrope Hormone** (*glandotrop* = auf Drüsen einwirkend) ab, welche die „untergeordneten" **peripheren endokrinen Drüsen** beeinflussen, z. B. die Schilddrüse. Diese stehen als Letzte in der Hierarchie und beeinflussen mit **effektorischen Hormonen** *(Effektorhormonen)* direkt ihre Zielzellen.

Nicht alle Hormondrüsen unterliegen dieser komplizierten hierarchischen Ordnung über drei Ebenen. So überspringen die Hormone des Hypophysenhinterlappens (Oxytocin und ADH ➤ 9.3.1) eine Ebene und wirken direkt auf die Zielzellen. Andere Hormondrüsen arbeiten weitgehend unabhängig von Hypothalamus und Hypophyse, z. B. die Nebenschilddrüse (Parathormon ➤ 9.6) und die Bauchspeicheldrüse (Insulin, Glukagon ➤ 9.8.2).

Die endogenen Rhythmen der Hormonsekretion

Viele Hormone werden nicht kontinuierlich, sondern *rhythmisch* ausgeschüttet. Diese endogenen Rhythmen sind sehr unterschiedlich lang:

- Rhythmen von Minuten bis Stunden bei vielen Releasing- und Inhibiting-Hormonen
- Zirkadiane Rhythmen mit einer Dauer von ungefähr einem Tag, etwa beim Kortisol
- Ungefähr vier Wochen dauernde Rhythmen beim Menstruationszyklus
- Jahrzehntelange Rhythmen bei den Sexualhormonen

9.2 Die Altersveränderungen des Hormonsystems

Auch beim Hormonsystem sind Altersveränderungen zu beobachten: Am auffälligsten und bekanntesten ist das Absinken der Sexualhormone („Wechseljahre" der Frau, ➤ 19.2.6). Daneben lassen z. B. die Insulin- und Wachstumshormonsekretion nach und das Ansprechen auf die Stimulation durch Hypothalamus und Hypophyse ist verzögert.

Insgesamt sind die Veränderungen des Hormonsystems aber – abgesehen von den Sexualhormonen – wohl eher von untergeordneter klinischer Bedeutung.

Hormongabe: Beratung

Immer wieder werden Hormone, allen voran Sexualhormone, Wachstumshormon und Melatonin, als „Jungbrunnen" angepriesen. Hormone können, im Einzelfall gezielt eingesetzt, zweifellos positive Wirkungen entfalten. Den allgemeinen Alterungsprozess verzögern oder gar aufhalten, und das ganz bequem und ohne Nebenwirkungen, können sie entgegen aller Versprechen nicht.

9.3 Hypothalamus und Hypophyse

DEFINITION

Hypothalamus: Teil des Zwischenhirns (➤ 16.6). Wichtigstes Hirngebiet für die Regelung des inneren Milieus und oberstes Zentrum des Hormonsystems. Produktion von **ADH, Oxytocin, Releasing-, Inhibiting-Hormonen.**

Hypophyse *(Hirnanhangsdrüse):* Teil des Zwischenhirns aus zwei Anteilen

- **Hypophysenvorderlappen** *(HVL, Adenohypophyse),* 75 % des Gewichts, Drüsengewebe. Produktion von **Wachstumshormon, Prolaktin, MSH, glandotropen Hormonen**
- **Hypophysenhinterlappen** *(HHL, Neurohypophyse),* 25 % des Gewichts, gewissermaßen Anhängsel des Hypothalamus, da v. a. aus Axonen bestehend, deren Zellkörper im Hypothalamus liegen. Freisetzung von ADH, Oxytocin.

9

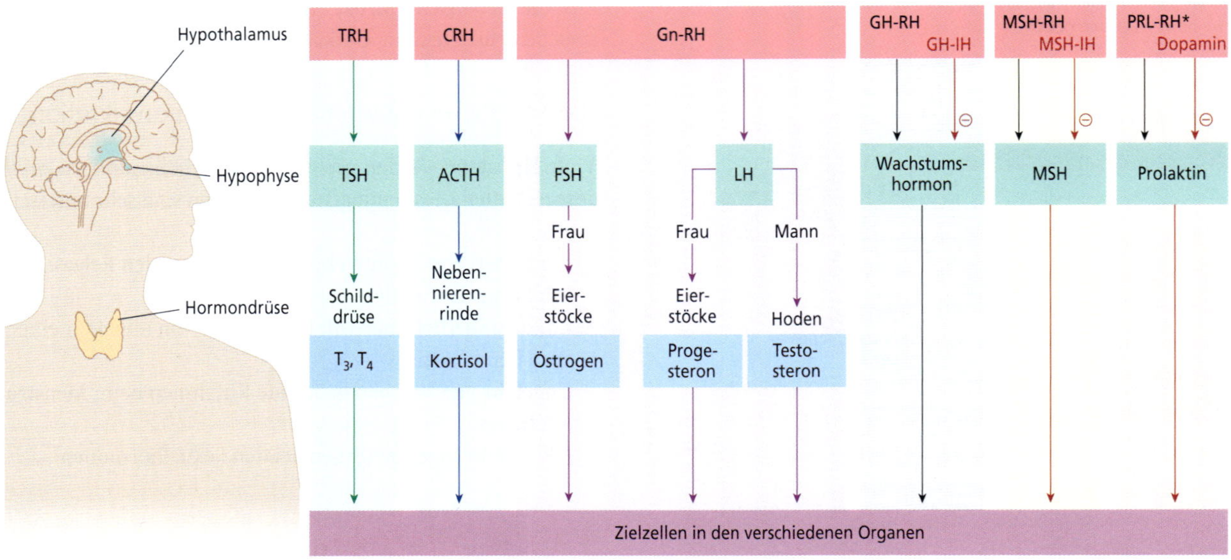

Abb. 9.5 Die Hormonachsen von Hypothalamus, Hypophyse und peripheren Hormondrüsen. [L190] * PRL-RH bezeichnet nicht ein einzelnes Hormon, sondern eine Funktion, die durch mehrere Hormone ausgeübt wird.

9.3.1 Der Hypothalamus und Hypophysenhinterlappen

Verschiedene Kerngebiete (Ansammlungen von grauer Substanz im Gehirn) des Hypothalamus sind für den Hormonhaushalt von Bedeutung.

Die hypophyseotrope Zone des Hypothalamus

In der vorderen Zone des Hypothalamus werden die **Releasing-Hormone** *(RH, releasing factors, Liberine)* und die **Inhibiting-Hormone** *(IH, Statine)* sezerniert. Diese gelangen mit dem Blut über ein spezielles Kapillarnetz, den **hypophysären Portalkreislauf,** über den Hypophysenstiel zum Hypophysenvorderlappen. Dort stimulieren die Releasing-Hormone die Ausschüttung von Hypophysenvorderlappenhormonen, Inhibiting-Hormone hemmen ihre Sekretion (➤ Abb. 9.5). Die wichtigsten sind:

- **TRH** *(Thyrotropin-Releasing-Hormon),* stimuliert die Ausschüttung von TSH (Thyroidea stimulierendes Hormon ➤ 9.5.2)
- **CRH** *(Corticotropin-Releasing-Hormon),* stimuliert die Ausschüttung von ACTH (adrenocorticotropes Hormon ➤ 9.7.3)
- **Gn-RH** *(Gonadotropin-Releasing-Hormon),* stimuliert die Ausschüttung von FSH und LH (➤ 19.1.3, ➤ 19.2.5)
- **GH-RH** *(Growth-Hormon-Releasing-Hormon),* stimuliert die Wachstumshormonausschüttung (➤ 9.3.2)
- **Somatostatin,** auch als **GH-IH** *(Growth-Hormon-Inhibiting-Hormon)* bezeichnet, hemmt die Wachstumshormonausschüttung
- **MSH-RH** *(MSH-Releasing-Hormon, Melanotropin-Releasing-Hormon, M-RH),* stimuliert die Ausschüttung von MSH (Melanotropin)
- **MSH-IH** *(MSH-Inhibiting-Hormon, Melanotropin-Inhibiting-Hormon, M-IH),* hemmt die Ausschüttung von MSH
- **Dopamin** *(PRL-IH, Prolaktin-Inhibiting-Hormon),* hemmt die Prolaktinausschüttung

Nach heutigem Wissen gibt es kein *einzelnes PRL-RH (Prolaktin-Releasing-Hormon).* Die Prolaktinausschüttung wird vielmehr durch *mehrere* Hormone stimuliert, u. a. TRH und Neuropeptide.

Dopamin zeigt exemplarisch die unscharfe Grenze zwischen Nerven- und Hormonsystem: Dopamin ist sowohl ein Hypophysenvorderlappenhormon als auch ein Neurotransmitter (➤ 16.3.2).

Die Kerngebiete der Hypophysenhinterlappenhormone

In weiteren Arealen des Hypothalamus werden die Hormone **Oxytocin** und **ADH** gebildet. Sie werden dann in den Axonen (Nervenzellfortsätzen ➤ 5.5.1) der Nervenzellen des Hypothalamus zum *Hypophysenhinterlappen* transportiert, wo sie gespeichert und erst bei Bedarf ins Blut abgegeben werden (➤ Abb. 9.6).

Aufgrund ihres Sekretionsortes werden die beiden Hormone auch als **Hypophysenhinterlappenhormone** bezeichnet (obwohl sie von Nervenzellen des Hypothalamus produziert werden).

Das Oxytocin

Oxytocin unterhält die regelmäßige Wehentätigkeit an der geburtsbereiten Gebärmutter und führt während der Stillzeit zur Milchentleerung (➤ 20.7.1). Außerdem ist es eine Art Bindungs- und Glückshormon: Berührungen und Streicheln fördern seine Produktion, beim Orgasmus wird es in großen Mengen ausgeschüttet. Oxytocin wirkt entspannend, angstlösend und euphorisierend und fördert dadurch die Paarbindung wie auch den Beziehungsaufbau zwischen Mutter und Säugling.

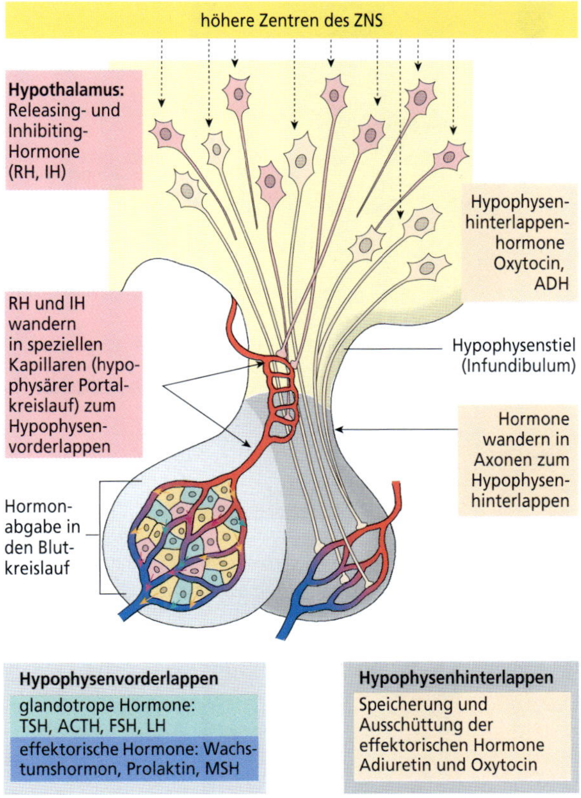

Abb. 9.6 Bedeutung von Hypothalamus und Hypophyse bei der hormonellen Sekretion und Regulation. [L190]

Das ADH

Adiuretin (Vasopressin), üblicherweise kurz **ADH** für *antidiuretisches* (gegen den Harndurchfluss gerichtetes) *Hormon* genannt, ist entscheidend an der Regulierung des osmotischen Drucks (➤ 3.5.5) und des Flüssigkeitsvolumens im Körper beteiligt. Flüssigkeitsmangel, Zunahme des osmotischen Drucks im Extrazellulärraum, aber auch eine hohe Körpertemperatur oder Stress stimulieren seine Freisetzung.

ADH fördert in der Niere die osmotisch bedingte Wasserrückresorption ins Blut, indem es die Wasserdurchlässigkeit der Zellmembran der distalen Tubuluszellen und der Sammelrohre erhöht (➤ 11.2.3). Dadurch wird weniger Urin ausgeschieden. In hohen Konzentrationen verengt ADH außerdem die Gefäße.

Die ADH-Sekretion zeigt ab dem Kleinkindalter eine zirkadiane Rhythmik, sodass nachts weniger Urin ausgeschieden wird als tags. Im Alter schwächt sich diese Rhythmik dann oft wieder ab, was zusammen mit anderen Faktoren zum häufigeren nächtlichen Wasserlassen älterer Menschen führt.

Koffein/Alkohol und ADH

Koffein und Alkohol vermindern die Wirkung von ADH und führen dadurch zu vermehrter Harnausscheidung und gesteigertem Durst. Dies ist einer der Gründe, weshalb diese Getränke eher als *Genussmittel* denn als Durstlöscher zu betrachten sind.
Für den Alltag geeignete Getränke sind (Mineral-)Wasser, zahlreiche Kräuter- oder Früchtetees sowie verdünnte Säfte.

9.3.2 Der Hypophysenvorderlappen

Der **Hypophysenvorderlappen** (➤ Abb. 9.6, Lage ➤ Abb. 16.10, ➤ Abb. 16.36) bildet zahlreiche Peptid- und Proteohormone. Die Freisetzung der Hypophysenvorderlappenhormone wird von den Releasing- und Inhibiting-Hormonen des Hypothalamus kontrolliert. Zu den glandotropen Hormonen gehören:

- **TSH** *(Thyroidea stimulierendes Hormon, Thyrotropin),* fördert die Schilddrüsentätigkeit (➤ 9.5.2)
- **ACTH** *(adrenocorticotropes Hormon),* stimuliert die Glukokortikoidausschüttung der Nebenniere (➤ 9.7.2)
- **FSH** *(follikelstimulierendes Hormon),* stimuliert die Östrogenbildung und Follikelreifung bei der Frau (➤ 19.2.5) und die Spermienentwicklung beim Mann (➤ 19.1.3)
- **LH** *(luteinisierendes Hormon),* fördert Eisprung und Gelbkörperbildung bei der Frau (➤ 19.2.5) und Testosteronproduktion beim Mann (➤ 19.1.3)

Direkt auf die Zielzellen wirken:

- **Wachstumshormon**
- **Prolaktin,** das unter anderem die Milchproduktion in der Brustdrüse in Gang setzt (➤ 20.7.1)
- **MSH** *(Melanozyten-stimulierendes Hormon, Melanotropin).* Es wird zusammen mit ACTH ausgeschüttet und beeinflusst u. a. über die pigmentbildenden Melanozyten (➤ 18.2.1) die Hautpigmentierung. Außerdem ist es an der Regulation von Fieber, Hunger und sexuellen Gefühlen beteiligt.

Das Wachstumshormon

Das **Wachstumshormon** (auch *somatotropes Hormon,* kurz *STH,* oder *Human Growth Hormone,* kurz *HGH*) kontrolliert in Kindheit und Jugend das Körperwachstum, indem es Zellwachstum und -vermehrung fördert. Außerdem stimuliert es unabhängig vom Lebensalter den Fett- und Glykogenabbau sowie den Eiweißaufbau und vermindert langfristig die Glukoseverwertung.

Ein Teil dieser Wirkungen wird durch das Wachstumshormon selbst vermittelt, ein Teil über *Somatomedine.* Diese Peptidhormone werden als Folge der Wachstumshormonausschüttung vor allem in der Leber gebildet und heißen wegen ihrer Ähnlichkeit zum Insulin auch *Insulin-like-growth-factors* oder kurz **IGF.**

Nach einer maximalen Ausschüttung in der Pubertät sinkt die Produktion von Wachstumshormon im Laufe des Lebens ab.

Wachstumshormonüber- und -unterproduktion

Die Zeichen einer **Über-** oder **Unterproduktion von Wachstumshormon** hängen vom Lebensalter ab:

- Bei Kindern und Jugendlichen führt eine Überproduktion von Wachstumshormon zu **Hochwuchs** (Körpergröße über 2 m), ein Wachstumshormonmangel zu **Minderwuchs.**
- Bei Erwachsenen mit Überproduktion von Wachstumshormon entwickelt sich eine **Akromegalie** mit Vergrößerung von Gesichtsknochen, Händen, Füßen, inneren Organen sowie oft einem Diabetes mellitus.
  Ein Wachstumshormonmangel (nicht zu verwechseln mit dem normalen altersbedingten Absinken des Wachstumshormonspiegels) führt zu uncharakteristischen Beschwerden wie Müdigkeit, Zunahme des Körperfettes, Abnahme der Muskeln und einem erhöhten Osteoporoserisiko.

9

9.4 Die Epiphyse

DEFINITION

Epiphyse *(Zirbeldrüse, Corpus pineale):* Ungefähr erbsengroße Drüse, die zum Zwischenhirn zählt (➤ 16.6). Produziert das Hormon **Melatonin.**

Die **Epiphyse** bildet das Hormon **Melatonin,** wobei die Produktion durch Licht gehemmt wird. Die Epiphyse ist Bestandteil des **fotoneuroendokrinen Systems,** in dem durch Informationen über die Tageslänge durch das Licht Tages- und Jahreszeitrhythmen gesteuert werden. Die Epiphyse ist somit eine unserer „inneren Uhren".

Außerdem wirkt Melatonin schlaffördernd. Vermutet werden auch Einflüsse auf die Reproduktion, v. a. den Eintritt der Pubertät.

9.5 Die Schilddrüse

DEFINITION

Schilddrüse *(Glandula thyroidea):* Hufeisenförmige, ca. 25 g schwere Hormondrüse vorne unterhalb des Schildknorpels. Produziert in den **Follikelzellen** die **Schilddrüsenhormone Thyroxin** *(T_4)* und **Trijodthyronin** *(T_3)* und in den **C-Zellen** *(parafollikulären Zellen)* das **Kalzitonin.**

9.5.1 Der Aufbau der Schilddrüse

Makroskopisch besteht die **Schilddrüse** aus zwei *Seitenlappen,* die durch eine Gewebebrücke, den *Isthmus,* verbunden sind (➤ Abb. 9.7, ➤ Abb. 9.8).

Mikroskopisch wird die Schilddrüse durch Bindegewebsstraßen in Läppchen aufgeteilt. Jedes Läppchen besteht aus vielen kleinen Bläschen, den **Follikeln.** Die Wand der Follikel wird aus einschichtigem **Follikelepithel** gebildet. Die Epithelzellen bilden die Schilddrüsenhormone und schütten sie in die Bläschenhohlräume aus, wo sie in Tropfen, dem **Kolloid,** gespeichert werden (➤ Abb. 9.9).

Zwischen den Follikeln liegen die **C-Zellen** oder *parafollikulären Zellen.* Sie sezernieren *Kalzitonin* (➤ 9.6). C-Zellen kommen auch in Nebenschilddrüsen und Thymus vor.

9

VORSICHT

Nahe der Schilddrüse liegt der N. laryngeus recurrens (➤ Abb. 9.8, ➤ Abb. 9.11), der deshalb bei **Schilddrüsenoperationen** verletzungsgefährdet ist. Er innerviert den Muskel, der die Stimmbänder strafft und so öffnet. Einseitiger **Ausfall des N. laryngeus recurrens** führt zu behinderter Atmung und rauer Stimme, bei beidseitigem Ausfall besteht sogar Erstickungsgefahr. Um die Funktion des Nervs zu überprüfen, lassen die Pflegenden Patienten und Patientinnen nach einer Schilddrüsenoperation z. B. „Coca Cola" sagen.

9.5.2 Die Schilddrüsenhormone

Die Follikelzellen produzieren zwei Schilddrüsenhormone: **Thyroxin** *(T_4)* und **Trijodthyronin** *(T_3).* Beide werden innerhalb eines großen *Prohormons* (Hormonvorstufe), dem **Thyreoglobulin,** durch Anlagern von Jod aus der Aminosäure Tyrosin gebildet und in dieser

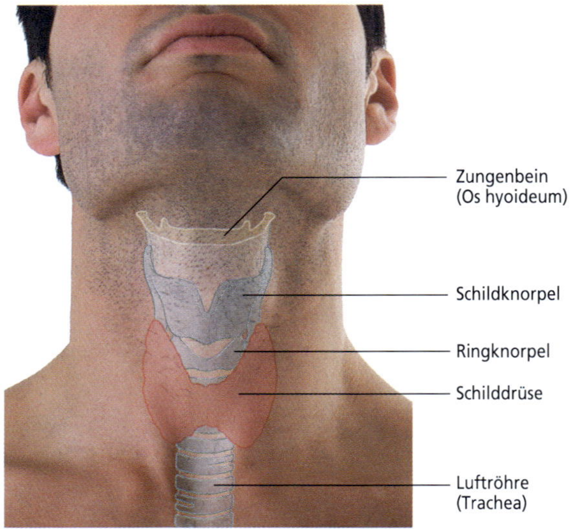

Abb. 9.7 Lage der Schilddrüse am Hals (bei einem Mann und zurückgeneigtem Kopf). Die normale Schilddrüse ist von außen nicht sichtbar. [E402-004]

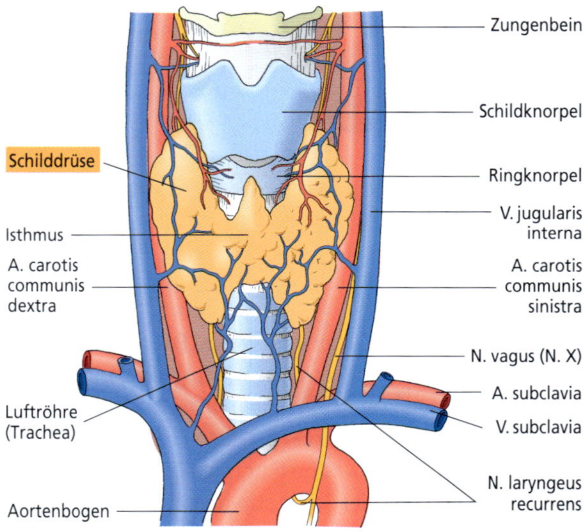

Abb. 9.8 Anatomie der Schilddrüse. Der N. laryngeus recurrens, ein Ast des N. vagus, versorgt die Stimmbänder. [L190]

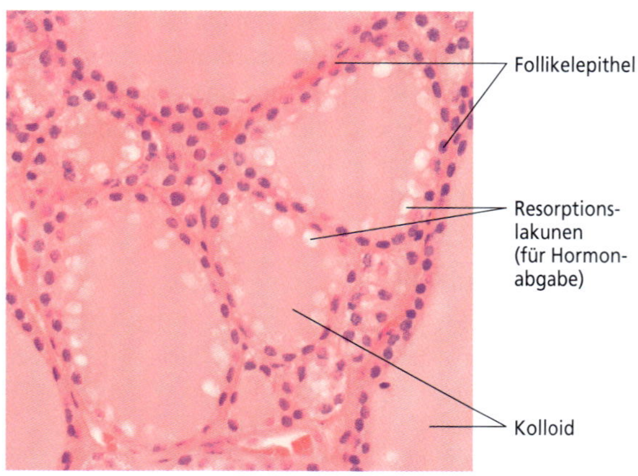

Abb. 9.9 Schilddrüse im lichtmikroskopischen Bild. [R420]

Form im Kolloid gespeichert. Erst bei Bedarf werden Thyroxin und Trijodthyronin abgespalten und ins Blut abgegeben. Thyroxin enthält vier Jodatome, Trijodthyronin dagegen drei.

Thyroxin ist zwar biologisch weniger wirksam als Trijodthyronin, dafür aber in zehnfach höherer Konzentration im Blut zu finden. Nach der Sekretion wird allerdings der Großteil von Thyroxin in Trijodthyronin umgewandelt.

Die Wirkungen der Schilddrüsenhormone

Thyroxin und Trijodthyronin bewirken (➤ Abb. 9.10):

- Eine Steigerung des Energieumsatzes. Sie erhöhen Grundumsatz, Wärmeproduktion und Sauerstoffverbrauch, indem sie die Herzarbeit und den Stoffwechsel (z. B. Abbau von Fetten und Glykogen, Aufbau von Eiweißen) steigern.
- Eine Aktivitätszunahme des Nervensystems. Hohe Schilddrüsenhormonspiegel führen z. B. zu überschießenden Muskeldehnungsreflexen.
- Eine Förderung des Wachstums und der Gehirnreifung. Bei Kindern sind Schilddrüsenhormone unverzichtbar für ein normales Wachstum und eine normale intellektuelle Entwicklung.

Der Regelkreis der Schilddrüsenhormone

Das Hypothalamus-Releasing-Hormon für den Schilddrüsenhormon-Regelkreis heißt *Thyrotropin-Releasing-Hormon* **(TRH).** Es stimuliert im Hypophysenvorderlappen die Ausschüttung von **TSH** (*Thyroidea stimulierendes Hormon,* ➤ Abb. 9.10).

TSH führt in der Schilddrüse zu einer vermehrten Bildung von Schilddrüsenhormonen und zur Freisetzung der Schilddrüsenhormone aus ihrem Zwischenspeicher, dem Kolloid. Die Schilddrüsenhormone erreichen dann über den Blutweg alle Körperregionen, also auch Hypophyse und Hypothalamus, welche die erhöhten T_3- und T_4-Spiegel im Blut registrieren. Dadurch werden TRH- und TSH-Bildung und somit auch die weitere T_3- und T_4-Sekretion gehemmt (*negative Rückkopplung* ➤ 1.3).

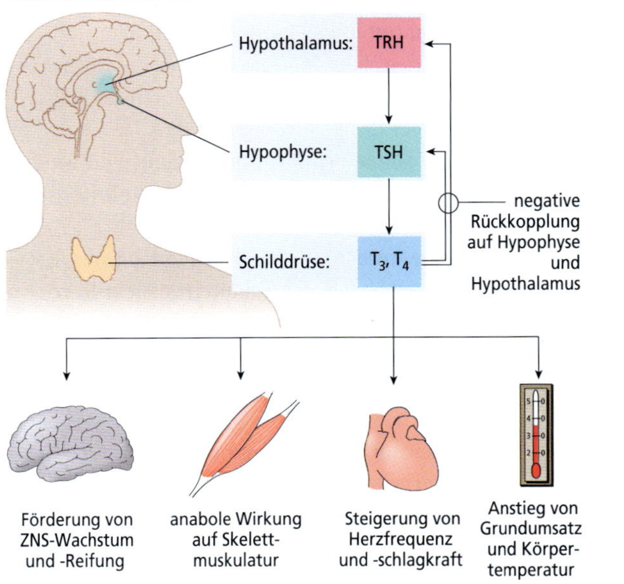

Abb. 9.10 Oben: Regelkreis der Schilddrüsenhormone. Unten: Wirkung der Schilddrüsenhormone T_3 und T_4 auf verschiedene Organe. [L190]

9.5.3 Die Schilddrüsenvergrößerung und -funktionsstörungen

Die Struma

Eine Vergrößerung der Schilddrüse heißt **Struma** *(Kropf).* Die Schilddrüsenfunktion kann dabei normal sein oder es kann eine Schilddrüsenüber- oder -unterfunktion bestehen. Häufigste Ursache einer Struma im deutschsprachigen Raum ist Jodmangel (➤ 10.9.9).

Strumaprophylaxe

Entscheidender Pfeiler der **Strumaprophylaxe** ist eine ausreichende Jodzufuhr. Immer empfehlenswert sind die Verwendung jodierten Kochsalzes zu Hause und der bevorzugte Kauf von jodsalzgewürzten Backwaren oder Fertigprodukten. Bei besonders hohem Bedarf (z. B. in der Schwangerschaft) sind Jodid-Tabletten sinnvoll.

Die Hyperthyreose

Eine **Hyperthyreose** *(Schilddrüsenüberfunktion)* mit einem Zuviel an Schilddrüsenhormonen äußert sich in Gewichtsabnahme durch krankhaft erhöhten Grundumsatz, Erhöhung der Körpertemperatur, Steigerung der Herzarbeit durch beschleunigte Herzfrequenz und erhöhte Schlagkraft, Schlaflosigkeit, innere Unruhe, psychische Labilität, feinschlägiges Händezittern und gelegentlich auch Durchfall.

Häufigste Ursachen der Überfunktion bei Erwachsenen sind ein *Morbus Basedow* (eine Autoimmunerkrankung ➤ 13.9) und ein *autonomes* (= selbstständiges) *Adenom* des Schilddrüsengewebes, ein gutartiger Schilddrüsenknoten, dessen Zellen ungehemmt Thyroxin und Trijodthyronin produzieren.

Die Hypothyreose

Die **Hypothyreose** *(Schilddrüsenunterfunktion)* führt zu entgegengesetzten Krankheitssymptomen: erniedrigter Grundumsatz, Gewichtszunahme, Verstopfung und Kälteempfindlichkeit. Außerdem beobachtet man teigige Verdickungen und Schwellungen der Haut **(Myxödem),** eine tiefe, heisere Stimme, geistige Verlangsamung und Müdigkeit, struppige trockene Haare sowie Libido- und Potenzverlust. Bei Kindern führt ein Mangel an Schilddrüsenhormonen außerdem zu einer Beeinträchtigung der körperlichen und geistigen Entwicklung, die nicht mehr aufgeholt werden kann. Gleichzeitig ist die angeborene Hypothyreose die häufigste angeborene Erkrankung des Hormonsystems. Daher werden alle Neugeborenen im deutschsprachigen Raum auf eine angeborene Hypothyreose untersucht.

9.6 Nebenschilddrüsen und Regulation des Kalzium- und Phosphathaushalts

DEFINITION

Nebenschilddrüsen *(Epithelkörperchen):* Vier ungefähr weizenkorngroße Knötchen an der Rückseite der Schilddrüse (➤ Abb. 9.11). Schütten das **Parathormon** *(PTH)* aus, das im Zusammenspiel mit Kalzitonin und Vitamin-D-Hormon den Kalzium- und Phosphatstoffwechsel im Körper reguliert.

Das Parathormon

Parathormon steigert den Blutkalziumspiegel durch (➤ Abb. 9.12):

- Erhöhte Kalziumfreisetzung aus den Knochen
- Verminderte Kalziumausscheidung über die Nieren bei gleichzeitig erhöhter Phosphatausscheidung
- Indirekte Steigerung der Kalziumresorption im Darm durch Förderung der Umwandlung einer Vitamin-D-Vorstufe zu wirksamem Vitamin-D-Hormon

Die Ausschüttung des Parathormons wird durch niedrige Blutkalziumspiegel gefördert. Hohe Spiegel hemmen die Parathormonausschüttung im Sinne einer negativen Rückkopplung.

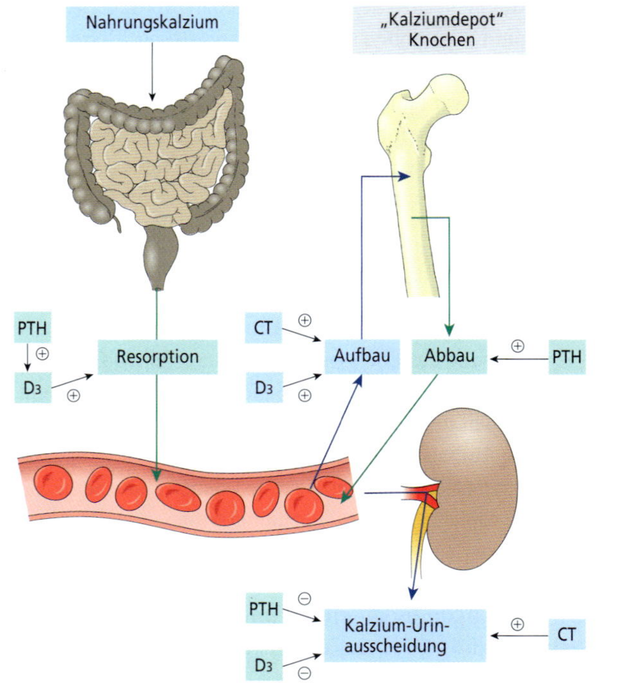

Abb. 9.12 Regulation des Kalziumhaushalts. Grün die Vorgänge, die den Blutkalziumspiegel erhöhen; blau diejenigen, die ihn absenken. PTH = Parathormon, D_3 = Vitamin-D-Hormon, CT = Kalzitonin. [L190]

Der Hyper- und Hypoparathyroidismus

Bei einer *Nebenschilddrüsenüberfunktion* **(Hyperparathyroidismus)** kommt es aufgrund eines verstärkten Knochenumbaus zu Knochenschmerzen. Die erhöhten Blutkalziumspiegel können zu Kalziumablagerungen in Haut, Hornhaut und Nieren führen. Nicht selten bilden sich Nierensteine. Die Phosphatausscheidung über den Harn ist vermehrt. Ursache ist oft ein gutartiger Tumor der Epithelkörperchen.

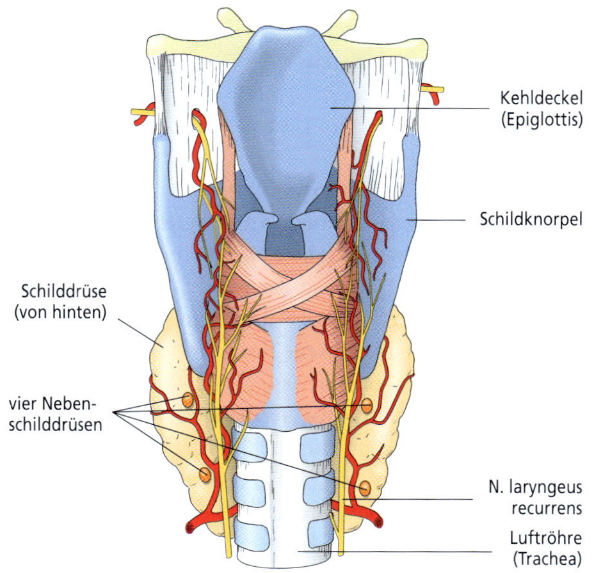

Abb. 9.11 Anatomie der Nebenschilddrüsen. Ansicht von dorsal auf Luftröhre und Schilddrüse. [L190]

Eine *Nebenschilddrüsenunterfunktion* **(Hypoparathyroidismus)** ist häufig Folge einer „zu gründlichen" Schilddrüsenoperation, wobei die Nebenschilddrüsen mit entfernt wurden. Klinisch kommt es als Folge des niedrigen Blutkalziumspiegels u. a. zu einer Übererregbarkeit der Nerven und der Muskulatur mit anfallsartigen Muskelkrämpfen *(Tetanie).*

Das Vitamin-D-Hormon

Vitamin-D-Hormon (oft kurz *Vitamin D*) wird heute zu den Hormonen und nicht zu den Vitaminen gezählt, weil der Körper es unter dem Einfluss von UV-Licht in der Haut aus Vorstufen selbst bilden kann (Vitamin D in der Ernährung ➤ 10.9.8):

- Bei ausreichender Sonnenlichtexposition können die Keratinozyten der Haut (➤ 18.2.1) aus **7-Dehydrocholesterin** das **Cholekalziferol** *(Vitamin D_3)* herstellen.
- In Leber und Niere werden an Cholekalziferol je eine OH-Gruppe (Hydroxylgruppe) angehängt. Dadurch entsteht **Kalzitriol,** auch *1,25-$(OH)_2$-Cholekalziferol* genannt, als wirksame Form des Vitamin-D-Hormons.

Das pflanzliche **Ergocalciferol** *(Vitamin D_2)* wird vergleichbar zu einer aktiven Form umgewandelt.

Vitamin-D-Hormon fördert die Kalziumaufnahme über den Darm, steigert die Kalziumrückresorption in der Niere und erhöht so den Blutkalziumspiegel (➤ Abb. 9.12). Am Knochen stimuliert Vitamin-D-Hormon einerseits die Osteoblastentätigkeit (➤ 14.1.2), führt jedoch andererseits vor allem bei zu hohen Konzentrationen zu einem gesteigerten Knochenabbau. Außerdem hemmt Vitamin-D-Hormon die Sekretion von Parathormon.

Vitamin-D-Mangel

Durch fehlende Sonnenbestrahlung der Haut kann ein *Vitamin-D-Mangel* auftreten. Um den Blutkalziumspiegel konstant zu halten, schöpft der Körper vermehrt die Kalziumspeicher in den Knochen aus.
Bei Kindern resultiert hieraus die **Rachitis** mit Erweichung und Verbiegung von Skelettteilen, die z. B. zu O-Beinen führt. Vorbeugend wirkt regelmäßige Vitamin-D-Gabe im Säuglingsalter. Das entsprechende Krankheitsbild beim Erwachsenen, die **Osteomalazie,** geht mit krankhaften Knochenverkrümmungen, Knochenschmerzen und Gangstörungen einher.
Vitamin-D-Mangel begünstigt auch die *Osteoporose.* Besonders gefährdet sind ältere Menschen, da sie sich oft nur wenig und meist in „langer" Kleidung im Freien aufhalten und schlechter Vitamin D in der Haut bilden als jüngere. Pflegende ermutigen zu Aktivitäten im Freien, ansonsten ist Vitamin-D-Gabe empfehlenswert.

Das Kalzitonin

An der Regulation des Kalzium- und Phosphathaushalts ist ferner **Kalzitonin** *(Calcitonin, Thyreokalzitonin)* beteiligt. Kalzitonin wird vor allem in den C-Zellen der Schilddrüse gebildet (➤ 9.5).

Kalzitonin hemmt die Freisetzung von Kalzium und Phosphat aus dem Knochen und fördert gleichzeitig deren Einbau in die Knochenmatrix (➤ Abb. 9.12). Dadurch senkt es die Kalziumkonzentration im Blut. An der Niere steigert Kalzitonin die Ausscheidung von Phosphat-, Kalzium-, Natrium-, Kalium- und Magnesium-Ionen.

Niedrige Serumkalziumspiegel hemmen die Kalzitoninausschüttung, hohe fördern sie. Daneben stimulieren einige Hormone des Verdauungstrakts wie etwa Gastrin die Kalzitoninfreisetzung, sodass Kalzium aus der Nahrung rasch in die Knochen eingebaut wird.

9.7 Die Nebennieren

DEFINITION

Nebenniere *(Glandula suprarenalis):* Zwergenhutförmiges, ca. 5 g schweres Organ oben auf der Niere (➤ Abb. 9.13).
- Die **Nebennierenrinde** (Hormondrüse) produziert **Mineralokortikoide, Glukokortikoide** und **Sexualhormone.**
- Das **Nebennierenmark** (gehört zum Sympathikus) setzt bei Stress v. a. Adrenalin frei.

9.7.1 Die Nebennierenrinde

Volumenmäßig macht die **Nebennierenrinde** mehr als ¾ der **Nebenniere** aus. Man kann histologisch drei Schichten unterscheiden, in denen verschiedene Hormone produziert werden (➤ Abb. 9.13):
- **Mineralokortikoide** (z. B. Aldosteron) in der äußeren **Zona glomerulosa**
- **Glukokortikoide** (z. B. Kortisol) in der mittleren **Zona fasciculata**
- Eine geringe Menge **Sexualhormone,** vorwiegend *Androgene* (männliche Sexualhormone), in der inneren **Zona reticularis**

Alle Nebennierenrindenhormone sind Steroidhormone (➤ 9.1.1). Sie werden aus Cholesterin (➤ 2.8.2) synthetisiert.

LERNHILFE

Nebennierenrinde

Go **F**ind **R**ex, **M**ake **G**ood **S**ex.
Nebennierenrindenschichten von außen nach innen: Zona **g**lomerulosa – Zona **f**asciculata – Zona **r**eticularis, **M**ineralokortikoide – **G**lukokortikoide – **S**exualhormone. [1]

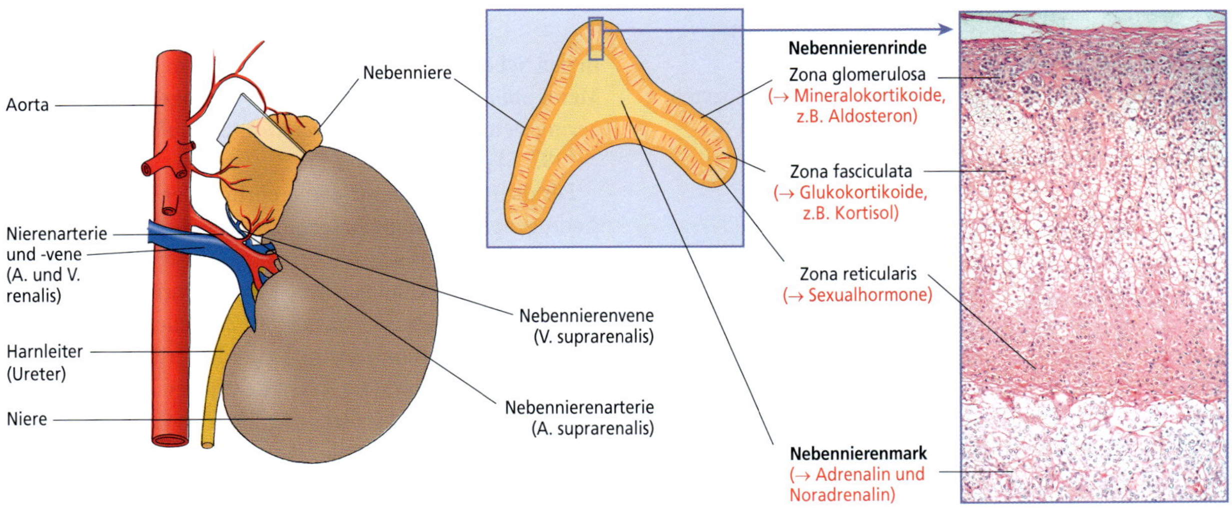

Abb. 9.13 Anatomie der Nebenniere. [L190/R420]

9.7.2 Die Mineralokortikoide

Das wichtigste Mineralokortikoid ist das **Aldosteron.** Seine Ausschüttung wird durch das in der Niere gebildete hormonähnliche Enzym Renin (➤ 11.3.1) stimuliert. Die Reninausschüttung wiederum wird durch niedriges Serumnatrium, geringes Blutvolumen sowie niedrigen Blutdruck angeregt.

Aldosteron wirkt vor allem auf die Nieren und nimmt so an der Regulation des Elektrolyt- und Wasserhaushalts, des Blutvolumens und des Blutdrucks teil. Aldosteron fördert die Natrium- und Wasserrückresorption in der Niere und erhöht gleichzeitig die Kaliumausscheidung über den Urin. Es *erhöht* dadurch den *Serum-Natrium-Spiegel* und den Blutdruck und senkt den *Serum-Kalium-Spiegel.*

9.7.3 Die Glukokortikoide

Die Glukokortikoide

Das wirksamste **Glukokortikoid** ist das **Kortisol.** Die Nebennierenrinde stellt aber auch noch andere Glukokortikoide wie etwa **Kortison** und **Kortikosteron** her. Gemeinsam mit anderen Hormonen steuern die Glukokortikoide viele Stoffwechselvorgänge im Sinne einer *Bereitstellung von Energieträgern* (Glukose und Fettsäuren). Sie helfen dadurch, Stresssituationen zu bewältigen, weshalb sie auch als „Stresshormone" bezeichnet werden.
Im Einzelnen entfalten Glukokortikoide vor allem folgende Wirkungen:

- Steigerung der Glukoneogenese (➤ 2.8.1) aus Aminosäuren in der Leber, Verminderung der Glukoseverwertung in den Zellen, dadurch Erhöhung der Glukosekonzentration im Blut
- Eiweißabbau in Muskulatur, Haut und Bindegewebe *(kataboler Effekt)*
- Fettabbau (Lipolyse) im Fettgewebe und Freisetzung der Fettsäuren ins Blut
- Förderung des Knochenabbaus (osteoporotischer Effekt)
- Hemmung der Kollagenbildung
- Hemmung von Abwehrzellen, insbesondere der Lymphozyten, und der Phagozytose
- Hemmung von Entzündungsreaktionen

Pflege bei Glukokortikoidgabe

Aufgrund ihrer hemmenden Wirkung auf Immunsystem und Entzündungsvorgänge eignen sich Glukokortikoide zur Therapie von Allergien *(antiallergischer Effekt),* chronischen (nicht-infektiösen) Entzündungen *(antientzündlicher Effekt)* und Autoimmunerkrankungen *(immunsuppressiver Effekt).* Höher dosiert haben sie allerdings bei Langzeiteinnahme eine Reihe unerwünschter Wirkungen und erfordern u. a. eine zusätzliche Beobachtung auf Infektionszeichen sowie Kontrollen von Gewicht und Blutzucker.

Der Regelkreis der Glukokortikoide

Die Ausschüttung der Glukokortikoide wird durch das **CRH** *(Corticotropin-Releasing-Hormon)* aus dem Hypothalamus und das **ACTH** *(adrenocorticotropes Hormon)* aus der Hypophyse gesteuert.

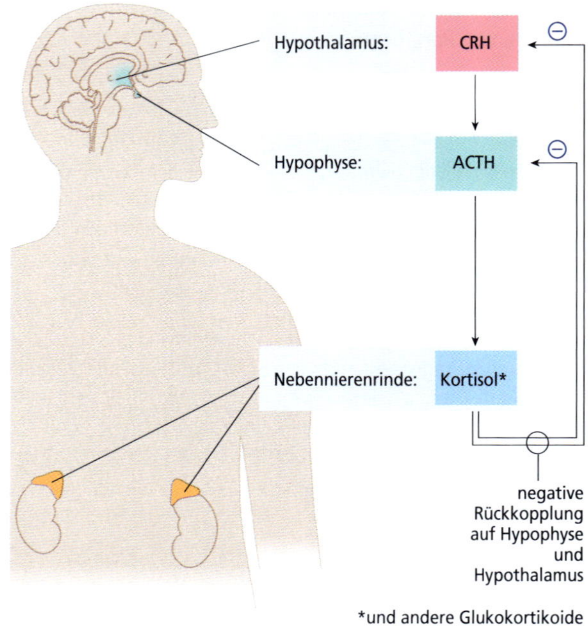

Abb. 9.14 Der Regelkreis der Glukokortikoid-Freisetzung. CRH fördert die ACTH-Sekretion, und ACTH stimuliert die Glukokortikoid-Ausschüttung. [L190]

Zwischen den Glukokortikoiden aus der Nebennierenrinde und den ACTH-produzierenden Drüsengebieten in der Hypophyse besteht eine negative Rückkopplung: Niedrige Glukokortikoidspiegel im Serum fördern, hohe Glukokortikoidspiegel hemmen die ACTH-Ausschüttung. Eine zweite negative Rückkopplung existiert zum Hypothalamus. So hemmen stark erhöhte Glukokortikoidspiegel die CRH-Freisetzung im Hypothalamus und dadurch auch die ACTH-Sekretion (➤ Abb. 9.14).

9.7.4 Die Sexualhormone

In der Nebennierenrinde werden außerdem bei der Frau wie beim Mann *männliche Sexualhormone* (**Androgene** ➤ 19.1.3) und in geringerem Ausmaß auch *weibliche Sexualhormone* (**Östrogene** ➤ 19.2.5) gebildet.

Für die Frau ist die Nebennierenrinde der Hauptbildungsort der Androgene, beim Mann hingegen sind es die Leydig-Zwischenzellen im Hoden.

Das wichtigste Androgen der Nebennierenrinde ist das **Dehydroepiandrosteron** *(DHEA),* das in den Zielzellen zu Testosteron und Östrogenen umgewandelt wird. In der Pubertät sind die Androgene der Nebennierenrinde für einen deutlichen Wachstumsspurt mit Eiweißaufbau verantwortlich, sie wirken also *anabol.*

9.7.5 Das Nebennierenmark

Im Gegensatz zur Nebennierenrinde ist das **Nebennierenmark** keine Hormondrüse im engeren Sinne. Vielmehr kann es als verlängerter Arm des vegetativen Nervensystems aufgefasst werden (➤ 16.13), da es entwicklungsgeschichtlich einem umgewandelten sympathischen Ganglion entspricht. Deshalb findet man dort hoch spezialisierte Neurone des Sympathikus. Diese Zellen schütten – nach Stimulation durch vegetative Neurone des ZNS – **Adrenalin** und **Noradrenalin** ins Blut aus.

Adrenalin und Noradrenalin gehören (zusammen mit Dopamin) zu den **Katecholaminen** und sind Neurotransmitter des Nervensystems (➤ 16.3.2). Sie steigern als Hauptwirkung sehr rasch die Energiebereitstellung. Vom Nebennierenmark werden sie zwar ständig in einer niedrigen Rate sezerniert, charakteristisch sind aber die hohen Ausschüttungen in Stresssituationen.

Erkrankungen der Nebenniere

Erkrankungen der Nebenniere sind:
- **Morbus Addison** mit Mangel an allen Nebennierenrindenhormonen durch Zerstörung der Nebennierenrindenzellen. Betroffene fühlen sich abgeschlagen, ihnen ist übel, sie nehmen an Gewicht ab und ihr Blutdruck ist niedrig.
- **Cushing-Syndrom** mit ungehemmter Glukokortikoidsynthese. Zuerst fallen vor allem ein rundes, gerötetes Gesicht, Gewichtszunahme mit Fetteinlagerung am Körperstamm, rote Striae der Haut (➤ Abb. 9.15) und Bluthochdruck auf. Bei Kindern besteht zusätzlich eine Wachstumsstörung.
- **Conn-Syndrom** mit Mineralokortikoidüberproduktion. Wichtigstes Krankheitszeichen ist ein erhöhter Blutdruck, gefolgt von Elektrolytstörungen.
- **Androgenüberproduktion.** Sie zeigt sich vor allem bei Frauen durch eine Vermännlichung mit Bildung von „Geheimratsecken", männlichem Schambehaarungstyp und Tieferwerden der Stimme.
  Das angeborene **adrenogenitale Syndrom** *(AGS)* zeigt sich bei Mädchen durch männlich aussehende äußere Geschlechtsorgane, bei Jungen durch verfrühte Scheinpubertät und bei beiden Geschlechtern durch zu schnelles Wachstum im Kindesalter. Ursache ist ein Enzymdefekt bei der Glukokortikoidsynthese – um genug Glukokortikoide zu produzieren, wird die Nebennierenrinde und damit auch die Androgenbildung stimuliert.
- Das **Neuroblastom,** ein bösartiger Tumor des Nebennierenmarks nur bei Kindern. Er verursacht oft nur uncharakteristische Symptome.
- Das (gutartige) **Phäochromozytom** des älteren Kindes und Erwachsenen. Wegweisend sind Herzjagen und Bluthochdruckkrisen durch Katecholaminüberproduktion.

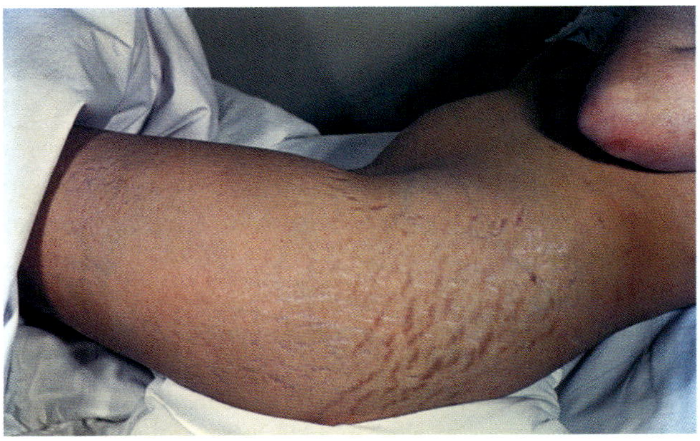

Abb. 9.15 Striae bei einem Kind mit Cushing-Syndrom. Die breiten, roten Hautstreifen sind wichtiges Leitsymptom bei Glukokortikoidüberproduktion. [T409]

9.7.6 Die Stressreaktion

Stress auslösende Ereignisse – das sind physische Stresssituationen wie Infektionen, Operationen oder Verletzungen, aber auch psychische Belastungen wie Angst, Ärger, Leistungsdruck oder Freude – setzen im ZNS (vor allem in Großhirnrinde und limbischem System) zwei parallel verlaufende Reaktionsketten in Gang, die zusammen als **Stressreaktion** bezeichnet werden (➤ Abb. 9.16):
- Über den Sympathikus wird das Nebennierenmark aktiviert, was in Sekundenschnelle zur Ausschüttung eines Katecholamingemischs von etwa 80 % **Adrenalin** und 20 % **Noradrenalin** führt.
- Der Hypothalamus wird aktiviert und beginnt **CRH** auszuschütten. Dies führt in der Hypophyse zur Freisetzung von **ACTH,** welches dann in der Nebennierenrinde die Ausschüttung von Glukokortikoiden stimuliert.

Kurzfristig dominiert die Wirkung der Katecholamine, d. h., alle Organfunktionen „für das Überleben" werden aktiviert: Herzfrequenz

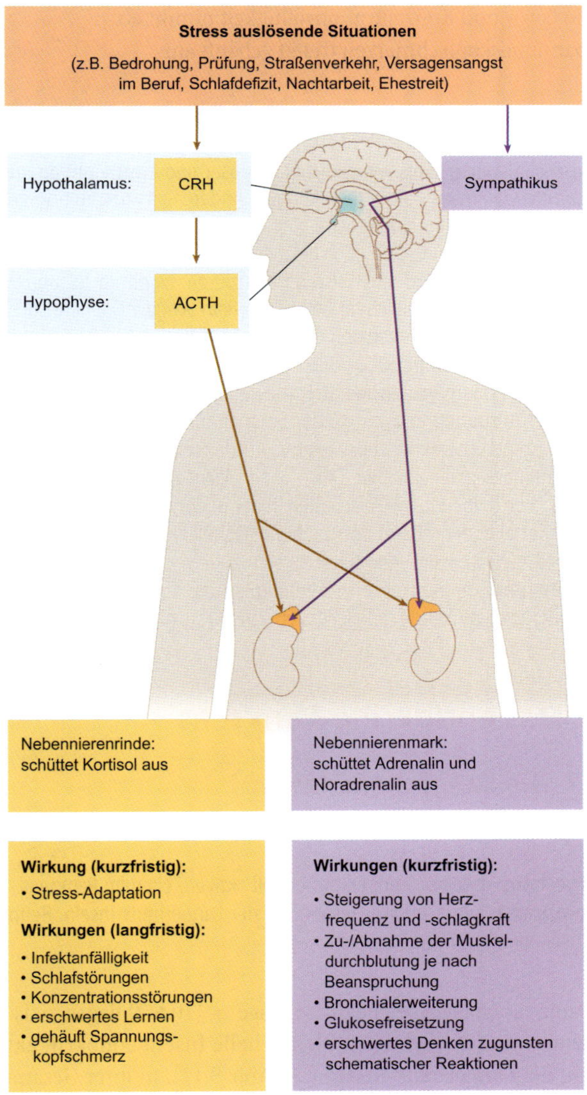

Abb. 9.16 Übersicht über die Reaktionsketten bei der Stressreaktion. [L190]

9

und -kontraktionskraft nehmen zu, alle Organe, die kurzfristig zur Bewältigung der Stresssituation benötigt werden, werden besser durchblutet. Dies sind beanspruchte Skelettmuskeln, Herzmuskel und Lungen. Die Bronchien weiten sich, damit für die Muskelarbeit mehr Sauerstoff bereitgestellt werden kann. Über die Leber wird vermehrt Glukose ins Blut freigesetzt. Die Durchblutung von Haut und inneren Organen hingegen reduziert sich. Denkvorgänge werden zugunsten vorprogrammierter Reflexhandlungen blockiert. Dies erklärt z. B. das Phänomen des Prüfungsblocks, dass in einer Angst auslösenden Prüfungssituation gelerntes Wissen plötzlich wie „weggeblasen“ ist.

Die kurzfristige Stresswirkung mag zwar äußerst unangenehm sein, medizinisch „krank machend“ ist sie jedoch nicht.

Gefährlich sind vielmehr die Effekte bei langfristig oder immer wieder einwirkenden Stressoren („Dauerstress“). Hier dominieren die Effekte der Glukokortikoide, weshalb sie als die eigentlichen **Stresshormone** gelten:

- Das Schlafverhalten wird negativ beeinflusst.
- Infektionen treten durch die Schwächung des Immunsystems häufiger auf und werden nur langsam überwunden.
- Die Lern- und Konzentrationsfähigkeit nimmt ab.
- Spannungskopfschmerzen treten gehäuft auf.

Stress – Prävention und Gesundheitsberatung

Stress gilt einerseits als wesentlicher Auslöser negativer Emotionen und psychischer wie physischer Erkrankungen. Andererseits führen erfolgreich bewältigte Stresssituationen (etwa eine bestandene Prüfung) zu positiven Emotionen, zum Gefühl, das Leben bewältigen zu können, und stärken sogar das Immunsystem. Man muss also differenzieren. Es gilt nicht (und wäre auch kaum möglich), jeglichem Stress aus dem Wege zu gehen, sondern insbesondere sehr intensiven und/oder sehr häufigen negativen Stressoren. Und vor allem Dauerstress.

Jeder sollte seine persönlichen Stressbewältigungsstrategien entwickeln, damit der Anspannung auch wieder Entspannung folgt. Bewährt haben sich z. B. körperliche Aktivitäten wie etwa Ausdauersportarten, Spaziergänge oder Gartenarbeit, regelmäßige „Aus-“ und „Nicht-zuständig-sein-Phasen“, wie z. B. eine halbe Stunde Abschalten in der Badewanne oder beim Lesen, sowie spezielle (erlernbare) Entspannungstechniken.

In „stressigen Phasen“ empfiehlt es sich zudem, alle Arbeiten und Aktivitäten besonders auf ihre Notwendigkeit hin zu überprüfen und die notwendigen Tätigkeiten möglichst zeit- und kraftsparend zu erledigen.

9

9.8 Das endokrine Pankreas

9.8.1 Die Langerhans-Inseln

DEFINITION

Langerhans-Inseln: Gruppen hormonell aktiver Zellen im Pankreas.
Inselapparat *(Inselorgan):* Gesamtheit der Langerhans-Inseln. Beim Erwachsenen ca. 2 % des Pankreas.

Im Pankreas (Bauchspeicheldrüse, Lage ➤ 10.6.7) liegen zwischen den exokrinen Drüsenteilen kleine, helle Inseln endokrin aktiver Zellen, die **Langerhans-Inseln** (➤ Abb. 9.17). In ihrer Gesamtheit bilden sie den **Inselapparat.**

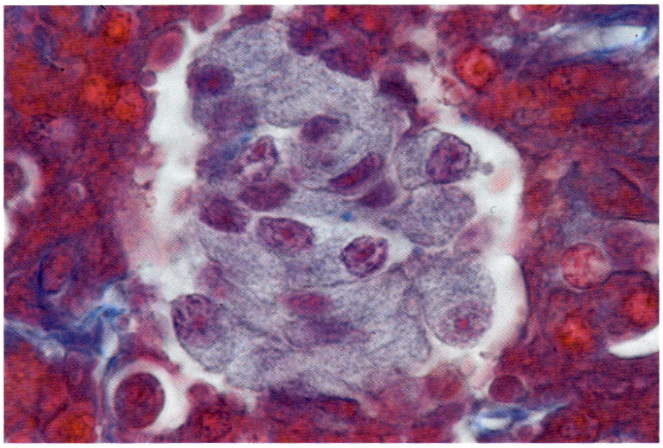

Abb. 9.17 Einzelne Langerhans-Insel im Pankreas, umgeben von dunkler gefärbten exokrinen Drüsenteilen. [X243]

- Die **B-Zellen** *(β-Zellen),* die 60–80 % der Inselzellen ausmachen, produzieren **Insulin.**
- Die **A-Zellen** (*α-Zellen,* 15–20 %) bilden **Glukagon.**
- Die **D-Zellen** (*δ-Zellen,* 5–15 %) synthetisieren **Somatostatin,** das viele Verdauungsfunktionen hemmt. D-Zellen kommen im Gegensatz zu den vorgenannten Zellen im gesamten Verdauungstrakt verstreut vor.
- Die **PP-Zellen** (1–2 %) geben das **pankreatische Polypeptid** ab, welches die exokrine Bauchspeicheldrüsensekretion hemmt.

LERNHILFE

Endokrines Pankreas – wer produziert was?

In **B**erlin **g**affen **a**lle.
Insulin – **B**-Zellen; **G**lukagon – **A**-Zellen. [1]

9.8.2 Insulin, Glukagon und Blutzuckerregulation

Das Insulin

DEFINITION

Insulin: Von den B-Zellen der Bauchspeicheldrüse gebildetes Peptidhormon aus zwei Aminosäureketten, die durch zwei kovalente Bindungen miteinander verbunden sind. Einziges Hormon, das den Blutzuckerspiegel senkt.

Insulin hat vielfältige biologische Wirkungen. Es ist ein klassisches *anaboles Hormon:*

- Förderung der Aufnahme von Glukose aus dem Blut in die Zellen (vor allem in Muskelzellen)
- Gesteigerte Verbrennung der Glukose zur Energieerzeugung sowie vermehrte Überführung der Glukose in die Speicherform *Glykogen* (vor allem in Leber- und Muskelzellen)
- Steigerung der Aufnahme freier Fettsäuren in die Zellen. In den Zellen (Leber- und Fettgewebe) werden diese Fettsäuren dann vermehrt in Depotfett (Triglyzeride) überführt und gespeichert

- Hemmung des Fettabbaus (Lipolyse)
- Förderung des Eiweißaufbaus und Hemmung des Eiweißabbaus, z. B. in der Skelettmuskulatur

Reiz für die Insulinsekretion ist ein steigender Blutzuckerspiegel.

Diabetes mellitus

Die medizinische Bedeutung des Insulins liegt im Kohlenhydratstoffwechsel – bei Insulinmangel kommt es zum **Diabetes mellitus** *(Zuckerkrankheit).* Der *Diabetes mellitus Typ 1* ist durch Autoimmunprozesse verursacht. Hingegen ist die Ursache des in den Industrieländern weit häufigeren *Diabetes mellitus Typ 2* im Lebensstil zu suchen, vor allem Bewegungsmangel, falscher Ernährung und, damit einhergehend, Übergewicht. Daher wird der Diabetes in Kapitel ➤ 10.9.5 detailliert dargestellt.

Das Glukagon

Glukagon ist ebenfalls ein Peptidhormon. Als Gegenspieler des Insulins erhöht es den Blutzucker durch Förderung von *Glykogenabbau* und Glukoseneubildung *(Glukoneogenese)* aus Milchsäure (Laktat) oder anderen Stoffwechselmetaboliten (➤ 2.8.1). Außerdem steigert Glukagon den Fett- und Proteinabbau.

Die Regulation des Blutzuckerspiegels

Hormone in der Blutzuckerregulation

Insulin ist das *einzige* Hormon, das den Blutzuckerspiegel senkt und die Glukose für die Energieerzeugung in der Zelle verfügbar macht. Demgegenüber gibt es *mehrere* Hormone, die den Blutzuckerspiegel erhöhen (➤ Abb. 9.18).

Die wichtigsten Hormone für die Regelung des Blutzuckerspiegels sind Insulin und Glukagon. Ihre Sekretion wird in erster Linie durch den Blutzuckerspiegel gesteuert. Weitere Hormone mit Einfluss auf den Blutzucker sind Somatostatin und andere gastrointestinale Hormone (➤ Abb. 9.18). Zusätzlich wird der Inselapparat sympathisch und parasympathisch innerviert.

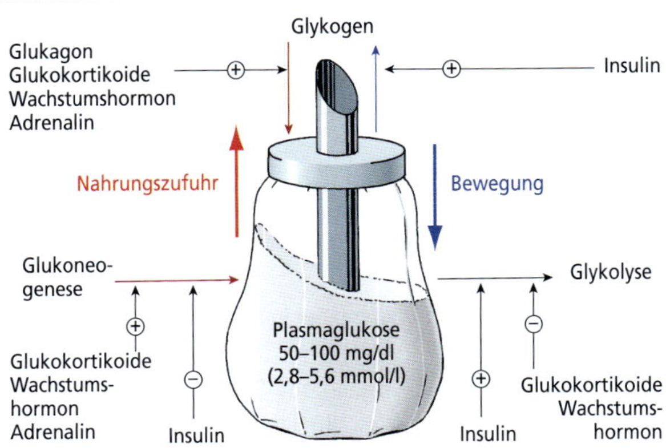

Abb. 9.18 Regulation des Blutzuckerspiegels. Rot = blutzuckersteigernd; blau = blutzuckersenkend. [L190]

9.9 Weitere endokrin aktive Organe

Neben den „klassischen" Hormondrüsen bildet eine Reihe anderer Zellen ebenfalls Hormone (➤ Tab. 9.2).

Die Hormone des Verdauungssystems

Im Epithel des Verdauungstraktes gibt es ungefähr 20 verschiedene hormonproduzierende Zellen, etwa **EC-, ECL-, G-, K-** und **L-Zellen.** Diese Zellen dieses **gastro-entero-pankreatischen Systems** *(GEP-System)* sind v. a. an der (Mit-)Regulation der Verdauung beteiligt.

Auch die Leber bildet Hormone bzw. Hormonvorstufen. Beispielsweise ist sie an der Produktion von Vitamin-D-Hormon (➤ 9.6) beteiligt und bildet Angiotensin (➤ 11.3.1), IGF (➤ 9.3.2) und Thrombopoetin (➤ 12.4.1).

Die Hormone des Fettgewebes

Fettgewebe dient nicht nur als Energiespeicher, sondern ist auch ein hormonell aktives Organ, das proportional zur Zahl der Fettzellen Hormone abgibt, die z. B. über Appetit und Energieumsatz das Körpergewicht und die Fettanlage steuern.

Am bekanntesten ist das **Leptin.** Im ZNS hemmt Leptin beim Gesunden den Appetit. Beim Übergewichtigen scheinen die Leptinrezeptoren im ZNS nicht (mehr) anzusprechen, sodass der Appetit trotz hoher Leptinkonzentrationen nicht gedämpft wird. Enge Beziehungen bestehen außerdem zum Glukosehaushalt. In der Peripherie erhöht Leptin interessanterweise den Blutdruck und beeinflusst die Blutgerinnung. Leptin wird außerdem als ein Bindeglied zwischen Hormon- und Immunsystem diskutiert. Ein weiteres Fettgewebshormon ist **Adiponektin.** Gefüllte Fettzellen produzieren wenig, leere viel Adiponektin. Adiponektin verstärkt u. a. die Insulinwirkung an Muskel und Leber und ist mitbeteiligt an der Regulation von Hungergefühl und Nahrungsaufnahme.

Fettgewebe bildet darüber hinaus z. B. kleine Mengen Östrogene, und die unterschiedliche Freisetzung von Entzündungsbotenstoffen durch Fettgewebe an Stamm bzw. Hüften wird für deren Unterschiede bezüglich des kardiovaskulären Risikos verantwortlich gemacht.

Tab. 9.2 Auswahl weiterer Hormone des Körpers.

Hormon (Details)	Bildungsort	Wirkung
Adiponektin	Fettgewebe	• Verstärkt die Wirkung von Insulin • Ist beteiligt an der Regulation von Hunger und Nahrungsaufnahme
Angiotensin II (➢ 11.3.1)	Blut (durch Angiotensin-converting-Enzym = ACE)	• Verengt die Blutgefäße, steigert den Blutdruck • Stimuliert die Aldosteronausschüttung der Nebennierenrinde • Löst Durst und Appetit auf Salziges aus
Cholezystokinin (*CCK* ➢ 10.6.9)	Dünndarmschleimhaut	• Hemmt die Salzsäure- und fördert die Pepsinogenbildung des Magens • Steigert die Bauchspeicheldrüsensekretion und den Enzymgehalt des Sekrets • Führt zu Gallenblasenkontraktion und Entspannung des M. sphincter Oddi • Fördert die Darm- und hemmt die Magenbeweglichkeit/-entleerung
Erythropoetin (*EPO* ➢ 11.3.2)	Vorwiegend Niere	• Steigert die Erythropoese (Neubildung von roten Blutkörperchen)
Gastrin (➢ 10.4.3)	G-Zellen der Magenschleimhaut	• Steigert die Salzsäurebildung im Magen, fördert die Magenbeweglichkeit • Steigert die Gallen- und Bauchspeicheldrüsensekretion
Ghrelin (➢ 10.9.3)	Endokrine Zellen des Magenfundus	• Regelt Hunger- und Sättigungsgefühl
GLP-1 (*glucagon-like peptide-1, glukagonähnliches Peptid 1,* ➢ 10.9.3)	Dünn- und Dickdarm	• Steigert Insulinausschüttung des Pankreas und Insulinempfindlichkeit der Gewebe • Hemmt Appetit
Histamin (➢ 13.4, ➢ 13.9)	Mastzellen, ECL-Zellen des Magens, ferner Neurotransmitter in Teilen des Hypothalamus	• Bewirkt über *H_1-Rezeptoren* Kontraktion der glatten Muskulatur von größeren Blutgefäßen, Bronchien, Darm, Uterus; Erweiterung von kleineren Blutgefäßen (Haut!) und Herzkranzarterien; Steigerung der Kapillarpermeabilität, Stimulation der Adrenalinausschüttung, Auslösen von Schmerz und Juckreiz • Steigert über *H_2-Rezeptoren* v. a. Herzfrequenz und Schlagkraft des Herzens und stimuliert die Magensaftsekretion
Leptin (➢ 9.9)	Fettgewebe	• Regelt Appetit und Energieumsatz • Vermindert die Insulinempfindlichkeit der Gewebezellen
Natriuretische Peptide (z. B. **atriales natriuretisches Peptid,** *ANP,* ➢ 7.6.2)	Myoendokrine Zellen v. a. der Herzvorhöfe	• Senken über mehrere Mechanismen den Blutdruck: • Steigern die GFR, fördern Natrium- und Wasserausscheidung durch die Niere • Hemmen die Freisetzung von Renin, Aldosteron und ADH • Erweitern die Arteriolen
Pankreatisches Polypeptid (*pankreatisches Peptid, PP*)	PP-Zellen der Langerhans-Inseln im Pankreas	• Hemmt Appetit • Hemmt die Bauchspeicheldrüsensekretion
Prostaglandine (➢ 8.3.4)	Praktisch im ganzen Körper, viele Subtypen (z. B. E_1, E_2, I_2)	• Fördern die Entstehung von Entzündungen, Schmerzen und Fieber • Entfalten vielfältige, teils gegensätzliche Wirkungen in praktisch allen Geweben und Organen
Renin (➢ 11.3.1)	Vor allem juxtaglomerulärer Apparat der Niere	• Aktiviert das Renin-Angiotensin-Aldosteron-System (➢ 11.3.1), dadurch Blutdruckanstieg
Sekretin (➢ 10.6.9)	Dünndarmschleimhaut	• Hemmt die Salzsäure- und fördert die Pepsinogenbildung des Magens • Hemmt die Magenbeweglichkeit/-entleerung • Fördert die Bikarbonatbildung in der Bauchspeicheldrüse (Sekret wird alkalischer) • Steigert den Gallenfluss
Serotonin (➢ 16.3.2)	EC-Zellen des Dünn- und Dickdarms, Thrombozyten, basophile Granulozyten, ferner Neurotransmitter des ZNS	• Verengt die Blutgefäße in Lunge und Niere, erweitert die Blutgefäße in der Skelettmuskulatur • Steigert Herzfrequenz und Schlagkraft des Herzens • Beeinflusst den Tonus der Bronchialmuskulatur • Stimuliert die Magen-Darm-Beweglichkeit
Somatostatin	D-Zellen (gesamter Verdauungstrakt, Bauchspeicheldrüse); Inhibiting-Hormon des Hypothalamus	• Hemmt Magensaftsekretion und Magen-Darm-Beweglichkeit • Hemmt die Bauchspeicheldrüsensekretion
Thymosin, Thymopoetin	Thymus	• Steuern die Reifung und Differenzierung der Immunzellen in den Lymphknoten
Vasoaktives intestinales Peptid (*VIP*)	Neurone in der Darmwand	• Hemmt Magensaftsekretion und Magen-Darm-Beweglichkeit • Steigert Gallen- und Bauchspeicheldrüsensekretion

9

Aufgaben zur Pflegesituation

Bei der Durchsicht der Verlegungsdokumente aus dem Krankenhaus fällt der Pflegefachperson Darina Ibisevic direkt die Diagnose „Schilddrüsenunterfunktion“ auf. Laut des ärztlichen Entlassungsbrief soll Herr Groß einmal täglich morgens L-Thyroxin 75 (Wirkstoff Thyroxin, T4) einnehmen.

Nachdem Darina Ibisevic die Dokumente gelesen hat, geht sie zu Herrn Groß. Beim Betreten des Zimmers freut sich dieser sehr über das Wiedersehen. Er äußert, wie froh er sei, wieder in seinem gewohnten Umfeld zu sein. Darina Ibisevic stimmt ihm zu und freut sich, Herrn Groß in so einer guten Verfassung anzutreffen. Darina Ibisevic nutzt den Moment und befragt Herrn Groß zu seiner Schilddrüsenunterfunktion. Dieser berichtet ihr, dass im Krankenhaus verschiedene Untersuchungen durchgeführt worden seien und ihm ein neues Medikament verordnet worden sei. Er habe jedoch nicht richtig verstanden, was genau er habe und wofür besagtes Medikament sei.

Herr Groß kann sich nur noch daran erinnern, dass das Medikament den Körper dabei unterstützt, die Symptome zu mildern. Herr Groß bittet Darina Ibisevic, ihm alles noch einmal genau zu erläutern.

1. Herr Groß fragt, was Hormone überhaupt seien, wofür man sie brauche und ob es außer den Schilddrüsenhormonen noch andere Hormone gebe. Antworten Sie Herrn Groß sprachlich und fachlich angemessen.
2. Bitte beschreiben Sie in eigenen Worten, worum es sich bei einer Hypothyreose handelt. Wie entsteht diese und durch welche Symptome ist diese gekennzeichnet?
3. Neben einer Schilddrüsenunterfunktion kann es auch zu einer Schilddrüsenüberfunktion kommen. Was kennzeichnet eine „Hyperthyreose“?
4. Zeichnen Sie den Regelkreis der Schilddrüsenhormone. Was bedeutet in diesem Zusammenhang ‘Regelkreis’?
5. Beschreiben Sie die Wirkungsweisen der Schilddrüsenhormone auf die verschiedenen Organe.
6. Warum wird bei Herrn Groß das Medikament L-Thyroxin verordnet?

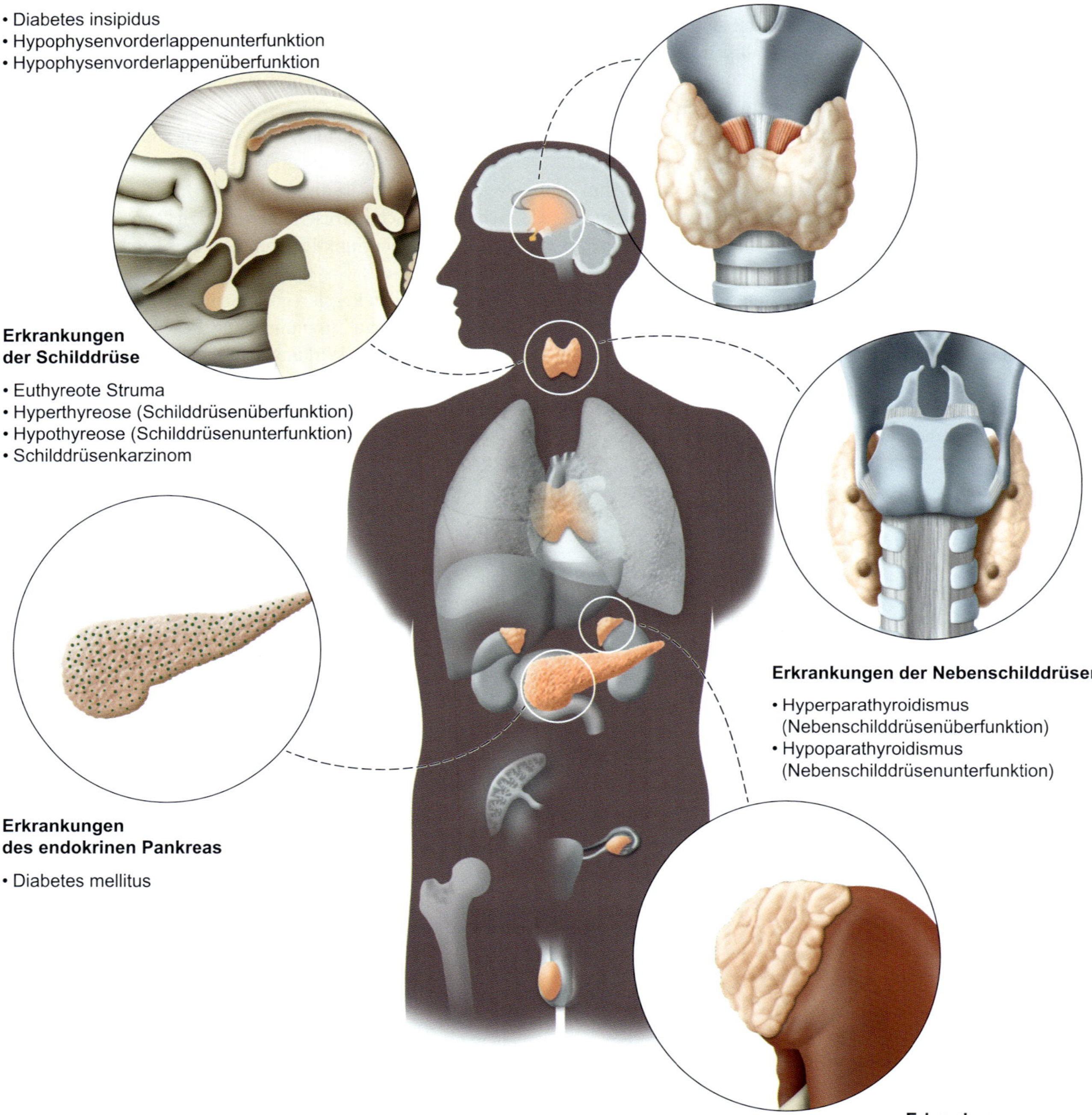

Abb. 9.19 Wichtige Erkrankungen des Hormonsystems. Weitere Informationen zu diesen Krankheitsbildern finden Sie in „PFLEGEN Gesundheits- und Krankheitslehre". [L275]

KAPITEL

10 Verdauungssystem, Ernährung und Stoffwechsel

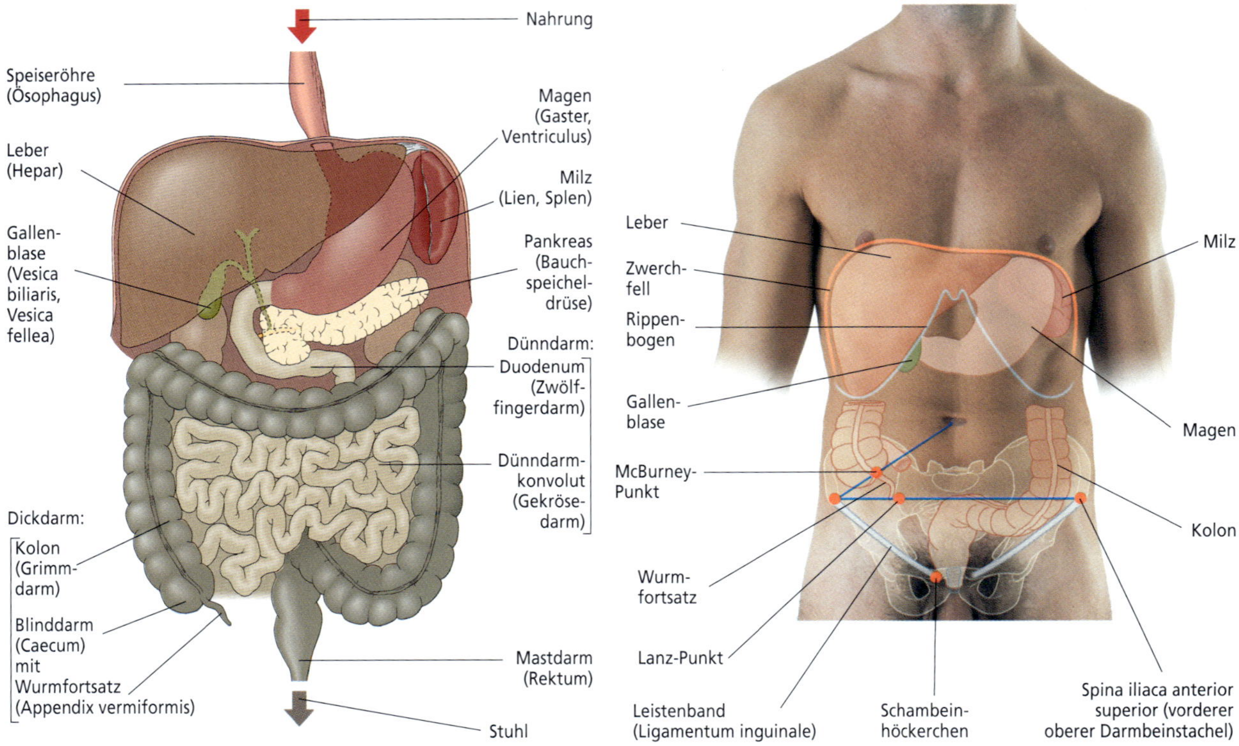

Abb. 10.1 Links: Übersicht über die Verdauungsorgane (vereinfachte Darstellung). Rechts: Projektion von Leber, Magen, Milz und Teilen des Dickdarms auf die vordere Bauchwand. [L190/E402-004]

Pflegesituation

Die 28-jährige Melanie Hein ist an einem Diabetes mellitus Typ 2 erkrankt. Seit ihrer Pubertät ist sie schon übergewichtig, aktuell hat sie einen BMI von etwa 32. Nach der Erstmanifestation erfolgte im Krankenhaus eine Beratung zur Ernährungsumstellung und Bewegungstherapie, um den Diabetes mellitus nicht-medikamentös einzustellen. Frau Hein gelang es allerdings nicht, ihre Ernährung, die überwiegend aus Fast Food bestand, umzustellen und sich wie empfohlen täglich eine Stunde zu bewegen, z. B. in Form eines Spazierganges. In der Folge kam es schleichend zu einem Blutzuckeranstieg und schließlich zu einer dramatischen Blutzuckerentgleisung mit einem Blutzuckerspitzenwert von über 700 mg/dl, der zur stationären Aufnahme mit Intensivtherapie führte. Nachdem auf der Intensivstation der Blutzucker mittels intravenöser Insulingaben korrigiert und normalisiert wurde, konnte Frau Hein zur weiteren Blutzuckereinstellung auf eine internistische Station verlegt werden.

10.1 Übersicht

10

DEFINITION

Verdauungssystem: Organe für Aufnahme, Transport, Verdauung und Resorption von Nahrung einschließlich der Ausscheidung nicht benötigter Substanzen über den Darm. Besteht aus **Verdauungstrakt** (Mundhöhle, Rachen, Speiseröhre, Magen, Darm) und **Verdauungsdrüsen** (z. B. Speicheldrüsen, Leber).

10.1.1 Die mechanische und chemische Verdauung

Der Mensch ist auf Zufuhr von Nahrung angewiesen. Zur Energiegewinnung muss diese zunächst *mechanisch* zerkleinert und durch Verdauungsenzyme *chemisch* zerlegt werden. Man spricht von einer **mechanischen** und einer **chemischen Verdauung** *(Digestion)*. Danach passieren die Nährstoffmoleküle die Schleimhäute des Verdauungstrakts und gelangen über kleine Blut- und Lymphgefäße ins Blut **(Resorption).**

10.1.2 Der Verdauungstrakt vom Mund zum Anus

Der **Verdauungstrakt** (*Verdauungskanal,* ➤ Abb. 10.1) ist ein durchgehendes Rohr, das mit dem Mund beginnt und mit dem After endet. Synonym benutzt werden oft die Begriffe *Gastrointestinaltrakt* und *Magen-Darm-Trakt,* die strenggenommen aber nur Magen und Darm umfassen.

Die Wände des Verdauungstrakts zeigen wie andere Hohlorgane auch ein charakteristisches Bewegungsmuster mit lokal koordinierten, teils wellenförmigen Bewegungen. Dieses Bewegungsmuster wird als **Peristaltik** bezeichnet. Durch die Peristaltik wird der Nahrungsbrei mechanisch zerkleinert, durchmischt und transportiert.

Von verschiedenen **Verdauungsdrüsen** (z. B. Speicheldrüsen, Leber, Pankreas) entlang des Verdauungskanals werden enzymreiche Sekrete abgegeben. Sie bewirken die chemische Verdauung.

10.1.3 Der Flüssigkeitsumsatz

Pro Tag nimmt ein Erwachsener von außen etwa 2 l Flüssigkeit über Getränke bzw. den Wassergehalt fester Nahrung (➤ Abb. 11.19) auf. Dies ist jedoch nur der kleinere Teil der ungefähr 10 l Flüssigkeit, die täglich im Verdauungstrakt umgesetzt werden. Der mit ca. 8 l weitaus größere Teil stammt aus den Sekreten von Speicheldrüsen, Magen, Leber, Pankreas (Bauchspeicheldrüse) und Dünndarm. Von dieser Flüssigkeit werden ca. 95 % im Dünn- und 3 % im Dickdarm wieder in den Körperkreislauf aufgenommen (rückresorbiert). Der Rest, etwa 150 ml, gelangt mit dem Stuhl zur Ausscheidung.

10.1.4 Der Feinbau des Verdauungstrakts

Die Wand des Verdauungstrakts besteht grundsätzlich aus vier Schichten, die lediglich in den verschiedenen Abschnitten etwas unterschiedlich aufgebaut sind (➤ Abb. 10.2):

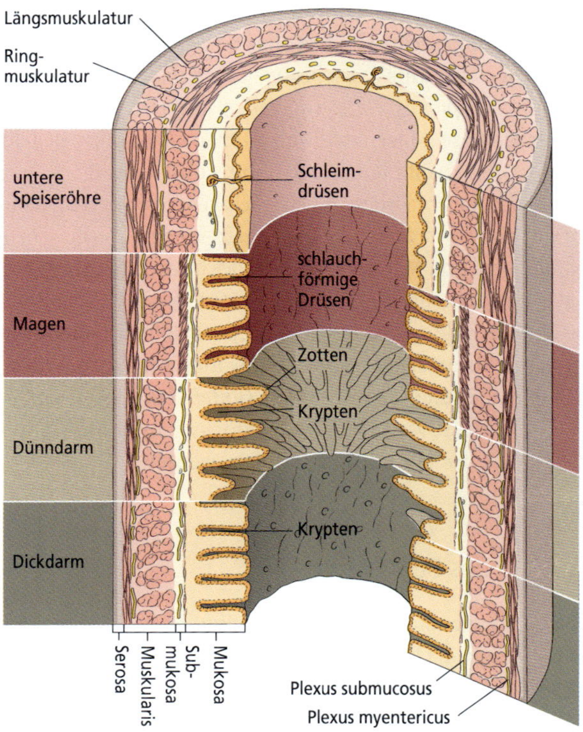

Abb. 10.2 Aufbau der Wandschichten in verschiedenen Abschnitten des Verdauungstrakts. Vom untersten Abschnitt der Speiseröhre bis zum Dickdarm findet man den gleichen Wandaufbau mit Mukosa, Submukosa, Muskularis und Serosa. [L190]

- Die **Mukosa,** eine Schleimhaut, bildet die innere Wandschicht. Ein Epithel bildet die oberflächliche Schicht, darunter liegt das Schleimhautbindegewebe und als Besonderheit die **Muskeleigenschicht der Schleimhaut** *(Lamina muscularis mucosae),* welche Eigenbewegungen der Schleimhaut ermöglicht.
- Die **Submukosa** ist eine schmale Bindegewebsschicht zwischen Schleimhaut und Muskelschicht. Ab der Speiseröhre enthält sie den **Plexus submucosus** *(Meissner-Plexus),* ein zum enterischen Nervensystem (➤ 16.13.4) zählendes Nervenfasergeflecht, das insbesondere die Schleimhautbewegungen steuert.
- Die **Muskularis,** eine Muskelschicht, besteht in Mund, Rachen und oberer Speiseröhre aus *quergestreifter Muskulatur,* die beim Schlucken willkürlich angespannt wird. Im übrigen Teil des Verdauungstrakts besteht sie aus *glatter Muskulatur* mit unwillkürlichen Bewegungen. Die Muskelfasern sind innen ringförmig und außen längs angeordnet, damit sich der Verdauungskanal sowohl längs als auch quer zusammenziehen kann. Diese Bewegungen werden durch ein zweites Nervengeflecht des enterischen Nervensystems kontrolliert, den **Plexus myentericus** zwischen Ring- und Längsmuskelschicht *(Auerbach-Plexus).*
- Die **Serosa** bildet die äußerste Gewebeschicht des Magen-Darm-Trakts. Diese sehr dünne Membran kommt aber nur bei *innerhalb* der Bauchhöhle gelegenen Organen vor und wird auch als *Peritoneum viscerale* bezeichnet (➤ 10.1.5). In Mundhöhle, Rachen und (oberer) Speiseröhre stellt lockeres Bindegewebe **(Adventitia)** die Verbindung zu den Nachbargeweben her.

Im Verdauungssystem kommen verstreute endokrine Zellen vor, die als **gastro-entero-pankreatisches** *(GEP-)***System** zusammengefasst werden. Die meisten sind an der Steuerung von Magen-Darm-Tätigkeit und Verdauung beteiligt (➤ Tab. 9.2).

Außerdem gibt es im ganzen Verdauungstrakt gelegentliche Lymphfollikel. Sie werden als **darmassoziiertes lymphatisches Gewebe** *(gut associated lymphoid tissue, GALT)* bezeichnet. Wie alle *mukosa-assoziierten (schleimhautassoziierten) lymphatischen Gewebe* sollen sie eingedrungene Krankheitserreger erkennen und unschädlich machen (➤ 13.8).

10.1.5 Das Peritoneum

DEFINITION

Peritoneum *(Bauchfell):* Serosa des Bauchraums, bestehend aus **Peritoneum viscerale** und **Peritoneum parietale.** Beide umschließen die spaltförmige, mit wenig Flüssigkeit gefüllte **Peritonealhöhle** *(Bauchfellhöhle).*

Peritoneum und Peritonealhöhle

Die ganze Bauchwand und ein Großteil der Bauchorgane sind von einer spiegelglatten Haut bedeckt, dem **Peritoneum** (➤ Abb. 10.3). Das Peritoneum ist die seröse Haut des Bauchraums und besteht aus zwei Blättern:

- Das *innere Blatt des Bauchfells* oder **Peritoneum viscerale** überzieht die inneren Organe.
- Das *äußere Blatt des Bauchfells* oder **Peritoneum parietale** kleidet die Bauchwand von innen aus.

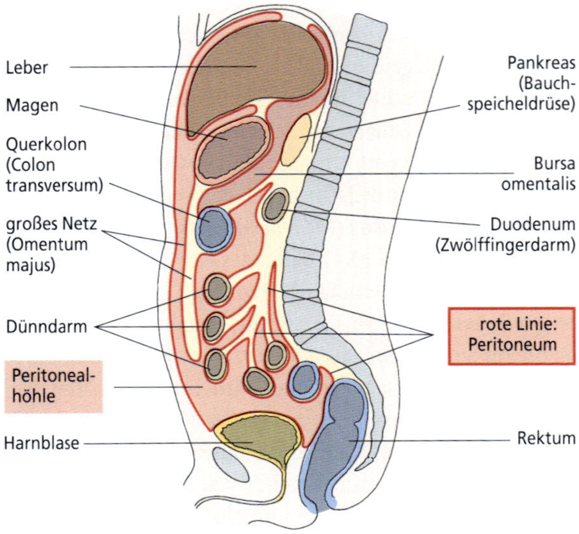

Abb. 10.3 Längsschnitt durch den Bauchraum und Peritonealverhältnisse. Zwischen Magen und Bauchspeicheldrüse liegt ein Hohlraum (Bursa omentalis) mit Verbindung zur Bauchhöhle. Seine Wände verkleben zum großen Netz (Omentum majus), das sich schürzenartig über die Dünndarmschlingen legt. [L190]

Das Peritoneum umschließt die so gebildete **Peritonealhöhle** *(Bauchfellhöhle).* Beide Blätter sondern eine wässrige Flüssigkeit ab, sodass die spaltförmige Peritonealhöhle von einer geringen Menge Flüssigkeit gefüllt wird. Dieser Flüssigkeitsfilm gewährleistet die reibungsarme Verschieblichkeit der Bauchorgane, z. B. der Darmschlingen bei der Verdauung. Der bindegewebige Raum zwischen Peritoneum parietale und hinterer Leibeswand heißt **Retroperitonealraum.**

Die intra-, retro- und extraperitonealen Organe

In der frühen Embryonalzeit bildet der Verdauungstrakt einen geraden Schlauch in der Mitte des Körpers, der breitflächig mit der rückseitigen Leibeswand in Verbindung steht und größtenteils von Peritoneum überzogen wird. Während der Entwicklung verschmälert sich die Verbindung zur rückseitigen Bauchwand. So entsteht ein zunächst noch recht breiter „Stiel", in dem die Blut-, Lymphgefäße und Nerven für die Bauchorgane verlaufen – das **embryonale Mesenterium.** Im weiteren Verlauf wird der Stiel immer dünner, die Bauchorgane wachsen unterschiedlich stark und drehen sich und Gewebeschichten verschmelzen miteinander. Letztendlich werden drei Lagebeziehungen zwischen Bauchorganen und Peritoneum unterschieden (➤ Abb. 10.3):

- **Intraperitoneal** gelegene Organe sind am Ende der Embryonalzeit praktisch vollständig vom Peritoneum überzogen. Hierzu zählen z. B. Magen, Dünndarm (außer Zwölffingerdarm), Querkolon, Leber und Milz, aber auch die Eierstöcke der Frau. Mit der hinteren Bauchwand stehen diese Organe über den oben erwähnten „Stiel" in Verbindung. Er besteht nur noch aus zwei Peritonealschichten, verstärkt durch Bindegewebe, und bildet so ein elastisches Aufhängeband. Über dieses Aufhängeband, beim Dünndarm **Mesenterium** (im engeren Sinne), beim Dickdarm **Mesokolon** genannt, werden die intraperitonealen Organe mit Lymph- und Blutgefäßen sowie Nerven versorgt (➤ 10.1.6).
- Ein **retroperitoneal** gelegenes Organ ist nur an der Vorderseite von Bauchfell überzogen. Da retroperitoneal gelegene Organe fest mit der rückseitigen Leibeswand verwachsen sind, haben sie kein Mesenterium bzw. Mesokolon. Solche Organe sind z. B. die Bauchspeicheldrüse (Pankreas), der Zwölffingerdarm (Duodenum), auf- und absteigender Teil des Kolons, die Nieren, die Bauchaorta und die V. cava inferior (untere Hohlvene).
- Liegt ein Organ **extraperitoneal,** so besteht keinerlei Kontakt zum Peritoneum. Dies ist z. B. beim unteren *Rektum,* dem letzten Darmabschnitt, der Fall. Es verliert beim Durchtritt in das kleine Becken den Peritonealüberzug.

VORSICHT

Gelangen Bakterien in die physiologischerweise sterile Peritonealhöhle, etwa bei der Perforation („Durchbruch") eines entzündeten Wurmfortsatzes, kann sich eine **Peritonitis** *(Bauchfellentzündung)* entwickeln. Erkrankte haben immer stärkere Bauchschmerzen, ihr Bauch wird „bretthart", und ohne Behandlung entwickeln sich eine Darmlähmung und ein Schock – ein lebensbedrohliches Krankheitsbild.

10.1.6 Die Gefäßversorgung des Bauchraums

Die Arterien des Bauchraums

Die Verdauungsorgane des Bauchraums werden über drei große, bauchwärts aus der Aorta abzweigende Arterienstämme versorgt (➤ 8.2.1, ➤ Abb. 10.4).

Die erste Abzweigung der Bauchaorta, unmittelbar nach deren Zwerchfelldurchtritt, ist der **Truncus coeliacus** mit den drei Abzweigungen **A. gastrica sinistra** *(linke Magenschlagader, -arterie),* **A. hepatica communis** *(gemeinsame Leberschlagader, -arterie)* und **A. lienalis** *(A. splenica, Milzschlagader, -arterie).* Diese versorgen Leber, Gallenblase, Magen und Milz *ganz* sowie Bauchspeicheldrüse (Pankreas) und Zwölffingerdarm (Duodenum) *teilweise.*

Unmittelbar unterhalb des Truncus coeliacus entspringt die **A. mesenterica superior** *(obere Eingeweideschlagader, -arterie).* Von ihr gehen Äste zu Zwölffingerdarm, Magen und Bauchspeicheldrüse ab. Anschließend zweigt sie sich bogenförmig auf und versorgt den übrigen Dünndarm sowie etwa die Hälfte des Dickdarms mit sauerstoffreichem Blut.

Einige Zentimeter unterhalb der A. mesenterica superior entspringt die **A. mesenterica inferior** *(untere Eingeweideschlagader, -arterie).* Auch sie zweigt sich bogenförmig auf und versorgt die untere Hälfte des Dickdarms und den größten Teil des Rektums (Mastdarms).

Die Venen des Bauchraums

Die Bauchorgane sammeln ihr venöses Blut in einem gemeinsamen System, aus dem die **Pfortader** *(V. portae)* hervorgeht (➤ Abb. 10.5). Diese bringt das Blut zur Leber, wo es erneut in ein Kapillarsystem einmündet und Nährstoffe, aber auch Stoffwechselprodukte entzogen und verstoffwechselt werden. Ausnahme sind die Venen aus dem mittleren und unteren Rektum, deren Blut über die Vv. Iliacae internae (inneren Beckenvenen) in die V. cava inferior (untere Hohlvene) gelangt und so die Leber umgeht.

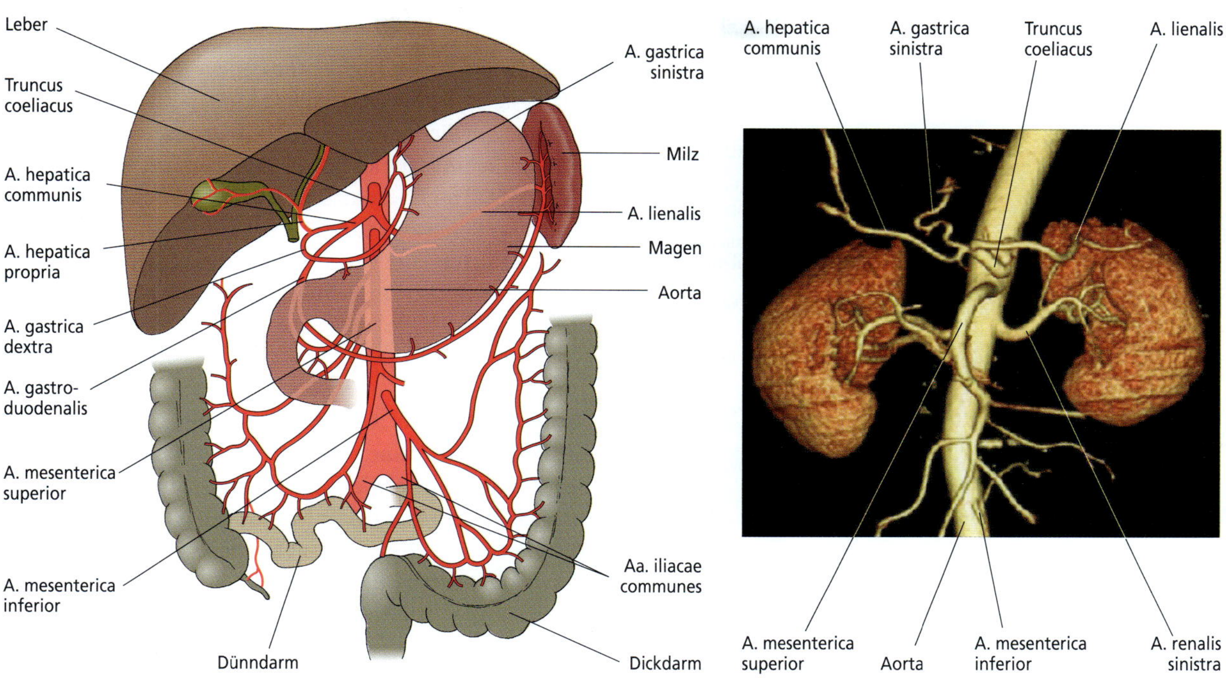

Abb. 10.4 Die arterielle Versorgung der Bauchorgane. Links: (vereinfachte) Schemazeichnung; Rechts: 3-D-Computertomografie der Bauchaorta, ihrer Äste und der Nierenarterien. [L190/E460-003]

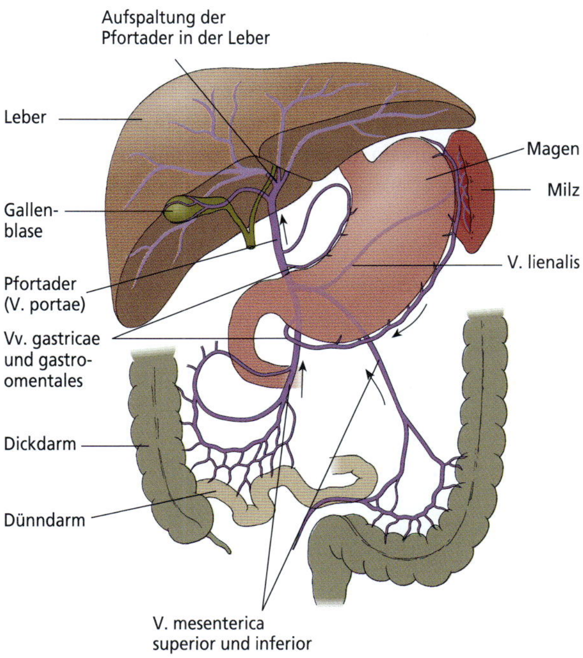

Abb. 10.5 Das Pfortadersystem. Die Pfortader nimmt das venöse Blut aus Magen, Milz, Pankreas (Bauchspeicheldrüse), Dünndarm und dem größten Anteil des Dickdarms auf und leitet es zur Leber. Nur das Blut aus dem mittleren und unteren Rektum (Mastdarm) gelangt in das Hohlvenensystem. [L190]

Die Lymphgefäße und Lymphknoten

Die **Lymphgefäße** des Bauchraums verlaufen im Wesentlichen wie die Blutgefäße. Die Lymphe fließt schließlich, nachdem sie die verstreut liegenden Lymphknoten passiert hat, in ein Sammelbecken vor dem 1.–2. Lendenwirbel hinter der Aorta, die **Cisterna chyli.** Von dieser geht der **Ductus thoracicus** *(Milchbrustgang)* ab (➤ Abb. 10.30). Der Ductus thoracicus endet im linken Venenwinkel (➤ Abb. 13.18), sodass sich die Darmlymphe schließlich in den venösen Teil des Blutkreislaufs entleert. Auf diese Weise wird sie im Körper verteilt und zu den Organen transportiert, die für die weitere Verwertung und Ausscheidung zuständig sind.

10.2 Mundhöhle und Rachen

10.2.1 Die Mundhöhle

DEFINITION

Mundhöhle: Anfangsteil des Verdauungstrakts, in dem die Nahrung für die weitere Verdauung vorbereitet wird. Unterteilt in **Mundhöhlenvorhof** außerhalb und **Mundhöhlenhauptraum** innerhalb der Zahnreihen.

Die **Mundhöhle** (➤ Abb. 10.6) besteht aus dem **Mundhöhlenvorhof,** das ist der Raum zwischen Wangen, Lippen und Zähnen, sowie dem **Mundhöhlenhauptraum** *(Mundhöhle im engeren Sinne)* innerhalb der Zahnreihen. Letzterer hat folgende Begrenzungen:

- Oben harter und weicher Gaumen (➤ 10.2.5)
- Unten Unterseite der Zunge und **Mundbodenmuskulatur** (Muskelplatte zwischen den Unterkieferästen)
- Seitlich Zahnreihen von Ober- und Unterkiefer
- Hinten Rachen
- Vorn Schneide- und Eckzähne

10

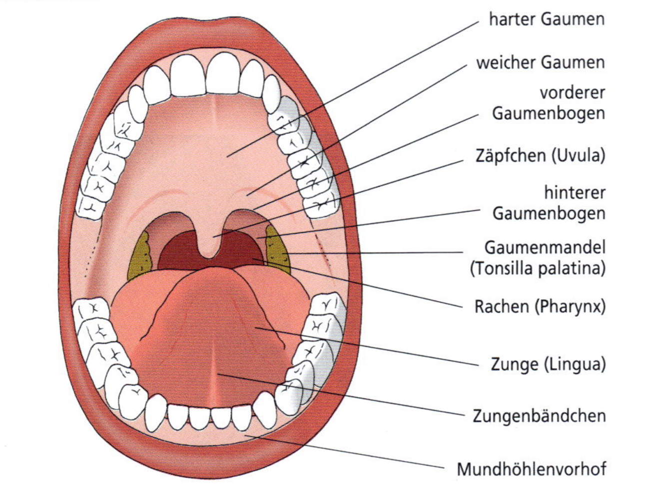

Abb. 10.6 Blick in die Mundhöhle. [L190]

Die Mundhöhle ist mit Schleimhaut ausgekleidet, deren Oberfläche aus einem mehrschichtigen unverhornten Plattenepithel besteht und in die zahlreiche Schleim absondernde *kleine Speicheldrüsen* eingelassen sind. An den Zahnfortsätzen von Ober- und Unterkiefer ist die Mundschleimhaut fest mit der Knochenhaut verwachsen. Sie heißt dort **Zahnfleisch** *(Gingiva).*

10.2.2 Die Zähne

DEFINITION

Zähne: Sehr harte Strukturen in der Mundhöhle zur Zerkleinerung der Nahrung.

Jeder **Zahn** besteht aus der *Krone,* dem *Hals* und einer oder mehreren *Wurzeln* (➢ Abb. 10.7):

- Die **Zahnkrone** ist der sichtbare Teil des Zahnes, der aus dem Zahnfleisch herausragt. Er ist vom *Zahnschmelz* überzogen.
- Der **Zahnhals** ist der Übergang vom Schmelz der Krone zum Zement der Zahnwurzel. Er wird vom Zahnfleisch umschlossen.
- Die von außen nicht sichtbare **Zahnwurzel** ist fest in den **Zahnfächern** *(Zahnalveolen)* der **Zahnfortsätze** *(Alveolarfortsätze)* verankert und von einer dünnen Schicht *Zahnzement* bedeckt.

Die **Wurzelhaut** *(Periodontium)* umschließt die Zahnwurzel und hängt sie durch ihre straffen Bindegewebsfasern elastisch im Kiefer auf.

Am unteren Ende der Zahnwurzel **(Wurzelspitze)** liegt eine kleine Öffnung, die in den **Wurzelkanal** im Zahninneren führt. Über sie wird der Zahn mit Blut- und Lymphgefäßen sowie mit Nerven versorgt. Das gefäß- und nervenreiche Bindegewebe der Zahnhöhle heißt **Zahnpulpa.**

10

Die Hartsubstanzen der Zähne

Jeder Zahn ist aus drei sehr harten Baustoffen aufgebaut (➢ Abb. 10.7):

- Das **Zahnbein** *(Dentin)* bildet die Hauptmasse des Zahns. Es ähnelt im Aufbau sehr dem Knochengewebe, ist aber härter. Das Zahnbein enthält Nervenfasern und ist daher schmerzempfindlich.
- Der **Zahnschmelz** *(Enamelum)* ist der festeste und widerstandsfähigste Stoff des menschlichen Körpers. Er überzieht die Zahnkrone. Am dicksten ist er an der Kaufläche, zum Zahnhals hin nimmt seine Dicke ab. Zahnschmelz enthält weder Zellen noch Blutgefäße und Nerven. Schmelzverluste durch Karies oder Abnutzung können *nicht* ersetzt werden.
- Der **Zahnzement** überzieht den Zahn an seiner Wurzel mit einer dünnen Schicht. Er ist ähnlich aufgebaut wie Knochengewebe.

Die Zahnentwicklung

Der Mensch hat zwei „Garnituren" von Zähnen: die **Milchzähne** und die **bleibenden Zähne.** Die Milchzähne bilden sich bereits vor der Geburt. Auch die Entwicklung der bleibenden Zähne beginnt schon pränatal, dauert aber länger, bis etwa zum zehnten Lebensjahr. Die bleibenden Zähne liegen dann bis zu ihrem jeweiligen Durchbruchszeitpunkt im Kiefer.

Milchgebiss und Zahnwechsel

Die Milchzähne brechen zwischen dem sechsten Lebensmonat und dem zweiten Geburtstag durch (➢ Abb. 10.8). Die Schwankungsbreite ist groß: Manche Babys haben schon bei ihrer Geburt den ersten Zahn, andere erst mit fast einem Jahr. Das **Milchgebiss** hat 20 Zähne, und zwar pro Kiefer vier Schneide-, zwei Eck- und vier Mahlzähne *(Milchmolaren).*

Etwa im sechsten Lebensjahr beginnt der **Zahnwechsel:** Die Wurzeln der Milchzähne werden abgebaut, und die bleibenden Zähne schieben dann die Kronen der Milchzähne heraus, bis die Milchzähne ausfallen (➢ Abb. 10.9).

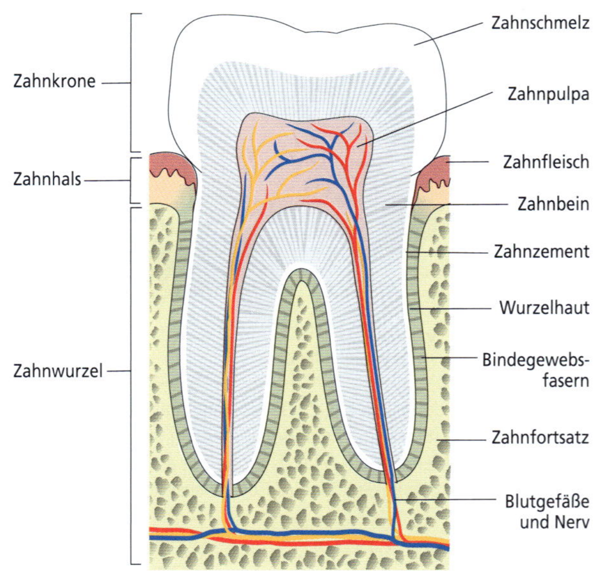

Abb. 10.7 Längsschnitt durch einen Backenzahn. Jede Wurzel durchziehen Blutgefäße, Nerven und Lymphgefäße. [L190]

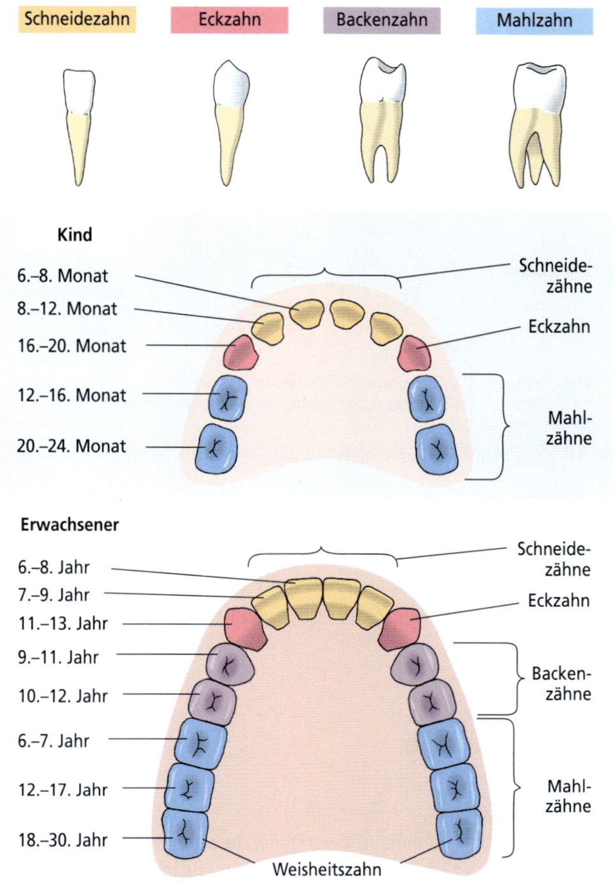

Abb. 10.8 Oben: verschiedene Zahnformen. Mitte und unten: Milch- und Erwachsenengebiss mit den Durchbruchszeiten der einzelnen Zähne. [L190]

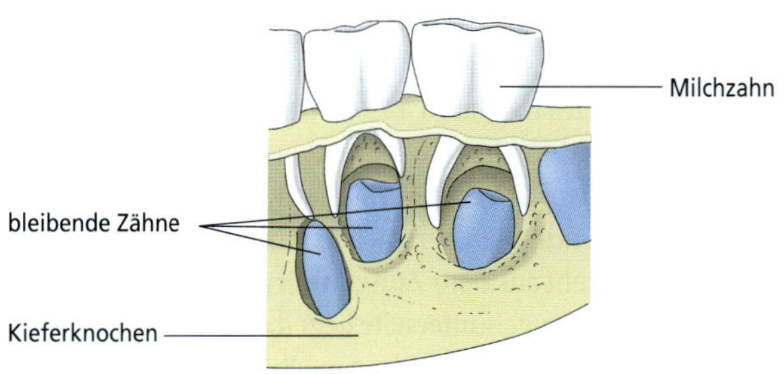

Abb. 10.9 Milchgebiss vor dem Zahnwechsel. Unter den Milchzähnen sind die bleibenden Zähne schon angelegt. [L190]

Das Erwachsenengebiss

Das **Erwachsenengebiss** oder *bleibende Gebiss* besteht aus insgesamt 32 Zähnen, je 16 im Ober- und Unterkiefer. In der Mitte liegen pro Kiefer vier scharfkantige **Schneidezähne** zum Abbeißen der Nahrung. An die Schneidezähne schließt sich rechts und links je ein **Eckzahn** an. Es folgen auf beiden Seiten je zwei **Backenzähne** *(Prämolaren)* und drei **Mahlzähne** *(Molaren)* zum Kauen und Zermalmen der Nahrung. Die hintersten Mahlzähne heißen **Weisheitszähne,** weil sie, wenn überhaupt, meist erst nach dem 17. Lebensjahr auswachsen (➤ Abb. 10.8).

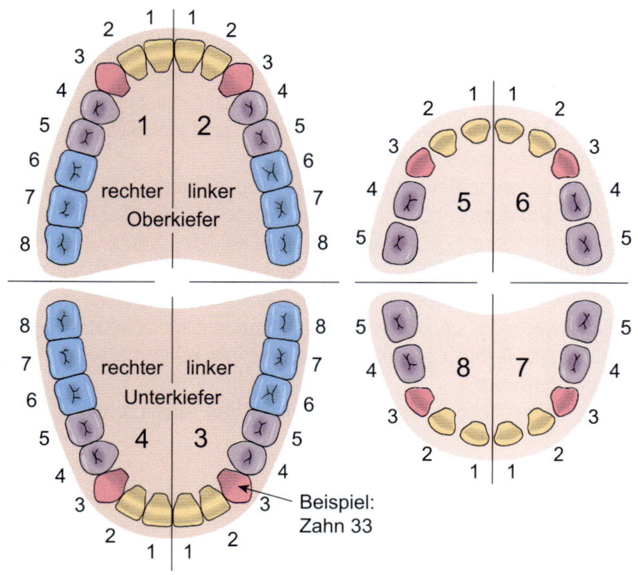

Abb. 10.10 Zahnschema. Links: Erwachsenen-, rechts: Milchgebiss. Zuerst erhält jede Kieferhälfte eine Kennziffer. Dann werden die Zähne einer Kieferhälfte beginnend mit dem vordersten Schneidezahn bis zum Weisheitszahn mit 1–8 durchnummeriert. Farben ➤ Abb. 10.8. [L190]

Die **Kaufläche** der Backenzähne besteht aus zwei Höckern. Backenzähne haben im Unterkiefer eine, im Oberkiefer manchmal zwei Wurzeln. Die Kaufläche der Mahlzähne besteht meist aus vier oder fünf Höckern. Sie haben im Unterkiefer zwei Wurzeln, im Oberkiefer drei.

Das Zahnschema

Um die zahnmedizinische Dokumentation zu erleichtern, wird durch das **Zahnschema** jedem Zahn eine bestimmte Nummer zugeordnet (➤ Abb. 10.10).

Der Zahnhalteapparat

Der **Zahnhalteapparat** *(Parodontium)* umfasst das Zahnfleisch, den Zahnzement der Wurzel, die Wurzelhaut mit den Haltefasern und den Alveolarknochen. Der Zahnhalteapparat verankert den Zahn fest im Kiefer.

Die Karies

Karies *(Zahnfäule)* ist eine Erweichung v. a. des Zahnschmelzes durch Entkalkung, in fortgeschrittenen Stadien meist erkennbar an einer Braunfärbung der kariösen Stelle. Ursache sind Bakterien im Zahnbelag und Kohlenhydrate aus der Nahrung (v. a. Zucker). Die Bakterien bauen die Kohlenhydrate ab, es entstehen Säuren, die den Zahnschmelz angreifen. Erreicht der Zahnzerfall die Pulpa mit den Nerven, kommt es zu Zahnschmerzen. Jeder kariöse Defekt wird zahnärztlich versorgt.

10

Kariesprophylaxe

Karies lässt sich durch regelmäßige Zahnpflege und richtige Ernährung weitgehend vermeiden. Die **Kariesprophylaxe** umfasst:

- Zähne gut pflegen (mindestens zweimal täglich Zähne putzen), wobei mit der Zahnpflege vor dem ersten Geburtstag begonnen werden sollte
- Wenig Zucker und Süßigkeiten essen
- Auf ausreichende Fluoridzufuhr achten. *Fluoride* machen die Zahnhartsubstanzen widerstandsfähiger gegen die von den Mundbakterien gebildeten Säuren. Ob bei Säuglingen und Kindern bis zum Grundschulalter Fluoridtabletten sinnvoll sind, hängt von einer evtl. Trinkwasser- und Kochsalzfluoridierung ab. Für ältere Kinder und Erwachsene ist die Verwendung fluoridierten Kochsalzes zusammen mit lokaler Fluoridierung (z. B. durch Zahnpasten oder Fluoridlacke) einmal wöchentlich empfehlenswert
- Regelmäßig alle sechs Monate zu Zahnarzt bzw. -ärztin gehen

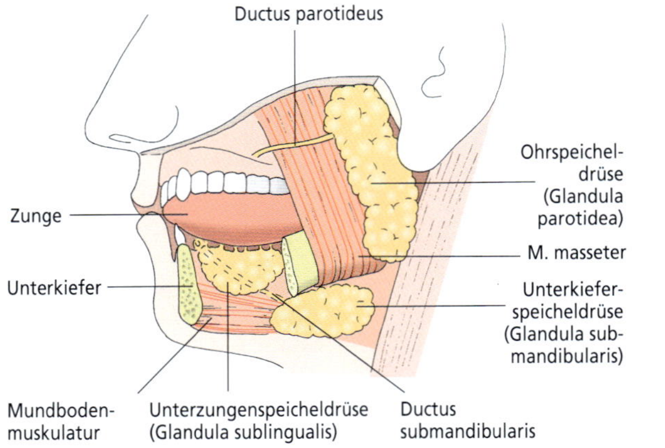

Abb. 10.11 Die großen Speicheldrüsen und ihre Ausführungsgänge. [L190]

Die Parodontitis

Bei der *Parodontose* oder genauer **Parodontitis** entzündet sich das Zahnfleisch, begünstigt v. a. durch **Zahnbeläge** *(Plaques)* bei schlechter Zahnpflege, aber auch Rauchen oder Stress. Das Zahnfleisch löst sich vom Zahnhals, es bilden sich **Zahnfleischtaschen** und die Entzündung greift auf tiefere Strukturen des Zahnhalteapparats über – der Zahn lockert sich und fällt schließlich aus.

Das Gebiss alter Menschen

Viele ältere Menschen haben ein lückenhaftes Gebiss oder gar keine eigenen Zähne mehr. **Teil-** und **Vollprothesen** können die *Kaufunktion* oft weitgehend wieder gewährleisten. Allerdings bilden sich die Kiefer nach Verlust der eigenen Zähne im Laufe der Zeit zurück, sodass die Prothesen dann „unterfüttert“ oder gar erneuert werden müssen.

Prothesenpflege

Pflegende erfragen den Sitz der Prothese und achten auf den Zustand der Mundhöhle (Druckstellen?) sowie darauf, dass die Betroffenen die Prothese immer tragen, auch wenn sie nichts essen dürfen. Sonst verformt sich der Kiefer oft in nur wenigen Tagen so stark, dass die Prothese nicht mehr passt. Insbesondere bei Pflegebedürftigen, die sich nur noch eingeschränkt äußern können, achten sie bei Prothesenträgern auf Wechsel der Essgewohnheiten. Bevorzugung weicher Kost (Brei, Suppe) und Meiden harter Nahrung (z. B. Brot mit Kruste, Rohkost) kann auf schlechten Prothesensitz hindeuten und sollte zahnärztlich abgeklärt werden.

Das Kauen

Beim Kauen werden Schneide- und Mahlbewegungen unterschieden.

Bei der **Schneidebewegung** wird der Unterkiefer gegen den Oberkiefer bewegt. Die Muskeln, die dabei aktiv sind, sind der **M. masseter** (*Kaumuskel*, ➤ Abb. 10.11, ➤ Abb. 15.8) und der **M. temporalis** (*Schläfenmuskel*, ➤ Abb. 15.8).

Bei der **Mahlbewegung** wird der Unterkiefer durch den hinteren Anteil des M. temporalis bzw. den **M. pterygoideus lateralis** (*seitlicher Flügelmuskel*, ➤ Abb. 15.8) nach vorne bzw. hinten gezogen. Unterstützt werden diese Bewegungen durch die Wangenmuskulatur und die Zunge, wodurch sichergestellt wird, dass die Nahrung immer wieder zwischen die Zahnreihen gelangt und weiter zerkleinert werden kann.

10.2.3 Die Zunge

DEFINITION

Zunge *(Lingua)*: Schleimhautüberzogener, beweglicher Muskelkörper in der Mundhöhle. An der Oberfläche **Zungenpapillen** zur Tast- und Geschmacksempfindung.

Die **Zunge:**

- Hilft bei Kau- und Saugbewegungen
- Formt einen schluckbaren Bissen und beginnt die Schluckbewegung
- Dient dem Geschmacks- und Tastempfinden
- Ist an der Lautbildung beim Sprechen beteiligt

Der hintere Anteil der Zunge heißt **Zungenwurzel** *(Zungengrund);* sie ist fest mit dem Mundboden verwachsen. Die restliche Zunge ist frei beweglich und besteht aus dem **Zungenkörper** und der **Zungenspitze.** In der Mitte der Zungenunterseite liegt das **Zungenbändchen,** das die Zunge am Mundboden festhält. Am Übergang des Zungenbändchens zum Mundboden liegen rechts und links die Ausführungsgänge der beiden Unterkieferspeicheldrüsen.

Die **Zungenmuskulatur** ist quergestreift. Die **Außenmuskulatur der Zunge** strahlt vom Schädelskelett in die Zunge ein und ist für die *Lageveränderungen* der Zunge verantwortlich. Die auf die Zunge begrenzte **Binnenmuskulatur der Zunge** verleiht der Zunge ihre *Verformbarkeit.*

Die Zungenoberfläche wird von einer Schleimhaut mit mehrschichtigem unverhorntem Plattenepithel gebildet. Zusätzlich finden sich an Zungenrücken und Zungenrändern zahlreiche warzenförmige Schleimhauterhebungen, welche die Zungenoberfläche rau machen. Sie heißen **Zungenpapillen.** Nach ihrer Form unterscheidet man **fadenförmige, pilzförmige, warzenförmige** und **blattförmige Pa-**

pillen. Die fadenförmigen Papillen dienen der *Tastempfindung,* die übrigen Papillen enthalten *Geschmacksknospen* (➤ 17.5.2).

Die Schleimhaut der Zungenwurzel enthält viel lymphatisches Gewebe, das in seiner Gesamtheit als **Zungenmandel** *(Tonsilla lingualis)* bezeichnet wird. Es bildet einen Teil des lymphatischen Rachenrings (➤ Abb. 13.17) und dient der Infektabwehr.

10.2.4 Die Speicheldrüsen

DEFINITION

Speicheldrüsen: Exokrine Drüsen, welche den **Mundspeichel** produzieren. Unterschieden werden **kleine** und **große Speicheldrüsen.**

Für die Speichelbildung sorgen neben den vielen **kleinen Speicheldrüsen** der Mundschleimhaut drei paarige **große Speicheldrüsen.** Sie liegen außerhalb des Mundraums und geben ihr Sekret über Ausführungsgänge in den Mundraum ab (➤ Abb. 10.11).

Die **Ohrspeicheldrüse** (*Glandula parotidea,* kurz *Parotis*) liegt etwas vor- und unterhalb des Ohrs zwischen der Haut und dem Kaumuskel. Ihr Ausführungsgang **(Ductus parotideus)** endet gegenüber dem zweiten oberen Mahlzahn im Mundhöhlenvorhof.

Die **Unterkieferspeicheldrüse** *(Glandula submandibularis)* liegt unterhalb der Mundbodenmuskulatur an der Innenseite des Unterkiefers. Der Ausführungsgang mündet unter der Zunge an einer kleinen Erhebung nahe dem Zungenbändchen.

Die **Unterzungenspeicheldrüse** *(Glandula sublingualis)* liegt direkt auf der Mundbodenmuskulatur. Sie hat mehrere kurze Ausführungsgänge beidseits der Zunge und einen größeren Ausführungsgang, der gemeinsam mit dem der Unterkieferspeicheldrüse am Zungenbändchen endet.

Die Zusammensetzung des Speichels

Der **Mundspeichel** besteht aus den Absonderungen der verschiedenen Speicheldrüsen. Er besteht zu etwa 99,5 % aus Wasser. Die übrigen 0,5 % sind gelöste Anteile, vor allem Elektrolyte, Schleimstoffe, antimikrobiell wirksame Substanzen (z. B. Lysozym, IgA ➤ 13.5.5) und verschiedene *Speichelenzyme* wie etwa das kohlenhydratspaltende **Ptyalin** (eine **α-Amylase** ➤ 10.7.2), **Nukleasen** (zur Spaltung von Nukleinsäuren) und eine **saure Zungengrund-Lipase** zur Fettspaltung, die aber erst im Magen aktiviert wird.

Auch ohne Nahrungsaufnahme werden ständig geringe Mengen Speichel gebildet, um die Mundhöhle feucht zu halten. Bei Nahrungsaufnahme (oder allein dem Gedanken daran) steigt die Speichelproduktion reflektorisch stark an.

Soor- und Parotitisprophylaxe

Ein verminderter Speichelfluss tritt sowohl bei Flüssigkeitsmangel als auch bei mangelnder Kautätigkeit auf. Die Mundschleimhaut trocknet aus, ist leichter verletzbar und wird anfällig für Infektionen.
Bei Patientinnen und Patienten, die nicht essen oder trinken dürfen, ist deshalb eine regelmäßige Mundpflege unabdingbar. Zusätzlich sollte der Speichelfluss z. B. durch Lutschen von Eiswürfeln oder Zitronenscheiben, Kaugummi-Kauen oder eine gezielte Massage entlang der Speicheldrüsen angeregt werden. Diese **Soor- und Parotitisprophylaxe** beugt Entzündungen von Mundhöhle und Ohrspeicheldrüse vor.

10.2.5 Der Gaumen

Der **Gaumen** ist gleichzeitig das Dach der Mundhöhle und der Boden der Nasenhöhle. Der Gaumen:

- Trennt Mund- und Nasenhöhle
- Bildet das Widerlager der Zunge beim Sprechen
- Verschließt den oberen Rachenraum beim Schlucken
- Ermöglicht korrektes Sprechen (die Laute i, k, ch können ohne normalen Gaumenschluss nicht gesprochen werden)

Der Gaumen besteht aus zwei Teilen, dem vorderen **harten Gaumen** und dem hinteren **weichen Gaumen,** der auch *Gaumensegel* heißt (➤ Abb. 10.6).

Der harte Gaumen besteht aus den **Gaumenfortsätzen des Oberkieferknochens** und den dahinterliegenden **Gaumenbeinen** (*Ossa palatina* ➤ 15.2.1, ➤ Abb. 6.3).

Der sich anschließende weiche Gaumen ist eine Sehnen-Muskel-Platte, die am Knochen des harten Gaumens und an der Schädelbasis befestigt ist und im Bogen zum Zungengrund verläuft. In der Mitte des weichen Gaumens liegt das **Zäpfchen** *(Uvula).* Zieht sich die Muskulatur des weichen Gaumens zusammen, so wird das Gaumensegel nach oben gezogen und der Nasen-Rachen-Raum gegen die Mundhöhle verschlossen. Dies wird als **Gaumenschluss** bezeichnet.

Die seitlichen Ränder des weichen Gaumens bilden zwei Schleimhautfalten, die zum Zungengrund und zur seitlichen Rachenwand führen. Sie heißen **vorderer** bzw. **hinterer Gaumenbogen** (*Arcus palatoglossus* bzw. *palatopharyngeus*). Zwischen den beiden Gaumenbögen liegen rechts und links die *Gaumenmandeln* (➤ 6.2, ➤ Abb. 6.4, ➤ Abb. 10.6).

10.2.6 Der Rachen

Der **Rachen** (*Pharynx* ➤ 6.2) ist ein Muskel-Schleimhaut-Schlauch, der oben an der Schädelbasis befestigt ist und unten in die Speiseröhre übergeht. Er verbindet Mundhöhle und Speiseröhre, aber auch Nase und Luftröhre. In seinem mittleren Teil kreuzen sich Atem- und Speiseweg, wobei insbesondere beim Schlucken verhindert werden muss, dass Nahrung oder Flüssigkeit in Nase oder Luftröhre gelangt.

Das Schlucken

DEFINITION

Schlucken *(Schluckakt):* Hochkomplexer Vorgang, durch den Flüssigkeiten (einschließlich Speichel, Sekreten) und Nahrung vom Mund in den Magen befördert wird. Oft unterteilt in vier Phasen mit unscharfen Grenzen: **Orale Vorbereitungsphase, orale Transportphase, pharyngeale Phase, ösophageale Phase.**

Die Nahrung wird zuerst in den Mund aufgenommen. In der **oralen Vorbereitungsphase** wird sie dort gekaut und mit Speichel vermischt. Danach formt die Zunge daraus einen schluckfähigen **Bissen** *(Bolus)* und schiebt diesen in der **oralen Transportphase** nach hinten in den Rachen.

Die Reizung von Berührungssensoren im Rachen, an Gaumen und Zungengrund löst den **Schluckreflex** und damit die **pharyngeale Phase** aus: Das Gaumensegel hebt sich, die Rachenmuskulatur zieht sich zusammen. Dadurch wird der Nasen-Rachen-Raum abgedichtet. Als Nächstes kontrahiert sich die Mundbodenmuskulatur. Der an der Mundbodenmuskulatur befestigte Kehlkopf bewegt sich zwangsläufig mit nach oben, der Kehldeckel legt sich passiv quer und verschließt den Kehlkopfeingang, sodass keine Nahrung in die Luftröhre gelangen kann (➤ Abb. 10.12). Der obere Ösophagussphinkter (➤ 10.3) erschlafft, gleichzeitig zieht sich die Rachenmuskulatur wellenförmig zusammen und schiebt den Bissen in die Speiseröhre.

Während des Schluckens wird außerdem reflektorisch die Atmung gehemmt.

Es folgt der Transport des Bissens durch die Speiseröhren, der als **ösophageale Phase** bezeichnet wird (➤ 10.3).

Schluckreflex beim Legen einer Magensonde

Beim Legen einer **Magensonde** kann der Schluckreflex ausgenutzt werden, weil er durch die ausgelösten Muskelkontraktionswellen die Sonde Richtung Magen transportiert.

Die Aspiration

Das Schlucken ist ein hoch komplizierter Vorgang, der das koordinierte Zusammenspiel zahlreicher Muskeln erfordert. Bei **Schluckstörungen** legt sich der Kehldeckel oft nicht mehr schützend über die Luftwege, und es besteht das Risiko einer **Aspiration** („Einatmen" von Fremdkörpern in die Lunge) mit nachfolgender Lungenentzündung. Besonders gefährdet sind Menschen nach Langzeitbeatmung, Schlaganfall oder mit anderen schweren neurologischen Erkrankungen. Ist (zusätzlich) der Hustenreflex (➤ 6.3.3) gestört, bleibt die Aspiration zudem nicht selten unbemerkt.

Bei den geringsten Anzeichen auf eine Schluckstörung erfolgt deshalb ein Schluckversuch, gegebenenfalls auch eine umfangreichere interdisziplinäre Diagnostik. Therapeutische Maßnahmen (etwa Schlucktraining) und Art der Ernährung (beispielsweise das Eindicken von Flüssigkeiten oder künstliche enterale Ernährung) hängen von Art und Ausmaß der Schluckstörung ab.

10.3 Die Speiseröhre

DEFINITION

Speiseröhre *(Ösophagus):* Beim Erwachsenen ca. 25 cm langer Muskel-Schleimhaut-Schlauch, der den Rachen mit dem Magen verbindet.

Die **Speiseröhre** transportiert die Speisen vom Mund in den Magen. Ausgekleidet ist sie mit einem mehrschichtigen unverhornten Plattenepithel.

Der Verlauf der Speiseröhre

Die Speiseröhre beginnt hinter dem Ringknorpel des Kehlkopfs in Höhe des sechsten Halswirbels und läuft dann hinter der Luftröhre abwärts. Nach dem Durchtritt durch das Zwerchfell geht sie nach kurzem Verlauf im Bauchraum in den Magen über (➤ Abb. 10.13). Die Speiseröhre ist ein sehr dehnbarer, elastischer Schlauch. An drei Stellen ist sie jedoch weniger dehnbar.

Diese drei **natürlichen Engstellen der Speiseröhre** sind:

- Die **Ringknorpelenge**
- Die **Aortenenge**
- Die **Zwerchfellenge**

VORSICHT

Zu **große oder zu wenig gekaute Bissen** bleiben meist an den drei natürlichen Engstellen der Speiseröhre stecken, besonders in der Ringknorpelenge als erster und gleichzeitig engster Engstelle. Auch Entzündungen oder Tumoren entwickeln sich bevorzugt in diesen Abschnitten.

Der Durchtritt des geschluckten Bissens durch die Speiseröhre

Normalerweise ist die Speiseröhre oben und unten durch einen erhöhten Spannungszustand der Muskulatur verschlossen. Man spricht auch vom **oberen** und **unteren Ösophagussphinkter.**

Nach Beginn des Schluckvorgangs erschlafft der *obere* Ösophagussphinkter, der Bissen kann vom Rachen in die Speiseröhre übertreten. Jetzt wird der Bissen in Richtung Magen weiterbefördert. Die längs

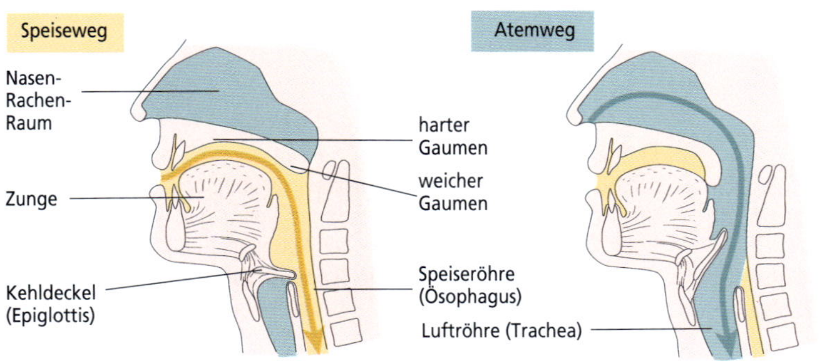

Abb. 10.12 Kreuzung von Atem- und Speiseweg im Rachen. Beim Schlucken wird der Nasen-Rachen-Raum durch Anheben des Gaumensegels und Anspannung der Rachenwand abgedichtet. Durch eine Aufwärtsbewegung des Kehlkopfs legt sich der Kehldeckel automatisch über den Kehlkopfeingang und verschließt ihn so. Dieser Schutzmechanismus ist lebenswichtig. Ist er gestört, können Flüssigkeit und Nahrung in die Luftwege gelangen und dort zu ernsten Komplikationen führen. [L190]

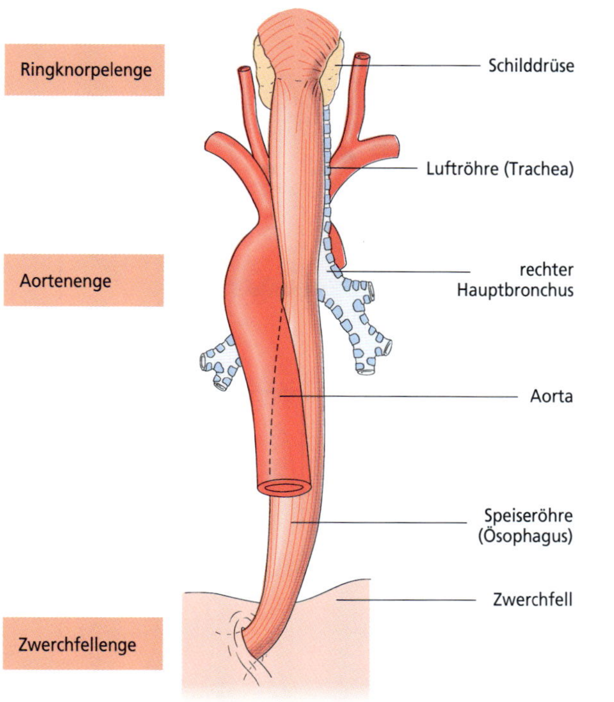

Abb. 10.13 Speiseröhrenverlauf und ihre drei Engstellen (Ansicht von hinten). [L190]

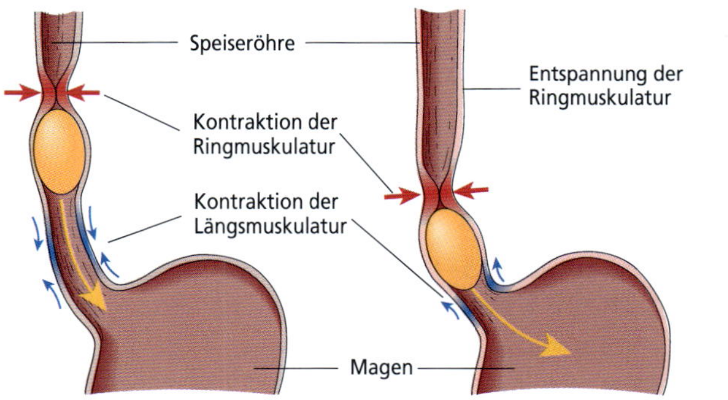

Abb. 10.14 Die Peristaltik der Speiseröhre. [L190]

und quer verlaufenden Muskelfasern der Speiseröhre ziehen sich abwechselnd zusammen. Kommt diese **peristaltische Wellenbewegung** am unteren Speiseröhrenende an, so wird unwillkürlich der *untere* Ösophagussphinkter geöffnet, und der Bissen kann in den Magen eintreten (➤ Abb. 10.14).

Der gastroösophageale Reflux

Funktioniert der untere Ösophagussphinkter nicht richtig, so kann Mageninhalt in die Speiseröhre zurücklaufen **(gastroösophagealer Reflux).**

Beim jungen Säugling ist dies bis zu einem gewissen Ausmaß normal. Die Kinder „spuckeln" nach dem Füttern, wenn sie aber sonst keine Krankheitszeichen zeigen (also gut gedeihen, nicht unruhig sind nach dem Essen oder husten), sind keine weiteren Maßnahmen nötig. Der Verschlussmechanismus „reift von selbst nach".

Ein gastroösophagealer Reflux im Erwachsenenalter hingegen führt nicht selten zu einer **Refluxkrankheit,** die sich z. B. durch Sodbrennen, saures Aufstoßen, unklare Heiserkeit oder Husten zeigt. Sie sollte behandelt werden, auch weil eine (jahrelange) **Refluxösophagitis** *(refluxbedingte Speiseröhrenentzündung)* das Risiko eines **Ösophaguskarzinoms** *(Speiseröhrenkrebs)* erhöht. Durch Erschlaffung des Bandapparates und häufige Bauchpresse wegen Obstipation ist ein gastroösophagealer Reflux bei alten Menschen häufig.

10.4 Der Magen

DEFINITION

Magen *(Ventriculus, Gaster):* Sackartige Erweiterung des Verdauungskanals im Anschluss an die Speiseröhre im mittleren und linken Oberbauch.

Das *Fassungsvermögen* des **Magens** beträgt etwa 1,5 l. In seiner Position gehalten wird der Magen hauptsächlich durch die ihn umgebenden Bänder, die zu Leber und Milz verlaufen. Trotzdem variiert die Form des Magens ständig, je nach Füllungszustand und Körperlage.

10.4.1 Die Abschnitte des Magens

Am Magen werden diese Abschnitte unterschieden (➤ Abb. 10.15):

- Den Mageneingang, also den Übergang von der Speiseröhre zum Magen, bezeichnet man als **Kardia** *(Magenmund).*
- Seitlich der Kardia, unmittelbar unter dem Zwerchfell, liegt die kuppelförmige Erweiterung des Magens, der **Fundus** *(Magengrund).* Dies ist beim stehenden Menschen die am höchsten liegende Region des Magens, in der sich die beim Essen mitgeschluckte Luft ansammelt.
- An den Fundus schließt sich der **Korpus** *(Magenkörper)* als größter Teil des Magens an. Dieser geht über in den *Vorraum des Pförtners (Antrum pyloricum),* kurz **Antrum.**

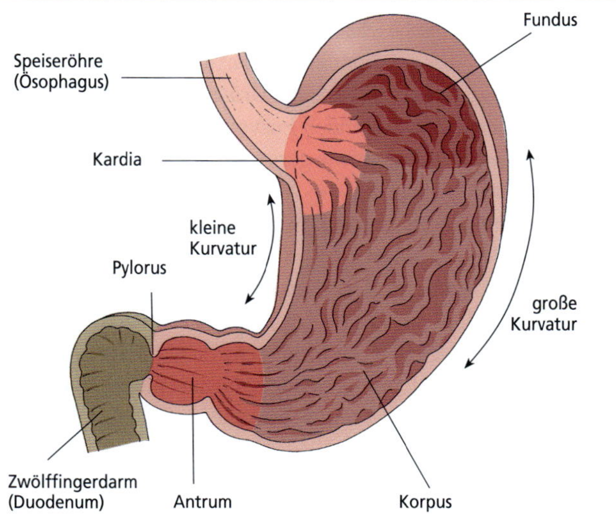

Abb. 10.15 Magen im Längsschnitt mit Kardia, Fundus, Korpus, Antrum und Pylorus sowie großer und kleiner Magenkurvatur (Krümmung des Magens). [L190]

- Den Abschluss des Magens bzw. den Übergang zum Dünndarm stellt der *Magenpförtner* **(Pylorus)** her.

Prinzipiell ist die Magenwand wie in ➤ 10.1.4 erläutert aufgebaut. Sie zeigt jedoch einige Besonderheiten.

10.4.2 Die Muskelschicht der Magenwand

Die Muskelschicht der Magenwand (Muskularis) besteht in Abweichung zum übrigen Verdauungskanal aus *drei* übereinandergelagerten Schichten von Muskelfasern, die von außen nach innen längs, ringförmig und schräg verlaufen.

Dadurch kann sich der Magen auf vielfältige Weise zusammenziehen, die Magengröße der jeweiligen Füllung anpassen, den Nahrungsbrei weiter mechanisch zerkleinern und mit dem Magensaft mischen und schließlich zum Magenausgang weiterleiten. Dies erfolgt durch *peristaltische Wellen,* die über den ganzen Magen in Richtung Pylorus verlaufen.

10.4.3 Die Magenschleimhaut

Die rötlich-graue Magenschleimhaut ist beim leeren Magen in ausgedehnte Längsfalten gelegt, welche am Pförtner zusammenlaufen. Die „Täler" zwischen den Falten heißen **Magenstraßen.**

Der histologische Aufbau der Magenschleimhaut

Das **Oberflächenepithel des Magens** ist ein einschichtiges Zylinderepithel. Dieses Epithel ist in tiefe Falten gelegt, wodurch unzählige schlauchförmige **Magendrüsen** entstehen, die den Magensaft produzieren. Magendrüsen gibt es zwar im ganzen Magen, der verdauende Magensaft wird jedoch nur in Magengrund (Fundus) und Magenkörper (Korpus) produziert. Mit zunehmendem Alter wird die Magenschleimhaut dünner.

Die Fundus- und Korpusdrüsen enthalten drei unterschiedliche Zellarten (➤ Abb. 10.16):

- Die **Belegzellen** *(Parietalzellen)* liegen überwiegend im mittleren Abschnitt der Drüsenschläuche. Ihre Hauptaufgaben sind die Herstellung von *Salzsäure* und *Intrinsic-Faktor* (➤ 10.4.4, ➤ 10.9.8).
- Die **Hauptzellen** in der Tiefe der Drüsenschläuche sind auf die Bildung der eiweißspaltenden Enzyme (*Pepsinogene* bzw. in der aktiven Form *Pepsine*) sowie geringer Mengen der fettspaltenden *Magenlipase* spezialisiert.
- Die **Nebenzellen** bilden wie die zylinderförmigen Oberflächenepithelzellen des Magens den *muzinhaltigen Magenschleim,* der die innere Oberfläche des Magens vor der aggressiven Salzsäure schützen soll.

In den übrigen Regionen des Magens wird kein Magensaft gebildet, sondern ausschließlich schützender Magenschleim. Entsprechend gibt es hier in den Drüsen nur Nebenzellen.

LERNHILFE

Magenzellen – wer produziert was?

Hau**p**tzellen – **P**epsinogen.
Bele**g**zellen – Sal**z**säure = HC**l**.
Dementsprechend Nebenzellen – Schleim. [1]

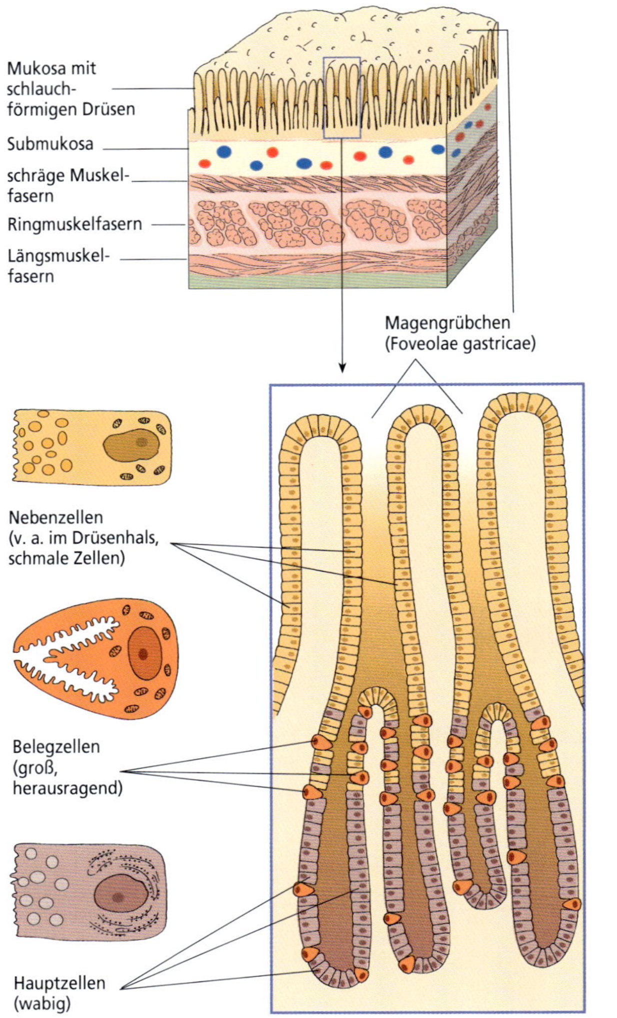

Abb. 10.16 Der Aufbau der Magenschleimhaut. Die schlauchförmigen Drüsen bestehen aus Haupt-, Beleg- und Nebenzellen. [L190]

In der gesamten Magenschleimhaut findet man außerdem *endokrin aktive Zellen,* so z. B. Histamin produzierende **ECL-Zellen** sowie v. a. im Pförtnerbereich die **G-Zellen.** Diese bilden das Hormon **Gastrin,** das auf dem Blutweg die Magenbeweglichkeit steigert sowie die Haupt- und Belegzellen von Fundus und Korpus anregt, Salzsäure und Verdauungsenzyme zu bilden.

10.4.4 Der Magensaft

Die Bestandteile des Magensafts

Alle Drüsen in Fundus und Korpus bilden abhängig von der Nahrungsaufnahme durchschnittlich 2 l **Magensaft** täglich. Seine Bestandteile sind:

- **Salzsäure** *(HCl).* HCl wird von den Belegzellen sezerniert. Der pH-Wert (➤ 2.7.3) des Magensafts kann bis auf einen Wert von 1–2 absinken und greift durch seinen Säuregrad alle Eiweiße an. Die dreidimensionale Eiweißstruktur bricht zusammen, sodass das Molekül leichter von eiweißspaltenden Enzymen zerlegt werden kann. Weiter wirkt die Salzsäure als Desinfektionsmittel gegen die meisten mit der Nahrung aufgenommenen Bakterien und Viren.

- **Pepsinogene und Pepsine.** Die *Pepsinogene* werden in den Hauptzellen gebildet. Die Fähigkeit zur Spaltung von Eiweißmolekülen erhalten sie jedoch erst im Magensaft, wo sie bei einem pH < 6 in die aktiven *Pepsine* umgewandelt werden. Die Pepsine führen aber noch nicht zu einer gänzlichen Spaltung der mit der Nahrung aufgenommenen Eiweiße, sondern lassen lediglich gröbere Bruchstücke entstehen.
- **Magenschleim.** Der muzinhaltige Magenschleim wird ebenso wie Bikarbonat von allen Oberflächenzellen der Magenschleimhaut sowie den Nebenzellen der Magendrüsen gebildet. Das zähe Muzin haftet intensiv auf der Oberfläche der Zellen und bildet einen geschlossenen Film, der den gesamten Innenraum des Magens auskleidet. Dieser Film schützt die Schleimhaut vor dem Angriff der Salzsäure und des Pepsins und verhindert somit eine Selbstverdauung.
- **Intrinsic-Faktor.** Der *Intrinsic-Faktor* wird ebenfalls von den säurebildenden Belegzellen der Magenschleimhaut gebildet. Er wird benötigt, um das Vitamin B_{12} im Dünndarm aufzunehmen (➤ 10.9.8).

Vitamin B_{12}-Zufuhr

Die ausreichende Zufuhr von Vitamin B_{12} ist für mehrere Gewebe, insbesondere für das blutbildende Knochenmark, aber auch das Nervensystem sowie Haut und Schleimhäute unverzichtbar. Bei länger dauernder Unterversorgung resultieren z. B. eine Blutarmut sowie Schäden am Nervensystem *(perniziöse Anämie).*

Die Steuerung der Magensaftbildung

Magensaft wird gebildet, wenn sich Nahrung im Magen befindet oder der Magen mit Nahrung „rechnet".
Es werden drei Phasen der Magensaftbildung differenziert:

- In der vom Gehirn gesteuerten **nervalen** *(zephalen)* **Phase** bei erwarteter Magenfüllung steigern beispielsweise Geruchs- und Geschmacksreize reflektorisch über das vegetative Nervensystem (N. vagus ➤ 16.11.1) die Säure- und Gastrinbildung im Magen.
- Die sich anschließende **Magenphase** *(gastrale Phase)* wird durch Nahrung im Magen ausgelöst. Magendehnung und chemische Reize (Eiweißabbauprodukte, Kaffee) steigern den Gastrinspiegel und in der Folge die Magensaftsekretion.
- In der von Dünndarmhormonen gesteuerten **intestinalen Phase** wird die Gastrin- und damit Magensaftproduktion anfangs noch gefördert. Dann löst eiweiß- und fetthaltiger Speisebrei im Zwölffingerdarm die Sekretion der Dünndarmhormone Sekretin und Cholezystokinin (➤ 10.6.9, ➤ Tab. 9.2) aus. Dadurch werden Salzsäureproduktion und Magenentleerung gehemmt.

10.4.5 Die Entleerung des Magens

Der Mageninhalt wird in kleinen Portionen an den sich anschließenden Zwölffingerdarm weitergegeben. Vom Antrum gehen starke peristaltische Kontraktionswellen aus, der Pylorus öffnet sich kurzzeitig, und ein kleiner Anteil des Speisebreis kann in den Zwölffingerdarm übertreten. Die Geschwindigkeit der Magenentleerung hängt stark von der Zusammensetzung der Nahrung ab, sodass die **Magenverweilzeit** von zwei bis sieben Stunden schwankt. Kohlenhydratreiche Speisen (z. B. das Frühstücksbrötchen) verweilen am kürzesten im Magen, fettreiche Speisen (die Weihnachtsgans) am längsten.

Pylorusstenose

Ein verhältnismäßig häufiges Krankheitsbild vor allem bei neugeborenen Jungen ist die **(hypertrophische) Pylorusstenose:** Etwa ab der dritten Lebenswoche erbrechen die Kinder zunehmend kurz nach dem Füttern. Die Milch läuft dabei nicht wie bei vielen Säuglingen „ein bisschen heraus", sondern wird im Bogen oder Strahl erbrochen. Durch Flüssigkeitsverlust und Elektrolytentgleisung verfallen die Babys rasch. Die meisten Kinder müssen zwar operiert werden, danach ist aber die Prognose sehr gut.

Ulkus und Ulkuskrankheit

Ein **gastroduodenales Ulkus** *(Magen- und Zwölffingerdarmgeschwür)* ist ein Defekt der Magen- oder Zwölffingerdarmschleimhaut, der die Eigenmuskelschicht der Schleimhaut *(Lamina muscularis mucosae)* überwunden hat. Die Ursache liegt in einem gestörten Gleichgewicht zwischen aggressiven Faktoren und Schutzmechanismen der Schleimhaut. Als wichtiger aggressiver Faktor hat sich dabei eine Besiedlung der Magenschleimhaut mit dem Bakterium *Helicobacter pylori* (➤ Abb. 10.17) erwiesen, zu dem aber noch weitere Einflüsse hinzutreten müssen.

Leitsymptome sind Appetitlosigkeit sowie Schmerzen im Ober- und Mittelbauch, die beim **Ulcus ventriculi** *(Magengeschwür)* typischerweise unmittelbar nach Nahrungsaufnahme auftreten, beim **Ulcus duodeni** *(Zwölffingerdarmgeschwür)* hingegen erst etwa zwei Stunden später.

Die Diagnose wird durch eine Magenspiegelung (Gastroskopie) gestellt. Sie ermöglicht durch eine Gewebeentnahme auch die Abgrenzung vom **Magenkarzinom.**

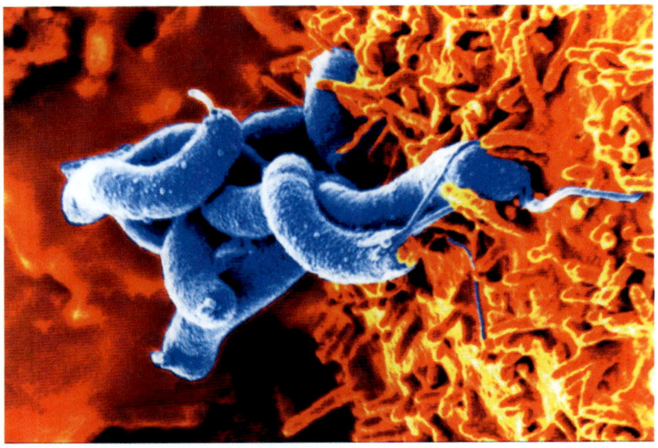

Abb. 10.17 Helicobacter pylori. Das saure Milieu des Magens tötet die meisten, aber nicht alle Krankheitserreger ab. Das Bakterium *Helicobacter pylori* (blau) hat sich geradezu auf das Leben auf der Magenschleimhaut (orange) spezialisiert. [T332–01]

Durch die heute verfügbaren Medikamente gegen *Helicobacter pylori* sind die früher langjährigen Verläufe mit wiederholten Geschwüren **(gastroduodenale Ulkuskrankheit)** wesentlich seltener geworden.

Ulkusprophylaxe

Auch Stress steigert die Säureproduktion des Magens. Patienten und Patientinnen nach großen Operationen oder auf der Intensivstation sind entsprechend anfällig für sog. *Stressulzera*. Stressminimierend wirken eine ruhige Umgebung und die normale enterale Nahrungsaufnahme. Besonders Gefährdete erhalten zur **Ulkusprophylaxe** Medikamente, die die Säureproduktion hemmen oder die Schleimhaut durch Filmbildung vor der aggressiven Magensäure schützen.

10.5 Der Dünndarm

DEFINITION

Dünndarm: Der auf den Magen folgende Abschnitt des Verdauungsrohrs und erster Teil des Darms. Unterteilt in **Duodenum, Jejunum** und **Ileum.** Länge beim Erwachsenen 3–6 m.

Hauptaufgabe des **Dünndarms** ist es, den im Mund und Magen vorverdauten Speisebrei *(Chymus)* zu Ende zu verdauen und die dabei entstehenden kleinen Moleküle über das Epithel der Dünndarmschleimhaut in den Kreislauf aufzunehmen. Zudem werden pro Tag ungefähr 8 l Verdauungssäfte (Speichel, Magensaft, Galle, Bauchspeicheldrüsensekret, Dünndarmsekret) im Dünndarm wieder rückresorbiert. Dies erfordert eine riesige innere Oberfläche.

10.5.1 Die Abschnitte des Dünndarms

Der Dünndarm besteht aus drei Abschnitten, die ohne scharfe Grenze ineinander übergehen (➢ Abb. 10.18):

- **Duodenum** *(Zwölffingerdarm)*
- **Jejunum** *(Leerdarm)*
- **Ileum** *(Krummdarm)*

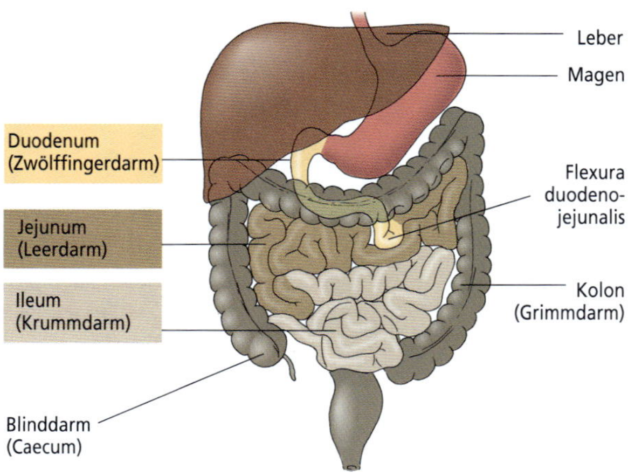

Abb. 10.18 Die verschiedenen Dünndarmabschnitte. [L190]

Erster Abschnitt des Dünndarms ist das etwa 25 cm lange, C-förmige **Duodenum.** Das C umschließt den Kopf der Bauchspeicheldrüse. Deren Ausführungsgang *(Ductus pancreaticus, Bauchspeichelgang)* mündet in der Regel gemeinsam mit dem Gallengang etwa in der Mitte des absteigenden Teils an der *Papilla duodeni major,* einer kleinen warzenförmigen Erhebung, ins Innere des Duodenums (➢ Abb. 10.27). Das Duodenum liegt überwiegend retroperitoneal.

Das Duodenum geht mit einem scharfen Knick *(Flexura duodenojejunalis)* in das **Jejunum** über. Das Jejunum ist länger als das Duodenum und geht seinerseits ohne scharfe Begrenzung in das **Ileum** über. Jejunum und Ileum liegen intraperitoneal.

10.5.2 Die Dünndarmschleimhaut

Der Aufbau der Dünndarmwand entspricht dem des übrigen Verdauungsrohrs (➢ 10.1.4). Besonderheit ist aber eine enorme Oberflächenvergrößerung der Schleimhaut auf insgesamt 200 m².

Diese Oberflächenvergrößerung entsteht zum einen durch bis zu 1 cm hohe, ringförmige Schleimhautfalten, die **Kerckring-Falten.** Auf diesen Falten finden sich finger- bis blattförmige, ungefähr 1 mm hohe *Aus*stülpungen, die als **Zotten** bezeichnet werden, sowie etwas kürzere *Ein*stülpungen, die **Krypten** heißen (➢ Abb. 10.19, ➢ Abb. 10.20, ➢ Abb. 10.21). Dadurch wird die durch die Schleimhautfalten schon vergrößerte Oberfläche noch weiter vergrößert. Zum Dritten tragen die Schleimhautzellen, hier **Enterozyten** *(Saumzellen)* genannt, selbst zur Oberflächenvergrößerung bei: Unzählige dicht beieinanderstehende Fortsätze des Zytoplasmas, die **Mikrovilli,** bilden einen *Bürstensaum.* Gegen Ende des Ileums nimmt die oberflächenvergrößernde Faltung der Dünndarmschleimhaut immer mehr ab.

Im Zentrum jeder Zotte findet sich ein *Lymphgefäß,* durch das die Darmlymphe *(Chylus)* transportiert wird. Während des Verdauungsvorgangs sind die Zotten in ständiger Bewegung, tauchen in den Speisebrei und nehmen Moleküle auf, die dann über die Kapillaren oder das zentrale Lymphgefäß abtransportiert werden.

Zwischen den Zotten senken sich die schlauchförmigen Krypten in die Tiefe und bilden die **Lieberkühn-Drüsen** oder *-Krypten.* Hier entsteht ein Teil des Safts, der vom Dünndarm selbst gebildet und dem Speisebrei zugemischt wird. Die **Paneth-Körnerzellen** in der Tiefe der Krypten sind für die Immunabwehr wichtig.

Ausschließlich im Duodenum findet man die **Brunner-Drüsen** (*Glandulae duodenales* ➢ Abb. 10.20). Sie sind tief in der Darmwand, meistens in der Submukosa, gelegen. Ihr alkalisches, schleimhaltiges Sekret bildet zusammen mit den anderen Schleim bildenden Zellen des Dünndarms eine Schutzschicht für die Oberfläche.

Der **Dünndarmsaft** ist das Sekret, das von allen Brunner-, Lieberkühn- und Schleimdrüsen des Dünndarms gemeinsam gebildet wird und von dort ins Darminnere gelangt. Der Dünndarmsaft verbessert den Kontakt zwischen den im Darm gelösten Substanzen und den resorbierenden Mikrovilli der Enterozyten.

10

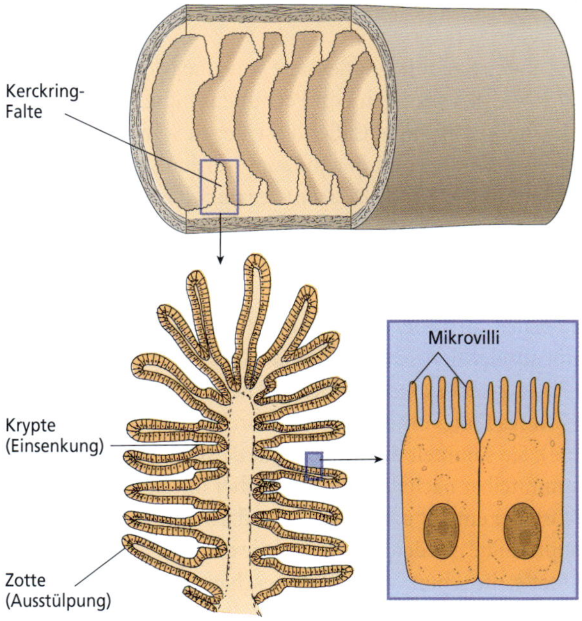

Abb. 10.19 Kerckring-Falten, Zotten, Krypten und Mikrovilli vergrößern die Resorptionsfläche des Dünndarms. [L190]

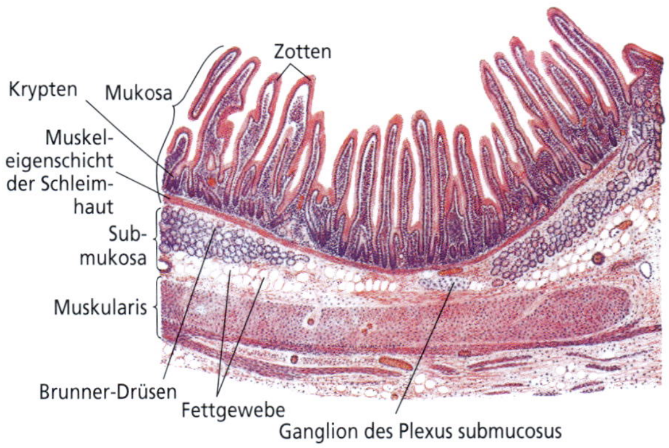

Abb. 10.20 Dünndarmschleimhaut, lichtmikroskopisches Bild. [M375]

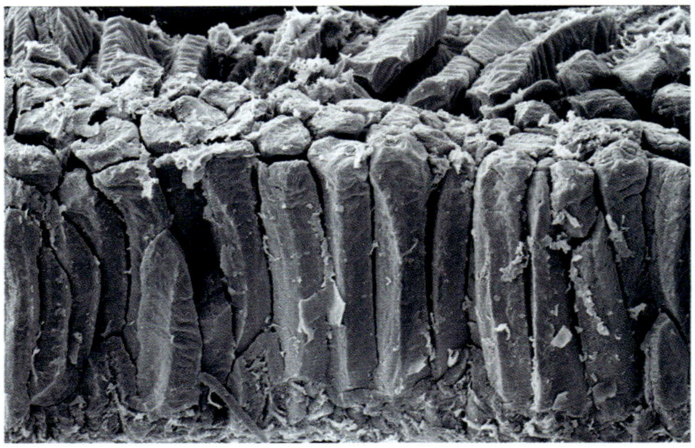

Abb. 10.21 Dünndarmzotten im rasterelektronenmikroskopischen Bild. Auf einem Quadratzentimeter stehen etwa 3.000 Zotten! [X243]

Das lymphatische Gewebe des Dünndarms

Als Besonderheit findet man im Ileum zahlreiche Lymphfollikel (➤ 10.1.4). Dieses ausgeprägte, als Schleimhautverdickung tastbare lymphatische Gewebe wird auch als **Peyer-Plaques** bezeichnet.

Das endokrine Gewebe des Dünndarms

In der Dünndarmschleimhaut liegen verstreut endokrine Zellen. Die von ihnen produzierten Hormone sind insbesondere an der Regulation der Verdauungsfunktionen (mit)beteiligt (➤ 10.1.4).

10.5.3 Die Dünndarmbewegungen

Folgende Dünndarmbewegungen werden unterschieden:

- Die **Eigenbeweglichkeit der Zotten** durch Anspannung der Eigenmuskelschicht der Schleimhaut. Sie wird vom Plexus submucosus der Submukosa gesteuert und verbessert den Kontakt zwischen Epithel und Speisebrei.
- **Mischbewegungen** durch rhythmische Einschnürungen der Ringmuskulatur sowie **Pendelbewegungen,** die von der Längsmuskulatur bewirkt werden. Ausgelöst werden die Mischbewegungen durch örtliche Dehnungen der Dünndarmwand, die der Plexus myentericus mit „Befehlen" zur Muskelkontraktion beantwortet.
- **Peristaltische Wellen** (➤ 10.3, ➤ 10.4.2) zur Fortbewegung des Darminhalts in Richtung Dickdarm.
- Einzelne kräftige peristaltische Wellen über Magen und Dünndarm im verdauungsfreien Intervall zur Entfernung von Bakterien und Speiseresten (**migrierender motorischer Komplex,** *myoelektrischer Motorkomplex, engl. migrating motor complex, MMC*).

Diese Bewegungen sind von einer äußeren Innervation unabhängig. Man spricht von einer **Autonomie der Darmbewegungen.** Die Darmbewegungen können aber von Sympathikus und Parasympathikus beeinflusst werden (➤ 16.13).

Ileus

Fällt die Transportfunktion des Darms aus, liegt ein **Ileus** vor. Dieser kann durch eine Verlegung des Darmlumens **(mechanischer Ileus)** oder Darmlähmung **(paralytischer Ileus)** bedingt sein. Ein mechanischer Ileus ist beispielsweise Folge tumorbedingter Darmverengungen, einer Darmverschlingung oder einer Hernie („Bruch").

10

10.6 Leber und Pankreas, Gallenwege und Gallenblase

Zur abschließenden Verdauung werden Galle und Pankreassaft benötigt. Sie werden in **Leber** *(Hepar)* bzw. **Pankreas** *(Bauchspeicheldrüse)* gebildet und dem Darminhalt im Zwölffingerdarm beigemischt.

10.6.1 Lage und makroskopischer Aufbau der Leber

DEFINITION

Leber *(Hepar):* Überwiegend im rechten Oberbauch und fast ganz intraperitoneal gelegene, mit ca. 1,5 kg größte Drüse des Menschen.
- Makroskopisch eingeteilt in vier **Leberlappen**
- Mikroskopisch aufgebaut aus 1–2 mm großen, im Querschnitt sechseckigen **Leberläppchen** *(Lobuli hepatici)* mit strahlenförmig angeordneten Balken aus **Leberzellen** *(Hepatozyten).* Auf einer Seite der Balken **Sinusoide** = Leberkapillaren, auf der anderen **Gallenkanälchen**
- Aufgaben Sekretion der Galle (→ Fettverdauung), zentrale Drehscheibe im Stoffwechsel

Die rötlich-braune **Leber** ist mit ca. 1,5 kg Gewicht (beim Erwachsenen) die größte Anhangsdrüse des Darms. Sie wird von außen in zwei unterschiedlich große Lappen unterteilt, den größeren **rechten** und den kleineren **linken Leberlappen.** Die Hauptmasse der Leber liegt unter der rechten Zwerchfellkuppel und ist an deren Form angepasst. Der linke Leberlappen reicht weit über die Mittellinie hinaus in den linken Oberbauch (➤ Abb. 10.22, ➤ Abb. 10.1).

An der Leberoberfläche kann man die obere, konvexe *Zwerchfellseite* von der unteren, leicht konkaven *Eingeweideseite* unterscheiden. Von vorne erkennt man das an der Unterseite des Zwerchfells befestigte sichelförmige **Lig. falciforme** *(Sichelband),* das als Anhalt für die Grenze zwischen rechtem und linkem Leberlappen dienen kann (➤ Abb. 10.22). Von der Eingeweidefläche her sind noch zwei kleinere Lappen erkennbar (➤ Abb. 10.22), der **Lobus quadratus** *(quadratischer Lappen)* und der **Lobus caudatus** *(geschwänzter Lappen).*

Zwischen den beiden kleinen Lappen befindet sich eine Nische, die **Leberpforte** *(Porta hepatis).* An der Leberpforte treten die *Leberarterie* (**A. hepatica propria,** gelegentlich kurz *A. hepatica*) und die **Pfortader** *(V. portae)* als zuführende Blutgefäße in die Leber ein. Umgekehrt verlassen die großen Gallengänge, der **Ductus hepaticus dexter** und **sinister** (*rechter* bzw. *linker Lebergallengang*), die Leber hier.

Die Leber ist an ihrer Außenseite von einer derben *Bindegewebskapsel* sowie fast gänzlich von Peritoneum überzogen. Die Leber und die an ihr befestigte Gallenblase liegen somit intraperitoneal. Bindegewebskapsel und Peritoneum werden vom Nervensystem sensibel innerviert, sind also *schmerzempfindlich.*

Die Blutversorgung der Leber

Ca. 25 % des zur Leber gelangenden Blutes ist sauerstoffreich und stammt aus der *A. hepatica (propria).* Diese geht aus der *A. hepatica communis (gemeinsame Leberarterie)* hervor.

75 % ihres Blutes erhält die Leber durch die *Pfortader* (über 1 l pro Minute). Sie sammelt das venöse Blut der Bauchorgane und spaltet sich unmittelbar nach Eintritt in die Leber in viele Äste auf. Das Blut der Pfortader enthält u. a. die im Dünndarm resorbierten Nährstoffe, Abbauprodukte aus der Milz, Hormone der Bauchspeicheldrüse und auch Stoffe, die schon von der Magenschleimhaut resorbiert wurden (wie z. B. Alkohol).

10.6.2 Der Feinbau der Leber

Die Leberläppchen

Die Leber ist aus einer riesigen Zahl 1–2 mm großer **Leberläppchen** *(Lobuli hepatici)* aufgebaut. Auf Schnittpräparaten erscheinen diese Leberläppchen wie sechseckige Wabenzellen einer Bienenwabe. An den Eckpunkten stoßen jeweils drei verschiedene Leberläppchen aneinander (➤ Abb. 10.23, ➤ Abb. 10.24). Hier befinden sich die **Periportalfelder,** in denen jeweils ein feiner Ast der Pfortader, ein Ast der Leberarterie und ein kleiner Gallengang verlaufen. Dieses auch als

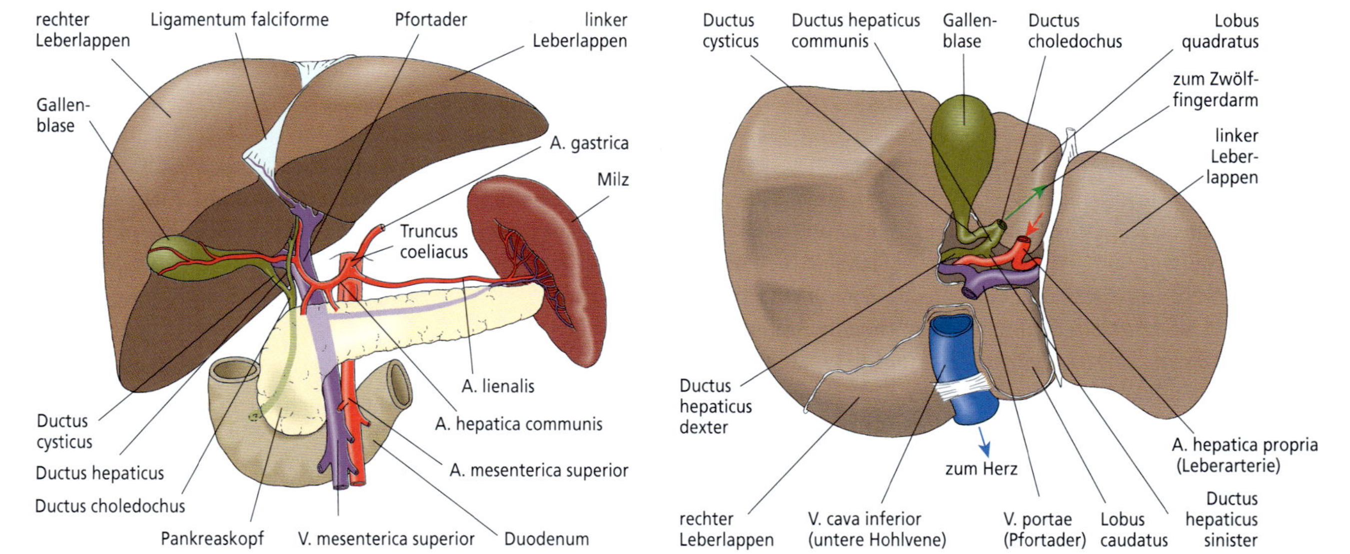

Abb. 10.22 Links im Bild: die Leber (mit Zwölffingerdarm, Pankreas und Milz) in der Ansicht von vorne. Rechts im Bild: Eingeweidefläche (Unterseite) der Leber. [L190]

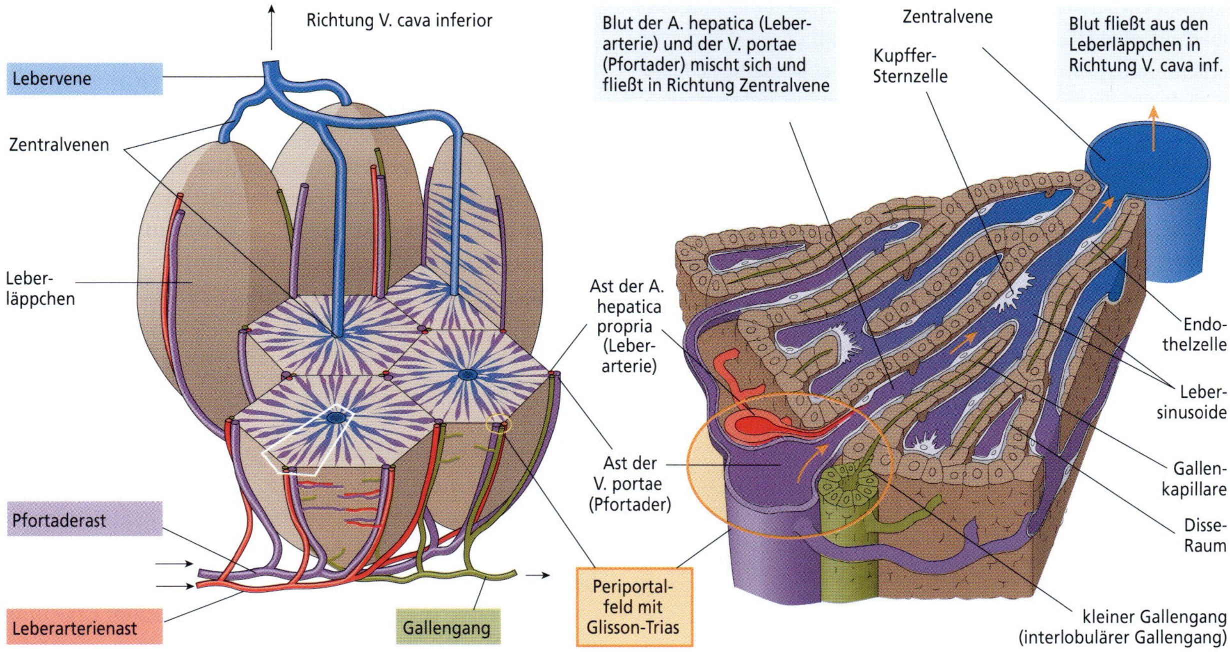

Abb. 10.23 Leberläppchen. Links: Übersicht; rechts: Ausschnitt. In der Mitte des Leberläppchens liegt die Zentralvene. Darauf laufen radspeichenartig Platten aus Leberzellen zu. Im „Zwickel" liegt das Periportalfeld mit je einem Endast von Pfortader und A. hepatica (A. und V. interlobularis), einem kleinen Gallengang, Lymphgefäßen und Nerven. Das nährstoffreiche, venöse Pfortaderblut und das sauerstoffreiche arterielle Blut vermischen sich in den weiträumigen Sinusoiden zwischen den Leberzellen. Das löchrige Endothel erlaubt einen intensiven Stoffaustausch. Auf der den Sinusoiden abgewandten Seite bilden Aussparungen zwischen den Leberzellen die Gallenkanälchen. Die Galle fließt entgegengesetzt zum Blut vom Zentrum in die Peripherie. [L190]

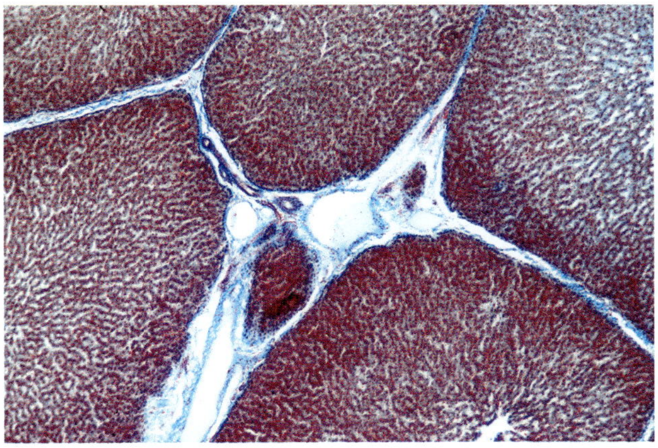

Abb. 10.24 Mehrere Leberläppchen im lichtmikroskopischen Bild. Normalbefund mit regelmäßiger Läppchenstruktur. In der Mitte ein Periportalfeld, unten eine Zentralvene. [X243]

Glisson-Trias bezeichnete Versorgungssystem bringt somit zu jeweils drei Leberläppchen Pfortaderblut und sauerstoffreiches arterielles Blut und enthält andererseits feine Abflüsse von Gallenkanälchen aus jeweils drei Leberläppchen.

Das Leberläppchen selbst wird aus zahlreichen radiär verlaufenden Zellsträngen gebildet, die ein dreidimensionales Plattensystem bilden. Jede dieser Platten besteht gewöhnlich aus 1–2 Lagen von **Leberzellen** *(Leberepithelzellen, Hepatozyten).* Dazwischen liegen die **Lebersinusoide** (➤ Abb. 10.23), das Kapillarnetz der Leber. In den Lebersinusoiden mischt sich das arterielle Blut mit dem Pfortaderblut und fließt durch die Sinusoide, die „Austauschstrecke" des Blutes mit den Leberzellen, zentralwärts. In der Mitte des Leberläppchens finden die Sinusoide Anschluss an die **Zentralvene,** über die das Blut schließlich aus dem Leberläppchen abfließt. Die abfließenden Zentralvenen aller Leberläppchen sammeln das Blut in immer größer werdenden Venen. Über die drei großen *Lebervenen* **(Vv. hepaticae)** fließt dieses Blut schließlich dicht unter dem Zwerchfell in die untere Hohlvene (V. cava inferior) ab.

Die Lebersinusoide sind von einem löchrigen Endothel ausgekleidet, durch dessen Poren alle Plasmabestandteile ungehindert in den **Disse-Raum** (➤ Abb. 10.23) gelangen können, einen schmalen Spaltraum zwischen den **Sinusendothelzellen** und den Leberzellen. Erst hier treten die Leberzellen mit den Plasmabestandteilen in Kontakt, wobei fingerförmige Ausläufer der Leberzellen (Mikrovilli) in den Disse-Raum hineinragen. Die Leberzellen nehmen Nähr- und Abfallstoffe aus dem Plasma auf, bauen diese um oder speichern sie und geben Stoffwechselprodukte ab.

Im Endothelverband der Lebersinusoide liegen ferner die **Kupffer-Zellen** *(Kupffer-Sternzellen),* die dem Monozyten-Makrophagen-System (➤ 13.2.2) angehören und Bakterien, Fremdstoffe und Zelltrümmer phagozytieren.

Die Gallengänge innerhalb der Leber

Neben dem System der Lebersinusoide existiert in der Leber ein zweites Kapillarsystem mit **Gallenkanälchen,** das räumlich völlig getrennt von den Lebersinusoiden verläuft. Diese Gallenkanälchen werden durch rinnenartige Spalträume gebildet, die zwischen zwei benachbarten Leberzellen ausgespart bleiben und deren Wände von den Zellmembranen der Leberzellen selbst gebildet werden. Die Flussrichtung in den Gallenkanälchen ist der der Lebersinusoide entgegengesetzt: Sie beginnen im Zentrum der Leberläppchen und münden in den Periportalfeldern in größere Sammelgänge **(interlobuläre Gallengänge).**

Die Gallengänge vereinigen sich immer mehr, bis schließlich an der Leberpforte nur noch ein Hauptast aus dem rechten und dem linken Leberlappen austritt, der erwähnte Ductus hepaticus dexter und sinister. Sie vereinigen sich außerhalb der Leber zum **Ductus hepaticus communis** *(gemeinsamen Lebergallengang).*

10.6.3 Die Funktionen der Leber

Aufgaben der Leber

Die Leber ist die Stoffwechselzentrale des menschlichen Körpers (➤ Abb. 10.25). Die Leber:
- Produziert die Galle
- Erfüllt vielfältige Aufgaben im Eiweiß-, Kohlenhydrat- und Fettstoffwechsel
- Entgiftet, z. B. Alkohol und viele Medikamente
- Speichert Vitamine, Kohlenhydrate und Fette
- Bildet Proteine (Albumine, Gerinnungsfaktoren)
- Sezerniert Bilirubin
- Ist an der Produktion von Hormonen bzw. Hormonvorstufen beteiligt, etwa bei Angiotensinogen, Erythropoetin, Vitamin-D-Hormon, IGF-1, Thrombopoetin
- Ist an der Regulation des pH-Wertes beteiligt

Die Leber als Verarbeitungs- und Verteilungszentrale

Über das Pfortaderblut wird der Großteil der Nährstoffe an die Leber herangeführt. In den Lebersinusoiden bzw. dem Disse-Raum tritt die Leber großflächig mit diesem nährstoffreichen Blut in Kontakt und die Leberzellen nehmen einen Großteil der gelösten Stoffe auf. Je nach Nahrungsaufnahme sind manche Stoffe jedoch plötzlich im Überschuss vorhanden, wohingegen andere benötigte Substanzen fehlen.
- Die Leber überführt zum einen Stoffe, die im Blut im Überschuss vorhanden sind, in eine Speicherform.
- Zum anderen setzt sie bei Mangel an bestimmten Stoffen im Blut diese wieder aus ihrer Speicherform frei und gibt sie an das Blut ab, um die Zellen gleichmäßig mit Nähr- und anderen Stoffen zu versorgen.

Die Leber hat also eine wichtige „Pufferfunktion“ für Nährstoffspitzen und -mangel (➤ Abb. 10.25).

Die Leber als Entgiftungs- und Ausscheidungsorgan

Die Leber ist das wichtigste Organ zum *Um- und Abbau* körpereigener und körperfremder Substanzen (➤ Abb. 10.25). Zwar können durch Um- und Abbau auch giftigere Stoffe entstehen als zuvor, dies ist jedoch eher selten. Die Leber wird deshalb oft als *Entgiftungsorgan* bezeichnet.

Die Leber verfügt über zahlreiche *Enzyme* zum Um- und Abbau von Substanzen. Die nachfolgende Ausscheidung erfolgt über zwei unterschiedliche Wege:
- **Ausscheidung über die Niere.** *Gut wasserlösliche* Abbauprodukte werden von den Leberzellen in die Lebersinusoide abgegeben. Von dort gelangen sie über das Blut zur Niere und verlassen schließlich mit dem Urin den Organismus.
- **Ausscheidung über die Galle.** *Schlecht wasserlösliche* und damit auch im Blut schlecht lösliche Abbauprodukte geben die Leberzellen auf der den Lebersinusoiden gegenüberliegenden Seite in die Gallenkanälchen ab. Durch die emulgierende Wirkung der Gallensäuren werden sie in der Galle in Lösung gehalten und gelangen mit dieser in den Darm. Von dort aus werden sie mit dem Stuhl ausgeschieden.

Beim Neugeborenen sind viele Leberenzyme noch „unreif“ – zusammen mit einem erhöhten Erythrozytenabbau mit hoher Bilirubinfreisetzung Ursache für den **physiologischen Neugeborenen-Ikte-**

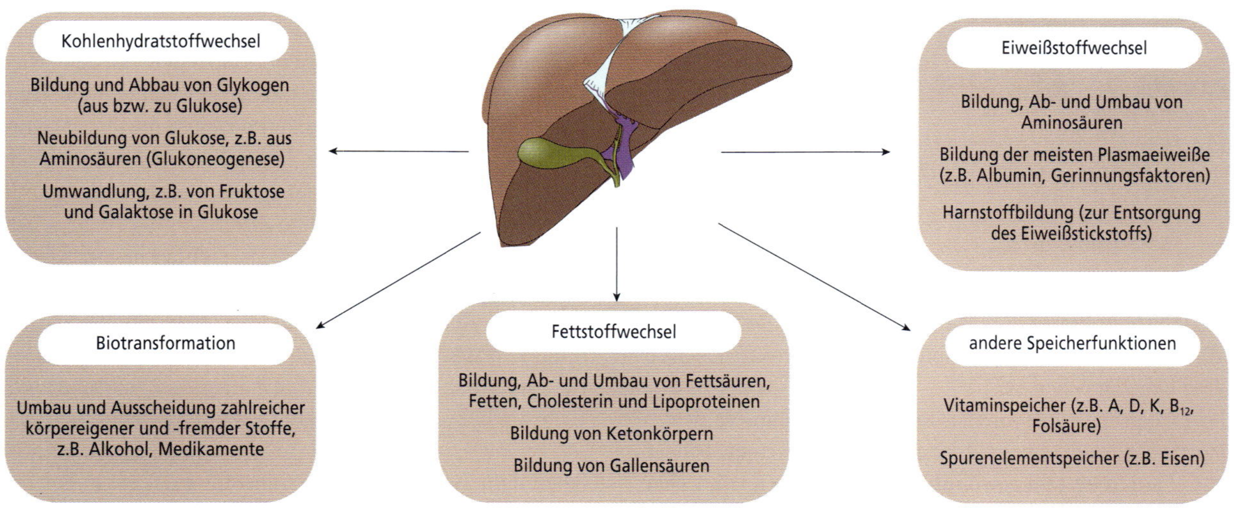

Abb. 10.25 Übersicht über die Stoffwechselaufgaben der Leber. [L190]

rus (normale Neugeborenengelbsucht) in den ersten Lebenstagen (➤ 20.6.1).

Auch im Alter nimmt die Leistungsfähigkeit der Leber wieder ab, was sich in einer verminderten Toleranz gegenüber Alkohol und einem verzögerten Abbau in der Leber verstoffwechselter Substanzen (insbesondere Medikamenten!) zeigen kann.

Der First-Pass-Effekt

DEFINITION

First-Pass-Effekt: Verstoffwechselung eines Arzneimittels in der Darmschleimhaut oder bei der ersten Leberpassage.

Durch ihre Einbindung in den Pfortaderkreislauf wirkt die Leber wie ein Filter für alle Stoffe, die im Magen-Darm-Trakt resorbiert werden und somit vor Erreichen des Körperkreislaufs die Leber passieren müssen. Dieser Filterwirkung fallen auch Arzneistoffe „zum Opfer", die dem Organismus oral zugeführt werden, falls diese bei der Passage der Leber zu einem erheblichen Teil inaktiviert oder ausgeschieden werden **(First-Pass-Effekt).** Diesen Wirkungsverlust kann man vermeiden, wenn man das Medikament am Verdauungskanal vorbei *intravenös* (in die Vene), *intramuskulär* (in den Skelettmuskel) oder *subkutan* (unter die Haut) spritzt. Auch bei der *rektalen* Gabe als Zäpfchen wird die Leberpassage zumindest zum Teil vermieden.

Das Ammoniak

Im Darm sowie beim Eiweißabbau fällt eine erhebliche Menge von **Ammoniak** (genauer *Ammoniumionen*) an. Dieses wird von der Leber zu **Harnstoff** entgiftet, sodass es nicht im Blut ansteigen und als Nervengift das Gehirn schädigen kann.

VORSICHT

Bei schweren Leberschäden mit unzureichender Entgiftungsfunktion der Leber gelangt vermehrt Ammoniak ins Blut. Dadurch droht eine ZNS-Schädigung mit neurologischen und psychischen Auffälligkeiten – man spricht von **hepatischer Enzephalopathie.** Ihre Schwerstform, das **Leberkoma,** verläuft auch heute noch häufig tödlich.

10.6.4 Die Galle

DEFINITION

Galle: Von der Leber produzierte und über die **Gallenwege** in das Duodenum (Zwölffingerdarm) abgegebene Flüssigkeit.

Pro Tag werden von der Leber kontinuierlich etwa 0,5 l flüssige, gelbliche **Galle** (genauer: **Lebergalle**) gebildet. Die Galle wird dann über die Gallenwege in den Zwölffingerdarm abgegeben.

Die Galle besteht – neben Wasser und Elektrolyten – aus Bilirubin, Gallensäuren, Cholesterin, Lezithin und anderen auszuscheidenden fettlöslichen Substanzen (auch Medikamenten). Darüber hinaus werden über die Galle Zwischen- und Endprodukte des Stoffwechsels und etliche Hormone ausgeschieden.

Der Gallenfarbstoff Bilirubin

Ein wesentlicher Gallenbestandteil ist das **Bilirubin,** das überwiegend aus dem Abbau der roten Blutkörperchen (Erythrozyten ➤ 12.2.4, ➤ Abb. 12.10) stammt. Genauer gesagt ist es das Abbauprodukt des **Häms,** der sauerstoffbindenden Komponente des Hämoglobins. Der Abbau erfolgt in den Zellen des Monozyten-Makrophagen-Systems von Milz, Knochenmark und Leber und führt über das grünliche Zwischenprodukt **Biliverdin** schließlich zum Endprodukt des Hämabbaus, dem gelblichen Bilirubin.

Bilirubin ist wasserunlöslich und wird daher im Blut größtenteils an das Eiweiß Albumin gebunden transportiert.

Dieses **indirekte Bilirubin** erreicht die Leber, wo es von Albumin abgetrennt und in die Leberzellen aufgenommen wird. Die Leberzellen koppeln dann das Bilirubin an *Glukuronsäure,* wodurch es besser wasserlöslich wird. Diese „gekoppelte" Form des Bilirubins heißt **direktes Bilirubin.** Sie wird anschließend mit der Galle in den Darm ausgeschieden.

Im Darm wird das Bilirubin durch die Dickdarmbakterien weiter umgebaut:

- **Sterkobilin** wird mit dem Stuhl ausgeschieden und verleiht ihm seine charakteristische bräunliche Farbe.
- Das ebenfalls im Darm entstehende Zwischenprodukt **Urobilinogen** wird teilweise rückresorbiert und danach teils in der Leber weiter abgebaut, teils (insbesondere bei hohen Konzentrationen) mit dem Urin ausgeschieden.

Ikterus

Steigt die Bilirubinkonzentration im Blut an, färben sich zunächst die Augenbindehäute und bei weiterem Anstieg auch die Haut gelb – es kommt zur **Gelbsucht** *(Ikterus).* Ursachen können sein:

- Ein erhöhter Untergang roter Blutzellen (*hämolytischer Ikterus,* **prähepatischer Ikterus**)
- Eine schwere Schädigung der Leberzellen, z. B. im Rahmen einer Virusleberentzündung **(intrahepatischer Ikterus)**
- Eine Verlegung der Gallenwege, z. B. durch Gallensteine oder Tumoren (*Verschlussikterus,* **posthepatischer Ikterus**)

Die Gallensäuren und Fettverdauung

Für die Fettverdauung und -resorption sind folgende Inhaltsstoffe der Galle von großer Bedeutung:

- Die **Gallensäuren** (z. B. *Cholsäure, Chenodesoxycholsäure*)
- Lezithin und andere Phospholipide

Die Gallensäuren werden in der Leber aus **Cholesterin** gebildet. Sie setzen die Oberflächenspannung zwischen Fetten und Wasser herab und ermöglichen damit eine sehr feine Verteilung der Fette im Dünndarminhalt (emulgieren, ➤ 2.8.2).

Im Dünndarm ballen sich die Fette mit den Gallensäuren spontan zu kleinsten Partikeln, den **Mizellen,** zusammen. Diese emulgieren die Fette noch weiter und stellen einen engen Kontakt zur Darmschleimhaut her, sodass die gelösten Fette von der Schleimhaut aufgenommen werden können.

Der enterohepatische Kreislauf

Pro Tag werden etwa 12–36 g Gallensäuren für die Fettverdauung benötigt, der Gallensäure-Pool des Körpers liegt jedoch mit ca. 2–4 g weit darunter.

Vor allem im letzten Abschnitt des Dünndarms, gering auch noch im Dickdarm, werden die Gallensäuren zu etwa 90 % rückresorbiert. Sie gelangen dann mit dem Pfortaderblut wieder zur Leber und werden dort erneut in die Galle abgegeben. Dieser Kreislauf zwischen Leber und Darm heißt **enterohepatischer Kreislauf.** Er entlastet die Leber, die durch dieses beständige „Recycling" nur wenige Gallensäuren neu herstellen muss (➤ Abb. 10.26).

Auch andere Substanzen, darunter z. B. Arzneimittel, unterliegen dem enterohepatischen Kreislauf.

10.6.5 Die Gallenwege

Die aus der Leber kommenden **Ductus hepaticus dexter** und **sinister** (*rechter* und *linker Lebergallengang*) vereinigen sich an der Leberpforte zu einem gemeinsamen Gang, dem **Ductus hepaticus communis** *(gemeinsamer Lebergallengang).* Aus diesem geht nach kurzer Strecke und in spitzem Winkel der *Gallenblasengang* **(Ductus cysticus)** ab, der die Verbindung zur Gallenblase herstellt. Nach Abgang des Ductus cysticus wird der „eigentliche" Gallengang als **Ductus choledochus** *(Hauptgallengang)* bezeichnet. Dieser 6–8 cm lange Gang steigt hinter dem Zwölffingerdarm ab, durchquert den Kopf der Bauchspeicheldrüse und mündet in der Regel gemeinsam mit dem Ausführungsgang der Bauchspeicheldrüse (Ductus pancreaticus) in die Papilla duodeni major des Zwölffingerdarms (➤ Abb. 10.27).

Ein Schließmuskel **(M. sphincter Oddi)** an der Papille sorgt dafür, dass die Galle außerhalb von Verdauungsphasen über Ductus choledochus und Ductus cysticus in die Gallenblase zurückgestaut wird.

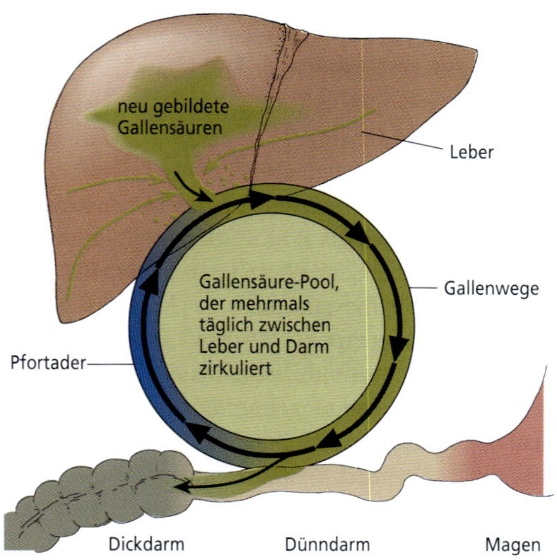

Abb. 10.26 Enterohepatischer Kreislauf. Über 90 % der Gallensäuren, die täglich über die Gallenwege in den Darm gelangen, werden zurückgewonnen und der Leber wieder zugeführt. Nur etwa 10 % werden über den Stuhl ausgeschieden. [L190]

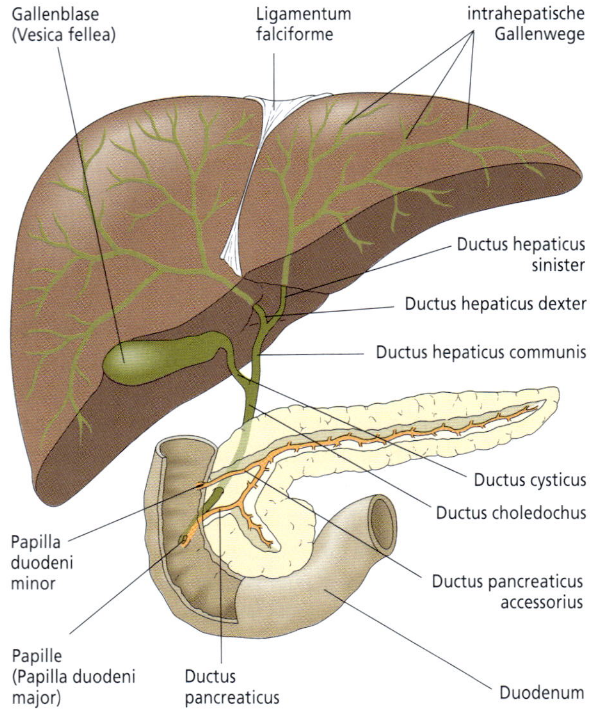

Abb. 10.27 Gallenwege und Ausführungsgang der Bauchspeicheldrüse. Meist mündet der Ductus choledochus (Hauptgallengang) zusammen mit dem Ductus pancreaticus (Bauchspeichelgang) in den Zwölffingerdarm. Manchmal existiert ein zweiter Ausführungsgang (Ductus pancreaticus accessorius) mit eigener Einmündung. [L190]

10.6.6 Die Gallenblase

DEFINITION

Gallenblase *(Vesica biliaris, Vesica fellea):* Birnenförmiges Gallereservoir an der Eingeweidefläche der Leber, mit der bindegewebigen Leberkapsel verwachsen.

In der **Gallenblase** wird die zunächst nicht benötigte Galle auf etwa 50–80 ml „eingedickt" und gespeichert.

Die innere Schleimhaut der Gallenblase besteht aus einem Zylinderepithel mit Mikrovilli zur Lichtung hin. Diese resorbieren Wasser aus der Galle, wodurch die Galle stark konzentriert wird **(Blasengalle).** Die Zellen des Gallenblasenepithels sind daneben auch zur Sekretion fähig; sie geben einen zähen, die Oberfläche schützenden Schleim ab. Unter dem Gallenblasenepithel liegt eine Schicht dehnbarer, glatter Muskulatur.

Gelangen Fette ins Duodenum, so ist dies das Signal, dass Galle zur Verdauung benötigt wird. Freisetzung des Hormons *Cholezystokinin* (➤ Tab. 9.2, ➤ 10.6.9) führt dann zu Gallenblasenkontraktion und (indirekt) Erschlaffung des M. sphincter Oddi und damit zur Abgabe von Galle ins Duodenum.

Die Gallensteine

Bei manchen Menschen entstehen aus den in der Galle gelösten Substanzen Steine, manchmal klein wie Brillantsplitter, manchmal so groß wie Murmeln. Besonders häufig bilden sich Gallensteine bei Überernährung, Diabetes mellitus oder erhöhten Blutfettwerten. Das **Gallensteinleiden** *(Cholelithiasis)* ist die häufigste Erkrankung des rechten Oberbauchs. Zwei Drittel der Betroffenen haben kaum Beschwerden, allenfalls nach Aufnahme fettreicher und blähender Nahrungsmittel. Es droht jedoch die Einklemmung eines Steines mit sehr starken, krampfartigen Oberbauchschmerzen **(Gallenkolik)** durch die verstärkten Gallenblasenkontraktionen. Bleibt ein Stein trotzdem im Ductus choledochus hängen, so führt die Galleabflussstörung zum *Ikterus (Gelbsucht).*

10.6.7 Das Pankreas

DEFINITION

Pankreas *(Bauchspeicheldrüse):* Etwa 15–20 cm lange, 1,5–3 cm dicke und ca. 80 g schwere Drüse im Oberbauch. Bildet

- Im *exokrinen Anteil* (➤ 5.2.2) den **Pankreassaft** *(Bauchspeichel),* der in den Dünndarm abgegeben wird (➤ 10.6.8)
- Im *endokrinen Anteil,* den *Langerhans-Inseln,* Hormone – vor allem für den Kohlenhydratstoffwechsel (➤ 9.8.1)

Das **Pankreas** liegt quer im mittleren bis linken Oberbauch (➤ Abb. 10.28). Der vom C-förmigen Abschnitt des Duodenums eingeschlossene **Pankreaskopf** ist der breiteste Teil. Daran schließt sich der quer verlaufende **Pankreaskörper** an; diesem folgt der **Pankreasschwanz,** welcher am *Milzhilum* (➤ 13.8.2) endet. An seiner Vorderseite ist das Pankreas von Bauchfell überzogen, liegt also retroperitoneal.

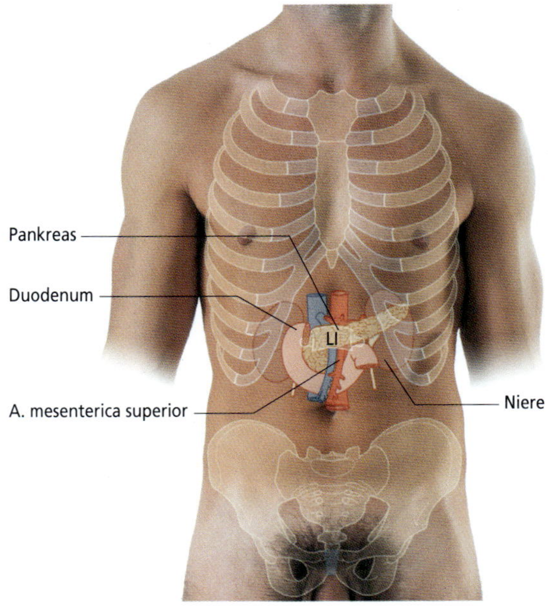

Abb. 10.28 Projektion von Duodenum und Pankreas auf die vordere Bauchwand. LI = Höhe des ersten Lendenwirbelkörpers. [E402-004]

Die exokrinen Pankreasanteile

Das Innere des Pankreas wird von kleinen serösen Drüsenläppchen gebildet, die den Pankreassaft bilden und die Hauptmasse des Pankreas ausmachen. Ihre Ausführungsgänge münden letztlich alle in den großen Hauptausführungsgang des Pankreas, den *Bauspeichel(drüsen)gang* oder **Ductus pancreaticus.** Dieser durchzieht das gesamte Organ vom Schwanz bis zum Kopf und mündet gemeinsam mit dem Gallengang an der **Papille** (eigentlich *Papilla duodeni major, Papilla Vateri*) in den Zwölffingerdarm (Duodenum). Manchmal findet man einen Seitenast des Ductus pancreaticus **(Ductus pancreaticus accessorius),** der dann eine eigene Mündungsstelle in den Zwölffingerdarm besitzt (**Papilla duodeni minor** ➤ Abb. 10.27).

Die Langerhans-Inseln

Neben den serösen Drüsenläppchen gibt es im ganzen Pankreas verstreut liegende, hormonproduzierende Zellverbände, die *Langerhans-Inseln* (➤ 9.8.1).

Vier Arten von Inselzellen bilden unterschiedliche Hormone (Hormonwirkungen ➤ 9.8):

- Die *B-Zellen* produzieren Insulin. Insulinmangel führt zum *Diabetes mellitus* (➤ 10.9.5)
- Die *A-Zellen* liefern Glukagon
- Die *D-Zellen* geben Somatostatin ab
- Die *PP-Zellen* synthetisieren das pankreatische Polypeptid

10.6.8 Der Pankreassaft

Pro Tag werden vom Pankreas etwa 1,5 l **Pankreassaft** gebildet und dem Dünndarminhalt beigemischt.

Der aus dem Magen kommende Speisebrei ist durch den Magensaft sauer und muss im Dünndarm wieder neutralisiert werden, weil die Enzyme des Pankreassaftes bei saurem pH-Wert ihre Spaltfunktion nicht erfüllen können. Dazu trägt der *bikarbonatreiche* Pankreassaft zusammen mit den alkalischen Sekreten der Leber und des Darmsaftes maßgeblich bei.

Die Pankreasenzyme

Der Pankreassaft enthält zudem zahlreiche Enzyme, die für die endgültige Spaltung der Eiweiße, Kohlenhydrate und Fette notwendig sind:

- **Trypsin** und **Chymotrypsin** sind eiweißspaltende Enzyme. Sie brechen als **Endopeptidasen** (**Peptidase,** *Protease* = Peptide spaltendes Enzym) Peptidbindungen *innerhalb* des Eiweißmoleküls auf, wodurch *kleinere* Peptide entstehen. Sie sind allerdings so aggressiv, dass sie als inaktive Vorstufen (**Trypsinogen** und **Chymotrypsinogen**) abgesondert werden müssen, da sie sonst das Pankreasgewebe selbst angreifen und verdauen würden. Erst im Dünndarm werden die inaktiven Vorstufen in die aktiven Enzyme Trypsin und Chymotrypsin überführt (➤ Abb. 10.29).

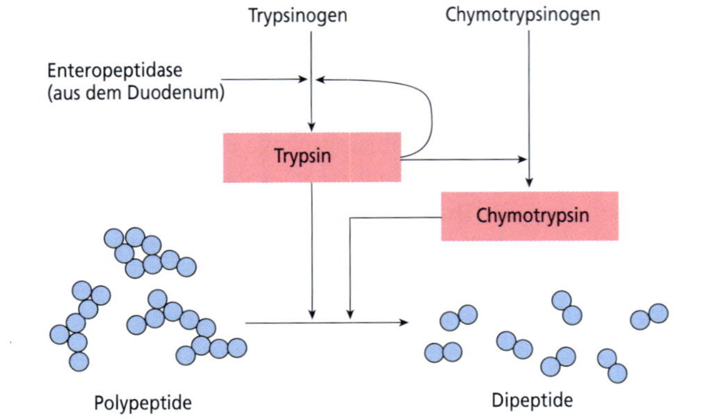

Abb. 10.29 Eiweißspaltung durch Enzyme des Pankreas. [L190]

- Die **Carboxypeptidase** ist eine **Exopeptidase,** d. h., sie spaltet einzelne Aminosäuren vom *Ende* der Eiweißmoleküle ab, die dann resorptionsfähig sind.
- Die **Pankreasamylase,** eine α-Amylase, spaltet pflanzliche Stärke bis zum Zweifachzucker Maltose und trägt so zur Kohlenhydratverdauung bei.
- Das wichtigste vom Pankreas produzierte Enzym zur Fettverdauung ist die **Pankreaslipase,** die Fettsäuren von den Neutralfetten (Triglyzeriden) abspaltet.
- **Ribonukleasen** *(RNAsen)* und **Desoxyribonukleasen** *(DNAsen)* spalten Ribonukleinsäuren.

10.6.9 Die Regulation der Sekretion von Galle und Pankreassaft

Die Regulation der Gallen- und Pankreassaftsekretion untersteht zum einen dem vegetativen Nervensystem. Zum anderen wird sie durch zwei Hormone gesteuert, die von der Schleimhaut des Zwölffingerdarms freigesetzt werden, sobald saurer bzw. fettreicher Speisebrei vom Magen in den Zwölffingerdarm gelangt.

Das Sekretin

Das Hormon **Sekretin** führt an der Bauchspeicheldrüse zu einer starken Anreicherung des gebildeten Saftes mit Bikarbonat und trägt somit maßgeblich zur Neutralisierung des sauren Speisebreis bei. Ferner steigert Sekretin die Gallebildung in der Leber. Am Magen hemmt Sekretin die Salzsäure- und fördert die Pepsinogenbildung. Zusätzlich vermindert es die Beweglichkeit des Magens.

10

Das Cholezystokinin

Cholezystokinin (*CCK* ➤ Tab. 9.2) erhöht den Enzymgehalt des Pankreassafts und bewirkt eine Gallenblasenkontraktion. Gleichzeitig erschlafft der Schließmuskel des Gallengangs *(M. sphincter Oddi),* sodass Galle in den Zwölffingerdarm abgegeben werden kann. Außerdem hemmt Cholezystokinin die Salzsäurebildung im Magen und die Magenbeweglichkeit und stimuliert die Darmbewegungen.

10.7 Die Resorption

Nach der Zumischung von Galle und Pankreassaft zum Speisebrei im Zwölffingerdarm und unterstützt durch den vom Dünndarm selbst gebildeten Verdauungssaft werden die Nahrungsbestandteile abschließend zerlegt und in den Organismus aufgenommen (resorbiert ➤ Abb. 10.30). Die Resorption beginnt im Duodenum und ist in der Regel nach Passage des Jejunums abgelaufen. Das Ileum ist für die meisten Substanzen eine Resorptionsreserve, nur wenige werden überwiegend oder ausschließlich dort aufgenommen (etwa Vitamin B_{12}).

Die Resorption ist auch altersabhängig: Bei jungen Säuglingen können z. B. noch ganze Eiweiße die Darmschleimhaut passieren; bei alten Menschen ist die Resorptionskapazität z. B. für einige Vitamine vermindert.

10.7.1 Zusammenfassung: Verdauung und Resorption der Eiweiße

Die Eiweißverdauung beginnt im Magen unter dem Einfluss der *Salzsäure* und der *Pepsine,* welche als Endopeptidasen Peptidbindungen im Molekülinnern spalten. So entstehen Polypeptide mit 10–100 Aminosäuren.

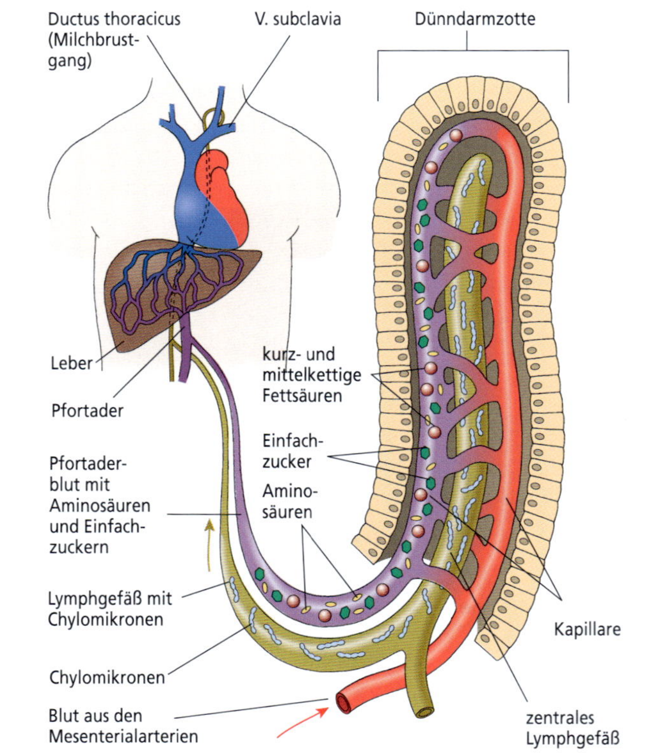

Abb. 10.30 Resorption der Nährstoffe in den Dünndarmzotten und deren Abtransport über das Pfortadersystem und die Lymphbahnen (Ductus thoracicus). Zucker, Aminosäuren und kurz- bzw. mittelkettige Fettsäuren gelangen über die Blutkapillaren zur Pfortader und dann in die Leber. Langkettige Fettsäuren, Cholesterinester und Phospholipide werden dagegen als Chylomikronen über das Lymphsystem abtransportiert. [L190]

Im Dünndarm stoppt die Eiweißverdauung zunächst wieder, da der annähernd neutrale pH-Wert die Pepsine inaktiviert.

Mit dem Pankreassaft gelangen dann die eiweißspaltenden Enzymvorstufen Trypsinogen und Chymotrypsinogen in den Dünndarm und werden dort aktiviert.

Neben *Trypsin* und *Chymotrypsin* beteiligen sich an der weiteren Eiweißverdauung die *Carboxypeptidasen* (ebenfalls aus der Bauchspeicheldrüse) sowie vom Dünndarm gebildete **Aminopeptidasen,** welche beide von den Enden der Eiweiße einzelne Aminosäuren abspalten.

Dadurch entstehen kleinere Peptide aus bis zu acht Aminosäuren. Diese werden von *Oligopeptidasen* des Bürstensaums in Aminosäuren, Di- und Tripeptide zerlegt, welche dann durch verschiedene Mechanismen resorbiert werden.

10.7.2 Zusammenfassung: Verdauung und Resorption der Kohlenhydrate

Den größeren Teil der Nahrungskohlenhydrate nimmt der Mensch in Form von *Polysacchariden* (Vielfachzuckern ➤ 10.9.4) wie z. B. Stärke (etwa in Kartoffeln und Reis) auf.

Die enzymatische Aufschließung dieser Vielfachzucker beginnt bereits im Mund durch die Speicheldrüsenamylase, das **Ptyalin.** Die Kohlenhydratverdauung stoppt im Magen wieder, da das Ptyalin durch den sauren Magensaft inaktiviert wird.

Im Dünndarm werden erneut α-Amylasen aus der Bauchspeicheldrüse zugegeben. Zusammen mit den **Glukosidasen** aus der Dünndarmschleimhaut setzen sie den Abbau fort, wobei als Bruchstücke die *Disaccharide* (Zweifachzucker) *Maltose* und *Isomaltose* und das *Monosaccharid* (Einfachzucker) *Glukose* resultieren. Maltose und Isomaltose werden sodann durch **Maltasen** und **Isomaltasen,** Enzyme der Dünndarmschleimhaut, ebenfalls in Glukose gespalten und zur Leber abtransportiert.

Den kleineren Teil der Kohlenhydrate nimmt der Mensch in Form der Zweifachzucker *Saccharose* (Rohrzucker, Rübenzucker) und *Laktose* (Milchzucker) auf. Diese werden von **Saccharasen** und **Laktasen** in die Einfachzucker Galaktose und Glukose (Spaltprodukte des Milchzuckers) bzw. Fruktose und Glukose (Spaltprodukte des Rohrzuckers) zerlegt.

10.7.3 Zusammenfassung: Verdauung und Resorption der Fette

Den Hauptanteil der Nahrungsfette bilden mit 90 % die *Triglyzeride* (Neutralfette ➤ 2.8.2). Die übrigen 10 % sind Phospholipide, Cholesterin und die fettlöslichen Vitamine (➤ 10.7.4, ➤ 10.9.8).

Im Magen werden die Fette emulgiert, d. h. zu feinsten Tröpfchen verteilt. Außerdem werden ca. 20 % der Triglyzeride schon im sauren Milieu des Magens unter dem Einfluss der *Zungengrund- und Magenlipasen* gespalten. Der größte und abschließende Teil der Fettverdauung erfolgt aber im Dünndarm, nachdem Galle und Pankreassaft dem Speisebrei zugemischt wurden. Unter dem Einfluss der *Pankreaslipase* werden die Triglyzeride in Monoglyzeride und freie Fettsäuren zerlegt. Cholesterin und Phospholipide werden durch Enzyme der Bauchspeicheldrüse (**Cholesterinesterase** bzw. **Phospholipase**) gespalten.

Monoglyzeride, Fettsäuren, Cholesterin, Phospholipide und fettlösliche Vitamine lagern sich dann unter dem Einfluss der Gallensäuren zu winzigen Gebilden, den *Mizellen,* zusammen. Erst diese Mizellen können den idealen Kontakt zur Dünndarmschleimhaut herstellen, indem sie sich zwischen die Mikrovilli legen. Nur kurz- und mittelkettige Fettsäuren sind besser wasserlöslich und können ohne Mizellen resorbiert werden.

Fette bzw. ihre gespaltenen Bausteine werden überwiegend im Duodenum und im beginnenden Jejunum resorbiert:

- Kurz- und mittelkettige Fettsäuren gelangen durch Diffusion in die Kapillaren der Darmzotten und von dort über das Pfortadersystem zur Leber.
- Große Fettmoleküle (langkettige Fettsäuren, Cholesterinester, Phospholipide) werden in der Epithelzelle von einer Proteinhülle umgeben. Diese Fett-Eiweiß-Tröpfchen heißen **Chylomikronen.** Die Lymphgefäße der Darmzotten leiten die Chylomikronen über größere Lymphgefäße und den *Ductus thoracicus* (Milchbrustgang ➤ Abb. 13.18, ➤ Abb. 10.30) an der Leber vorbei in den Blutkreislauf.

10.7.4 Die Resorption der Vitamine

Die *fettlöslichen* Vitamine A, D, E und K werden mit fetthaltigen Lebensmitteln aufgenommen, weil sie nur über die Mizellenbildung in Gegenwart anderer Fette resorbierbar sind (➤ 10.9.8).

Die meisten *wasserlöslichen* Vitamine werden durch Diffusion resorbiert. Vitamin B_{12} kann allerdings ohne den vom Magen produzierten *Intrinsic-Faktor,* mit dem es sich verbindet, nicht im Ileum aufgenommen werden (➤ 10.4.4).

10.8 Dickdarm und Rektum

DEFINITION

Dickdarm: Vorletzter Darmabschnitt aus **Blinddarm** *(Caecum)* mit **Wurmfortsatz** *(Appendix vermiformis)* und **Kolon** *(Grimmdarm).*

Der **Dickdarm** und das sich anschließende **Rektum** *(Mastdarm)* bilden den letzten Abschnitt des Verdauungsrohrs. Verdauung und Resorption der Nährstoffe sind im Dünndarm bereits abgeschlossen, im Dickdarm werden vor allem noch Wasser und Elektrolyte rückresorbiert. Hierdurch wird der Darminhalt eingedickt und nach Speicherung im Mastdarm als halbfester **Stuhl** *(Kot, Faeces)* über den After ausgeschieden.

Der Dickdarm ist mit ca. 7 cm Durchmesser wesentlich weiter als der Dünndarm. Man unterscheidet folgende Abschnitte, die ohne deutliche Grenzen ineinander übergehen (➤ Abb. 10.31):

- Den **Blinddarm** *(Caecum)* mit dem **Wurmfortsatz** *(Appendix vermiformis)*
- Das **Kolon** *(Grimmdarm)* mit seinen vier Abschnitten **Colon ascendens** *(aufsteigender Grimmdarm),* **Colon transversum**

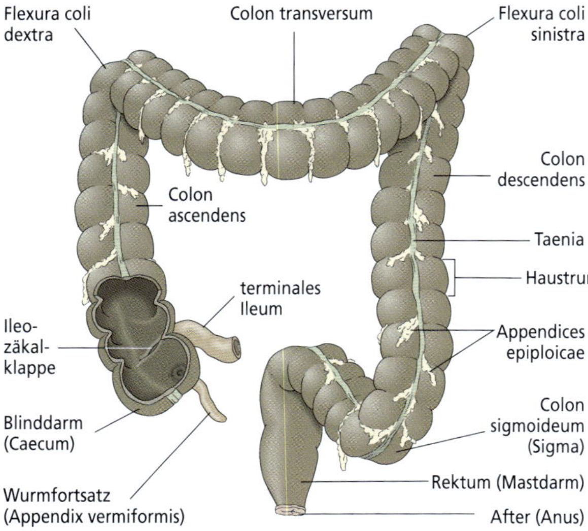

Abb. 10.31 Dickdarm (Blinddarm und Kolon) sowie Rektum in der Vorderansicht. Die Tänien sind durch Bündelung der Längsmuskulatur entstanden. Appendices epiploicae sind kleine Anhängsel aus Bindegewebe und Fett. [L190]

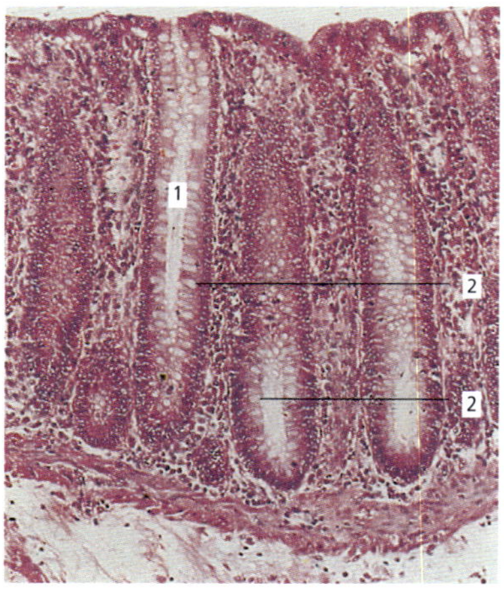

Abb. 10.32 Dickdarmschleimhaut im lichtmikroskopischen Bild. Es sind nur noch Krypten (1) vorhanden, Zotten fehlen. Die hellen, ovalen Zellen sind Schleim produzierende Becherzellen (2). [X141]

(querverlaufender Grimmdarm), **Colon descendens** *(absteigender Grimmdarm)* und **Colon sigmoideum** *(S-förmiger Grimmdarm,* kurz *Sigma)*

Der Aufbau der Dickdarmwand mit seinen vier Schichten entspricht dem des übrigen Verdauungstrakts (➤ Abb. 10.2), zeigt aber folgende Besonderheiten:

10

Die Dickdarmschleimhaut

An der Dickdarmschleimhaut (➤ Abb. 10.32) findet man keine Zotten mehr, sondern ausschließlich besonders tiefe Einstülpungen, die **Dickdarmkrypten.** Das einschichtige Kryptenepithel besteht vorwiegend aus *Schleim bildenden Becherzellen,* deren Schleim die Dickdarmschleimhaut gegenüber dem zunehmend festeren Stuhl gleitfähig hält.

An den Kryptenübergängen finden sich neben den Becherzellen zusätzlich resorbierende Epithelzellen, die zum Darminneren hin einen Bürstensaum (Mikrovilli) besitzen. Hier werden Wasser und Elektrolyte rückresorbiert.

Das Mikrobiom des Darms

Im Gegensatz zum keimarmen Dünndarm ist der Dickdarm schon kurz nach der Geburt physiologischerweise mit Mikroorganismen besiedelt, die als *physiologische Darmflora* oder **Mikrobiom des Darms** bezeichnet werden. Schätzungen belaufen sich auf insgesamt ca. 40 Billionen Darmbakterien aus etwa 500 individuell unterschiedlichen Arten pro Mensch, im Dickdarm v. a. **anaerobe** *(ohne Sauerstoff lebende)* **Bakterien** wie etwa **Bifidobakterien.** Die Darmbakterien bauen für den Menschen unverdauliche Nahrungsbestandteile weiter ab.

Bedeutung des Darmmikrobioms

Das Mikrobiom des Darms wirkt auf den ganzen Menschen. Bei Säuglingen etwa spielt es bei der Ausbildung des Immunsystems eine Rolle, zeitlebens halten die physiologischen Mikroorganismen schädliche Keime „in Schach". Darmbakterien produzieren u. a. einige Vitamine und kurzkettige Fettsäuren und nehmen darüber Einfluss auf den Stoffwechsel. Ein Zusammenhang zu Erkrankungen wie etwa Übergewicht ist möglich, aber für etliche der postulierten Erkrankungen nicht gesichert. Zudem können Veränderungen des Darmmikrobioms sowohl Erkrankungsursache als auch -folge sein.

Probiotika enthalten lebende Bakterien, v. a. bestimmte *Bifidobakterien* und *Laktobazillen (Milchsäurebakterien),* welche das Darmmikrobiom günstig beeinflussen sollen. Zwar entfalten ausreichende Mengen bestimmter Bakterienstämme bei einigen Problemen tatsächlich positive Wirkungen, insgesamt ist aber der Zusatznutzen von Probiotika umstritten. Und: Die Wirkung ist im Wesentlichen auf die Zeitdauer des Verzehrs beschränkt.

Die Tänien und Haustren

Charakteristisch für den Dickdarm ist die äußere Längsmuskelschicht: Sie verläuft nicht gleichmäßig um den ganzen Darm, sondern ist zu drei bandförmigen Streifen zusammengebündelt, den **Tänien.**

Durch Kontraktionen der Ringmuskelschicht entstehen im Abstand von einigen Zentimetern peristaltische Einschnürungen, zwischen denen dann **Haustren** als Ausbuchtungen deutlich hervortreten. Die Haustren sind keine starren Gebilde, sondern verändern entsprechend der ablaufenden Peristaltik dauernd ihre Form.

Der Peritonealüberzug des Dickdarms

Blinddarm, Colon transversum und Sigma sind vollständig von Bauchfell *(Peritoneum)* überzogen und nur über ein dünnes Aufhängeband, das **Mesokolon** *(Dickdarmgekröse),* elastisch mit der hinteren Bauchwand verbunden. Über das Mesokolon wird der Dickdarm mit Blut- und Lymphgefäßen sowie Nerven versorgt. Diese Abschnitte des Dickdarms liegen *intraperitoneal* und sind somit gut beweglich (➤ 10.1.5).

Im Gegensatz dazu sind die „außen" liegenden Abschnitte Colon ascendens und Colon descendens nur an ihrer Vorderseite von Peritoneum *(Bauchfell)* überzogen und an ihrer Hinterseite fest mit der hinteren bzw. seitlichen Leibeswand verwachsen. Sie liegen somit *retroperitoneal.*

10.8.1 Blinddarm und Appendix

DEFINITION

Blinddarm *(Caecum):* Vor der rechten Darmbeinschaufel gelegener erster und mit 6–8 cm Länge kürzester Dickdarmabschnitt mit dem **Wurmfortsatz** *(Appendix vermiformis)* am unteren Ende.

In den **Blinddarm** stülpt sich von links her in einem nahezu rechten Winkel das Dünndarmende ein, das *terminale Ileum.* An der Einmündungsstelle entstehen zwei Schleimhautfalten, die als **Ileozäkalklappe** *(Valva ileocaecalis, Bauhin-Klappe)* bezeichnet werden. Diese Klappe lässt in periodischen Abständen Dünndarminhalt in den Dickdarm übertreten. Ein Rückfluss ist normalerweise ausgeschlossen, da die Ileozäkalklappe als Ventil wirkt.

Am unteren Ende des Blinddarms hängt als wurmförmiges Anhangsgebilde der **Wurmfortsatz** *(Appendix vermiformis).* Seine Schleimhaut ist ähnlich aufgebaut wie die des Dickdarms, in die Wand sind jedoch zahlreiche Lymphfollikel eingelagert, die vor allem im Kindesalter der Infektabwehr dienen.

Appendizitis

Bei der insbesondere bei Kindern und Jugendlichen häufigen **Appendizitis** (im Volksmund nicht ganz korrekt als *Blinddarmentzündung* bezeichnet) kommt es zu einer akuten Entzündung des Wurmfortsatzes. Da der Wurmfortsatz eine Sackgasse für den Speisebrei bildet, können sich Keime leicht ausbreiten. Die Therapie besteht in der Regel in einer frühzeitigen operativen Entfernung des Wurmfortsatzes, der **Appendektomie.**

10.8.2 Das Kolon

DEFINITION

Kolon *(Grimmdarm):* Beim Erwachsenen ca. 1–1,5 m langer Dickdarmabschnitt zwischen Blind- und Mastdarm, der „rahmenförmig" um den Dünndarm liegt.

An den Blinddarm schließt sich das **Colon ascendens** *(aufsteigender Grimmdarm)* an. Es verläuft an der rechten Bauchwand nach oben bis zur Leber. Hier macht es eine scharfe Biegung *(Flexura coli dextra, rechte Kolonflexur)* und verläuft dann als **Colon transversum** *(quer verlaufender Grimmdarm)* zum linken Oberbauch in die Nähe der Milz. Hier macht das Kolon wieder einen scharfen Knick *(Flexura coli sinistra, linke Kolonflexur)* und verläuft als **Colon descendens** *(absteigender Grimmdarm)* an der seitlichen Bauchwand abwärts. In Höhe der linken Darmbeinschaufel löst sich das Kolon von der seitlichen Bauchwand und geht in einer S-förmigen Krümmung in den letzten Kolonabschnitt, das **Sigma** *(Colon sigmoideum),* über. Das intraperitoneal gelegene Sigma geht auf Höhe des 2.–3. Kreuzbeinwirbels in das *Rektum* über.

10.8.3 Rektum und Analkanal

DEFINITION

Rektum *(Mastdarm)* und **Analkanal** *(Canalis analis):* Letzte, im kleinen Becken gelegene Darmabschnitte (➤ Abb. 10.33), die funktionell eine Einheit bilden.

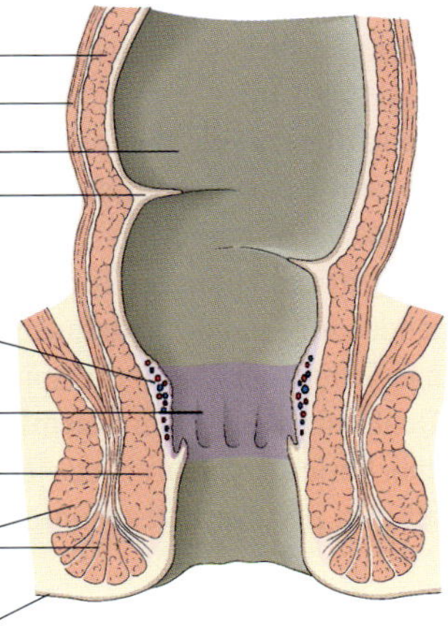

Abb. 10.33 Das Rektum im Längsschnitt mit Schließmuskeln. Zwischen Ampulle und After liegt die Hämorrhoidalzone. Dort findet sich unter der Schleimhaut ein arteriovenöser Schwellkörper. [L190]

Das obere **Rektum** ist vorne noch von Peritoneum überzogen (retroperitoneal), das übrige Rektum und der **Analkanal** liegen extraperitoneal.

Die charakteristischen Dickdarmzeichen, Tänien und Haustren, sind am Rektum nicht mehr vorhanden. Das Rektum hat wie das Sigma eine S-Form: In seinem oberen Teil folgt es der Ausbuchtung des Kreuzbeins und biegt dann in Höhe des Steißbeins nach hinten um. Im Bereich des Kreuzbeins ist das Rektum sehr dehnbar. Diese *Ampulla recti,* kurz **Ampulle,** ist der Sammelbehälter, in dem der Stuhl vor der Ausscheidung gespeichert wird (➤ Abb. 10.33).

Das Rektum geht dann im Bereich des Beckenbodens in den Analkanal über. Der **After** *(Anus)* ist schließlich die Öffnung, durch den der Darm an die Körperoberfläche mündet. Er wird durch mehrere Muskeln verschlossen:

- Den **inneren Afterschließmuskel** *(M. sphincter ani internus),* der die abschließende Verstärkung der inneren Ringmuskelschicht des Darmes darstellt und nicht willkürlich beeinflusst werden kann (glatte Muskulatur)
- Den **äußeren Afterschließmuskel** *(M. sphincter ani externus).* Er gehört der quergestreiften Beckenbodenmuskulatur an und kann willkürlich zusammengezogen werden
- Den ebenfalls zur quergestreiften Beckenbodenmuskulatur zählenden **M. puborectalis**

Die Schleimhaut entspricht im oberen Abschnitt noch der Dickdarmschleimhaut, geht aber dann zunehmend in die äußere Haut des Afters (mit Haaren und Talg- bzw. Schweißdrüsen) über.

In der *Hämorrhoidalzone* (➤ Abb. 10.33) liegt unter der Schleimhaut ein Venengeflecht, das mit der *oberen Mastdarmschlagader* **(A. rectalis superior)** in Verbindung steht. Dieser *arteriovenöse Schwellkörper* trägt ebenfalls zum Verschluss des Anus bei. Knotige Erweiterungen in diesem Bereich werden üblicherweise als **Hämorrhoiden** bezeichnet.

Das kolorektale Karzinom

Das **kolorektale Karzinom** gehört zu den häufigsten Tumoren überhaupt. Meist entwickelt es sich über Jahre aus **Kolonadenomen**

(Wucherungen der Schleimhaut). Als Hauptrisikofaktor gilt falsche Ernährung, insbesondere ballaststoffarme, fett- und fleischreiche Kost (➤ 10.9.10).

Die wichtigsten, oft aber erst späten Alarmsymptome sind Blut im Stuhl sowie plötzliche Änderungen der Stuhlgewohnheiten (z. B. anhaltende Verstopfung oder unwillkürlicher Stuhlabgang).

Therapeutisch kann der Tumor meist operativ entfernt und die Darmenden miteinander verbunden *(anastomosiert)* werden. Stadienabhängig kann eine Chemotherapie sinnvoll sein.

In Deutschland gibt es ein **Darmkrebsfrüherkennungsprogramm** für Versicherte ab 50 Jahren, das jedoch nur von etwa der Hälfte der Berechtigten in Anspruch genommen wird.

10.8.4 Die Stuhlentleerung

Die **Stuhlentleerung** *(Defäkation)* ist ein reflektorisch ablaufender Vorgang, der jedoch willentlich beeinflusst werden kann. Die Kontrolle über die Stuhlentleerung wird etwa im dritten Lebensjahr erworben.

Bei ausreichender Füllung der Ampulle werden dort Dehnungssensoren erregt. Diese senden über afferente Nervenbahnen Impulse zum *Defäkationszentrum* im Sakralmark, außerdem wird im Großhirn die Empfindung „Stuhldrang" ausgelöst. Vom Defäkationszentrum werden dann parasympathische Nervenfasern erregt, die den inneren Afterschließmuskel erschlaffen lassen und zugleich zur Anspannung der äußeren Längsmuskulatur des Rektums führen. Dadurch wird der Stuhl nach außen getrieben. Eine anhaltende Anspannung von Zwerchfell und Bauchmuskeln, die *Bauchpresse* (➤ 6.9), unterstützt den Vorgang.

Ein Hinauszögern der Stuhlentleerung über eine gewisse Zeit ist möglich, weil der äußere Afterschließmuskel willentlich angespannt werden kann.

10.8.5 Der Stuhl

DEFINITION

Stuhl *(Kot, Faeces):* Ausscheidungsprodukt des Darms, Menge beim Erwachsenen ca. 100–500 g täglich. Hauptbestandteile Wasser, nicht verdaute Nahrungsbestandteile, Sekrete/Epithelien des Verdauungssystems, Bakterien.

10

Der **Stuhl** ist der eingedickte und durch Bakterien zersetzte, unverdauliche Rest des Nahrungsbreis. Der Stuhl besteht zu 75 % aus Wasser.

Der Rest setzt sich zusammen aus:

- Unverdaulichen, teilweise zersetzten Nahrungsbestandteilen (vorwiegend Zellulose)
- Abgestoßenen Epithelzellen der Darmschleimhaut
- Schleim
- *Bakterien* (pro Gramm Stuhl etwa 10 Milliarden)
- *Sterkobilin,* das im Darm durch Umwandlung des Gallenfarbstoffs Bilirubin gebildet wird und dem Stuhl seine eigentümliche bräunliche Farbe verleiht
- *Gärungs-* und *Fäulnisprodukten,* die durch bakterielle Zersetzung im Dickdarm entstehen und für den unangenehmen Geruch des Stuhls verantwortlich sind
- *Stoffwechsel-, Entgiftungsprodukten:* Medikamente, Gifte und deren Abbauprodukte sowie andere von der Leber über die Galle in den Darm abgegebene Stoffwechselprodukte

10.8.6 Die Obstipation und Diarrhö

Die Obstipation

Häufiges Pflegeproblem gerade im Krankenhaus ist die **Obstipation** *(Verstopfung),* also Stuhlgang seltener als dreimal die Woche *und* gleichzeitig erschwerte Darmentleerung.

Meist ist die Obstipation Folge von Flüssigkeitsmangel, ballaststoffarmer Ernährung und/oder Bewegungsmangel, oft kombiniert.

Entsprechend bestehen die pflegerischen Maßnahmen vor allem in einer ausreichenden Flüssigkeitszufuhr (nicht bei Flüssigkeitsbeschränkung), ballaststoffreicher Kost (reichlich Obst und Vollkornprodukte, evtl. Zugabe von Leinsamen oder Weizenkleie) und frühzeitiger Mobilisation. Bessert sich die Obstipation darunter nicht, muss sie wie jede neu entstandene, nicht durch äußere Umstände erklärbare Obstipation ärztlich abgeklärt werden, da eine Obstipation auch Zeichen ernster Erkrankung sein kann. *Abführmittel* sollten nur auf Arztanordnung eingesetzt werden.

Die Diarrhö

Bei *Durchfall* oder **Diarrhö** ist die Stuhlentleerung zu häufig und der Stuhl breiig oder sogar wässrig. Akute Diarrhöen sind ganz überwiegend durch Infektionen verursacht. Bei (Klein-)Kindern sind **Nahrungsmittelunverträglichkeiten** häufige Ursachen einer chronischen Diarrhö, bei Erwachsenen die chronischen Darmentzündungen **Morbus Crohn** und **Colitis ulcerosa.**

Eine kurzzeitige Diarrhö im Rahmen von Infektionen bedarf meist keiner weiteren Diagnostik. Vor allem bei Säuglingen, Kleinkindern und alten Menschen ist aber auf einen ausreichenden Flüssigkeitsersatz zu achten, da sie besonders schnell austrocknen.

10.9 Die Physiologie der Ernährung

DEFINITION

Ernährung: Aufnahme von (halb-)festen Nahrungsmitteln und Getränken.

Ernährung umfasst die Gesamtzufuhr von Nahrungsmitteln und Getränken. Sie soll zunächst einmal den Energie- und Nährstoffbedarf des Organismus decken.

Ernährung soll außerdem Allgemeinbefinden und Leistungsfähigkeit positiv beeinflussen und Erkrankungen vorbeugen **(präventive Ernährung).** Stand hier früher die Vorbeugung von Mangelerkrankungen im Vordergrund, so ist es heute in den Industrieländern die Prävention chronischer Erkrankungen, allen voran Übergewicht, Diabetes mellitus und arteriosklerotisch bedingter Erkrankungen.

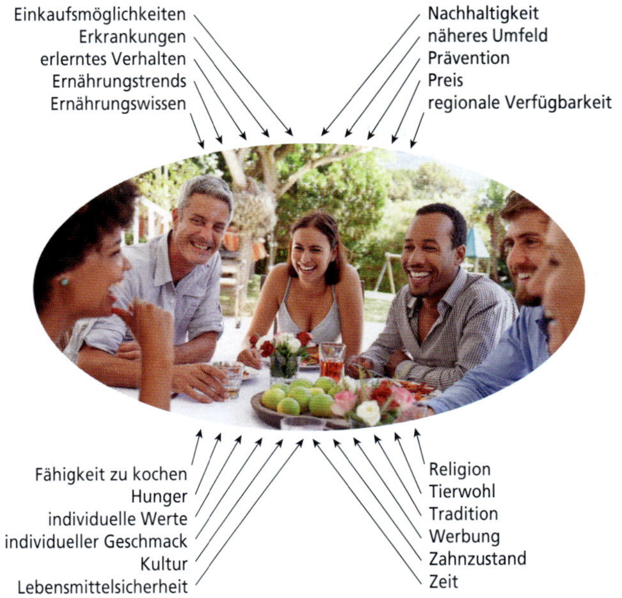
Einkaufsmöglichkeiten
Erkrankungen
erlerntes Verhalten
Ernährungstrends
Ernährungswissen
Nachhaltigkeit
näheres Umfeld
Prävention
Preis
regionale Verfügbarkeit
Fähigkeit zu kochen
Hunger
individuelle Werte
individueller Geschmack
Kultur
Lebensmittelsicherheit
Religion
Tierwohl
Tradition
Werbung
Zahnzustand
Zeit

Abb. 10.34 Ernährung – ein hochkomplexes Thema. Viele, teils auch unbewusste Faktoren, haben Einfluss auf die Ernährung eines Menschen. [L275/J787]

Immer stärker geraten auch ökologische und soziale Aspekte der Ernährung in den Fokus.

Ernährung ist zudem stark geprägt von regionaler Verfügbarkeit und Gewohnheiten, familiären Gepflogenheiten, Kultur, Religion und Weltanschauung (➤ Abb. 10.34) und nicht zuletzt eine Möglichkeit, sich von anderen abzugrenzen.

KLIMA UND UMWELT

Nachhaltige Ernährung versucht die vielen Aspekte von Ernährung in ein Gesamtkonzept zu integrieren. Nachhaltige Ernährung fördert nach einer Definition der *Weltgesundheitsorganisation (WHO)* „alle Dimensionen von Gesundheit und Wohlbefinden des Einzelnen, hat geringe Auswirkungen auf die Umwelt, ist leicht zugänglich, erschwinglich, sicher, gerecht und kulturell akzeptiert" und berücksichtigt auch die Belange zukünftiger Generationen. In eine ähnliche Richtung zielt der Begriff **Planetary Health Diet** *(PHD)*. Dies ist ein von der *EAT-Lancet-Kommission* erarbeitetes Konzept zu Ernährung und Landwirtschaft, das für den Menschen und den Planeten Erde gleichermaßen zuträglich sein soll. Es beinhaltet auch z. B. das Vermeiden von Lebensmittelabfällen. Bezüglich der Ernährung gibt es einen Rahmen, der an nationale Gegebenheiten und individuellen Bedarf angepasst werden muss.
Dabei sind Übereinstimmungen, aber auch Konflikte zwischen Teilzielen möglich.

10.9.1 Der Energiebedarf des Menschen

DEFINITION

Energiebedarf des Menschen: Energie, die ein Mensch für die Aufrechterhaltung seiner Strukturen und seiner Körpertemperatur, seinen Stoffwechsel und alle Tätigkeiten benötigt. Alters-, geschlechts- und aktivitätsabhängig.

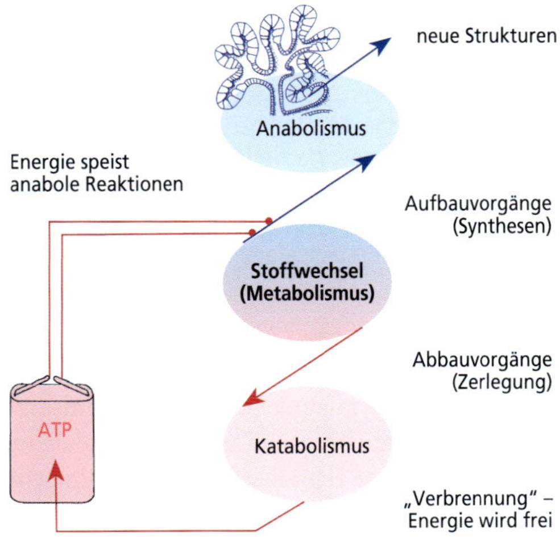

Abb. 10.35 Stoffwechsel (Metabolismus): Schaffung neuer Organstrukturen heißt Anabolismus, Zerlegung und Verbrennung von Nahrungsbestandteilen oder Körperreserven Katabolismus. [L190]

Energieliefernde Stoffwechselprozesse **(Katabolismus)** sind für den Organismus lebenswichtig. Nur mit ihrer Hilfe kann er die Struktur seiner Zellen aufbauen und aufrechterhalten **(Anabolismus).** Auch für körperliche Arbeit und zur Konstanthaltung des inneren Milieus wird Energie benötigt (➤ Abb. 10.35).

Die benötigte Energie führt sich der Mensch in Form der **Nahrungsmittel** zu, deren Energiegehalt in den chemischen Bindungen der Nährstoffe **Fett, Eiweiß** und **Kohlenhydrate** gespeichert ist (➤ 2.8).

Allerdings kann der Mensch die zugeführte Energie aus mehreren Gründen nicht zu 100 % ausnutzen: So kostet z. B. die Verdauung Energie, danach kann der Mensch die resorbierten Eiweiße nicht vollständig, sondern nur bis zum Harnstoff abbauen und scheidet somit Energie wieder aus. Und schließlich regt Nahrungszufuhr den Stoffwechsel an mit der Folge einer gesteigerten Wärmeabgabe.

Kalorie und Joule

Der **Energiegehalt** von Nahrungsmitteln wird in der Einheit (Kilo-)**Joule** oder (Kilo-)**Kalorie** ausgedrückt. 1 Kilokalorie (kcal) entspricht der Energie, die man braucht, um 1 l Wasser von 14 auf 15 °C zu erwärmen.

$$1\,\text{kJ} \cong 0{,}24\,\text{kcal bzw. } 1\,\text{kcal} \cong 4{,}19\,\text{k}$$

Der **Energieumsatz** kann in **Watt** (W) angegeben werden (v. a. für kürzere Zeiträume, z. B. eine ½ Stunde Walken) oder, wenn es sich um tagesbezogene Durchschnittswerte handelt, in kJ/Tag oder kcal/Tag.

Der Grundumsatz

DEFINITION

Grundumsatz: Energiebedarf, der zum Erhalt der Körperfunktionen (ohne Wachstum, ohne körperliche Aktivität) benötigt wird. Gemessen:
- Morgens (nach ausreichender Nachtruhe)
- Nüchtern (hier: 12 Std. keine Nahrung)
- In Ruhe liegend
- Bei behaglicher Umgebungstemperatur

Der tägliche Energiebedarf eines Menschen hängt von vielen Faktoren ab und ist selbst bei körperlicher Ruhe von Mensch zu Mensch sehr unterschiedlich. Daher hat man einen **Grundumsatz** definiert. Er wird oft pro m^2 Körperoberfläche angegeben, da die umgesetzte Energie als Wärme über die Hautoberfläche an die Umgebung abgegeben wird (seltener pro kg Körpergewicht). Die Körperoberfläche wird aus Körpergröße und -gewicht mittels eines Nomogramms oder einer Gleichung ermittelt.

Säuglinge und Kleinkinder haben einen hohen Grundumsatz (ca. 220 kJ/Std. × m^2 ≙ ca. 60 W/Std. × m^2) – über ihre relativ große Körperoberfläche verlieren sie viel Wärme; entsprechend hoch ist der Energieumsatz zur Aufrechterhaltung der Körperkerntemperatur. Zusätzlich brauchen sie Energie zum Aufbau neuer Körperstrukturen. Im jungen Erwachsenenalter liegt der Grundumsatz bei gut 160 kJ/Std. (≙ 45 W/Std. × m^2), bei Männern etwas höher, bei Frauen etwas niedriger. Danach sinkt er langsam, aber stetig ab (➤ Abb. 10.36).

Auch einige Krankheiten verändern den Grundumsatz, Fieber oder eine Schilddrüsenüberfunktion steigern ihn beispielsweise.

Der unter etwas weniger „strengen" Bedingungen gemessene **Ruheumsatz** liegt etwa 10 % über dem Grundumsatz.

Der Gesamt-Energiebedarf

Um den gesamten **Energieumsatz** und damit den **Energiebedarf** eines Menschen zu erhalten, muss man zum Grundumsatz einen Zuschlag für Verfügbarmachung der Nährstoffe, Aufrechterhaltung der Körpertemperatur und körperliche Betätigung **(Leistungsumsatz)** addieren.

Zur Berechnung dieses Leistungszuschlags dient der **PAL-Wert** *(Physical Activity Level, körperliches Aktvitätsniveau)*, der die körperliche Aktivität eines Menschen wiedergibt (➤ Tab. 10.1). Wünschenswert ist ein PAL-Wert von 1,6.

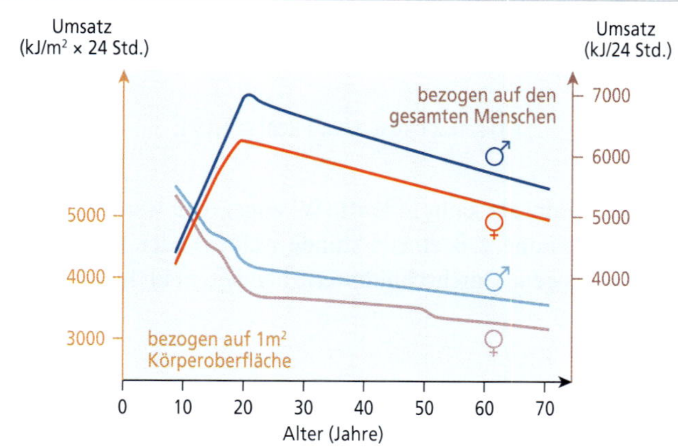

Abb. 10.36 Grundumsatz in Abhängigkeit vom Lebensalter. [L143]

Tab. 10.1 PAL-Werte (leicht vereinfacht nach der *Deutschen Gesellschaft für Ernährung, DGE*). Die Werte beziehen sich jeweils auf den ganzen Tag.

(Berufs-)Tätigkeit	PAL*
Ausschließlich liegend/sitzend, z. B. alte, gebrechliche, bettlägerige Menschen	1,2–1,3
Sitzende Tätigkeit (z. B. Büroangestellte), keine oder wenig körperlich anstrengende Freizeitaktivität	1,4–1,5
Überwiegend sitzende Tätigkeit mit zeitweiliger stehender/gehender Tätigkeit, z. B. Laboranten, Kraftfahrer, Studenten	1,6–1,7
Überwiegend stehende/gehende Tätigkeit, z. B. Verkäufer, Handwerker	1,8–1,9
Körperlich anstrengende Tätigkeit, z. B. Bauarbeiter	2,0–2,4

* Bei körperlich anstrengender Freizeitaktivität (30–60 Minuten, 4–5 Tage pro Woche) plus 0,3 pro Tag

Der Gesamt-Energiebedarf eines Menschen ergibt sich aus dem Grundumsatz multipliziert mit dem PAL-Wert (➤ Tab. 10.2).

$$\text{Gesamt-Energiebedarf} = \text{Grundumsatz} \times \text{PAL}$$

Als Faustregel gilt, dass für nicht schwer körperlich arbeitende Frauen gut 8.500 kJ (2.000 kcal) pro Tag ausreichend sind, für Männer 10.500 kJ bzw. 2.500 kcal. Das entspricht einem mittleren Energieumsatz von ca. 110 W – ein überraschend geringer Wert (man denke an die früheren 100-Watt-Glühbirnen!).

Schwangere benötigen im zweiten Schwangerschaftsdrittel gut 1.000 kJ (250 kcal) täglich mehr, im letzten Schwangerschaftsdrittel 2.100 kJ (500 kcal). Stillende Frauen haben in den ersten 4–6 Monaten bei ausschließlichem Stillen ebenfalls einen Mehrbedarf von 2.100 kJ (500 kcal) pro Tag.

Kinder haben pro kg Körpergewicht einen höheren Energiebedarf als Erwachsene, wobei Mädchen ca. 10 % weniger Energie als Jungen brauchen.

Im Alter sinkt der Energiebedarf durch sinkenden Grundumsatz und verminderte körperliche Aktivität. Beim über Siebzigjährigen ist der Kalorienbedarf auf rund 70 % des Kalorienbedarfes eines Zwanzigjährigen vermindert. Allerdings sind gerade bei alten Menschen der Gesundheitszustand und damit einhergehend körperliche Aktivität und Energiebedarf sehr unterschiedlich.

10.9.2 Energiegehalt und Zusammensetzung der Nahrung

Makro- und Mikronährstoffe

Die energieliefernden Fette, Eiweiße und Kohlenhydrate heißen auch **Makronährstoffe** – im Gegensatz zu den **Mikronährstoffen,** z. B. Vitaminen und Mineralstoffen, die nicht zur Energieerzeugung herangezogen werden, aber dennoch lebensnotwendig sind.

Tab. 10.2 Richtwerte für den täglichen Energiebedarf in den verschiedenen Lebensphasen (Quelle D-A-CH-Referenzwerte für die Nährstoffzufuhr, 2. Aufl. 2015), jeweils für normalgewichtige Menschen. Unterschiedliche kcal-/kJ-Werte sind durch Runden bedingt. Mehrbedarf in Schwangerschaft und Stillzeit siehe Text.

Alter in Jahren	PAL-Wert 1,4				PAL-Wert 1,6				PAL-Wert 1,8			
	Junge/Mann		Mädchen/Frau		Junge/Mann		Mädchen/Frau		Junge/Mann		Mädchen/Frau	
	kJ/Tag	kcal/Tag	kJ/Tag	kcal/Tag	kJ/Tag	kcal/Tag	kJ/Tag	kcal/Tag	kJ/Tag	kcal/Tag	kJ/Tag	kcal/Tag
1–3	4.800	1.200	4.500	1.100	5.500	1.300	5.100	1.200	-	-	-	-
4–6	5.700	1.400	5.400	1.300	6.600	1.600	6.100	1.500	7.400	1.800	6.900	1.700
7–9	6.900	1.700	6.400	1.500	7.900	1.900	7.300	1.800	8.900	2.100	8.200	2.000
10–12	7.900	1.900	7.300	1.700	9.000	2.200	8.300	2.000	10.100	2.400	9.400	2.200
13–14	9.500	2.300	8.100	1.900	10.800	2.600	9.300	2.200	12.200	2.900	10.400	2.500
15–18	10.900	2.600	8.500	2.000	12.500	3.000	9.700	2.300	14.100	3.400	10.900	2.600
19–24	10.100	2.400	8.000	1.900	11.600	2.800	9.200	2.200	13.000	3.100	10.300	2.500
25–50	9.800	2.300	7.700	1.800	11.200	2.700	8.800	2.100	12.600	3.000	9.900	2.400
51–64	9.300	2.200	7.100	1.700	10.600	2.500	8.200	2.000	11.900	2.800	9.200	2.200
≥ 65	9.000	2.100	6.900	1.700	10.300	2.500	7.900	1.900	11.500	2.800	8.900	2.100

Der Energiegehalt der Nährstoffe

Aus Fett, Eiweiß und Kohlenhydraten werden unterschiedliche Mengen an Energie gewonnen: Pro aufgenommenem Gramm Kohlenhydrate und Eiweiß sind dies 17 kJ (4,1 kcal), pro Gramm Fett 39 kJ (9,3 kcal).

Die verschiedenen *Nahrungsmittel* haben einen sehr unterschiedlichen Energiegehalt, der aus **Kalorientabellen** abgelesen werden kann. Bei einer kalorisch ausgewogenen Ernährung besteht ein Gleichgewicht zwischen Kalorienzufuhr und -verbrauch.

Energiegehalt von Getränken

Oft vergessen: der Energiegehalt von Getränken. Bei Kindern sind es eher süße Getränke wie Limonaden oder Säfte, bei Erwachsenen eher Alkoholika, die für eine zu hohe Kalorienzufuhr und so ein Zuviel auf der Waage verantwortlich sind.

Die Zusammensetzung der Nahrung

Es ist nicht nur der Energiegehalt der Nahrung von Bedeutung, sondern es muss auch der Nährstoffbedarf gedeckt werden. Der optimale Anteil der Makronährstoffe am Energiebedarf ist umstritten. Von starren Vorgaben diesbezüglich ist man daher abgekommen.

Gesunde brauchen weder Küchenwaage noch Taschenrechner, um sich gesund zu ernähren. Es reichen vergleichsweise wenige Regeln, zudem sind anschauliche grafische Hilfsmittel verfügbar. Ausgewogene, gesundheitsfördernde Ernährung ist auch nicht an eine bestimmte Geschmacksrichtung gebunden, „mediterrane“ Speisen sind ebenso möglich wie „traditionell-deutsche“ oder „asiatische“ Gerichte.

Die verschiedenen Ernährungskreise und -pyramiden

Es gibt mittlerweile zahlreiche **Ernährungskreise** und **-pyramiden,** etwa einfache Kreise (Beispiele ➤ Abb. 10.37), Tellergrafiken, schräge Pyramiden oder solche mit Stufen. Das Prinzip ist aber immer das gleiche. Die Lebensmittel werden zunächst in Lebensmittelgruppen eingeteilt, meist:

- Gemüse, Salat, Obst, Hülsenfrüchte, Nüsse (Obst, Hülsenfrüchte, Nüsse teils separat, teils zusammen mit Gemüse und Salat)
- Getreide, Getreideprodukte, Kartoffeln, Reis
- Milch, Milchprodukte
- Fisch, Fleisch, Eier
- Fette, Öle
- Getränke (teils auch separat)

Bei Ernährungskreisen gilt: Je größer das Kreissegment einer Lebensmittelgruppe, desto größer ihr Anteil bei einer gesunden Ernährung. Bei Ernährungspyramiden stehen Lebensmittel, die am reichlichsten verzehrt werden sollen, an der Basis der Pyramide und solche, die eher Genuss- als Lebensmittel sind, oben an der Spitze.

Die Grundsätze vollwertiger Ernährung

Im Folgenden sollen die Grundsätze vollwertiger Ernährung anhand der lebensmittelbezogenen Empfehlungen der *Deutschen Gesellschaft für Ernährung (DGE)* und des *Konzepts der Planetary Health Diet (PHD)* dargestellt werden. Die DGE geht von einem Bedarf von 1.600–2.400 kcal/Tag aus, die PHD von 2.500 kcal/Tag (was z. B. für viele Frauen zu hoch ist).

- Pflanzliche Lebensmittel sind die Grundlage der Ernährung. Sie füllen bei Ernährungskreisen gut ¾ des Kreises bzw. stehen bei Ernährungspyramiden an der Basis. Eine **pflanzenbetonte Ernährung** ist nicht nur gesünder, sondern auch für Umwelt und Klima weitaus günstiger als eine mit viel tierischen Lebensmitteln.
- Gemüse, Salat und Obst sollen am reichlichsten verzehrt werden (Hälfte des Kreises bzw. ganz unten). Sie liefern gleichzeitig die unentbehrlichen Vitamine, Mineralstoffe, Ballaststoffe und sekundären Pflanzenstoffe (➤ 10.9.8, ➤ 10.9.9, ➤ 10.9.10, ➤ 10.9.11).
- Anschaulich ist der Slogan „5 am Tag“: möglichst fünf Portionen Gemüse, Salat und Obst täglich (mehr Gemüse/Salat als Obst),

	Portionen	Portionsgröße
Gemüse, Salat, Obst	≥ 5 Port./Tag	110 g
Getreide, Brot, Reis, Nudeln Kartoffeln	5 Port./Tag 1 Port./Woche	60 g (Nudeln, Reis, roh) 250g
Hülsenfrüchte Nüsse, Samen	≥ 1 Port./Tag 1 Port./Tag	70 g (roh, = 125 g gegart) 25 g
Pflanzl. Öle Margarine, Butter	1 Esslöffel/Tag 1 Esslöffel/Tag	10 g 10 g
Milch, -produkte	2 Port./Tag	Milch 250 g Joghurt 150 g Käse 30 g
Fleisch, Fisch Wurst (sichtbares) Ei	≤ je 1–2 Port./Woche ≤ 2 Scheiben/Woche 1/Woche	Fisch, Fleisch 120 g 30 g 60 g

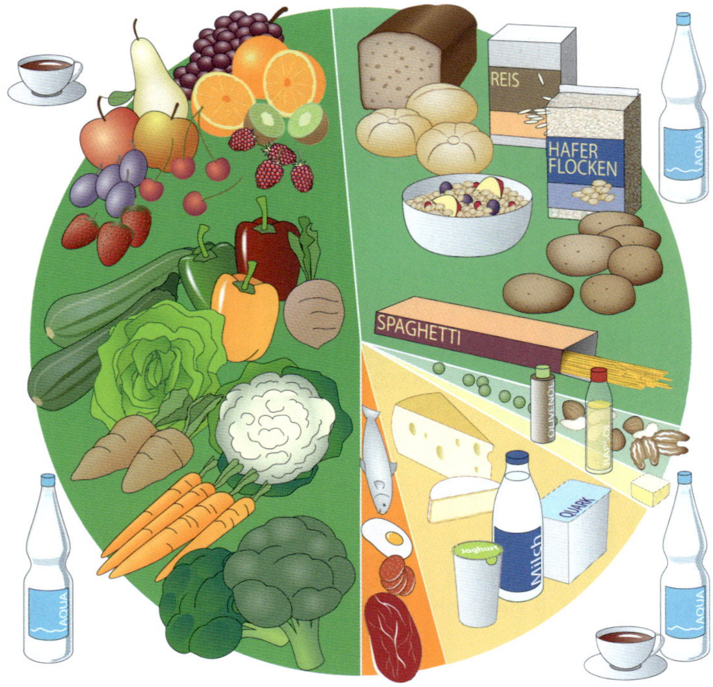

Abb. 10.37 Ernährungsempfehlungen und Beispiel eines Ernährungskreises, leicht vereinfacht nach den Empfehlungen der DGE 2024 [W245/L275]. Viele Grafiken weisen außerdem auf die Vorteile körperlicher Aktivität hin, auch wenn diese nicht zur Ernährung zählt.

jede Portion etwa so groß wie die Faust des bzw. der Betreffenden (bei Erwachsenen ca. 100–110 g). Zudem gilt „möglichst bunt“, also möglichst vielseitig, um viele verschiedene Vitamine und sekundäre Pflanzenstoffe zu sich zu nehmen.

- Hülsenfrüchte und Nüsse liefern günstige Eiweiße und Fette und sollen daher regelmäßig verzehrt werden. Die PHD empfiehlt hier mit 75 g Hülsenfrüchten, 50 g Nüssen und 25 g Soja täglich deutlich höhere Mengen als die DGE (25 g Nüsse täglich, mind. 125 g Hülsenfrüchte wöchentlich).
- Getreideprodukte (möglichst Vollkornprodukte), fettlos/-arm zubereitete Kartoffeln sowie (Vollkorn-)Reis nehmen mit ca. 300 g täglich das zweitgrößte Kreissegment bzw. die zweite Stufe der Pyramide ein.
- Tierische Lebensmittel liefern zwar Eiweiß und Kalzium, enthalten aber oft viel Fett und belasten die Umwelt stärker. Milch bzw. Milchprodukte füllen etwa ⅛ des Kreises. Fleisch, Fisch und Eier nehmen weniger als halb so viel Raum ein. Bei Pyramiden bilden Milch, Milchprodukte, Fisch, mageres Fleisch und Eier meist die mittlere Stufe.
- Die DGE empfiehlt zwei Portionen Milch bzw. Milchprodukte täglich, z. B. 250 ml Milch/Joghurt und eine Scheibe Käse, die PHD eine (und setzt mehr auf pflanzliche Eiweißquellen wie Hülsenfrüchte).
- Es sollen höchstens 300 g Fleisch und Wurst pro Woche verzehrt werden, Fisch 1- bis 2-mal die Woche (Meeresfische sind wichtige Jodlieferanten). Sowohl für die Gesundheit als auch für die Umwelt ist weißes Fleisch (Geflügel) günstiger als rotes (z. B. Schwein, Rind, Lamm). Stark gesalzene, gepökelte und geräucherte Fleisch- und Wurstwaren sind besonders ungünstig für die Gesundheit.
- Fette und Öle sollen sparsam verwendet werden, wobei allerdings ein gewisser Fettanteil der Nahrung zur Versorgung mit essenziellen Fettsäuren und Resorption der fettlöslichen Vitamine unerlässlich ist. Dabei spielt das „Fettsäureprofil“ (➤ 10.9.6) eine wichtige Rolle. Raps-, Walnuss-, Soja- und Olivenöl sind günstiger als andere Pflanzenöle wie Sonnenblumenöl oder -margarine. Tierische Fette wie Butter oder Schmalz sollen am wenigsten benutzt werden.
- Ganz an der Pyramidenspitze stehen Süßigkeiten, Knabbereien, Alkohol. Bei Ernährungskreisen fehlen diese Genussmittel in aller Regel.
- Getränke stehen meist in der Mitte oder außerhalb des Kreises, auch bei Pyramiden werden sie oft herausgenommen und evtl. an die Seite gestellt. Anhaltspunkt für Erwachsene sind 1,5 l täglich, am besten Mineralwässer, Kräuter- oder Früchtetees oder stark verdünnte Säfte. In kleineren Mengen sind aber auch z. B. Kaffee oder Saftschorlen möglich. Am ungünstigsten sind Nektare, Limonaden, Colagetränke oder sog. Energydrinks. Milch zählt nicht zu den Getränken, sondern zu den tierischen Lebensmitteln.

Essen ist Genuss

Trotz aller Kalorien und Nährstoffe – Essen ist mehr. Essen ist auch Genuss und hat oft zusätzlich soziale Aspekte. Deshalb sollte man Erkrankten nicht mehr Einschränkungen beim Essen auferlegen als unbedingt nötig, zumal viele der früher üblichen Diäten nicht die erwünschten günstigen Wirkungen auf die Erkrankung hatten (z. B. Leber-, Magenschonkost). Meiden sollten Betroffene aber die Speisen, die sie nicht vertragen. Berücksichtigung individueller Vorlieben, appetitliches Anrichten und Essen in Gesellschaft können die Lebensgeister zusätzlich wecken.

Ernährungsberatung

Die Tatsache, dass Menschen in den verschiedensten Regionen mit sehr unterschiedlichen Kostformen nicht nur überleben, sondern auch gesund leben können, weist darauf hin, dass es „die einzig richtige gesunde Ernährung" nicht gibt. Nach heutigem Wissen am besten geeignet ist eine vielseitige Ernährung mit reichlich Vollkornprodukten, Gemüse, Salat und Obst.

Fleisch und Fisch können in Maßen verzehrt werden, erforderlich zur Deckung des Nährstoffbedarfs sind sie allerdings nicht. Eine **ovo-lakto-vegetarische Ernährung** mit Milch und Milchprodukten sowie Eiern ist auf Dauer vergleichsweise einfach ohne Mangelerscheinungen möglich.

Hingegen ist eine **vegane Ernährung** ohne jegliche tierische Produkte schwierig. Die verschiedenen Lebensmittel müssen sehr genau zusammengestellt werden, um einen Mangel v. a. an bestimmten Aminosäuren, Kalzium, Eisen, Jod, Vit. B_2, B_{12} und D zu vermeiden. Deutsche Fachgesellschaften sehen deshalb eine vegane Ernährung bei Schwangeren, Stillenden und Kindern sehr kritisch. Voraussetzungen sind immer sehr bewusste Nahrungsmittelauswahl, Nährstoffsupplementierung und ärztliche Kontrollen.

Generell gilt: Je weniger „erlaubte" Lebensmittel, desto höher das Risiko einer Mangelernährung.

Nahrungssupplemente (z. B. Vitamin-, „Antioxidanzien"-Tabletten) haben bislang überwiegend enttäuscht, höchstwahrscheinlich weil nur die *Kombination* der *verschiedenen,* teils noch unbekannten pflanzlichen Substanzen „wirkt". Sinnvoll sind lediglich die Gabe von Jod (➤ 10.9.9), Fluorid (➤ 10.2.2) und Folsäure (➤ 10.9.8), außerdem können bei bestimmten Patientengruppen (etwa mit chronischen Darmerkrankungen) Vitamin- und/oder Mineralstoffgaben sinnvoll sein.

Die Besonderheiten bei Kindern und alten Menschen

Ab dem Kleinkindalter entsprechen die Ernährungsempfehlungen im Wesentlichen denen für Erwachsene (Säuglingsernährung ➤ 20.7.1). Bei Kindern ist gesunde Ernährung aus präventiven Gesichtspunkten besonders wichtig, da Essgewohnheiten in der Kindheit oft entscheidend dafür sind, was im späteren Leben als schmackhaft empfunden wird. Besonders zu achten ist auf ausreichend (fettarme) Milch und Milchprodukte zum Aufbau einer maximalen Knochendichte sowie auf wenig Süßgetränke, Süßigkeiten, Knabbereien und Fast-Food.

Im Alter sinkt der Kalorienbedarf. Da aber der Bedarf an Eiweiß, Vitaminen und Mineralstoffen (insbesondere Kalzium) unverändert bleibt, muss die Zufuhr an Kohlenhydraten und Fetten reduziert und die Nahrung sorgfältiger zusammengestellt werden. Reichlich Ballaststoffe beugen der im Alter häufigen *Obstipation* (Verstopfung) vor, Milch und Milchprodukte decken den Kalziumbedarf. Mit Kochsalz sollte wegen der Gefahr eines Bluthochdrucks eher gespart werden.

Ernährungsstörungen im Alter

Ernährungsstörungen im Alter sind häufig. Einige alte Menschen essen „so wie früher" und berücksichtigen nicht den verminderten Kalorienbedarf, andere, insbesondere alleinstehende Männer, scheuen die Mühe, sich abwechslungsreiche Mahlzeiten zuzubereiten. Dadurch wird Übergewicht begünstigt, gleichzeitig werden bestimmte Nährstoffe nicht ausreichend zugeführt.

Bei Hochbetagten hingegen ist Mangelernährung häufig, wobei oft viele Ursachen zusammenspielen (z. B. Probleme bei Nahrungseinkauf und -zubereitung, Appetitlosigkeit bei fehlender Gesellschaft, Zahnprothesenprobleme). Reduzierter Ernährungszustand birgt aber ein erhöhtes Erkrankungsrisiko!

10.9.3 Das Normalgewicht und Übergewicht

Die Regulation von Essverhalten und Gewicht

Die Regulation von Essverhalten und Gewicht ist äußerst komplex (➤ Abb. 10.38). Eine Schlüsselrolle kommt dem Hypothalamus zu. Er integriert die aus dem Körper kommenden Informationen, z. B. über Blutzuckerspiegel und Fettdepots, aber auch z. B. optische und Geruchsreize und Emotionen (Essen aktiviert das körpereigene „Belohnungssystem"). Meist werden kurz- und langfristige Regulation differenziert, die aber eng miteinander verknüpft sind.

Die *kurzfristige Nahrungsaufnahme* wird u. a. geregelt durch:

- Das im Magen gebildete Hormon *Ghrelin* (➤ Tab. 9.2), das über die Blutbahn zum Hypothalamus gelangt und dort Hungergefühl erzeugt. Mit zunehmender Magenfüllung sinkt die Ghrelinkonzentration. Das durch ein fehlendes Sättigungsgefühl gekennzeichnete *Prader-Willi-Syndrom* etwa geht mit massiv erhöhten Ghrelin-Spiegeln einher
- *Dehnungssensoren* im Magen, die über afferente Fasern des N. vagus Magenfüllung an das Gehirn melden und so Sättigung signalisieren
- Das Dünndarmhormon *Cholezystokinin* (CCK, ➤ Tab. 9.2, ➤ 10.6.9). Es wird im Dünndarm gebildet, wenn dort Nahrung verdaut wird, und ruft Sättigungsgefühl hervor
- *Glukose- und Insulinspiegel im Blut* (Anstieg wirkt appetithemmend, Abfall appetitsteigernd). Vergleichbar wirkt die Konzentration anderer Nährstoffe im Blut

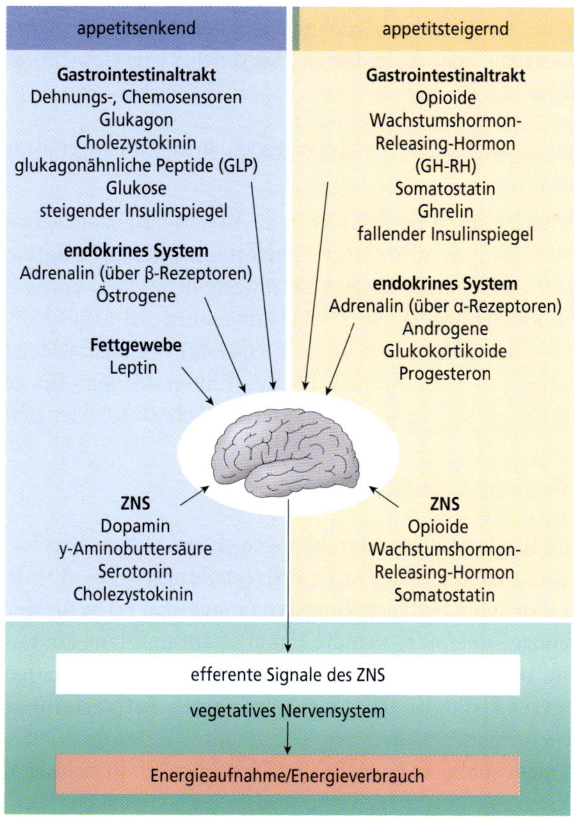

Abb. 10.38 Regulation von Appetit und Energiebilanz. [L190]

- Das Hormon *GLP-1* (*glucagon-like peptide-1, glukagonähnliches Peptid 1,* ➢ Tab. 9.2), das in Dünn- und Dickdarm als Reaktion auf Glukose freigesetzt wird. Es steigert Insulinausschüttung und -empfindlichkeit und vermindert den Appetit. GLP-1 zählt zu den **Inkretinen,** das sind Darmhormone, welche die Insulinausschüttung regulieren.

An der *langfristigen Regulierung der Energiebilanz* und damit des Körpergewichts sind z. B. die Hormone *Leptin* und *Insulin* beteiligt. Die Fettzellen produzieren Leptin (➢ 9.9), das im Hypothalamus über Zwischenstoffe den Appetit hemmt. Außerdem steigert es Sympathikusaktivität und Energieverbrauch. Je weniger Fettgewebe, desto geringer die Leptinfreisetzung. Insulin verstärkt die Wirkung von Leptin. Ein zweites von Fettzellen produziertes Hormon ist das *Adiponektin* (➢ Tab. 9.2), das die Insulinempfindlichkeit der Gewebe erhöht. Leere Fettzellen produzieren viel, volle wenig Adiponektin. Vom Fettgewebe produzierte Hormone, die an der Regulation der Energiebilanz beteiligt sind, werden auch als **Adipokine** zusammengefasst.

Mit Sicherheit spielen weitere, derzeit unbekannte Mechanismen eine Rolle.

Der BMI

DEFINITION

Body-Mass-Index *(BMI):* Maßzahl zur Beurteilung des Körpergewichts, die errechnet oder aus Nomogrammen abgelesen werden kann. Normal bei Erwachsenen 19–25.

Zur Beurteilung des Körpergewichts ist derzeit der **Body-Mass-Index** (➢ Abb. 10.39) am gebräuchlichsten, der eng mit der Fettmasse korreliert und statt eines starren Zielgewichts eine Gewichtsspanne vorgibt.

$$\text{Body-Mass-Index (BMI)} = \text{Körpergewicht in kg} \div \text{Körpergröße in m}^2$$

Für Erwachsene gilt ein BMI von 19–25 als normal. Für ältere Erwachsene scheint etwas mehr als für jüngere normal (und günstig) zu sein, weshalb auch altersabhängige Normwerte definiert werden: 19–24 Jahre normaler BMI 19–24, 25–34 Jahre normaler BMI 20–25, 35–44 Jahre normaler BMI 21–26 usw. bis > 64 Jahre normaler BMI 24–29.

Bei Kindern ist der normale BMI stark altersabhängig, für sie gibt es deshalb spezielle Perzentilenkurven (➢ Abb. 10.40) oder Tabellen.

Der Fettverteilungstyp

Für das Risiko von Folgeerkrankungen ebenso wichtig wie die Kilogrammzahl auf der Waage ist der **Fettverteilungstyp** (➢ Abb. 10.41). Beim **androiden Fettverteilungstyp** (*männlicher Fettverteilungstyp,* „Apfelform") befindet sich die Hauptfettansammlung am Körperstamm. Das Risiko für Folgeerkrankungen ist erhöht. Ein deutlich geringeres Risiko besteht beim **gynäkoiden Fettverteilungstyp** (*weiblicher Fettverteilungstyp,* „Birnenform"). Das Fett findet sich dabei mehr subkutan an Hüfte und Oberschenkel. Ursache ist wahrscheinlich eine unterschiedliche Stoffwechselaktivität des viszeralen und subkutanen Fettgewebes (an Bauch bzw. Hüften).

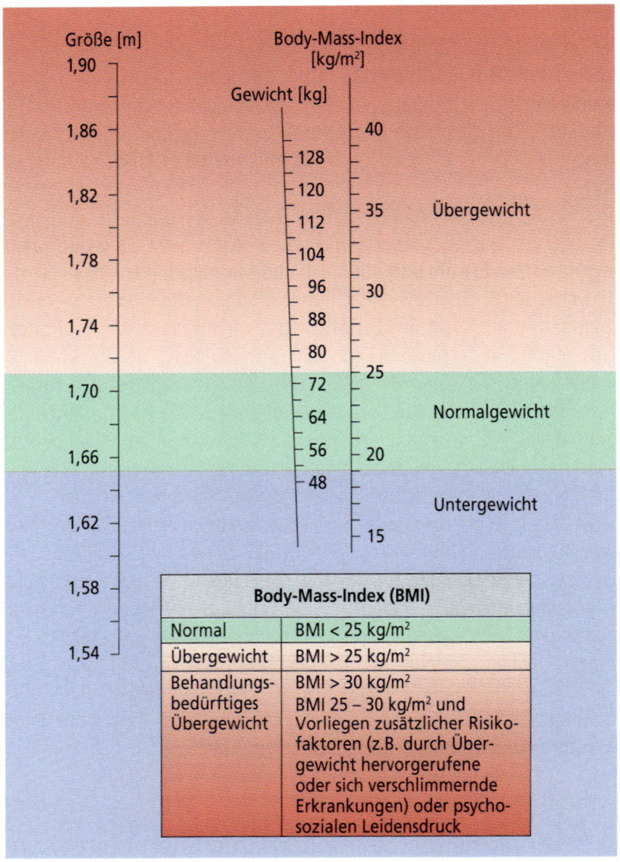

Abb. 10.39 Nomogramme ermöglichen eine rasche Bestimmung des BMI ohne komplizierte Rechnungen: Zieht man eine Linie zwischen Körpergröße und Gewicht, so ergibt der Schnittpunkt dieser Linie mit der Skala rechts den Body-Mass-Index. [L190]

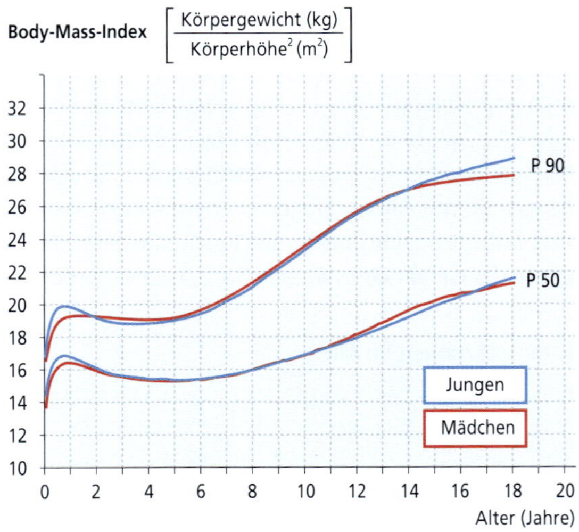

Abb. 10.40 BMI-Perzentilen für Jungen und Mädchen. Die 50 %-Perzentile (P50) bedeutet, dass die Hälfte aller gleichaltrigen Kinder einen geringeren oder gleichen BMI hat. Kinder mit einem BMI über der 90 %-Perzentile (P90) gelten als übergewichtig. [L190]

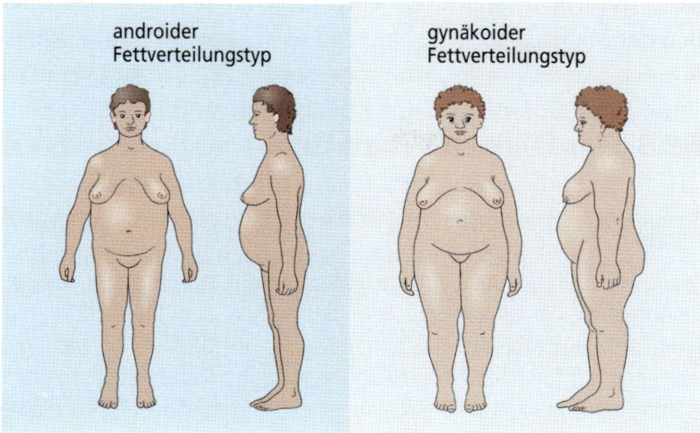

Abb. 10.41 Androider und gynäkoider Fettverteilungstyp. [L190]

Einfachste Möglichkeit den Fettverteilungstyp zu ermitteln, ist das Messen des *Taillenumfangs.* Ab einem Taillenumfang von 80 cm bei Frauen und 95 cm bei Männern ist das Risiko für Folgeerkrankungen erhöht, ab 88 cm bzw. 102 cm deutlich. Alternativen sind der *Taille-Hüft-Quotient* (*waist to hip ratio, WHR,* Grenze 0,85 bei Frauen und 1 bei Männern) und der *Taille-Größe-Quotient* (*waist to height ratio, WHtR,* Grenze 0,5 für unter 40-Jährige, zwischen 40 und 50 Jahren pro Jahr 0,01 mehr bis 0,6 für über 50-Jährige).

Das Übergewicht

DEFINITION

Übergewicht: BMI ≥ 25 bei Erwachsenen.
Adipositas: Starkes Übergewicht mit erheblicher Vermehrung des Körperfetts und gesundheitlichen Risiken/Folgen. Die Weltgesundheitsorganisation (WHO) unterscheidet:
- Adipositas Grad 1 (BMI 30–34,9)
- Adipositas Grad 2 (BMI 35–39,9)
- Adipositas Grad 3 (BMI ≥ 40)

Kinder gelten bei einem Perzentilenwert von über 90 % als übergewichtig, über 97 % als adipös.

Übergewicht und Adipositas haben in den letzten Jahrzehnten in Deutschland und anderen Industrieländern so stark zugenommen, dass dafür der Begriff **Adipositas-Epidemie** geprägt wurde. Nach Zahlen des *Robert Koch-Instituts (RKI)* sind in Deutschland zwei Drittel der Männer und gut die Hälfte der Frauen übergewichtig. Besonders bedenklich: Bereits gut 15 % der Kinder und Jugendlichen sind übergewichtig oder adipös.

Menschen mit Adipositas haben ein stark erhöhtes Risiko für Diabetes mellitus Typ 2 und Herz-Kreislauf-Erkrankungen, je nach Ausmaß und Dauer des Übergewichts schon in jungen Jahren. Auch für etliche Krebserkrankungen besteht ein erhöhtes Risiko und der Bewegungsapparat wird chronisch überbeansprucht. Lebenserwartung und -qualität der Betroffenen nehmen deutlich ab.

Überwiegend entwickelt sich Übergewicht auf dem Boden einer genetischen Veranlagung durch zu reichliche Ernährung und zu wenig Bewegung.

Bei Erwachsenen soll das Gewicht meist langfristig und langsam reduziert werden. Bei Kindern ist eine Gewichtsstabilisierung anzustreben, mit dem Wachstum sinkt dann der BMI. Basis der Adipositasbehandlung ist eine Lebensstiländerung mit Ernährungsumstellung (kalorienreduzierte, ausgewogene Ernährung) und regelmäßiger körperlicher Aktivität. Diese trägt nicht nur zur Gewichtsabnahme bei, sondern hat zahlreiche günstige Effekte – körperlich aktive Übergewichtige haben eine höhere Lebenserwartung als inaktive Schlanke.

Übergewicht – Prävention und Beratung

Alle im Gesundheitswesen Tätigen sollen Betroffene und bei Kindern und Jugendlichen auch die Eltern zu einem gesunden Lebensstil beraten:
- Sich im Wesentlichen ausgewogen und gesund ernähren (➤ 10.9.2)
- Regelmäßige Mahlzeiten einhalten, nicht ständig zwischendurch oder nebenher essen
- Süßigkeiten/Knabbereien (sich) nicht völlig verbieten, aber einschränken und nach kalorienärmeren Alternativen suchen (z. B. Salzstangen statt Chips, Laugenbrezel statt Croissant)
- Bewegung in den Alltag bringen, z. B. eine Bushaltestelle früher aussteigen, Kinder zu Fuß statt mit dem Auto zum Kindergarten bringen, am Wochenende Ausflüge mit Bewegung statt Kino planen. In kleinen Schritten beginnen und dann steigern
- Sport treiben. Falls sich Betroffene wegen ihres Körpergewichts (anfangs) genieren, z. B. bei Krankenkasse, Volkshochschule oder Vereinen nach Sportgruppen für Übergewichtige fragen. Dabei einen Sport aussuchen, der Spaß macht, sonst wird er nicht durchgehalten.

Das Untergewicht

Auch wenn es nicht so häufig und nach außen oft nicht so auffällig ist wie Übergewicht – auch **Untergewicht** ist ein medizinisches Problem: In Deutschland haben 2–4 % der Bevölkerung einen BMI unter 18,5, sind also untergewichtig.

Besonders betroffen sind:
- Chronisch Kranke, z. B. Menschen mit chronischen Lungenerkrankungen, Darmentzündungen oder Krebs
- Ältere Menschen
- Mädchen in der Pubertät und (junge) Frauen

10.9.4 Die Kohlenhydrate in der Ernährung

Die Kohlenhydrate in der Ernährung

Kohlenhydrate sind unverzichtbare Bestandteile der Ernährung und liefern schnell Energie. Der optimale Kohlenhydratanteil in der Ernährung ist umstritten und dürfte für Gesunde am ehesten bei 50–55 % der Gesamtenergiezufuhr liegen. Wichtiger als ein paar Prozent mehr oder weniger ist aber die Art der verzehrten Kohlenhydrate.

Der Großteil der Kohlenhydrate in der Nahrung ist pflanzlicher Herkunft. *Polysaccharide* (Vielfachzucker, z. B. Stärke ➤ 2.8.1), wie sie reichlich in Kartoffeln und Getreide vorkommen, gehen verhältnismäßig langsam ins Blut über, da sie im Verdauungstrakt erst aufgespalten werden müssen. Sie sättigen daher lange.

Die süß schmeckenden *Di-* und *Monosaccharide* (Zwei- bzw. Einfachzucker) hingegen gelangen rasch ins Blut und steigern schnell den Blutzuckerspiegel. Dadurch führen sie zunächst zu starker Insulinse-

10

kretion aus dem Pankreas, aber auch schon nach relativ kurzer Zeit zu einem Wiederabfall des Blutzucker- und Insulinspiegels.

Hinzu kommt, dass die polysaccharidhaltigen Lebensmittel meist auch mehr Ballaststoffe, Vitamine und Mineralstoffe enthalten als diejenigen mit hohem Di- und Monosaccaridanteil, weshalb ersteren in der Ernährung ein hoher Stellenwert zukommen soll. Dabei sollen Vollkornprodukte bevorzugt werden.

Letztlich werden aber alle mit der Nahrung aufgenommenen Kohlenhydrate im Verdauungstrakt zu Di- und Monosacchariden gespalten. Hierbei fällt hauptsächlich **Glukose** = *Traubenzucker* an. Die übrigen Monosaccharide, z. B. *Fruktose* und *Galaktose,* werden ebenfalls überwiegend zu Glukose umgewandelt.

Die Speicherform der Glukose ist das Glykogen. Es ist ein schnell verfügbarer Energiespeicher, die Glykogenvorräte des Körpers sind allerdings gering (➤ 2.8.1).

Außerdem kann der Organismus aus überschüssiger Glukose Fett bilden – eine fettarme, aber sehr kohlenhydratreiche Ernährung (Süßigkeiten!) führt also auch zu Fettpolstern!

Zuckerverzehr

Rechnerisch hat jeder Mensch in Deutschland im Wirtschaftsjahr 2022/2023 33,2 kg Zucker verbraucht, das entspricht ca. 90 g Zucker täglich!
Die WHO empfiehlt, dass maximal 10 % der täglichen Energieaufnahme aus **freiem Zucker** stammen sollen, also aus Zuckerzusätzen zu Lebensmitteln sowie aus Honig, Sirup, Säften und Saftkonzentraten. Natürlich in Obst, Gemüse und Milch vorkommender Zucker zählt nicht dazu. Langfristig werden 5 % angestrebt. 10 % der Energiezufuhr bedeuten für einen Durchschnittserwachsenen maximal 50 g Zucker täglich, für Kinder entsprechend weniger. Ernährungsphysiologisch notwendig sind freie Zucker nicht.
Lange Zeit lag der Fokus auf der Saccharose (Kristall-, Haushaltszucker). Es hat sich jedoch erwiesen, dass auch größere Fruktosemengen, insbesondere in Getränken und als Zusatz zu Fertigprodukten, ungünstig für den Stoffwechsel sind.
Zuckerzusätze in Lebensmitteln sind oft nicht leicht zu erkennen. Wegweisend ist zum einen die Endung „ose". Zucker verbergen sich zum anderen oft unter anderen Namen, z. B. Fruchtsüße, Invertzucker, Malzextrakt, Sirup, Traubensüße.

Der glykämische Index

Der **glykämische Index** (kurz *Glyx, GI*) ist ein Maß für den Anstieg der Blutglukose nach dem Essen. Er gibt die blutzuckersteigernde Wirkung an, die 100 g Kohlenhydrate in einem bestimmten Lebensmittel im Vergleich zu 100 g reiner Glukose (Traubenzucker, Referenzwert 100) entfalten.

10

Je niedriger der glykämische Index ist, desto langsamer steigt der Blutzuckerspiegel und desto länger hält das Sättigungsgefühl an. Einige Beispiele: Bratkartoffeln haben einen Glyx von 95, Cornflakes von 85, Toastbrot, Haushaltszucker (Saccharose), Vollmilchschokolade und Salzkartoffeln von 70, gebackene Kartoffel und Langkornreis von 60, Vollkornbrot und Spaghetti von 55, Haferflocken von 40, Milch und Milchprodukte von 30, Nüsse von 20 und Blattsalate von 10.

Unumstritten ist der glykämische Index allerdings nicht. Zum einen ist der Kohlenhydratgehalt der einzelnen Lebensmittel sehr unterschiedlich. Zum anderen hängt die Blutzuckerwirksamkeit auch von der Verarbeitung eines Lebensmittels und den anderen Bestandteilen der Mahlzeit ab.

10.9.5 Der Diabetes mellitus

Insulin

Insulin (➤ 9.8.2) ist das einzige blutzuckersenkende Hormon, indem es die Aufnahme der Glukose aus dem Plasma bzw. dem Interstitium in das Innere der Zellen fördert. Erst durch Insulin wird Glukose als wichtigster Ausgangsstoff für die Energieerzeugung verfügbar. Fehlt Insulin, so kommt es zum Energiemangel in der Zelle mit gleichzeitig zu hohem Glukosespiegel im Blut. Der physiologische Glukosespiegel liegt beim Menschen je nach Zeitpunkt der letzten Mahlzeit bei 2,8–7,8 mmol/l Plasma (≙ 50–140 mg/dl Plasma ➤ Abb. 10.42).

Die Häufigkeit der *Zuckerkrankheit* (des **Diabetes mellitus,** kurz **Diabetes**) steigt in den Industrieländern seit Jahrzehnten an. Unter Berücksichtigung der Dunkelziffer gehen Schätzungen für Deutschland von ca. 10 Millionen Betroffenen (entsprechend etwa einem Achtel der Bevölkerung) aus.

Der Diabetes mellitus Typ 1 und 2

Man unterscheidet zwei Diabetes-Typen:

- Der **Diabetes mellitus Typ 1** beginnt meist bei Kindern, Jugendlichen und jungen Erwachsenen. Hier liegt ein *absoluter Insulin-*

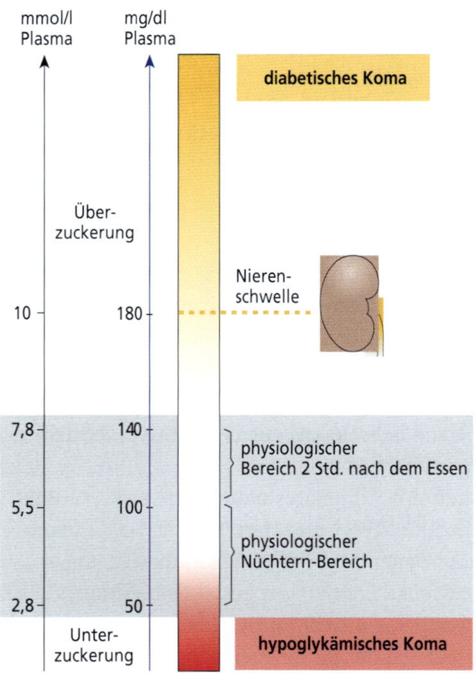

Abb. 10.42 Blutzuckerspiegel. Unterhalb 2,8 mmol/l (≙ 50 mg/dl) liegt eine Unterzuckerung (Hypoglykämie) vor. Der obere Grenzwert hängt vom Zeitpunkt der letzten Nahrungsaufnahme ab. Wird die sog. Nierenschwelle überschritten, schafft es die Niere nicht mehr, die filtrierte Glukose zu resorbieren und ins Blut zurückzuführen und Glukose wird mit dem Urin ausgeschieden. [L190]

mangel vor, d. h., die Zellen der Bauchspeicheldrüse produzieren effektiv zu wenig Insulin. Der Diabetes mellitus Typ 1 ist eine *Autoimmunerkrankung* (➤ 13.9), ausgelöst vermutlich durch Virusinfekte.
- Der mit mehr als 90 % aller Fälle viel häufigere **Diabetes mellitus Typ 2** betrifft vor allem ältere, übergewichtige Menschen, zunehmend aber auch übergewichtige junge Erwachsene und sogar Jugendliche. Eine genetische Veranlagung ist sicher, die Manifestation aber aufs Engste mit dem Lebensstil verbunden: Durch Bewegungsmangel und Überernährung kommt es zu einer zunehmenden Unempfindlichkeit der Zielzellen gegenüber Insulin *(Insulinresistenz),* das Pankreas produziert immer mehr Insulin, um den Blutzucker normal zu halten. Die Insulinproduktion ist also anfänglich *erhöht* – man spricht von einem *relativen Insulinmangel.* Nach Jahren können die B-Zellen den steigenden Bedarf aber nicht mehr decken und der Diabetes tritt zutage.

Beschwerden und Diagnose

VORSICHT

Folgende **Symptome** sind dringend verdächtig auf einen **Diabetes mellitus:**
- *Polyurie* (häufiges Wasserlassen)
- *Polydipsie* (übermäßiger Durst)
- Körperliche Schwäche mit Leistungsknick
- Beim Diabetes mellitus Typ 1 meist rasche, beim Diabetes mellitus 2 sehr langsame Symptomentwicklung (nicht selten Zufallsdiagnose)

Gesichert wird die Diagnose durch Blutuntersuchungen: Nüchternglukosespiegel im Plasma über 7 mmol/l (126 mg/dl) *oder* Blutzucker zu einem beliebigen Zeitpunkt ≥ 11 mmol/l (200 mg/dl) bei gleichzeitigem Vorliegen von Diabetessymptomen *oder* krankhafter **Glukosetoleranztest** (d. h. zu hohe Werte unter reichlicher Glukoseaufnahme) *oder* **HbA_{1c}** ≥ 6,5 % (48 mmol/mol, HbA_{1c} = eine Form von **Glykohämoglobinen** = Hämoglobinmoleküle mit unumkehrbar daran gebundener Glukose).

Die Diabetesbehandlung

Menschen mit Typ-1-Diabetes benötigen grundsätzlich eine *Insulintherapie.* Eine gute Blutzuckereinstellung mit höchstmöglicher Flexibilität im Tagesablauf ermöglicht eine *intensivierte konventionelle Insulintherapie* nach dem *Basis-Bolus-Konzept* mit 3–5 Insulininjektionen täglich oder eine *Insulinpumpentherapie.* Betroffene sollen sich ausgewogen und vollwertig ernähren wie Gesunde, müssen aber Kohlenhydratmenge/-art in der Nahrung und Insulinzufuhr aufeinander abstimmen, da vor allem Kohlenhydrate den Blutzuckerspiegel erhöhen (➤ Abb. 10.43).

Insulininjektion

Insulin wird fast immer *subkutan* gespritzt (Injektionsorte ➤ Abb. 18.5), wobei fast alle Betroffenen einen *Insulin-Pen* benutzen. Eine Hautdesinfektion ist bei der Selbstinjektion zu Hause nicht nötig.

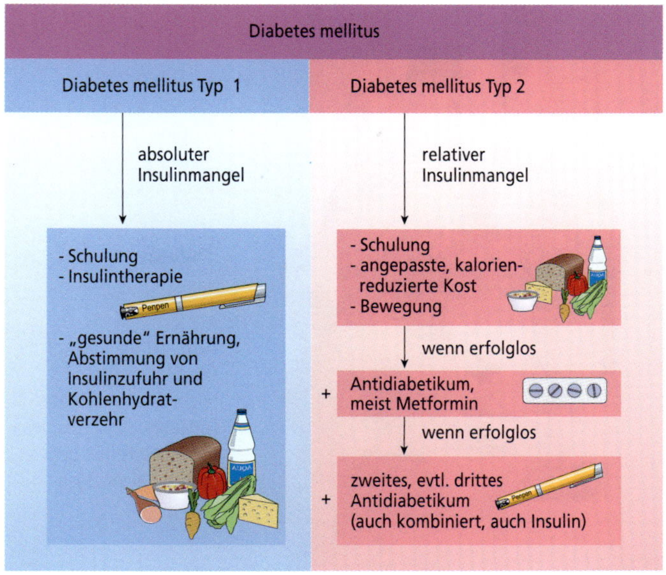

Abb. 10.43 Grundbausteine der Diabetestherapie. [L190]

Bei Menschen mit Typ-2-Diabetes sind konsequente Kalorienreduktion, körperliche Aktivität und – daraus resultierend – Gewichtsabnahme die Behandlungsbasis. Nur bei Erfolglosigkeit werden verschiedene **Antidiabetika** eingesetzt (➤ Abb. 10.43).

VORSICHT

Sowohl Unter- als auch Überzuckerung sind akut bedrohlich:
- Warnsymptome einer **Überzuckerung** *(Hyperglykämie)* sind zunehmender Durst und Polyurie, Exsikkose (z. B. trockene Haut), Übelkeit und Schwäche. Bei sehr hohen Blutzuckerwerten etwa ab 400 mg/dl ist ein **diabetisches Koma** *(Coma diabeticum)* möglich.
- **Unterzuckerung** *(Hypoglykämie)* zeigt sich durch Schweißausbruch, Unruhe und Heißhunger. Unmittelbar bedrohlich wird es, wenn der Zuckerspiegel unter etwa 40 mg/dl absinkt. Der Betroffene wird ohnmächtig und gerät in den **hypoglykämischen Schock.** Aus diesem Grunde sollen Menschen mit Diabetes immer Traubenzucker bei sich haben.

Die diabetischen Folgeerkrankungen

Entscheidend für Lebensqualität und -erwartung Betroffener sind heute überwiegend nicht die Akutkomplikationen, sondern die **diabetischen Folgeerkrankungen.** Die hohen Blutzuckerwerte schädigen auf Dauer Blutgefäße und Nerven und damit letztlich alle Organe. Besonders häufig sind Herz-Kreislauf-Erkrankungen (KHK, Herzinsuffizienz, Schlaganfall), Augen- und Nierenschäden sowie Fußkomplikationen.

10.9.6 Die Fette in der Ernährung

Fette können im menschlichen Körper hergestellt oder mit der Nahrung aufgenommen werden. Bei Zimmertemperatur liegen Fette in flüssiger oder fester Form vor, wobei man die flüssigen Fette auch als **Öle** bezeichnet (➤ Abb. 10.44).

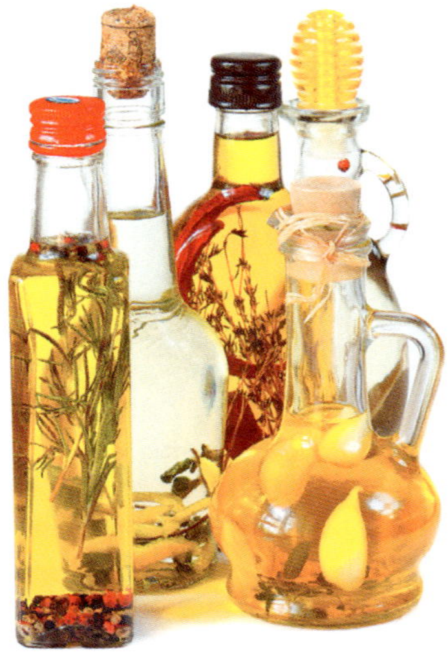

Abb. 10.44 Pflanzliche Öle. Sie enthalten reichlich ungesättigte Fettsäuren und sind den tierischen Fetten gegenüber zu bevorzugen. [J787]

Die weit überwiegende Menge der natürlichen Fette sind **Triglyzeride** oder *Neutralfette* (➤ 2.8.2). Sie werden letztlich in Fettsäuren und Glyzerin gespalten. Aus Fettsäuren können die Zellen ggf. Energie gewinnen. Bei geringem Bedarf oder Überernährung baut der Organismus Fettsäuren und Glyzerin wieder zu Neutralfetten zusammen und speichert diese hauptsächlich in Fettgewebe und Leber.

Wie viele und welche Fette?

Nach dem natürlichen Vorkommen unterscheidet man tierische und pflanzliche Fette:

- **Pflanzliche Fette** sind z. B. Raps-, Oliven- oder Sonnenblumenöl, Nussöle, Kokosfett und Weizenkeimöl (➤ Abb. 10.44).
- **Tierische Fette** sind beispielsweise Butter, Sahne und Schmalz. Ferner enthalten alle Fleisch- und Wurstprodukte ca. 5–45 % „verstecktes", d. h. nicht sichtbares Fett.

Eine gewisse Menge an Fetten braucht der Mensch, um seinen Bedarf an den mehrfach ungesättigten *essenziellen Fettsäuren Linolsäure* und *Linolensäure* zu decken (➤ 2.8.2) und die *fettlöslichen Vitamine* A, D, E und K aufzunehmen.

Der ideale Fettanteil in der Nahrung wird kontrovers diskutiert. Meist wird empfohlen, dass 30–35 % der Energie aus Fett stammen, bei schwerer körperlicher Arbeit, Kindern und Jugendlichen < 15 Jahren, Schwangeren und Stillenden etwas mehr. Frauen nehmen jedoch mit knapp 80 g und Männer mit ca. 100 g mehr als die empfohlenen 65 g bzw. 80 g täglich auf.

Ganz wesentlich ist die Qualität der Fette. Grobe Richtschnur ist, dass mehr als ein Drittel der Nahrungsfettsäuren aus **einfach ungesättigten Fettsäuren** und jeweils knapp ein Drittel aus gesättigten und mehrfach ungesättigten Fettsäuren bestehen sollen (➤ 2.8.2). Bei den ungesättigten Fettsäuren werden außerdem je nach Lage der Doppelbindung **Omega-3-Fettsäuren** (z. B. Linolensäure) und **Omega-6-Fettsäuren** (z. B. Linolsäure) unterschieden (➤ 2.8.), wobei Omega-3-Fettsäuren bevorzugt werden sollen.

In pflanzlichen Ölen, aber auch in Fischölen sind die benötigten essenziellen Fettsäuren in viel höherer Konzentration enthalten als in tierischen Fetten. Wegen des besseren Verhältnisses von Omega-3- zu Omega-6-Fettsäuren sollten dabei z. B. zur Salatzubereitung möglichst hochwertige Pflanzenöle wie etwa Raps-, Oliven- und Nussöle verwendet werden.

Tierische Fette enthalten nicht nur überwiegend die ungünstigeren gesättigten Fettsäuren, sondern meistens auch noch reichlich Cholesterin. Pflanzliche Fette hingegen sind nicht nur cholesterinfrei, sondern enthalten zudem *Phytosterole* wie etwa β-*Sitosterin,* welche den Cholesterinspiegel senken.

Trans-Fettsäuren (➤ 2.8.2) sind, obschon ungesättigt, ebenfalls ungünstig und sollten höchstens 1 % der zugeführten Energie ausmachen. In geringen Mengen sind sie in Milchprodukten und Fleisch von Wiederkäuern zu finden. Hauptquelle sind aber bestimmte stark erhitzte Pflanzenöle und industriell verarbeitete Pflanzenfette. Deshalb sollten zum Braten dafür geeignete Pflanzenfette verwendet und industriell gefertigte Backwaren nur gelegentlich verzehrt werden.

Der Hungerstoffwechsel

Erstaunlicherweise können manche Organe (beispielsweise das Gehirn), die normalerweise ihre Energie aus der Verstoffwechselung der Glukose ziehen, bei länger dauerndem Hungerzustand auch Fettsäuren (genauer die aus Fettsäuren gebildeten **Ketonkörper** ➤ 2.8.3) verbrennen. Allerdings braucht diese Umstellung Zeit und funktioniert nicht von einer Sekunde zur nächsten, sodass es bei einer akuten Unterzuckerung trotzdem zur Funktionsstörung des Gehirns (*hypoglykämischer Schock* ➤ 10.9.5) kommt.

Reduktionsdiät

Bei einer **Reduktionsdiät** werden zunächst die Glykogenspeicher geleert. Anschließend wird der wesentlich größere Fettspeicher angegangen. Von der Einschmelzung eines Kilogramms Fettgewebe kann der Mensch immerhin rund vier Tage zehren. Daraus folgt leider auch, dass allen Wunderdiäten und wöchentlich am Kiosk verbreiteten Versprechen zum Trotz niemand mehr als knapp 2 kg pro Woche abnehmen kann, es sei denn, er verbindet seine Diät täglich mit 10–20 km Langlauf. Lediglich am Anfang einer Fastenkur scheint der Körper mehr abzunehmen: Dies ist aber nur eine Wasserausschwemmung, die mit der Leerung der Glykogen- und Eiweißspeicher einhergeht und nach Schluss der Fastenkur rasch wieder ausgeglichen wird.

Die Fettstoffwechselstörungen

Bei einer *Hyperlipidämie* oder **Hyperlipoproteinämie** ist die Serumkonzentration einzelner oder mehrerer Blutfettarten erhöht. Fette (Lipide) kommen im Blut als große Komplexe zusammen mit Proteinen vor *(Lipoproteine);* die Proteine dienen v. a. dem Transport der Fette, da sie die wasserunlöslichen Fette in Lösung halten.

Primäre Hyperlipoproteine sind genetisch (mit)bedingt. *Sekundäre Hyperlipoproteine* sind Folge anderer Erkrankungen, z. B. eines Diabetes mellitus oder eines Alkoholmissbrauchs.

Von den verschiedenen Fetten besitzt das Cholesterin (➤ 2.8.2) die größte Bedeutung als Risikofaktor der Arteriosklerose. Maßgeblich für das Risiko ist dabei nicht der Gesamtcholesterinspiegel im Blut, sondern der des **LDL-Cholesterins** (der Cholesterinanteil in der *LDL-Fraktion, LDL = low density lipoproteins*), da LDL Cholesterin an

10

die Gefäßwände abgeben. Hingegen kommt dem **HDL-Cholesterin** *(HDL = high density lipoproteins)* sogar eine Schutzwirkung gegen die Arteriosklerose zu – HDL nehmen überschüssiges Cholesterin aus dem Körper auf und bringen es zur Verstoffwechselung in die Leber.

LERNHILFE

HDL-/LDL-Cholesterin

HDL – **H**ab **d**ich **l**ieb: HDL-Cholesterin = Schutzfaktor.
LDL – **L**ass **d**as **l**ieber: LDL-Cholesterin = Risikofaktor. [1]

10.9.7 Die Proteine in der Ernährung

Dritte große Nährstoffgruppe sind die **Proteine** oder *Eiweiße*. Der Mensch benötigt das Nahrungseiweiß weniger als Energiequelle, sondern vielmehr als Lieferant der *essenziellen Aminosäuren* (➤ 2.8.3), die er nicht selbst herstellen kann, aber zum Aufbau körpereigener Eiweiße benötigt.

Empfohlen werden für Erwachsene heute 0,8 g/kg KG täglich (für 1- bis 3-Jährige ca. 1 g/kg KG, für ältere Kinder 0,9 g/kg KG), entsprechend 10–14 % der Gesamtenergiezufuhr.

Da die verschiedenen Eiweißquellen einen unterschiedlichen Gehalt an essenziellen Aminosäuren haben und somit nicht gleichwertig sind, wurde die **biologische Wertigkeit** als Maß für die „Qualität" eines Nahrungseiweißes eingeführt. Die biologische Wertigkeit gibt an, welche Menge an Körpereiweiß aus 100 g des betreffenden Nahrungseiweißes gebildet werden kann, wobei dem Hühnereiweiß die biologische Wertigkeit 100 zugeordnet wurde.

Pflanzliche Eiweiße haben zwar durchschnittlich eine geringere biologische Wertigkeit als tierische. Trotzdem essen (Nahe-)Vegetarier in der Regel gesünder, denn mit dem richtigen Mix pflanzlicher Eiweiße (➤ Abb. 10.45) wird der Bedarf an essenziellen Aminosäuren ohne das in den tierischen Eiweißquellen meist reichlich vorhandene Fett gedeckt. Vegetarier, die auch Eier, Milch und Milchprodukte verzehren, brauchen einen Mangel an essenziellen Aminosäuren nicht zu befürchten.

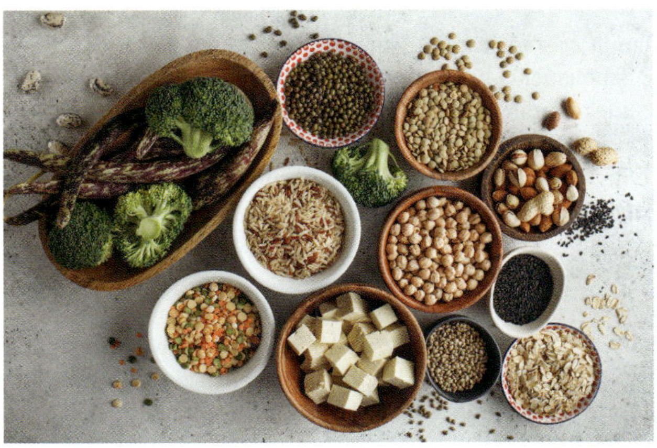

Abb. 10.45 Planzenbetonte Ernährung. (Vollkorn-)Getreide und Pseudogetreide, Hülsenfrüchte, Nüsse, Samen, aber auch einige Gemüse sind gute Eiweißquellen und liefern gleichzeitig Vitamine, Mineralstoffe und Ballaststoffe. [J751]

Die Phenylketonurie

Bei der **Phenylketonurie** reichert sich durch einen rezessiv vererbten Enzymdefekt die Aminosäure Phenylalanin im Blut an. Durch toxische Stoffwechselprodukte des Phenylalanin wird die ZNS-Entwicklung beeinträchtigt, geistige Behinderung ist die Folge. Eine frühestmögliche phenylalaninarme Diät normalisiert die geistige Entwicklung. In Deutschland werden alle Neugeborenen im Rahmen des Neugeborenen-Screenings auf eine Phenylketonurie untersucht.

10.9.8 Die Vitamine

DEFINITION

Vitamine: Zu den Mikronährstoffen zählende lebensnotwendige organische Verbindungen, die der Körper nicht oder nur in unzureichender Menge selbst herstellen kann und die daher mit der Nahrung aufgenommen werden müssen.

Einige **Vitamine** (➤ Tab. 10.3) bezieht der Körper allerdings nicht (nur) aus der Nahrung, sondern (auch) von Darmbakterien, die z. B. Vitamin K und Folsäure im Rahmen ihres Stoffwechsels in das Darmlumen abgeben.

Die fett- und wasserlöslichen Vitamine

Aufgrund ihrer verschiedenen Löslichkeit werden die Vitamine in *fettlösliche* und *wasserlösliche* Vitamine unterteilt. Zu den fettlöslichen Vitaminen gehören die Vitamine A, D, E und K, die anderen sind wasserlöslich.

LERNHILFE

Fettlösliche Vitamine

EDE**KA:** Vit. **A, D, E, K** sind fettlöslich. [1]

Fettlösliche Vitamine können nur resorbiert werden, wenn genügend Galle sezerniert wird und die Fettresorption intakt ist (➤ 10.7.3, ➤ 10.7.4).

Fettlösliche Vitamine können im Körper gespeichert werden. Wasserlösliche Vitamine hingegen können abgesehen vom Vitamin B_{12} nicht gespeichert werden, ein Überschuss wird mit dem Urin ausgeschieden.

Vitaminsupplemente

Laut einer Umfrage nahmen 2021 16 % der Befragten täglich Vitaminpräparate ein, weitere 19 % ein- oder mehrmals wöchentlich, am häufigsten Vit. D, B_{12}, C oder Multivitaminpräparate, oft auch mehrere Präparate nebeneinander.
Die Mehrzahl der Fachleute geht jedoch davon aus, dass die meisten Menschen mit der Nahrung ausreichend Vitamine zu sich nehmen und keine Vitaminpräparate brauchen. Unkritisch eingenommen können Vitaminpräparate sogar schädlich sein.
Vitaminpräparate sollen nur gezielt eingesetzt werden bei:

- Unzureichender *Vitaminzufuhr/-resorption*, etwa veganer Ernährung, Darmerkrankungen
- Erhöhtem *Vitaminbedarf*, z. B. Schwangeren, Stillenden, Säuglingen

10

Tab. 10.3 Übersicht über Funktion, Hauptquellen und Tagesbedarf der verschiedenen Vitamine.

Vitamin	Wichtig für/als	Hauptvorkommen (Auswahl)	Tagesbedarf (Erw.)*
Fettlösliche Vitamine			
Vitamin A *(Retinole)*	Sehvorgang, Epithelien, Immunsystem	Grüne Gemüse, Karotten, Milch, Eier, Hering, Leber	700–850 µg
Vitamin-D-Hormon	Knochenbildung, Kalzium-/Phosphathaushalt, Immunsystem, evtl. Muskulatur	Bei ausreichend Sonnenlicht Bildung im Körper (➤ 9.6)	20 µg
Vitamin E *(Tokopherole)*	Schutz der Nahrungs- und Körperfette vor Oxidation	(Pflanzen-)Öle, Getreidekeime, Haselnüsse	11–15 mg
Vitamin K	Blutgerinnung, Proteinstoffwechsel (z. B. des Knochens)	(Grüne) Gemüse, Milch, Fleisch, Eier, Bildung durch Darmbakterien	60–80 µg
Wasserlösliche Vitamine			
Vitamin B_1 *(Thiamin)*	Kohlenhydrat-, Aminosäurestoffwechsel, Nervensystem	(Vollkorn-)Getreide, Sonnenblumenkerne, Erdnüsse, Haferflocken, Hülsenfrüchte, (Schweine-)Fleisch	1–1,3 mg
Vitamin B_2 *(Riboflavin)*	Coenzym zahlreicher Redoxreaktionen, Hormonproduktion	(Vollkorn-)Getreide, Milch/-produkte, Eier	1,0–1,4 mg
Vitamin B_6 *(Pyridoxin)*	Aminosäurestoffwechsel	(Vollkorn-)Getreide, (grüne) Gemüse, Keime, Linsen, Kartoffeln, Bananen, Nüsse, Soja, Fleisch, Fisch	1,4–1,6 mg
Vitamin B_{12} *(Cobalamine)*	Nukleinsäuresynthese, Erythro-, Leuko-, Thrombozytenbildung	Fleisch, Innereien, Fisch, Eier, Milch/-produkte	4 µg
Vitamin C *(Ascorbinsäure)*	Aufbau von Bindegewebe, Schutz vor Oxidation, Immunabwehr	Obst, Salat, Kartoffeln, Gemüse	95–110 mg
Biotin *(Vitamin H)*	Stoffwechsel	Ei, Innereien, Hefe, Nüsse, Vollkorngetreide, Haferflocken, einige Gemüse, Soja, Bildung durch Darmbakterien	40 µg
Folsäure	Nukleinsäuresynthese, Zellteilung, Bildung der Erythrozyten, Homozysteinstoffwechsel	(Vollkorn-)Getreide, grüne Gemüse, Tomaten, Orangen, Hülsenfrüchte, Kartoffeln, Bildung durch Darmbakterien	0,3 mg**
Niacin	Stoffwechsel (Bestandteil des Coenzyms NAD), Leberfunktion	Nüsse, Innereien, Milch/-produkte, Fisch, Fleisch, Getreide, begrenzte Bildung im Körper bei ausreichender Tryptophanzufuhr	11–16 mg
Pantothensäure	Stoffwechsel (Bestandteil von Coenzym A)	Fleisch, Fisch, Milch, (Vollkorn-)Getreide, Hülsenfrüchte	5 mg

* Als Faustregel kann gelten, dass Kinder altersentsprechend geringere Mengen benötigen. Ausnahme ist v. a. Vit. D, bei dem 20 µg benötigt werden, wobei eine endogene Synthese möglich ist.
** Frauen mit Kinderwunsch und Schwangere im ersten Schwangerschaftsdrittel zusätzlich 0,4 mg synthetische Folsäure als Tablette.

Vitamin A

Heute werden als **Vitamin A** *(Retinole)* meist mehrere fettlösliche, lichtempfindliche Substanzen zusammengefasst, welche *alle* Vitamin-A-Wirkungen entfalten. Abkömmlinge, die viele, aber nicht alle Vitamin-A-Effekte haben, heißen abgrenzend **Retinoide.**

Vitamin A kann aus tierischen Nahrungsmitteln (v. a. Leber und anderem Fleisch, einigen Fischen, Milch, Eiern) aufgenommen oder aus den zugeführten Provitaminen α-, β- und γ-**Carotin** gebildet und in der Leber gespeichert werden. Das für die Vitamin-A-Synthese wichtigste Provitamin β-Carotin ist ein Pflanzenfarbstoff, der reichlich v. a. in Karotten, Paprika, Feldsalat, Spinat und Grünkohl vorkommt, in geringem Maße in anderen pflanzlichen sowie in tierischen Lebensmitteln. Die Resorption besonders aus Karotten wird durch Aufschluss der Pflanzenzellen wesentlich verbessert (mindestens blanchieren).

Vitamin A ist für das Wachstum der Epithelien und als Bestandteil des Sehpigments für den Sehvorgang unentbehrlich. Es verbessert die Infektionsabwehr an den Schleimhäuten und ist an der Organentwicklung des Embryos und wahrscheinlich der Spermienbildung beteiligt. Schließlich wird v. a. β-Carotin eine wichtige Rolle als „Fänger" von Sauerstoffradikalen (Oxidationsschutz) zugeschrieben.

Vitamin-D-Hormon

Vitamin D oder die *Calciferole* sind nach heutigem Verständnis nicht den Vitaminen, sondern den Hormonen zuzurechnen (daher **Vitamin-D-Hormon,** Bildung und Effekte auf den Kalzium- und Knochenstoffwechsel ➤ 9.6).

Allerdings erfordert die Vitamin-D-Hormon-Bildung eine ausreichende Sonnenlichtexposition der Haut. Generell kann in Deutschland im Sommerhalbjahr auch unter Beachtung des Hautschutzes genug Sonne „getankt" werden, um den Bedarf zu decken und eine Reserve für den Winter zu bilden. Dennoch sind in Deutschland nur ca. 40 % der Menschen optimal versorgt. Die Vitamin-D-Zufuhr mit der Nahrung ist selbst bei ausgewogener Kost gering. Für bestimmte Gruppen, etwa Säuglinge oder ans Haus gebundene alte Menschen, empfiehlt sich eine Supplementierung nach Arztrücksprache.

Vitamin E

Das fettlösliche **Vitamin E** *(Tokopherole)* umfasst verschiedene Substanzen mit ähnlichem Aufbau und gleicher Wirkung. Sie kommen vor allem in Pflanzenölen, Soja und Weizenkeimen vor.

Vitamin E wirkt als Oxidationsschutz bei verschiedenen Stoffwechselvorgängen, insbesondere beim Abbau ungesättigter Fettsäuren. Zusätzliche Wirkungen sind sehr wahrscheinlich, aber noch nicht völlig geklärt.

Vitamin K

Vitamin K (Hauptvertreter **Vitamin** $\mathbf{K_1}$ = *Phyllochinon* und **Vitamin** $\mathbf{K_2}$ = *Menachinon*) wird sowohl von Pflanzen als auch von Bakterien hergestellt. Es ist aber umstritten, ob die menschlichen Darmbakterien wesentlich zur Vitamin-K-Versorgung des Menschen beitragen.

Vitamin K steigert in der Leber die Biosynthese der Gerinnungsfaktoren II, VII, IX und X sowie von Protein C und S. Außerdem ist es für den Knochenstoffwechsel von Bedeutung.

Ein Vitamin-K-Mangel ist bei intakter Leber- und Darmfunktion selten. Ausnahme sind Säuglinge, weshalb Neugeborene eine (bevorzugt orale) Vitamin-K-Prophylaxe erhalten. Ein beabsichtigter Vitamin-K-Mangel ist die Antikoagulation mit Cumarinen (➤ 12.4.5).

Vitamin B_1

Wichtige Lieferanten des wasserlöslichen **Vitamins** $\mathbf{B_1}$ *(Thiamin)* sind Keimanlagen von Getreiden (also Vollkornprodukte, nicht aber „Weißmehl"), Hülsenfrüchte, Kartoffeln sowie Schweinefleisch.

Vitamin B_1 wird im Organismus umgewandelt, v. a. in das Coenzym *Thiaminpyrophosphat.* Dessen Hauptfunktion liegt im Kohlenhydratstoffwechsel. Auch etliche weitere chemische Reaktionen sind Vitamins-B_1-abhängig.

Vitamin B_2

Vitamin $\mathbf{B_2}$ *(Riboflavin)* kommt in allen tierischen und pflanzlichen Zellen vor. Den höchsten Vitamin-B_2-Gehalt besitzen Getreidekeime (Vollkornprodukte), einige Gemüse sowie (Schweine-)Fleisch, Milch bzw. Milchprodukte und Eier.

Aus Vitamin B_2 werden zwei Coenzyme gebildet, die u. a. für die Wasserstoffübertragung in der Atmungskette nötig sind.

Vitamin B_6

Vitamin $\mathbf{B_6}$ *(Pyridoxin)* umfasst die drei ähnlichen Substanzen **Pyridoxal, Pyridoxol** und **Pyridoxamin,** die alle gleichermaßen zur aktiven Form **Pyridoxalphosphat** umgewandelt werden. Es kommt in allen lebenden Zellen vor, besonders in Vollkorngetreide, Nüssen, einigen Gemüsen (z. B. Brokkoli, Spinat, rote Paprika), Milch/-produkten, Fleisch, Fisch.

Vitamin B_6 ist ein wichtiges Coenzym v. a. im Aminosäurestoffwechsel und nötig für die Häm- und Nukleinsäuresynthese.

Vitamin B_{12}

Vitamin $\mathbf{B_{12}}$ *(Cobalamine)* wird nur von Mikroorganismen synthetisiert. Da aber tierische Organismen das von den Mikroorganismen gebildete Vitamin B_{12} aufnehmen und speichern können, sind tierische Nahrungsmittel für den Menschen die Hauptquelle von Vitamin B_{12}. Zu seiner Resorption ist der in der Magenschleimhaut gebildete *Intrinsic-Faktor* (➤ 10.4.4) erforderlich.

Vitamin B_{12} ist beteiligt an der Biosynthese von Nukleinsäuren und der Bildung der Myelinscheiden im Nervensystem. Außerdem ist es für einen intakten Folsäurestoffwechsel nötig. Daher ist Vitamin B_{12} für Gewebe mit hoher Zellteilungsrate (blutbildendes Knochenmark, Haut, Schleimhäute) und das Nervensystem unverzichtbar.

Ein Vitamin-B_{12}-Mangel äußert sich vor allem in einer gestörten Blutbildung und neurologischen Störungen. Risikogruppen sind Veganer und Veganerinnen sowie alte Menschen, u. a. wegen der häufigeren *atrophischen Gastritis* mit Magenschleimhautschwund.

Vitamin C

Vitamin C oder *Ascorbinsäure* ist als wohl bekanntestes Vitamin in frischen Früchten, Paprika, Tomaten und Kartoffeln enthalten.

Vitamin C gilt als Oxidationsschutzmittel im Stoffwechsel. Es ist an der Synthese oder am Umbau von Hormonen und Coenzymen genauso beteiligt wie am Stoffwechsel der Aminosäuren und des Kollagens oder an der Abdichtung von Kapillaren. Auch bei der Gerinnung spielt es eine wichtige Rolle. Aufgrund seiner Reduktions-Oxidations-Eigenschaften wird dem Vitamin C zudem eine Schutzfunktion bei der Abwehr von entarteten Zellen zugesprochen.

Biotin

Biotin oder *Vitamin H* kommt in zahlreichen Lebensmitteln vor, z. B. Eiern, Milch, Haferflocken, Vollkorngetreiden und Hülsenfrüchten. Auch Darmbakterien produzieren Biotin, ob dies zur Versorgung beiträgt, ist aber fraglich.

Biotin ist eine wichtige Molekülgruppe von Enzymen, die Kohlensäurereste (Carboxylgruppen) übertragen.

Folsäure

Obwohl **Folsäure** *(Folat)* in pflanzlichen und tierischen Lebensmitteln vorkommt (z. B. grüne Gemüse, Tomaten, Apfelsinen, Kartoffeln, Vollkornprodukten, Fleisch, Milch) und zudem durch Darmbakterien gebildet wird, sind grenzwertige Versorgung und Folsäuremangel häufig.

Im Organismus wird Folsäure unter Beteiligung von Vitamin C zu *Tetrahydrofolsäure* reduziert, die im Stoffwechsel der kleinen Kohlenstoffmoleküle sowie zur DNA-Synthese, d. h. bei allen Zellteilungen, benötigt wird. Deshalb äußert sich ein Folsäuremangel am ehesten am stoffwechselaktivsten Gewebe, dem Knochenmark: Es kommt wie beim Vitamin-B_{12}-Mangel zu einer Blutbildungsstörung (➤ 12.2.6). In der Frühschwangerschaft erhöht ein Folsäuremangel das Risiko eines Neuralrohrdefektes beim Neugeborenen, weshalb Frauen schon vor der Empfängnis zusätzlich Folsäure einnehmen sollen.

Niacin

Niacin (**Nikotinsäure** und **Nikotinamid**) kommt reichlich in Hefe, Nüssen, Fleisch (Innereien) und Milchprodukten vor und ist ein Baustein für ein lebenswichtiges, wasserstoffübertragendes Coenzym der Atmungskette, nämlich das NAD^+ (➤ 2.9).

Es ist insofern ein besonderes Vitamin, als es vom Körper aus der Aminosäure Tryptophan unter Mithilfe von Vitamin B_6 gebildet werden kann. Eine Bedarfsdeckung ist hierdurch allerdings nicht möglich.

Pantothensäure

Pantothensäure findet sich in den meisten tierischen Lebensmitteln, aber auch in Hefe, grünem Gemüse und Getreide. Pantothensäure ist Bestandteil des *Coenzyms A*, einer durch ihre hohe Bindungsenergie zentralen Substanz für den gesamten Stoffwechsel.

10.9.9 Die Mineralstoffe

DEFINITION

Mineralstoffe: Anorganische Nahrungsbestandteile, die der Mensch nicht selbst bilden kann und die somit mit der Nahrung aufgenommen werden müssen (Mikronährstoffe). In Nahrung und menschlichem Körper als Ionenverbindungen *(Mineralsalze)* vorliegend und in gelöster Form (etwa im Blut) auch als *Elektrolyte* bezeichnet.

Neben ausreichend Kalorien, genügend Vitaminen und Wasser sind die **Mineralstoffe,** unterteilt in *Mengen- und Spurenelemente,* für die Gesundheit unerlässlich. Alle folgenden Angaben beziehen sich auf einen „Durchschnittserwachsenen" von 70 kg Körpergewicht.

Die Mengenelemente

DEFINITION

Mengenelemente (*Mineralstoffe* im engeren Sinn): Die sieben Elemente Chlor, Kalium, Kalzium, Magnesium, Natrium, Phosphor und Schwefel (➤ Tab. 2.1), die in Konzentrationen über 50 mg/kg Körpergewicht im Körper vorkommen und in vergleichsweise großen Mengen benötigt werden.

Für alle **Mengenelemente** bestehen Ausscheidungsmöglichkeiten, sodass keine Anreicherung im Körper zu befürchten ist. Dennoch kann eine zu hohe Zufuhr schaden, etwa beim Kochsalz.

Das Kalzium

Mit einem Körperbestand von knapp 1 kg ist **Kalzium** der mengenmäßig bedeutendste Mineralstoff. Mehr als 99 % des Kalziums befinden sich in Knochen und Zähnen. Der Rest ist hauptsächlich in den Zellen lokalisiert (obschon die Kalziumkonzentration in den Zellen gering ist), nur etwa 0,1 % außerhalb davon.

Kalzium ist für die Mineralisation, also die Härte, von Knochen und Zähnen von überragender Bedeutung. Darüber hinaus ist Kalzium notwendig z. B. für die Reizübermittlung an Synapsen (➤ 16.3.1), die elektromechanische Kopplung (➤ 14.3.5), aber auch die Blutgerinnung (➤ 12.4.2).

Die Kalziumkonzentration im Blut wird innerhalb enger Grenzen reguliert (➤ 9.6, ➤ 11.8).

Empfohlen wird derzeit für Erwachsene eine Kalziumzufuhr von 1.000 mg täglich (für Jugendliche etwas mehr), auch zur Vorbeugung der Osteoporose (➤ 14.1.3). Kalziumquellen sind v. a. Milch, grüne Gemüse, Haselnüsse und Mandeln.

In Deutschland wird die empfohlene Zufuhr durchschnittlich nicht erreicht. Das Risiko einer Unterversorgung ist besonders hoch bei erhöhtem Bedarf (Schwangerschaft, Stillzeit, Säuglingsalter), Meiden kalziumreicher Lebensmittel und/oder reichhaltigem Verzehr „kalziumbindender" Nahrungsmittel mit hohem Oxalsäuregehalt (z. B. Spinat, Rhabarber).

Schätzung der Kalziumzufuhr

Richtschnur zur Schätzung der täglichen Kalziumaufnahme sind:

- Milch, flüssig-breiige Milchprodukte (Dickmilch, Joghurt, Frischkäse) ca. 100–120 mg Kalzium/100 g, Pflanzen„milch" nach Herstellerangaben auf der Packung
- Halbfeste Käse (z. B. Camembert) ca. 400 mg/100 g
- Feste Käse etwa 800 mg/100 g
- Grünkohl 200 mg/100 g; Rucola 150 mg/100 g; Broccoli, Fenchel und Porree 100 mg/100 g
- Sojabohnen 200 mg/100 g, Sojamilch und Tofu gut 100 mg/100 g
- Kalziumreiches Mineralwasser nach Herstellerangaben auf der Flasche

Das Natrium und Chlor

Die Ionen von **Natrium und Chlor** sind die wichtigsten Ionen des Extrazellulärraums. Sie bestimmen wesentlich dessen Volumen und die Wasserbilanz des Körpers. Natrium ist darüber hinaus an vielen aktiven Membrantransporten und der Signalweiterleitung im Nervensystem beteiligt.

Natrium und Chlor werden ganz überwiegend zusammen als Kochsalz (NaCl, ➤ 2.4.1) aufgenommen. Der Körper eines „Durchschnittsmenschen" enthält ca. 100 g Natrium und 85 g Chlor. Der tägliche minimale Salzbedarf wird auf ca. 1,5 g geschätzt, als angemessen gelten bis zu 5–6 g.

Die Menschen in Deutschland nehmen jedoch nach wie vor zu viel Kochsalz zu sich: Männer durchschnittlich 10 g, Frauen 8,4 g pro Tag, hauptsächlich über verarbeitete Lebensmittel wie Brot, verarbeitetes Fleisch, Wurst, Käse, Fertiggerichte. Durch die erhöhte Natriumaufnahme sind zumindest Risikopatienten vermehrt bluthochdruckgefährdet (➤ 8.3.5).

Das Kalium

Kalium (Körperbestand ca. 140 g) kommt zu etwa 98 % innerhalb der Zellen vor. Es ist zentral für Signalweiterleitung im Nervensystem, Muskelerregbarkeit, aber auch Stoffwechsel.

Die durchschnittliche (geschätzte) Kaliumzufuhr entspricht in etwa dem Bedarf von 4 g täglich. Kalium ist in allen Lebensmitteln zu finden. Gute Kaliumquellen sind v. a. pflanzliche Lebensmittel, etwa Aprikosen, Bananen, Champignons, Feldsalat, Karotten, Kartoffeln, Kohlrabi, Spinat, Tomaten.

Das Magnesium

Auch das **Magnesium** (Körperbestand etwa 20 g) ist ganz überwiegend innerhalb der Zellen zu finden. Magnesium ist für die regelrechte Funktion zahlreicher Enzyme und damit Stoffwechselreaktionen, die Signalweiterleitung im Nervensystem und Muskelerregbarkeit erforderlich.

Der Tagesbedarf von 300–350 mg wird wohl nur knapp gedeckt. Magnesium kommt in vielen Lebensmitteln vor, z. B. Vollkornprodukten, Nüssen, Sonnenblumenkernen, vielen Gemüsen, Kartoffeln, Apfelsinen, Bananen, Keimen, Weizenkleie, Soja, Milch, Geflügel, Fisch.

Der Phosphor

Phosphor ist z. B. als Kalziumphosphat wichtig für die Mineralisation (Härte) der Knochen, mehr als 85 % des Körperbestands von etwa 750 g finden sich in Knochen und Zähnen. Phosphat ist außerdem Bestandteil von ADP, ATP, DNA, RNA und Zellmembranen.

Die Menschen in Deutschland nehmen durchschnittlich mehr als den Tagesbedarf von 550 mg auf, da fast alle Lebensmittel Phosphor bzw. Phosphat enthalten.

Der Schwefel

Auch der wenig bekannte **Schwefel** (Körperbestand schätzungsweise 140 g) ist für den Körper essenziell, z. B. als Baustein von Eiweißen. Der Tagesbedarf ist nicht bekannt. Schwefel kommt in fast allen (eiweißhaltigen) Lebensmitteln vor, es ist davon auszugehen, dass der Bedarf gedeckt wird. Mangelerscheinungen sind nicht gesichert.

Die Spurenelemente

DEFINITION

Spurenelemente: Mineralstoffe, die nur in äußerst geringen Mengen („Spuren") in Nahrung und Körper vorkommen.

Zu den lebensnotwendigen (essenziellen) **Spurenelementen** (➤ Tab. 10.4) gehören:

- **Eisen** als Baustein des Blutfarbstoffes Hämoglobin
- **Jod,** das für den Aufbau der Schilddrüsenhormone benötigt wird (bei Jodmangel droht eine *Jodmangelstruma,* ➤ 9.5.3)
- **Kobalt** als Bestandteil von Vitamin B_{12}
- **Chrom, Kupfer, Mangan, Molybdän, Selen** und **Zink,** die in Enzymen enthalten sind

Etwa 95 % des Körperbestandes von **Fluor** (2–5 mg) sind in Knochen und Zähnen eingelagert. Fluor wird heute überwiegend nicht mehr zu den (sicher) essenziellen Spurenelementen gezählt. Es ist aber für einen harten, gegenüber Bakterien widerstandsfähigen Zahnschmelz (➤ 10.2.2) von Bedeutung und wird entsprechend zur Kariesprophylaxe eingesetzt. Der daraus resultierende Richtwert für die tägliche Gesamtzufuhr (durch Nahrung, fluoridiertes Salz, fluoridiertes Trinkwasser, Tabletten) liegt bei 3–3,5 mg, der Bedarf deutlich darunter.

Als möglicherweise oder wahrscheinlich lebensnotwendig werden v. a. **Arsen, Bor, Brom, Lithium, Nickel, Rubidium, Silizium, Vanadium und Zinn** eingestuft. Aufgrund der minimalen Konzentrationen ist es bei diesen und weiteren natürlich vorkommenden Spurenelementen schwierig, die Lebensnotwendigkeit zu sichern.

Tab. 10.4 Die essenziellen Spurenelemente.

Spurenelement	Körperbestand	Wichtig für/als	Hauptvorkommen (Auswahl)	Tagesbedarf/angemessene Zufuhr
Chrom	ca. 5 mg	Kohlenhydratstoffwechsel	Obst, Gemüse, Vollkornprodukte	30–100 µg
Eisen	3–5 g	Hämoglobin, Myoglobin, Atmungskette, Enzyme	Fleisch (Leber), Haferflocken, Hülsenfrüchte, Nüsse, Vollkornprodukte	11–16 mg*
Jod	10–20 mg	Schilddrüsenhormone, evtl. Antioxidans	Meeresfische, Jodsalz	150–200 µg***
Kobalt	1–1,6 mg	Vitamin B_{12}	Fleisch, Fisch, Kartoffeln, Linsen, Milch, Spinat, Tomaten	< 1 µg
Kupfer	80–100 mg	Oxidasen	Fisch, Fleisch (Leber), Hülsenfrüchte, Kakao, Nüsse, Vollkorngetreide	1–1,5 mg
Mangan	10–40 mg	Enzyme	Haferflocken, Hülsenfrüchte, Soja, Vollkorngetreide	2–5 mg
Molybdän	5–10 mg	Enzyme	Eier, Gemüse, Getreide, Kartoffeln	50–100 µg
Selen	10–15 mg	Enzyme, Proteine, evtl. Immunsystem, Antioxidans	Fisch, Fleisch, Eier	60–70 µg
Zink	ca. 2 g	Enzyme, Proteinsynthese	Eier, feste Käse, Fleisch, Nüsse, Vollkorngetreide, Weizen-, Roggenkeime	7–16 mg

* Schwangere 27 mg, Frauen nach einer Geburt 16 mg
*** Schwangere 230 µg, Frauen nach einer Geburt 260 µg

10

Praktisch spielt dies aber keine Rolle, da ein evtl. Bedarf durch die Ernährung gedeckt wird.

Häufigste **Spurenelementmängel** sind Eisen- und Jodmangel. Bei den übrigen Spurenelementen sind Mangelzustände bei Menschen ohne Grunderkrankungen mit einigermaßen ausgewogener Ernährung nicht zu befürchten. Im Gegenteil: Da nur für wenige Spurenelemente Ausscheidungsmechanismen existieren, sind viele Spurenelemente in zu hoher Dosierung giftig (toxisch). Dies gilt auch für die essenziellen Spurenelemente. Unkritische Einnahme entsprechender Präparate kann also schaden! Bei Fluorid beispielsweise ist eine Überdosierung vergleichsweise schnell erreicht.

Das Eisen

Eisen zählt zu den Spurenelementen, obschon seine Konzentration im Körper bei ca. 60 mg/kg Körpergewicht liegt. Es ist Bestandteil des roten Blutfarbstoffs Hämoglobin (➤ 12.2.2), des Muskelfarbstoffs Myoglobin und etlicher Enzyme.

Eisenquellen sind Fleisch, Getreide, Haferflocken, Gemüse (etwa Grünkohl, Mangold, Möhren, Spinat), Nüsse, Wildreis. Dabei ist die Resorption aus pflanzlichen Eisenquellen niedriger als aus tierischen, kann aber durch Vitamin C gesteigert werden. Milch/-produkte, Soja, schwarzer Tee und Kaffee hemmen die Resorption.

Das Jod

Jod ist für die Bildung der Schilddrüsenhormone unerlässlich (➤ 9.5.2). Jodreiche Lebensmittel sind v. a. Meeresfische, -früchte und -pflanzen. Ansonsten ist der Jodgehalt von Lebensmitteln aufgrund der Jodarmut des Bodens im deutschsprachigen Raum gering mit einem deutlichen Nord-Süd-Gefälle. Da selbst eine abwechslungsreiche Ernährung mit Fisch den Bedarf nicht deckt, wird generell die Verwendung von Jodsalz im Haushalt empfohlen. Es ist auch für die Verwendung in Großküchen, Bäckereien und Lebensmittelproduktion zugelassen. Die Gefahr einer *Hyperthyreose* (Schilddrüsenüberfunktion, ➤ 9.5.3) ist selbst bei Jodsalzverwendung in allen genannten Bereichen nicht gegeben. In der Ernährung ist lediglich bei Algen (z. B. in Sushi) Vorsicht geboten. Schwangeren, Stillenden sowie ggf. bei veganer Ernährung wird zusätzliche Jodeinnahme empfohlen.

10.9.10 Die Ballaststoffe

10

DEFINITION

Ballaststoffe: Nicht einheitlich definierter Begriff, der meist die (überwiegend pflanzlichen) Kohlenhydrate bezeichnet, die der Mensch zwar nicht verwerten kann, die aber z. B. durch Anregung der Darmperistaltik oder Wirkung auf den Stoffwechsel gesundheitsfördernd sind.

Der Name **Ballaststoffe** stammt aus dem 19. Jahrhundert, als man meinte, die *unverdaulichen,* meist pflanzlichen Verbindungen seien für den menschlichen Körper unnütz – eben Ballast. Da man heute weiß, dass dies nicht stimmt, werden die Ballaststoffe heute teilweise als *Faserstoffe* bezeichnet. Dieser Begriff trifft allerdings auch nicht zu, da nicht alle Ballaststoffe faserig sind.

Meist werden differenziert:

- **Lösliche Ballaststoffe** wie **Pektin, Inulin** und **Oligofruktose,** enthalten in Obst, Gemüse und Getreide. Sie können von den körpereigenen Verdauungsenzymen nicht gespalten, wohl aber von den Bakterien im Dickdarm verwertet werden. Ihre Abbauprodukte, kurzkettige Fettsäuren, säuern das Darmmilieu an und fördern dadurch die Ausscheidung von Gallensäuren (➤ 10.6.4), was den Cholesterinspiegel senkt. Ein Teil der löslichen Faserstoffe zählt zu den sog. **Präbiotika**, d. h., sie fördern die Vermehrung der „nützlichen" Darmbakterien *Laktobazillen* und *Bifidusbakterien.*
- **Unlösliche Ballaststoffe** (*Ballaststoffe im engeren Sinn,* Hauptvertreter **Zellulose, Hemizellulose, Lignin**). Sie werden weder vom menschlichen Körper noch von den Darmbakterien abgebaut. Durch ihre Wasserbindungsfähigkeit erhöhen sie das Volumen des Speisebreis: Das Sättigungsgefühl steigt, die Darmperistaltik wird angeregt und der Transport des Nahrungsbreis gefördert (➤ Abb. 10.46). Bei zu geringer Aufnahme neigen die meisten Menschen zu *Darmverstopfung* **(Obstipation).**
- **Resistente Stärke.** Dies sind verschiedene Formen von Stärke, die nicht durch Amylase abbaubar sind und somit auch nicht resorbiert werden. Resistente Stärke kann von Anfang an in einem Lebensmittel enthalten sein (z. B. Hülsenfrüchte, unreife Bananen, Getreidekleie) oder durch Erhitzen mit nachfolgendem Abkühlen über mind. 12 Std. entstehen (z. B. Brot, Kartoffeln, Reis). Resistente Stärke ist wasserunlöslich, kann aber von Dickdarmbakterien zu *Buttersäure,* einer kurzkettigen Fettsäure, umgesetzt werden.

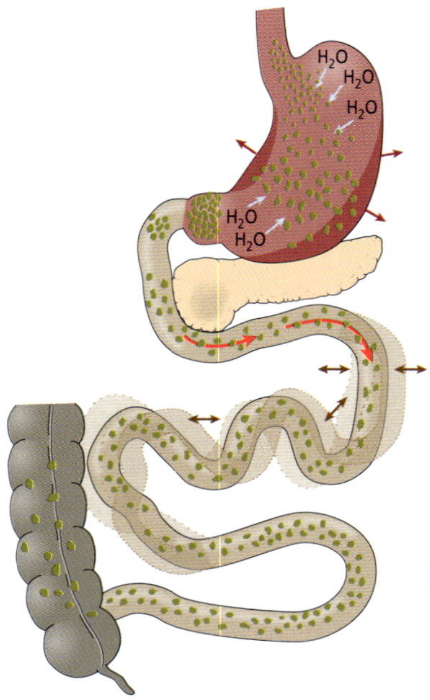

Abb. 10.46 Ballaststoffe. Unverdauliche pflanzliche Fasern enthalten Kohlenhydrate, die vom menschlichen Darm nicht gespalten werden können. Diese Ballaststoffe lassen den Nahrungsbrei aufquellen und regen dadurch die Darmperistaltik an. Damit eignen sie sich zur Vorbeugung einer Verstopfung (Obstipation). [L190]

Als Mindestmenge an Ballaststoffen werden 30 g täglich in Form von Vollkornprodukten, Kartoffeln, Gemüse oder Obst empfohlen.

Vorteile ballaststoffreicher Kost

Diabetes mellitus, Fettstoffwechselstörungen und Gallensteinleiden treten unter ballaststoffreicher Kost seltener auf, möglicherweise ist auch das Dickdarmkarzinomrisiko niedriger.

10.9.11 Die sekundären Pflanzenstoffe

Sekundäre Pflanzenstoffe sind z. B. **Karotinoide, Flavonoide, Phytosterine, Phytoöstrogene** und **Saponine.** Man findet sie in Obst, Gemüse und Vollkornprodukten. Sie sind nach heutigem Wissen nicht für den Pflanzenstoffwechsel erforderlich, sondern dienen beispielsweise als Schutz vor Fraßfeinden.

Wie die Ballaststoffe kann der Mensch auch die sekundären Pflanzenstoffe nicht energetisch verwerten. Nach heutigem Kenntnisstand entfalten aber auch sie positive Wirkungen: Karotinoide und Flavonoide haben möglicherweise als Antioxidanzien einen Schutzeffekt vor Arteriosklerose, Phytosterine haben einen cholesterinsenkenden Effekt, besonders auf das LDL. Auch eine Senkung des Risikos für bestimmte Krebserkrankungen und entzündungshemmende Effekte wird diskutiert.

Wie hoch der Bedarf an sekundären Pflanzenstoffen ist und ob sie auch „allein" oder nur mit anderen Nahrungsbestandteilen verzehrt wirken, ist noch unklar.

10.9.12 Die Gewürzstoffe

Zu den **Gewürzstoffen** zählen die Duft- und Aromastoffe, die den Speisen zum Teil ihren Geruch und Geschmack verleihen. Gewürzstoffe sind wohl nicht lebensnotwendig. Die verschiedenen Gewürze sollen z. B. die Sekretion von Verdauungssäften anregen, antimikrobiell, antioxidativ oder antientzündlich wirken. Viele postulierte Effekte sind aber nicht wissenschaftlich gesichert.

Aufgaben zur Pflegesituation

Auf der internistischen Station wird Frau Hein von der Pflegefachfrau Jutta Kotthoff, die bereits bei ihrem ersten stationären Aufenthalt für Frau Hein zuständig war, pflegerisch versorgt. Frau Kotthoff erkundigt sich bei ihrer Patientin nach ihrem aktuellen Befinden und wieso sie auf der Intensivstation behandelt werden musste. Daraufhin fängt Frau Hein an zu weinen und berichtet: „Als mir gesagt wurde, dass ich von nun an Diabetikerin bin, war ich wie im Schock. Man hört ja die schlimmsten Horrorgeschichten über diese Krankheit. Und obwohl Sie mir beim letzten Krankenhausaufenthalt zur Ernährungs- und Bewegungstherapie alles ganz genau erklärt haben, konnte ich nur die Hälfte davon behalten. Die Umsetzung hat leider überhaupt nicht geklappt. Es war, als wäre ich gelähmt. Und aus Angst vor der Erkrankung habe ich mich noch ungesünder ernährt und alles schleifen lassen. Ich wäre Ihnen wirklich dankbar, wenn Sie mir noch einmal alles über diese Erkrankung und Therapie erklären könnten. Die Ärzte auf der Intensivstation haben mir schon gesagt, dass ich ab sofort Tabletten gegen die Zuckerkrankheit einnehmen muss. Aber ich dachte, man muss Insulin spritzen? Und was genau macht eigentlich die Bauchspeicheldrüse? Ich habe wirklich wahnsinnige Angst!"

1. Beschreiben Sie den Weg der Nahrung von der Nahrungsaufnahme bis zur Ausscheidung. Wo findet die Verdauung und Resorption der Kohlenhydrate statt?
2. Beschreiben Sie den anatomischen Aufbau des Pankreas. Was unterscheidet die endokrinen von den exokrinen Pankreasanteilen? Wo ganz konkret wird das Hormon Insulin gebildet und welche Wirkungen hat Insulin?
3. Wie entsteht ein Diabetes mellitus Typ 2?
4. Wie sehen die Grundbausteine der Therapie des Diabetes mellitus Typ II aus?
5. Beraten Sie Frau Hein zur Ernährung bei Diabetes mellitus Typ 2. Wie soll sie sich ausgewogen und gesund ernähren und Gewicht abnehmen? Auf welche Lebensmittel sollte Frau Hein verzichten?

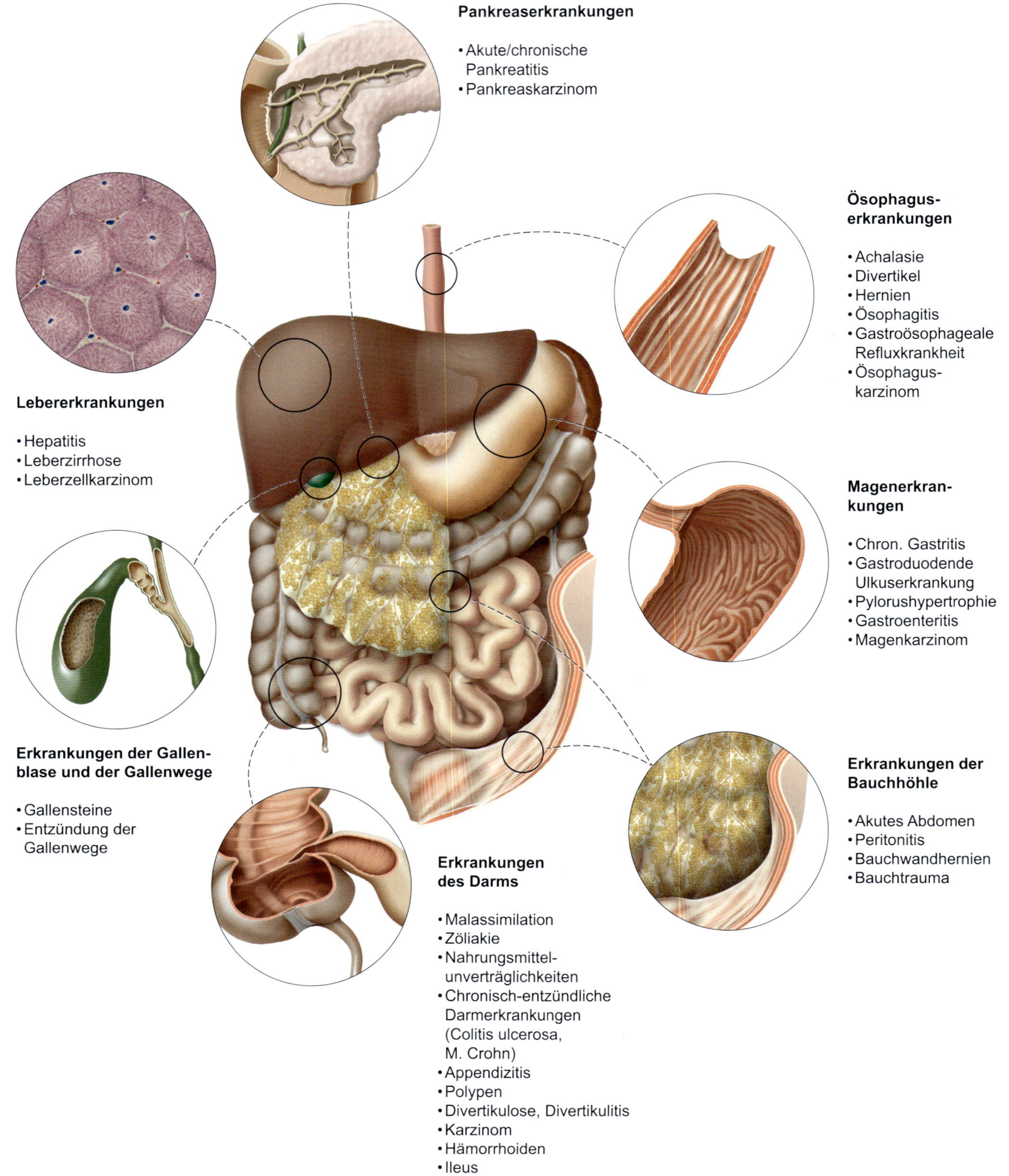

Abb. 10.47 Wichtige Erkrankungen der Verdauungsorgane. Weitere Informationen zu diesen Krankheitsbildern finden Sie in „PFLEGEN Gesundheits- und Krankheitslehre". [L275]

KAPITEL

11 Harnsystem, Wasser- und Elektrolythaushalt

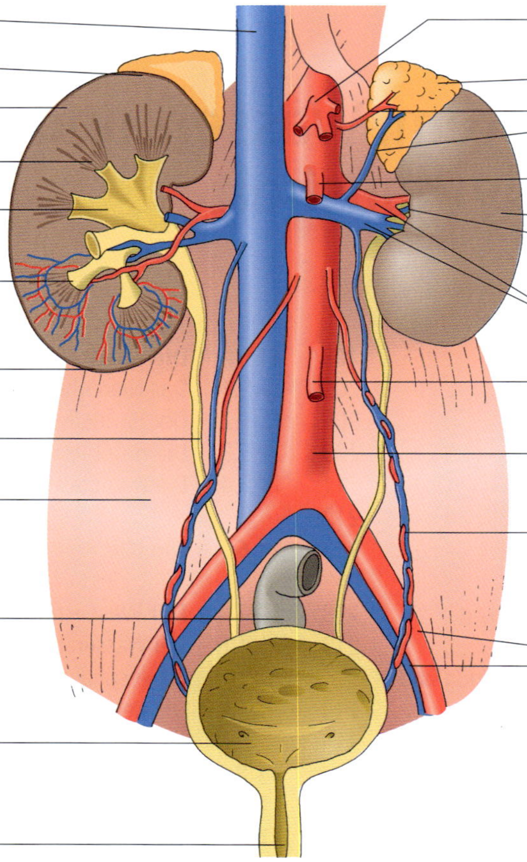

Abb. 11.1 Übersicht über das Harnsystem mit linker und rechter Niere, den beiden Harnleitern, der Harnblase und der Harnröhre. [L190]

Pflegesituation

Frau Blum wurde mit Verdacht auf eine beginnende Niereninsuffizienz ins Krankenhaus eingewiesen. Nach längerfristiger Einnahme nichtsteroidaler Antirheumatika war ihre Urinausscheidung in den letzten Tagen merklich zurückgegangen. Frau Blum litt unter Kopfschmerzen, Juckreiz, Übelkeit und Inappetenz. Zudem fühlte sich die sonst aktive 67-jährige Rentnerin müde und kraftlos. Nach gründlicher Anamnese, einer körperlichen Untersuchung und einer Sonografie der Nieren nahm die Ärztin der internistischen Aufnahme Frau Blum Blut ab und ordnete verschiedene Urinuntersuchungen an.

DEFINITION

Harnsystem: Organe für die Urinproduktion und -ausscheidung, bestehend aus den **Nieren** und den **ableitenden Harnwegen.**

Das **Harnsystem** (➤ Abb. 11.1), und hier vor allem die Nieren, erfüllt mehrere für die Aufrechterhaltung des inneren Milieus entscheidende Regulationsaufgaben:

- Ausscheidung von Stoffwechselendprodukten (vor allem der **harnpflichtigen Substanzen** ➤ 11.6), insbesondere des Eiweißstoffwechsels
- Ausscheidung von Fremdsubstanzen wie Medikamenten und Umweltgiften (Entgiftungsfunktion)
- Konstanthaltung des Wassergehalts und des osmotischen Drucks (➤ 3.5.5)
- Regulation der Elektrolytkonzentrationen (➤ 11.8)
- Regulation des Blutdrucks (➤ 8.3.5, ➤ 11.3.1)
- Aufrechterhaltung des Säure-Basen-Gleichgewichts (➤ 11.9)
- Bildung des hormonähnlichen Enzyms Renin (beeinflusst Elektrolythaushalt und Blutdruck ➤ 11.3.1)
- Produktion des Hormons Erythropoetin (stimuliert die Blutbildung ➤ 11.3.2, ➤ Abb. 12.10)
- Umwandlung einer Vitamin-D-Vorstufe in das wirksame Vitamin-D-Hormon

Das Harnsystem besteht aus den beiden **Nieren** und den **ableitenden Harnwegen.**

11.1 Die Nieren

DEFINITION

Niere *(Ren, Nephros):* Paarig angelegtes, bohnenförmiges Organ im Retroperitonealraum, Gewicht etwa 150 g. Hauptaufgabe Urinproduktion.

11.1.1 Die äußere Gestalt der Nieren

Die rotbraunen **Nieren** liegen links und rechts der Wirbelsäule unter dem Zwerchfell (➤ Abb. 11.1, ➤ Abb. 11.2). Sie sind ca. 11 cm lang, 6 cm breit, 2,5 cm dick und 150 g schwer. Ihre äußere Form erinnert an eine große Bohne. Die linke Niere reicht vom 11. Brustwirbel bis zum 2. Lendenwirbel, die rechte liegt wegen der darüberliegenden Leber etwa einen Wirbelkörper tiefer.

Die Nieren liegen im *Retroperitonealraum* (➤ 10.1.5) zwischen Hinterwand des Peritoneums und Rückenmuskulatur. Dort befinden sich außerdem die Nebennieren (➤ 9.7), die auf den oberen *Nierenpolen* sitzen, sowie die Harnleiter.

Im zur Mitte hin gelegenen Nierenrand liegt eine nischenförmige Vertiefung, die *Nierenpforte* oder das **Nierenhilum.** Dort befindet sich das *Nierenbecken,* das den aus dem Nierenparenchym kommenden Urin sammelt und in den *Harnleiter* übergeht. Ferner treten hier Nierenarterie *(A. renalis),* Nierenvene *(V. renalis),* Nerven und Lymphgefäße ein bzw. aus.

Die Niere ist von einer bindegewebigen **Nierenkapsel** überzogen. Um diese liegt eine kräftige Schicht Fettgewebe **(Fettkapsel),** die von einer weiteren dünneren Bindegewebshülle, dem **Fasziensack,** umgeben ist. Durch Fett und Bindegewebe wird die Niere an der hinteren Bauchwand verankert und vor Stößen geschützt.

11.1.2 Der innere Aufbau der Nieren

Ein Nierenlängsschnitt zeigt drei Zonen (➤ Abb. 11.3): Im Inneren liegt das **Nierenbecken** *(Pelvis renalis, Pyelon),* an welches sich nach außen das fein gestreifte **Nierenmark** *(Medulla renalis)* anschließt. Ganz außen liegt die hellere **Nierenrinde** (*Cortex renalis* ➤ Abb. 11.4).

Ausläufer der Rinde, die **Nierensäulen** oder *Columnae renales,* reichen hinunter bis zum Nierenbecken und unterteilen so das Nierenmark in mehrere kegelförmige **Markpyramiden,** deren Spitzen zum Nierenhilum zeigen. Umgekehrt setzt sich das Nierenmark in den **Markstrahlen** in die Nierenrinde fort (➤ Abb. 11.3).

Die Spitzen der kegelförmigen Markpyramiden heißen **Nierenpapillen.** Jede Nierenpapille besitzt mikroskopisch kleine Öffnungen. Diese münden in einen kleinen Hohlraum, den **Nierenkelch.** In den Nierenkelchen wird der fertige Urin aufgefangen und ins Nierenbecken weitergeleitet (➤ Abb. 11.3, ➤ 11.5.1).

11.1.3 Die Blutversorgung der Nieren

Die arteriellen Nierengefäße

Die Durchblutung beider Nieren beträgt etwa 20 % des Herzzeitvolumens (➤ 7.6.1), also ca. 1 l/Min. ≙ 1.500 l täglich.

Das Gefäßsystem der Nieren ist außerordentlich kompliziert. Jede Niere erhält ihr Blut über die linke bzw. rechte **A. renalis** *(Nierenarterie).* Nach ihrem Eintritt am Nierenhilum verzweigen sich die Nierenarterien in **Segmentarterien** und dann in **Zwischenlappenarterien** *(Aa. interlobares),* die in den Nierensäulen aufsteigen.

An der Grenze von Nierenmark und -rinde geben die Zwischenlappenarterien fächerförmig die **Bogenarterien** *(Aa. arcuatae)* ab, die sich weiter verzweigen und als **Zwischenläppchenarterien** *(Aa. interlobulares)* zur Nierenkapsel ziehen (➤ Abb. 11.3, ➤ Abb. 11.4).

Aus den Zwischenläppchenarterien entspringen kleinste Arteriolen, die jedes **Nierenkörperchen** mit Blut versorgen. In den Nierenkörperchen wird der *Primärharn* (➤ 11.1.4) abgefiltert. Zu *jedem* Nierenkörperchen zieht *eine* solche Arteriole, auch als **Vas afferens** *(zuleitendes Gefäß)* bezeichnet. Im Nierenkörperchen zweigt sie sich zu einem knäuelartigen Kapillarschlingengeflecht auf, dem **Glomerulus** (➤ Abb. 11.5, ➤ Abb. 11.6). Das Blut aus dem Vas afferens fließt durch dieses *erste* Kapillarnetz hindurch und in unmittelbarer Nachbarschaft zum Vas afferens, also am selben Ende des Nieren-

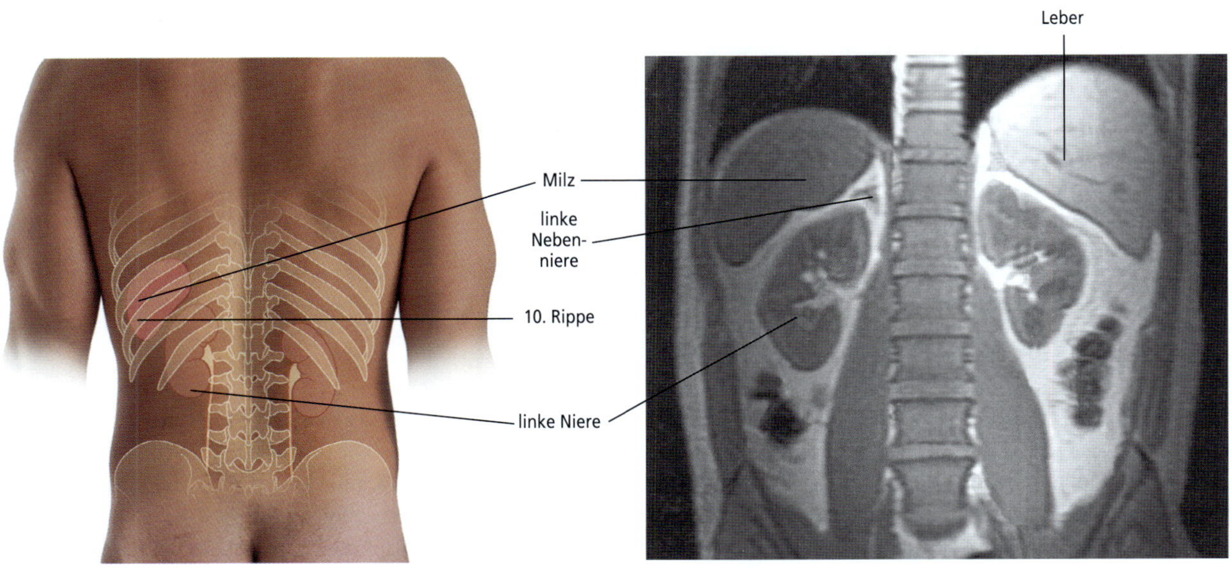

Abb. 11.2 Links: Projektion von Nieren und Milz auf die Rückenoberfläche. Die Nieren liegen beidseits neben der Wirbelsäule, teilweise von den Rippen bedeckt. Die Milz projiziert sich seitlich oberhalb der linken Niere zwischen der 9. und 11. Rippe auf die Körperoberfläche. Rechts: Nieren, Nebennieren, Leber und Milz in der Kernspintomografie. [links: E402-004, rechts: E458]

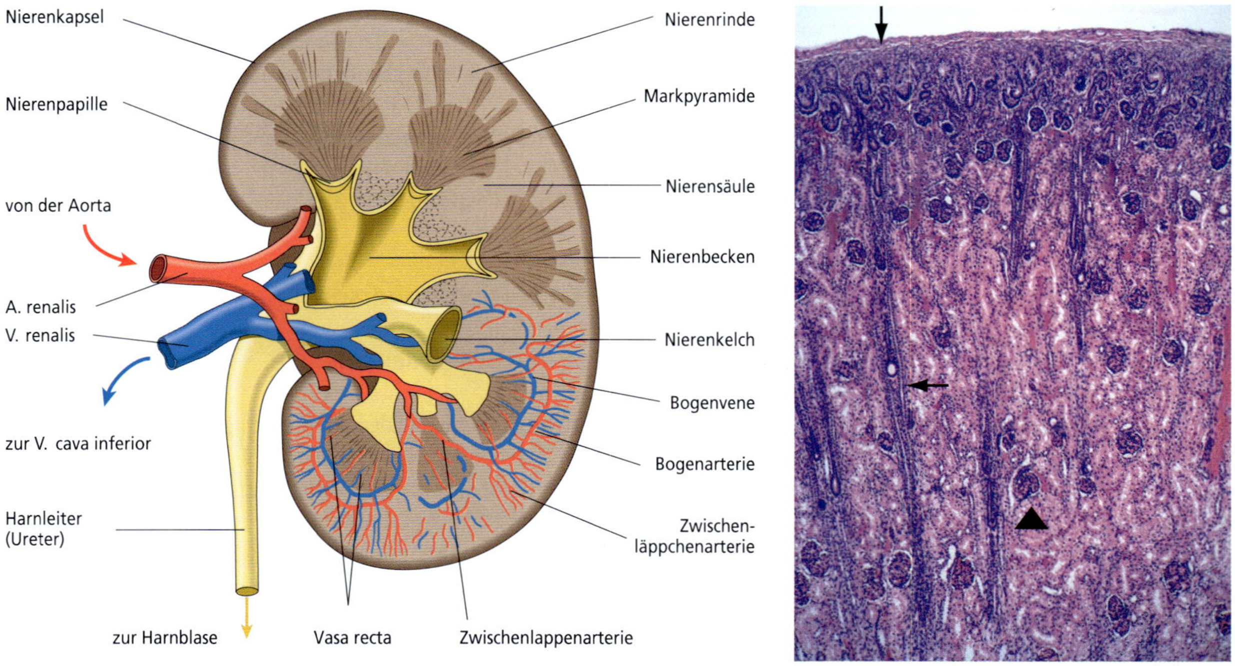

Abb. 11.3 Links: Längsschnitt durch eine Niere. Rechts: die Nierenrinde im histologischen Bild. Bei ↓ die Nierenkapsel, bei ← ein Markstrahl, bei der Pfeilspitze ein Nierenkörperchen und ganz rechts in der Bildmitte eine Zwischenläppchenarterie. [L190/X141]

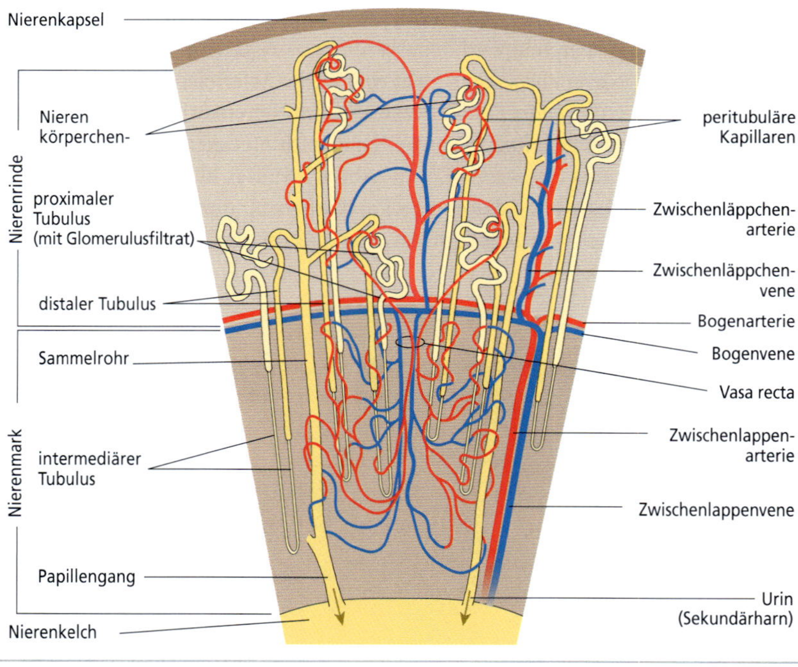

Abb. 11.4 Feinbau von Nierenrinde und Nierenmark (Beschriftung des Tubulusapparates links, des Gefäßsystems rechts). [L190] Die Nierenrinde besteht hauptsächlich aus Nierenkörperchen und gewundenen Tubulusabschnitten, das Nierenmark vor allem aus strahlenförmig verlaufenden Gefäßen und geraden Tubulusabschnitten. Das Blut durchfließt in der Niere zwei Kapillarnetze. Das erste Kapillarnetz ist immer der Glomerulus. Das Blut aus den kapselnahen und mittleren Glomeruli fließt danach in die peritubulären Kapillaren in der Nierenrinde, das aus den marknahen Glomeruli in die Vasa recta des Nierenmarks. Die Anordnung der Blutgefäße und deren Beziehung zu Tubuli und Sammelrohren ist wesentlich für die Harnkonzentrierung.

körperchens, über ein *ableitendes Gefäß* **(Vas efferens)** wieder ab. Bei diesem Vas efferens handelt es sich wiederum um eine *Arteriole,* die in ein *zweites* Kapillarnetz mündet (➤ Abb. 11.4):

- Die Vasa efferentia der kapselnahen und mittleren Glomeruli umgeben als **peritubuläre Kapillaren** in Nierenrinde und äußerer Markzone den **Tubulusapparat,** einen Komplex aus mikroskopisch kleinen Röhren, die den im Nierenkörperchen gebildeten Primärharn ableiten.
- Die Vasa efferentia der marknahen Glomeruli bilden lang gestreckte, gerade Gefäße **(Vasa recta),** die bis weit ins Nierenmark ziehen und deren Kapillaren vor allem die Sammelrohre (➤ Abb. 11.4) umschlingen.

In der Niere sind somit zwei Kapillarnetze hintereinandergeschaltet. Solche hintereinandergeschalteten Kapillarnetze werden auch als **Wundernetze** bezeichnet.

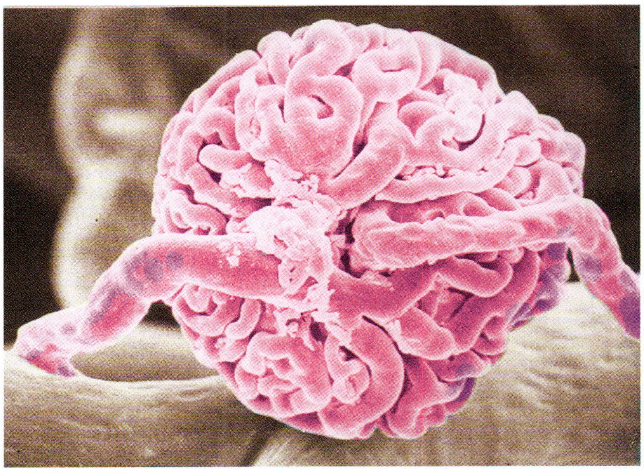

Abb. 11.5 Aufsicht auf den Gefäßpol eines Glomerulus. Das dickere Gefäß links ist das Vas afferens, das etwas dünnere rechts das Vas efferens. Die hellen Zellen dazwischen sind Reste der Mesangiumzellen. [X243]

Die venösen Nierengefäße

Das venöse Blut fließt über **Zwischenläppchenvenen** *(Vv. interlobulares)*, **Bogenvenen** *(Vv. arcuatae)* und **Zwischenlappenvenen** *(Vv. interlobares)* in die **V. renalis** *(Nierenvene,* ➤ Abb. 11.3, ➤ Abb. 11.4). Diese wiederum mündet in die V. cava inferior.

11.1.4 Das Nephron

DEFINITION

Nephron: Funktionseinheit der Nieren aus
- **Nierenkörperchen** *(Corpusculum renale)*, Aufgabe Abpressen des **Glomerulusfiltrats** *(Primärharns)*
- **Tubulusapparat,** Aufgabe Harnkonzentrierung zum **Urin** *(Sekundär-, Endharn, Harn)*

Nierenkörperchen und **Tubulusapparat** bilden zusammen eine funktionelle Einheit, das **Nephron:**
- Im Nierenkörperchen wird das **Glomerulusfiltrat** durch Filtrierung des Blutes gewonnen, während dieses durch das Gefäßknäuel (den Glomerulus) fließt. Jede Niere besitzt etwa eine Million Nierenkörperchen verteilt über die gesamte Rinde.
- Im Tubulusapparat wird der Primärharn durch Reabsorptionsvorgänge stark konzentriert, durch Sekretionsvorgänge mit Stoffwechselprodukten „angereichert" und dann als **Urin** in einen Nierenkelch weitergeleitet.

Das Nierenkörperchen besteht aus dem erwähnten Glomerulus und einer diesen umgebenden Kapsel, der **Bowman-Kapsel.** Die Bowman-Kapsel hat zwei Schichten (➤ Abb. 11.6):
- Das *äußere Blatt* ist ein einfaches Plattenepithel.
- Das *innere Blatt* hat sich zu den sternförmigen **Podozyten** differenziert, die mit ihren füßchenförmigen Ausläufern das Kapillarendothel umhüllen. Zwischen den Füßchen bleiben kleine Schlitze, die von einer extrazellulären **Schlitzmembran** überspannt werden.

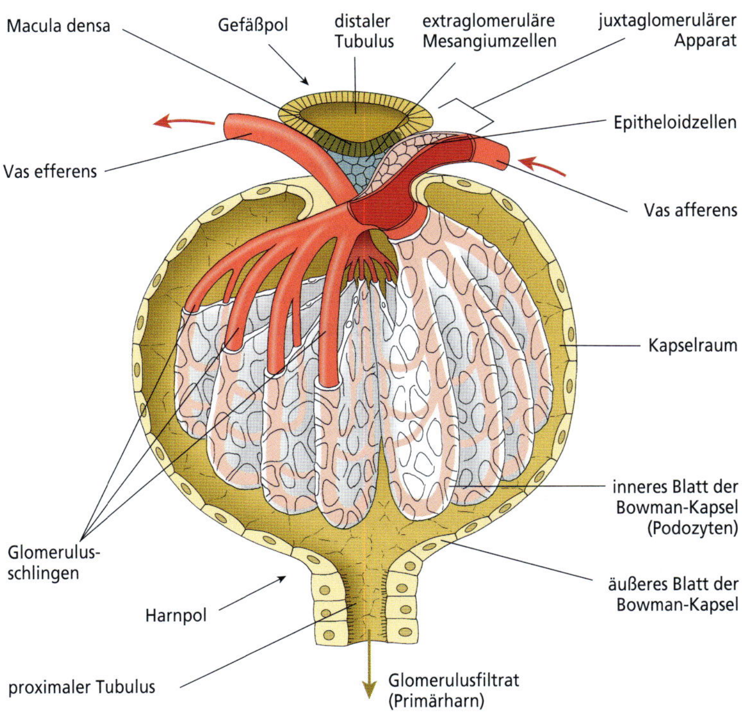

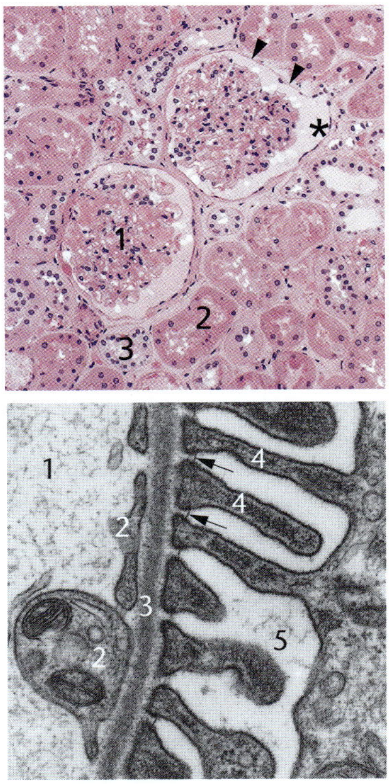

Abb. 11.6 Links: Feinbau eines Nierenkörperchens in der Schemazeichnung. Der juxtaglomeruläre Apparat ist die Kontaktzone zwischen zuführender Arteriole und dicht anliegendem distalem Tubulusabschnitt. Dort wird das Hormon Renin gebildet. Oben rechts: Nierenkörperchen, lichtmikroskopische Aufnahme. 1 = Glomerulus, 2 = proximaler, 3 = distaler Tubulus, Pfeilspitzen = äußeres Blatt der Bowman-Kapsel, Sternchen = Kapselraum. Unten rechts: Blut-Harn-Schranke, elektronenmikroskopische Aufnahme. 1 = Kapillarinneres, 2 = Kapillarendothel mit Poren, 3 = Basalmembran, 4 = Podozytenfortsätze, 5 = Kapselraum, ← Schlitzmembran. [L190/M375]

An der Ein- bzw. Austrittspforte der Kapillaren (*Gefäßpol* des Nierenkörperchens) geht das äußere in das innere Blatt über. Zwischen äußerem und innerem Blatt liegt der **Kapselraum,** in den das Glomerulusfiltrat hineingepresst wird.

Zwischen den Glomeruluskapillarschlingen liegen spezialisierte Bindegewebszellen, die **Mesangiumzellen,** die in ihrer Gesamtheit das **intraglomeruläre Mesangium** bilden. Die Mesangiumzellen stabilisieren die Kapillarschlingen, sind kontraktil und zur Phagozytose fähig, reagieren auf Hormonreize mit einer Änderung der glomerulären Filtrationsrate (➤ 11.2.1, ➤ 11.2.2) und haben selbst endokrine Funktion.

Die Produktion des Glomerulusfiltrats

Im Nierenkörperchen beginnt die Harnproduktion damit, dass aus dem Blut, das durch die Glomerulusschlingen fließt, ein wässriges Filtrat abgepresst wird – das Glomerulusfiltrat. Der Filter hat drei Schichten (➤ Abb. 11.6):

- Das *Kapillarendothel.* Da es Poren bis zu 100 nm Durchmesser hat, ist es lediglich für Zellen eine Barriere.
- Die *Basalmembran.* Ihre negativen Ladungen hindern negativ geladene Proteine am Durchtritt.
- *Podozytenfortsätze* und *Schlitzmembran.* Deren Poren sind höchstens 5 nm weit und somit ein sehr effektiver „Feinfilter".

Wasser, Elektrolyte und kleine Moleküle wie etwa Glukose können diese **Blut-Harn-Schranke** ungehindert, Zellen und große Moleküle gar nicht passieren. Mittelgroße Substanzen werden je nach Größe und Ladung teilweise filtriert. Entsprechend enthält das Glomerulusfiltrat Ionen und kleine Moleküle in der gleichen Konzentration wie das Blutplasma, jedoch nahezu keine Eiweiße.

Der Gefäß- und Harnpol des Nierenkörperchens

Zuleitendes und ableitendes Blutgefäß – also Anfang und Ende des Kapillarknäuels – liegen dicht zusammen am **Gefäßpol** des Nierenkörperchens (➤ Abb. 11.5, ➤ Abb. 11.6), der in Richtung Nierenrinde zeigt.

Am gegenüberliegenden Ende – also Richtung Nierenmark – liegt der **Harnpol.** Am Harnpol geht der Kapselraum in den *proximalen Tubulus* über, den ersten Abschnitt der Harnkanälchen.

Der Bau des Tubulusapparates

Das System der Harnkanälchen, der **Tubulusapparat** (➤ Abb. 11.4, ➤ Abb. 11.7), beginnt mit dem **proximalen Tubulus** *(Hauptstück),* welcher in seinem Anfangsteil stark gewunden verläuft. An den gewundenen Teil in der Rinde schließt sich ein gerade verlaufender Teil an, der bis ins Nierenmark hinunterzieht. Dieser gerade Teil des proximalen Tubulus wird von den bereits erwähnten peritubulären Kapillaren umschlungen, mit denen ein intensiver Flüssigkeitsaustausch stattfindet (➤ 11.2.3). Ausgekleidet wird der proximale Tubulus von einem isoprismatischen Epithel.

Im Anschluss an das gerade Stück verengt sich der Tubulus zu dem sehr dünnen **intermediären Tubulus** *(Überleitungsstück)* mit platten Epithelzellen. Dieser macht einen Bogen und geht in seinem aufsteigenden Schenkel über in den **distalen Tubulus** *(Mittelstück).* Die geraden Teile von proximalem und distalem Tubulus sowie der

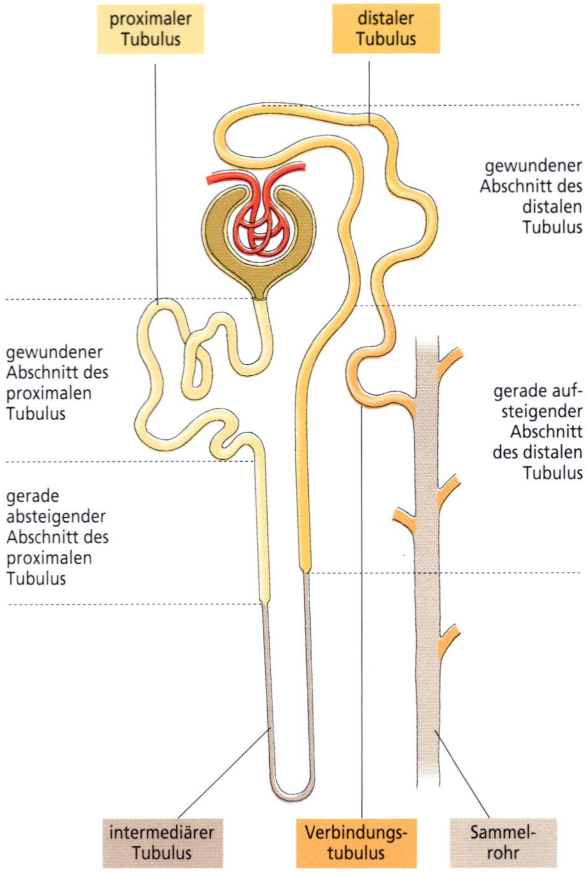

Abb. 11.7 Nierenkörperchen und Tubulusapparat in schematischer Darstellung. [L190]

dünne intermediäre Tubulus ragen ins Nierenmark hinein. Sie werden als **Henle-Schleife** zusammengefasst.

Der distale Tubulus zieht dann mit seinem gerade aufsteigenden Teil zurück zum Nierenkörperchen, windet sich (gewundener Abschnitt des distalen Tubulus) und berührt den Gefäßpol. Diese sich berührenden Abschnitte von Arteriole und Tubulus bilden mit spezialisierten Nierenzellen den *juxtaglomerulären Apparat.*

Ein kurzer **Verbindungstubulus** *(Verbindungsstück)* verbindet den distalen Tubulus mit dem **Sammelrohr** (➤ 11.1.6).

11.1.5 Der juxtaglomeruläre Apparat

DEFINITION

Juxtaglomerulärer Apparat: Verband aus spezialisierten Zellen des distalen Tubulus **(Macula densa),** des Vas afferens **(Epitheloidzellen)** und (extraglomerulären) Mesangiumzellen im Bereich des Gefäßpols. Aufgaben: Regulation des glomerulären Filtrationsdrucks, Reninproduktion.

Zum **juxtaglomerulären Apparat** (➤ Abb. 11.6) zählen:

- Spezialisierte Epithelzellen des distalen Tubulus in unmittelbarer Nähe des Vas afferens. Die Tubuluszellen sind hier schmaler und höher, und ihre Kerne liegen dicht beieinander. Aufgrund ihrer lichtmikroskopischen Erscheinung heißt diese Struktur **Macula densa.** Über die Macula densa, die wahrscheinlich als *osmoti-*

scher Sensor fungiert, reguliert der juxtaglomeruläre Apparat den Filtrationsdruck und damit die glomeruläre Filtrationsrate *lokal* in „seinem" Nierenkörperchen. Dies wird auch als **tubuloglomeruläre Rückkopplung** bezeichnet (➤ 11.2.2).
- **Epitheloidzellen** *(granulierte Zellen, Polkissenzellen)*, umgewandelte glatte Muskelzellen in der Wand des Vas afferens, die das Hormon *Renin* (➤ 11.3.1) bilden. Dadurch wirkt der juxtaglomeruläre Apparat *systemisch* auf den ganzen Körper.
- **(Extraglomeruläre) Mesangiumzellen** zwischen den Zellen des distalen Tubulus und dem Vas afferens. Sie sind an der tubuloglomerulären Rückkopplung beteiligt.

11.1.6 Die Sammelrohre

Die **Sammelrohre** nehmen den Urin (Sekundärharn) auf. Mehrere Sammelrohre münden in einen **Papillengang** zusammen, der sich in einen Nierenkelch öffnet.

Außerdem sind die Sammelrohre der Wirkort des Hormons ADH (Adiuretin ➤ 11.2.3), das die Wasserrückresorption in den distalen Tubuli und den Sammelrohren steigert und den Harn dadurch konzentriert. Fehlt diese Wirkung, entwickelt sich ein Diabetes insipidus (➤ 11.8.1).

11.2 Die Ausscheidungsfunktion der Nieren

11.2.1 Der glomeruläre Filtrationsdruck

Am Anfang der Glomerulusschlingen herrscht ein Blutdruck von etwa 50 mmHg (➤ 11.2.2), der bis zum Ende kaum abfällt (ca. 48 mmHg). Dieser **glomeruläre Blutdruck** ist jedoch nicht identisch mit dem **glomerulären Filtrationsdruck** (also dem Druck, mit dem das Glomerulusfiltrat abgepresst wird), da dem glomerulären Blutdruck zwei Kräfte entgegenwirken (➤ Abb. 11.8):
- Zum einen der kolloidosmotische Druck des Blutes. Er liegt am Anfang der Kapillarschlinge bei etwa 25 mmHg und steigt durch Abpressen von Wasser auf ca. 36 mmHg an.
- Zum anderen der hydrostatische Druck in der Bowman-Kapsel (etwa 12 mmHg).

Um den Filtrationsdruck in den Glomerulusschlingen zu berechnen, muss man also vom glomerulären Blutdruck den kolloidosmotischen Druck im Blutplasma und den hydrostatischen Druck in der Bowman-Kapsel abziehen:
- Am Anfang der Kapillarschlinge ergibt sich somit ein Wert von 50 mmHg – 25 mmHg – 12 mmHg = 13 mmHg.
- Am Ende der Kapillarschlinge ist der glomeruläre Filtrationsdruck auf 48 mmHg – 36 mmHg – 12 mmHg = 0 gesunken.

Die GFR in den verschiedenen Lebensphasen

DEFINITION
Glomeruläre Filtrationsrate *(GFR):* Glomerulusfiltratvolumen, das alle Nierenkörperchen beider Nieren pro Zeiteinheit erzeugen.

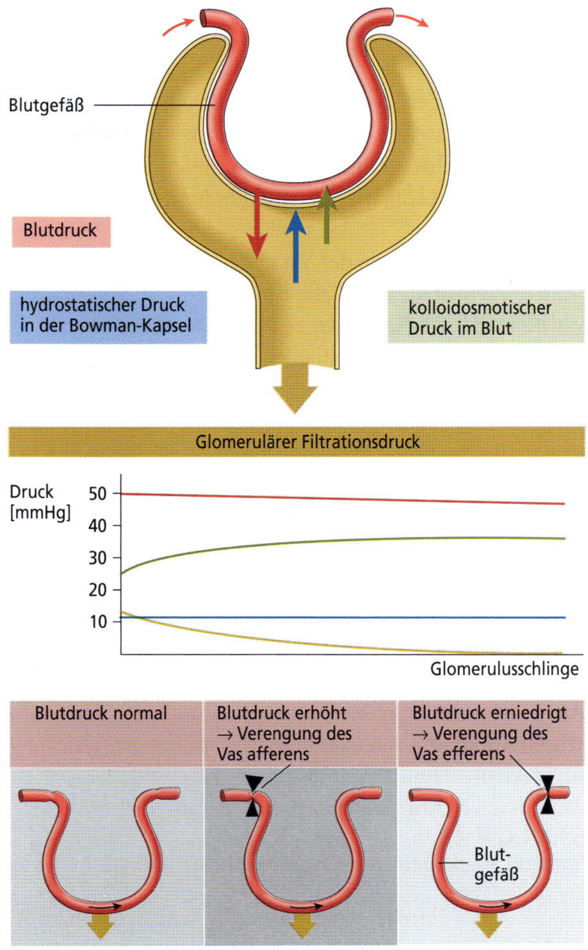

Abb. 11.8 Oben und Mitte: Der glomeruläre Filtrationsdruck fällt von 13 mmHg am Anfang der Glomerulusschlinge auf 0 an ihrem Ende ab. Unten: Die Konstanthaltung des Drucks in der Glomerulusschlinge erfolgt v. a. über die glatte Muskulatur am Anfang und am Ende der Schlinge (Pfeilspitzen). [L190]

Die **glomeruläre Filtrationsrate** beträgt beim jungen Erwachsenen ca. 120 ml/Min., das entspricht 170–180 l pro Tag. Das Blutplasmavolumen von ca. 3 l wird also täglich fast 60-mal in den Nieren filtriert (und zu 99 % wieder rückresorbiert)!

Bezogen auf die Körperoberfläche entspricht die GFR bei Kindern nach dem ersten Geburtstag der bei Erwachsenen, der Absolutwert ist aufgrund der geringeren Körperoberfläche naturgemäß altersentsprechend geringer. Etwa nach dem 50. Lebensjahr nimmt die GFR alle 10 Jahre um etwa 10 % ab.

Arzneimittelausscheidung der Nieren – Achtung im Alter

Die Altersveränderungen der Nieren müssen bei der Arzneimitteltherapie berücksichtigt werden, da viele Arzneimittel *renal* (über die Niere) ausgeschieden werden: Weil die Ausscheidungsleistung stark nachlässt, kann es bei „normaler" Dosierung zur Arzneimittelanreicherung und Vergiftung kommen.

11.2.2 Die Autoregulation von Nierendurchblutung und glomerulärer Filtration

Um eine kontinuierliche Nierenfunktion mit konstanter glomerulärer Filtration sicherzustellen, muss der Blutdruck in den Glomerulusschlingen trotz Schwankungen des arteriellen Blutdrucks immer bei etwa 50 mmHg bleiben. Dies wird durch mehrere Mechanismen gewährleistet:

- Die glatten Muskelfasern der Vasa afferentia und efferentia regulieren selbsttätig ihre Gefäßweite (*myogene Durchblutungsregulation* oder *Bayliss-Effekt,* ➤ 8.3.4, ➤ Abb. 11.8).
- Bei hoher Kochsalzkonzentration im distalen Tubulus an der Macula densa wird über eine Verengung des Vas afferens die Filtrationsrate dieses Glomerulus gesenkt und umgekehrt bei niedriger Kochsalzkonzentration gesteigert *(tubuloglomeruläre Rückkopplung).*
- Zahlreiche Hormone beeinflussen Blutdruck und glomeruläre Filtration. Das *Renin-Angiotensin-System* (➤ 11.3.1) ist wahrscheinlich vor allem bei niedrigen Blutdrücken wirksam und führt dann an der Niere v. a. zu einer Verengung des Vas efferens ➤ Abb. 11.8). Das bei zu hohem Blutvolumen freigesetzte *ANP* (➤ 8.3.5) erweitert v. a. das Vas afferens, sodass die Filtrationsrate dieses Glomerulus und damit die Natriumausscheidung steigt.

Die **Autoregulation** („Selbst-Konstanthaltung") der Nierendurchblutung funktioniert jedoch nur bei einem mittleren arteriellen Blutdruck zwischen 80 und 180 mmHg.

VORSICHT

Bei **extrem niedrigem oder hohem Blutdruck** versagt die Autoregulation der Niere:

- Sinkt der mittlere arterielle Blutdruck unter 80 mmHg, so kommt es zum *akuten Nierenversagen* (➤ 11.6). Der glomeruläre Blutdruck und damit auch der Filtrationsdruck fallen so stark ab, dass die Urinproduktion abnimmt **(Oligurie)** oder völlig zusammenbricht **(Anurie).**
- Steigt der mittlere arterielle Blutdruck über 180 mmHg, wird so viel Glomerulusfiltrat produziert, dass keine ausreichende Rückresorption mehr möglich ist. Es werden große Mengen eines unzureichend konzentrierten Urins ausgeschieden **(Druckdiurese).**

11.2.3 Die Funktionen des Tubulusapparats

Wie erwähnt gelangt das Glomerulusfiltrat aus dem Kapselraum des Nierenkörperchens in das Tubulussystem und wird dort in seiner Zusammensetzung entscheidend *verändert* und stark *konzentriert.* Durch die enorme *Rückresorption* bleiben dem Organismus viele lebenswichtige Substanzen erhalten.

- Chlorid, Bikarbonat, Natrium, Kalzium und Kalium z. B. werden schon im proximalen Tubulus zu zwei Dritteln *aktiv* rückresorbiert.
- Neben Elektrolyten werden im proximalen Tubulus auch Aminosäuren und Glukose *aktiv* ins Blut zurückresorbiert. Dieser Rückresorptionsmechanismus kann jedoch nur bestimmte Konzentrationen bewältigen. Wird eine *maximale Transportkapazität* überschritten, so scheidet der Körper den „Überschuss" mit dem Harn aus.
- Den rückresorbierten Ionen folgt schon im proximalen Tubulus *passiv* Wasser. Eine weitere Wasserrückresorption findet im distalen Tubulus und in den Sammelrohren statt, reguliert durch die

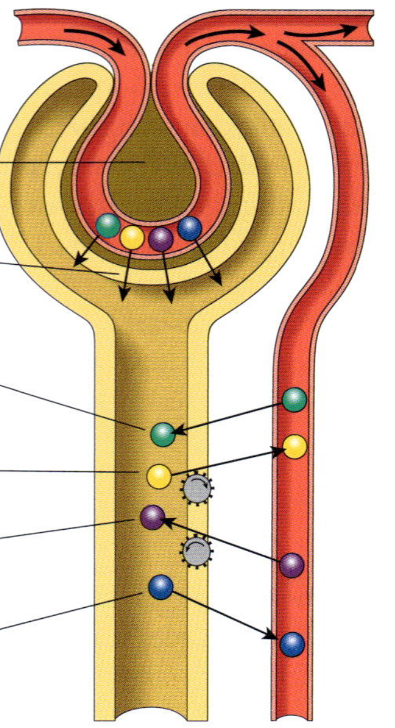

Abb. 11.9 Transportvorgänge im Tubulussystem. Es gibt vier verschiedene Möglichkeiten des Stofftransportes zwischen dem Tubulus- und dem Blutgefäßsystem. [L190]

Hormone *ADH* (Adiuretin ➤ 9.3.1) und *Aldosteron* (➤ 9.7.2). So werden insgesamt 99 % des filtrierten Wassers zurückgewonnen.

- Aus dem Tubulussystem werden nicht nur Stoffe rückresorbiert (also ins Blut aufgenommen), sondern umgekehrt auch in den Tubulus abgegeben *(tubuläre Sekretion).* Dadurch beschleunigt der Körper die Ausschleusung körpereigener und körperfremder Substanzen wie etwa des körpereigenen Abbauprodukts Harnsäure oder vieler Arzneimittel.
- K^+- und H^+-Ionen werden je nach Bedarf von den Tubuli aufgenommen oder abgegeben (*sezerniert,* ➤ Abb. 11.9, ➤ Abb. 11.10).

Säuglinge können den Harn noch nicht so stark konzentrieren wie ältere Kinder oder Erwachsene. Auch im Alter nehmen Verdünnungs- und Konzentrationsvermögen der Nieren ab.

Urinvolumen

Das Volumen des Urins beträgt mit ca. 1,5 l täglich nur etwa 1 % des Primärharnvolumens, und der Sekundärharn hat eine viermal so hohe Osmolarität (➤ 3.5.5) wie das Plasma.

Das Gegenstromprinzip

Die Harnkonzentrierung erfolgt im Nierenmark. Dabei nutzt die Niere einen Trick, der als **Gegenstromprinzip** bekannt ist: Ein Austausch zwischen zwei Röhren ist bei gegensätzlicher Flussrichtung in den Röhren effektiver als bei gleichsinniger, weil das für den Austausch erforderliche Gefälle weitgehend erhalten bleibt. Auf- und absteigende Schenkel der Henle-Schleife, Vasa recta sowie Sammelrohre bilden die gegensinnigen Röhren (➤ Abb. 11.11). Zweite Voraussetzung des Gegenstromprinzips in der Niere ist die unterschiedliche Wasserdurchlässigkeit der beteiligten Komponenten.

- Der im absteigenden Schenkel der Henle-Schleife ankommende Harn hat zunächst die gleiche Osmolarität wie das Plasma.

11

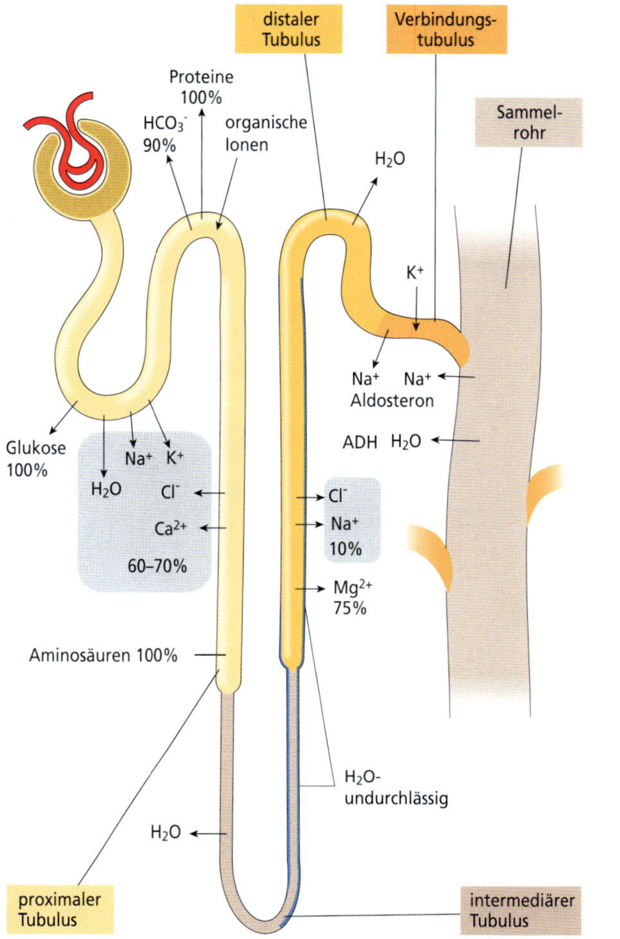

Abb. 11.10 Die tubulären Transportvorgänge der verschiedenen Substanzen im Detail. [L190]

- Im aufsteigenden Schenkel wird aktiv Natriumchlorid (NaCl) aus dem Tubulus ins Gewebe gepumpt. Wasser kann jedoch nicht folgen (hierfür ist der aufsteigende Schenkel undurchlässig), infolgedessen sinkt die Osmolarität im Harn (der aufsteigende Schenkel wirkt als *Verdünnungssegment*) und steigt im Gewebe.
- Der absteigende Schenkel ist wasserdurchlässig, sodass hier Wasser aus dem Tubulus ins Gewebe strömt, der Harn wird zum Mark hin zunehmend hyperton. Dadurch, dass die arteriellen und venösen Vasa recta gegenläufig und durchlässig sind, bleibt diese Konzentrationserhöhung im Mark erhalten und wird nicht durch den Blutstrom ausgewaschen.
- Mit dem Harnfluss gelangt der höher konzentrierte Harn in den aufsteigenden Schenkel der Henle-Schleife. Dort wird weiter NaCl aus dem Tubulus ins Gewebe gepumpt, der Vorgang wiederholt sich.
- Wenn der Harn durch die parallel zu den Henle-Schleifen laufenden Sammelrohre fließt, wird ihm osmotisch Wasser entzogen, er wird *konzentriert.* Die Harnosmolarität kann allerdings nicht höher sein als die des Nierenmarks im Papillenbereich.

Tatsächlich sind die Verhältnisse noch komplizierter, da sich auch Harnstoff im Gewebe anreichert und dadurch die Harnkonzentrierung verstärkt.

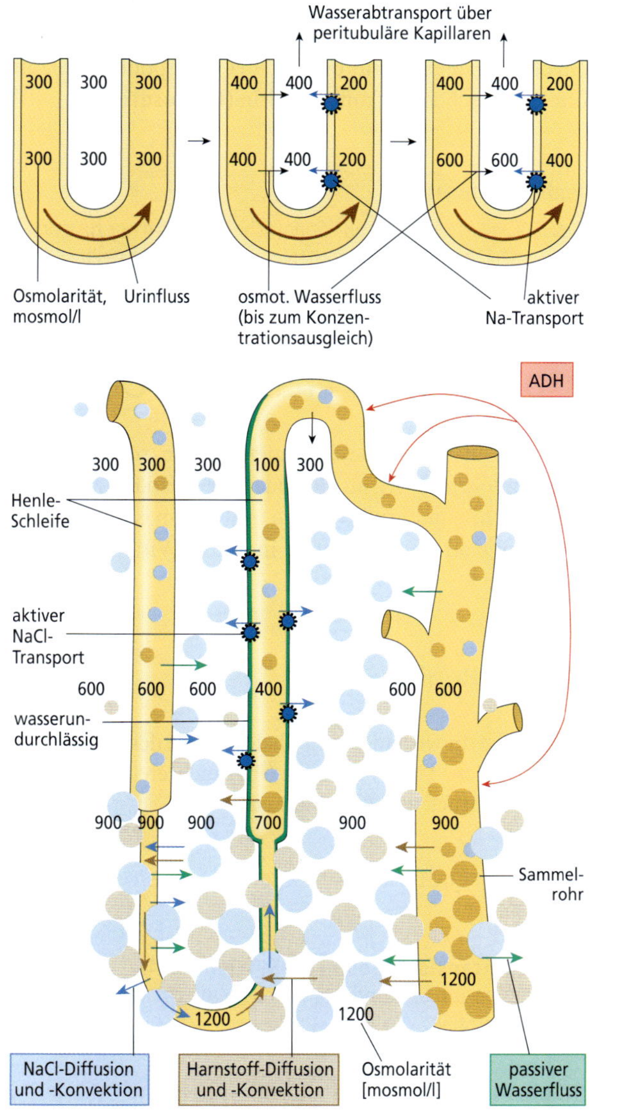

Abb. 11.11 Harnkonzentrierung im Gegenstromprinzip. Oben Modell, unten die Verhältnisse in der Niere. [L190]

Diuretika

Diuretika *(harntreibende Medikamente)* hemmen die tubulären Transportprozesse. *Schleifendiuretika* wie etwa Furosemid (z. B. Lasix®) hemmen eine Na^+-Pumpe im dicken aufsteigenden Schenkel der Henle-Schleife, *Thiaziddiuretika* greifen etwas weiter hinten am distalen Tubulus an und *kaliumsparende Diuretika* an den Sammelrohren. Durch die verminderte Na^+-Rückresorption werden allerdings in der Folge K^+-, teilweise auch noch andere Ionen vermehrt ausgeschieden. Ausnahme sind, wie der Name schon sagt, die kaliumsparenden Diuretika.

Die Glukosurie bei Diabetes

Die Resorptionsmechanismen im Tubulus können die Ausscheidung eines zu resorbierenden Stoffes nur so lange verhindern, wie die Konzentration dieses Stoffes im Glomerulusfiltrat einen bestimmten Schwellenwert nicht übersteigt, die **Nierenschwelle.**

Liegt z. B. bei Diabetes die Glukosekonzentration im Blut und damit auch die im Glomerulusfiltrat über ca. 180 mg/dl (➤ Abb. 11.11), so kommt es durch die „Überforderung" der Resorptionsmechanismen zur Glukoseausscheidung mit dem Urin **(Glukosurie).**

Patientenbeobachtung

Da die Glukoseausscheidung aus osmotischen Gründen nur zusammen mit Wasser möglich ist, müssen Menschen mit schlecht eingestelltem Diabetes häufig (und viel) Wasser lassen und haben kompensatorisch großen Durst.

11.3 Die Niere als endokrines Organ

Die Niere hat nicht nur Ausscheidungsfunktion, sondern ist gleichzeitig ein endokrines Organ. Sie bildet vor allem die zwei „renalen Hormone" Renin und Erythropoetin. Außerdem ist die Niere an der Umwandlung von Cholekalziferol in aktives Vitamin-D-Hormon beteiligt (➤ 9.6).

11.3.1 Das Renin

Das Enzym **Renin** wird in den Epitheloidzellen des juxtaglomerulären Apparates (➤ 11.1.5) gebildet. Über mehrere Zwischenschritte steigert es Blutdruck und Blutvolumen.

Das Renin-Angiotensin-Aldosteron-System

DEFINITION

Renin-Angiotensin-Aldosteron-System *(RAAS):* Komplexes Regulationssystem zur Konstanthaltung von Blutdruck, Nierendurchblutung und Natriumhaushalt.

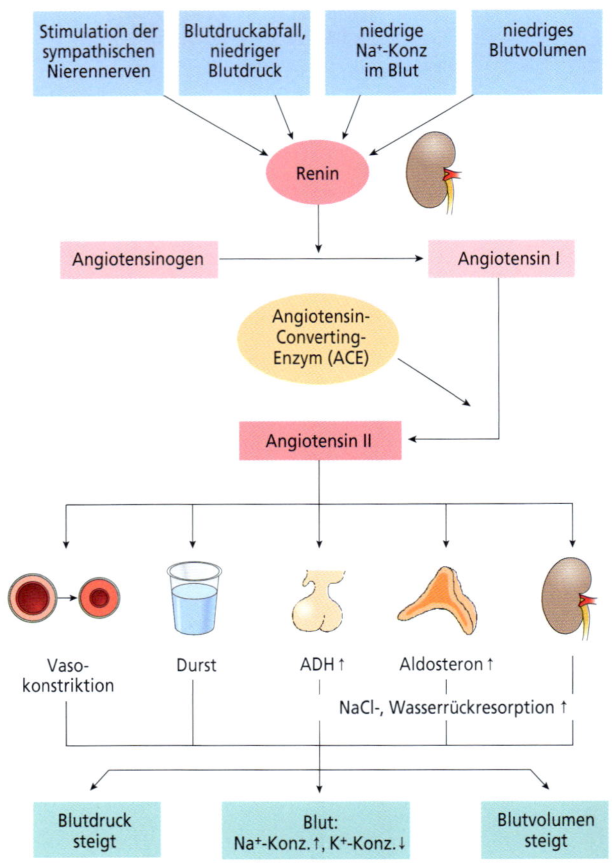

Abb. 11.12 Übersicht über das Renin-Angiotensin-Aldosteron-System (RAAS). [L190/L275]

Das **Renin-Angiotensin-Aldosteron-System** (➤ Abb. 11.12) ist wesentlich an der Regulation des Blutdrucks und des Natrium- und damit Wasserhaushalts beteiligt (➤ 11.7, ➤ 11.8).

Bei Minderdurchblutung der Niere (durch generalisierten Blutdruckabfall oder Nierenarterienstenose), Natriummangel oder Sympathikusaktivierung wird vermehrt Renin ausgeschüttet.

Renin spaltet im Blut vom ebenfalls im Blut befindlichen Eiweiß **Angiotensinogen** (gebildet in der Leber) ein Stück ab, das **Angiotensin I.** Aus diesem entsteht nach Abspaltung von zwei weiteren Aminosäuren durch das **Angiotensin-Converting-Enzym** *(ACE)* das hoch wirksame **Angiotensin II,** ein Peptidhormon aus acht Aminosäuren.

Angiotensin II hat starke gefäßverengende (vasokonstriktorische) Wirkungen, was den Blutdruck kurzfristig ansteigen lässt. Außerdem steigert es den Durst, fördert die Natriumrückresorption im proximalen Tubulus und stimuliert die Freisetzung von *Aldosteron* (➤ 9.7.2) und *ADH* (➤ 16.6.2, ➤ 9.3.1). Diese erhöhen über eine gesteigerte Rückresorption von Natrium bzw. Wasser in der Niere die Natriumkonzentration im Blut sowie das Blutvolumen und damit den Blutdruck.

Hohe Natriumkonzentrationen, aber auch Angiotensin II oder Aldosteron hemmen umgekehrt die Reninsekretion.

RAAS-Hemmer

Das RAAS kann durch drei Arzneimittelgruppen gehemmt werden: Häufig gegen Bluthochdruck und Herzinsuffizienz eingesetzt werden **ACE-Hemmer,** welche die Bildung von Angiotensin II vermindern, sowie **Angiotensin-[II-]Rezeptor-Blocker,** welche die Rezeptoren von Angiotensin II an den Zielzellen besetzen, sodass dieses nicht mehr wirken kann. Bisher ein Reservemedikament sind **Renin-Hemmer,** die direkt am Renin angreifen, sodass kein Angiotensin gebildet wird.

11.3.2 Das Erythropoetin

Erythropoetin *(EPO)* ist ein Eiweißhormon, das bei Sauerstoffmangel (präziser: zu niedrigem *Sauerstoffpartialdruck* im arteriellen Blut ➤ 6.11) ausgeschüttet wird.

Erythropoetin steigert die *Erythropoese,* also die Neubildung von roten Blutkörperchen im Knochenmark (➤ 12.2.3), wodurch vermehrt Sauerstoff transportiert werden kann. Entsprechend wird es bei Sauerstoffmangel (präziser: zu niedrigem *Sauerstoffpartialdruck* im arteriellen Blut ➤ 6.12) vermehrt ausgeschüttet. Dies ist z. B. bei (fortgeschrittenen) Lungenerkrankungen, aber auch bei der *Höhenanpassung* im Hochgebirge der Fall (➤ 12.2.6).

11.4 Der Urin

DEFINITION

Urin *(Sekundär-, Endharn, Harn):* Gelbe, klare Flüssigkeit, die in den Nieren gebildet und über die ableitenden Harnwege abgegeben wird. Bestandteile v. a. Wasser (95 %), Harnstoff, Harnsäure, Kreatinin, Elektrolyte. Menge beim Erwachsenen ca. 1,5 l täglich, bei Kindern altersabhängig weniger.

11.4.1 Die Urinmenge und -bestandteile

Die Urinmenge in den verschiedenen Lebensphasen

Erwachsene scheiden pro Tag ungefähr 1,5 l **Urin** aus, bei reichlichem Trinken auch mehr. Bei Kindern steigt die Urinmenge mit dem Alter (➤ Tab. 11.1). Die Zahl der Blasenentleerungen (Miktionen) pro Tag nimmt dabei von 10–18 beim Säugling auf 4–6 beim Erwachsenen ab und erhöht sich beim älteren Menschen meist wieder etwas.

Urinbeobachtung beim Säugling

Die Urinmenge ist beim Säugling naturgemäß nicht genau zu beobachten. Generell gilt aber, dass die Windel beim gesunden Säugling bei jedem Wickeln (Wickeln nach den Mahlzeiten) gut nass ist.

Die Urinbestandteile

Urin besteht zu 95 % aus Wasser. Der mit täglich 20–25 g Ausscheidungsmenge wichtigste gelöste Bestandteil des Urins ist der **Harnstoff,** der in der Leber gebildet wird und ein Stoffwechselendprodukt des Eiweißstoffwechsels ist (➤ 2.8.3). In größerer Menge werden außerdem die schwer wasserlösliche **Harnsäure** sowie das aus dem Muskelstoffwechsel und dem Fleisch der Nahrung stammende **Kreatinin** mit dem Urin aus dem Organismus entfernt. Außerdem enthält der Urin *Salze* wie etwa das Kochsalz (NaCl), *Phosphate* und *Säuren* wie Zitronensäure oder Oxalsäure.

Die Färbung des Urins

Für die gelbliche Färbung des Urins sind vor allem die **Urochrome** verantwortlich, das sind v. a. stickstoffhaltige gelbe Farbstoffe aus dem Hämoglobinabbau (➤ 12.2.4, ➤ 10.6.4).

Tab. 11.1 Anhaltswerte für die normale Urinmenge in den verschiedenen Lebensphasen.

Altersgruppe	Urinmenge [ml/Tag]
Neugeborenes ab dem 3. Tag	100–300
Säugling ab dem 2. Monat	250–500
Kleinkind	500–600
Kindergartenkind	600–700
Grundschulkind	700–1.000
Jugendliche	800–1.500
Erwachsene	1.000–2.000

Urinbeobachtung

Ein schmutzig-brauner oder rötlicher Urin weist auf eine Nieren- bzw. Harnwegsblutung **(Hämaturie),** ein trüber oder gar weißlich-cremiger Urin auf eine Infektion mit massiver Beimengung von weißen Blutkörperchen **(Leukozyturie)** hin. Eine Trübung oder Flockung bei abgestandenem Urin kann allerdings normal sein.

11.4.2 Die Urindiagnostik

Die Teststreifendiagnostik

Durch die moderne **Teststreifendiagnostik** können u. a. folgende Urinbestandteile rasch und ohne Labor erkannt werden (➤ Abb. 11.13):

- **Proteine.** Sie dürfen nur in kleinen Mengen im Urin erscheinen (bis 150 mg pro Tag). Eine erhöhte Eiweißausscheidung **(Proteinurie)** ist oft Zeichen einer Schädigung der glomerulären Kapillarwände, z. B. durch eine **Glomerulonephritis** (Entzündung der Nierenkörperchen).
- **Glukose.** Sie wird bei einem Blutzucker über 180 mg/dl mit dem Urin ausgeschieden.
- **Erythrozyten.** Rote Blutkörperchen im Urin (**Hämaturie,** *Erythrozyturie*) weisen auf eine Erkrankung oder Verletzung von Niere oder Harnwegen (z. B. Nierensteine, Tumoren) oder auf eine erhöhte Blutungsneigung hin.

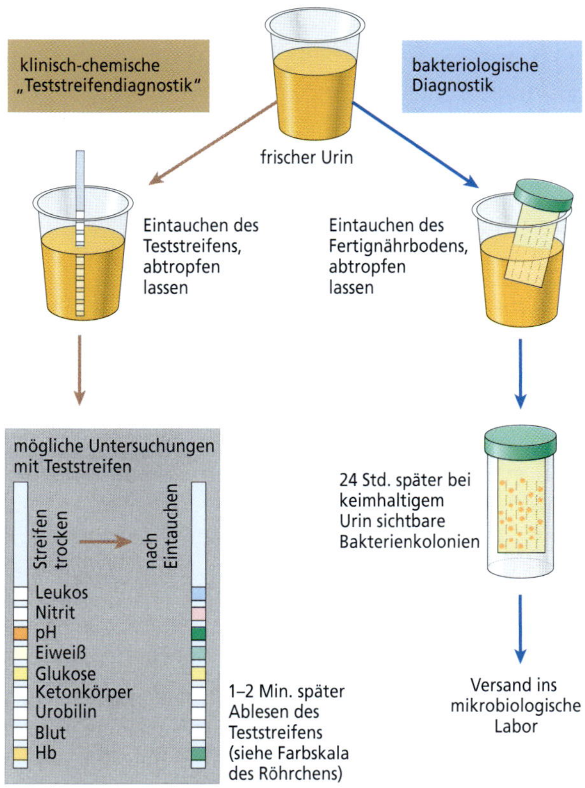

Abb. 11.13 Einfache Urinuntersuchungen in Klinik und Praxis. [L190]

11

- **Leukozyten.** Der Urin des Gesunden enthält nur einige aus den ableitenden Harnwegen abgeschilferte Zellen sowie sehr wenige weiße Blutkörperchen. Größere Mengen weißer Blutzellen im Urin **(Leukozyturie)** zeigen in der Regel eine Infektion von Nieren oder ableitenden Harnwegen an.
- **Ketonkörper.** Ketonkörper sind die Endprodukte eines Stoffwechselweges beim Fettabbau. Sie treten z. B. beim Fasten oder bei Diabetes mit ungünstiger Stoffwechselführung im Urin auf.

Uringewinnung

Die Pflegenden leiten Patientinnen und Patienten bzw. bei Kindern die Eltern zur Uringewinnung an:

- Urinproben älterer Kinder oder Erwachsener werden als **Mittelstrahlurin** gewonnen, um zu verhindern, dass Zellen oder Keime aus dem äußeren Harnröhrenbereich in die Probe gelangen und das Ergebnis verfälschen. Hierzu wird die erste Urinportion in die Toilette entleert, dann eine Urinprobe in einem geeigneten Gefäß aufgefangen und der restliche Urin wiederum verworfen.
- Bei Säuglingen und Kleinkindern wird entweder mit viel Geduld die Spontanmiktion abgewartet oder ein spezieller Klebebeutel zum Auffangen des Urins verwendet.

Die Urinprobe wird dann so bald wie möglich ins Labor zur Untersuchung gebracht.

Das Urinsediment

Wird Urin zentrifugiert, reichern sich die festen Bestandteile im **Urinsediment** *(Harnsediment)* an. Bei der mikroskopischen Untersuchung des Urinsediments können z. B. Kristalle, Zylinder oder Bakterien gesehen werden (➤ Abb. 11.14).

Die Urinkultur

Bei Verdacht auf eine *Harnwegsinfektion* wird eine **Urinkultur** angelegt, entweder im Labor oder mittels eines Eintauchnährbodens (➤ Abb. 11.13). Dieser wird nach Herstellerangaben gelagert und erst bei Bakterienwachstum zur weiteren Untersuchung ins (mikrobiologische) Labor gegeben.

11.5 Die ableitenden Harnwege

DEFINITION

Ableitende Harnwege: Strukturen, die der Urin (Endharn) bis zu seiner Ausscheidung passiert. Umfassen **Nierenkelche** *(Calices renales)*, **Nierenbecken** *(Pelvis renalis)*, **Harnleiter** *(Ureter)*, **Harnblase** *(Vesica urinaria)*, **Harnröhre** *(Urethra)*. Ausgekleidet von **Urothel** *(Übergangsepithel)*.

11.5.1 Das Nierenbecken

Die **ableitenden Harnwege** beginnen mit den 8–10 **Nierenkelchen** (➤ Abb. 11.3), die bereits zum **Nierenbecken** zählen. Das Nierenbecken kann anschaulich beschrieben werden als Bindegewebssäckchen, das wie der gesamte Harntrakt von **Urothel** (*Übergangsepithel* ➤ 5.2.1, ➤ Abb. 11.16) ausgekleidet ist. Glatte Muskelfasern in der Wand des Nierenbeckens fördern den Abtransport des Urins in die Harnleiter.

11.5.2 Der Harnleiter

Das Nierenbecken verengt sich nach unten zum **Harnleiter** *(Ureter)*. Die beiden Harnleiter sind jeweils 4–7 mm dicke und 30 cm lange Schläuche, die retroperitoneal (➤ 10.1.5) ins kleine Becken ziehen (➤ Abb. 11.1) und dort in die Harnblase einmünden (➤ Abb. 11.15).

Die Einmündungsstelle in der Harnblase ist dabei so in die Blasenwand eingewebt, dass sie als Ventil wirkt: Der Urin kann zwar von den Harnleitern in die Blase fließen, nicht jedoch umgekehrt.

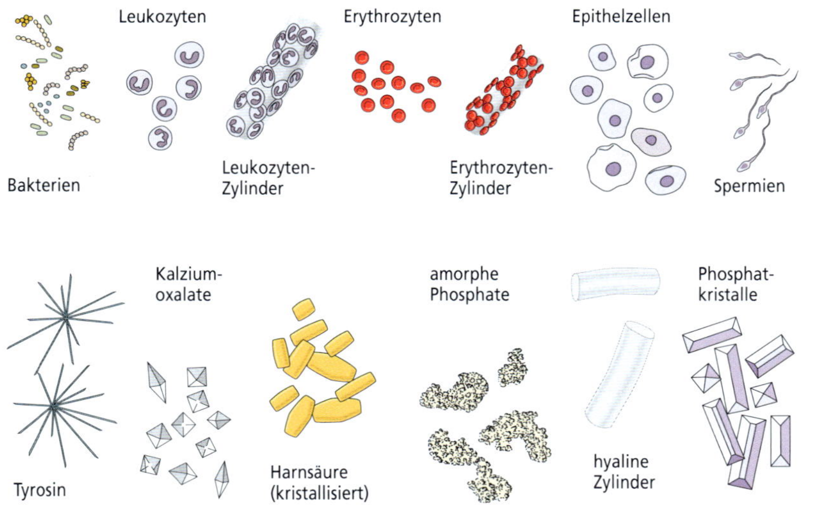

Abb. 11.14 Urinsediment (Auswahl). Die verschiedenen Kristalle sind an sich ohne Krankheitswert, können aber auf eine (beginnende) Nierenerkrankung oder Stoffwechselstörung hinweisen. Zylinder sind rollenförmige Zusammenballungen von Erythrozyten, Leukozyten, Eiweißen (hyaline Zylinder) oder Epithelzellen (Epithelzylinder) aus der Niere und gewissermaßen „Ausgussmodelle" von Tubuli. Von einer geringen Zahl hyaliner Zylinder abgesehen, ist ihr Auftreten pathologisch und weist auf die Niere als Erkrankungsort hin. Bakterien sind meist Zeichen einer Infektion. [L190]

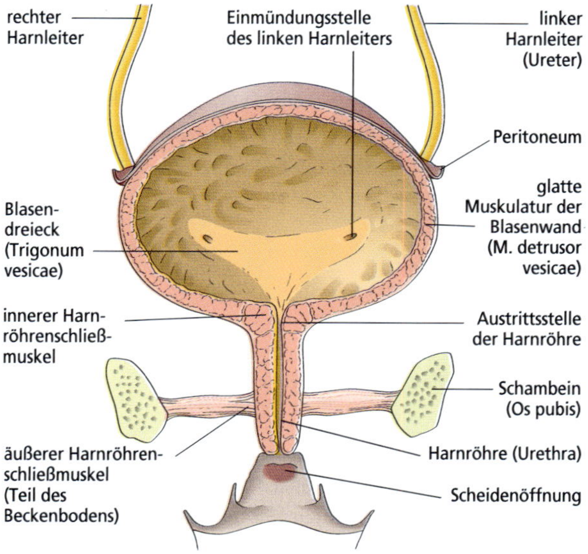

Abb. 11.15 Harnblase der Frau im Frontalschnitt (von vorn). [L190]

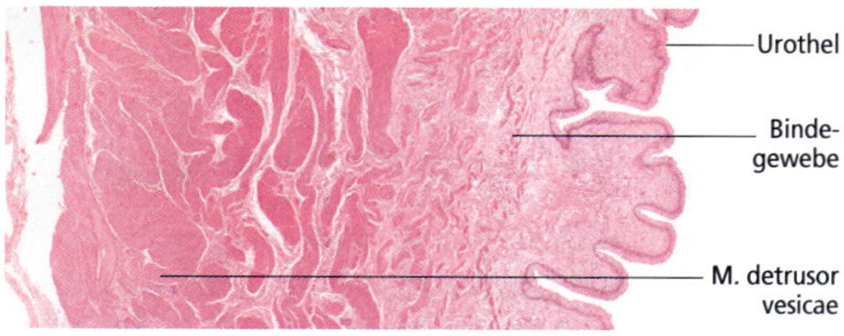

Abb. 11.16 Die Harnblasenwand im lichtmikroskopischen Bild. [G077]

Vesiko-uretero-renaler Reflux

Vor allem bei Säuglingen und Kleinkindern kann es sein, dass der Ventilmechanismus in der Blasenwand nicht intakt ist, sodass beim Wasserlassen Blasenurin in den Harnleiter und das Nierenbecken zurückfließt. Durch diesen **vesiko-uretero-renalen Reflux** können Krankheitserreger in die Niere verschleppt werden. Die daraus resultierenden wiederholten Harnwegsinfekte zeigen sich oft nur durch wiederholte, scheinbar unerklärliche Fieberschübe des Kindes.

Die Wand des Harnleiters besteht aus Urothel, einer dünnen Bindegewebsschicht, 2–3 Schichten glatter Muskulatur und Bindegewebe zum Einbau in die Umgebung. Die Peristaltik (➤ 10.1.2) transportiert den Urin aktiv in Richtung Blase.

Die physiologischen Harnleiterengen

An den drei **physiologischen Harnleiterengen** ist der Harnleiter enger als im übrigen Verlauf, und zwar:

- Am Abgang aus dem Nierenbecken
- An der Kreuzung des Harnleiters mit A. und V. iliaca communis (➤ Abb. 11.1)
- Während des letzten Stückes durch die Harnblasenwand

Harnleiterengen

Die physiologischen Harnleiterengen sind klinisch bedeutend: Hier bleiben *Nierensteine* bevorzugt „hängen" und führen zu *Nierenkoliken.*

11.5.3 Die Harnblase und Harnröhre

Die Harnblase

Die **Harnblase** (*Vesica urinaria* ➤ Abb. 11.15) ist ein aus *glatter Muskulatur* gebildetes Hohlorgan. Sie liegt vorne im kleinen Becken direkt hinter der Symphyse und den Schambeinen. Die volle Harnblase ragt nach oben über die Symphyse hinaus.

Das Dach der Harnblase wird von Peritoneum (Bauchfell) bedeckt, der hintere Teil der Blase grenzt bei der Frau an die Scheide und die Gebärmutter, beim Mann an das Rektum.

Die Blasenschleimhaut ist deutlich gefaltet; nur in einem kleinen dreieckigen Feld am Blasenboden ist sie glatt. Dieses **Blasendreieck** *(Trigonum vesicae)* wird hinten durch die beiden Mündungsstellen der Harnleiter und vorne durch die Austrittsstelle der **Harnröhre** *(Urethra)* markiert.

Auch die Harnblase wird von Urothel ausgekleidet (➤ 5.2.1). Darunter liegen das Schleimhautbindegewebe und drei Schichten glatter Blasenwandmuskulatur (➤ Abb. 11.16). Die Schichten (außen und innen eine Längs-, in der Mitte eine Ringmuskelschicht) sind allerdings stark durchflochten und wenig voneinander abgrenzbar, weshalb sie auch als **M. detrusor vesicae** oder *Detrusormuskel* zusammengefasst werden.

Blasenkatheter

Das **Legen eines Blasenkatheters** bedeutet ein hohes Infektionsrisiko für Harnwege und Nieren, da über den Katheter pathogene Keime von der Harnröhrenmündung in die Blase und weiter bis zum Nierenbecken „wandern" können. Frauen sind wegen ihrer kurzen Harnröhre besonders gefährdet.
Zur pflegerischen Prophylaxe gehören absolut steriles Arbeiten beim Legen des Katheters und eine sorgfältige Katheterpflege. Außerdem achten die Pflegenden darauf, dass der Patient bzw. die Patientin ausreichend trinkt und so die Harnblase „spült".

Die Harnröhre

Die **Harnröhre** *(Urethra)* verbindet die Harnblase mit der Körperoberfläche. Der Abgang der Harnröhre aus der Harnblase heißt **innere Harnröhrenöffnung** *(Ostium urethrae internum)*, ihre Mündung an der Körperoberfläche entsprechend **äußere Harnröhrenöffnung** *(Ostium urethrae externum).*

- Die Harnröhre der Frau ist nur etwa 4 cm lang und verläuft fast gerade. Sie mündet in den Scheidenvorhof (➤ Abb. 19.9, ➤ Abb. 19.14).
- Die Harnröhre des Mannes ist mit etwa 20 cm deutlich länger als die der Frau und hat mehrere Biegungen, Engstellen und Erweiterungen. Außerhalb der Harnblase verläuft sie mit ihrem *Vorsteherdrüsenteil* zunächst durch die Vorsteherdrüse (Prostata, ➤ 19.1.7) und den Beckenboden *(membranöser Teil).*
- Der mit rund 15 cm längste Abschnitt ist der *Schwellkörperteil* im Harnröhrenschwellkörper des Penis. Die Harnröhre des Mannes mündet auf der Eichel des Penis. Im Vorsteherdrüsenteil

münden die Samenwege in die Harnröhre, weshalb man ab dort auch von *Harnsamenröhre* spricht (➤ Abb. 19.7).

Die Verschlussmechanismen von Harnblase und -röhre

Am Beginn der Harnröhre – also am vorderen Eckpunkt des Blasendreieckes – verdicken sich die Muskelfasern der Harnblase zum **inneren Harnröhrenschließmuskel** *(M. sphincter urethrae internus).* Zusätzlich wird die Harnröhre im Beckenbodenbereich durch quergestreifte Muskelfasern um- und verschlossen, die in ihrer Gesamtheit den willkürlich kontrollierbaren **äußeren Harnröhrenschließmuskel** *(M. sphincter urethrae externus)* bilden. Insbesondere bei der Frau verflechten sich beide Systeme.

Die Altersveränderungen der Blase

Bei älteren Menschen nimmt das Fassungsvermögen der Blase ab. Der M. detrusor vesicae wird durch zunehmendes Bindegewebe weniger kontraktil und gleichzeitig nicht selten „instabil" mit Kontraktionen in der Blasenfüllungsphase. Typischerweise müssen ältere Menschen häufiger die Toilette aufsuchen und die Drangzeit ist verkürzt.

11.5.4 Die Harnblasenentleerung

Das maximale Fassungsvermögen der Harnblase beträgt beim Erwachsenen etwa 800 ml. Der Drang zur *Blasenentleerung* **(Miktion)** tritt aber bereits bei einer Füllung von 350 ml auf.

Die Blasenentleerung wird willkürlich ausgelöst und läuft dann reflektorisch ab:

- Zuerst spannt sich die glatte Muskulatur der Blasenwand an (M. detrusor vesicae).
- Dadurch erweitert sich die Harnröhre im Bereich des inneren Harnröhrenschließmuskels.
- Die Erschlaffung des äußeren Harnröhrenschließmuskels schließt sich an: Der Urin kann nun durch die Harnröhre abfließen, wobei die Entleerung der Blase durch Anspannen der Bauch- und Beckenbodenmuskulatur unterstützt wird.

Der Reflexbogen der Blasenentleerung

Die Harnblase wird parasympathisch aus dem Sakralmark und sympathisch aus dem unteren Thorakal- und oberen Lumbalmark versorgt. Die Rolle des Sympathikus ist eher gering.

Der Füllungsgrad der Harnblase wird durch Dehnungssensoren in der Blasenwand registriert. Typischerweise steigt der Blaseninnendruck bis etwa 200 ml Blasenfüllung (beim Erwachsenen) kaum. Ab einer Blasenfüllung von ca. 350 ml aber nimmt die Zahl der von den Dehnungssensoren zum Sakralmark und zum **Miktionszentrum** in der Brücke gehenden Impulse stark zu. Im Großhirn entsteht das Gefühl des *Harndranges* und über das Miktionszentrum in der Brücke werden die parasympathischen Nervenzellen im Sakralmark aktiviert. Parasympathische Fasern vermitteln dann über den *N. pelvicus* eine Anspannung des M. detrusor vesicae, gleichzeitig werden die für den äußeren Harnröhrenschließmuskel zuständigen Nervenzellen im Sakralmark gehemmt, sodass der äußere Harnröhrenschließmuskel, innerviert vom *N. pudendus,* erschlafft.

Beim Erwachsenen wird die Blasenentleerung außerdem von höheren Hirnzentren kontrolliert, die Blasenentleerung kann willentlich beeinflusst werden. Diese **Blasenkontrolle** wird erst etwa im dritten Lebensjahr erworben. Vorher läuft die Miktion unwillkürlich über einen Reflexbogen im Sakralmark ab.

Die Harninkontinenz

DEFINITION

Harninkontinenz *(Blaseninkontinenz):* Eingeschränkte oder fehlende Fähigkeit, die Harnblase kontrolliert zu entleeren.

Vorübergehende **Harninkontinenz** ist bei Frauen nach einer Geburt recht häufig. Besonders aber tritt Harninkontinenz bei älteren Menschen auf. Ursachenabhängig werden v. a. unterschieden:

- **Funktionelle Inkontinenz,** z. B. wenn ein Mensch mit Mobilitätseinschränkung die Toilette nicht schnell genug erreicht
- **Stressinkontinenz** durch Beckenbodenschwäche (Urinabgang z. B. bei schwerem Heben, Husten)
- **Dranginkontinenz** mit plötzlichem, nicht unterdrückbarem Harndrang, z. B. bei Harnwegsinfektion, Prostatavergrößerung
- **Inkontinenz bei chronischer Harnretention** bei Abflussstörung, etwa infolge Prostatavergrößerung

Harninkontinenz ist sehr belastend. Wichtig ist, dass Betroffene ihre Probleme nicht verschweigen, sondern ärztlichen Rat suchen. Eine genaue Einordnung der Inkontinenz ermöglicht oft eine individuelle Therapie und deutliche Besserung.

Toilettentraining

Bei manchen Inkontinenzformen hilft ein **Toilettentraining** *(Kontinenz-, Blasentraining).* Ziel ist es, die Blase durch regelmäßigen Gang zur Toilette so zu trainieren, dass sie sich zu festgelegten Zeiten entleert. Voraussetzung ist ein Miktionsprotokoll, in dem die Zeitpunkte willkürlicher und unwillkürlicher Blasenentleerungen sowie Trinkmengen vermerkt sind. Die Zeiten für die Toilettengänge entsprechen anfangs den Entleerungszeiten auf dem Miktionsprotokoll, das während des Toilettentrainings fortgeführt wird. Können Betroffene zur festgelegten Zeit kein Wasser lassen, versuchen sie es eine halbe Stunde später noch einmal. Gelingt das Wasserlassen zu den festgelegten Zeiten und fließt über einen Zeitraum von zehn Tagen kein Urin mehr unwillkürlich ab, werden die Zeitabstände zwischen den Toilettengängen alle vier Tage um ca. 15 Min. verlängert.

11.6 Die Niereninsuffizienz

Grundlegende Voraussetzung für eine regelrechte Nierenfunktion ist die kontinuierliche Produktion von Glomerulusfiltrat. Eine kritische Reduktion des Glomerulusfiltrates kann *plötzlich* erfolgen (*akutes Nierenversagen,* **akute Niereninsuffizienz**) oder sich *allmählich* entwickeln **(chronische Niereninsuffizienz).** Beiden Formen können zahlreiche Ursachen mit unterschiedlichen Schädigungsmechanismen zugrunde liegen.

Für die Einschätzung einer Niereninsuffizienz haben sich die **harnpflichtigen Substanzen** bewährt, insbesondere das *Kreatinin.*

11

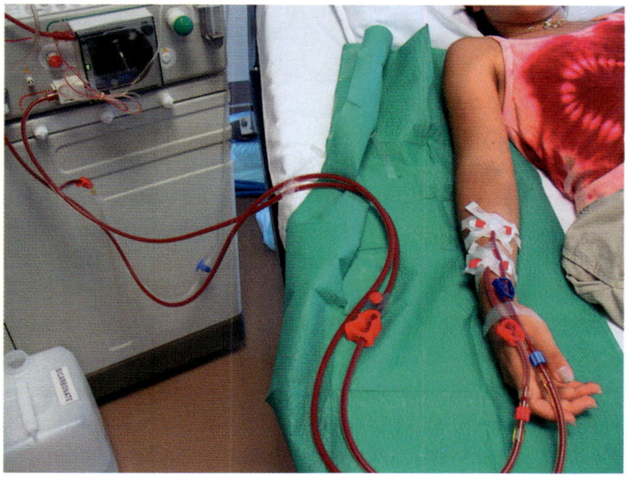

Abb. 11.17 Hämodialyse als häufigste Dialyseform. Aus einem operativ angelegten Shunt („Kurzschluss" zwischen Arterie und Vene) wird Blut entnommen und ins Dialysegerät geleitet. Die auszuscheidenden Substanzen diffundieren entlang eines Konzentrationsgefälles aus dem Blut ins Dialysat. Außerdem wird dem Blut Wasser entzogen. Danach wird das „gereinigte" Blut über einen zweiten Gefäßzugang wieder zugeführt. [J787]

Harnpflichtige Substanzen sind solche Stoffe, die nur über die Nieren ausgeschieden werden und sich daher bei Niereninsuffizienz im Blut messbar anreichern.

Diabetische Nephropathie

Eine häufig auftretende Form der Nierenschädigung ist die **diabetische Nephropathie,** die beim Diabetes mellitus Typ 1 oder 2 auftreten kann und nicht selten zur Dialysepflicht führt.

VORSICHT

Sowohl akutes als auch chronisches Nierenversagen führen letztlich zur lebensbedrohlichen **Urämie** *(Harnvergiftung)* mit Beteiligung praktisch aller Organsysteme. Helfen kann dann nur eine *Dialyse* (am häufigsten als Hämodialyse durchgeführt ➤ Abb. 11.17) oder eine *Nierentransplantation.*

11.7 Der Wasserhaushalt

11.7.1 Der Wasseranteil des Körpers in den verschiedenen Lebensphasen

Der Mensch besteht zu einem wesentlichen Anteil aus Wasser (➤ Abb. 11.18, Verteilung des Körperwassers ➤ 3.4): So entfallen beim Neugeborenen etwa 75 % des Körpergewichts auf das Wasser. Im Kindesalter sinkt der Wasseranteil, bleibt aber bis zur Pubertät bei Mädchen und Jungen gleich. Bei Erwachsenen beträgt der Wasseranteil etwa 60 % des Körpergewichts. Fettgewebe ist wasserarm, daher haben Frauen einen um 5–10 % geringeren Wasseranteil als Männer. Bei sehr starker Adipositas kann der Wasseranteil unter 40 % sinken.

Im Alter sinkt der Wasseranteil auf ca. 50 % des Körpergewichts (Verteilung des Körperwassers ➤ 3.4). Gleichzeitig nehmen Konzentrations- und Verdünnungsleistung der Nieren sowie Durstwahrnehmung ab, der Wasserhaushalt wird insgesamt labiler.

11.7.2 Die Regulation der Wasserbilanz

Der Organismus ist auf eine ausgeglichene **Wasserbilanz** angewiesen. Nur so kann er seine Funktionen aufrechterhalten. Er sorgt deshalb durch eine beständige Regulation seines **Wasserhaushalts** dafür, dass er weder austrocknet noch überwässert wird.

Reguliert wird der Wasserhaushalt vor allem durch drei Hormone:

- Das vom Hypothalamus sezernierte *ADH* (antidiuretisches Hormon, Adiuretin ➤ 9.3.1)
- Das in der Nebennierenrinde gebildete *Aldosteron* (➤ 9.7.2, ➤ 11.3.1)
- Die im Herzen produzierten *natriuretischen Peptide* (z. B. das *ANP* ➤ Tab. 9.2, ➤ 7.6.2)

Alle drei Hormone wirken (auch) an der Niere:

- ADH erhöht die Wasserdurchlässigkeit vor allem in den Sammelrohren und führt dadurch zu einer Wasserrückgewinnung.
- Gleichsinnig zum ADH wirkt Aldosteron, welches die Resorption von Salz und Flüssigkeit im distalen Tubulus steigert.
- Die natriuretischen Peptide hingegen fördern Natriumausscheidung und Harnbildung und sind so wichtige Gegenspieler zu ADH und Aldosteron.

Die Wasserein- und -ausfuhr

Wasser wird dem Körper direkt (Getränke, im Krankenhaus Infusionen) und indirekt über wasserhaltige feste Nahrungsmittel zugeführt. Im Schnitt nimmt ein nicht körperlich arbeitender gesunder Erwachsener 1,5 l täglich durch Getränke und 600 ml durch feste Nahrung zu sich (Wasserbedarf ➤ Tab. 11.2).

Zu diesen 2,1 l kommen noch 400 ml **Oxidationswasser,** die bei der Nahrungsverstoffwechselung frei werden: Aus dem chemischen

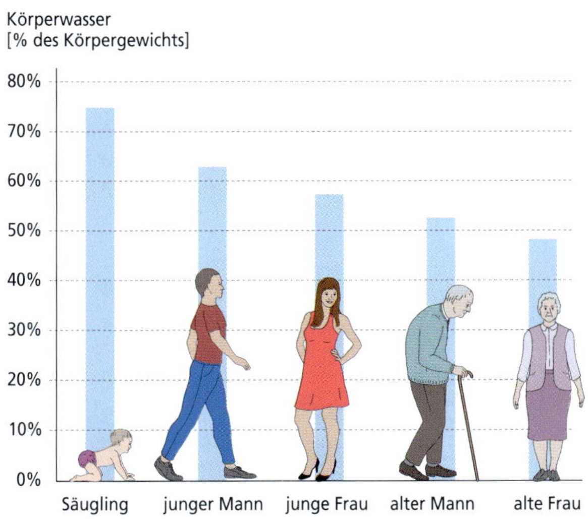

Abb. 11.18 Alters- und geschlechtsabhängiger Wasseranteil des menschlichen Körpers. [L190]

Tab. 11.2 Altersabhängiger Flüssigkeitsbedarf (ohne zusätzlichen Bedarf durch Sondersituationen wie etwa starkes Schwitzen, Durchfall).

Altersgruppe	Wasserbedarf (ml/kg KG × Tag)
Säuglinge bis 3 Monate	ca. 130
Säuglinge 4–11 Monate	ca. 110
Kinder 1–3 Jahre	ca. 95
Kinder 4–6 Jahre	ca. 75
Kinder 7–9 Jahre	ca. 60
Kinder 10–12 Jahre	ca. 50
Jugendliche 13–18 Jahre	ca. 40
Erwachsene	30–35

Abbau von je einem Gramm Kohlenhydraten entstehen 0,6 ml, von Fett 1 ml und von Eiweiß 0,4 ml Wasser.

Demgegenüber steht die Wasserausscheidung: Der Gesunde scheidet täglich mit dem Urin etwa 1,5 l, über den Stuhl 200 ml, über die Haut (*Verdunstung* und *Schwitzen*) 300 ml und über die befeuchtete (Aus-)Atemluft 500 ml Wasser aus (➤ Abb. 11.19).

Die Flüssigkeitsbilanzierung

Bei vielen Patienten und Patientinnen muss die Flüssigkeitsein- und -ausfuhr von Tag zu Tag kontrolliert werden.

Bei dieser **Flüssigkeitsbilanzierung** werden die täglichen Trink- und/oder Infusionsmengen und Wasseranteile von Nahrungsmitteln (Suppen, Breikost) auf der Einfuhrseite der täglichen Urinmenge sowie Schätzwerten für den Wasserverlust über die Atemluft, die Haut und ggf. Erbrechen, Durchfälle oder Blutungen gegenübergestellt. Die Differenz zwischen beiden Größen ergibt dann jeweils eine *ausgeglichene* (Einfuhr entspricht Ausscheidung), *positive* (zu viel Einfuhr) oder *negative* (zu viel Ausscheidung) *Flüssigkeitsbilanz.* Eine erhebliche positive oder negative Flüssigkeitsbilanz muss durch entsprechende Behandlungsmaßnahmen korrigiert werden.

Die Hyperhydratation

Eine **Hyperhydratation** (*Überwässerung,* oft auch *Volumenüberlastung* genannt) des Körpers entwickelt sich z. B. bei Herzinsuffizienz (Herzschwäche ➤ 7.6.3). Blut staut sich vor dem überlasteten Herzen zurück, wegen des ansteigenden Blutdrucks vor dem Herzen wird Wasser in das umliegende Gewebe „abgepresst“ und es entstehen Wasseransammlungen (Ödeme). Auch Nierenversagen führt zur Überwässerung.

Die Dehydratation

Eine **Dehydratation** (*Unterwässerung,* im Klinikjargon oft *Volumendefizit* genannt) entsteht durch ein vermindertes Flüssigkeitsangebot (etwa zu wenig trinken oder Infusionslösungen) und/oder erhöhte Verluste (etwa durch Schwitzen oder Durchfälle). Starkes Durstgefühl entsteht bei einem Wasserdefizit von etwa 2 l.

Besonders gefährdet für eine Dehydratation sind Kinder und ältere Menschen:

- Bei Kindern ist der Wasserumsatz (bezogen auf die gesamte extrazelluläre Flüssigkeit) deutlich höher als beim Erwachsenen, gleichzeitig sind die Regulationsmechanismen insbesondere bei Säuglingen noch nicht so leistungsfähig. Häufigste Ursache einer Dehydratation im Kindesalter sind Magen-Darm-Infektionen: Erbrechen und Durchfälle führen zu einem erhöhten Flüssigkeitsverlust, gleichzeitig ist durch den beeinträchtigten Allgemeinzustand die Trinkmenge nicht selten sogar niedriger als normal.
- Der ältere Mensch empfindet Durst meist nicht mehr so stark wie der jüngere, sodass viele ältere Menschen immer „ein bisschen zu wenig“ trinken und so langsam, aber sicher dehydrieren. Daher müssen ältere Menschen bewusst zum Trinken angehalten werden.

KLIMA UND UMWELT

Infolge des Klimawandels sind vermehrt länger dauernde Hitzeperioden zu erwarten, die insbesondere Säuglinge, Kleinkinder und ältere Menschen gefährden. Neben den Allgemeinmaßnahmen bei Hitze (➤ 8.4.3) ist es bei ihnen besonders wichtig, auf eine ausreichende Flüssigkeitszufuhr und die Warnzeichen einer Dehydratation zu achten.

VORSICHT

Warnzeichen eines Volumendefizits sind trockene Schleimhäute (rissige Zunge), stehende Hautfalten (➤ Abb. 11.20), Schwäche, Kreislaufbeschwerden (Kollapsneigung) und wenig, aber konzentrierter Urin. Bei Säuglingen sollte immer nach dem Zeitpunkt der letzten Gewichtsmessung gefragt werden – der Flüssigkeitsmangel lässt sich anhand der Gewichtsabnahme abschätzen.

Für die Behandlung ist bedeutsam, in welchem Maße der Wasserverlust von einem Elektrolytverlust begleitet ist (➤ 11.8.1).

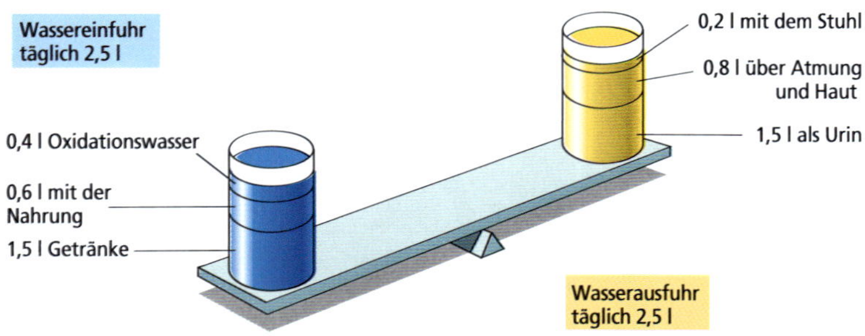

Abb. 11.19 Tägliche Wassereinfuhr und -ausfuhr (beim Erwachsenen). Einfuhr und Ausfuhr betragen jeweils ca. 2.500 ml und müssen im Gleichgewicht zueinanderstehen. [L190]

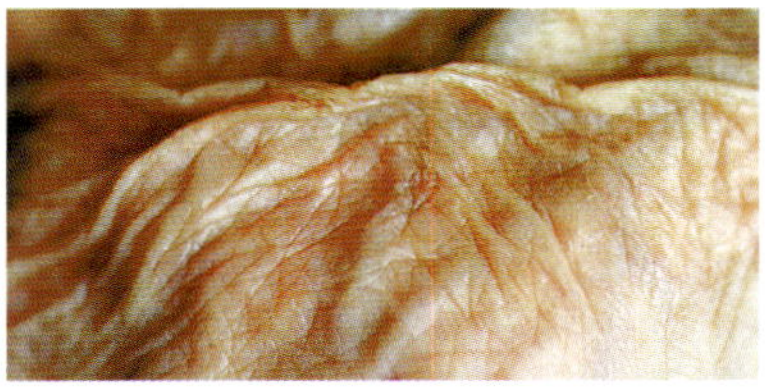

Abb. 11.20 „Stehende" Hautfalten. Verstreicht eine abgehobene Hautfalte nicht sofort, ist dies Warnzeichen einer Dehydratation. [K157]

Die Kopplung von Wasser- und Osmoregulation

Da Wasser das Lösungsmittel der Elektrolyte darstellt, zieht jede Änderung des Wasservolumens eine Konzentrationsänderung der darin gelösten Elektrolyte nach sich. Entsprechend sind **Wasser- und Osmoregulation** (und dabei vor allem die Regulation des NaCl-Haushalts) eng aneinandergekoppelt.

- Zur Überwachung des Wasserhaushalts dienen *Dehnungssensoren* in der Wand der großen intrathorakalen Venen und der Herzvorhöfe sowie *Drucksensoren* in Aortenbogen und Karotissinus. Ihre Stimulation durch ein Mehr an Flüssigkeit in den Gefäßen hemmt die ADH-Ausschüttung aus Hypothalamus bzw. Hypophysenhinterlappen (➤ 9.3.1). Auch der Aldosteronspiegel sinkt. ANP steigt und wirkt direkt auf die Niere. Folge ist eine vermehrte Wasserausscheidung. Bei verminderter Stimulation durch Flüssigkeitsmangel laufen die umgekehrten Vorgänge ab.
- Fühler für die Plasmaosmolarität sind sehr genau arbeitende *Osmosensoren* im Hypothalamus, aber auch in der Leber. Osmolaritätszunahme steigert die Ausschüttung von ADH. Dadurch resorbieren die Nieren mehr Wasser aus dem Tubulussystem, die Salzkonzentration im Urin nimmt zu. Außerdem verspürt der Betroffene Durst. Osmolaritätsabnahme hat entgegengesetzte Wirkungen.

11.8 Der Elektrolythaushalt

Als **Elektrolyte** werden in aller Regel dissoziierte (in gelöster Form vorliegende) Ionenverbindungen bezeichnet. In der Medizin sind damit besonders die gelösten Ionen der Mengenelemente *Natrium* (Na^+), *Kalium* (K^+), *Kalzium* (Ca^{2+}), *Magnesium* (Mg^{2+}), *Chlorid* (Cl^-) und *Phosphat* (PO_4^{3-}) gemeint (➤ Tab. 11.3). Das siebte Mengenelement, der *Schwefel*, hat medizinisch keine Bedeutung.

Funktionen der Mengenelemente ➤ Tab. 2.1, ➤ 10.9.9
Die Mengenelemente in der Ernährung ➤ 10.9.9

Der Natrium- und Chloridhaushalt

Natrium- und Chlorid-Ionen sind die häufigsten Ionen im Extrazellulärraum. Sie bestimmen osmotischen Druck und Volumen von Extrazellulärraum und Blut, die Wasserbilanz des Organismus und den Blutdruck.

Aufgenommen werden Natrium- und Chlorid-Ionen über die Nahrung, ausgeschieden über die Haut (Schweiß), den Darm und die Nieren. Reguliert wird der Natrium- und Chlorid-Haushalt vor allem über die Wasser- und Osmoregulation (➤ 11.7.2).

Tab. 11.3 Physiologische Serumspiegel und Störungen der wichtigsten Elektrolyte (Aufgaben ➤ 2.1).

Elektrolyt (Serumnormalwerte)	Ursachen und Leitsymptome zu niedriger (Hypo-) bzw. zu hoher (Hyper-)Serumspiegel
Chlorid (Cl^-) (95–105 mmol/l)	**Hypo- und Hyperchlorämie:** oft zusammen mit Störungen des Natriumhaushalts, siehe Text
Kalium (K^+) (3,6–5,0 mmol/l)	**Hypokaliämie** (➤ Abb. 11.21): Ursachen: z. B. Erbrechen, Durchfall, Diuretika, Laxanzien (Abführmittel), Aldosteronüberschuss, Mangelernährung, gestörte Resorption, Alkalose Symptome: Muskelschwäche (Obstipation), Herzrhythmusstörungen
	Hyperkaliämie: Ursachen: z. B. Niereninsuffizienz, Azidose Symptome: Hautkribbeln, Muskelschwäche/Lähmung, Herzrhythmusstörungen/Herzstillstand
Kalzium (Ca^{2+}) (2,2–2,6 mmol/l)	**Hypokalziämie:** Ursachen: Vitamin-D-, Parathormonmangel, Diuretika, Mangelernährung, gestörte Resorption Sonderform **Hyperventilationstetanie** durch Abnahme des *ionisierten* Kalziums infolge übersteigerter Atmung Symptome: v. a. erhöhte Nervenerregbarkeit (Hautkribbeln), erhöhte Muskelerregbarkeit/Muskelkrämpfe („Pfötchenstellung" der Hände)
	Hyperkalziämie: Ursachen: v. a. Tumoren, Nebenschildddrüsenüberfunktion, Medikamente Symptome: evtl. hohe Urinausscheidung, Durst, Übelkeit, Muskelschwäche, Herzrhythmusstörungen
Magnesium (Mg^{2+}) (0,7–1,0 mmol/l)	**Hypomagnesiämie:** Ursachen: z. B. Mangelernährung, gestörte Resorption, Diuretika, Laxanzien Symptome: unspezifisch (evtl. gleichzeitige Hypokalzämie, Hypokaliämie), z. B. Hautkribbeln, Muskelkrämpfe
	Hypermagnesiämie: Hauptursache: Niereninsuffizienz Symptome: evtl. Hautkribbeln, Muskelschwäche
Natrium (Na^+) (135–145 mmol/l)	**Hypo- und Hypernatriämie:** oft zusammen mit Störungen des Wasserhaushalts, siehe Text
Phosphat (PO_4^{3-}) (0,84–1,45 mmol/l)	**Hypophosphatämie:** Ursachen: Nierenerkrankungen, Aldosteronüberschuss, Mangelernährung, gestörte Resorption Symptome bei akuten Störungen: Muskelschwäche, Herzinsuffizienz, Übelkeit, verschiedene Organstörungen
	Hyperphosphatämie: Ursachen: hormonelle Störungen, Niereninsuffizienz Symptome: meist keine

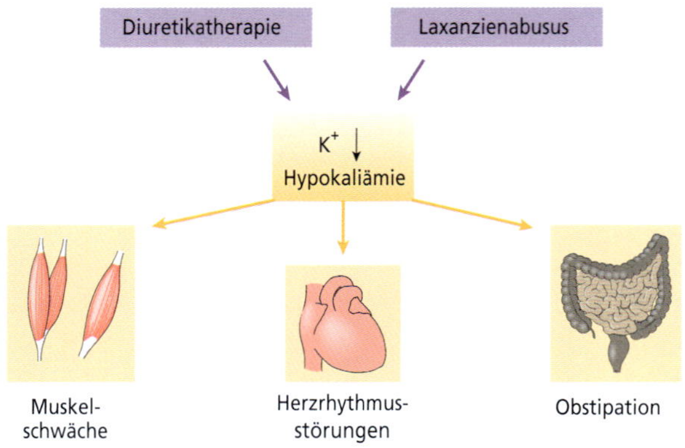

Abb. 11.21 Ursachen und Folgen einer Hypokaliämie. [L190]

Der Kaliumhaushalt

Kalium-Ionen sind die häufigsten Ionen im Intrazellulärraum. Da sie die Erregungsweiterleitung wesentlich beeinflussen, muss der Körper den Kaliumhaushalt einschließlich des Kaliumspiegels im Blut rasch und präzise regulieren.

Der Kaliumspiegel im Blut kann zum einen durch Kaliumumverteilung gesteuert werden. Bei einem hohen Kaliumspiegel kann z. B. Insulin die Kaliumaufnahme in die Zellen fördern und dadurch den Blutspiegel senken.

Die zweite Möglichkeit ist die Regulation über die Kaliumausscheidung, die zu 90 % über die Nieren und nur zu 10 % über den Darm erfolgt. Erhöhung des Kaliumspiegels führt binnen Minuten zu erhöhter Natrium- und Kaliumausscheidung in den Nieren. Über eine vermehrte Aldosteronfreisetzung steigt die renale Kaliumausscheidung ohne gleichzeitigen Natriumverlust.

Bei einem Kaliummangel in Extrazellulärraum und Blut kann der Körper umgekehrt Kalium aus den Zellen freisetzen und die Nieren nehmen das filtrierte Kalium weitestgehend wieder auf. Auf Dauer gerät allerdings der Säure-Basen-Haushalt aus dem Gleichgewicht, da vielfach H^+- gegen K^+-Ionen ausgetauscht werden.

Der Kalzium- und Phosphathaushalt

Kalzium und Phosphat sind wesentlich für den Knochenstoffwechsel, Kalzium darüber hinaus für die Muskelkontraktion.

Der Kalzium- und Phosphat-Haushalt wird vor allem hormonell durch das Parathormon der Nebenschilddrüsen, das Kalzitonin der Schilddrüse und das Vitamin-D-Hormon reguliert und daher im Hormonkapitel dargestellt (➤ 9.5). Parathormon hemmt die Rückresorption von Phosphat in den proximalen Tubuli der Nieren und fördert dadurch dessen Ausscheidung – der Serumphosphatspiegel sinkt. Gleichzeitig intensiviert Parathormon die Kalziumrückresorption, wodurch der Serumkalziumspiegel ansteigt. Vitamin-D-Hormon fördert die Kalzium- und Phosphatrückresorption in den Nieren, Kalzitonin hemmt sie.

11.8.1 Die Störungen des Natrium- und Wasserhaushalts

Natrium- und Wasserhaushalt eng verbunden

Störungen im Natriumhaushalt sind häufig mit Störungen des Wasserhaushalts vergesellschaftet, und eine fachgerechte Behandlung von Störungen des Natriumhaushalts ist nur bei gleichzeitiger Betrachtung des Wasserhaushalts möglich.

Die Hyponatriämie

Hohe Natriumverluste, etwa durch starkes Erbrechen, Durchfälle, bestimmte Nierenerkrankungen (Salzverlustniere), aber auch zu hoch dosierte Gaben von Diuretika (harntreibende Medikamente ➤ 11.2.3) führen zu einem *Natriummangel im Blut* **(Hyponatriämie)** mit gleichzeitig vermindertem Wasserbestand des Organismus. Hier fehlt dem Körper relativ mehr Natrium als Wasser. Es liegt ein echter Natriummangel vor. Man spricht auch von **hypotoner Dehydratation** („hypoton" deshalb, weil mit dem Natriumspiegel auch der osmotische Druck sinkt ➤ 3.5.5).

Hingegen kommt es beispielsweise bei einer Herzinsuffizienz mit Ödemen oder bei einer hochgradigen Niereninsuffizienz zu einem Natriummangel im Blut bei gleichzeitigem Wasserüberschuss **(hypotone Hyperhydratation).** Hier ist der Natriummangel nur relativ – es wird relativ mehr Wasser als Natrium im Körper zurückgehalten.

Die Hypernatriämie

Ein *Natriumüberschuss im Blut* wird als **Hypernatriämie** bezeichnet. Er ist seltener als Natriummangel.

Auch hier sind, je nachdem, ob und wie der Wasserhaushalt beeinträchtigt ist, verschiedene Formen zu unterscheiden: Beispielsweise scheidet der Körper beim **Diabetes insipidus,** bei dem entweder zu wenig ADH (Adiuretin) produziert wird oder die Niere nicht darauf anspricht, große Mengen eines stark verdünnten Urins aus. Der Körper verliert viel Wasser, aber wenig Natrium, die Natriumkonzentration im Blut steigt an, es liegt also eine **hypertone Dehydratation** vor. Auch bei Fieber oder Schwitzen geht vor allem Wasser verloren.

Ein Natriumüberschuss mit gleichzeitigem Wasserüberschuss **(hypertone Hyperhydratation)** ist eher selten und meist Folge übermäßiger Natriumzufuhr, etwa durch nicht genau berechnete Infusionen oder das Trinken von Meerwasser.

11.8.2 Weitere Störungen des Elektrolythaushalts

Eine Übersicht über weitere Störungen der Elektrolytkonzentration im Blut gibt ➤ Tab. 11.3. Zu beachten ist, dass ein Mangel oder Überschuss im *Blut* nicht gleichbedeutend ist mit einem Mangel oder Überschuss im Körper. Bezogen auf den *Ganzkörperbestand* kann die Bilanz ganz anders aussehen!

11

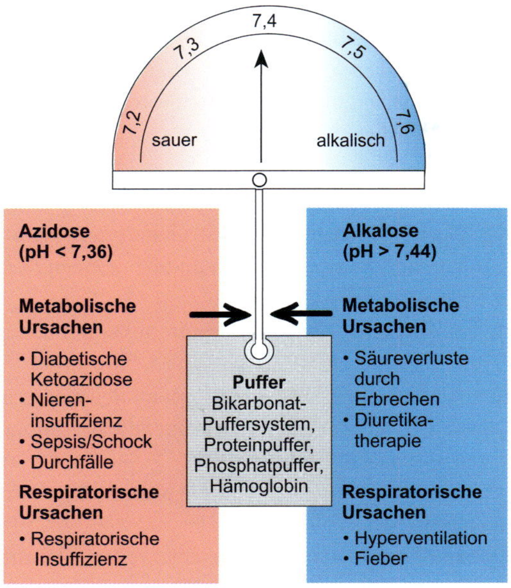

Abb. 11.22 Das pH-Gleichgewicht im Blut. Die Puffersysteme im Körper halten den pH-Wert in einem engen Rahmen um den Wert 7,4 konstant. Durch Überlastung der Puffersysteme kann es zu Azidosen und Alkalosen kommen. Sie haben entweder metabolische oder respiratorische Ursachen. [A400]

VORSICHT

Kaliumüberschuss und **Kaliummangel** (➤ Abb. 11.21) führen zu Störungen der neuromuskulären Erregungsleitung, wodurch es zu gefährlichen **Herzrhythmusstörungen** kommen kann.

11.9 Der Säure-Basen-Haushalt

11.9.1 Der Blut-pH und seine Konstanthaltung

Der Blut-pH liegt mit einem Wert von **7,40** beim Gesunden im leicht alkalischen Bereich. Alle Stoffwechselreaktionen sind pH-abhängig, d. h., sie laufen nur in einem bestimmten pH-Bereich optimal ab. Der Organismus muss daher den Blut-pH im Bereich von 7,36 bis 7,44 halten (➤ Abb. 11.22), obwohl z. B. ständig saure Stoffwechselprodukte anfallen.

Für die Konstanthaltung des pH-Werts sorgen die Puffersysteme des Blutes, die Atmung und die Nieren.

Wirkungsvollstes Puffersystem im Blut ist das **Kohlensäure-Bikarbonat-System.** Es bewältigt 75 % der anfallenden „Pufferarbeit". Puffersäure ist hier Kohlensäure (H_2CO_3), Pufferbase Bikarbonat (HCO_3^-, Begriffsbestimmungen ➤ 2.7.4). Die „sauren" Wasserstoff-Ionen (H^+, Protonen) werden von den Bikarbonat-Ionen abgefangen, d. h., die Wasserstoff-Ionen verbinden sich mit den Pufferionen zu Kohlensäure, diese zerfällt in „neutrales" Wasser und Kohlendioxid, welches über die Lunge abgeatmet werden kann ($H^+ + HCO_3^- \leftrightarrow H_2CO_3 \leftrightarrow CO_2 + H_2O$).

Im Blut bedeutsam sind außerdem **Proteinpuffer,** vor allem das Hämoglobin und Albumin. Hingegen spielt der **Phosphatpuffer** wegen seiner niedrigen Konzentration nur eine geringe Rolle.

Auch Lungen und Nieren können regulierend eingreifen:

- Je mehr saure Stoffwechselprodukte im Körper anfallen, beispielsweise bei der diabetischen Ketoazidose (➤ 11.9.2), desto mehr Wasserstoff-Ionen müssen gebunden werden und desto mehr Kohlendioxid wird abgeatmet: Betroffene atmen tief und schnell *(Kußmaul-Atmung).*
- Dieser kurzfristigen Gegenregulation durch die Atmung steht die langsamere und längerfristige durch die Nieren zur Seite: Die Nieren können z. B. saure Stoffwechselprodukte beseitigen, indem sie die Wasserstoff-Ionen (H^+) im Tausch gegen Natrium- oder Bikarbonat-Ionen ausscheiden oder vermehrt Ammonium-Ionen (NH_4^+) über die Tubuli abgeben (➤ 11.2.3).

11.9.2 Die Azidose und Alkalose

DEFINITION

Azidose: pH-Wert des Blutes < 7,36.
Alkalose: pH-Wert des Blutes > 7,44.

Die metabolische Azidose und Alkalose

Ein Überschuss an Wasserstoff-Ionen oder ein Basenverlust führt zur **metabolischen Azidose** – *metabolisch,* weil die Ursache im Stoffwechsel (Metabolismus) liegt (➤ Abb. 11.22). Am häufigsten ist die *diabetische Ketoazidose:* Bei entgleistem Diabetes mit hochgradigem Insulinmangel kann der Körper keine Glukose verwerten und gewinnt deshalb Energie durch verstärkte Verbrennung von Fettsäuren. Hierbei entstehen saure Ketonkörper, die zur Übersäuerung des Blutes führen.

Mithilfe der aufgeführten Puffersysteme, der Nieren und der Lungen versucht der Körper gegenzusteuern (➤ 11.9.1). Bei einer *kompensierten* metabolischen Azidose gelingt die Kompensation; der pH-Wert steigt wieder in den Normbereich. Gelingt die Kompensation nicht, so spricht man von *dekompensierter* metabolischer Azidose. Meist ist dann intensivmedizinische Betreuung erforderlich.

Bei (länger andauerndem) Erbrechen oder Magendrainage kann es durch den Verlust von Wasserstoff- und Chlorid-Ionen der Magensäure zu einer **metabolischen Alkalose** kommen (➤ Abb. 11.22).

Die respiratorische Azidose und Alkalose

Eine **respiratorische Azidose** (➤ Abb. 11.22) tritt auf, wenn die Abatmung von Kohlendioxid gestört ist und sich so Kohlendioxid bzw. Bikarbonat und Wasserstoff-Ionen im Körper ansammeln; etwa bei Lungenfunktionsstörungen oder bei medikamentös verursachtem vermindertem Atemantrieb (Atemdepression). In ausgeprägten Fällen ist der Patient bzw. die Patientin zyanotisch („blaue Lippen"), benommen und hat je nach Ursache Atemnot.

Durch den „Stau" des sauren Kohlendioxids kommt es zur Azidose; kompensatorisch reagieren die Nieren mit vermehrter Ausscheidung von Wasserstoff-Ionen. Therapeutisch wird die Atmung gestützt. Absinken des pHs unter 7,2 erfordert eine künstliche Beatmung.

Umgekehrt wird bei Überstimulation des Atemzentrums zu viel ein- und ausgeatmet und damit zu viel Kohlendioxid abgeatmet. Die so entstehende **respiratorische Alkalose** ist am häufigsten *psychosomatisch* verursacht *(psychogene Hyperventilation)*. Aber auch Fieber, Schädel-Hirn-Traumen, Hirnhautentzündungen, Blutvergiftung und Leberversagen können eine Hyperventilation und respiratorische Alkalose auslösen (➤ Abb. 11.22).

In chronischen Fällen versuchen die Nieren eine Gegenregulation, indem sie die Ausscheidung von Wasserstoff-Ionen vermindern und die Bikarbonatausscheidung verstärken.

Aufgaben zur Pflegesituation

Auf der Station wird Frau Blum von Pflegefachmann Daniel Rybak empfangen. Dieser erklärt ihr, dass für die angeordneten Untersuchungen eine Urinprobe benötigt werde und stellt ein geeignetes Probengefäß auf Frau Blums Nachtschränkchen bereit. Zudem werde ab morgen Urin gesammelt, um zur Beurteilung der Nierenfunktion die sogenannte glomeruläre Filtrationsrate bestimmen zu können. Auch sei es wichtig, eine Flüssigkeitsbilanzierung durchzuführen, Frau Blum täglich zu wiegen und den Blutdruck engmaschig zu kontrollieren. Herr Rybak klärt Frau Blum sorgfältig über die vorgesehenen Maßnahmen auf und verabschiedet sich dann zunächst. Wenig später erscheint der Stationsarzt in Begleitung von Herrn Rybak zur Visite. Der Arzt teilt Frau Blum mit, dass die bisher ermittelten Blutwerte auf ein akutes intrarenales Nierenversagen hindeuteten. Die harnpflichtigen Substanzen Kreatinin und Harnstoff und das Serumkalium seien deutlich erhöht. Auch zeigten die Laborwerte eine metabolische Azidose. Um die Nierenfunktion anzuregen, werde er zunächst ein harntreibendes Medikament, ein sogenanntes Schleifendiuretikum, anordnen. Sollte dies keinen Erfolg zeigen, müsse man eine Dialysetherapie in Erwägung ziehen. Frau Blum sieht den Stationsarzt fragend an. Dieser sagt, er könne sich vorstellen, dass Frau Blum viele Fragen habe und verspricht, nach Beendigung der Visite noch einmal zu ihr zu kommen und alles noch einmal ganz genau zu erklären.

1. Erläutern Sie, welche anatomischen Strukturen zum Harnsystem zählen und welche Aufgaben und Funktionen diese wahrnehmen.
2. Beschreiben Sie den Vorgang der Urinproduktion innerhalb der Nieren.
3. Erklären Sie, worum es sich bei der sogenannten glomerulären Filtrationsrate (GFR) handelt und worüber die Bestimmung dieses Wertes Aufschluss gibt.
4. Verdeutlichen Sie die Aufgaben, die die Niere in ihrer Funktion als endokrines Organ wahrnimmt.
5. Verschiedene Urinuntersuchungen sollen weitere Klärung bringen. Leiten Sie Frau Blum zur Abgabe von Mittelstrahlurin an. Was wird im Rahmen der Teststreifendiagnostik und der bakteriologischen Diagnostik untersucht?
6. Für Frau Blum soll die nächsten Tage eine Flüssigkeitsbilanz erstellt werden. Was ist eine Flüssigkeitsbilanz? Welche Informationen geben Sie Frau Blum, damit die Flüssigkeitsbilanz gelingt? Welche Ergebnisse sind bei einer Flüssigkeitsbilanz möglich? Erläutern Sie in diesem Zusammenhang auch die Begriffe De- und Hyperhydration.
7. Beschreiben Sie, wie eine metabolische Azidose zustande kommt, und erklären Sie, wieso die Konstanthaltung des pH-Wertes so wichtig ist.
8. Verdeutlichen Sie, welche Gefahren mit einer Hyperkaliämie einhergehen.

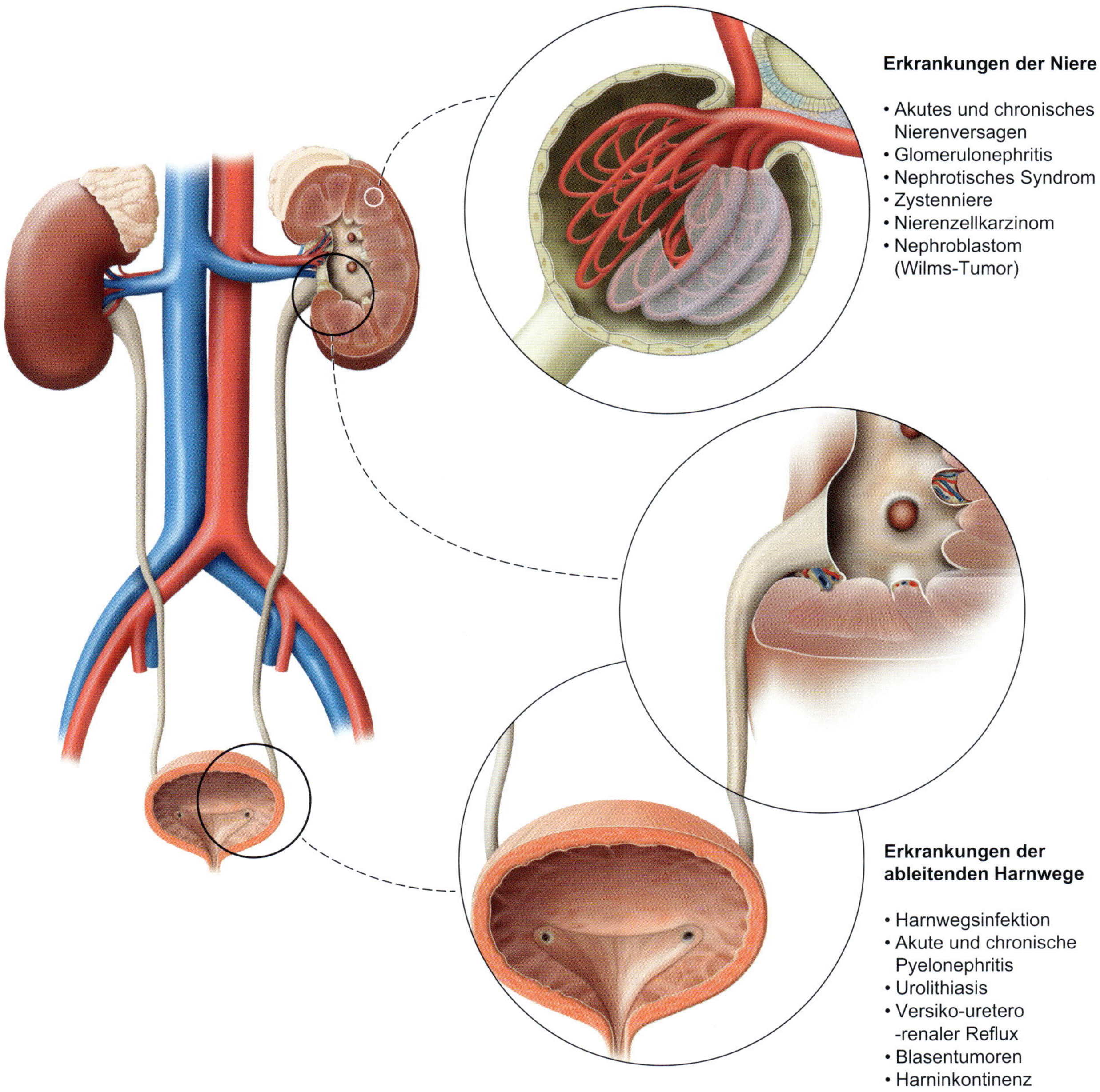

Abb. 11.23 Wichtige Erkrankungen des Harnsystems. Weitere Informationen zu diesen Krankheitsbildern finden Sie in „PFLEGEN Gesundheits- und Krankheitslehre". [L275]

KAPITEL

12 Blut

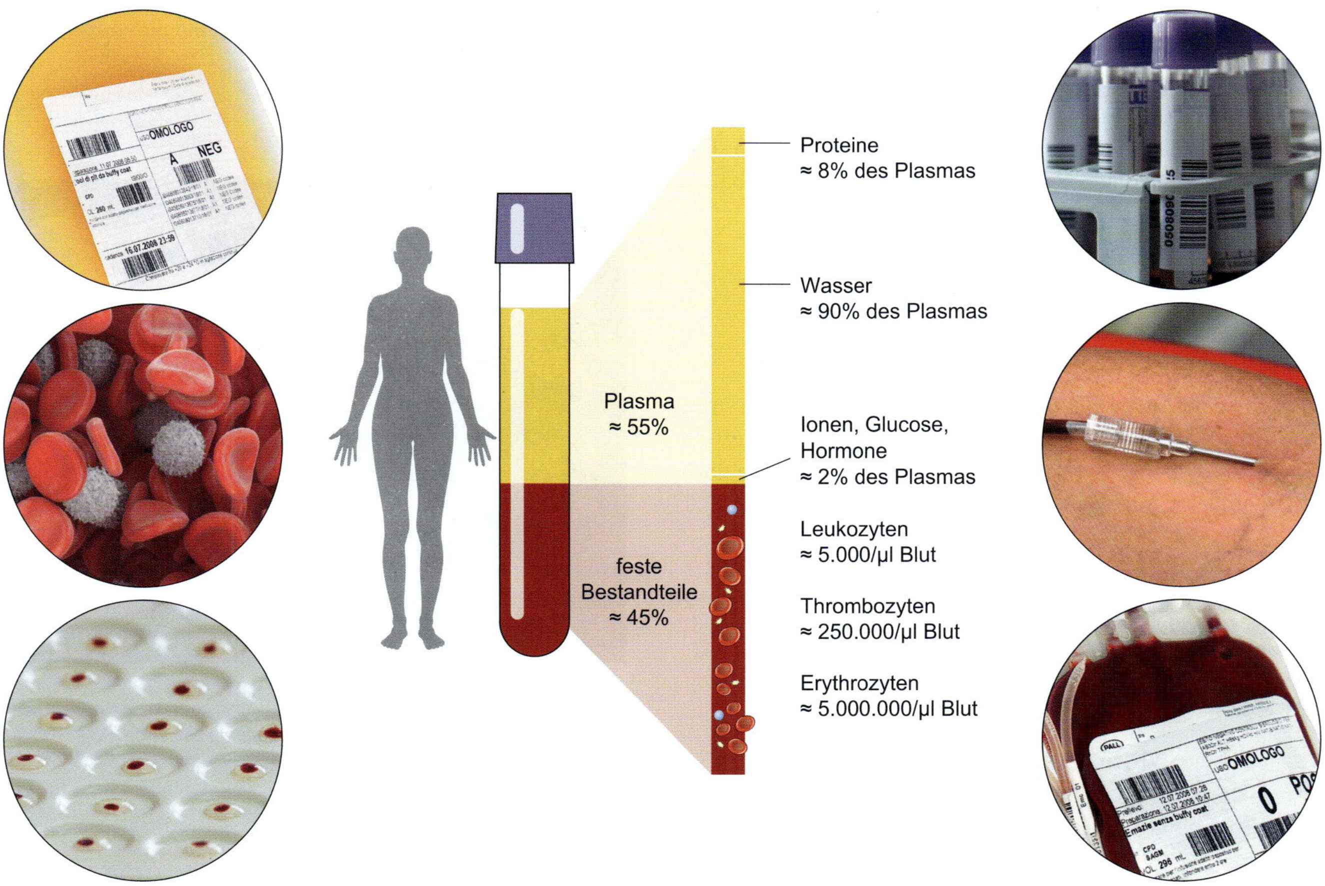

Abb. 12.1 Übersicht über die festen und flüssigen Bestandteile des Blutes. [L275/J787]

Pflegesituation

Herr Martin Schlosser, ein 56-jähriger Geschäftsmann, liegt aktuell im Krankenhaus auf einer gastroenterologischen Station.

Vor Kurzem wurde er mit Oberbauchschmerzen, Schwindel, Bluterbrechen und Teerstuhl stationär aufgenommen. Im Rahmen der Anamnese und Diagnostik wurde ein blutendes Magen-Ulkus entdeckt, welches sich für die Symptome verantwortlich zeigte. Durch den Blutverlust sank Herrn Schlossers Hämoglobin-Wert auf 6,7 g/dl, was seine behandelnden Ärzte dazu veranlasste, ihm ein Erythrozytenkonzentrat zu transfundieren. Neben einer diagnostischen und therapeutischen Gastroskopie, bei der das blutende Ulkus mit Fibrinkleber umspritzt wurde, wurde Herr Schlosser medikamentös therapiert, um das Ulkus zu behandeln.

12.1 Das Blut: Zusammensetzung und Aufgaben

DEFINITION

Blut: Ständig in den Blutgefäßen zirkulierende Flüssigkeit aus **Blutkörperchen** (unterteilt in **Erythrozyten, Leukozyten, Thrombozyten**) und **Blutplasma.** Zahlreiche Aufgaben, u. a. Transport-, Abwehrfunktion, Beteiligung an der Aufrechterhaltung der Homöostase.

Obwohl es mit bloßem Auge betrachtet wie eine homogene Flüssigkeit aussieht, ist **Blut** in Wirklichkeit ein kompliziertes Gemisch verschiedenster Bestandteile. Deshalb und wegen seiner zahlreichen Aufgaben wird Blut auch als „flüssiges Gewebe bzw. Organ" bezeichnet.

Zentrifugiert man Blut (schleudert es also mit hoher Geschwindigkeit), so trennt es sich in zwei Phasen auf (➤ Abb. 12.1):

- Die festen Bestandteile, die sog. **Blutkörperchen,** die ca. 45 % des Gesamtblutvolumens ausmachen
- Die flüssige Fraktion, **Blutplasma** genannt, mit ca. 55 % des Blutvolumens

Entfernt man das *Fibrinogen* und andere Gerinnungsfaktoren (➤ 12.4.2) aus dem Blutplasma, erhält man das **Blutserum.** Das Serum entsteht außerdem als flüssiger Überstand, wenn man Blut in einem Röhrchen gerinnen lässt.

LERNHILFE

Unterschied Plasma – Serum

Plasma = Serum **pl**us Fibrinogen. [1]

Bei Männern beträgt die Blutmenge in Herz und Gefäßen etwa 70 ml Blut/kg Körpergewicht (also ca. 5 l), bei Frauen etwas weniger. Bei Kindern liegen die Werte etwa 1 % höher (bei Neugeborenen noch mehr), bei älteren Menschen niedriger.

VORSICHT

Blut kann **Infektionserreger** enthalten. Jeder direkte Kontakt birgt daher die Gefahr einer Infektionsübertragung, besonders von Hepatitis- und HI-Viren. Deshalb sollen bei allen Tätigkeiten, bei denen die Möglichkeit eines Kontakts zu Blut oder bluthaltigen Medien besteht, flüssigkeits- und virendichte Handschuhe getragen werden.

12.1.1 Die Aufgaben des Blutes

Durch das verzweigte Netz der Blutgefäße erreicht das Blut jeden Winkel des Körpers. Es hat viele Aufgaben:

- **Transportfunktionen.** Das Blut befördert Sauerstoff und Nährstoffe, aber z. B. auch Hormone zu den Zellen und führt gleichzeitig Kohlendioxid und Stoffwechselabfallprodukte wieder ab.
- **Abwehrfunktionen.** Blut enthält Antikörper (Eiweiße mit Abwehrfunktion ➤ 13.5.3) und Abwehrzellen (➤ 13.2). Sie bekämpfen körperfremde Partikel und Krankheitserreger und erkennen entartete oder infizierte körpereigene Zellen.
- **Abdichtung** von Gefäßdefekten durch die Blutstillung (➤ 12.4).
- **Konstanthaltung des inneren Milieus,** u. a. durch *Mitbeteiligung an der Wärmeregulation* (Wärmeverteilung durch die ständige Blutzirkulation, ➤ 8.4.2) und *Pufferfunktion* (➤ 2.7.4).

Blutuntersuchungen als wichtige Diagnosemöglichkeit

Bei vielen Krankheiten ändert sich die Zusammensetzung des Blutes. Deshalb sind Blutuntersuchungen in der Medizin oft entscheidend.

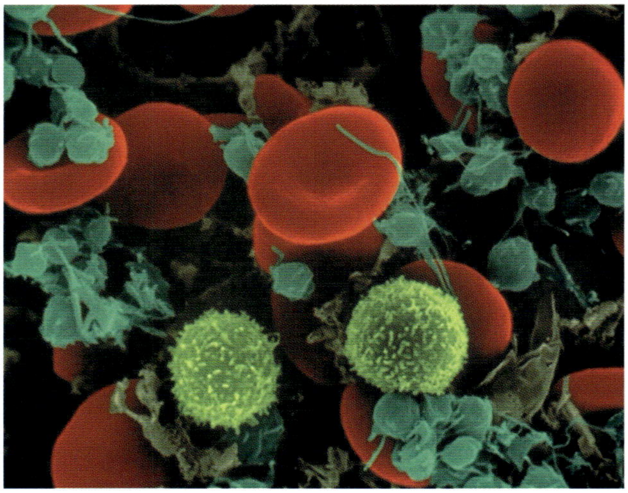

Abb. 12.2 Die verschiedenen Blutzellen im rasterelektronenmikroskopischen Bild. Erythrozyten rot, Leukozyten gelb, Thrombozyten blau-grün. [X243]

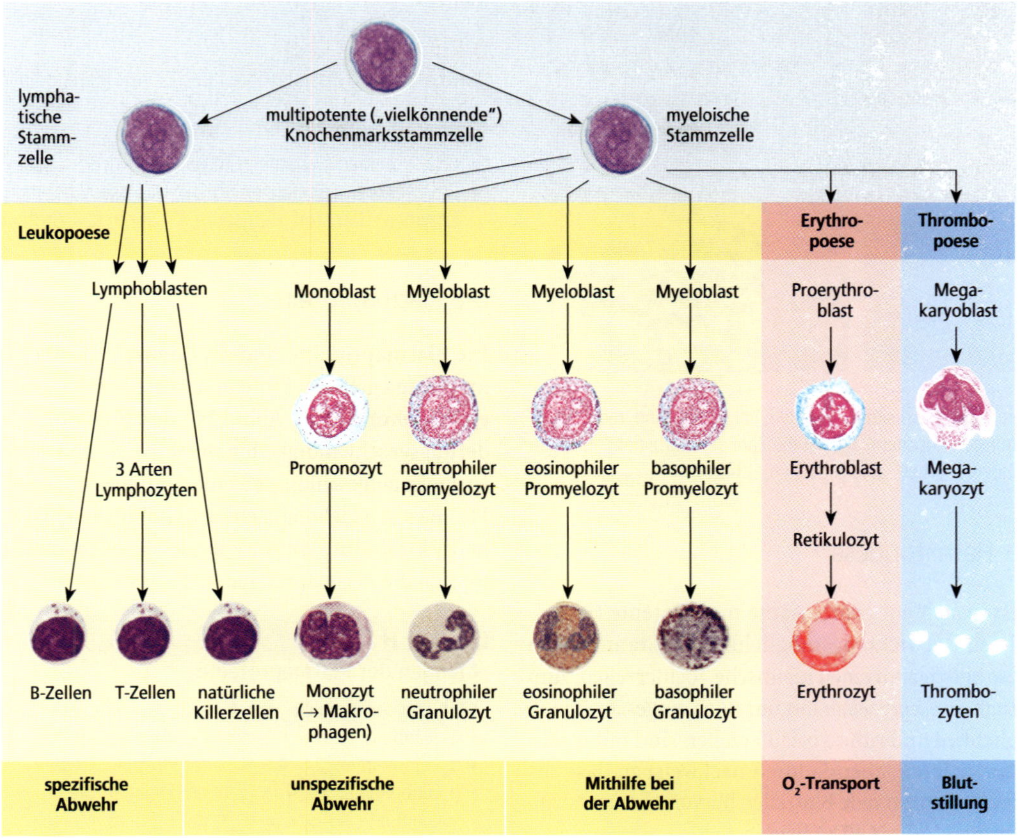

Abb. 12.3 Hämatopoese, vereinfachtes Schema. Von einer gemeinsamen Stammzelle ausgehend entwickeln sich die Vorstufen der Blutkörperchen zu Granulozyten, Monozyten, Lymphozyten, Erythrozyten und Thrombozyten. [L190]

12.1.2 Die Blutkörperchen

DEFINITION

Blutkörperchen: Zelluläre Bestandteile des Blutes (➤ Abb. 12.2).

- **Erythrozyten** *(rote Blutkörperchen).* Kleine Scheibchen, die Sauerstoff und Kohlendioxid transportieren. Mit 99 % größter Volumenanteil der Blutkörperchen.
- **Leukozyten** *(weiße Blutkörperchen).* Bewegliche Zellen zur Abwehr von Krankheitserregern u. a. körperfremden Stoffen. Aufgeteilt in **Granulozyten, Lymphozyten, Monozyten**.
- **Thrombozyten** *(Blutplättchen).* Winzige Zytoplasmaabschnürungen, die an der Blutstillung beteiligt sind.

12.1.3 Die Blutbildung (Hämatopoese)

Jede Sekunde werden über zwei Millionen Blutkörperchen in der **Hämatopoese** (*Blutbildung, Blutzellbildung,* ➤ Abb. 12.3) neu gebildet. Vor der Geburt ist zuerst der Dottersack (➤ 20.2.1) der Ort der Hämatopoese, dann Leber und Milz und zuletzt das Knochenmark. Nach der Geburt erfolgt die Hämatopoese beim Gesunden nur noch im roten Knochenmark (➤ Abb. 12.4, ➤ Abb. 12.5).

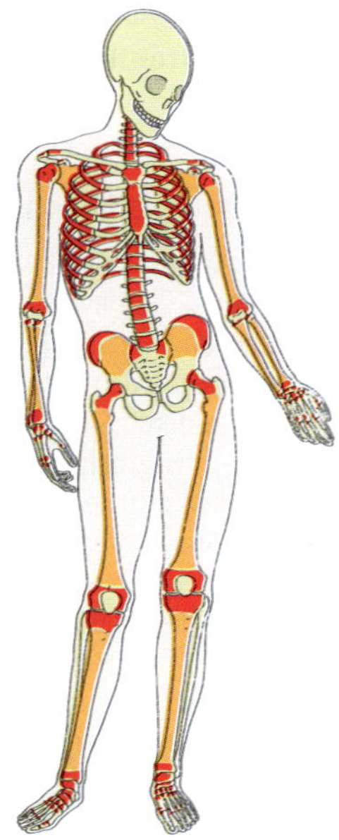

Abb. 12.4 Rotes Knochenmark. Rotes, blutbildendes Knochenmark findet sich beim Erwachsenen v. a. in den kurzen, platten und irregulären Knochen sowie an den Epiphysen der Röhrenknochen (rot). Beim Kind ist rotes Knochenmark zusätzlich in den Knochenschäften der Röhrenknochen vorhanden (orange). [L190]

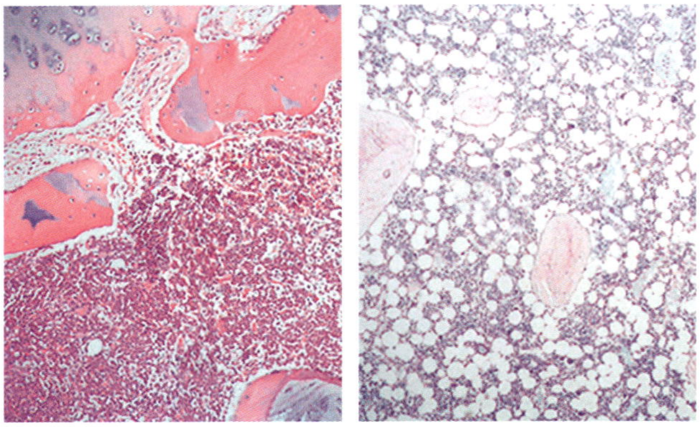

Abb. 12.5 Knochenmark im mikroskopischen Bild, links beim Kind, rechts beim Erwachsenen. Auch im roten Knochenmark hat die Zahl der blutbildenden Zellen abgenommen (die weißen „Löcher" sind Fettzellen). [R420]

Die Schritte der Hämatopoese

Alle Blutzellen lassen sich auf gemeinsame multipotente (= vielkönnende, mit vielen Entwicklungsmöglichkeiten) Stammzellen zurückführen. Diese bilden zum einen identische Tochterzellen, zum anderen spezialisierte *Vorläuferzellen* mit nur noch eingeschränkten Entwicklungsmöglichkeiten. Frühe Vorläuferzellen sind mikroskopisch nicht zu differenzieren, aber dadurch nachweisbar, dass aus ihnen unter Laborbedingungen reife Blutzellen hervorgehen, weshalb sie auch *Colony Forming Units* **(CFUs)** heißen.

Durch weitere Zellteilungen und Reifung entstehen dann letztlich als „Endstufen" die Erythrozyten, Granulozyten, Lymphozyten, Monozyten und Thrombozyten (➤ Abb. 12.3).

Teilung und Differenzierung der Stamm- und Vorläuferzellen werden durch **Wachstumsfaktoren** gesteuert. Dazu zählen u. a. die *Interleukine* (➤ 13.3) und die verschiedenen **Hämopoetine** (etwa **Erythropoetin, Thrombopoetin,** *koloniestimulierende Faktoren,* kurz **CSF**).

Blutstammzelltransplantation

Die Transplantation von Blutstammzellen ist eine risikobehaftete, aber etablierte Therapiemethode, z. B. in der Leukämie- und Lymphombehandlung, bei einigen angeborenen Bluterkrankungen oder Immundefekten.
Die Blutstammzellen werden aus dem Knochenmark oder dem peripheren Blut meist eines anderen Spenders gewonnen und dann transfundiert (**Knochenmark-** bzw. **periphere Blutstammzelltransplantation**). Derzeit (noch?) selten wird nach der Geburt des Babys gewonnenes Nabelschnurblut für die Stammzellgewinnung genutzt. Die Stammzellen siedeln sich im Knochenmark des bzw. der Erkrankten an und beginnen nach einiger Zeit, gesunde Blutzellen zu bilden.

Obwohl das rote blutbildende Knochenmark mit zunehmendem Alter abnimmt, reichen Zahl und Aktivität der Stammzellen für die Hämatopoese aus. Die Zahl der Blutkörperchen im strömenden Blut ändert sich im Alter nicht wesentlich.

12.1.4 Das Plasma

DEFINITION

Blutplasma: Flüssiger Anteil des Blutes. Klare, gelbliche Flüssigkeit aus etwa:
- 90 % Wasser
- 8 % Proteinen (Albumin, Globulinen)
- 2 % weiteren Substanzen (Ionen, Glukose, Vitaminen, Hormonen, Enzymen, Harnstoff, Harnsäure, Kreatinin u. a. Stoffwechselprodukten)

Die Plasmaproteine

Die **Plasmaproteine** sind ein Gemisch aus über 100 verschiedenen im **Plasma** gelösten Proteinen. Diese können in der **Serum-Eiweißelektrophorese** (➤ Abb. 12.6) durch ihre unterschiedlichen Wanderungsgeschwindigkeiten im elektrischen Gleichstromfeld in fünf Gruppen aufgeschlüsselt werden: **Albumin** (mengenmäßig mit 40 g/l Plasma am bedeutendsten), **α_1-Globulin, α_2-Globulin, β-Globulin** und **γ-Globulin.** Mit Ausnahme der γ-Globuline und der Hormone werden die Plasmaproteine in der Leber gebildet.

LERNHILFE

Mengen der Plasmaproteine

Globuline – Einmaleins der 4:
- α_1-Globulin ca. 1 × 4 = 4 % der Plasmaproteine
- α_2-Globulin ca. 2 × 4 = 8 % der Plasmaproteine
- β-Globulin ca. 3 × 4 = 12 % der Plasmaproteine
- γ-Globulin ca. 4 × 4 = 16 % der Plasmaproteine

Albumin: 100 % – Globuline = 100 % – 40 % = 60 %. [1]

Die Plasmaproteine erfüllen folgende Funktionen:
- *Aufrechterhaltung des kolloidosmotischen Drucks,* v. a. durch Albumin. Verringert sich der Albumingehalt des Plasmas, so sinkt der kolloidosmotische Druck. Als Folge wird nicht mehr so viel Wasser aus dem Interstitium in die Kapillaren zurückgezogen,

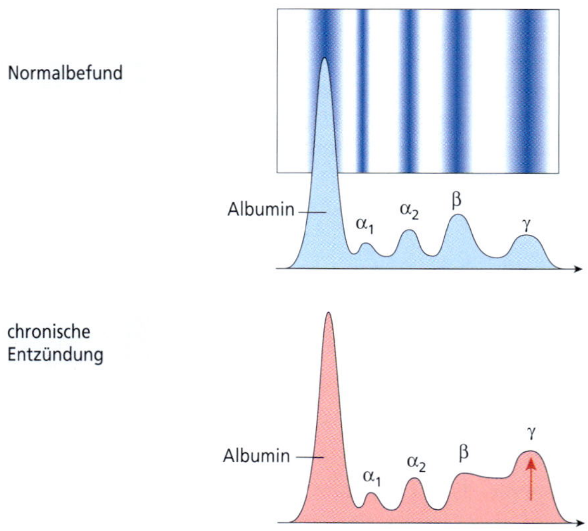

Abb. 12.6 Serum-Eiweißelektrophorese. Oben Normalbefund, unten Befund bei chronischer Entzündung mit breit erhöhter γ-Globulin-Fraktion durch Antikörpervermehrung. [L190]

weshalb sich vermehrt Flüssigkeit im Gewebe ablagert. Es entstehen *Ödeme* (➤ 8.1.4).

- *Transportvehikel.* Viele kleinmolekulare Stoffe, z. B. Hormone und Bilirubin, werden im Blut an Transport- oder Plasmaproteine gebunden.
- *Pufferfunktion.* Eiweiße können H^+- und OH^--Ionen abfangen und damit zur Konstanthaltung des pH-Werts beitragen (➤ 11.9.1).
- *Blutgerinnung.* Zu den Plasmaeiweißen gehören auch die Gerinnungsfaktoren (➤ 12.4.2).
- *Abwehrfunktion.* In der γ-Globulin-Fraktion finden sich die Antikörper (➤ 13.5.4).
- *Proteinreservoir.* Im Plasmaraum eines Erwachsenen sind ungefähr 200 g Eiweiße gelöst, die eine schnell verfügbare Reserve darstellen.

12.2 Die Erythrozyten

12.2.1 Die Form der Erythrozyten

DEFINITION

Erythrozyten *(rote Blutkörperchen):* Beidseits in der Mitte eingedellte zelluläre Scheibchen (Durchmesser ca. 7,5 µm, Randdicke 2 µm, Zentraldicke 1 µm) ohne Zellkern. Hauptaufgabe: Sauerstofftransport.

Die Zellmembran der **Erythrozyten** (➤ Abb. 12.7, ➤ Abb. 12.8, ➤ Abb. 12.18) ist semipermeabel, d. h., sie ist für einige Stoffe wie z. B. Wasser gut durchlässig, für andere, beispielsweise große Eiweiße, schwer durchgängig. Erythrozyten sind sehr stark verformbar. Dadurch können sie auch Kapillaren passieren, deren Durchmesser nur halb so groß ist wie ihr eigener!

Werden Erythrozyten in eine Kochsalzlösung gegeben, deren Konzentration an gelösten Teilchen größer ist als die des Plasmas (hypertone Lösung), so strömt Wasser aus den Erythrozyten. Der Erythrozyt schrumpft und nimmt *Stechapfelform* an. Ist die Kochsalzlösung hingegen hypoton – liegt ihre Ionenkonzentration also unter der des Plasmas – so strömt Wasser in den Erythrozyten hinein, sodass er zu

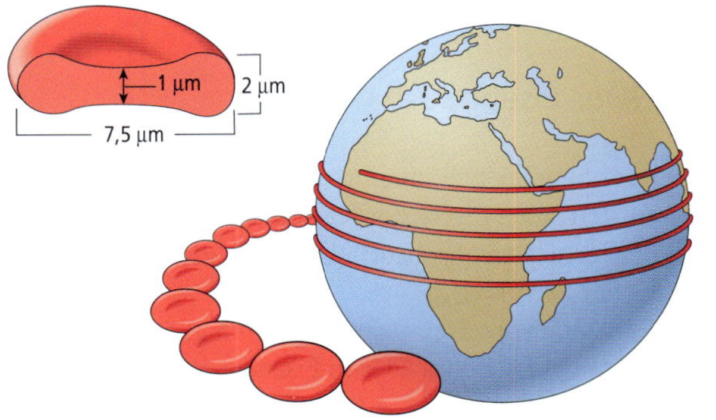

Abb. 12.7 Größenvergleich. Würde man die 30.000 Milliarden Erythrozyten eines Menschen hintereinander zu einem Band anordnen, würde dieses fünfmal um den Äquator reichen. Kaum vorstellbar, dass alle Erythrozyten in die Blutgefäße eines Menschen „hineinpassen". [L190]

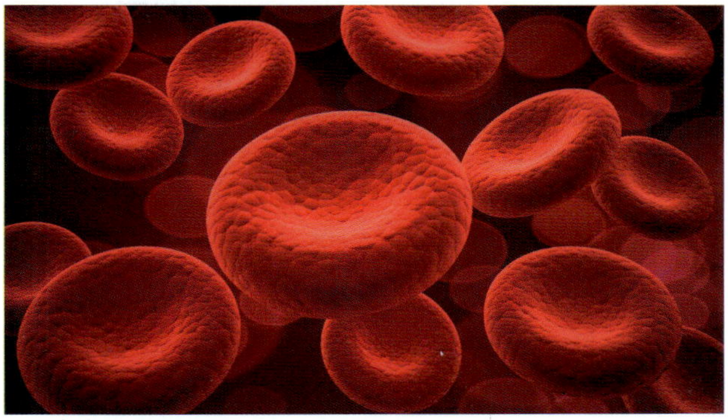

Abb. 12.8 Erythrozyten im rasterelektronenmikroskopischen Bild (lichtmikroskopisches Bild ➤ Abb. 12.18). [J812-008]

Kugelform anschwillt und schließlich sogar platzen kann (**Hämolyse** ➤ 12.2.6).

Auch die Geschwindigkeit der Blutströmung beeinflusst die Erythrozytenform: Bei hoher Strömungsgeschwindigkeit nehmen sie eine *Paraboloidform* an, die an einen hohen Hut oder eine Patronenhülse von der Seite erinnert. Bei niedriger Strömungsgeschwindigkeit legen sich die Erythrozyten wie Münzen hintereinander *(Geldrollenbildung).*

12.2.2 Das Hämoglobin

DEFINITION

Hämoglobin *(roter Blutfarbstoff):* Protein aus vier Polypeptidketten, das den Erythrozyten ihre rote Farbe verleiht und für den Sauerstofftransport im Blut entscheidend ist.

Während ihrer Entwicklung im Knochenmark verlieren die Erythrozyten ihren Kern (➤ 12.2.3) und werden gleichzeitig mit **Hämoglobin** vollgepackt. Hämoglobin macht ungefähr ein Drittel der Gesamtmasse der roten Blutkörperchen aus. Es ist ihr bedeutsamster Funktionsbestandteil, der sowohl am Sauerstoff- und Kohlendioxidtransport (➤ 6.12.1, ➤ 6.12.2) als auch an der Pufferwirkung (➤ 11.9.1) des Blutes maßgeblich beteiligt ist.

Hämoglobin ist ein Eiweißmolekül aus vier Polypeptidketten (➤ 2.8.). Dieser Eiweißanteil des Hämoglobins wird als **Globin** bezeichnet. Jede Polypeptidkette besitzt eine eisenhaltige Farbstoffkomponente, das **Häm.** Es ist das Eisen dieser Hämgruppe, das den Sauerstoff in der Lunge locker anlagern und ihn im Gewebe leicht wieder abgeben kann.

Die Zusammensetzung des Hämoglobins ist beim Feten bzw. Neugeborenen anders als beim älteren Kind bzw. Erwachsenen:

- Schon nach wenigen Monaten sind rund 97 % des Hämoglobins **HbA_1** aus zwei α- und zwei β-*Ketten.* Die verschiedenen Kettenarten unterscheiden sich in Zahl und Abfolge der Aminosäuren.
- Gut 2 % des Erwachsenenhämoglobins setzen sich aus zwei α- und zwei δ-*Ketten* zusammen **(HbA_2).**
- **HbF** (aus zwei α- und zwei γ-*Ketten*) macht beim Erwachsenen weniger als 1 % des Hämoglobins aus, beim Feten hingegen fast das ganze Hämoglobin.

Die Sauerstoffbindungskurve des Hämoglobins

Die **Sauerstoffbindungskurve** stellt die Beziehung zwischen *Sauerstoffpartialdruck* (Sauerstoffteilkonzentration, pO_2 > 6.12) und *Sauerstoffsättigung* (Sauerstoffbeladung) des Hämoglobins grafisch dar (> Abb. 12.9). Sie verläuft s-förmig und erfüllt damit optimal die Bedürfnisse des Körpers:

- In den Lungen liegt der pO_2 um 95 mmHg, die Sauerstoffsättigung über 95 %. Auch wenn der pO_2 etwas niedriger ist, etwa im Alter oder in großer Höhe, wirkt sich dies kaum auf die Sauerstoffsättigung aus, da die Kurve hier sehr flach verläuft.
- Im Gewebe hingegen bewegt sich der pO_2 zwischen 20 und 60 mmHg. In diesem Bereich ist die Kurve steil, sodass bereits ein geringer Abfall des pO_2 die Sauerstoffbeladung deutlich vermindert. Dies fördert die Sauerstoffabgabe an das Gewebe.

Bei pH-Abfall oder erhöhtem pCO_2 wird die Sauerstoffbindungskurve flacher. Diese **Rechtsverschiebung** begünstigt die Sauerstoffabgabe im Gewebe. Umgekehrt lässt **Linksverschiebung** die Kurve steiler, d. h. die Sauerstoffbindung stärker werden, z. B. in den Lungen. Auch die Bindungskurve des HbF ist im Vergleich zu der des HbA_1 nach links verschoben, damit es den mütterlichen Sauerstoff gut „an sich ziehen" kann.

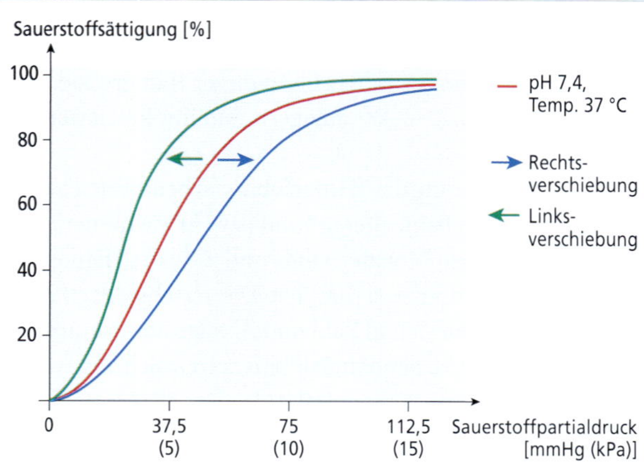

Abb. 12.9 Sauerstoffbindungskurve des Hämoglobins. [L190]

12.2.3 Die Bildung der Erythrozyten (Erythropoese)

Die Bildung der roten Blutkörperchen heißt **Erythropoese.** Die Stammzelle entwickelt sich zunächst zu einem **Proerythroblasten.** Die etwas reiferen **Erythroblasten** beginnen bereits mit der Hämoglobinsynthese. Sie haben noch einen normal geformten Zellkern, der dann beim **Normoblasten** schrumpft und schließlich ausgestoßen wird – damit erlischt die Fähigkeit zur Zellteilung. Auch die Zellorganellen (z. B. die Mitochondrien) verschwinden.

Nun verlässt die rote Blutzelle das Knochenmark und tritt ins Gefäßsystem ein. Im jungen Erythrozyten erkennt man noch netzartige Strukturen, die Resten ribosomaler RNA entsprechen. Wegen dieser netzartigen Struktur (*Rete* = Netz) werden die jungen Erythrozyten **Retikulozyten** genannt. Nach einigen Tagen verliert sich die Netzstruktur; damit liegt der ungefähr 7,5 µm große *reife* **Erythrozyt** vor.

Damit ausreichend Erythrozyten im Blut zirkulieren, muss die Erythropoese ständig in angemessenem Umfang stimuliert werden.

Sauerstoffmangel im Gewebe, etwa bei einer chronischen Lungenerkrankung, ist ein starker Reiz für die Erythropoese. Ein solcher Sauerstoffmangel wird in den Nieren mit der Ausschüttung des Hormons **Erythropoetin** *(EPO)* beantwortet, welches das Knochenmark zur Bildung von Erythrozyten stimuliert (> Abb. 12.10).

12.2.4 Der Erythrozytenabbau

Die vom Knochenmark freigesetzten Erythrozyten zirkulieren etwa 120 Tage im Blut. Dabei werden sie in der Milz regelmäßig einer reinigenden *Blutmauserung* unterzogen: Alte und funktionsuntüchtige Erythrozyten werden aus dem Blut entfernt und in Bruchstücke zerlegt.

Die Erythrozytenbruchstücke werden anschließend von phagozytosefähigen Zellen des *Monozyten-Makrophagen-Systems* (> 13.2.2) in den Sinusräumen der Milz, aber auch in Leber, Knochenmark und anderen Organen abgebaut (> Abb. 12.10).

Das hierbei frei werdende Hämoglobin wird in *Häm* und *Globin* aufgespalten. Anschließend wird das Eisen aus dem Häm-Molekül freigesetzt und von **Transferrin,** dem Transportprotein für Eisen im Blut, aufgenommen. Dies schützt das für den Körper wichtige kleine Eisen-Ion vor der Ausscheidung durch die Niere und ermöglicht die Wiederverwertung im Knochenmark.

Der nun eisenfreie Molekülrest des Häms wird zum einen Teil über mehrere Zwischenschritte zu *Bilirubin* abgebaut und schließlich über die Leber und Gallenwege ausgeschieden. Zum anderen Teil erfolgt der Abbau weiter zum wasserlöslichen *Urobilinogen,* das mit dem Urin ausgeschieden wird.

Sowohl Bilirubin als auch Urobilinogen haben eine gelbe Farbe. Ist die Bilirubinausscheidung gestört, etwa weil die Leber erkrankt ist oder ein Überschuss an Bilirubin anfällt, kommt es durch seine Ablagerung in der Haut zur *Gelbsucht* **(Ikterus).**

Gehen Erythrozyten *im Blut* zugrunde, so wird ihr Hämoglobin an das Protein **Haptoglobin** gebunden zur Leber transportiert, wo es abgebaut bzw. wiederverwertet wird.

12.2.5 Der Eisenhaushalt

Der Körper bemüht sich, möglichst viel des beim Erythrozytenabbau entstehenden Eisens zurückzugewinnen (pro Tag wird fast 1 % der Erythrozyten abgebaut!). Denn der Eisenhaushalt ist labil (> Abb. 12.11):

Das Gesamtkörpereisen liegt bei ca. 3–5 g. Davon stecken ca. 65 % im Hämoglobin, etwa 20 % in Eisendepots und knapp 5 % im Myoglobin.

Die physiologischen Eisenverluste betragen beim Mann ca. 1 mg und bei der Frau 1,5–2 mg täglich.

Mit der Nahrung werden durchschnittlich 10–15 mg Eisen aufgenommen, die jedoch nur zu 10–40 % aus dem Duodenum resorbiert werden.

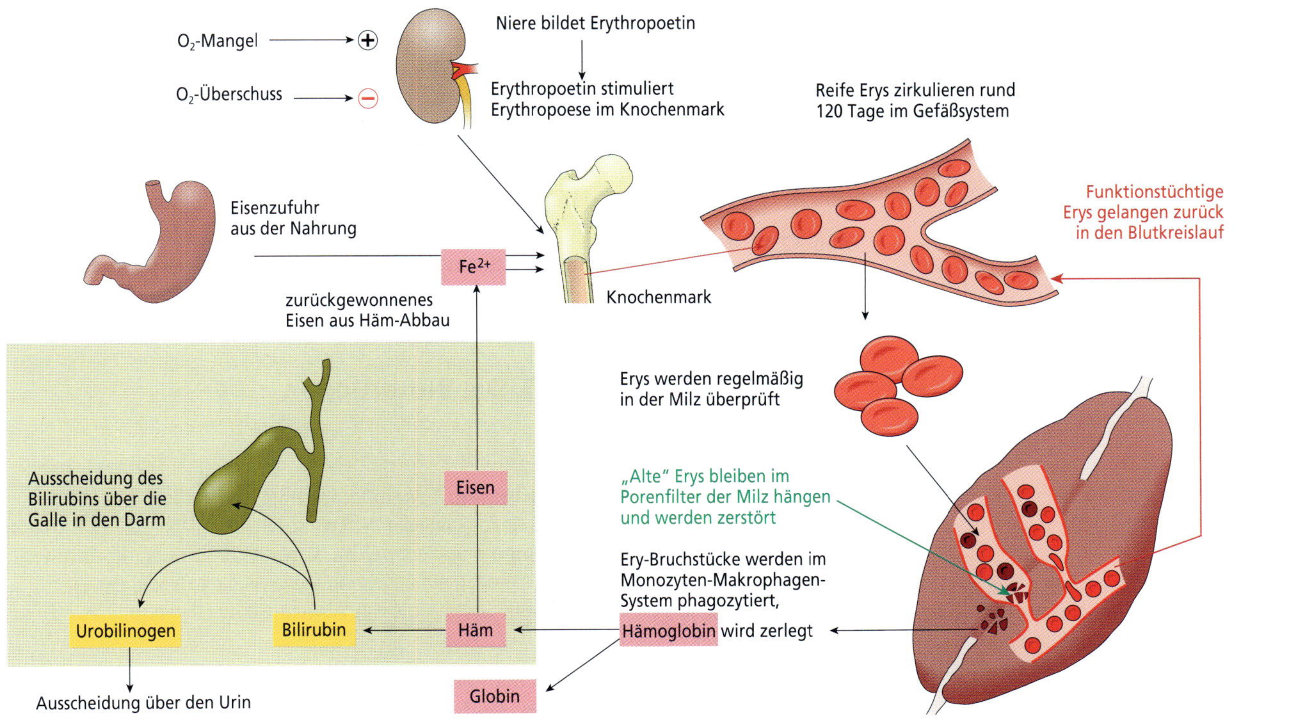

Abb. 12.10 Lebenszyklus der roten Blutkörperchen. Der Körper versucht, möglichst viel des wertvollen Eisens aus verbrauchten Erythrozyten wieder zurückzugewinnen („Recycling"), um es in neue rote Blutkörperchen „einbauen" zu können. [L190]

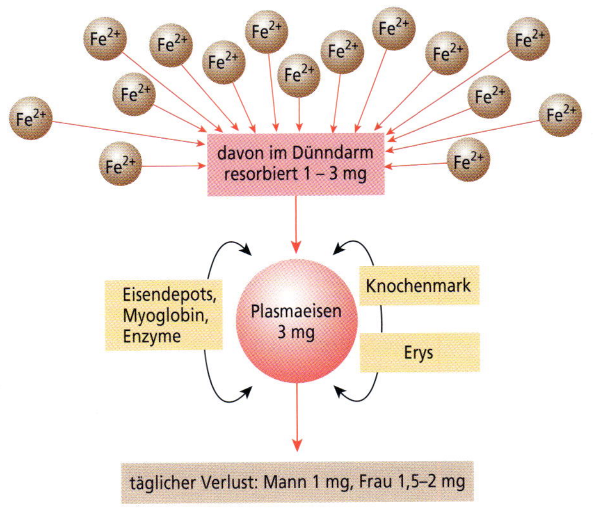

Abb. 12.11 Täglicher Eisenstoffwechsel in schematischer Darstellung (Durchschnittswerte). [L190]

Transportprotein für Eisen im Blut ist wie erwähnt Transferrin. Das meiste an Transferrin gebundene Eisen wird für die Hämoglobinsynthese benötigt. Ein Zuviel wird zunächst als **Ferritin,** bei vollem Ferritinspeicher als **Hämosiderin** gespeichert.

12.2.6 Rotes Blutbild, Anämie und Polyglobulie

Das rote Blutbild

Im medizinischen Alltag spielt die Blutbilduntersuchung eine wichtige Rolle. Die wichtigsten Werte des **roten Blutbilds** sind (Normwerte für Erwachsene):

- **Hämoglobinkonzentration im Blut** *(Hb):* Menge des roten Blutfarbstoffes im Blut. Normalbereich ist beim Mann 13,6–17,2 g/dl (8,4–10,7 mmol/l), bei der Frau 12–15 g/dl (7,5–9,3 mmol/l).
- **Erythrozytenzahl** *(Erys):* Beim Mann findet man etwa 5,2 Millionen Erythrozyten/µl Blut, bei der Frau 4,6 Millionen. Veränderungen der Erythrozytenzahl entsprechen meist denen des Hämoglobins.
- **Hämatokrit** *(Hk, Hkt):* Volumenanteil der Blutkörperchen am Gesamtblutvolumen (➤ Abb. 12.12). Er beträgt im Mittel beim Mann 46 % (oder 0,46) und bei der Frau 42 % (0,42).

Bei Neugeborenen liegen die Werte wegen des relativen Sauerstoffmangels im Mutterleib höher als bei Erwachsenen. Sie fallen dann zunächst ab mit einem Minimum bei etwa drei Monaten **(physiologische Trimenonanämie)** und steigen danach langsam auf etwa die Werte erwachsener Frauen an.

Bei älteren Menschen sinken die Werte leicht, unterschreiten den Normbereich aber nicht.

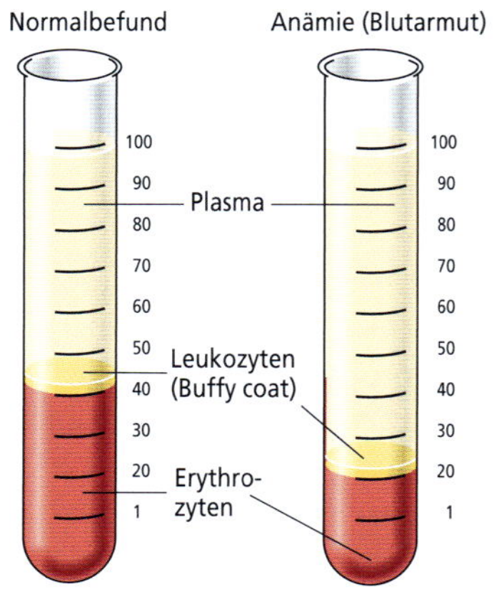

Abb. 12.12 Hämatokrit. Normalbefund und Befund bei Anämie. Durch Zentrifugieren haben sich die festen Bestandteile am Boden des Gläschens abgesetzt. [L190]

Die Anämie

DEFINITION

Anämie *(Blutarmut):* Erniedrigte Werte von Hämoglobinkonzentration, Hämatokrit und meist auch Erythrozytenzahl. Betroffene sind blass, müde und wenig belastbar. Ihr Herz schlägt schneller als beim Gesunden, um trotz des Mangels an Erythrozyten möglichst viel Sauerstoff zu transportieren.

Anämien entstehen durch drei Gruppen von Grunderkrankungen:

- Überwiegend liegt eine **Erythropoesestörung** vor; es werden also nicht mehr genügend Erythrozyten gebildet. Häufigste Ursache ist ein *Eisen-, Vitamin-B_{12}- oder Folsäuremangel.* Auch chronische Entzündungen und fortgeschrittene Tumoren führen zu einer Erythropoesestörung. Hier liegt v. a. eine *Eisenverwertungsstörung* im Knochenmark vor – das ausreichend vorhandene Eisen wird nicht in die Erythrozyten eingebaut.
- Seltener sind die **hämolytischen Anämien** durch übermäßigen Erythrozytenabbau. Die Ursachen reichen von genetisch bedingten Krankheiten (z. B. Sichelzellenanämie) über mechanische Irritationen, wie sie bei künstlichen Herzklappen vorkommen, bis zu allergischen Erkrankungen.
- Schließlich ist eine Anämie auch Folge eines jeden größeren Blutverlusts **(Blutungsanämie).**

Eisenmangelanämie

Häufigste Anämieursache ist Eisenmangel. Da 1 ml Blut rund 0,5 mg Eisen enthält, können bei Frauen bereits verstärkte Menstruationen zu einem Eisenmangel führen. Pro Schwangerschaft benötigt die Frau knapp 1 g Eisen zusätzlich. Auch bei älteren Säuglingen und Kleinkindern sind Eisenmangelanämien durch unzureichende Eisenzufuhr mit der Nahrung häufig, besonders bei sehr später Beikosteinführung.
Pflegende beraten daher insbesondere Frauen und Eltern bezüglich einer ausreichenden Eisenaufnahme mit der Nahrung (➤ 10.9.9, ➤ Tab. 10.4). Bei Schwangeren ist meist die Einnahme von Eisentabletten sinnvoll.

Die Polyglobulie

Umgekehrt kann es auch zu einem „Zuviel" an Erythrozyten **(Polyglobulie)** kommen. Physiologisch ist die *Höhenpolyglobulie:* In größeren Höhen nimmt der Sauerstoffgehalt in der Luft deutlich ab. Um das geringere Angebot an Sauerstoff ausnutzen zu können, bildet das Knochenmark ab 2.000 m Höhe vermehrt Erythrozyten. Eine krankhafte Polyglobulie tritt beispielsweise bei erheblichen Einschränkungen der Lungenfunktion auf.

Der Anteil der Erythrozyten am Gesamtblutvolumen steigt, das Blut wird dickflüssiger, seine Zähigkeit (Viskosität) nimmt zu. Dadurch werden die Fließeigenschaften des Blutes schlechter, es besteht die Gefahr einer Venenthrombose (➤ 12.4.4) sowie von Durchblutungsstörungen der Bein-, Gehirn- oder Herzkranzgefäße durch Verstopfungen der kleinsten Gefäße.

12.2.7 Die Blutgruppen

DEFINITION

Blutgruppen: Genetisch bedingte und während des Lebens gleichbleibende Antigene auf der Erythrozytenoberfläche, die zu **Blutgruppensystemen** gruppiert werden. Klinische Bedeutung durch Unverträglichkeitsreaktionen auf andere Antigene als die eigenen.
Antigen: Struktur, die eine Abwehrreaktion hervorruft (➤ 13).

Mischt man Blut von verschiedenen Blutspendern, so kommt es oft zu einer **Agglutination** *(Verklumpung).* Offensichtlich gibt es verschiedene „Blutsorten", die sich teilweise nicht miteinander vertragen.

Das AB0-System

DEFINITION

AB0-System: Bedeutsamstes Blutgruppensystem (schwere Unverträglichkeitsreaktionen schon bei erster Fehltransfusion). **Blutgruppe A** mit **Antigen A, Blutgruppe B** mit **Antigen B, Blutgruppe AB** mit Antigenen A und B, **Blutgruppe 0** mit keinem der beiden Antigene auf der Erythrozytenoberfläche. Im Plasma immer IgM-Antikörper **(Anti-A, Anti-B)** gegen die Antigene, die im eigenen Blut nicht vorhanden sind.

Schon 1901 entdeckte *Karl Landsteiner* die Ursache für diese Unverträglichkeit: Jeder Mensch besitzt eine der **vier Blutgruppen A, B, AB** und **0** (sprich: Null).

Die Blutgruppennamen bezeichnen Makromoleküle auf der Erythrozytenoberfläche (Glykoproteine, Glykolipide), die bei Menschen ohne diese Moleküle Reaktionen des Abwehrsystems hervorrufen, also *antigen* wirksam sind (➤ 13.5.4). Die Blutgruppen (Häufigkeit ➤ Tab. 12.1) werden vererbt und bleiben das gesamte Leben konstant (➤ 4.2).

Bereits in den ersten Lebensmonaten kommt es bei Menschen der Blutgruppen A, B und 0 auch ohne Kontakt zu Fremdblut zur Bildung von *Antikörpern* (lösliche Abwehrstoffe, ➤ 13.5.4) gegen die Antigene der jeweils *anderen* Blutgruppen. Ursache sind bestimmte Darmbakterien mit blutgruppenähnlichen Oberflächenstrukturen. Serum der Blutgruppe AB ist frei von solchen Antikörpern (➤ Tab. 12.1).

Da die Antikörper im AB0-System große IgM-Antikörper (➤ 13.5.4) sind, können sie das Blut verklumpen und heißen daher auch **Agglutinine.** Mischt man also z. B. Erythrozyten der Blutgruppe A mit Anti-A-haltigem Serum, so kommt es zu einer Agglutination. Diese ist die Grundlage der Blutgruppenbestimmung (➤ Abb. 12.13).

12

Tab. 12.1 Genotyp, Antigene, Antikörper und prozentualer Anteil der verschiedenen Blutgruppen des AB0-Systems in der Bevölkerung.

Blutgruppe	Genotyp (Erbanlagen)	Erythrozyten-Antigene	Serum-Antikörper	Häufigkeit
A	A0 oder AA	A	Anti-B	44 %
B	B0 oder BB	B	Anti-A	10 %
AB	AB	A und B	Keine	4 %
0	00	Weder A noch B	Anti-A und Anti-B	42 %

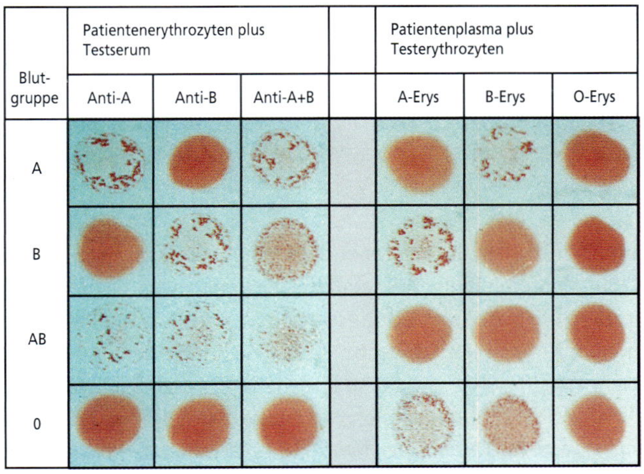

Abb. 12.13 AB0-Blutgruppenbestimmung. Bei der Blutgruppenbestimmung werden Patientenerythrozyten mit Anti-A- und Anti-B-Prüfserum vermischt und dadurch die AB-Antigene auf den Patientenerythrozyten bestimmt. Zur Kontrolle wird meist auch Patientenplasma mit Testerythrozyten bekannter Blutgruppen vermischt. Ein Beispiel: Hat ein Mensch die Blutgruppe B, so tragen seine Erythrozyten Antigen B auf ihrer Oberfläche, im Serum ist Anti-A vorhanden. Also müssen seine Erythrozyten bei der Blutgruppenbestimmung mit Anti-B und Anti-A+B verklumpen, und sein Plasma muss A-Erythrozyten zum Verklumpen bringen. Alle anderen Ergebnisse sind nicht schlüssig, die Bestimmung müsste wiederholt und es müsste nach Fehlern gesucht werden. [E367]

Das Rhesus-System

DEFINITION

Rhesus-System: Blutgruppensysteme mit mehreren Antigenen, von denen **Antigen D** das reaktionsstärkste und damit klinisch bedeutsamste ist.

86 % der Bevölkerung haben Antigen D auf ihrer Erythrozytenoberfläche – sie sind *Rhesus-positiv.* 14 % besitzen dagegen kein Antigen D – sie sind *Rhesus-negativ.* Daneben gibt es noch die Antigene C, c, E und e.

Im Gegensatz zu den Agglutininen des AB0-Systems werden die Antikörper des Rhesus-Systems erst nach Kontakt mit Rhesus-positiven Erythrozyten gebildet.

Der Rhesusfaktor bei Transfusionen und Schwangerschaft

Erhalten Rhesus-negative Menschen eine Bluttransfusion mit Rhesus-positivem Blut, so führt der erste Kontakt noch nicht zu Symptomen. Die Betroffenen bilden aber **Anti-D-Antikörper.** Bei einer erneuten Transfusion Rhesus-positiven Blutes kann es durch Antigen-Antikörper-Reaktionen zu Krankheitszeichen kommen, die denen bei AB0-Unverträglichkeit entsprechen (➤ 12.2.8), meist aber nicht so ausgeprägt sind.

Ähnliches passiert, wenn eine Schwangere Rhesus-negativ, das Ungeborene aber Rhesus-positiv ist. Bei jeder Geburt (oft auch bei Fehlgeburten oder Schwangerschaftsabbrüchen) gelangt etwas kindliches Blut in den mütterlichen Kreislauf und löst eine Anti-D-Antikörper-Bildung aus. Wird die Mutter erneut mit einem Rhesus-positiven Kind schwanger, greifen die plazentagängigen IgG-Rhesus-Antikörper der Mutter die kindlichen Erythrozyten im Mutterleib an. Folge ist ein **Morbus haemolyticus neonatorum** mit Anämie, Gelbsucht und Ödemen beim Kind. Heute wird bei Rhesus-negativen Schwangeren die Blutgruppe des Kindes aus dem mütterlichen Blut bestimmt. Bei einem Rhesus-positiven Kind wird die mütterliche Bildung von Anti-D-Antikörpern durch Injektion von Anti-D-Immunglobulin *(Anti-D-Prophylaxe)* in der 28. Schwangerschaftswoche und direkt nach der Entbindung verhindert.

Die weiteren Blutgruppensysteme

Es gibt mehrere hundert Erythrozytenantigene in mehr als 30 verschiedenen **Blutgruppensystemen.** Von praktischer Bedeutung ist v. a. noch das **Kell-System** mit K *(Kell-Antigen)* und k *(Cellano-Antigen)* als Hauptantigenen. 92 % der deutschen Bevölkerung sind kell-negativ (kk), 8 % kell-positiv. Davon sind 0,02 % homozygot (KK), 7,98 % tragen beide Antigene (Kk). Antikörperbildung ist sowohl gegen Antigen K als auch gegen Antigen k möglich, K ist aber stärker immunogen. Besonders bei Mädchen und Frauen vor der Menopause sowie Risikopatienten und -patientinnen ist eine Antikörperbildung zu vermeiden. Sehr schwierig ist die Bereitstellung von KK-Erythrozytenkonzentraten bei Vorhandensein von Anti-k.

12.2.8 Die Blutprodukte und -transfusionen

DEFINITION

Blutprodukte: Vollblut oder Blutbestandteile (z. B. Erythrozyten, Humanalbumin, PPSB, Fibrinkleber) zur Verabreichung an einen Empfänger.
Blutkomponenten: Blutprodukte mit bestimmten Blutbestandteilen.
Transfusion: Verabreichung von Blutprodukten.

Viele, gerade auch lebensbedrohliche Krankheitszustände gehen mit einem Mangel an Blutbestandteilen einher. Die Gabe von **Blutprodukten** und **Blutkomponenten** ist dann häufig lebensrettend. Risikolos ist sie allerdings nicht: Zum einen besteht das Risiko von *Unverträglichkeitsreaktionen* (das Spenderblut ist „fremd“), zum anderen bleibt ein – wenn auch bei sorgfältiger Testung minimales – *Infektionsrisiko.*

Die wichtigsten Blutkomponenten bzw. Blutprodukte sind:

- **Erythrozytenkonzentrate** *(EKs):* Gewonnen durch Auftrennung einer Vollblutspende mittels eines *Separators* oder durch

Erythrozytapherese (maschinelle Abtrennung der Erythrozyten während der Spende mit Rücktransfusion der anderen Blutbestandteile). Indikation: Routinetransfusion bei Blutverlust. Sonderform: **Eigenbluttransfusion** bei planbaren operativen Eingriffen (selten)
- **Thrombozytenkonzentrate** *(TKs):* Aus mehreren Vollblutspenden oder durch *Thrombozytapherese* eines Spenders. Indikation: schwerer Thrombozytenmangel
- **Fresh Frozen Plasma** *(FFP, gefrorenes Frischplasma, GFP):* Schockgefrorenes, zellarmes Plasma. Indikation: Massentransfusion, Gerinnungsstörungen bei komplexem Mangel an Gerinnungsfaktoren
- **Humanalbumin:** Lösung aus menschlichem Albumin. Indikation: massive Eiweißverluste, beispielsweise nach Verbrennungen
- **Immunglobuline:** zur passiven Immunisierung (➤ 13.7.2) bei sofort notwendigem Schutz vor (bestimmten) Infektionen
- **PPSB** *(Prothrombinkomplex),* **Einzelfaktorkonzentrate:** zum Ersatz des Prothrombin-Komplexes (Faktoren II, VII, IX, X) bzw. einzelner Gerinnungsfaktoren bei entsprechendem Mangel (dann teilweise auch gentechnisch hergestellt).

Um Unverträglichkeiten auszuschließen, sind **Antikörpersuchtests** und eine **serologische Verträglichkeitsprobe** *(Kreuzprobe)* gesetzlich vorgeschrieben, bei der Spendererythrozyten und Empfängerserum vermischt werden. Diese Untersuchungen erfolgen in der **Blutbank,** dem zentralen Krankenhausdepot für Blutprodukte.

Zur Vermeidung von AB0-Verwechslungen wird außerdem unmittelbar vor der Transfusion noch einmal die Patientenblutgruppe (oftmals auch der Rhesusfaktor) mithilfe des **Bedside-Tests** überprüft. Dieser muss zwingend, auch im äußersten Notfall, durchgeführt werden. Er ist die letzte Möglichkeit, eine oft tödliche AB0-inkompatible Transfusion zu verhindern. Das Ergebnis des Bedside-Tests muss mit der Patientenblutgruppe verglichen werden.

Patient-Blood-Management

Blutprodukte sind in Deutschland hinsichtlich des Infektionsrisikos so sicher wie nie zuvor, aber nicht komplikationsfrei. **Patient Blood Management** *(PBM)* ist ein umfassendes Konzept, welches darauf abzielt, Fremdblutgaben zu verringern. Es umfasst:
- Rechtzeitige Untersuchung auf eine Anämie, ggf. Behandlung (z. B. Eisengabe)
- **Fremdblutsparende Maßnahmen.** Dazu zählen schonende Operationstechniken ebenso wie ggf. Eigen- statt Fremdblutgaben
- Strenge Indikation für Fremdblutgaben

Die Transfusionsreaktionen

Leichte **Transfusionsreaktionen** zeigen sich v. a. durch Unruhe, Schwindel, Juckreiz, Übelkeit, Erbrechen, Kopf- und Rückenschmerzen sowie Fieber und Schüttelfrost. Schwere Transfusionszwischenfälle, meist aufgrund einer Verwechslung der AB0-Gruppe, führen zu Schock und Blutgerinnungsstörungen und können durch Nieren, Lungen- oder Herz-Kreislauf-Versagen tödlich enden.

Während bei der Transfusion Rhesus-fremden Blutes erst die Zweitübertragung gefährlich ist (➤ 12.2.7), ist bei der Transfusion AB0-fremden Blutes bereits die erste fehlerhafte Übertragung lebensgefährlich, da die Antikörper (Agglutinine) schon bald nach der Geburt in hoher Konzentration vorliegen.

VORSICHT

Nach der Transfusion muss der leere Konservenbeutel samt Infusionsbesteck noch mindestens 24 Std. im Kühlschrank aufbewahrt werden, damit ggf. Nachuntersuchungen des Blutes möglich sind.

12.3 Die Leukozyten

DEFINITION

Leukozyten *(weiße Blutkörperchen):* Verschiedene kernhaltige, bewegliche Blutzellen, die alle Abwehraufgaben wahrnehmen (➤ 13). Verdanken ihren Namen ihrer weißlichen Farbe im ungefärbten Blutausstrich.

Nur knapp 10 % der im Körper vorhandenen **Leukozyten** zirkulieren im Blut, denn die Blutgefäße sind für die Leukozyten nur ein Transportweg, um von den Bildungsstätten an ihre Einsatzorte in den Geweben zu kommen, wo sie ihre Aufgaben im Rahmen der Immunabwehr erfüllen. 90 % stecken im Knochenmark und in den Geweben!

Von den drei Hauptgruppen der Leukozyten, den *Granulozyten, Lymphozyten* und *Monozyten* (➤ Abb. 12.15), sind die Granulozyten im Blut zahlenmäßig mit etwa 60 % am stärksten vertreten.

LERNHILFE

Größe der Blutkörperchen

Von klein nach groß: **T**ollitäten **e**ssen **l**iebend **g**erne **M**utzen. Alternative: **Telygram**

Thrombozyten (1–4 µm) – **E**rythrozyten (7,5 µm) – **L**ymphozyten (7–12 µm) – **G**ranulozyten (10–17 µm) – **M**onozyten (12–20 µm). [1]

12.3.1 Die Granulozyten

Die **Granulozyten,** so genannt wegen der *Granula* (Körnchen), die sie im Mikroskop nach dem Anfärben in ihrem Zytoplasma zeigen, sind mit einem Zelldurchmesser von 10–17 µm deutlich größer als die Erythrozyten.

Je nach Anfärbbarkeit der Granula werden drei Untergruppen differenziert (➤ Abb. 12.3, ➤ Abb. 12.15):
- Etwa 95 % aller Granulozyten weisen nur schwach anfärbbare Granula auf – die *neutrophilen Granulozyten.*
- Die zweite Granulozytengruppe enthält rote Granula. Sie heißen *eosinophile Granulozyten.*
- Einige wenige Granulozyten enthalten bläuliche Granula – die *basophilen Granulozyten.*

Die neutrophilen Granulozyten

Die **neutrophilen Granulozyten** (➤ Abb. 12.14) halten sich nach ihrer Reifung im Knochenmark nur 6–8 Std. im Blut auf.

Sie finden sich dabei sowohl im strömenden Blut als auch am Gefäßendothel *(marginierte = randständige Neutrophile).* Danach wandern sie in die Gewebe und hier insbesondere die Schleimhäute

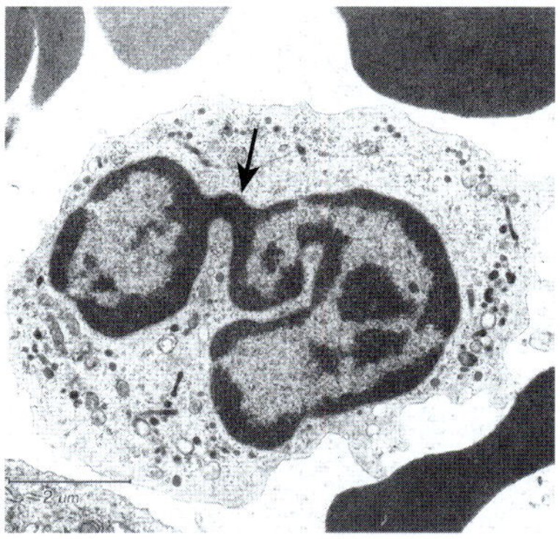

Abb. 12.14 Neutrophiler Granulozyt in einem Blutgefäß. Die Segmentierung des Kerns ist deutlich zu erkennen (bei ↓ eine „Kernbrücke"). [M375]

aus. Dort können sie Bakterien, aber auch abgestorbene körpereigene Zellen phagozytieren („auffressen" ➤ 3.5.8). Danach sterben sie selbst ab, und es entsteht ein Gemisch aus Granulozytenresten und anderen Gewebetrümmern, der **Eiter** *(Pus).*

Die eosinophilen Granulozyten

Rund 2,5 % aller Granulozyten weisen eosinophile, d. h. durch den roten Farbstoff *Eosin* anfärbbare, Granula im Zytoplasma auf (➤ Abb. 12.15).

Eosinophile Granulozyten können ebenfalls phagozytieren und spielen vor allem bei der Abwehr von Parasiten, Allergien und abklingenden Infektionen eine Rolle.

Die basophilen Granulozyten

Nur maximal 1 % der Granulozyten zeigt im Zytoplasma basophile, d. h. blau anfärbbare Granula, die insbesondere Histaminverbindungen enthalten. Diese **basophilen Granulozyten** (➤ Abb. 12.15) vermitteln zusammen mit den eosinophilen Granulozyten allergische Reaktionen vom Soforttyp (➤ 13.9, ➤ 8.3.6), wobei die in den Granula enthaltenen Stoffe freigesetzt werden.

Die **Gewebe-Mastzellen** sind den basophilen Granulozyten sehr ähnlich und enthalten ebenfalls basophile Granula. Die Gewebe-Mastzellen können wie die basophilen Granulozyten die Blutbahn verlassen und nehmen an lokalen allergischen Reaktionen teil.

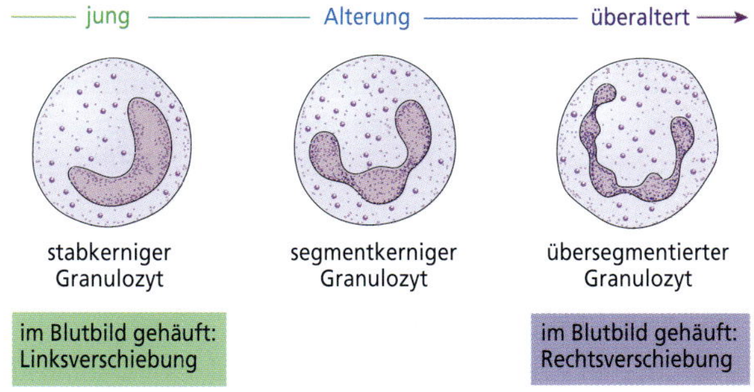

Abb. 12.16 Schätzung des Granulozytenalters anhand der Kernform. [L190]

Die stabkernigen, segmentkernigen und übersegmentierten Granulozyten

Während junge Granulozyten eher einen stabförmigen Kern besitzen, wird dieser mit zunehmendem Alter mehr und mehr in kleine Abschnitte unterteilt *(segmentiert).* Man spricht deshalb von *segmentkernigen Granulozyten* im Gegensatz zu den jungen *stabkernigen Granulozyten.* Findet man im Blutausstrich vermehrt stabkernige Granulozyten, so spricht man von einer *Linksverschiebung* (➤ Abb. 12.16). Sie weist auf eine akute Infektion hin, in deren Verlauf das Knochenmark kurzfristig vermehrt (junge) Granulozyten ins Blut ausschüttet, um die körpereigene Abwehr zu verstärken. Findet man dagegen ausschließlich segmentierte oder gar *übersegmentierte* (= überalterte) Granulozyten, deutet diese *Rechtsverschiebung* auf eine Störung der Leukopoese im Knochenmark hin.

12.3.2 Die Monozyten

Monozyten sind mit einem Durchmesser von 12–20 µm die größten Zellen im Blut. Sie besitzen einen großen, meist hufeisenförmig gebuchteten oder gelappten Kern in einem bläulichen Zytoplasma

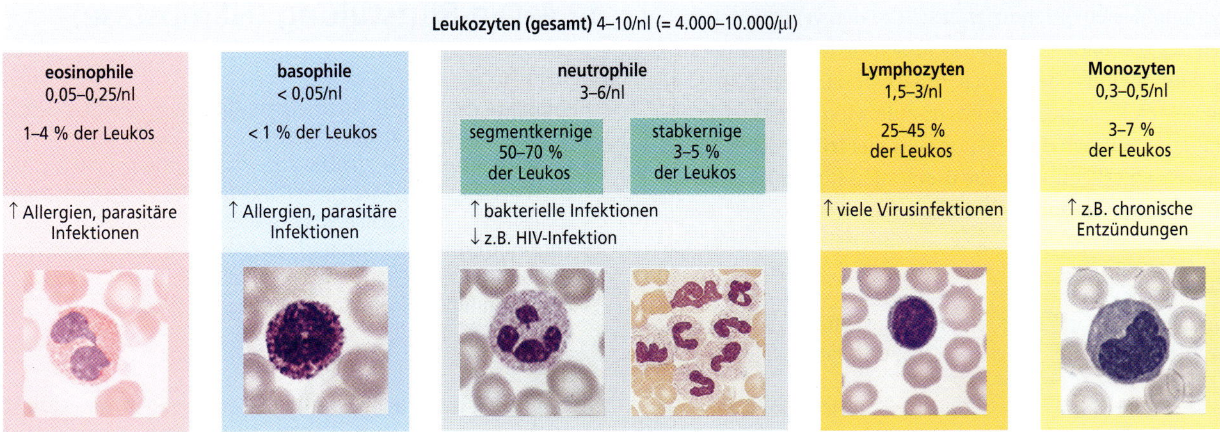

Abb. 12.15 Differenzierung der Leukozyten in die unterschiedlichen Zellarten. [E277/ M375]

(➤ Abb. 12.15). Monozyten verweilen nur 1–2 Tage im Blutgefäßsystem und wandern danach in verschiedene Organe, wo sie sich in ortsständige **Makrophagen** umwandeln. Ihre Aufgabe ist die Phagozytose von Mikroorganismen; außerdem gehören sie zu den antigen-präsentierenden Zellen (➤ Tab. 13.2).

12.3.3 Die Lymphozyten

Die **Lymphozyten** – rund ein Drittel der Blutleukozyten – sind kleine Zellen mit einem Durchmesser von 7–12 µm. Sie besitzen einen bläulichen runden Kern (➤ Abb. 12.15). Lymphozyten stammen aus dem Knochenmark, reifen dort und im Thymus heran und wandern dann in die Lymphknoten und andere lymphatische Organe, wo sie sich weiterentwickeln und vermehren. Nur etwa 4 % der Lymphozyten befinden sich im Blut, dagegen 70 % in den Organen des lymphatischen Systems (➤ 13.8), 10 % im Knochenmark und der Rest in anderen Organen. Ihre Lebensdauer reicht von ca. acht Tagen bis mehreren Jahren. Man unterscheidet:

- **T-Lymphozyten** (Prägung im *Thymus*)
- **B-Lymphozyten** (Prägung bei Vögeln in der **B***ursa fabricii,* beim Menschen im Knochenmark, Merkhilfe **b***one marrow*)
- **NK-Zellen** *(natürliche Killerzellen, große granuläre Lymphozyten),* die sich im Knochenmark und möglicherweise auch im Thymus entwickeln

Die B-Lymphozyten, die aus ihnen hervorgehenden, antikörperproduzierenden **Plasmazellen** und die verschiedenen T-Lymphozyten haben Schlüsselfunktionen bei der spezifischen Abwehr. Die NK-Zellen gehören zur unspezifischen Abwehr (Details zu den Lymphozyten ➤ 13).

12.3.4 Die Bildung der Leukozyten (Leukopoese)

Die Bildung der Leukozyten bezeichnet man als **Leukopoese.** Sollen aus einer Stammzelle im Knochenmark Leukozyten entstehen, so differenziert sich diese zunächst zu **Monoblasten, Lymphoblasten** oder **Myeloblasten,** aus denen dann die Hauptzelllinien der weißen Blutkörperchen hervorgehen (➤ Abb. 12.3):

- Die Monoblasten entwickeln sich über mehrere Zellteilungsschritte zu Monozyten.
- Die Lymphoblasten differenzieren sich zu den verschiedenen Klassen der Lymphozyten. Dabei müssen sie noch ein Prägungsstadium im Thymus oder Knochenmark durchlaufen (➤ 13.4).
- Aus den Myeloblasten gehen die Granulozyten hervor. Der Stammbaum teilt sich dabei schon sehr viel früher als lichtmikroskopisch erkennbar in die drei Linien für neutrophile, basophile oder eosinophile Granulozyten.

Leukämie

Leukämien („Blutkrebs") entstehen durch unkontrollierte Vermehrung von Zellen der Leukopoese. Unbehandelt führen sie nach unterschiedlich langer Zeit zum Tod.
Behandelt werden Leukämien vor allem mit **zielgerichteten Therapien** und **Zytostatika** (sehr nebenwirkungsreiche Medikamente, welche die Zellteilung hemmen). Bei einem Teil der Erkrankten erfolgt außerdem eine Knochenmark- bzw. Blutstammzelltransplantation.

12.3.5 Das weiße Blutbild

Basiswert des weißen Blutbilds ist die **Leukozytenzahl** *(Leukos),* die Gesamtzahl aller weißen Blutkörperchen im Blut. Normal sind bei Erwachsenen 4–10 Leukozyten/nl (nl = Nanoliter) bzw. 4.000–10.000 Leukozyten/µl Blut, bei Kindern bis 12 bzw. 12.000.

Ist die Leukozytenzahl zu niedrig **(Leukopenie)** oder zu hoch **(Leukozytose),** liefert das **Differenzialblutbild** Informationen über das zahlenmäßige Verhältnis der einzelnen Leukozytenarten (➤ Abb. 12.15) und erlaubt dadurch Rückschlüsse auf die Ursache.

- **Lymphozyten:** Normwert 1,5–3/nl ≙ 25–45 % der Leukos. Erhöhte Zahl **(Lymphozytose)** z. B. bei Tuberkulose und vielen Virusinfektionen; erniedrigte Zahl **(Lymphopenie)** z. B. bei HIV-Infektion
- **Neutrophile Granulozyten:** Normwert 3–6/nl. Erhöhte Zahl bei allen bakteriellen Infektionen
- **Eosinophile Granulozyten:** Normwert 0,05–0,25/nl ≙ 1–4 % der Leukozyten. Erhöhte Zahl **(Eosinophilie)** bei allergischen und parasitären Erkrankungen
- **Basophile Granulozyten:** Normwert < 0,05/nl ≙ 1 % der Leukos. Erhöhte Zahl **(Basophilie)** bei vielen chronischen Erkrankungen
- **Monozyten:** Normwert 0,3–0,5/nl ≙ 3–7 % der Leukos. Erhöhte Zahl **(Monozytose)** unter anderem bei vielen chronischen Infektionen und Entzündungen sowie bei akuten Infektionen in der Heilungsphase und bei verschiedenen Tumoren

Das Differenzialblutbild wird in der Entzündungsdiagnostik häufig ergänzt durch:

- Die Bestimmung des **CRP** (*C-reaktives Protein,* normal < 5 mg/l Serum). Es reagiert sehr schnell und empfindlich auf eine Entzündung im Körper.
- Die Messung der *Blutkörperchensenkungsgeschwindigkeit* (**BSG,** *BKS*): Sie gibt an, um wie viele Millimeter sich die festen Blutbestandteile in einem senkrecht stehenden Spezialröhrchen mit Zitratblut nach *einer* Stunde abgesenkt haben (normal Frauen ≤ 20 mm, Männer ≤ 15 mm). Eine beschleunigte BSG findet man bei Entzündungen, Tumoren und Veränderungen des Eiweißgehalts im Blut, allerdings mit „Verspätung" (die BSG „hinkt" oft mehrere Tage nach).

12.4 Die Blutstillung (Hämostase)

DEFINITION

Hämostase *(Blutstillung):* Körpereigene Abdichtung verletzter Gefäße zum Schutz vor Blutverlust in drei Schritten.

- **Gefäßreaktion.** Einschränkung des Blutverlustes unmittelbar nach der Verletzung durch Verengung (Vasokonstriktion) des verletzten Blutgefäßes und Zusammenrollen des Gefäßendothels.
- **Thrombozytenadhäsion und -aggregation.** Kurzzeitiger Wundverschluss durch einen Thrombozytenpfropf (➤ 12.4.1).
- **Blutgerinnung.** Langfristiger Verschluss der Wunde durch ein Fibrinfasernetz (➤ 12.4.2).

Nicht nur bei äußerlich sichtbaren Verletzungen, sondern ständig und überwiegend unbemerkt werden im Körper kleinste Gefäße undicht, etwa bei Stößen, Entzündungen, selbst beim Wachstum. Da das arterielle Gefäßsystem unter Druck steht, könnte der Körper auch

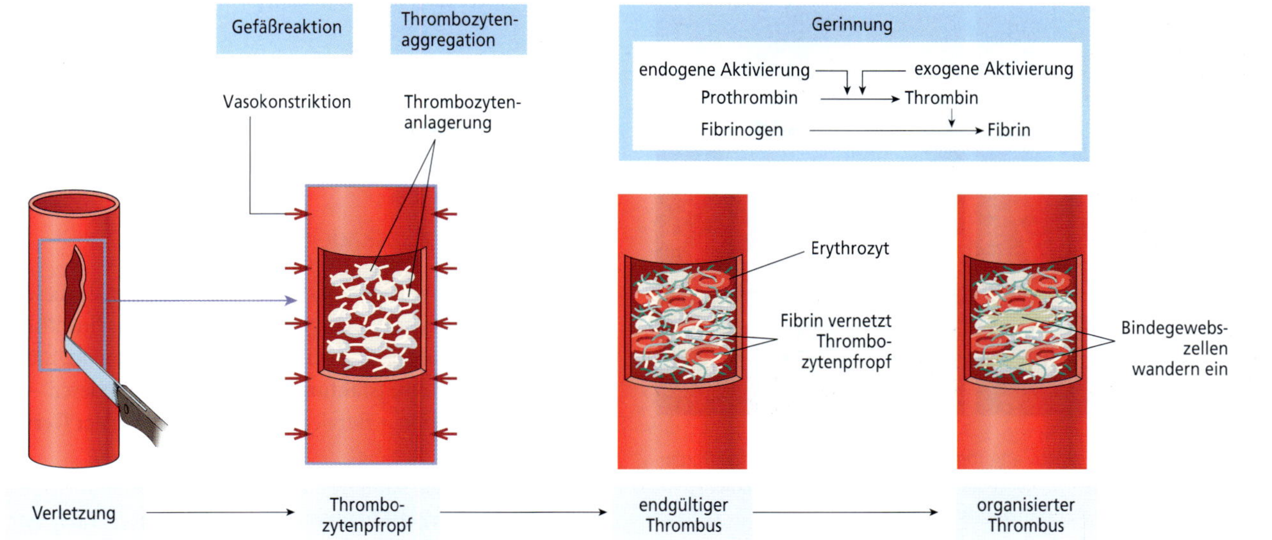

Abb. 12.17 Übersicht über die Vorgänge bei der Blutstillung. Im Gegensatz zum zuerst entstehenden weißen Thrombozytenpfropf enthält der endgültige Thrombus auch Erythrozyten. [L190]

aus kleinen Gefäßverletzungen verbluten. Um dies zu verhindern, werden undichte Gefäße durch **Blutstillung** (➤ Abb. 12.17) *von innen heraus* abgedichtet.

12.4.1 Die Thrombozyten

Die Thrombozyten

DEFINITION

Thrombozyten *(Blutplättchen):* Kernlose, 1–4 μm große und 0,5 μm dicke Scheibchen, die im Knochenmark gebildet und 1–2 Wochen später vor allem in Milz und Leber wieder abgebaut werden. Sorgen bei Gefäßverletzungen für einen provisorischen Gefäßverschluss und leiten die Blutgerinnung ein.

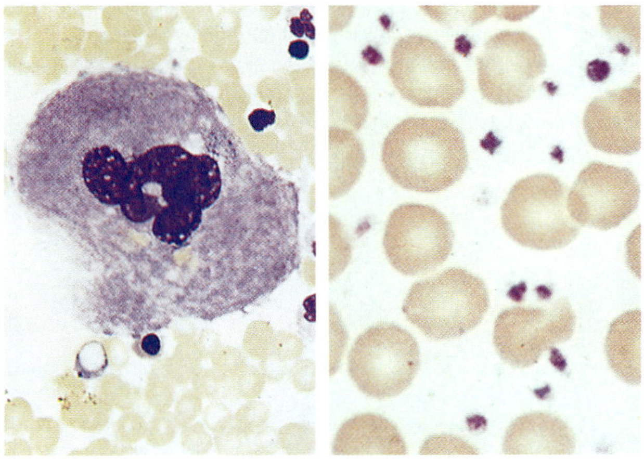

Abb. 12.18 Links ein Megakaryozyt, rechts mehrere Thrombozyten zwischen zahlreichen Erythrozyten – man beachte die Größenverhältnisse! [E277]

Die Bildung der **Thrombozyten,** die **Thrombopoese,** erfolgt im Knochenmark und wird durch das in Leber, Nieren und Knochenmark gebildete **Thrombopoetin** gefördert. Manche Stammzellen differenzieren sich zu **Megakaryoblasten.** Hieraus entwickeln sich über Zwischenschritte die **Megakaryozyten,** auch *Knochenmarksriesenzellen* genannt. Sie sind mit einem Durchmesser von 30–100 μm die größten Knochenmarkszellen. Durch Abschnürungen vom Zytoplasma der Megakaryozyten entstehen dann die Thrombozyten (➤ Abb. 12.18).

Der Thrombozytenpfropf

Bei einer Gefäßverletzung lagern sich die Thrombozyten an die Bindegewebsfasern der Wundränder an. Diese **Thrombozytenadhäsion** wird ermöglicht durch den **von-Willebrand-Faktor** *(vWF)* aus Endothelzellen und Thrombozyten, der gewissermaßen eine Brücke zwischen Thrombozyten und Gefäßwand schlägt.

Nach Anheftung an die Gefäßwand verformen sich die Thrombozyten, stülpen Fortsätze aus und ballen sich zusammen (**Thrombozytenaggregation** ➤ Abb. 12.19). Außerdem setzen die Thrombozyten Inhaltsstoffe frei, die zur Vasokonstriktion und zur Aktivierung weiterer Thrombozyten führen und die Blutgerinnung einleiten, darunter **ADP, Thromboxan A_2** und den **Thrombozytenfaktor 3** *(TF3, Plättchenfaktor 3).* So entsteht ein **Thrombozytenpfropf** *(Thrombozytenthrombus),* der die Wunde – ist sie nicht allzu groß – in 1–3 Min. verschließt. Diese Zeit von der Verletzung bis zum Stillstand der Blutung heißt **Blutungszeit.**

Ein Thrombus, der sich auf diese Weise an den Wundrändern abscheidet, heißt *Abscheidungsthrombus* oder **weißer Thrombus** (wegen seiner Farbe). Im Gegensatz dazu bezeichnet man einen Thrombus, in den sich zusätzlich Erythrozyten einlagern, als **roten Thrombus.** Er entsteht durch die nun folgende Blutgerinnung oder wenn der Blutfluss in einem Gefäß zu langsam ist und die Blutsäule „erstarrt".

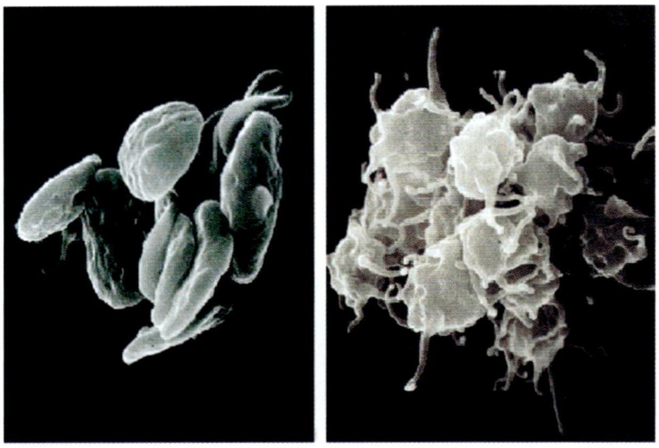

Abb. 12.19 Ruhende und aktivierte Thrombozyten. Während ruhende Thrombozyten (links) eine glatte Oberfläche haben, stülpen aktivierte Thrombozyten fingerförmige Fortsätze aus (rechts). [E368]

Thrombozytenaggregationshemmer

Thrombozytenaggregationshemmer verhindern das Zusammenballen der Thrombozyten und können dadurch z. B. einem Herzinfarkt vorbeugen. Am gebräuchlichsten ist niedrig dosierte Azetylsalizylsäure (z. B. Aspirin®), sie gilt als Thrombozytenaggregationshemmer der ersten Wahl. Andere Thrombozytenaggregationshemmer sind Clopidogrel (z. B. Plavix®), Prasugrel (z. B. Efient®), Ticagrelor (z. B. Brilique®) und Tirofiban (z. B. Aggrastat®).

12.4.2 Die Blutgerinnung

Der Thrombozytenpfropf allein reicht nicht aus für einen *dauerhaften* Blutungsstillstand. Um den Thrombozytenpfropf herum spinnt sich durch die **Blutgerinnung** *(plasmatische Gerinnung)* ein faseriges Netz aus **Fibrin:** Der **endgültige Thrombus** entsteht.

Die Gerinnungskaskade im Detail

Im strömenden Blut befindet sich kein festes Fibrin, da dieses lebenswichtige Gefäße verschließen würde, sondern nur seine lösliche Vorstufe, das **Fibrinogen.** Damit Fibrinogen zu Fibrin wird, müssen sich zuvor viele **Gerinnungsfaktoren** einer nach dem anderen – im Sinne einer Kettenreaktion – aktivieren. Man spricht von der **Gerinnungskaskade.**

Die Gerinnungsfaktoren sind Bluteiweiße (Ausnahme ist Faktor IV = Kalzium-Ionen), die in ihrer aktivierten Form wie Enzyme wirken, also bestimmte chemische Reaktionen beschleunigen. Traditionell bezeichnet man sie mit römischen Ziffern von I–XIII (➤ Abb. 12.20). Der bereits erwähnte von-Willebrand-Faktor wirkt indirekt auch hier mit, und zwar als Träger- und Schutzprotein für den Gerinnungsfaktor VIII.

Das **Gerinnungssystem** kann über zwei verschiedene Wege aktiviert werden (➤ Abb. 12.20):

- Das **exogene System** *(extrinsic system, extravaskulärer Weg)* wird bei größeren Gewebeverletzungen aktiviert, bei denen es in umliegende Gewebe blutet.

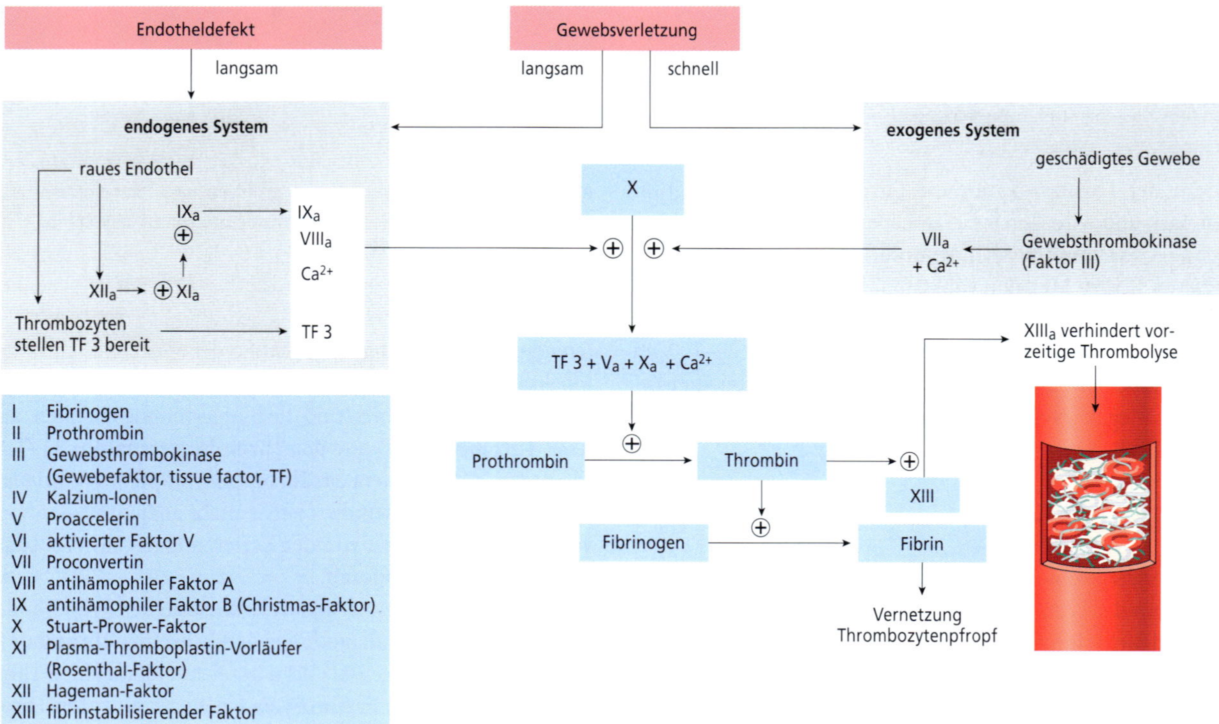

Abb. 12.20 Die Gerinnungskaskade (vereinfacht). Aktivierte Gerinnungsfaktoren tragen den Zusatz „a". [L190]

- Ist der Gefäßschaden auf die Gefäßinnenhaut (Endothel) beschränkt, wird das exogene System nicht aktiviert. Hier startet die Gerinnung über das **endogene System** *(intrinsic system, intravaskulärer Weg)*. Die Gerinnungskaskade verläuft über mehr Schritte als beim exogenen Gerinnungssystem und benötigt deshalb mehr Zeit.

Endogenes und exogenes Gerinnungssystem münden auf der Stufe der Faktor-X-Aktivierung zusammen. Faktor X überführt zusammen mit Faktor V und Kalzium **Prothrombin** in aktives **Thrombin,** das dann **Fibrinogen** in **Fibrin** umwandelt. Der fibrinstabilisierende **Faktor XIII** verknüpft die Fibrinmoleküle dann und schützt so den endgültigen Thrombus vor vorzeitiger Auflösung.

Tatsächlich sind endo- und exogenes System eng miteinander verzahnt. Das exogene System ist vor allem zu Beginn der Gerinnung bedeutsam, wohingegen das endogene System die weitere Gerinnung unterhält.

Die Schlüsselrolle der Kalzium-Ionen

Kalzium-Ionen nehmen nicht nur für die Thrombinbildung, sondern auch für mehrere andere Reaktionen eine Schlüsselstellung ein.

Man kann deshalb Blut ungerinnbar machen, indem man die Kalzium-Ionen z. B. durch Natriumzitratzugabe entfernt (beispielsweise vor Blutgerinnungstests).

Die Synthese der Gerinnungsfaktoren

Viele Gerinnungsfaktoren werden in der Leber synthetisiert. Deshalb können Lebererkrankungen zu einem Gerinnungsfaktormangel und folglich zu Gerinnungsstörungen führen.

VORSICHT

Eine erhöhte Blutungsneigung wird als **hämorrhagische Diathese** bezeichnet. In leichten Fällen haben Betroffene nur gehäufte blaue Flecke, in schweren Fällen kann es ohne erkennbaren Auslöser zu tödlichen Blutungen kommen. Als Ursache sind Thrombozytenstörungen, Störungen der Gerinnungsfaktoren oder Gefäßerkrankungen möglich.

Die Hemmstoffe der Gerinnungsfaktoren

Im Blut zirkulieren ständig **Hemmstoffe** *(Inhibitoren)* **der Gerinnungsfaktoren.** Sie sorgen dafür, dass z. B. von einer Verletzungsstelle in den Blutkreislauf gelangtes Fibrin sofort inaktiviert wird, sodass die Blutgerinnung nur dort erfolgt, wo es nötig ist. Die wichtigsten körpereigenen Hemmer der Gerinnung sind:

- **Antithrombin** *(AT, Antithrombin III, AT III)*, das gleich mehrere Gerinnungsfaktoren hemmt
- **Protein C,** das die aktivierten Faktoren V und VIII inaktiviert
- **Protein S** als Kofaktor von Protein C

VORSICHT

Ein Mangel der körpereigenen Hemmstoffe der Gerinnung kann zu einer **erhöhten Thromboseneigung** führen (➤ 12.4.4).

Die Retraktion und Organisation des Gerinnsels

Anschließend zieht sich das Fibrinnetz zusammen *(Retraktion)* und nähert die Wundränder einander an – die Wunde verkleinert sich. In das stabile, netzförmige Fibrin können nun Fibroblasten (aktive Bindegewebszellen) einwachsen, die den Thrombus bindegewebig umbauen *(organisieren)* und die Wunde endgültig verschließen.

12.4.3 Die Fibrinolyse

Ein dauerhafter Verschluss des verletzten Gefäßes wäre nicht sinnvoll. Im weiteren Verlauf werden deshalb die Fibrinpfröpfe durch mehrere Reaktionsschritte oftmals wieder abgebaut und damit die verschlossenen Blutgefäße wieder geöffnet *(rekanalisiert)*. Dieser Fibrinabbau heißt **Fibrinolyse** (➤ Abb. 12.21).

Die Fibrinolyse wird durch das Enzym **Plasmin** in Gang gesetzt. Im Blut kommt nur dessen inaktive Vorstufe vor, das **Plasminogen.** Dieses wird z. B. aktiviert durch den vom Endothel abgegebenen **gewebespezifischen Plasminogenaktivator** (**t-PA,** kurz für *Tissue Plasminogen Activator*), aber auch durch einige Gerinnungsfaktoren. Eine zeitverzögerte Aktivierung gewährleistet dabei, dass die Fibrinolyse erst nach Ende der Gerinnung beginnt. Die Fibrinolyse wird zudem durch körpereigene Inhibitoren wie etwa **α_2-Antiplasmin** kontrolliert.

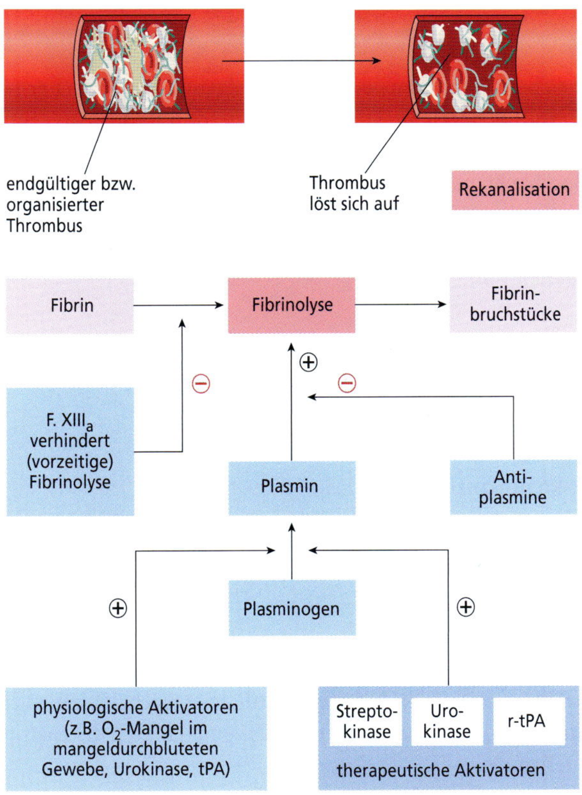

Abb. 12.21 Die Schritte der Fibrinolyse. [L190]

Fibrinolyse künstlich aktiviert

Die Fibrinolyse kann auch künstlich aktiviert werden, etwa durch *Streptokinase* oder *r-tPA*. Diese *Thrombolyse* oder kurz **Lyse** kann bei bedrohlichen Gefäßverschlüssen (z. B. bei schwerer Venenthrombose, Schlaganfall, Herzinfarkt) eingesetzt werden, um das Gefäß wieder zu eröffnen.

12.4.4 Die Thrombose und Embolie

Wenn sich innerhalb eines Gefäßes ein Blutgerinnsel bildet und das Gefäß verschließt, entsteht eine **Thrombose.** Eine Thrombose kann in Arterien auftreten, viel häufiger sind jedoch die Venen betroffen, insbesondere die tiefen Bein- und Beckenvenen. Man spricht von einer **tiefen Venenthrombose** oder *Phlebothrombose.* Schäden der Gefäßwand, erhöhte Gerinnungsneigung und verlangsamter Blutfluss begünstigen die Thrombosebildung.

Thromboseprophylaxe

Thrombosegefährdet sind z. B. ältere oder übergewichtige Menschen sowie alle Menschen, die weniger als 6 Std. täglich außerhalb des Bettes verbringen. Bei ihnen erfolgt eine **Thromboseprophylaxe,** die auf folgenden Säulen fußt:

- Möglichst frühzeitige Mobilisation
- Medizinische Thromboseprophylaxestrümpfe, welche die oberflächlichen Venen komprimieren
- Rückstromfördernde Gymnastik (z. B. Bettradfahren) mit Förderung des venösen Rückflusses durch Aktivierung der Muskelpumpe
- Prophylaktische Heparinisierung (➤ 12.4.5)

Löst sich ein Thrombus oder ein Teil davon, so wandert er (dann als **Embolus** bezeichnet) mit dem Blutstrom und verursacht eine **Embolie** *(Thrombembolie),* sobald er in ein enges Gefäß gelangt, dort stecken bleibt und das Gefäß verstopft. Losgelöste Thromben aus den Becken- oder tiefen Beinvenen durchwandern häufig das rechte Herz und verlegen Lungenarterien. Sie sind die häufigste Ursache einer **Lungenembolie.**

12.4.5 Die Antikoagulation

Antikoagulanzien

Antikoagulanzien *(Gerinnungshemmer)* sind Medikamente, die die Gerinnungsfähigkeit des Blutes herabsetzen. Eine solche **Antikoagulation** dient der Behandlung einer Thrombose oder Embolie oder ihrer Prophylaxe bei erhöhter Gefährdung.

Das Heparin

Heparin hemmt die Bildung von Fibrin, hauptsächlich indem es mit Antithrombin III einen Komplex bildet und dadurch die Faktoren II und X hemmt.

Die **prophylaktische** *(Low-dose-)***Heparinisierung** zur Thromboseprophylaxe erfolgt fast immer mit *niedermolekularen Heparinen,* die im Gegensatz zu den früheren *unfraktionierten Heparinen* nur einmal am Tag subkutan gespritzt werden müssen. Beispiele für niedermolekulare Heparine sind Certoparin (z. B. Mono-Embolex®), Dalteparin (z. B. Fragmin®), Enoxaparin (z. B. Clexane®) oder Tinzaparin (z. B. Innohep®).

Die **therapeutische** *(High-dose-, Voll-)***Heparinisierung** dient zur Behandlung bereits entstandener Venenthrombosen oder Lungenembolien, ferner wird sie bei Herzinfarkt **(akutes Koronarsyndrom)** sowie arteriellen Gefäßverschlüssen eingesetzt. Heparin wirkt allerdings in der Regel nicht gerinnselauflösend *(thrombolytisch),* sondern vermeidet lediglich neue Thrombenbildung. Die therapeutische Heparinisierung erfolgt bevorzugt durch s. c.-Injektion niedermolekularer Heparine in höherer, gewichtsadaptierter Dosierung, sonst durch i. v.-Gabe unfraktionierter Heparine über eine Spritzenpumpe.

Die Cumarinderivate

Lange zur Langzeitantikoagulation eingesetzt werden **Cumarinderivate,** die als Tabletten verfügbar sind, z. B. Phenprocoumon (etwa Marcumar®).

Cumarinderivate greifen in die Bildung der Gerinnungsfaktoren in der Leber ein: Die Faktoren II, VII, IX und X werden nur unter dem Einfluss von Vitamin K gebildet – Cumarinderivate sind *Antagonisten* (Gegenspieler) des *Vitamins K* und hemmen somit die Bildung der Vitamin-K-abhängigen Gerinnungsfaktoren in der Leber. Da Cumarine lange wirken, ist die Behandlung schlecht steuerbar. Die Dosierung muss regelmäßig über den *Quick-Test* oder den *INR-Wert* (➤ 12.4.6) kontrolliert werden, da bei zu starker Hemmung der Blutgerinnung das Blutungsrisiko und umgekehrt bei zu geringer Hemmung die Thrombosegefahr steigt.

Die direkten oralen Antikoagulanzien

Die **direkten oralen Antikoagulanzien** hemmen den aktivierten Faktor X (z. B. Rivaroxaban, etwa Xarelto®, Edoxaban, etwa Lixiana®) oder Thrombin (z. B. Dabigatran, etwa Pradaxa®). Gerinnungskontrollen sind nicht nötig. Die direkten oralen Antikoagulanzien sind vergleichbar wirksam wie Cumarine, wahrscheinlich sind schwere Blutungen seltener. Daher werden sie mittlerweile häufiger zur Langzeitkoagulation eingesetzt als Cumarine.

Beratung bei Antikoagulanzieneinnahme

Pflegende beraten Patienten und Patientinnen mit **Antikoagulanzieneinnahme** über Vorsichtsmaßnahmen im Alltag:

- Die Betroffenen müssen wegen der Blutungsgefahr darauf achten, sich nicht zu verletzen, und einen entsprechenden *Antikoagulanzien-Pass* bei sich tragen.
- Sie sollen bei jedem Arztbesuch auf Einnahme aufmerksam machen, da wegen der Blutungsgefahr keine i. m.-Injektionen verabreicht werden dürfen.
- Bei Cumarineinnahme sollten zudem stark Vitamin-K-haltige Lebensmittel (grüne Gemüse wie Grünkohl und Spinat sowie Salat und Kohl) nur in üblichen und immer ungefähr gleichen Mengen verzehrt werden, da sie die Wirkung der Cumarine herabsetzen.

12.4.6 Die Gerinnungsdiagnostik

Die wichtigsten Laborparameter zur Diagnose sind:

- **Thrombozytenzahl:** Normbereich 150–450/nl ≙ 150.000 bis 450.000/µl.
- **Quick-Wert** *(Thromboplastinzeit, Prothrombinzeit):* Überprüft wird hauptsächlich das exogene System. Normal sind 80–130 %. Bei Gerinnungsstörungen oder Antikoagulation fällt der Quick-Wert ab.
- **INR** *(International normalized ratio):* Die INR hat die gleiche Aussagekraft wie der Quick-Test, ist aber standardisiert und dadurch besser vergleichbar. Die INR beträgt normalerweise 0,85–1,15; bei Antikoagulation steigt sie an.
- **PTT** *(partielle Thromboplastinzeit):* Die PTT testet v. a. das endogene System. Sie wird wie der Quick-Test zum Screening auf Gerinnungsstörungen (normal 28–40 Sek.) und zur Überwachung einer Vollheparinisierung eingesetzt.
- **TZ** *(Thrombinzeit):* Sie ist eine alternative Methode zur Überwachung einer Vollheparinisierung. Normal sind ca. 20 Sek.

Aufgaben zum Fallbeispiel

Nachdem Herr Schlosser seine Bluttransfusion erhalten hat, wurde abermals eine Laborkontrolle des Blutes durchgeführt. Die Laborergebnisse sind soeben eingetroffen. Der Hämoglobin-Wert ist auf 8,9 g/dl gestiegen, auch die Blutung ist durch die gastroskopische Intervention abgeklungen. Insgesamt hat sich Herrn Schlossers Allgemeinzustand deutlich verbessert. Besonders die Gabe des Erythrozytenkonzentrats hat Herrn Schlossers Interesse geweckt und ihn dazu veranlasst, mehr über Blut und Blutbestandteile erfahren zu wollen. Daher notiert er alle Fragen, die ihn interessieren, um diese vor seiner Entlassung mit seiner betreuenden Pflegefachkraft zu besprechen. Zuvor hat er sich einen Ausdruck seiner letzten Laborwerte geben lassen.

1. Wie setzt sich Blut zusammen?
2. Was sind die Aufgaben des Blutes?
3. Wo und wie findet die Blutbildung statt?
4. Nennen Sie die verschiedenen Blutkörperchen und ihre jeweiligen Aufgaben.
5. Beschreiben Sie die Aufgaben und den Zusammenhang von Erythrozyten und Hämoglobin.
6. Bei Herrn Schlosser wurde nach der Bluttransfusion der Hämoglobin-Wert bestimmt. Welche anderen Blutwerte sind in diesem Zusammenhang noch wichtig?
7. Welche anderen Gründe als die des Blutverlustes gibt es für eine Anämie und wie kommen diese zustande?
8. Warum wird vor einer Bluttransfusion die Blutgruppe des Empfängers bestimmt?

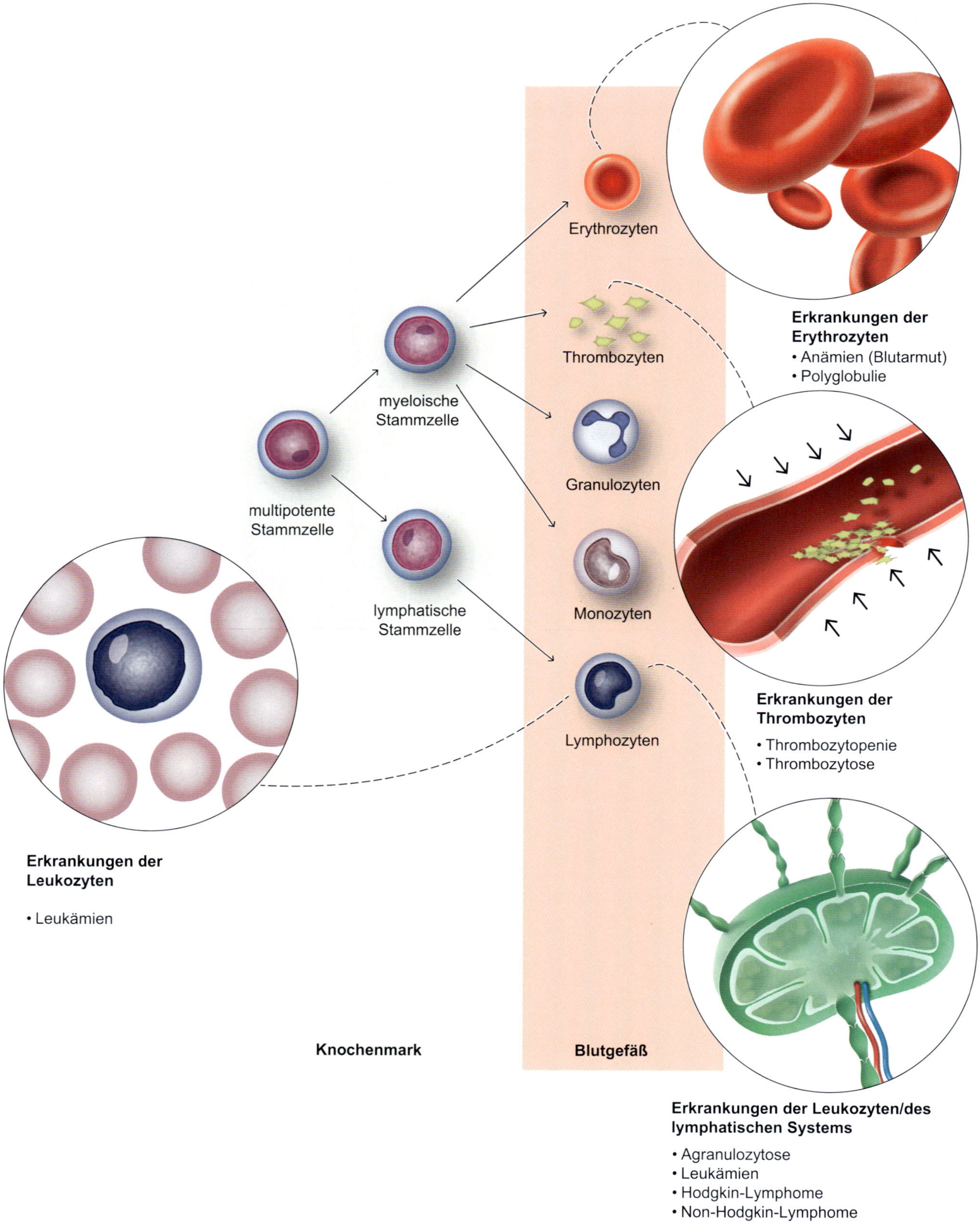

Abb. 12.22 Wichtige Erkrankungen des Blutes und des lymphatischen Systems. Weitere Informationen zu diesen Krankheitsbildern finden Sie in „PFLEGEN Gesundheits- und Krankheitslehre". [L275]

KAPITEL

13 Abwehr

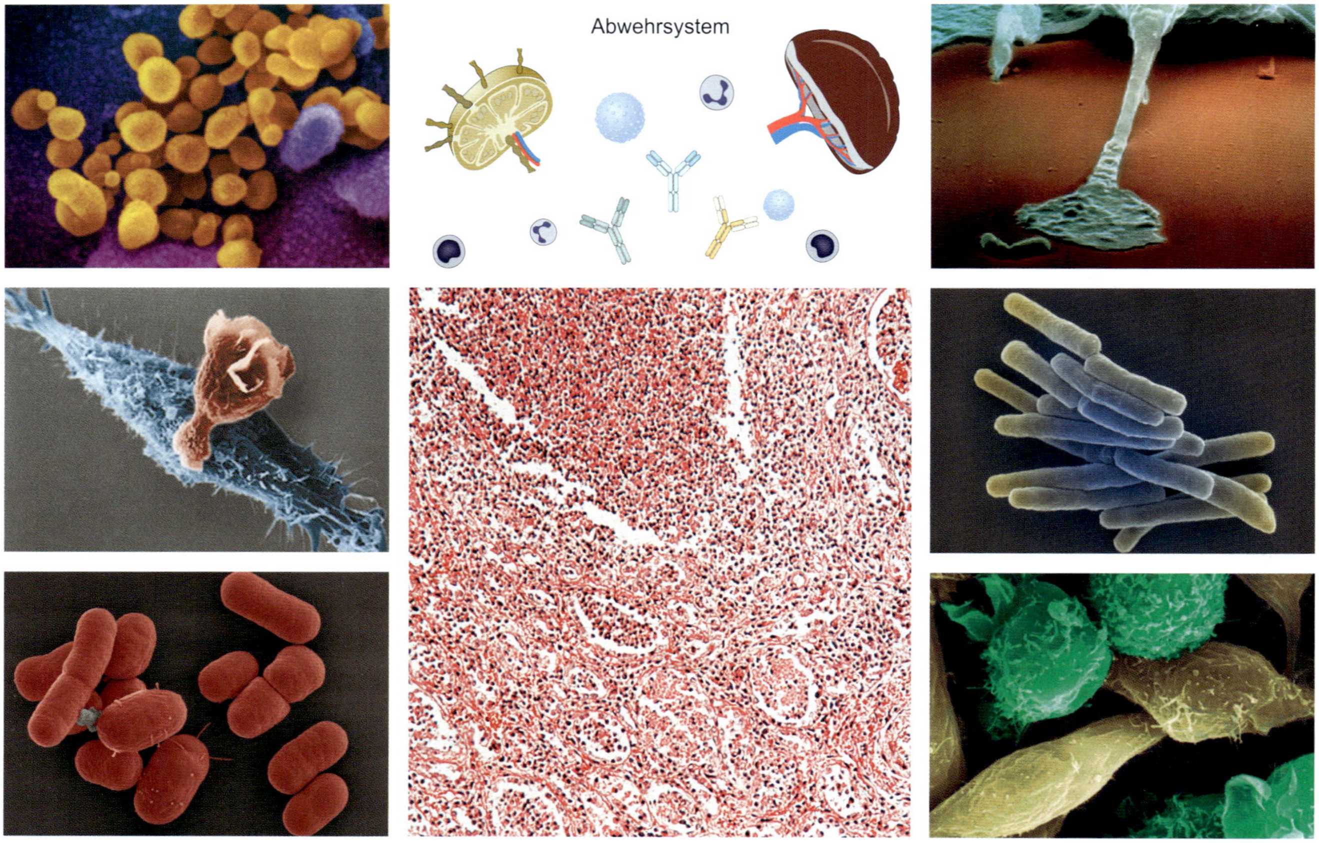

Abb. 13.1 Das Abwehrsystem – lebensnotwendiger Schutz des Organismus vor Krankheitserregern und entarteten Körperzellen (links und rechts). Auch die Entzündung (Mitte) ist Ausdruck einer in aller Regel sinnvollen Abwehrreaktion (➤ 13.4). [L275/G532-002/T111/X221/X243/G161/G944-002/M842/L190]

Pflegesituation

Heute hat die Pflegefachperson Marina Bisovic Dienst in der Notaufnahme. Der 5-jährige Johannes wird mit akuter Atemnot aufgrund allergischen Asthmas von der Mutter in die Notaufnahme gebracht. Gemeinsam mit dem behandelnden Arzt übernimmt Marina Bisovic die Erstversorgung von Johannes. Nachdem sie Johannes auf Arztanordnung ein Antihistaminikum, ein Bronchospamolytikum und ein Glukokortikoid verabreicht hat, lässt die Atemnot rasch nach. Johannes erzählt, er habe einen fremden Hund gestreichelt und danach kaum noch Luft bekommen.

DEFINITION

Abwehrsystem *(Immunsystem):* Hochkomplexes System, das den menschlichen Organismus in aller Regel sehr effektiv vor den unterschiedlichsten Krankheitserregern, aber auch vor veränderten (z. B. bösartigen) körpereigenen Zellen schützt. Besteht aus einer Vielzahl von Botenstoffen, Zellen und Organen. Üblicherweise eingeteilt in:

- **Unspezifische** *(angeborene)* und **spezifische** *(erworbene)* **Abwehr**
- **Zelluläre** und **humorale** *(nicht-zelluläre)* **Abwehr**

Immunologie: Lehre von den Strukturen und der Funktionsweise des Abwehrsystems.

Bei der Geburt ist das **Abwehrsystem** noch nicht „fertig", Teile bilden sich erst im Kindesalter aus. Umgekehrt lässt die Abwehr beim älteren Menschen nach. Deshalb sind Infektionen in beiden Altersgruppen häufiger und zeigen sich anders als im mittleren Lebensalter.

13.1 Bestandteile des Abwehrsystems

13.1.1 Die vier Teilsysteme der Abwehr

Zur besseren Übersichtlichkeit werden vier Teilsysteme unterschieden (➤ Tab. 13.1), die aber tatsächlich eng miteinander vernetzt sind (➤ Abb. 13.8, ➤ Abb. 13.10).

Die unspezifische und spezifische Abwehr

Zum einen werden **unspezifische** und **spezifische** Abwehr differenziert:

- Die **unspezifische** *(angeborene)* **Abwehr** ist *antigenunabhängig.* Sie ist von Geburt an verfügbar, sehr schnell und hat direkte Effektorfunktion. Die unspezifische Abwehr sorgt z. B. dafür, dass Bakterien, die durch eine kleine Wunde in die Haut eingedrungen sind, rasch

Tab. 13.1 Die vier Teilsysteme der Abwehr.

Teilsystem	Zelluläre Abwehr	Humorale (nicht-zelluläre) Abwehr
Unspezifische Abwehr	• Makrophagen • Neutrophile Granulozyten • Natürliche Killerzellen	• Komplement • Zytokine • Lysozym
Spezifische Abwehr	T-Lymphozyten: • T-Helferzellen • Zytotoxische T-Zellen • Regulatorische T-Zellen • T-Zell-Gedächtnis	Antikörper (produziert von stimulierten B-Lymphozyten = Plasmazellen)

vernichtet werden. Manchmal allerdings reicht die unspezifische Abwehr nicht aus, um den Erreger vollständig zu vernichten.

- Dann springt die **spezifische** *(erworbene)* **Abwehr** ein, die gegen ein *spezielles Antigen* gerichtet ist. Sie muss sich nach der Geburt erst entwickeln und braucht länger (Tage bis Wochen), um einen Gegenschlag vorzubereiten, der dafür aber sehr gezielt ist. Außerdem hat das spezifische Abwehrsystem die Fähigkeit, sich die Erreger zu „merken" **(Antigengedächtnis),** sodass es bei einem erneuten Kontakt mit dem gleichen Erreger wesentlich schneller „zuschlagen" kann.

Antigene *(Ag)* sind alle Strukturen, die vom spezifischen Abwehrsystem durch Bindung an Antigen-Erkennungsmoleküle (➤ 13.5.1) als „fremd" erkannt werden und zu dessen Aktivierung (d. h. Gegenmaßnahmen) führen. Häufig handelt es sich um Proteine (Eiweiße ➤ 2.8.3) oder an Proteine gekoppelte Kohlenhydrate (Glykoproteine) auf der Oberfläche von körperfremden, aber auch „fremd gewordenen" körpereigenen Zellen. Der Begriff Antigen hat nichts mit Genen zu tun, sondern leitete sich ursprünglich von „*Anti*körper *gen*erierend" (= Antikörper erzeugend) ab.

Die zelluläre und humorale Abwehr

Zum anderen werden im Abwehrsystem **zelluläre** und **humorale** Abwehrmechanismen unterschieden. „Zellulär" bezieht sich auf die zahlreichen Abwehrzellen, die direkt an der Beseitigung von Erregern beteiligt sind, während die humorale Abwehr aus diversen Eiweißfaktoren, Enzymen und Antikörpern besteht.

13.1.2 Die Organe des Abwehrsystems

Alle Abwehrzellen werden im Knochenmark gebildet und vermehren sich dort. Danach wandern sie aus und besiedeln die weiteren lymphatischen Organe, wo sie sich noch weiterentwickeln können.

Die lymphatischen Organe und Gewebe werden unterteilt in:

- Die **primären lymphatischen Organe,** in denen die unreifen Abwehrzellen zu *immunkompetenten (immunreaktiven)* Zellen heranreifen, das heißt Zellen, die in der Lage sind, fremde Antigene zu erkennen. Primäre lymphatische Organe sind der Thymus und das Knochenmark. Die Abwehrzellen gelangen dann über Blut- und Lymphbahnen in die Organe und das Gewebe.
- Die **sekundären lymphatischen Organe,** sozusagen ihre „Arbeitsplätze", nämlich Lymphknoten, Milz und mukosa-assoziierte (schleimhautassoziierte) lymphatische Gewebe. Hier findet neben der Antigenerkennung auch die weitere Vermehrung der Abwehrzellen statt.

13.1.3 Die Zellen des Abwehrsystems

Alle Abwehrzellen leiten sich von *multipotenten* („vielkönnenden", d. h. mit mehreren Entwicklungsmöglichkeiten versehenen) Stammzellen aus dem Knochenmark ab (➤ 12.1.3, ➤ Abb. 12.3). Bei der Differenzierung („Spezialisierung") der Stammzellen können zwei Wege eingeschlagen werden:

- Sie können zu **myeloischen** Stammzellen werden, die zu den drei Arten von *Granulozyten* (➤ 12.3.1, ➤ Tab. 13.2) sowie zu den *Monozyten* und *Makrophagen* ausdifferenzieren. Diese Zellen bilden einen Teil der unspezifischen Abwehr (➤ 13.2).
- Oder sie werden zu **lymphatischen** Stammzellen und bilden in der weiteren Entwicklung die *Lymphozyten* mit den Untergruppen der T- und der B-Lymphozyten (➤ 12.3.3) als Teil der spezifischen Abwehr (➤ 13.5) sowie die *natürlichen Killerzellen (NK-Zellen).*

Die genannten Abwehrzellen gehören alle zu den *Leukozyten* (weiße Blutzellen ➤ 12.3, ➤ Tab. 13.2). Viele von ihnen patrouillieren ständig im gesamten Körper auf der Suche nach Eindringlingen (also fremden Antigenen) oder nach fremd gewordenen (infizierten oder entarteten) körpereigenen Zellen. Nur etwa 10 % davon halten sich im Blut auf. 90 % befinden sich in den lymphatischen Organen, den Lymphgefäßen und der Interzellulärsubstanz (Zwischenzellflüssigkeit ➤ 5.3.2) nahezu aller Organe und Gewebe. Bei Abwehrvorgängen wandern verstärkt Abwehrzellen zum Ort des Geschehens.

13.1.4 Die Botenstoffe des Abwehrsystems

Im Abwehrsystem gibt es eine große Zahl von Molekülen (Enzyme wie das Komplementsystem ➤ 13.2.4 und hormonartige Botenstoffe, Zytokine ➤ 13.3), die der Kommunikation der verschiedenen Abwehrzellen untereinander dienen und Mikroorganismen zerstören können. Diese Botenstoffe können Abwehrzellen zur Vermehrung anregen und eine Art Spur bilden, vergleichbar einem Duft, dem man sich nähert. Diese Spur lockt weitere Abwehrzellen an den Infektionsort – ein Phänomen, das man als **Chemotaxis** bezeichnet.

13.2 Die unspezifische Abwehr

DEFINITION

Unspezifische *(angeborene)* **Abwehr:** *Antigenunabhängige* Abwehrmechanismen, welche dem Neugeborenen ab der Geburt zur Verfügung stehen. Umfasst:

- Die äußeren Schutzbarrieren
- Mehrere Gruppen weißer Blutzellen (z. B. Phagozyten, natürliche Killerzellen)
- Mehrere Enzyme und Botenstoffe (z. B. Komplementsystem, Zytokinen, Lysozym)

Tab. 13.2 Die Funktionen der wichtigsten Abwehrzellen.

Name	Funktion
Monozyten	Vorläufer der Makrophagen im Blut
Makrophagen *(große Fresszellen)*	Phagozytose, Antigenpräsentation
Antigenpräsentierende Zellen *(APZ)*	Antigenpräsentation (→ Einleitung einer Abwehrreaktion). Beispiele dendritische Zellen, Makrophagen, B-Lymphozyten
Granulozyten	
Neutrophile Granulozyten *(kleine Fresszellen)*	Phagozytose; häufigste Abwehrzellen im Blut
Eosinophile Granulozyten	Abwehr von Parasiten, Beteiligung an allergischen Reaktionen
Basophile Granulozyten und Mastzellen	Abwehr von Parasiten, Beteiligung an allergischen Reaktionen (Histaminausschüttung → Juckreiz, Ödeme)
B-Lymphozyten und Plasmazellen	
B-Lymphozyten	Vorläufer der Plasmazellen, Antigenpräsentation
Plasmazellen	Antikörperproduzierende Zellen, hervorgegangen aus aktivierten B-Lymphozyten
B-Zell-Gedächtnis	Ständige „Erinnerung" von B-Lymphozyten an Antigene
T-Lymphozyten	
T-Helferzellen	Aktivierung von B-Lymphozyten oder Makrophagen
Zytotoxische T-Zellen	Antigenabhängige (spezifische) Erkennung und Zerstörung virusbefallener oder bösartiger Zellen
Regulatorische T-Zellen	Begrenzung von Abwehrreaktionen, Erhalt der Selbsttoleranz
T-Zell-Gedächtnis	Ständige „Erinnerung" von T-Lymphozyten an Antigene
Natürliche Killerzellen	
Natürliche Killerzellen *(NK)*	Unspezifische Zerstörung virusbefallener oder (antigenbestückter) bösartiger Zellen

* Die Gruppe der antigenpräsentierenden Zellen gehört **funktionell** zu einer Zellgruppe: Sie alle präsentieren Antigene!

13.2.1 Die äußeren Schutzbarrieren

Die meisten Mikroorganismen scheitern bei ihrem Versuch, in den menschlichen Körper einzudringen, bereits an den **äußeren Schutzbarrieren** (➤ Abb. 13.2). Hierzu zählen die Haut und die Schleimhäute. Sie wirken in erster Linie als mechanischer Schutzwall, vergleichbar einer Mauer.

Harmlose (nicht-pathogene) Mikroorganismen siedeln physiologischerweise beispielsweise auf der Haut, in der Scheide und im Darm und verhindern die Ansiedlung von gefährlichen Mikroorganismen. Alle diese Mikroorganismen auf und in einem Menschen werden als **Mikrobiom des Menschen** *(Normalflora, physiologische Flora)* zusammengefasst.

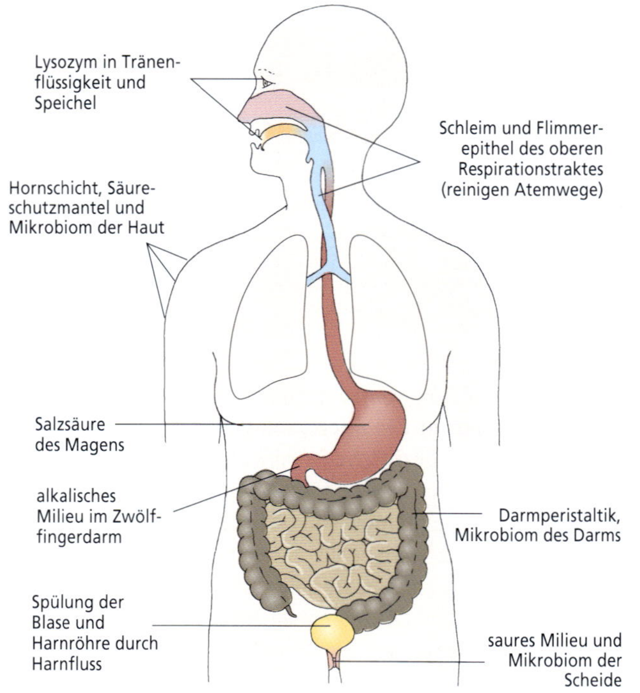

Abb. 13.2 Äußere Schutzbarrieren des menschlichen Organismus. [L190]

Auch durch die Produktion von antimikrobiellen Stoffen (das sind körpereigene bakterienhemmende Substanzen) wird die äußere Barriere noch sehr viel effektiver. Mundspeichel, Bronchialschleim und Tränenflüssigkeit etwa enthalten das Enzym (➤ 2.8.3) **Lysozym,** das Zellwandstrukturen von Bakterien zerstören kann. Im Magen wird eine Vielzahl von Erregern durch den hohen Säuregehalt (➤ 10.4.4) abgetötet.

13.2.2 Die Phagozyten

DEFINITION

Phagozyt *(Fresszelle):* Zelle, die nicht nur Flüssigkeiten, sondern auch größere feste Teilchen und Zellen (etwa veränderte körpereigene Zellen, Bakterien) durch Endozytose aufnehmen kann.

Gelingt es Mikroorganismen, in den Körper einzudringen (z. B. durch eine Hautverletzung), werden sie in der Regel durch **Phagozyten** unschädlich gemacht. Die größte phagozytotische Aktivität haben die aus den Monozyten hervorgegangenen **Makrophagen** (➤ 12.3.2) und die **neutrophilen Granulozyten** (➤ Tab. 13.2). Sie binden Fremdpartikel (z. B. Bakterien), umfließen diese und schließen sie ein, um sie dann im Zellinneren zu verdauen (➤ Abb. 3.17).

Besonders „scharf" sind die Phagozyten, wenn die Fremdpartikel durch Antikörper (➤ 13.5.3) oder Komplementfaktoren (➤ 13.2.4) „markiert" worden sind. Diese **Opsonierung** (= „schmackhaft machen") steigert die Phagozytose um ein Vielfaches und ist ein Beispiel für die enge Vernetzung von unspezifischer und spezifischer Abwehr.

Im Alter sinkt die Phagozytosefähigkeit deutlich.

Das Monozyten-Makrophagen-System

Als **Monozyten-Makrophagen-System** *(MMS)* fasst man zahlreiche zur Phagozytose fähige Zellen zusammen, die aus gemeinsamen Vorläuferzellen entstanden sind:

- Die Monozyten, Makrophagen und neutrophilen Granulozyten
- Die Mikroglia-Zellen des ZNS (➤ 5.5.2)
- Die Alveolarmakrophagen (➤ 6.7) in den Lungen
- Die Kupffer-Zellen der Leber (➤ 10.6.2)
- Die Osteoklasten (➤ 14.1.2) in den Knochen
- Die **dendritischen Zellen** *(DZ, dendritic cells, DC).* Diese unreifen Zellen des Knochenmarks gelangen mit dem Blut in den Körper, z. B. die Haut, wo sie als *Langerhans-Zellen* (➤ 18.2.1) bezeichnet werden. Dort nehmen sie Antigene auf, wandern in die Lymphknoten, differenzieren dort aus und leiten durch Antigenpräsentation (➤ 13.5.1) eine spezifische Immunantwort (➤ 13.5) ein.

Die Mustererkennungsrezeptoren

Wie bereits erwähnt, vernichten die Zellen der unspezifischen Abwehr Mikroorganismen und andere Fremdpartikel sehr schnell und unspezifisch (wenig „treffsicher"). Auch sie müssen aber in der Lage sein, möglicherweise gefährliche Angreifer zu erkennen und zu binden. Dies erfolgt über Oberflächenrezeptoren, die im Gegensatz zur spezifischen Abwehr nicht ganz bestimmte molekulare Strukturen, sondern *Strukturmuster* erkennen, die auf *vielen* krank machenden Mikroorganismen vorkommen. Diese heißen *pathogen-assoziierte molekulare Muster,* kurz *PAMPs,* die Rezeptoren dafür entsprechend *Pattern-recognition-Rezeptoren (PRRs)* oder **Mustererkennungsrezeptoren.** Diese haben sich im Laufe der Evolution herausgebildet, sind genetisch festgelegt und bei den jeweiligen Zellgruppen gleich. Beispiele sind das *Mannose-bindende Lektin* (➤ 13.2.4) und die **Toll-like-Rezeptoren** *(TLR).* Außerdem können Phagozyten u. a. an Immunglobuline und Komplement binden.

13.2.3 Die natürlichen Killerzellen

Die **natürlichen Killerzellen** *(NK-Zellen)* sind eine Untergruppe der Lymphozyten (➤ Abb. 12.3, ➤ Abb. 13.3). Sie wirken vor allem gegen virusinfizierte und bösartige Zellen (wie auch die T-Zellen ➤ 13.5.1). NK-Zellen können Veränderungen auf der Zelloberfläche (genauer Veränderungen oder Fehlen von *MHC-Klasse-I-Molekülen*) wahrnehmen und die veränderten Zellen durch zytotoxische (zellschädigende) Substanzen, sog. **Zytotoxine,** zerstören.

13.2.4 Das Komplementsystem

DEFINITION
Komplementsystem: Neun Enzyme, die sich in einer Kettenreaktion aktivieren und v. a. körperfremde Zellen vernichten und Entzündungen fördern. Hauptpfeiler der unspezifischen humoralen Abwehr.

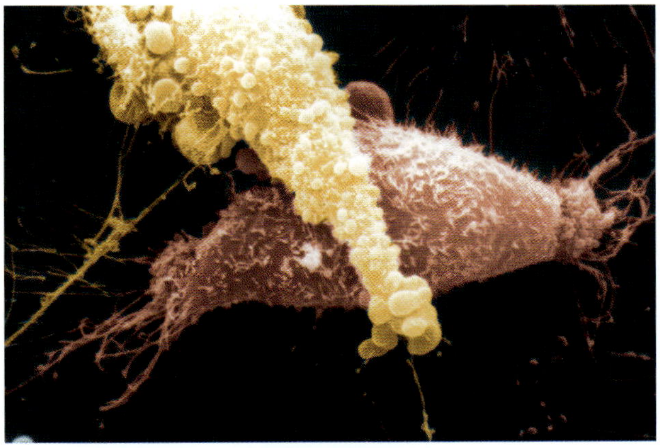

Abb. 13.3 Natürliche Killerzelle (gelb), die gerade eine Tumorzelle (rosa) angreift. [X243]

Das **Komplementsystem** besteht aus neun **Komplementfaktoren** (Plasmaproteinen ➤ 12.1.4), die mit C1–C9 abgekürzt werden.

Das Komplementsystem kann auf drei Wegen aktiviert werden (➤ Abb. 13.4):

- Im **klassischen Weg** durch *Antigen-Antikörper-Komplexe* (➤ 13.5.4)
- Im **Lektinweg** durch **Mannose-bindendes Lektin** (*MBL,* ein körpereigenes Eiweiß), das an Mannosereste auf Bakterienoberflächen bindet (*Mannose* ist ein glukoseähnlicher Einfachzucker)
- Im **alternativen Weg** durch bakterielle *Antigene*

Bei den Komplementfaktoren handelt es sich wie bei den Gerinnungsfaktoren (➤ 12.4.2) um inaktive Enzyme, die sich gegenseitig aktivieren. Wird *ein* Enzym einer niedrigeren Stufe aktiviert, aktiviert es *mehrere* Enzyme der nächsten Stufe. So kommt es zu einer Kettenreaktion und massiven Ausbreitung der Komplementreaktion.

Folgen einer Aktivierung sind (➤ Abb. 13.4):

- *Opsonierung* der Fremdzellen, die damit für Phagozyten noch attraktiver werden
- Anlocken anderer Abwehrzellen wie etwa Granulozyten (*Chemotaxis* ➤ 13.1.4) und dadurch Förderung der Entzündungsreaktion
- Bildung des **Membranangriffskomplexes,** den man sich als eine Art Loch in der Fremdzellmembran vorstellen kann. Durch dieses Loch strömen dann unkontrolliert Flüssigkeit und Elektrolyte ein und die Fremdzelle stirbt ab.

13.3 Die Zytokine

DEFINITION
Zytokine: Botenstoffe zur Kommunikation zwischen (Abwehr-)Zellen und Regulation von Zellwachstum und -differenzierung.
Lymphokine: Von Lymphozyten produzierte Zykokine.

Viele Zellen des Abwehrsystems geben hormonartige Botenstoffe ab, mit denen sie z. B. andere Abwehrzellen zur Teilung anregen können. Diese Botenstoffe heißen **Zytokine.** Durch die Zytokine

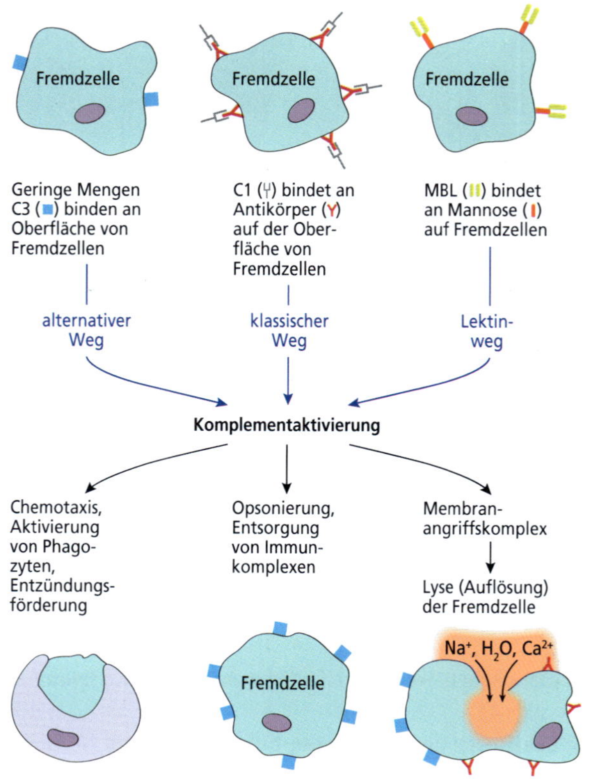

Abb. 13.4 Aktivierung und Wirkungen des Komplementsystems. [L190/L275]]

kommunizieren die Abwehrzellen untereinander oder mit anderen Körperzellen und schädigen veränderte Zellen.

Zu den Zytokinen zählen z. B. die verschiedenen **Interleukine. Interleukin-1** lockt z. B. Granulozyten und Fibroblasten (Bindegewebszellen) an den Ort der Entzündung und löst Fieber aus. Das vor allem von T-Helferzellen gebildete **Interleukin-2** wirkt auf die T-Helferzellen zurück und stimuliert ihre eigene Vermehrung. Zusammen mit **Interleukin-4** unterstützt es die Differenzierung von B-Zellen zu Antikörper bildenden Plasmazellen (➤ Abb. 13.10).

Interferone *(IFN)* werden von virusinfizierten Zellen freigesetzt. Sie lösen die Produktion von „antiviralen" Proteinen aus und schützen so die noch gesunden Zellen. Neben dieser antiviralen Wirkung sind Interferone auch an der Kommunikation der Entzündungszellen untereinander beteiligt.

Der **Tumor-Nekrose-Faktor** *(TNF)* hat eine direkte zytotoxische Wirkung, stimuliert aber auch zytotoxische T-Zellen und neutrophile Granulozyten.

Die therapeutische Nutzung von Zytokinen

Zytokine und *Zytokin-Hemmstoffe* werden therapeutisch genutzt, beispielsweise *Interferone* bei der Multiplen Sklerose bzw. *TNF-Blocker* bei bestimmten autoimmun mitbedingten chronisch-entzündlichen Erkrankungen (z. B. rheumatische Erkrankungen).

13.4 Die Entzündung

DEFINITION

Entzündung: Reaktion der unspezifischen Abwehr auf eine Vielzahl von Schädigungsfaktoren (z. B. Bakterien, Hitze) zur Ursachenbeseitigung und Schadensbegrenzung.

Am Beginn der **Entzündung** steht die Aktivierung von Makrophagen, welche mit der Phagozytose beginnen und **Entzündungsmediatoren** (entzündungsvermittelnde Botenstoffe) wie etwa *Histamin, Prostaglandine* und verschiedene *Zytokine* (z. B. Interleukine, Interferon) freisetzen. Die Entzündungsmediatoren haben zahlreiche Wirkungen:

- Die Blutgefäße weiten sich, die Durchblutung steigt, die Kapillaren werden durchlässiger. Der Flüssigkeitsaustritt lässt ein entzündliches Ödem entstehen, das u. a. durch seinen Gehalt an Botenstoffen die Abwehr unterstützt.
- Leukozyten, vor allem neutrophile Granulozyten, treten ebenfalls aus den Kapillaren aus (➤ Abb. 13.1, ➤ Abb. 13.5) und wandern zur Entzündungsquelle. Dort phagozytieren sie beispielsweise Bakterien.
- Sowohl die Phagozytose als auch z. B. die Aktivierung des Komplementsystems fördern die Abwehrprozesse weiter. Gegebenenfalls wird nun auch die spezifische Abwehr aktiviert.

Jede stärkere Entzündung hat Auswirkungen auf den Gesamtorganismus:

- Die Leukozytenbildung im Knochenmark wird stimuliert, und es werden vermehrt Leukozyten ins Blut ausgeschwemmt. Dadurch kommt es zum Leukozytenanstieg im Blut, der *Leukozytose.* Diese ist bei bakteriell verursachten Entzündungen am stärksten.
- In der Leber steigt die Produktion der **Akute-Phase-Proteine,** welche alle Aufgaben im Rahmen der Immunabwehr haben. Zu den Akute-Phase-Proteinen gehört beispielsweise das als Entzündungswert diagnostisch genutzte **CRP** (*C-reaktives Protein* ➤ 12.3.5).
- Fiebererzeugende Botenstoffe, die **Pyrogene,** verstellen den Temperatursollwert im Gehirn nach oben und verursachen so Fieber (➤ 8.4.4). Viele Abwehrreaktionen laufen bei erhöhter Körpertemperatur besser ab. Der bzw. die Betroffene fühlt sich müde und abgeschlagen.

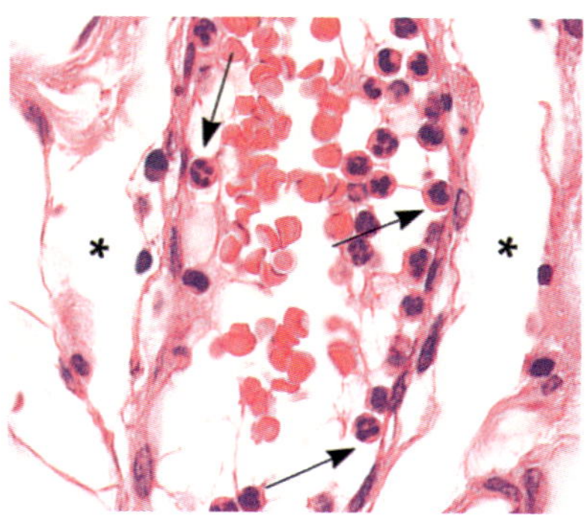

Abb. 13.5 Entzündung im lichtmikroskopischen Bild. Kleines, erweitertes Blutgefäß mit vielen randständigen neutrophilen Granulozyten (Pfeilen) und Ödem um das Gefäß (Sternchen). [R285]

Leitsymptome der Entzündung

Klassische (lokale) Leitsymptome der Entzündung sind Schmerzen, Rötung, Schwellung, Überwärmung und Funktionsstörung. Hinzu kommen allgemeine Beschwerden wie etwa Fieber. Auch wenn diese Symptome Krankheitswert haben – die Entzündung ist ein sinnvoller, physiologischer Abwehrvorgang!

Vor allem bei Säuglingen, älteren und abwehrgeschwächten Menschen ist die Entzündungsantwort vermindert.

13.5 Die spezifische Abwehr

DEFINITION

Spezifische *(erworbene)* **Abwehr:** Teil der Abwehr, welcher *antigenabhängig,* also nur bei Vorhandensein bestimmter molekularer Strukturen, vorgeht **(Spezifität)** und sich zudem an Antigene „erinnern" kann **(Gedächtnisfunktion).** Entwicklungsgeschichtlich jünger als die unspezifische Abwehr und bei Geburt noch nicht ausgebildet.

13.5.1 Die Spezifität und Gedächtnisfunktion

Die Spezifität

Die spezifische Abwehr ist in der Lage, ganz bestimmte molekulare Merkmale der Erreger zu erkennen und nur bei Vorhandensein dieser Merkmale (treffsicher) zu reagieren.

Grundlage dieser **Spezifität** sind **Antigen-Erkennungsmoleküle,** die als **T-Zell-Antigenrezeptoren** *(T-Zell-Rezeptoren, TZR)* membrangebunden auf den T-Lymphozyten sowie als **Antikörper** frei in den Körperflüssigkeiten und als *B-Zell-Rezeptoren (BZR)* membrangebunden auf den B-Lymphozyten zu finden sind. T-Zell-Antigenrezeptoren und Antikörper sind strukturell unterschiedlich, gehören aber zu einer „großen Familie".

Infolge zufälliger Kombination der verschiedenen DNA-Abschnitte, die für den Zusammenbau der Antigen-Erkennungsmoleküle zuständig sind, werden in den Lymphozyten viel mehr unterschiedliche Erkennungsmoleküle gebildet, als Gene dafür vorhanden sind. Vermehren sich aktivierte Lymphozyten, sorgen gehäufte Mutationen mit nachfolgender Selektion (➤ 4.6.2) für immer größere Passgenauigkeit der Erkennungsmoleküle.

Wenn man sich diese Erkennungsmoleküle als Schlösser vorstellt, dann sind die Antigene die Schlüssel, die zu ihnen passen und mit ihnen eine Verbindung eingehen können. Damit ist das Antigen erkannt.

Die Gedächtnisfunktion

Die **Gedächtnisfunktion** der spezifischen Abwehr ist der Grund dafür, warum man viele Krankheiten nur einmal im Leben bekommt und dann **erworbene Immunität** (erworbene Unempfänglichkeit) vorliegt (➤ 13.7.2): Ein zweiter Kontakt mit dem gleichen Krankheitserreger bleibt dann sehr häufig folgenlos oder wird zumindest nicht mehr subjektiv bemerkt *(inapparenter Verlauf).*

Verantwortlich für diese immunologische „Gedächtnisfunktion" sind langlebige Abwehrzellen, sog. **Gedächtniszellen,** die über ihre spezifischen Rezeptoren ein bestimmtes Antigen erkennen (sich daran „erinnern"). Wahrscheinlich leben die einzelnen Gedächtniszellen Monate bis viele Jahre, aber nicht lebenslang. Für einen lebenslangen Schutz scheinen *wiederholter* Antigenkontakt oder *ständige* Anwesenheit von geringsten Antigenmengen (beispielsweise in den Lymphknoten) und die Bildung von Tochterzellen notwendig zu sein. Aus diesem Grund sollte man besser von **B-** bzw. **T-Zell-Gedächtnis** sprechen. Diese Bezeichnung repräsentiert eine *Funktion* (Gedächtnis) und schließt die Wechselwirkungen mit antigenpräsentierenden Zellen ein.

13.5.2 Die MHC-Moleküle

DEFINITION

MHC-Moleküle: Hochspezifische Oberflächenmoleküle der Körperzellen. Aufgaben immunologische Selbsterkennung (Unterscheidung körpereigen – körperfremd), Antigenpräsentation.

MHC *(major histocompatibility complex, Haupt-Gewebeverträglichkeits-Komplex):* Genkomplex, der die MHC-Moleküle codiert. Beim Menschen wegen der Erstbeschreibung auf Leukozyten auch **HLA-System** *(HLA = human leukocyte antigen, menschliches Leukozyten-Antigen)* genannt.

Der Körper muss fremde von eigenen Molekülstrukturen unterscheiden können, denn sonst würde sich die spezifische Abwehr auch gegen die Antigene des eigenen Organismus richten und so nach wenigen Tagen den Tod herbeiführen.

Um dies zu vermeiden, gibt es als *Selbsterkennungsmoleküle* die **MHC-Moleküle.** Dies sind Oberflächenmoleküle der Zellen, die eine Art „Tasche" bilden und in diese Peptide einlagern können.

Die MHC-Moleküle sind hochspezifisch, also bei jedem Menschen anders. Nur bei eineiigen Zwillingen (➤ 20.1) sind sie identisch.

MHC-Moleküle – Personalausweis des Abwehrsystems

Die MHC-Moleküle bilden zusammen mit dem eingelagerten Peptid eine Art „Personalausweis", der vom Abwehrsystem („Personenkontrolle") benutzt wird, um fremde von eigenen Zellen („Staatsbürgern") zu unterscheiden.

Man unterscheidet zwei Klassen von MHC-Molekülen, die:

- **MHC-Klasse-I-Moleküle** *(MHC-I),* die auf *allen* kernhaltigen Zellen sowie den Thrombozyten vorkommen und die „klassischen" Transplantationsantigene sind. MHC-Klasse-I-Moleküle lagern *zelleigene* Peptide ein.
- **MHC-Klasse-II-Moleküle** *(MHC-II),* die auf Lymphozyten und antigenpräsentierende Zellen (z. B. Makrophagen) beschränkt sind. Sie werden mit *von außen* (z. B. Bakterien) stammenden Peptiden beladen.

Die Transplantatabstoßung

Da sich die MHC-Moleküle von Mensch zu Mensch unterscheiden, wird verständlich, warum fremde Organe fast immer abgestoßen oder nur unter starker **Immunsuppression** (medikamentöse Dämpfung des Abwehrsystems ➤ 13.9) toleriert werden. Vor allem die T-Lymphozyten erkennen den vermeintlichen „Eindringling“ und bekämpfen ihn.

Man versucht daher, für Spenderorgane durch **HLA-Typisierung** einen Empfänger zu finden, dessen MHC-Muster dem des zu transplantierenden Organs möglichst ähnlich ist, oder, um den Vergleich mit dem Ausweis wieder aufzugreifen, zu versuchen, dass Spenderorgan und Empfänger möglichst ähnliche „Passfotos“ haben. So werden die Abstoßungsreaktionen des Empfängerorganismus auf das neue Organ deutlich reduziert. Dennoch ist fast immer eine lebenslange Einnahme von Medikamenten nötig, die die Aktivität des Abwehrsystems hemmen.

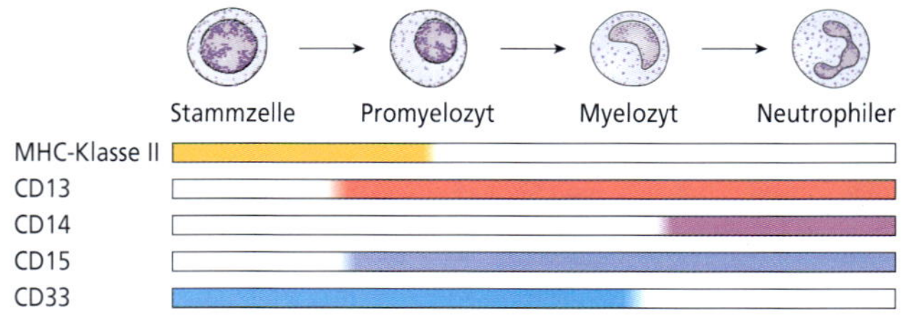

Abb. 13.7 CD-System. Alle Leukozyten haben je nach Zellart und Entwicklungsstufe auf ihrer Oberfläche Markermoleküle (hier am Beispiel eines neutrophilen Granulozyten). Sie werden nach dem *CD-System* (*CD = cluster of differentiation*) durchnummeriert und erlauben eine genaue Einordnung auch lichtmikroskopisch nicht unterscheidbarer Zellen. [L190]

13.5.3 Die T-Lymphozyten

DEFINITION

T-Lymphozyten *(T-Zellen):* Untergruppe von Lymphozyten, die im **T**hymus zu immunkompetenten Zellen heranreifen. Repräsentieren die spezifische zelluläre Abwehr.

Die unreifen **T-Lymphozyten** „lernen“ im Thymus, Selbst und Fremd zu unterscheiden. Nur gegen Fremdantigene gerichtete T-Lymphozyten verlassen den Thymus. Solche, die körpereigene Antigenstrukturen erkennen und bekämpfen würden, werden ausgesondert und von Phagozyten vernichtet.

T-Lymphozyten (➤ Abb. 13.6) besitzen auf ihrer Oberfläche Erkennungsmoleküle, mit denen andere Antigene identifiziert werden können, die oben erwähnten *T-Zell-Antigenrezeptoren (TZR).*

Die T-Lymphozyten können allerdings keine frei „umherschwimmenden“ Antigene erkennen, sondern müssen das Antigen von einer antigenpräsentierenden Zelle „serviert“ bekommen (➤ Abb. 13.8). Bei dieser Antigenpräsentation wird den T-Lymphozyten neben dem Antigenfragment immer auch das entsprechende MHC-Molekül dargeboten. Nur in dieser Verbindung kann der T-Lymphozyt das Antigen als fremden Körperbestandteil erkennen und aktiviert werden.

Passt der T-Zell-Antigenrezeptor auf das dargebotene Antigen und gibt die antigenpräsentierende Zelle gleichzeitig ein zweites Signal („Gefahrsignal“), so wird der T-Lymphozyt aktiviert. Diese zweite Signalgebung nennt man Kostimulation und erfolgt ebenfalls über Rezeptoren. Sehr effektiv werden T-Lymphozyten durch dendritische Zellen aktiviert.

Der aktivierte T-Lymphozyt vermehrt sich und differenziert sich zu einer der verschiedenen Untergruppen aus. Die zahlreichen neu entstandenen T-Lymphozyten (alle mit demselben Antigen-„Schloss“) leiten dann weitere Reaktionen ein, in deren Verlauf das Antigen beseitigt wird.

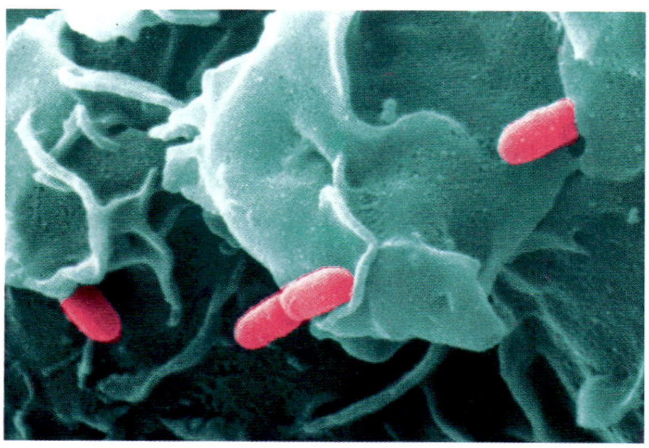

Abb. 13.6 T-Lymphozyt mit Bakterien (rosa). [X243]

Die Untergruppen der T-Lymphozyten

Erste Untergruppe sind die T-Helferzellen (TH-Zellen). Sie werden auch als T4-Zellen bezeichnet, da sie das Oberflächenmolekül CD4 (CD-System ➤ Abb. 13.7) tragen.

T-Helferzellen identifizieren mit ihrem T-Zell-Antigenrezeptor den Komplex aus MHC-II-Molekül (➤ 13.5.5) und Antigen. Zum Erkennen ist außerdem das CD4 notwendig (➤ Abb. 13.8), weshalb CD4 auch als **Korezeptor** bezeichnet wird. CD4 bindet nur MHC-II-Moleküle. T-Helferzellen differenzieren sich dann je nach aktivierender Zelle und Zytokinmilieu in:

- **T_H1-Helferzellen,** die Makrophagen aktivieren
- **T_H2-Helferzellen,** die B-Lymphozyten aktivieren

Zweite Untergruppe sind die **zytotoxischen T-Zellen** *(T_c-Zellen).* Ihr charakteristisches Oberflächenmolekül und Korezeptor ist das **CD8,** weshalb sie auch *T_8-Zellen* heißen. Für ihre „Zielerkennung“ sind sie mit einem T-Zell-Antigenrezeptor zur Erkennung von MHC-Klasse-I-Molekülen plus dargebotenen Antigenen ausgerüstet (➤ 13.5.5). CD8 bindet ausschließlich MHC-I-Moleküle. Zytotoxische T-Zellen können bei virusinfizierten oder tumorartig veränderten Zellen durch **Perforine** und **Granzym B** den programmierten Zelltod (*Apoptose* ➤ 3.8) auslösen und diese Zellen so vernichten (➤ Abb. 13.9).

Regulatorische T-Zellen *(T_{reg}-Zellen)* bremsen nach heutiger Kenntnis überschießende Immunreaktionen und sind für die Aufrechterhaltung der *Selbsttoleranz* (➤ 13.9) verantwortlich.

Nach Erstkontakt mit einem Fremdantigen werden antigenspezifische T-Zellen „in Bereitschaft“ gehalten, um dieses Antigen beim nächsten „größeren Angriff“ auf den Körper sofort und zielgenau bekämpfen zu können (➤ 13.5.5). Diese Funktion wird als **T-Zell-Gedächtnis** zusammengefasst.

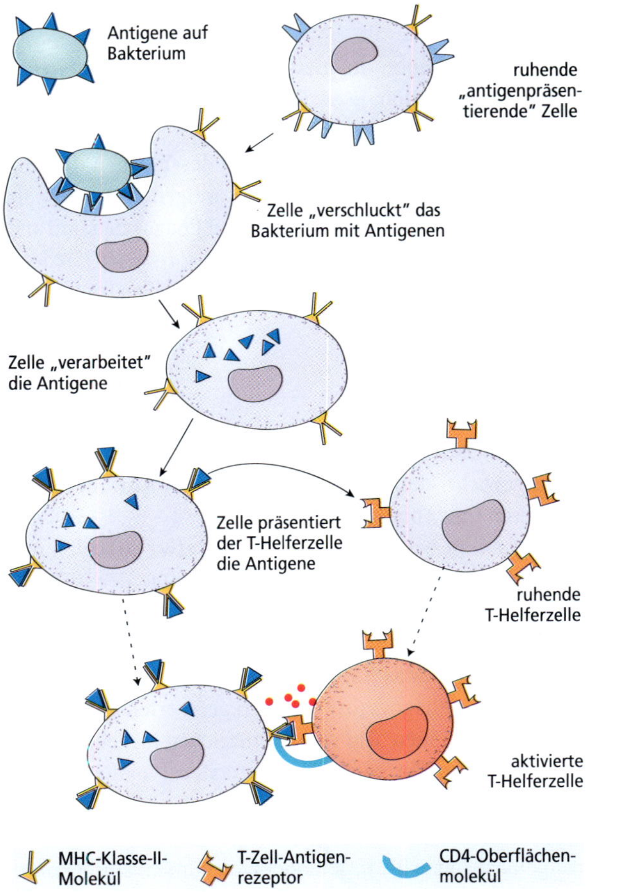

Abb. 13.8 Aktivierung einer T-Helferzelle. T-Helferzellen müssen bakterielle Antigene zusammen mit einem MHC-II-Molekül „präsentiert" bekommen. [L190]

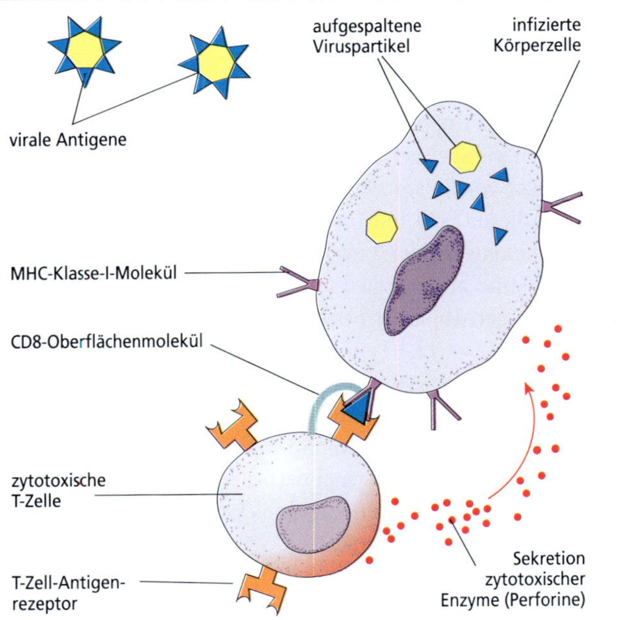

Abb. 13.9 Zytotoxische T-Zelle. Auf der virusinfizierten Zelle erscheinen neue Oberflächenantigene. Diese werden von den zytotoxischen T-Zellen erkannt, die daraufhin zytotoxische Enzyme freisetzen und die infizierte Zelle so abtöten. [L190]

Die Altersveränderungen der T-Lymphozyten

Im Alter lässt die T-Lymphozyten-Funktion nach. Dies ist eine Ursache für die Zunahme von Infektionen, Autoimmunphänomenen und -erkrankungen (➤ 13.9) sowie Tumoren bei älteren Menschen.

13.5.4 Die B-Lymphozyten und Plasmazellen

Die B-Lymphozyten

DEFINITION

B-Lymphozyten *(B-Zellen):* Untergruppe von Lymphozyten, die im Knochenmark (Merkhilfe engl. **b**one marrow) zu immunkompetenten Zellen heranreifen. Differenzieren nach Aktivierung zu **Plasmazellen,** welche freie **Antikörper** produzieren (spezifische humorale Abwehr).

Antikörper *(AK)* sind nach einer umfassenden Definition Proteine, die nach dem Schlüssel-Schloss-Prinzip (➤ 13.5.1) an Antigene binden. Sie ruhen zunächst einmal als wesentliche Bestandteile der *B-Zell-Rezeptoren (BZR)* auf der Membranoberfläche der **B-Lymphozyten.** Sie haben dort dieselbe Funktion wie die anders gebauten, stets membrangebundenen Erkennungsmoleküle auf der T-Zell-Oberfläche: Wenn ein B-Lymphozyt „sein" Antigen erkennt, ist dies ein Reiz zur Vermehrung. Dieser Vorgang erfordert meist eine Kostimulation durch eine T_H2-Helferzelle (**T-Zell-abhängige B-Zell-Aktivierung** ➤ Abb. 13.10), die für das gleiche Antigen spezifisch ist wie der B-Lymphozyt. Einige Antigene sind allerdings zur **T-Zell-unabhängigen B-Zell-Aktivierung** fähig.

Aus aktivierten B-Lymphozyten entstehen zahlreiche **Plasmazellen.**

Daneben werden langlebige B-Lymphozyten und wahrscheinlich auch Plasmazellen gebildet, welche die zelluläre Grundlage des **B-Zell-Gedächtnisses** darstellen.

Die Plasmazellen

Plasmazellen sind „kleine Antikörperfabriken" – sie setzen riesige Mengen von *spezifischen* Antikörpern frei, die exakt zu dem Antigen passen, welches die B-Zelle stimuliert hat. Die überwiegende Anzahl der Plasmazellen ist gewebeständig, sie sitzen in den interstitiellen (Zwischenzell-) Räumen vieler Organe sowie in den sekundären lymphatischen Organen und zirkulieren mit der Lymphflüssigkeit, finden sich aber kaum im Blut. Vom Beginn einer Infektion bis zur Bereitstellung einer ausreichenden Zahl passender Antikörper vergeht durchschnittlich eine Woche – also die Zeit, in der man sich „so richtig" krank fühlt.

Die Altersveränderungen der B-Lymphozyten

Unter anderem durch verminderte T-Zell-Hilfe ist die B-Zell-Funktion bei älteren Menschen vermindert. Die Antikörperbildung ist geringer mit der Folge einer größeren Infektionsneigung, Reaktivierung (Wiederaufflackern) von Infektionen und schlechterem Ansprechen auf Impfungen. Autoantikörper sind häufiger als bei jungen Menschen, führen aber nicht unbedingt zu einer Erkrankung.

13

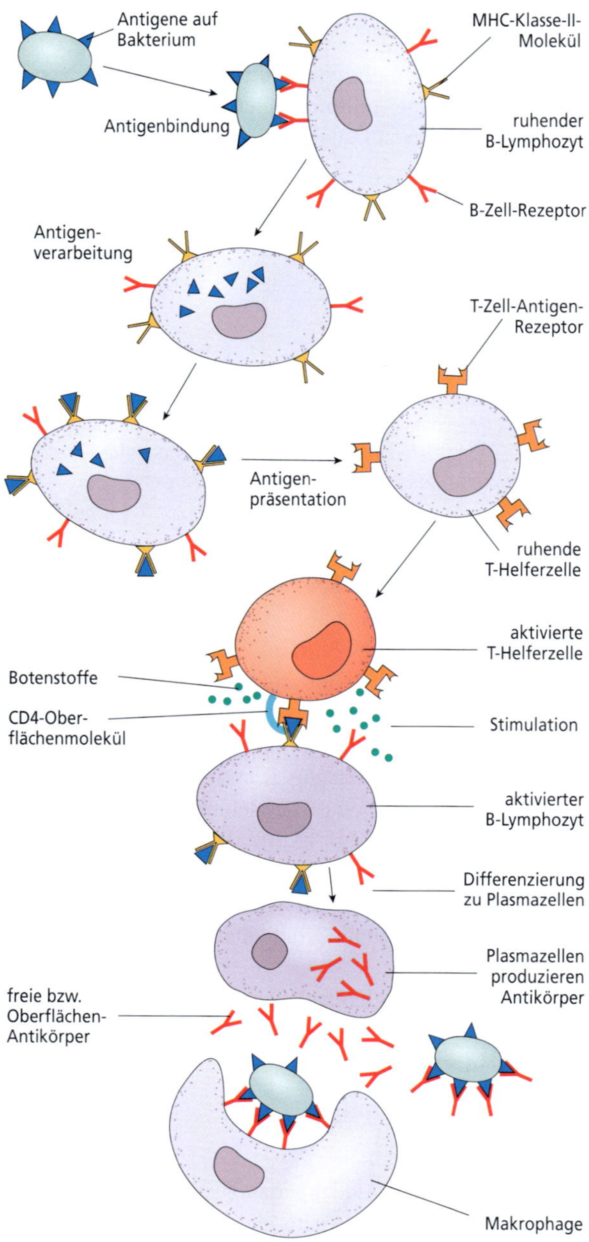

Abb. 13.10 T-Zell-abhängige B-Zell-Aktivierung (vereinfacht). Eine B-Zelle „erkennt" ihr Antigen, nimmt es auf und präsentiert es einer ruhenden T-Zelle, die spezifisch ist für das gleiche Antigen. Die aktivierte T-Helferzelle stimuliert daraufhin die B-Zelle durch Botenstoffe (Interleukine), und es werden antikörperproduzierende Plasmazellen gebildet. Eine mögliche Antikörperwirkung ist die Opsonierung, sodass die Phagozytose der Bakterien durch Makrophagen gesteigert wird. [L190]

13.5.5 Die Antikörper

DEFINITION

(Freie) Antikörper *(freie AK, Antikörper im engeren Sinne):* Hoch selektiv auf bestimmte Antigene passende Proteine, die von den Plasmazellen sezerniert werden. Stellen die humorale Komponente des spezifischen Abwehrsystems dar. Werden auch **Immunglobuline** *(Ig)* genannt und in fünf Antikörperklassen unterschieden.

Die Antikörper-Grundstruktur

Alle **Antikörper** haben die gleiche Grundstruktur aus vier verbundenen Proteinketten, je zwei leichten und zwei schweren Ketten. Diese sind zu einem großen Y-förmigen Molekül angeordnet (➤ Abb. 13.11). An den beiden Armen des Y liegen die antigenerkennenden Abschnitte (**Fab-Teil,** ab = antigenbindend), während der Stamm u. a. für die Kommunikation mit Phagozyten und anderen Abwehrzellen verantwortlich ist (**Fc-Teil,** c = constant). Jedes Antikörper-Molekül hat also *zwei* Antigenbindungsstellen (man sagt auch, es sei *bivalent*).

Die Antikörperklassen

In der Eiweißelektrophorese (elektrische Auftrennung nach Ladung, Molekulargewicht) kann man fünf verschiedene **Antikörperklassen** differenzieren (➤ Abb. 13.11):

Immunglobulin G, kurz **IgG,** macht mit etwa 80 % den größten Anteil der Antikörper im Blut aus. Es wird v. a. in der späten Phase der Erstinfektion und bei einer erneuten Infektion mit demselben Erreger gebildet (➤ Abb. 13.12). IgG-Antikörper können Antigene neutralisieren, das *Komplementsystem aktivieren* und durch *Opsonierung* die Phagozytose von Erregern erleichtern. IgG sind plazentagängig, können also vom mütterlichen ins fetale Blut übertreten. Sie schützen den Säugling in den ersten 2–6 Monaten vor den jeweiligen Erkrankungen *(Nestschutz).*

IgM *(Immunglobulin M)* ist ein sehr großes Molekül, da hier fünf Y-förmige Basismoleküle miteinander verbunden sind *(Pentamer).* Aufgrund der vielen Antigenbindungsstellen können IgM ganze Zellen miteinander verklumpen *(agglutinieren).* IgM ist der *erste* Antikörper, der nach einer Infektion von einer aktiven Plasmazelle sezerniert wird (➤ Abb. 13.12) – man kann das IgM daher für die Diagnose einer Erstinfektion heranziehen. Als Einzelmolekül *(Monomer)* kommt IgM außerdem als Antigenrezeptor auf der Oberfläche der B-Zellen vor (➤ 13.5.4). IgM aktiviert ebenfalls Komplement.

IgA *(Immunglobulin A)* ist als Einzelmolekül *(Monomer)* im Blut vorhanden. Als Doppelmolekül *(Dimer)* kommt es in diversen Körpersekreten wie Speichel, Darmsekreten, Bronchialschleim, aber auch Muttermilch vor. Entsprechend unterstützt es die lokale Abwehr von Erregern, die auf Schleimhäuten siedeln.

IgE *(Immunglobulin E)* spielt bei der Abwehr von Parasiten (z. B. Würmern) und bei Allergien (➤ 13.9) eine Rolle. Am Stamm seines Y-förmigen Moleküls besitzt es Strukturen, die an *Mastzellen* (➤ Abb. 12.3, ➤ 12.3.1) binden können. Mastzellen bzw. die von ihnen abgegebenen Sekrete sind hauptverantwortlich für die Symptome von allergischen Reaktionen.

IgD *(Immunglobulin D)* kommt ebenso wie das monomere IgM auf der Oberfläche von B-Lymphozyten vor und dient wie dieses als zellständiges Antigen-Erkennungsmolekül. Andere Funktionen von IgD sind bisher nicht bekannt.

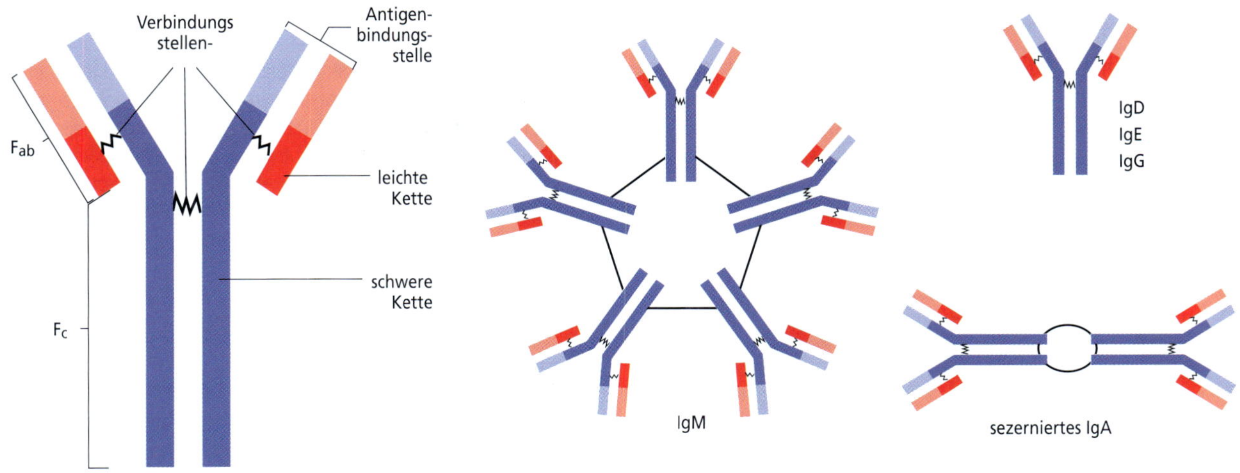

Abb. 13.11 Links: Grundstruktur aller Antikörper. Mitte und rechts: Struktur der verschiedenen Antikörper-/Immunglobulinklassen. Der Stamm des Y ist die Kontaktzone für Abwehrzellen. [L190]

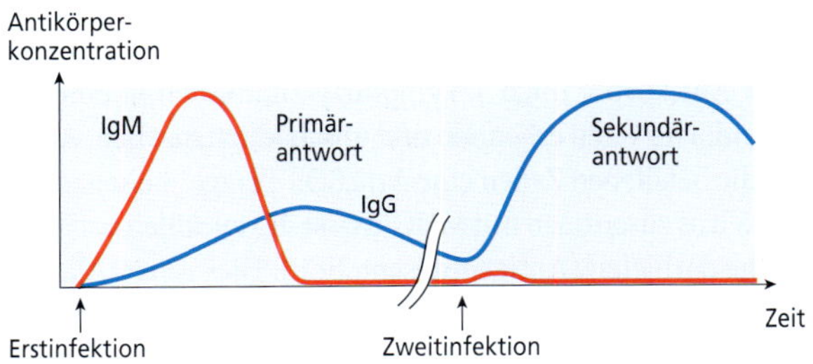

Abb. 13.12 Antikörper bei Erst- und Zweitinfektion. Während die Erstinfektion typischerweise mit Symptomen einhergeht, bleibt die Zweitinfektion meist unbemerkt. [L190]

Immunglobuline bei Säuglingen

Neugeborene haben wenig IgA und IgM, hingegen infolge der diaplazentaren Übertragung viel IgG. Gestillte Kinder nehmen zudem IgA mit der Muttermilch auf und kleiden damit ihre Darmschleimhaut aus.
Mit der Zeit werden die mütterlichen Antikörper im Blut abgebaut. Der IgG-Spiegel sinkt ab, sodass die **Leihimmunität** (der *Nestschutz*) nachlässt und das Baby etwa ab dem sechsten Lebensmonat anfälliger für Infektionen wird. Es muss sich nun mit den verschiedensten Infektionserregern seiner Umwelt auseinandersetzen und einen eigenen Schutz aufbauen.

Die monoklonalen Antikörper

Bei einer normalen Abwehrreaktion werden immer *mehrere* B-Lymphozyten aktiviert. Da sich diese B-Lymphozyten genetisch leicht voneinander unterscheiden, sind auch die entstehenden Antikörper etwas verschieden. Man spricht von **polyklonalen Antikörpern** (ein Klon bezeichnet alle Nachkommen einer einzigen Zelle).

In Forschung und Therapie werden dagegen häufig **monoklonale Antikörper** *(mAk)* verwendet: Im Labor wird eine *einzige* Plasmazelle isoliert und zur Vermehrung gebracht. Ihre Nachkommen erzeugen dann vollkommen gleiche, gegen ein ganz bestimmtes Antigen gerichtete Antikörper in großer Menge. Monoklonale Antikörper werden diagnostisch u. a. in der Infektionsdiagnostik und therapeutisch z. B. gegen bestimmte Tumoren, Leukämien oder autoimmunologisch (mit)bedingte Erkrankungen eingesetzt.

13.5.6 Die Antigen-Antikörper-Reaktionen

Wie erwähnt besitzen die Antikörper Bindungsstellen für Fremdmoleküle (Antigene). Reagieren Antikörper nun mit „ihren" Antigenen, bilden sich **Antigen-Antikörper-Komplexe** (*Immunkomplexe,* Schlösser mit eingestecktem Schlüssel).

Die Antikörper können auf unterschiedliche Weise gegen Erreger oder Toxine wirken:

- Sie können Antigene durch Neutralisation unschädlich machen.
- Das große IgM-Molekül ist z. B. in der Lage, ganze Zellen miteinander zu verklumpen (agglutinieren). Die Antigen-Antikörper-Komplexe werden dann phagozytiert (➤ Abb. 13.13).
- Bei der Bindung von IgG oder IgM an ein Antigen kann im weiteren Verlauf das Komplementsystem aktiviert werden (➤ 13.2.4). Dies führt zur Auflösung (Lyse) der Erregerzelle.
- Außerdem sind IgG-bedeckte, also opsonierte Zellen eine bevorzugte „Mahlzeit" von Fresszellen.

13.6 Die Abwehr von Bakterien, Viren und Parasiten

13.6.1 Die Abwehr von Bakterien

Wenn eindringende **Bakterien** (➤ Abb. 13.14) „Pech haben", werden sie schon an der Eintrittspforte (z. B. einer Hautverletzung) von den ständig lauernden Phagozyten entdeckt und phagozytiert. Jedoch muss gerade bei größeren Bakterienmengen oder besonders *virulenten* (gefährlichen) Erregern die spezifische Abwehr helfen. Hier sind es vor allem die antigenpräsentierenden *B-Lymphozyten,* die, mithilfe von T_H2-Zellen zu *Plasmazellen* aktiviert, entsprechende *Antikörper* bilden. Wenn sich die Antikörper an die Erreger binden, können die Mikroorganismen durch nachfolgende Aktivierung des *Komplementsystems* vernichtet werden. Außerdem werden sie durch die anhaftenden Antikörper *(Opsonierung)* eine attraktive Mahlzeit für Makrophagen und Granulozyten. **Eiter,** der typisch ist für lokale bakterielle Infektionen, besteht in erster Linie aus zerfallenen neutrophilen Granulozyten, daneben aus aufgelösten Geweberesten und Bakterien.

Viele Bakterien haben allerdings Mechanismen entwickelt, um dem Abwehrsystem möglichst zu entgehen: Sie tragen z. B. bestimmte Moleküle auf ihrer Oberfläche, die vom Abwehrsystem nur schwer als „fremd" erkannt werden, umhüllen sich mit einer phagozytosehemmenden Schleimkapsel oder vermögen sogar *in* Körperzellen zu überleben.

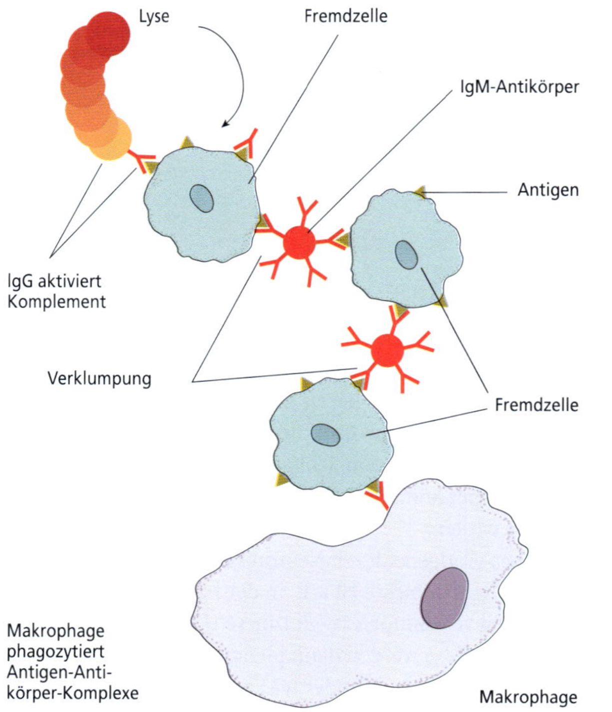

Abb. 13.13 Antigen-Antikörper-Reaktionen. Die großen IgM-Antikörper besitzen viele Bindungsstellen für Antigene. Sie sind in der Lage, Fremdzellen (z. B. blutgruppenfremde Erythrozyten) zu verklumpen. Die Komplexe werden von Phagozyten aufgenommen. Darüber hinaus können IgM und IgG das Komplementsystem aktivieren. [L190]

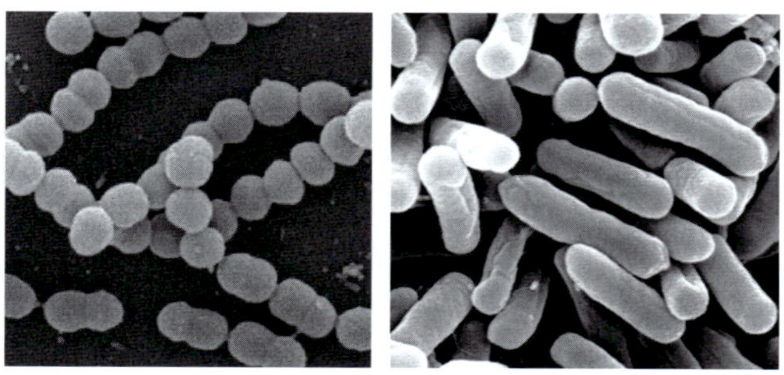

Abb. 13.14 Bakterien können sehr unterschiedliche Formen haben und einzeln oder auf verschiedene Art zusammengelagert sein. Links: Streptokokken (kettenförmig angeordnete Kugelbakterien). Rechts: Stäbchenbakterien. [F656-002/G917]

Antibiotikaresistenzen

Gegen die meisten Bakterien stehen wirksame **Antibiotika** zur Verfügung, also bakterienhemmende oder -tötende Medikamente. Ein zunehmendes Problem sind aber **Antibiotikaresistenzen:** Da Bakterien sich sehr schnell vermehren, zeigen sich bei ihnen in relativ kurzer Zeit auch viele *Mutationen* (Veränderungen des Erbgutes ➤ 4.6.2), die früher oder später dazu führen, dass die Erreger wirksame Gegenmittel gegen die eingesetzten Antibiotika produzieren. Besonders ernst zu nehmen sind **multiresistente Erreger** *(MRE)*, die gegen *viele* Antibiotika gleichzeitig resistent sind.

13.6.2 Die Abwehr von Viren

Viren (➤ Abb. 13.15) werden oft als *Sonder-* oder *Grenzform des Lebens* angesehen, da sie nicht die Kriterien für Lebewesen erfüllen (➤ 1.1): So sind sie nicht in der Lage, sich selbstständig zu vermehren, sondern hierzu auf eine Wirtszelle angewiesen.

Viren bestehen nur aus Erbinformation (DNA *oder* RNA ➤ 2.8.4), einem Proteinmantel **(Kapsid)** sowie evtl. einer äußeren Hülle **(Envelope),** mit der neu gebildete Viren bei der Freisetzung aus der Wirtszelle umgeben werden. Sie besteht aus der Wirtszellmembran, in die virusspezifische Proteine eingelagert sind.

Weder Antikörper noch T-Lymphozyten können *in* einer Wirtszelle befindliche Viren erkennen und unschädlich machen. Allerdings können die befallenen Zellen eine Art „SOS-Flagge" hissen, indem sie Teile des Virus zusammen mit MHC-Klasse-I-Molekülen auf ihrer Zelloberfläche darbieten (Antigenpräsentation). Dies ist ein Alarmsignal für T-Lymphozyten, die Zelle als infiziert zu erkennen und abzutöten.

Zusätzlich beginnen aktivierte *B-Lymphozyten,* sich in *Plasmazellen* umzuwandeln und Antikörper gegen die Viren zu produzieren. Wenn die Viren nach ihrer Vermehrung freigesetzt werden, sind sie für Antikörper zugänglich.

Daneben schütten virusbefallene Zellen *Interferone* (➤ 13.3) aus, die Nachbarzellen vor einer möglichen Virusinvasion warnen. Die Nachbarzellen reduzieren daraufhin ihren Stoffwechsel und werden so unempfindlicher gegen einen Virusbefall, außerdem produzieren sie vorsorglich antiviral wirkende Zytokine.

Virostatika

Die meisten Virusinfekte kann der Körper selbst beherrschen. Heutige **Virostatika** (antivirale Medikamente) wirken nur gegen einen Teil der Viren. Zudem beeinträchtigen sie nach wie vor auch menschliche Zellen.

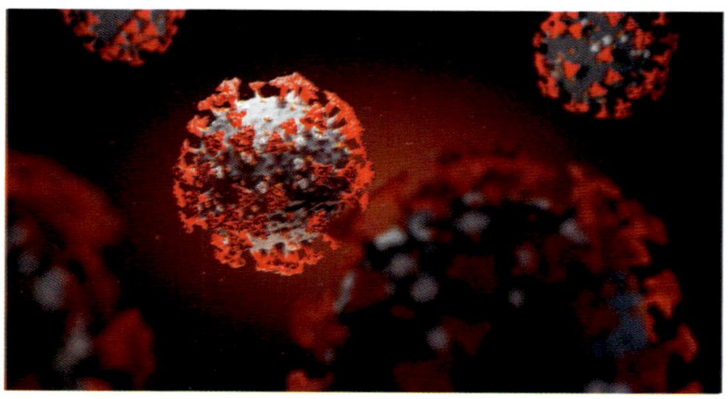

Abb. 13.15 Viren, hier das SARS-Coronavirus-2 (SARS-CoV-2), sind zu ihrer Vermehrung auf lebende Zellen des Wirtsorganismus angewiesen. [G918]

13.6.3 Die Abwehr von Parasiten

Als **Parasiten** werden v. a. die verschiedenen, den Menschen befallenden **Würmer** und humanpathogenen *Einzeller* **(Protozoen)** zusammengefasst.

Gegen Parasiten geht das Abwehrsystem in erster Linie mit den bekannten Abwehrzellen vor, also den Phagozyten, B- und T-Lymphozyten. Daneben spielen noch die *Mastzellen* und die *eosinophilen Granulozyten* (➤ Tab. 13.2) sowie Antikörper des Typs *Immunglobulin E* eine besondere Rolle. Mastzellen und eosinophile Granulozyten können zell- und gewebeschädigende Substanzen ausschütten. Mit Immunglobulin E besetzte Parasiten werden von den Mastzellen leicht erkannt – sie heften sich an die IgE-Antikörper und können bei diesem engen Kontakt den Parasiten durch die Abgabe von Zytokinen schädigen.

13.7 Die Infektionsprophylaxe

Infektionen sind wieder ein „Thema": Man denke etwa an die Zunahme von **Antibiotikaresistenzen** und die **nosokomialen Infektionen,** also in medizinischen Einrichtungen erworbenen Infektionen. Und wie schnell eine Bedrohung durch neue Erreger entstehen kann, zeigte 2020 das **SARS-Coronavirus-2** *(SARS-CoV-2)* als Verursacher der **COVID-19-Pandemie:** Die ersten Fälle einer „neuen Form der Lungenentzündung" wurden im Dezember 2019 in China beobachtet, im Januar 2020 wurde die Erkrankung zur Epidemie in China, im März zur Pandemie erklärt. Aufgrund des teils schweren Verlaufs mit Befall fast aller Organe, fehlender Medikamente gegen das Virus und (drohender) Überlastung der Gesundheitssysteme gab es weltweit, auch in Deutschland, massive Einschränkungen des öffentlichen, Wirtschafts- und Alltagslebens, um die Erregerausbreitung einzudämmen.

13.7.1 Die Expositionsprophylaxe

Eine Möglichkeit der Vorbeugung vor Infektionen ist die **Expositionsprophylaxe,** also die Vermeidung des Kontakts mit dem Erreger. Die erforderlichen Maßnahmen hängen von den Eigenschaften des Erregers und seinen Übertragungswegen ab.

Expositionsprophylaxe

Expositionsprophylaxe im medizinischen Bereich umfasst u. a. Händehygiene, Desinfektion/Sterilisation und das Tragen von persönlicher Schutzausrüstung. Dazu gehört auch, bei jedem möglichen Kontakt mit Blut, Ausscheidungen und Sekreten geeignete Handschuhe zu tragen und Verletzungen mit gebrauchten Instrumenten zu vermeiden (Benutzung sicherer Instrumente, falls nicht möglich, Instrumente sofort entsorgen, nicht in die Hülle zurückstecken). Hepatitis B und C sowie HIV beispielsweise werden z. B. durch Körperflüssigkeiten übertragen.

13.7.2 Die Impfprophylaxe

DEFINITION

Impfung *(Schutzimpfung):* Künstliches Herbeiführen eines Schutzes vor erregerbedingten Erkrankungen durch Aktiv- oder Passivimmunisierung.

Weitere wichtige Säule der Infektionsprophylaxe ist die **Impfprophylaxe** durch Aktiv- oder Passivimmunisierung.

Die Aktivimmunisierung

Bei manchen Infektionserregern, etwa dem Masernvirus, ist ein Mensch nach der ersten Infektion praktisch für immer vor weiteren Angriffen des Erregers geschützt (immun). Das Masernvirus verändert sich nicht, und das immunologische Gedächtnis macht erneut eindringenden Viren schnell und meist ohne Beschwerden den Garaus. Man spricht auch von **erworbener Immunität.**

Eine **Aktivimmunisierung** bewirkt das Gleiche: Durch ein *Impfantigen* wird künstlich ein „kontrollierter Übungskampf" erzeugt. Das Impfantigen kann dabei (➤ Abb. 13.16):

- Im Impfstoff enthalten sein (z. B. abgetötete Erreger, Erregerbestandteile)
- Für kurze Zeit im Körper produziert werden. Zugelassen sind *Vektorimpfstoffe,* bei denen ein Erregergen in ein (harmloses) Virus „eingebaut" wurde, und *mRNA-Impfstoffe,* die künstliche mRNA mit dem „Bauplan" des Impfantigens zur Eiweißherstellung an den Ribosomen enthalten.

Das Abwehrsystem bildet aufgrund der vermeintlichen Infektion passende Antikörper und ein immunologisches Gedächtnis, die dann bei einer tatsächlichen Infektion parat stehen.

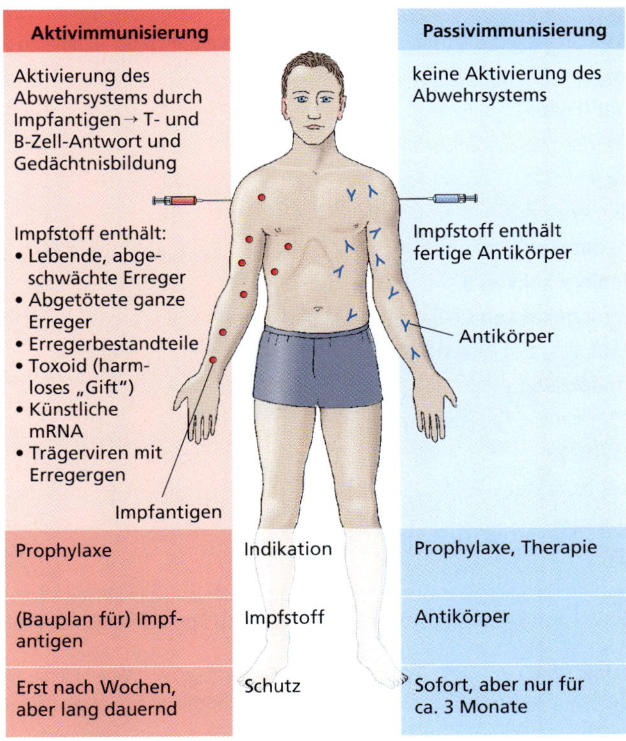

Abb. 13.16 Grundprinzip, Vor- und Nachteile von Aktiv- und Passivimmunisierung. [L190/L275]

Anders hingegen ist es z. B. bei Influenzaviren (Grippeviren), die ihre antigene Struktur mit großer Regelmäßigkeit etwas verändern, sodass vorhandene Antikörper und das immunologische Gedächtnis nicht mehr „greifen". Hier schützt eine einmal durchgemachte Erkrankung oder eine Impfung nur für kurze Zeit. Deshalb muss die Grippeimpfung jährlich mit den im nächsten Winter wahrscheinlich „aktuellen" Stämmen wiederholt werden.

Die *Ständige Impfkommission* am *Robert Koch-Institut* **(STIKO)** gibt in regelmäßigen Abständen aktualisierte Impfempfehlungen für Kinder und Erwachsene heraus (➤ Tab. 13.3).

Beratung: Impfungen

Aus den verschiedensten Gründen bestehen nach wie vor in allen Altersgruppen teils erhebliche Impflücken. Pflegende können hier präventiv tätig sein, indem sie Patientinnen und Patienten den Wirkmechanismus von Impfungen darlegen und erklären, dass nicht alle Beschwerden nach einer Impfung Nebenwirkungen oder gar Komplikationen sind – die Auseinandersetzung des Körpers mit dem Erreger geht oft nicht ganz ohne Symptome ab.

- Gegen einige Erkrankungen, etwa Diphtherie oder Tetanus (Wundstarrkrampf), sollten alle Menschen über ausreichenden Impfschutz verfügen. Wichtig: Auffrischimpfungen nicht vergessen.
- Für Fernreisen gelten je nach Region zusätzliche Impfempfehlungen, über die man sich z. B. bei den Gesundheitsämtern und Tropeninstituten informieren kann.
- Ferner sollten sich Angehörige bestimmter Berufsgruppen vor speziellen Risiken schützen. Beispielsweise ist die Tollwut für „Otto Normalverbraucher" in aller Regel keine Gefahr, für Förster, Tierärzte und zum Teil auch medizinisches Personal jedoch ein ernst zu nehmendes Risiko.
- Auch einige Vorerkrankungen sowie Alter über 60 Jahre bedeuten eine erhöhte Gefährdung und können eine Impfempfehlung bedingen, z. B. Pneumokokken-Impfung bei Erwachsenen.

Die Passivimmunisierung

Gefährlich ist es z. B., wenn sich eine nicht-immune Schwangere mit Rötelnviren infiziert, insbesondere während der ersten drei Schwangerschaftsmonate. Die Rötelnviren gelangen über die Plazenta zum Ungeborenen, und es drohen vor allem Innenohr-, Augen-, Herz- und Gehirnschäden. Um diese **Röteln-Embryopathie** zu verhindern, können der Schwangeren spezifische Röteln-Antikörper injiziert werden, die anstelle der nicht vorhandenen eigenen Antikörper die Rötelnviren unschädlich machen sollen, bevor sie auf das Kind übergreifen.

Die Antikörper (Immunglobuline) werden vom Blut anderer Menschen, die eine Rötelninfektion überstanden haben, gewonnen. Da das Abwehrsystem nicht selbst aktiv werden muss, spricht man von **Passivimmunisierung.**

Auch bei Krankheiten, die durch Giftstoffe (Toxine) des Erregers gefährlich sind, hat die passive Immunisierung große Bedeutung,

Tab. 13.3 Impfkalender, vereinfacht nach den Empfehlungen der STIKO 2025. Kombinationsimpfstoffe bis hin zum Sechsfachimpfstoff bei den Säuglingsimpfungen (DTaP, Hib, IPV, HB) halten die Zahl der Impfungen v.a. bei den Säuglingsimpfungen möglichst gering. Zur Zahl der Injektionen und Impfabständen Herstellerangaben beachten.

Impfstoff (Erkrankung)	Alter in														
	Wochen		Monaten							Jahren					
	0	6	2	3	4	5–7	11	12	15	5–6	9–14	15–16	Ab 18	60–74	Ab 75
RSV[1]	Monoklonale Antikörper (Einmaldosis)														
Rotaviren		G1		G2	(G3)										
DTaP/Tdap[2]			G1		G2		G3			A1	A2	A[3]			
Hib *(Haemophilus influenzae Typ b)*			G1		G2		G3								
IPV *(Polio)*			G1		G2		G3				A1				
HB *(Hepatitis B)*			G1		G2		G3								
Pneumokokken			G1		G2		G3							S	
Meningokokken B			G1		G2			G3							
Meningokokken C								G1							
MMR *(Masern[4], Mumps, Röteln*							G1		G2				S[5]		
Windpocken							G1		G2						
HPV *(humane Papillomviren)*											G1/2				
COVID-19													G[6]	S (jährl.)	
Herpes zoster														G1/2	
Influenza														S (jährl.)	
RSV															S[7]

A Auffrischimpfung; G = Grundimmunisierung; S Standardimpfung mit allgemeiner Anwendung = Regelimpfung

1 **RSV** = *Respiratorisches Synzytial-Virus.* Bei Geburt April bis September Impfung im Herbst vor der RSV-Saison, bei Geburt Oktober bis März möglichst schnell nach der Geburt, am besten bei der U2

2 **DTaP/Tdap** *Diphtherie, Tetanus, Pertussis = Keuchhusten;* d Verminderter Diphtherietoxoidgehalt ab 5 bzw. 6 Jahren (nach Herstellerangaben)

3 Bei Erwachsenen alle 10 Jahre Einmalige Tdap-Auffrischimpfung bei der nächsten fälligen Td-Impfung, bei entsprechender Indikation als TdaP-IPV-Kombinationsimpfung

4 Gesetzliche Impfpflicht

5 Einmalige MMR-Impfung bei nach 1970 Geborenen mit unzureichendem/unklaren Impfschutz

6 3 SARS-CoV-2-Antigenkontakte erforderlich, davon mindestens eine Impfung

7 Einmalige Impfung mit einem proteinbasierten Impfstoff im Spätsommer/Herbst

weil die Toxine im Blut durch Immunglobuline unschädlich gemacht werden können. Dies kann bei Diphtherie, Tollwut oder Tetanusinfektionen lebensrettend sein.

Allerdings schützen Passivimmunisierungen nur 1–3 Monate, da die zugeführten Antikörper vom Organismus abgebaut werden. Der Vorteil ist, dass Infektionen kurzfristig am Ausbruch gehindert oder in ihrem Verlauf gemildert werden können.

13.8 Das lymphatische System

DEFINITION

Lymphatisches System: Lymphgefäße mit der **Lymphe** und **lymphatische Organe.** Aufgaben: Abwehr, Drainage des Interstitiums über die Lymphe, Transport bestimmter Fette aus dem Darm ins Blut.

Lymphatische Organe sind (➤ 13.1.2, ➤ Abb. 13.17):

- *Knochenmark* und *Thymus* als primäre lymphatische Organe
- *Milz, Lymphknoten* und *lymphatische Gewebe der Schleimhäute* (**mukosa-assoziierte lymphatische Gewebe,** kurz *MALT, schleimhautassoziierte lymphatische Gewebe*) als sekundäre lymphatische Organe.
- Zu den lymphatischen Geweben der Schleimhäute zählen v. a.
  - Der **lymphatische Rachenring** mit Rachen-, Zungen- und Gaumenmandeln (➤ 6.2)
  - Das **bronchusassoziierte lymphatische Gewebe** der Atemwege (➤ 6.7)
  - Das **darmassoziierte lymhatische Gewebe** *(gut associated lymphoid tissue, GALT)*, besonders ausgeprägt in den *Peyer-Plaques* des Dünndarms (➤ 10.5.2).

Alle lymphatischen Organe weisen einen hohen Gehalt an retikulärem Bindegewebe (➤ 5.3.4) und Lymphozyten auf.

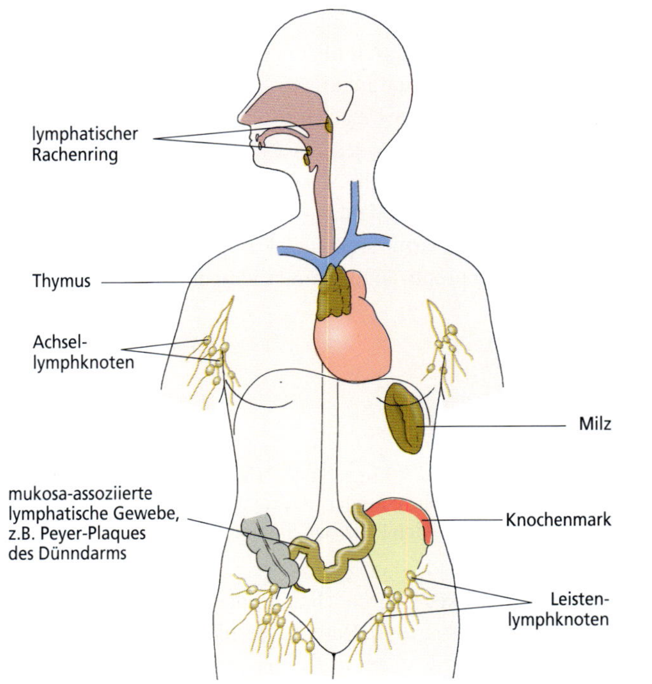

Abb. 13.17 Die lymphatischen Organe. [L190]

Die immunologische Lernphase

Die lymphatischen Organe, besonders der lymphatische Rachenring, sind bei Kindern sehr stark entwickelt. Grund dafür ist die physiologische Auseinandersetzung mit den allgegenwärtigen Umweltkeimen. Häufige Infektionen vor allem der oberen Luftwege sind in dieser immunologischen Lernphase normal und keinesfalls Zeichen einer Abwehrschwäche.

13.8.1 Die Lymphe, Lymphbahnen und Lymphknoten

Die Lymphe

DEFINITION

Lymphe: Leicht milchig-trübe Flüssigkeit in den Lymphgefäßen.

Im arteriellen Schenkel der Kapillaren werden täglich rund 20 l Flüssigkeit in das Interstitium filtriert, jedoch nur ca. 18 l davon im venösen Schenkel wieder reabsorbiert (➤ 3.5, ➤ 8.1.4). Die übrigen 2 l (also etwa 10 %) bilden die **Lymphe.** Ihre Zusammensetzung entspricht der des Blutplasmas mit Ausnahme des deutlich niedrigeren Eiweißgehaltes (ca. 20 g/l gegenüber 70–80 g/l im Blutplasma).

Die Lymphbahnen

Die Lymphe wird von den **Lymphkapillaren** aufgenommen, die überall in den Geweben blind beginnen. Sie verlaufen etwa parallel zu den venösen Gefäßen und vereinigen sich zu zunehmend größeren **Lymphgefäßen** (➤ Abb. 13.18). Die Lymphgefäße stellen neben dem

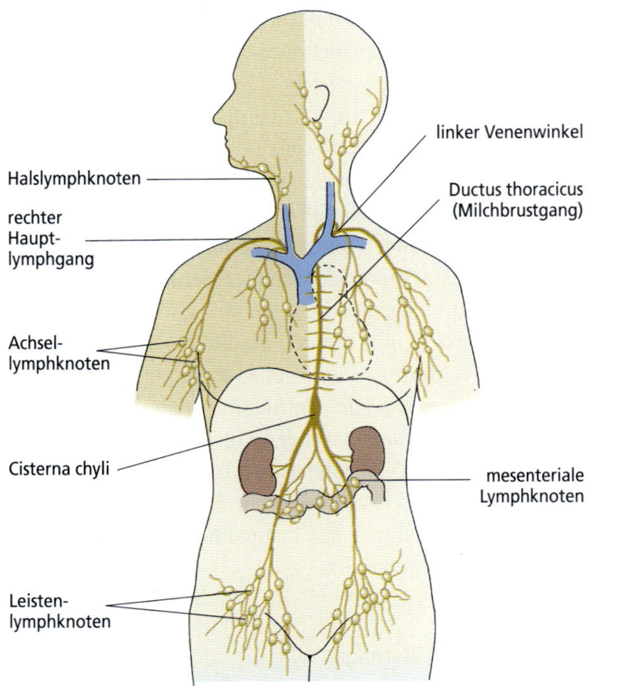

Abb. 13.18 Wichtige Lymphbahnen und Lymphknotenstationen. Der Ductus thoracicus übernimmt den Großteil des Lymphabflusses, der rechte Hauptlymphgang die Lymphe der rechten oberen Körperseite. [L190]

venösen System ein zweites Abflusssystem dar, durch das interstitielle Flüssigkeit in den Blutstrom zurückgeleitet wird.

Über die Lymphgefäße gelangt die Lymphe in die Lymphknoten. Nach Passage der Lymphknoten sammelt sich die Lymphe in den großen Lymphgefäßen. Dabei vereinigen sich die großen Lymphbahnen der unteren Körperabschnitte in der **Cisterna chyli** und laufen als **Ductus thoracicus** *(Milchbrustgang)* durch das Zwerchfell ins hintere Mediastinum. Nach dem Zufluss der Hauptlymphbahnen des linken Armes und der linken Kopfhälfte mündet der Ductus thoracicus über den linken **Venenwinkel,** den Zusammenfluss von linker V. jugularis interna und V. subclavia (innerer Drosselvene und Schlüsselbeinvene), ins Blut. Die Lymphe der rechten oberen Körperseite mündet dagegen als **rechter Hauptlymphgang** *(Ductus lymphaticus dexter)* direkt in den rechten Venenwinkel.

Die Lymphknoten

DEFINITION

Lymphknoten *(Nodus lymphoideus):* Mehrere Millimeter langes, bohnenförmiges lymphatisches Organ, eingeschaltet in ein Lymphgefäß. Aufgabe: Untersuchung der Lymphe auf schädliche Substanzen, ggf. Einleitung einer Abwehrreaktion.

Die interstitielle Flüssigkeit und damit die Lymphe enthält nicht nur Wasser, Elektrolyte und Stoffwechselprodukte, sondern z. B. auch Zelltrümmer oder Krankheitserreger. In die Lymphgefäße sind als biologische Filterstationen gruppenweise die **Lymphknoten** eingeschaltet. Jeder Körperregion lässt sich dabei eine Gruppe **regionaler Lymphknoten** zuordnen (➤ Abb. 13.18). „Nachgeschaltete" Lymphknoten, welche die Lymphe mehrerer regionaler Lymphknoten aufnehmen, heißen **Sammellymphknoten.**

Lymphknoten werden von einer Bindegewebskapsel umschlossen. Ins Innere strahlen zahlreiche bindegewebige Balken ein, die **Trabekel** (➤ Abb. 13.19). Dazwischen befindet sich ein Netz phagozytierender *Retikulumzellen.* In dessen Zwischenräumen liegt das lymphatische Gewebe, wo die Vermehrung der Lymphozyten stattfindet. Man unterscheidet eine innere **Markzone** und eine äußere **Rindenzone.** In der Rindenzone liegen die Lymphozyten in kugelförmigen Verdichtungszentren, den **Rindenfollikeln.** Dort finden sich v. a. B-Lymphozyten. Zwischen Rinden- und Markzone sind v. a. T-Lymphozyten zu finden, in der Markzone insbesondere strangförmig gruppierte B-Lymphozyten und Plasmazellen.

Die Lymphe erreicht über mehrere zuführende Lymphgefäße *(Vasa afferentia)* auf der konvexen Seite den Lymphknoten. Sie fließt dann langsam durch ein verzweigtes Hohlraumsystem *(Sinus).* Dabei tritt die Lymphe in engen Kontakt mit den Abwehrzellen, die so Gelegenheit bekommen, Antigene abzufangen und ggf. die spezifische Abwehr in Gang zu setzen. An der konkaven Seite des Lymphknotens verlässt die nun „gereinigte" Lymphe den Lymphknoten über 1–2 ableitende Lymphgefäße *(Vasa efferentia).*

Lymphknotenvergrößerung

Lymphknotenvergrößerungen *(Lymphome)* treten bei Entzündungen, aber auch bei bösartigen Erkrankungen im Bereich ihres Zuflussgebietes auf.

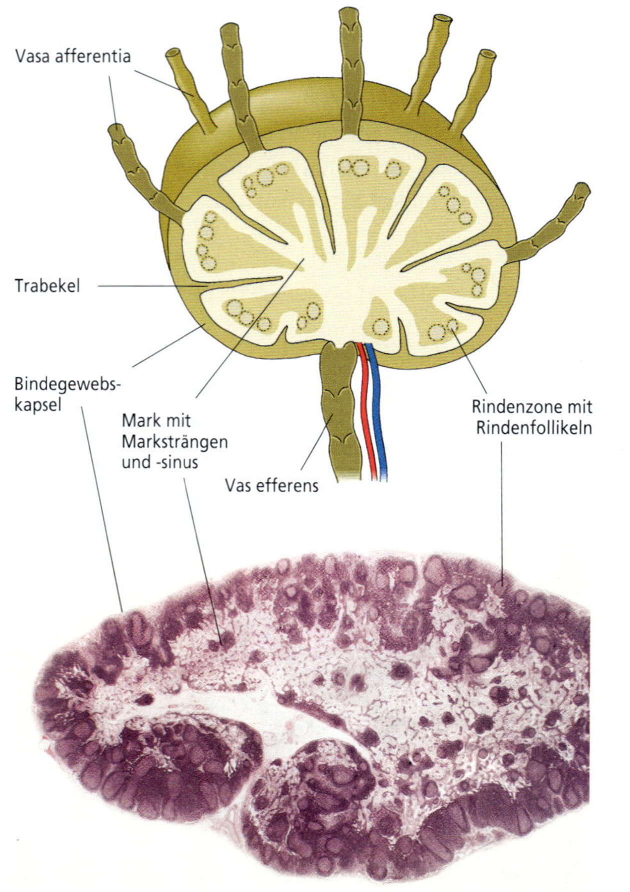

Abb. 13.19 Lymphknoten, oben in der Schemazeichnung, unten im lichtmikroskopischen Bild. [L190/M375]

Das Lymphödem

Ist der Lymphabfluss gestört, kann sich ein **Lymphödem** ausbilden, eine (zunächst) teigige Schwellung mit Spannungs- und Schweregefühl und Bewegungseinschränkung.

Verhältnismäßig häufige Ursache ist die Entfernung oder strahlentherapiebedingte Schädigung der Achsellymphknoten beim Mammakarzinom (Brustkrebs). Gezielte Massagetechniken *(Lymphdrainage),* sorgfältige Hautpflege, das Meiden einengender Kleidung, schweren Tragens und starker Wärme sowie ggf. Kompression der betroffenen Extremität wirken prophylaktisch und therapeutisch.

13.8.2 Die Milz

DEFINITION

Milz *(Lien, Splen):* Etwa 7 × 11 cm großes, 150 g schweres lymphatisches Organ im linken Oberbauch. Aufgaben: Erkennen und Abbau von Krankheitserregern, alten/defekten Blutzellen, Thromben; Thrombozytenspeicher.

Die **Milz** liegt im linken Oberbauch unter dem Zwerchfell. Am **Milzhilum** tritt die *Milzarterie* (**A. lienalis,** *A. splenica*) ein, während die *Milzvene* (**V. lienalis,** *V. splenica*) sie hier verlässt (➤ Abb. 13.20).

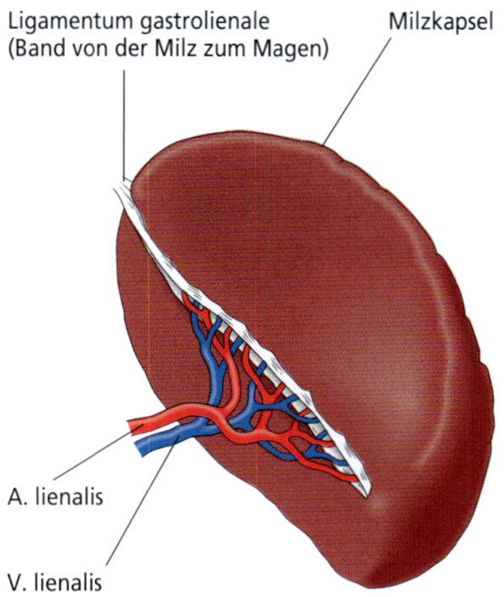

Abb. 13.20 Anatomie der Milz. Zur Lage im Abdomen Abb. 11.2. [L190]

LERNHILFE

Milzgröße

4711 (nach dem Kölnisch Wasser): Milzgröße ca. 4 cm × 7 cm × 11 cm. [1]

Die Milz ist von einer Bindegewebskapsel umgeben, von der zahlreiche Balken, die **Trabekel,** in das Organinnere einstrahlen (➤ Abb. 13.21). Das so entstandene dreidimensionale Balkenwerk umschließt das eigentliche Milzgewebe, die **Milzpulpa.** Die Schnittfläche einer frischen Milz zeigt ein ausgedehntes, dunkelrotes Gewebe, die **rote Pulpa,** in das viele stecknadelkopfgroße weiße Stippchen eingestreut sind, die **weiße Pulpa.**

- Die rote Pulpa besteht aus großen Bluträumen, den **Milzsinus,** und einem feinen bindegewebigen Maschenwerk, den **Pulpasträngen,** mit vielen roten und weißen Blutkörperchen.
- Die weiße Pulpa setzt sich aus lymphatischem Gewebe zusammen, das sich als **periarterielle Lymphozytenscheiden** *(PALS)* entlang der Arterien ausbreitet. Zusätzlich findet man kugelförmige Lymphfollikel.

Rote und weiße Pulpa stehen normalerweise etwa im Volumenverhältnis 3 : 1.

Die Funktionen der Milz

Funktionen der Milz sind:

- Identifizierung und Abbau von überalterten Blutzellen („Blutmauserung", ➤ 12.2.4)
- Infektionsabwehr (Lymphozytenvermehrung, Herausfiltern und Abbau von Mikroorganismen)
- Abfangen und Abbau von kleinen Thromben
- Thrombozytenspeicherung
- Vor der Geburt Blutbildung (Hämatopoese, ➤ 12.1.3)

Die Milz ist nicht lebensnotwendig, weil ihre Funktionen von Leber, Knochenmark und anderen lymphatischen Organen übernommen werden können. Das Infektionsrisiko ist nach Milzentfernung aber erhöht, besonders bei Kindern unter sechs Jahren.

13.8.3 Der Thymus

DEFINITION

Thymus *(Bries):* Lymphatisches Organ im vorderen Mediastinum. Aufgabe: vor allem T-Lymphozyten-Reifung. Ab der Pubertät Rückbildung.

Der **Thymus** liegt im vorderen Mediastinum über dem Herzbeutel. Bei Kindern und Jugendlichen ist er voll ausgebildet und erreicht ein Gewicht von maximal 40 g.

Umhüllt von einer zarten Bindegewebskapsel, besteht der Thymus aus zwei Lappen, die wiederum in Läppchen gegliedert sind (➤ Abb. 13.22).

Das Gewebegerüst des Thymus besteht aus einem Netz von verzweigten, epithelialen Retikulumzellen.

Man unterscheidet:

- Die peripher gelegene **Thymusrinde** mit zahlreichen T-Lymphozyten und deren Vorläufern
- Das zentrale, lymphozytenarme **Thymusmark**

Die Vorläufer der T-Lymphozyten wandern in die Thymusrinde ein und vermehren sich dort. Die meisten der neu gebildeten Zellen gehen aber im Rahmen komplizierter Selektionsprozesse wieder zugrunde. Bevor ein T-Lymphozyt den Thymus verlässt, wird zuerst sichergestellt, dass die Bindung an MHC-Moleküle funktioniert **(positive Selektion)** und dass er sich *nicht* gegen körpereigene Substanzen

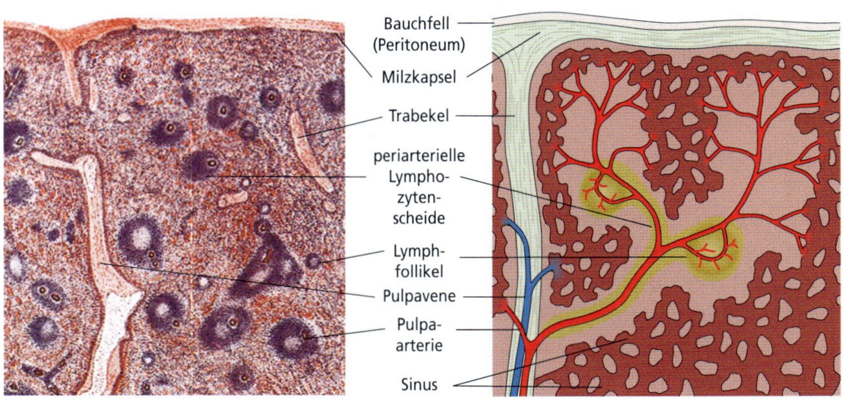

Abb. 13.21 Histologischer Feinbau der Milz, links: mikroskopisches Bild, rechts: Schemazeichnung. [L190/M375]

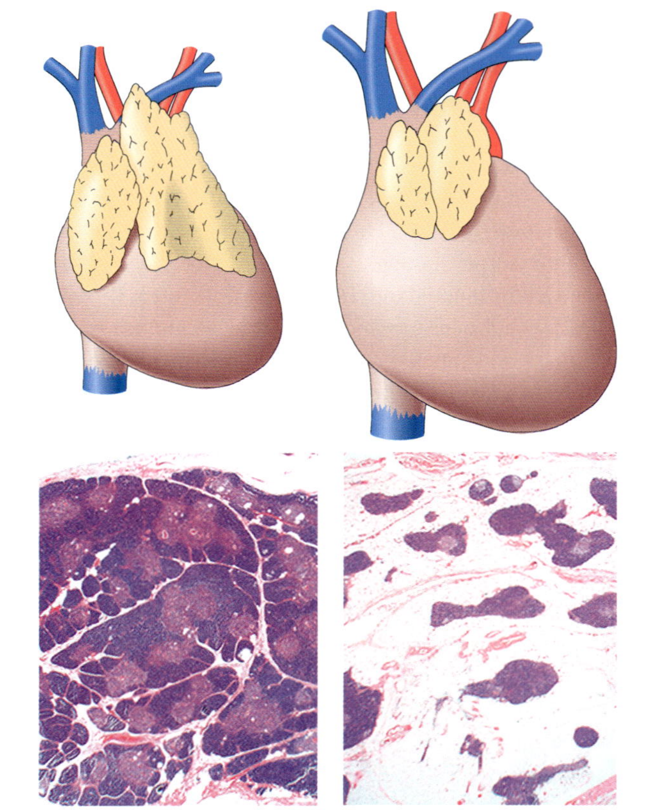

Abb. 13.22 Thymus, links eines Kleinkindes, rechts eines Erwachsenen, jeweils oben Größe im Vergleich zum Herzen, unten mikroskopisches Bild. Beim Erwachsenen dominiert Fettgewebe im mikroskopischen Bild. [L190/R420]

richtet **(negative Selektion).** Für diese Selektionsprozesse ist der Kontakt zwischen den reifenden Lymphozyten und den Retikulumzellen von entscheidender Bedeutung.

Daneben sezerniert der Thymus verschiedene Hormone, die wohl als Wachstumsfaktoren der Abwehr wirken.

Ab der Pubertät bildet sich der Thymus immer mehr zurück *(Altersinvolution),* sodass sich bei Erwachsenen nur noch narbige Thymusreste, eingebettet in den **Thymusfettkörper** finden.

13.9 Die Entgleisungen des Abwehrsystems

Ganz so reibungslos wie bisher dargestellt funktioniert das Abwehrsystem nicht immer.

Die Überreaktionen des Abwehrsystems

Zum einen kann das Abwehrsystem Reaktionen gegen solche Substanzen zeigen, die es normalerweise toleriert:

- Das Abwehrsystem kann gegen an sich harmlose Antigene, z. B. Pollen oder Erdbeeren, eine krankhaft starke Reaktion zeigen. Diese (spezifische) Überempfindlichkeit der Abwehr heißt **Allergie.** Die Allergie wird, ebenso wie die Immunität, bei einem früheren Kontakt mit einem Antigen erworben; man spricht von **Sensibilisierung.** Das entsprechende Antigen wird als **Allergen** bezeichnet. Man unterscheidet vier verschiedene Typen allergischer Reaktionen (Typen I–IV ➤ Abb. 13.23), die sich unter anderem im Mechanismus der Immunantwort und der Zeitspanne zwischen (erneutem) Allergenkontakt und Symptomausbildung unterscheiden. Besonders häufig sind die IgE-vermittelte **allergische Reaktion vom Typ I** oder *Soforttyp* (z. B. Heuschnupfen, Schwerstform anaphylaktischer Schock ➤ 8.3.6)

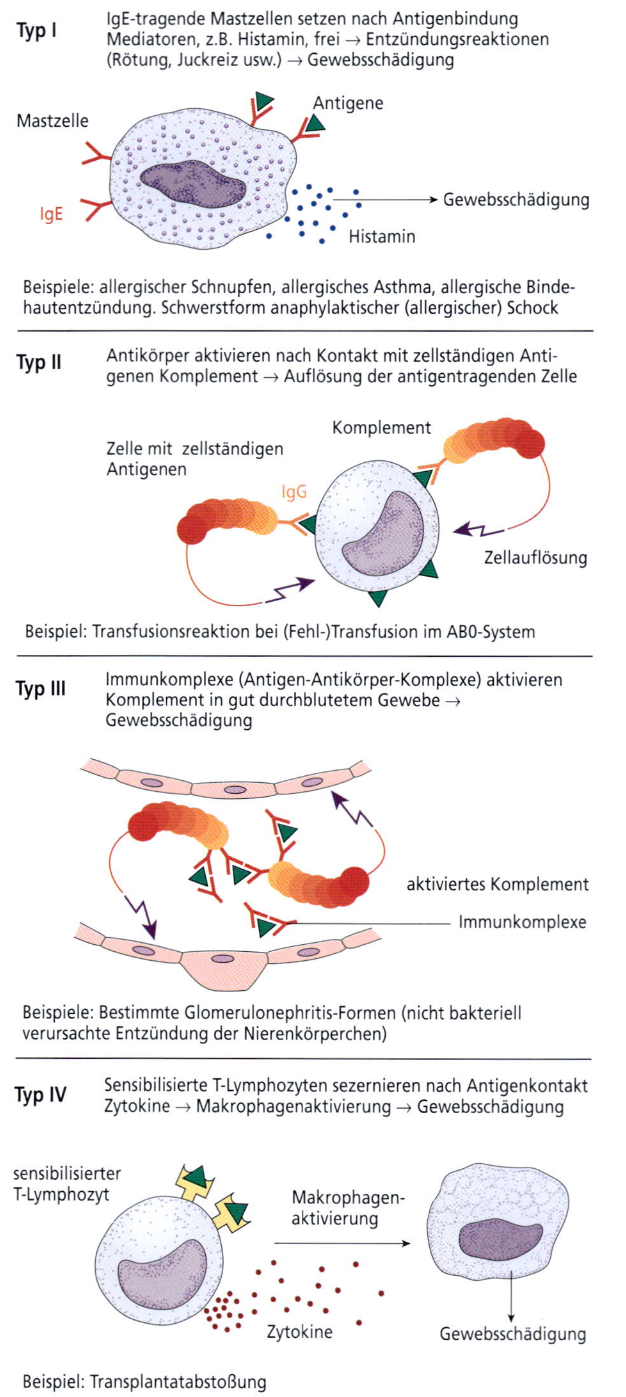

Abb. 13.23 Die vier Typen allergischer Reaktionen. [L190]

und die **allergische Reaktion vom Typ IV** oder *verzögerten Typ* durch sensibilisierte T-Zellen (z. B. Nickelallergie, Transplantatabstoßung).

- Wie erwähnt geht das Abwehrsystem in der Regel nicht gegen körpereigene Strukturen vor. Aus ungeklärter Ursache kann diese **Immuntoleranz** verloren gehen. Es werden **autoreaktive T-Zellen** oder **Autoantikörper** gegen eigenes Gewebe gebildet. Zu den daraus resultierenden **Autoimmunerkrankungen** gehören beispielsweise der *Diabetes mellitus Typ 1* (➤ 10.9.5) und die *rheumatoide Arthritis* („Gelenkrheuma").

Zunahme von Allergien – warum?

Sowohl Allergien als auch Autoimmunerkrankungen nehmen seit Jahren zu. Mitursache ist wahrscheinlich eine unzureichende Entzündungsdämpfung, mitbedingt durch geringen Kontakt zu „harmlosen" Mikroorganismen in der frühen Kindheit („hygienische" Lebensweise, z. B. mit eher wenig Kontakt zu anderen Kindern oder Tieren).

Die Abwehrschwäche

Zum anderen kann das Abwehrsystem aber auch zu wenig reagieren. Eine solche **Abwehrschwäche** zeigt sich durch besonders viele und v. a. schwere Infektionen sowie bei längerem Bestehen oft ein gehäuftes Auftreten von Tumoren.

Sie ist selten durch angeborene Immundefekte bedingt, häufiger ist eine Abwehrschwäche erworben. Beispielsweise führen manche Infektionen (etwa die Maserninfektion), Zytostatika (das Zellwachstum hemmende Medikamente) oder eine Strahlenbehandlung zu einer vorübergehenden Schwäche des Abwehrsystems. Bei der durch das **HI-Virus** hervorgerufenen Immunschwächekrankheit **AIDS** ist eine zunehmende Abwehrschwäche das Hauptkennzeichen der Erkrankung.

Aufgaben zur Pflegesituation

Nachdem sich der Zustand von Johannes stabilisiert hat, erfährt Marina Bisovic im Gespräch mit der Mutter, dass Johannes bereits vor einiger Zeit drei Tage stationär im Krankenhaus behandelt wurde. Dort wurde die Diagnose „allergisches Asthma" gesichert. Johannes reagiert allergisch auf Tierhaare und Pollen. Die Mutter berichtet von dem Hund Knut, der beim ersten Mal einer der Auslöser für den Asthmaanfall gewesen war. Diese Tatsache hat die Mutter veranlasst, den Hund sofort zum Züchter zurückzugeben. Sie hat Johannes generell verboten, mit Hunden zu spielen und diese zu streicheln. Als Johannes vor dem Haus in der Einfahrt gespielt hat, kam ihm ein ähnlich aussehender Hund wie Knut entgegen. Freudestrahlend lief er zu dem Hund und zu seinem Besitzer und streichelte diesen einige Male. Die Mutter äußerte: „Ich habe zu spät gesehen, dass Johannes den fremden Hund gestreichelt hat. Als ich zu ihm geeilt bin, hatte er bereits leichte Atemprobleme!" Die Mutter erwähnt, dass sie und ihr Mann ganz bewusst aufs Land gezogen sind, da Johannes häufig unter Atemwegsinfektionen gelitten habe, als sie noch in der Stadt gewohnt hätten. Der Junge habe kein gutes Abwehrsystem. Der Umzug auf das Land sollte seine Kräfte bzw. sein Immunsystem stärken, um so gegen Eindringlinge widerstandsfähiger zu sein.

1. Erläutern Sie, welche Zellen des Immunsystems an der Entstehung einer allergischen Reaktion beteiligt sind.
2. Welche vier Typen allergischer Reaktionen lassen sich unterscheiden?
3. Johannes litt früher häufig unter Atemwegsinfektionen. Erläutern Sie, welche Prozesse bei einer Entzündung im Körper ablaufen.
4. Die Entzündungsreaktion gehört zur unspezifischen Abwehr. Stellen Sie den Unterschied zwischen der unspezifischen und spezifischen Abwehr dar.
5. Neben Bakterien können auch Viren Auslöser für schwerwiegende Erkrankungen sein. Wie versucht das Abwehrsystem Viren zu eliminieren?
6. Welche Strukturen im Körper zählen zu den äußeren Schutzbarrieren, um eine Infektion abzuwehren?

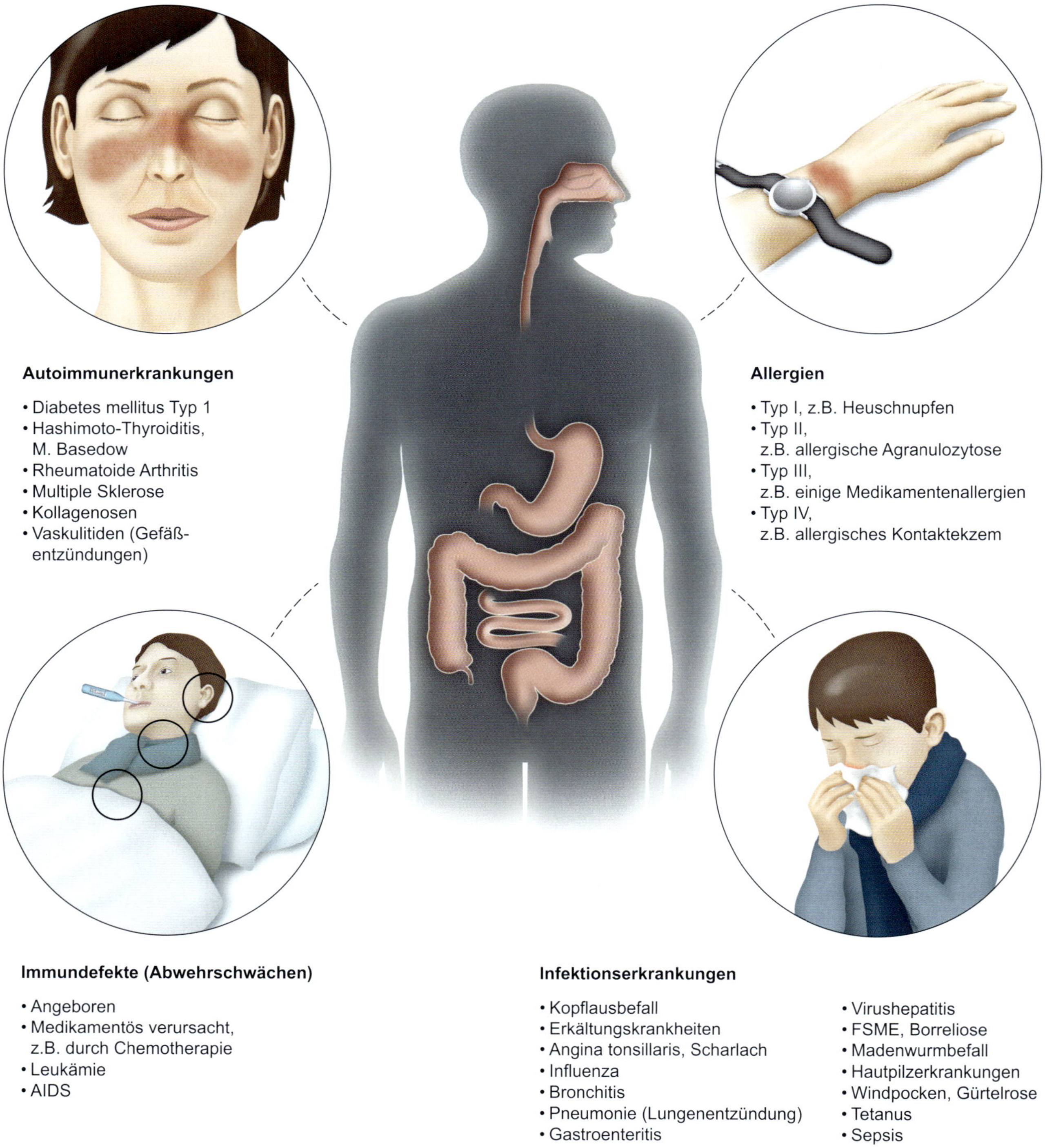

Abb. 13.24 Wichtige Erkrankungen des Abwehrsystems. Weitere Informationen zu diesen Krankheitsbildern finden Sie in „PFLEGEN Gesundheits- und Krankheitslehre". [L275]

KAPITEL

14 Knochen, Gelenke und Muskeln

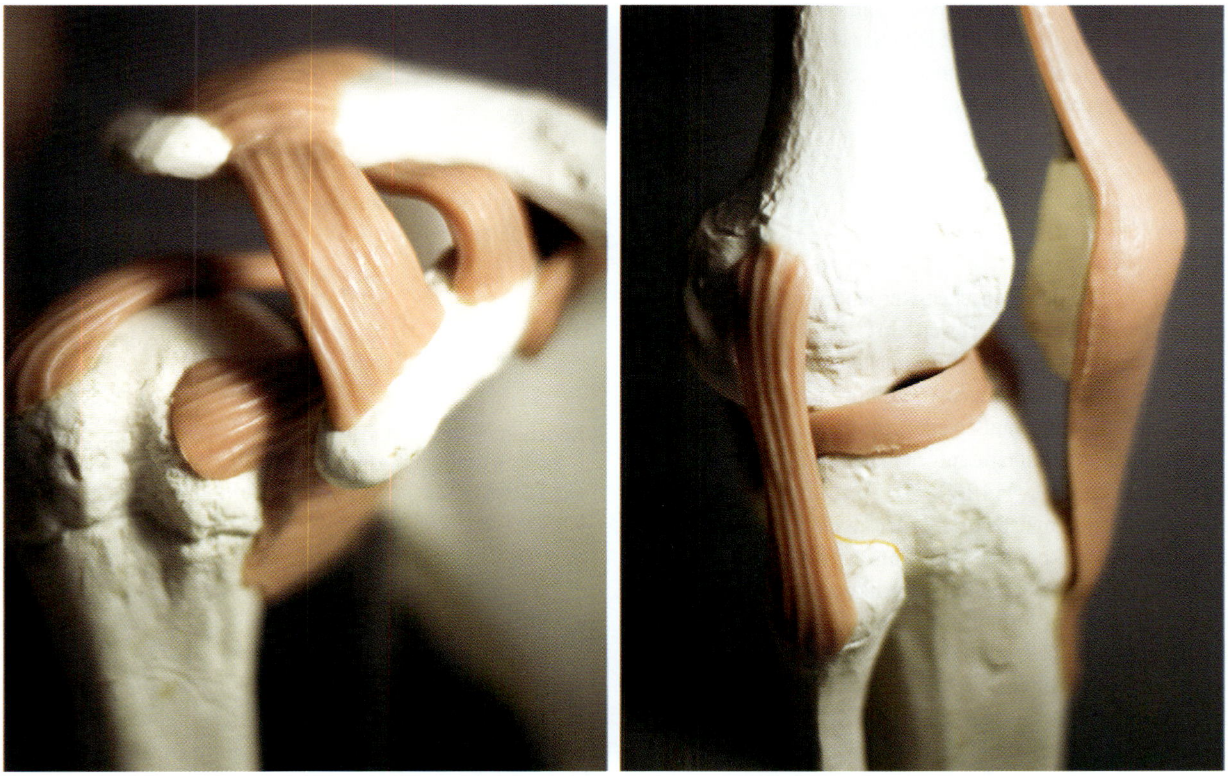

Abb. 14.1 Knochen, Knorpel, Gelenke, Sehnen und Bänder – zusammen mit den Skelettmuskeln Grundlage der Stabilität und Bewegungsfähigkeit des menschlichen Körpers. [J787]

14

Pflegesituation

Die 89-jährige Frau Zorn ist eigentlich noch sehr fit für ihr Alter. Sie versorgt sich eigenständig, führt ihren Haushalt noch vollständig allein und kocht täglich für ihren 59-jährigen Sohn, der in der Wohnung über ihr lebt. Heute Morgen stellte Frau Zorn beim Blick aus dem Fenster fest, dass es über Nacht geschneit hatte. Nach einer Tasse Kaffee machte sie sich daher daran, die Treppe im Eingangsbereich des Hauses und die Einfahrt zu kehren und zu streuen. Dabei rutschte sie aus und stürzte zu Boden. Im Fallen stützte sie sich mit der linken Hand ab und verspürte unmittelbar einen heftigen Schmerz im linken Unterarm. Nachdem sie vom Boden aufgestanden war, begutachtete Frau Zorn den linken Unterarm, der bereits stark angeschwollen war und merkwürdig schief aussah. Sie klingelte sofort bei ihrem Sohn, der sie umgehend ins Krankenhaus brachte. Die Chirurgin in der Notaufnahme vermutete nach einer körperlichen Untersuchung und Anamnese eine distale Radiusfraktur und ordnete nach Verabreichung eines Schmerzmittels zur Diagnosesicherung eine Röntgenaufnahme in zwei Ebenen an.

14.1 Die Knochen und das Skelettsystem

DEFINITION

Skelett: Aus Knochen und Knorpel bestehendes festes Gerüst des menschlichen Körpers.
Bewegungsapparat: Skelett, Skelettmuskulatur und deren Hilfseinrichtungen (z. B. Sehnen).

Knochen- und Knorpelgewebe bilden ein stabiles Gerüst, das die äußere Gestalt des Menschen beeinflusst und im Zusammenspiel mit den Muskeln die Bewegung einzelner Körperteile und des ganzen Körpers erlaubt. Dieses Gerüst ist das **Skelett.** Das Skelett *schützt* außerdem innere Organe vor Verletzungen und *speichert* Mineralien, insbesondere Kalzium und Phosphat. Schließlich bieten viele Knochen in ihrem Innern die Produktionsstätte für die meisten Blutzellen (*Hämatopoese* ➤ 12.1.3).

Skelett, Gelenke, Bänder und Bandscheiben stellen den *passiven Bewegungsapparat* oder das **Skelettsystem** dar. Die Skelettmuskulatur bildet den *aktiven Bewegungsapparat,* teilweise werden auch noch ihre Hilfseinrichtungen wie etwa die Sehnen dazugerechnet. Passiver und aktiver Bewegungsapparat werden schließlich als **Bewegungsapparat** zusammengefasst.

14.1.1 Die Knochenformen

Die über 200 Knochen des Menschen werden meist nach der **Knochenform** eingeteilt. Differenziert werden:

Die **Röhrenknochen** oder *langen Knochen,* etwa der Oberarmknochen, bestehen aus einem langen, röhrenförmigen Schaft mit zwei verdickten Enden. Sie haben außen eine sehr dichte Knochenschicht *(Kortikalis)* und innen meist eine aufgelockerte Struktur *(Spongiosa)* mit Knochenmark darin (➤ 14.1.2).

Kurze Knochen sind meist würfel- oder quaderförmig, beispielsweise die Handwurzelknochen. Die Außenschicht eines kurzen Knochens ist dünner als bei einem Röhrenknochen und geht ohne scharfe Grenze in die schwammartige (spongiöse) Innenschicht über.

Flache, kompakte Knochen bezeichnet man als **platte Knochen.** Zwischen zwei festen Außenschichten befindet sich eine schmale spongiöse Innenschicht. Beispiele sind die Schädelknochen, das Brustbein, die Rippen, Schulterblätter und Darmbeinschaufeln.

Daneben gibt es noch unregelmäßig geformte, in kein Schema passende Knochen, die üblicherweise als **irreguläre Knochen** bezeichnet werden. Zu ihnen zählen viele Knochen des Gesichtsschädels.

Sesambeine sind kleine, in Muskelsehnen eingebettete Knochen. Sie finden sich bevorzugt dort, wo Sehnen besonderen Belastungen ausgesetzt sind, beispielsweise im Handgelenk. Ihre Zahl variiert, die *Kniescheiben* als größte Sesambeine sind immer vorhanden.

Die Durchtrittstellen von Leitungsbahnen

Viele Knochen haben spezielle Ausformungen, um Leitungsbahnen hindurchzulassen:

- Ein *Loch* oder **Foramen** ist eine Öffnung, durch die Blutgefäße, Nerven, Bänder oder, z. B. im Falle des großen Hinterhauptloches (➤ Abb. 15.5), das Rückenmark hindurchziehen.
- Andere Knochen besitzen eine *Grube* **(Fossa),** *Rinne* **(Sulcus)** oder einen *Einschnitt* **(Incisura),** in der Muskeln, Sehnen oder andere Strukturen versenkt verlaufen.
- Durch einen längeren *Gang* **(Meatus)** im Inneren eines Knochens verlaufen z. B. die Ohrtrompete (➤ Abb. 17.16), Nerven oder Gefäße.

Die pneumatisierten (luftgefüllten) Hohlräume

Um Gewicht zu reduzieren, enthalten einige Schädelknochen luftgefüllte, mit Schleimhaut ausgekleidete Hohlräume, z. B. die Nasennebenhöhlen (➤ Abb. 6.3).

14.1.2 Der Aufbau eines Knochens

DEFINITION

Knochen: Feste Skeletteile, die zusammen mit geringen Knorpelanteilen in ihrer Gesamtheit das Skelett bilden. Von außen nach innen aufgebaut aus **Periost** *(Knochenhaut),* **Kortikalis** *(Knochenrinde)* aus dichtem Knochengewebe und **Spongiosa** *(Schwammknochen)* aus Knochenbälkchen mit Knochenmark dazwischen.

Die äußere Struktur

Den Schaft eines Röhrenknochens nennt man **Diaphyse,** seine beiden Enden **Epiphysen,** den Abschnitt zwischen Epi- und Diaphyse **Metaphyse** (➤ Abb. 14.2). Die beiden Epiphysen sind von einer dünnen Schicht aus hyalinem Knorpel bedeckt, der in Gelenken die Reibung herabsetzt (➤ 14.2.2).

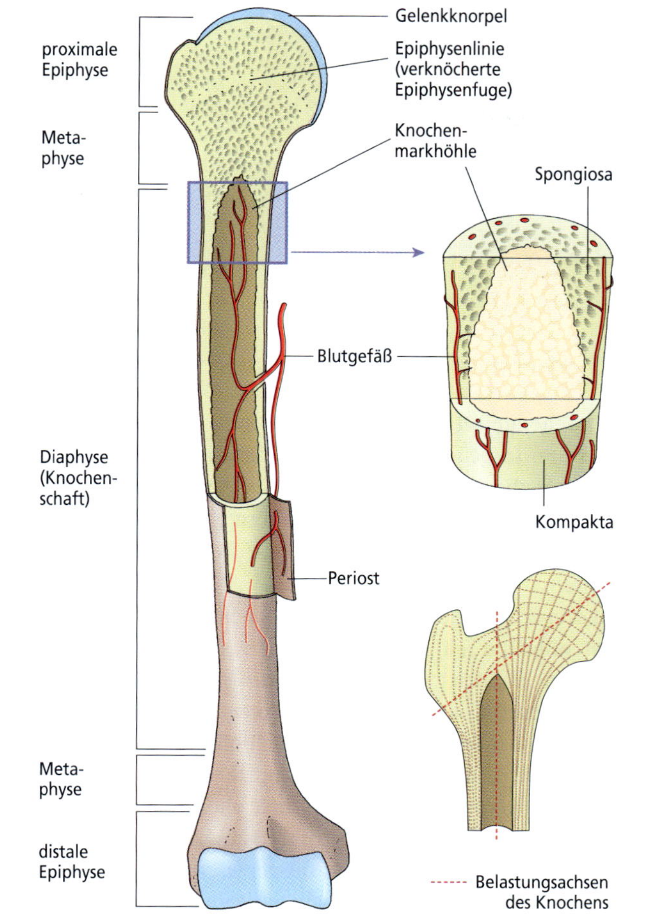

Abb. 14.2 Links und rechts oben: Aufbau eines Röhrenknochens. Rechts unten: Anordnung der Knochenbälkchen in Richtung der Hauptbelastungsachsen. [L190]

Das Periost

Außerhalb der Gelenkflächen ist der Knochen von **Periost** *(Knochenhaut)* umgeben. Das dicke, gelbliche Periost liegt dem Knochen fest an. In der Wachstumsphase setzt sich das Periost aus drei Schichten zusammen: der äußeren, gefäßreichen *Adventitia des Periosts,* der mittleren *Faserschicht des Periosts* aus Kollagen und elastischen Fasern sowie der inneren *Keimschicht des Periosts* mit Knochenstammzellen. Beim Erwachsenen ist das Periost dünner und die Schichten sind schlecht abgrenzbar. Auch hier enthält es aber Knochenstammzellen, Gefäße zur Versorgung des Knochens sowie Nerven (das Periost ist schmerzempfindlich).

Neben der Schutz- und Ernährungsfunktion für den Knochen dient das Periost auch dem Ansatz von Sehnen und Bändern.

Die Kortikalis, Kompakta und Spongiosa

Bei den meisten größeren Knochen ist nur die Außenschicht, die **Kortikalis** *(Knochenrinde),* aus dichtem Knochengewebe aufgebaut. Bei den Röhrenknochen ist die Kortikalis der Diaphyse sehr dicht und relativ breit und heißt dort **Kompakta.**

Der wesentlich größere Anteil im Inneren des Knochens besteht aus zarten Knochenbälkchen, der **Spongiosa** *(Schwammknochen).*

Dicke der Kortikalis und Anordnung der Knochenbälkchen richten sich nach funktionellen Anforderungen.

Leichtbauweise des Skeletts

Für das menschliche Skelett ist seine **Leichtbauweise** kennzeichnend: Nur die besonders belasteten äußeren Knochenteile bestehen aus dichtem Knochengewebe. Im Innern des Knochens sind Knochenbälkchen in Richtung des größten Drucks und Zugs ausgerichtet, die mechanisch wenig belasteten Stellen dazwischen bleiben hohl (trajektorielle Bauweise). So wird mit einem Minimum an Material ein Maximum an Stabilität erreicht und enorm Gewicht eingespart: Durchschnittlich wiegt das Skelett nur etwa 10 % des Körpergewichts!

Ein Mehr würde den Organismus nur belasten, denn die zusätzliche Knochenmasse müsste nicht nur ernährt werden, sondern würde auch eine noch stärker ausgebildete Skelettmuskulatur erfordern – die Bewegungen würden kraftaufwendiger und schwerfälliger.

Das Endost

Die inneren Knochenoberflächen, also Innenseite der Kortikalis, Spongiosabälkchen und gefäßführende Knochenkanäle, sind von **Endost** *(innere Knochenhaut)* überzogen. Die flachen **endostalen Saumzellen** liegen auf einer dünnen Faserschicht und können bei Bedarf zu Osteoblasten differenzieren.

Das Knochenmark

Die Hohlräume zwischen den Knochenbälkchen (**Knochenmarkhöhle,** *Markhöhle*) werden von **Knochenmark** ausgefüllt.

Blutbildendes **rotes Knochenmark** findet sich beim Erwachsenen in den meisten kurzen, platten oder irregulären Knochen, außerdem in den Epiphysen der Röhrenknochen von Oberarm und Oberschenkel (➤ Abb. 12.4). Die Markhöhlen der übrigen Knochen sind nur beim Kind mit rotem Mark gefüllt, das nach und nach in fetthaltiges **gelbes Knochenmark** *(Fettmark)* umgewandelt wird.

VORSICHT

Im Notfall gelingt es mitunter nicht, schnell einen intravenösen Zugang zu legen. Da die Blutgefäße im roten Knochenmark auch im Schock und im Kreislaufstillstand nicht kollabieren, können dringend benötigte Medikamente und Infusionen hier auch über einen **intraossären Zugang** verabreicht werden. Dabei wird eine spezielle Kanüle z. B. am oberen Schienbein in das Knochenmark gebohrt. Ein intraossärer Zugang ist sowohl bei Kindern als auch Erwachsenen möglich.

Die Ernährung des Knochens

Der Knochen wird auf zwei Wegen mit Blut und so mit Nährstoffen versorgt: Einerseits sprossen aus dem Periost winzige Blutgefäße in den Knochen ein und versorgen ihn von außen. Andererseits durchbohren größere Arterien die Kortikalis, ziehen zum Markraum und verzweigen sich dort zu einem Gefäßnetz, das den Knochen von innen versorgt. Im Inneren der Kompakta ziehen die kleinen Gefäße in den

14

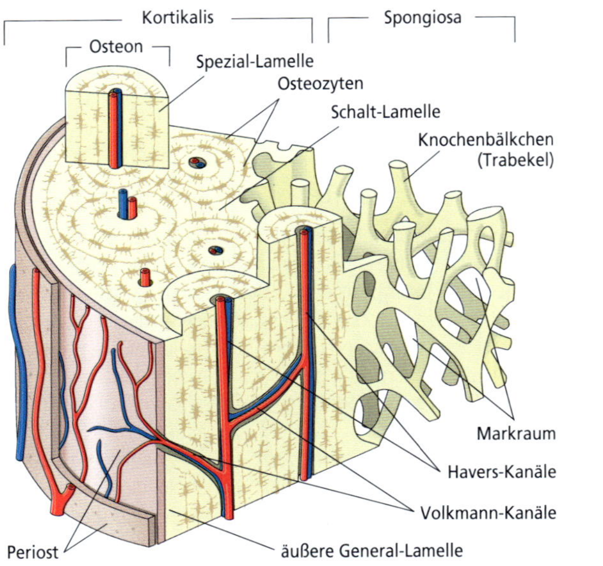

Abb. 14.3 Aufbau eines Lamellenknochens. Außen liegt die in zylinderförmigen Osteonen angeordnete Kortikalis, innen die schwammartige Spongiosa. Knochen ist gut durchblutet (hier dargestellt: Blutgefäße in den Havers- und Volkmann-Kanälen). [L190]

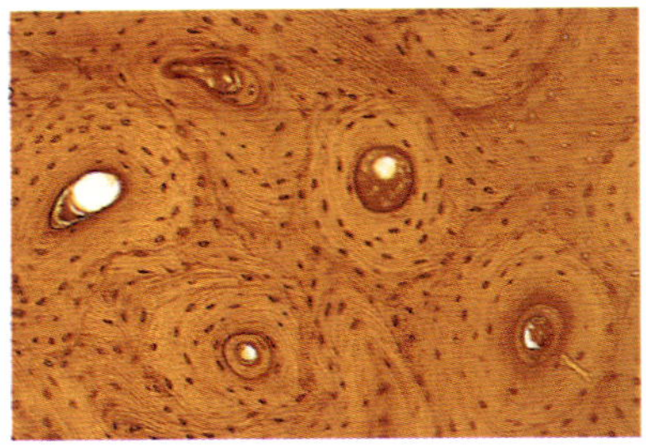

Abb. 14.4 Lichtmikroskopisches Bild der Kompakta eines Lamellenknochens mit mehreren quer geschnittenen Osteonen. Der zentrale Havers-Kanal ist von Spezial-Lamellen kreis- bzw. röhrenförmig umgeben. [M375]

längs verlaufenden **Havers-Kanälen.** Die Querverbindungen zwischen den Havers-Kanälen heißen **Volkmann-Kanäle** (➤ Abb. 14.3). Sie verbinden auch die beiden Versorgungssysteme untereinander.

Der Feinbau: Geflecht- und Lamellenknochen

Man unterscheidet den grobfaserigen Geflecht- und den feinfaserigen Lamellenknochen.

Geflechtknochen besteht aus einem dreidimensionalen Geflecht von Knochenbälkchen (Trabekel) mit ungeordneten Kollagenfasern und Knochenzellen. Neugeborene haben überwiegend Geflechtknochen, der allmählich zum stärker differenzierten und stabileren Lamellenknochen umgebaut wird. Bei Erwachsenen kommt Geflechtknochen nur an wenigen Stellen vor (z. B. den Schädelnähten), außerdem immer bei der Knochenbruchheilung.

Im Lamellenknochen bilden die kollagenen Fasern der Knochengrundsubstanz feine, dünne Plättchen, die Lamellen, die Bruchteile von Millimetern dick sind (➤ Abb. 14.3, ➤ Abb. 14.4). In Kortikalis/Kompakta ordnen sich die Lamellen typisch an:

- Etwa 30 dünne **Spezial-Lamellen** *(Osteon-Lamellen)* ordnen sich jeweils röhrenförmig um einen Havers-Kanal mit dem sie ernährenden kleinen Gefäß. So entsteht eine Vielzahl feiner Säulen, die *Havers-Säulen* oder **Osteone.** Sie bilden die Baueinheit des Knochens. Osteone sind jeweils 0,1–0,4 mm dick und wenige Millimeter bis Zentimeter lang. Sie verlaufen vorwiegend in Längsrichtung und bestimmen so die Biegefestigkeit des Knochens.
- **Schalt-Lamellen** füllen die Lücken zwischen den Osteonen.
- Große **General-Lamellen** umgeben kreisförmig den Röhrenknochen und begrenzen ihn zum Periost und nach innen.

Die Knochenmatrix und Knochenzellen

Das Knochengewebe gehört zu den Binde- und Stützgeweben (➤ 5.3). Entsprechend findet man neben (Knochen-)Zellen viel Interzellulärsubstanz, die *Knochengrundsubstanz* **(Knochenmatrix).** Die Knochenmatrix enthält Kollagenfasern und – als Besonderheit – in großer Menge Mineralien, die zu ihrer „Verkalkung" und Festigkeit führen.

Es gibt drei verschiedene Arten von Knochenzellen:

Die **Osteoblasten** sind für den Aufbau der Knochengrundsubstanz zuständig. Sie bilden zunächst eine *organische* Grundsubstanz, die vornehmlich aus Kollagen und Glykoproteinen besteht und als **Osteoid** bezeichnet wird. Auch an der nachfolgenden *Mineralisation* oder „Verkalkung" der Grundsubstanz sind die Osteoblasten beteiligt, indem sie *anorganische* Kalziumphosphate und Kalziumkarbonate in den interstitiellen Raum ausscheiden. Da diese Salze schlecht löslich sind, kristallisieren sie entlang der Kollagenfasern aus und mauern so die Osteoblasten ein. Von der Umgebung weitgehend abgeschnitten, verlieren sie ihre Fähigkeit zur Zellteilung und heißen dann **Osteozyten.** Über lange, dünne Fortsätze bleiben die Osteozyten miteinander in Verbindung. Schließlich verhärtet sich das Gewebe und bildet die bekannte, extrem belastbare Knochenstruktur.

Gegenspieler sind die mehrkernigen **Osteoklasten,** die sich aus Blutstammzellen im Knochenmark entwickeln. Sie können Knochen wieder auflösen, was in Umbauphasen wie im Wachstum oder nach Knochenbrüchen notwendig ist.

LERNHILFE

Knochenzellen

Funktionen der Knochenzellen: Osteo**b**lasten **b**auen Knochen, Osteo**kl**asten **kl**auen Knochen. [1]

Dynamisches Gleichgewicht des Knochens

Zeitlebens wird Knochengewebe in einem *dynamischen Gleichgewicht* neu gebildet und abgebaut und werden ständig Knochenminerale in die Blutbahn abgegeben und von dort wieder aufgenommen. Dadurch kann sich der Knochen veränderten Anforderungen anpassen oder während einer Schwangerschaft Knochenminerale zur Verfügung stellen. Mitentscheidend für diesen Umbau sind die auf den Knochen einwirkenden mechanischen Belastungen: Belastung fördert die Osteoblastentätigkeit und damit Knochenaufbau und -mineralisation.

Die Knochenmasse

Bei Kindern, Jugendlichen und jungen Erwachsenen nimmt die **Knochenmasse** kontinuierlich zu. Nach Erreichen der **maximalen Knochenmasse** *(peak bone mass)* mit etwa 30 Jahren nimmt die Knochenmasse wieder ab, zunächst bei Männern und Frauen gleich schnell, ab den Wechseljahren bei Frauen stärker als bei Männern (➤ Abb. 14.5).

14.1.3 Die Osteoporose

DEFINITION

Osteoporose *(Knochenschwund):* Generalisierte Knochenerkrankung, die mit verminderter Knochenmasse *und* veränderter Knochenmikroarchitektur einhergeht. Beruht auf einem Ungleichgewicht zwischen Knochenabbau und Knochenaufbau.

Die **Osteoporose** ist eine Volkskrankheit, rund 7 Millionen Menschen sind in Deutschland betroffen. Der Knochen wird brüchig (➤ Abb. 14.6), oft sintern Wirbelkörper zusammen – die Betroffenen werden mehrere Zentimeter kleiner und bekommen einen Rundrücken. Nicht selten führen „banale" Verletzungen zu Knochenbrüchen. Betroffen sind vor allem ältere Frauen, wobei dem Östrogenmangel nach den Wechseljahren eine bedeutende Rolle zugeschrieben wird. Auch Essstörungen, Immobilität und bestimmte Medikamente können zu Osteoporose führen.

Wichtiges Hilfsmittel in der Diagnostik ist die **Knochendichtemessung,** bei der der für die Knochenstabilität bedeutsame Mineralgehalt des Knochens mit radiologischen Verfahren bestimmt wird. Die Knochenarchitektur kann bislang nur indirekt und begrenzt beurteilt werden.

Behandelt wird die Osteoporose derzeit vor allem mit Kalzium, Vitamin D und Bisphosphonaten (z. B. Fosamax®). Die normale Knochendichte und -struktur kann aber nicht wiederhergestellt werden.

Knochenstabilität im Alter

Je höher die maximale Knochenmasse ist und je langsamer der Knochen in der zweiten Lebenshälfte abgebaut wird, desto länger dauert es, bis die Knochendichte eine „kritische" Grenze unterschreitet.
Entsprechend sollten alle und nicht nur ältere oder bereits erkrankte Menschen zu einer „knochengesunden" Lebensweise beraten werden:
- Genügend körperliche Bewegung, möglichst im Freien wegen der besseren Vitamin-D-Bildung
- Ausreichende Kalziumzufuhr, aber auch ausreichende Versorgung mit anderen Mineralstoffen und Vitaminen
- Möglichst kein Untergewicht
- Rauchverzicht

Das Frakturrisiko wird außerdem von Faktoren wie Muskelkraft und Koordination beeinflusst. Insbesondere ältere Menschen werden daher zusätzlich zur **Sturzprophylaxe** beraten.

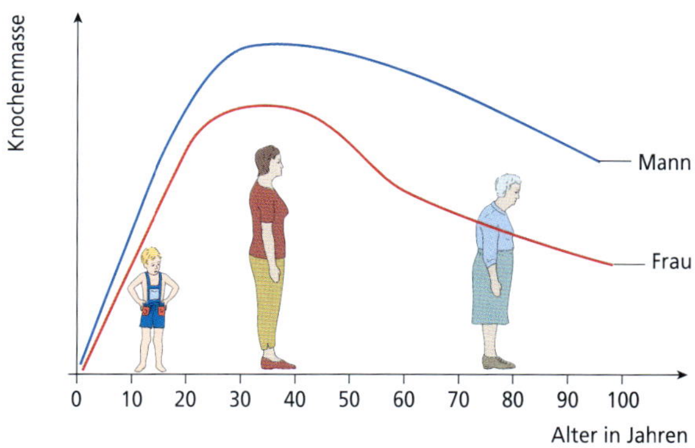

Abb. 14.5 Knochenmasse in Abhängigkeit vom Alter. Frauen verlieren v. a. in den Wechseljahren deutlich schneller an Knochenmasse als Männer. [L190]

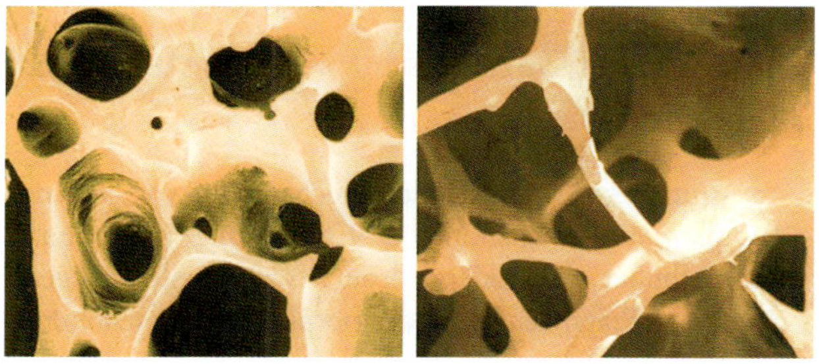

Abb. 14.6 Links gesunder, rechts osteoporotischer Knochen mit zu wenigen und zu schmalen Knochenbälkchen. [E342-012]

14.1.4 Die Knochenentwicklung

Der Vorgang der Knochenbildung heißt **Ossifikation** *(Verknöcherung).* In einem ersten Entwicklungsschritt bilden sich an den Stellen der späteren Knochen zusammenhängende Stränge aus *embryonalem Bindegewebe.* Von diesem Stadium aus gibt es zwei Möglichkeiten: die direkte Verknöcherung *(desmale Ossifikation)* und die Verknöcherung über knorpelige Zwischenstufen *(chondrale Ossifikation).* In beiden Fällen entsteht zunächst *Geflechtknochen,* der dann zu *Lamellenknochen* umgebaut wird.

Die desmale Ossifikation

Die Knochen des Schädeldaches, die meisten Gesichtsknochen und das Schlüsselbein verknöchern direkt durch **desmale Ossifikation.** Osteoblasten häufen sich im embryonalen Bindegewebe an und bilden Knochengrundsubstanz, die dann vor und nach der Geburt in Form der **Knochenbälkchen** *(Trabekel)* verkalkt. Über desmale Ossifikation gebildete Knochen werden auch als **Bindegewebsknochen** bezeichnet.

Die chondrale Ossifikation

Die meisten Knochen entwickeln sich jedoch über einen Umweg:
- Zunächst entstehen aus den embryonalen Bindegewebssträngen Stäbe aus glasartigem *hyalinem Knorpel* (➤ 5.3.6).
- In einem zweiten Schritt wird der Knorpel durch Knochengewebe ersetzt (**chondrale Ossifikation** ➤ Abb. 14.7).

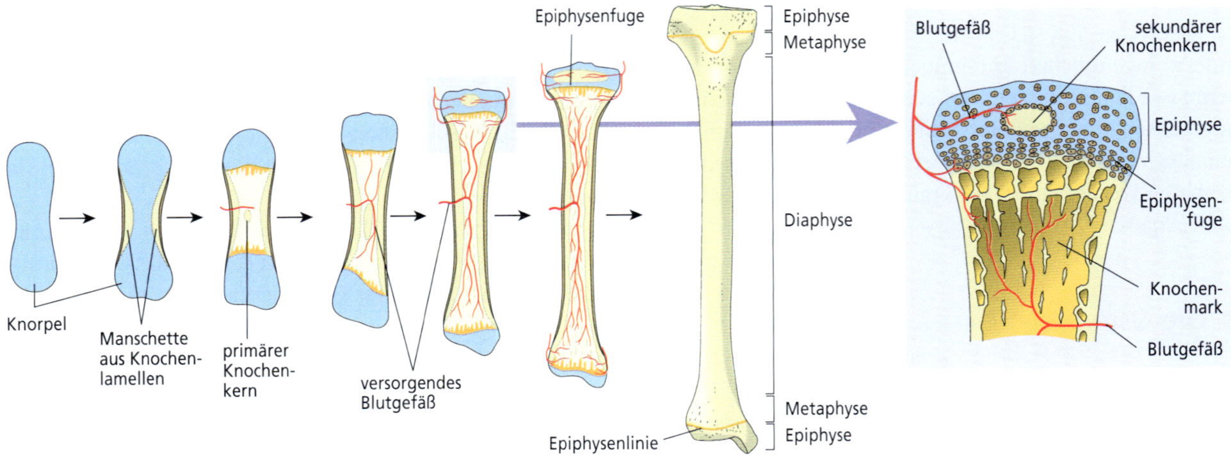

Abb. 14.7 Ablauf der chondralen Ossifikation. [L190]

Daher heißen die so gebildeten Knochen auch **Ersatzknochen.**

Bei dieser Verknöcherung der knorpeligen Zwischenstufe unterscheidet man zwei Formen, die parallel zueinander stattfinden:

- Die **enchondrale Ossifikation** im Knorpelinneren. Blutgefäße dringen in den Knorpelstab ein. Im Innern des Knorpelstabes entsteht ein **primärer Knochenkern,** der durch schichtweise Auflösung von Knorpel und Anlagerung von Knochen allmählich größer wird. Überwiegend erst nach der Geburt entstehen auf vergleichbare Weise **sekundäre Knochenkerne** in den Knorpelenden (Epiphysen).
- Die vom Perichondrium ausgehende **perichondrale Ossifikation.** Hierbei bildet sich innen am Perichondrium eine Hülle aus Osteoblasten, die eine dünne, strohhalmartige Knochenmanschette erzeugen.

Die perichondrale Knochenmanschette verschmilzt mit den aus dem Knocheninneren herauswachsenden primären und sekundären Knochenkernen. Durch weiteren Umbau entwickelt sich dann oberflächennah die dichte *Kortikalis* und im Inneren größerer Knochen die *Spongiosa* (➤ 14.1.2).

Die Epiphysenfugen

Wenn sich die sekundären Knochenkerne ausgebildet haben, ist das Knorpelgewebe der Epiphyse mit zwei Ausnahmen vollständig durch Knochen ersetzt: Auf der Gelenkfläche der Epiphyse verbleibt der hyaline Knorpel als hoch belastbarer **Gelenkknorpel** und in Richtung Diaphyse die knorpelige **Epiphysenfuge** *(Längenwachstumszone, Wachstumsplatte).*

Von der Epiphysenfuge geht das weitere Längenwachstum des Röhrenknochens aus, bis sie zur **Epiphysenlinie** verknöchert („sich verschließt“) und somit das Skelettwachstum abgeschlossen ist.

Das Skelettalter

Beim Neugeborenen bestehen unter anderem die Epiphysen, die Hand- und Fußwurzel aus Knorpel. Auftreten und Wachstum von Knochenkernen und Schluss der Epiphysenfugen sind von Knochen zu Knochen unterschiedlich und folgen einem festen Muster (➤ Abb. 14.8), sodass Atlanten mit typischen „Knochenbildern“ für Jungen bzw. Mädchen bestimmten Alters erstellt wurden.

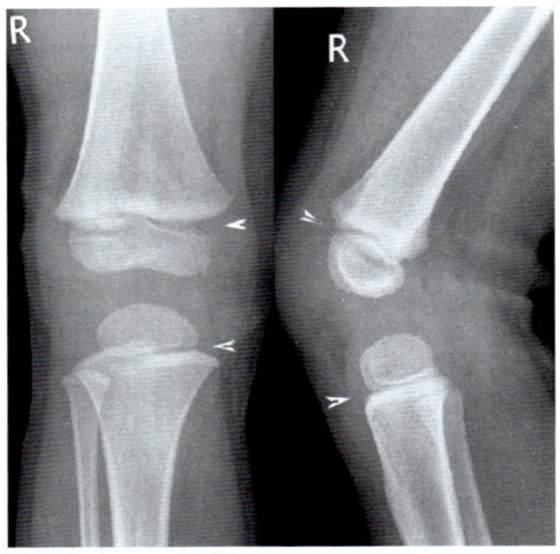

Abb. 14.8 Röntgenaufnahme des Kniegelenks eines Vierjährigen mit deutlich sichtbaren Epiphysenfugen (Pfeilspitzen) und Epiphysenkernen von Oberschenkelknochen und Schienbein. Der Epiphysenkern des Wadenbeins fehlt noch. [S008–4]

Knochenalterbestimmung

Durch Vergleich meist einer Röntgenaufnahme der linken Hand mit Standardbildern kann z. B. bei Verdacht auf Wachstumsstörungen das *Knochen-* oder **Skelettalter** eines Kindes bestimmt werden. Es weicht normalerweise nicht mehr als ein Jahr vom Lebensalter ab.

14.1.5 Knochenwachstum und Wachstumshormon

Die Wachstumsgeschwindigkeit des Knochens wird vor allem durch das *Wachstumshormon* bestimmt (➤ 9.3.2). Solange Wachstumshormon ausgeschüttet wird, bilden sich auf der zur Epiphyse zeigenden Grenzfläche der Epiphysenfuge neue Knorpelzellen. Diese werden auf der zur Diaphyse zeigenden Grenzfläche der Fuge durch Knochenzellen ersetzt. So bleibt die Dicke der Epiphysenfuge ziemlich konstant, während der knöcherne Anteil auf der Diaphysenseite wächst.

Zu Beginn der Pubertät kommt es durch das Zusammenwirken von Wachstumshormon mit den Sexualhormonen Östrogen und Testosteron zum *pubertären Wachstumsschub.* Gegen Ende der Pubertät werden durch die Sexualhormone und das Absinken des Wachstumshormonspiegels die epiphysären Knorpelzellen zunehmend inaktiv.

Schließlich hören sie auf, sich zu teilen, die knorpelige Epiphysenfuge wird knöchern durchbaut, und das Längenwachstum des entsprechenden Knochens ist unwiderruflich beendet.

14.1.6 Der Mineralhaushalt des Knochens

Der ständige Auf- und Abbau von Knochengewebe muss auch nach Abschluss des Knochenwachstums fein reguliert werden, damit es nicht zu Funktionsstörungen kommt.

Für ein gesundes Knochengewebe sind vor allem folgende Substanzen verantwortlich:

- **Kalzium** und **Phosphat** verleihen der Knochenmatrix Festigkeit. Zu wenig Kalzium in der Nahrung begünstigt eine Osteoporose. Vor allem in Schwangerschaft, Stillperiode und Alter sollte auf eine ausreichende Kalziumzufuhr geachtet werden (➤ 10.9.9). Ein Mangel an Phosphat dagegen ist selten.
- **Vitamin-D-Hormon** (*Kalzitriol* ➤ 9.5) entsteht aus Vitamin-D-Vorstufen, welche unter UV-Bestrahlung in der Haut gebildet und mit der Nahrung aufgenommen werden. Vitamin D ist u. a. für die Aufnahme von Kalzium aus dem Darm erforderlich.
- Die Regulation des Kalziumhaushalts übernehmen die Hormone **Parathormon** und **Kalzitonin** unter Mitwirkung des Vitamin-D-Hormons (➤ 9.6).
- Auch die Sexualhormone **Östrogen** (bei der Frau, ➤ 19.2.5) und **Testosteron** (beim Mann, ➤ 19.1.3) unterstützen beim Erwachsenen den Knochenerhalt.
- Schließlich sind auch die **Vitamine A, B_{12}** und **C** (➤ 10.9.8) für die Regulation der Osteoblasten- und Osteoklastentätigkeit und die Aufrechterhaltung der Knochengrundsubstanz von Bedeutung.

14.1.7 Die Sehnen und Bänder

DEFINITION

Sehnen (*Tendines,* Sing. *Tendo*): Bindegewebige derbe Strukturen, welche die Muskeln an die Knochen anheften.
Bänder (*Ligamenta,* Sing. *Ligamentum*): Sehnenähnliche derbe Bindegewebszüge, welche Knochen direkt miteinander verknüpfen und vor allem Gelenke stabilisieren.

Wo **Sehnen** in unmittelbarer Knochennähe verlaufen oder umgelenkt werden, sind sie nicht selten von **Sehnenscheiden** (*Vaginae tendinum,* Sing. *Vagina tendinis*) umhüllt, etwa die langen Sehnen an Händen und Füßen. Diese doppelwandigen, ähnlich wie eine Gelenkkapsel aufgebauten Röhren führen die Sehnen und vermindern durch geringste Flüssigkeitsmengen zwischen den beiden „Wänden" die Reibung bei Bewegungen.

Sehnenscheidenentzündung

Bei Überlastung können sich die Sehnenscheiden entzünden. Diese **Sehnenscheidenentzündung** *(Tendovaginitis)* zeigt sich durch starke Schmerzen bei Bewegung.

Die Anhaftungsstellen von Sehnen und Bändern an der Knochenoberfläche müssen hohen mechanischen Belastungen standhalten. An solchen **Knochenanhaftungsstellen** bildet der Knochen speziell ausgeformte *Oberflächenstrukturen,* z. B.:

- *Knochenleisten* (**Cristae,** z. B. die Crista iliaca des Hüftknochens ➤ Abb. 15.34)
- *Aufrauungen* zum Ansatz von Bändern oder Sehnen **(Tuberositas)**
- *(Gelenk-)Knorren* **(Condylus)** mit Fortsätzen darauf (*Obergelenkknorren,* **Epicondylus**), die Muskeln als Ursprung dienen, z. B. beim Oberarmknochen (➤ Abb. 15.24)
- Schmale spitze Ausläufer (Dornfortsätze der Wirbelkörper ➤ Abb. 15.11)

14.1.8 Die Knochenbrüche

DEFINITION

Knochenbruch *(Fraktur):* Unterbrechung der Kontinuität des Knochens – mindestens zwei **Knochenbruchstücke** werden durch einen **Frakturspalt** voneinander getrennt (➤ Abb. 14.9).

Traumatisch bedingte Knochenbrüche sind Folge starker äußerer Kräfte, z. B. eines Autounfalls; bei *pathologischen Knochenbrüchen* bricht ein z. B. durch Tumor oder Osteoporose vorgeschädigter Knochen (fast) ohne Gewalteinwirkung.

Ist die Haut über der Bruchstelle intakt, handelt es sich um eine *geschlossene Fraktur,* bei einer gleichzeitigen Haut- und Weichteilverletzung im Frakturbereich um eine *offene Fraktur.* Es besteht das Risiko einer (bakteriellen) **Ostitis** und **Osteomyelitis,** einer bedrohlichen Infektion von Knochen und Knochenmark.

Schmerzen bei Knochenbrüchen

Da das Periost (Knochenhaut ➤ 14.1.2) mit Nerven versorgt ist, schmerzen noch nicht versorgte Frakturen stark. Die betroffene Extremität wird in einer Schiene ruhiggestellt. Notwendige Umlagerungen oder Bewegungen erfolgen behutsam und bei Bedarf nach vorheriger Schmerzmittelgabe.

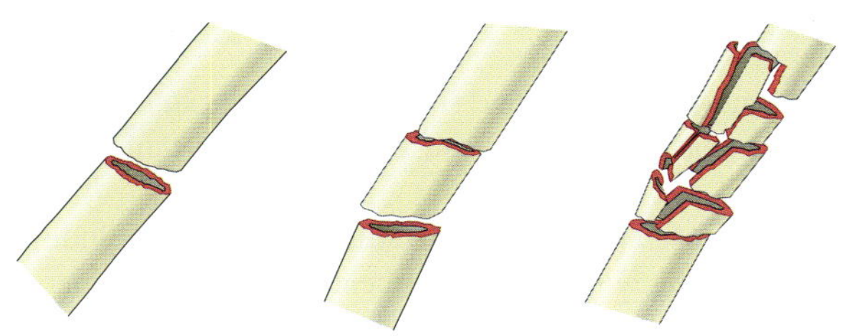

Abb. 14.9 Frakturen. Einteilungskriterien sind u. a. die Zahl der Knochenbruchstücke (z. B. einfache, Stück-, Trümmerfraktur) und der Verlauf der Frakturlinie (z. B. Querfraktur, links, und Schrägfraktur). [L190]

Ziel jeder Knochenbruchbehandlung ist der stabile Wiederaufbau des Knochens über den Frakturspalt hinweg. Je nach Lokalisation und Art des Knochenbruchs wird entweder *konservativ* (z. B. durch Gips, Kunststoffverband) oder *operativ* behandelt (*Osteosynthese* mit operativem Zusammenfügen von Knochenstücken, z. B. mittels Schrauben oder Metallplatten).

Werden die Knochenbruchstücke durch Osteosynthese genau passend aufeinandergepresst, so erfolgt der Durchbau direkt **(primäre Frakturheilung).** Liegen die Knochenbruchstücke nicht genau aneinander oder ist der Bruch nicht absolut ruhiggestellt, entsteht an den Bruchenden zunächst ein knorpelartiger **Kallus,** der die Bruchstelle nach und nach verlötet. Er wird sekundär über viele Monate wie bei der chondralen Ossifikation (➤ 14.1.4) in Knochen umgewandelt **(sekundäre Frakturheilung).**

Die kindlichen Knochenbrüche

Generell heilen Knochenbrüche bei Kindern schneller als bei Erwachsenen. Darüber hinaus gibt es zwei Besonderheiten:

- Zum einen sind v. a. am Unterarm **Grünholzfrakturen** nicht selten, bei der Knochen und Periost auf einer Seite intakt bleiben.
- Zum anderen kann bei kindlichen Frakturen die Epiphysenfuge geschädigt werden. Wachstumsstörungen sind die mögliche Folge.

14.2 Die Gelenke

14.2.1 Die Gelenkarten

DEFINITION

Gelenk: Meist bewegliche Verbindung zwischen zwei oder mehr Knochen.

Körperbewegungen finden nicht an den Knochen selbst, sondern an den Verbindungsstellen zwischen den Knochen statt – den **Gelenken.**

Bei den meisten Gelenken besteht zwischen den gelenkbildenden Knochen eine „richtige Lücke" *(Gelenkspalt).* Diese Gelenke heißen **Diarthrosen,** *echte* oder *freie Gelenke* und sind überwiegend gut beweglich. Sehr straffe Diarthrosen mit geringer Beweglichkeit nennt man **Amphiarthrosen** *(straffe Gelenke).* Zu ihnen gehört das Sakroiliakalgelenk zwischen Darmbein und Kreuzbein (➤ Abb. 15.34).

Es gibt aber auch unbewegliche Gelenke *ohne* Gelenkspalt. Solche **Synarthrosen** *(Fugen, Haften)* sollen Knochen möglichst unverrückbar zusammenhalten.

- **Syndesmosen** *(Bandhaften)* sind durch straffes kollagenes Bindegewebe fest überbrückt (z. B. die Membrana interossea ➤ 15.7.3).
- **Synchondrosen** *(Knorpelhaften)* sind knorpelige Verbindungen wie z. B. an der Symphyse (Schambeinfuge ➤ 15.6.1) oder zwischen Rippen und Brustbein.
- **Synostosen** *(Knochenhaften)* entstehen, wenn das Bindegewebe zwischen zwei Knochen im Laufe der Entwicklung durch Knochen ersetzt wird, z. B. bei der Verknöcherung des Kreuzbeins aus fünf Wirbelsegmenten (➤ Abb. 15.12).

14.2.2 Der Aufbau der Diarthrosen

DEFINITION

Diarthrose *(echtes, freies Gelenk):* Gelenk mit einem Spalt zwischen den gelenkbildenden Skelettteilen. Bestandteile **Gelenkflächen, Gelenkhöhle** mit **Gelenkspalt** und **Synovia,** umhüllende **Gelenkkapsel.** Überwiegend gut beweglich.

Die meist gute Beweglichkeit in Diarthrosen wird durch folgende Grundstrukturen ermöglicht (➤ Abb. 14.10):

- Die **Gelenkflächen.** Die gelenkbildenden Knochenenden werden von hyalinem **Gelenkknorpel** überzogen, der die weißliche, spiegelglatte Gelenkfläche bildet.
- Die **Gelenkhöhle,** die durch *Gelenkflüssigkeit (Synovia)* ausgefüllt wird. Der zwischen den gelenkbildenden Knochenflächen befindliche Teil der Gelenkhöhle heißt **Gelenkspalt.**
- Die **Gelenkkapsel** als straffe Umhüllung des Gelenkraums. Sie besteht aus zwei Schichten: außen die *Membrana fibrosa* aus kollagenem Fasermaterial, die durch ihren festen Halt vor Verrenkungen schützt. Innen die *Membrana synovialis* **(Synovialmembran);** sie beinhaltet elastische Fasern, Gefäße sowie Nerven und sondert die Synovia ab.
- Die **Synovia,** eine klare, fadenziehende, eiweiß-, fett- und muzinhaltige (*muzin* = Schleim) Flüssigkeit. Sie schmiert wie ein Getriebeöl die Gelenkflächen und ernährt den gefäßlosen Knorpel

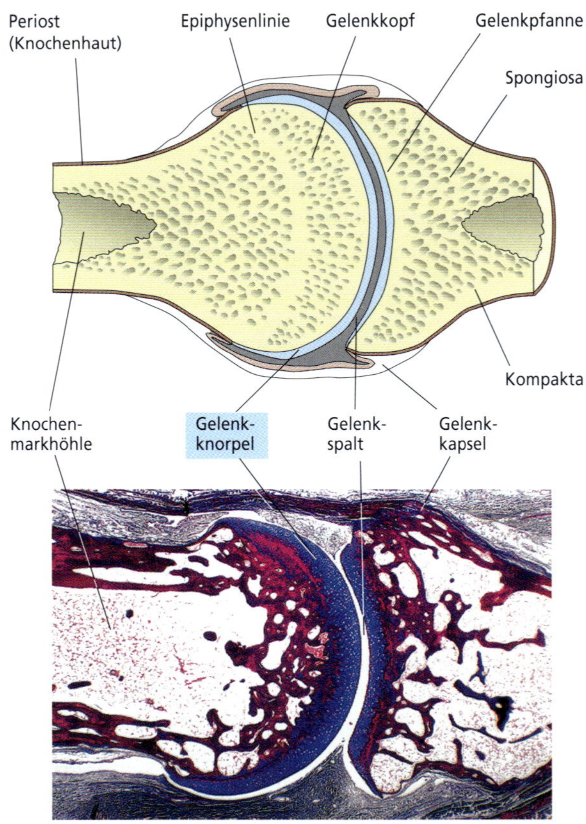

Abb. 14.10 Längsschnitt durch eine Diarthrose, oben Schemazeichnung, unten lichtmikroskopisches Bild. [L190/M375]

durch Diffusion (➤ 3.5.4). Bewegung des Gelenks fördert Bildung der Synovia und ihr Eindringen in den Knorpel.

In die Gelenkkapsel sind oft **Bänder** eingeflochten, derbe Verstärkungsstränge, welche die beiden gegenüberstehenden Knochen direkt verbinden und das Gelenk in ungünstigen Belastungssituationen stabilisieren (z. B. das Innen- und Außenband des oberen Sprunggelenks).

Luxation

Bei einer **Luxation** *(Verrenkung, Auskugelung)* verschieben sich die Gelenkflächen, sodass sie keinen Kontakt mehr zueinander haben. Begleitverletzungen, z. B. von Gelenkkapsel oder Bändern, sind häufig. Je beweglicher ein Gelenk ist, desto größer ist das Luxationsrisiko.

Die Schleimbeutel

Um Gewebeschäden durch Reibung bei Körperbewegungen zu verhindern, sind an vielen Stellen in der Nähe oder am Rand der Gelenkhöhle dünnwandige, mit Synovialmembran ausgekleidete Säcke ausgebildet, die **Schleimbeutel** *(Bursae synoviales).* Sie verteilen an druckbelasteten Stellen den Druck gleichmäßiger, erleichtern das Aufeinandergleiten der beteiligten Strukturen und dienen als Puffer bei Bewegungen.

Die Disken und Menisken

In manchen Gelenkhöhlen liegt ein scheiben- oder ringförmiger Zwischenknorpel. Ein **Diskus** unterteilt den Gelenkspalt vollständig, ein **Meniskus** unvollständig. Disken und Menisken schonen den Gelenkknorpel, indem sie den Druck gleichmäßiger verteilen und Krümmungsungleichheiten zwischen den Gelenkflächen ausgleichen. Medizinisch bedeutsam sind insbesondere die Menisken des Knies (➤ 15.7.2).

Die Altersveränderungen der Gelenke

Im Alter wird der Gelenkknorpel dünner, weniger elastisch und vor allem an mechanisch besonders belasteten Stellen rau. Sehnen und Bänder verlieren im Alter an Dehnbarkeit und reißen leichter.

14.2.3 Die Arthrose

DEFINITION

Arthrose: Degenerative Gelenkerkrankung mit Zerstörung des Gelenkknorpels.

Ungefähr 5 Millionen überwiegend ältere Menschen in Deutschland haben Beschwerden durch eine **Arthrose,** am häufigsten eine **Knie- oder Hüftgelenkarthrose** (*Gon-* bzw. *Coxarthrose*).

Der Gelenkknorpel wird rau und immer dünner. Schließlich reibt Knochen auf Knochen (➤ Abb. 14.11), es kommt zu Knochenveränderungen und v. a. bei Überlastung zur Gelenkentzündung. Die Arthrose zeigt sich durch Gelenksteife und -schmerzen, zuerst nur zu Beginn einer Belastung und nach längerer Belastung, dann auch

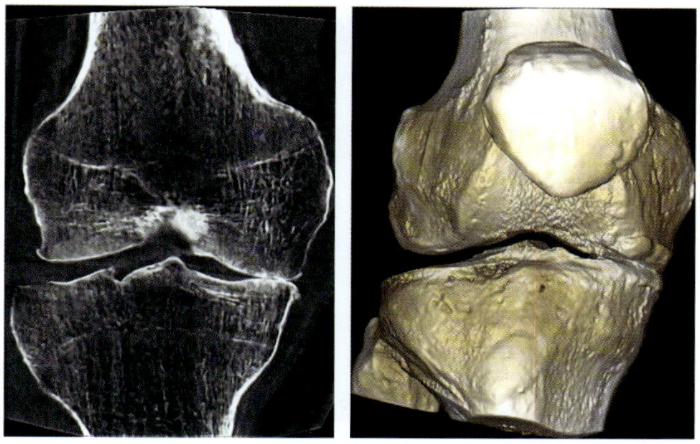

Abb. 14.11 Links: Röntgenaufnahme. Rechts: 3-D-CT einer Kniegelenkarthrose (Gonarthrose), bei der die Knochen schon unmittelbar aufeinander aufsitzen. [M719]

bei (geringer) Belastung und zuletzt selbst in Ruhe. Die Gelenke deformieren und können völlig versteifen. Eine konkrete Ursache ist meist nicht feststellbar.

Ein Hauptprinzip der Behandlung ist „Bewegung ohne Belastung", z. B. durch Fahrradfahren oder Schwimmen. Hilfsmittel wie etwa Gehstöcke können die Belastung der Hüft- und Kniegelenke im Alltag mindern.

Weitere Behandlungen (etwa Schmerz-, Physiotherapie) hängen vom befallenen Gelenk und von Stadium bzw. Beschwerden ab. Insbesondere bei Hüft- und Kniegelenkarthrose kann im Endstadium die Implantation eines *künstlichen Gelenks,* einer **Gelenkendoprothese,** die Schmerzen oft beseitigen und die Beweglichkeit weitgehend wiederherstellen.

14.2.4 Die Gelenkformen und -beweglichkeit

Diarthrosen sind sehr unterschiedlich beweglich. Ihre Bewegungsmöglichkeiten – die **Freiheitsgrade** – werden entscheidend von der Gestalt der gegenüberstehenden Gelenkflächen mitbestimmt. Es gibt sechs verschiedene Grundformen von Gelenken (➤ Abb. 14.12).

Die Scharniergelenke

Wird eine nach außen gewölbte **(konvexe)** Gelenkfläche in Rollenform von einer nach innen gewölbten **(konkaven)** Gelenkfläche schalenförmig umgriffen, so sind Scharnierbewegungen möglich.

Ähnlich wie das Öffnen oder Schließen einer Tür Bewegung um *eine* Achse in zwei Richtungen ermöglicht, haben auch **Scharniergelenke** nur *einen* Freiheitsgrad.

Scharniergelenke finden sich zwischen allen Finger- und Zehengliedern.

Die Zapfen- und Radgelenke

Auch bei Zapfen- und Radgelenken steht eine *konvexe,* zylindrisch geformte Gelenkfläche einer *konkaven* gegenüber.

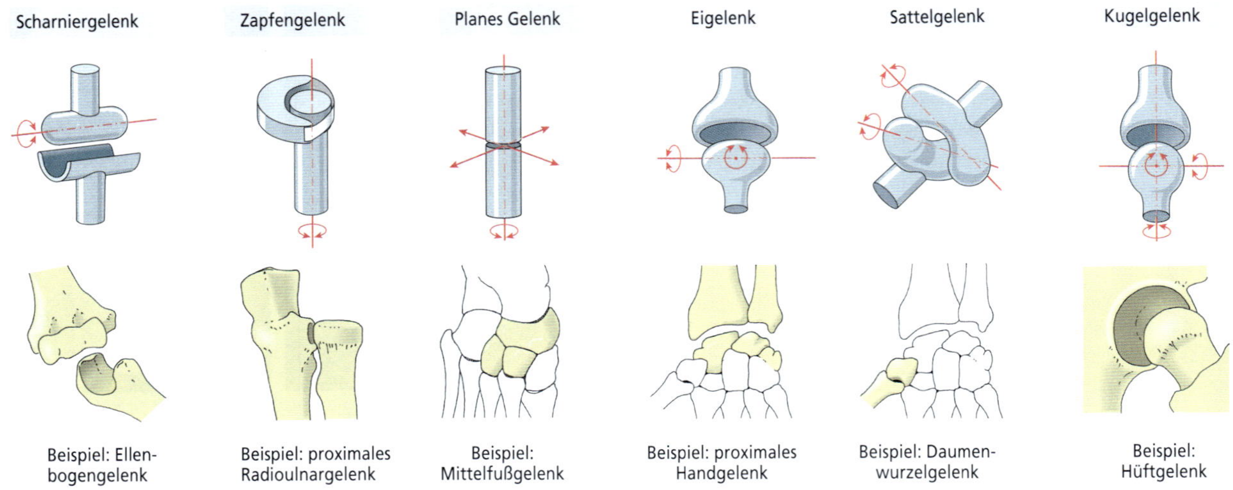

Abb. 14.12 Verschiedene Gelenkformen. [L190]

Zapfen- und Radgelenke haben nur einen Freiheitsgrad:

- Beim **Zapfengelenk** dreht sich die konvexe Gelenkfläche innerhalb eines Bandes, das die konkave Gelenkfläche zum Ring ergänzt. Ein Beispiel hierfür ist das proximale Radioulnargelenk am Ellenbogen (➤ Abb. 15.20).
- Beim **Radgelenk** bewegt sich die konkave Gelenkfläche um die konvexe (etwa im distalen Radioulnargelenk ➤ Abb. 15.19).

Die planen Gelenke

Plane Gelenke haben flache oder allenfalls leicht gewölbte Gelenkflächen. Sie erlauben Rotation sowie Gleitbewegungen, wobei für Letztere als Besonderheit keine einheitliche Bewegungsachse angegeben werden kann. Die Beweglichkeit wird aber in aller Regel durch kräftige Bänder ganz erheblich eingeschränkt.

Plane Gelenke befinden sich beispielsweise in der Hand- und Fußwurzel, auch die Zwischenwirbelgelenke sind plane Gelenke.

Die Eigelenke

Beim **Eigelenk** (oder *Ellipsoidgelenk*) stehen *ellipsenförmige* konvexe und konkave Gelenkflächen einander gegenüber.

Eigelenke erlauben Bewegungen um *zwei* Achsen, nämlich die Beuge-Streck- und die Seit-zu-Seit-Bewegung (Abduktion bzw. Adduktion). Sie besitzen also *zwei* Freiheitsgrade.

Das proximale Handgelenk zwischen Speiche und Elle einerseits und Handwurzelknochen andererseits ist ein solches Eigelenk.

Die Sattelgelenke

Beim **Sattelgelenk** besitzt eine Gelenkfläche die Form eines Sattels, während die andere der Form eines Reiters auf seinem Sattel ähnelt.

Ein Sattelgelenk erlaubt die Seit-zu-Seit-Bewegung und die Vorwärts-rückwärts-Bewegung, hat also *zwei* Freiheitsgrade.

Beispiel für ein Sattelgelenk ist das Daumenwurzelgelenk.

Die Kugelgelenke

Die meisten Bewegungsmöglichkeiten bietet ein **Kugelgelenk.** Hier sitzt eine kugelige Gelenkfläche, der **Gelenkkopf,** in einer schüsselförmig ausgehöhlten **Gelenkpfanne.**

In Kugelgelenken, wie z. B. dem Schulter- oder Hüftgelenk, sind Bewegungen in allen *drei* Freiheitsgraden möglich (➤ Abb. 14.12):

- Beugung und Streckung (Flexion und Extension)
- Seit-zu-Seit-Bewegung (Abduktion und Adduktion)
- Drehung (Innen- und Außenrotation)

Kontrakturen

Werden Gelenke längere Zeit wenig oder gar nicht bewegt (etwa bei Ruhigstellung, Lähmung), droht die dauerhafte Verkürzung von Muskeln, Sehnen und Bändern mit bleibender Gelenkversteifung (Kontraktur).
Einschätzung der Kontrakturgefährdung und Kontrakturenprophylaxe sind eine wesentliche Aufgabe Pflegender. Die Kontrakturenprophylaxe fußt vor allem auf einer Förderung der Mobilität, regelmäßigem Lagerungswechsel sowie passiven und aktiven Bewegungsübungen.

14.3 Die Muskulatur

Es gibt drei Grundtypen von Muskelgewebe: die Skelettmuskulatur, die Herzmuskulatur und die glatte Muskulatur (Histologie 5.4).

Alle drei Typen bestehen aus hoch spezialisierten Muskelzellen mit folgenden vier Grundeigenschaften:

- Sie sind erregbar, d. h., sie können auf Nervenreize reagieren.
- Sie sind kontraktil, d. h., sie können sich verkürzen.
- Sie sind dehnbar, d. h., sie lassen sich auseinanderziehen.
- Sie sind elastisch, d. h., sie kehren nach Dehnung oder Kontraktion in ihre ursprüngliche Ruhelage zurück.

14.3.1 Die Skelettmuskulatur

Durch ihre Fähigkeit zur Kontraktion erfüllt die Skelettmuskulatur mehrere wichtige Aufgaben:

- Die aktive Bewegung des Körpers. Sie ist sichtbar beim Laufen oder Rennen und bei lokalisierten Bewegungen wie z. B. dem Ergreifen eines Bleistifts.
- Die aufrechte Körperhaltung. Infolge einer kontinuierlichen Stimulation von Muskelzellen durch das zentrale Nervensystem wird der Körper in sitzender oder stehender Position gehalten, ohne dass wir bewusst darauf achten.
- Wärmeproduktion. Von der Energie, die zur Muskelarbeit eingesetzt wird (bereits in Ruhe entfallen 20–25 % des Energieumsatzes auf die Muskulatur), können nur 45 % für die Kontraktion selbst verwendet werden. Als „Abfallprodukt" entsteht Körperwärme. Beim Kältezittern dient die Muskelkontraktion sogar ausschließlich der Wärmeproduktion. Insgesamt werden bis zu 85 % der Körperwärme durch Muskeln erzeugt.

Die geschlechts- und altersbedingten Unterschiede

Männer haben wesentlich mehr (Skelett-)Muskelgewebe als Frauen. Dafür verantwortlich ist vor allem das Sexualhormon Testosteron (19.1.3), das stark muskelaufbauend wirkt. Noch stärker weicht die maximale Muskelkraft voneinander ab – Frauen vermögen durchschnittlich nur 65 % der Kraft des „Durchschnittsmannes" zu entwickeln.

Ab etwa dem 30. Lebensjahr nimmt die Muskelmasse jährlich um ca. 0,5–1 % ab, die geschwundenen Muskeln werden in der Regel durch Fett ersetzt. Die Ursache ist noch nicht im Detail geklärt, sicher spielt aber auch der bei älteren Menschen häufige Bewegungsmangel eine Rolle. Durch Training kann nämlich auch im höheren Alter die Muskelmasse wieder zunehmen.

14.3.2 Die Mechanik der Skelettmuskulatur

Der Muskelursprung und -ansatz

Muskelkontraktionen erzeugen Bewegung durch die Ausübung von Zug auf die Sehnen, die wiederum die Zugkräfte auf die Knochen übertragen, an denen sie angeheftet sind. Als Muskelursprung ist in der Regel der kranial (kopfwärts), bei Armen und Beinen der proximal (rumpfwärts) befestigte Teil definiert, als Muskelansatz die kaudal bzw. distal davon liegende Befestigung. Der dazwischenliegende fleischige Teil des Muskels heißt Muskelbauch.

Der Agonist und Antagonist

DEFINITION

Agonist (Spieler): In der Anatomie Muskel, der eine bestimmte Bewegung ausführt.

Antagonist (Gegenspieler): In der Anatomie Muskel, der für die entgegengesetzte Bewegung verantwortlich ist.

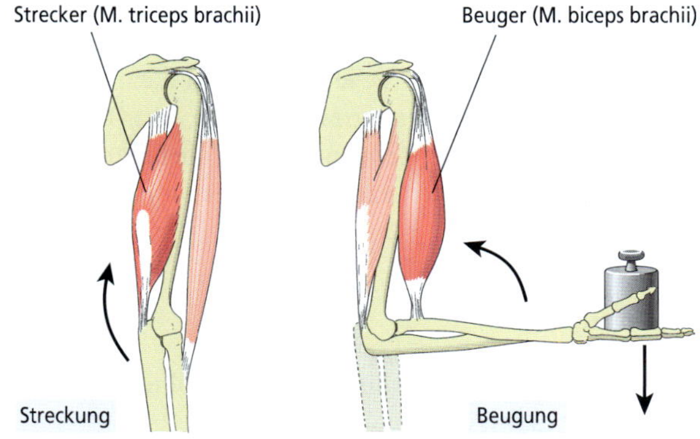

Abb. 14.13 Die Beziehung zwischen Agonist und Antagonist am Beispiel des Zusammenspiels von Beuger (M. biceps brachii) und Strecker (M. triceps brachii) am Ellenbogengelenk. [L190]

Für flüssige Bewegungen ist meist das Zusammenspiel gegensätzlich wirkender Muskeln erforderlich (➤ Abb. 14.13). Je nach beabsichtigter Bewegungsrichtung wirkt ein und derselbe Muskel entweder als **Agonist** oder als **Antagonist.** Soll z. B. der Unterarm *gebeugt* werden, muss sich der M. biceps brachii zusammenziehen, er ist *Agonist.* Gleichzeitig muss sich sein Gegenspieler, der M. triceps brachii, entspannen. Er ist *Antagonist.* Soll der Ellbogen nun *ausgestreckt* werden, ist der M. triceps brachii der Agonist und der M. biceps brachii der (sich entspannende) Antagonist. Kontrahieren sich Agonist und Antagonist gleichzeitig mit gleicher Kraft, so entsteht keine Bewegung (*isometrische Kontraktion,* ➤ 14.3.6).

Muskeln, die sich in ihrer Arbeit unterstützen, nennt man **Synergisten.** So unterstützt der M. brachialis (➤ Abb. 15.24) die Arbeit des M. biceps brachii bei der Armbeugung.

14.3.3 Die Namensgebung der Skelettmuskeln

Die meisten der über 400 Skelettmuskeln werden nach einem oder mehreren der folgenden Kriterien benannt:

- Dem **Faserverlauf.** Die Fasern des M. *transversus* abdominis verlaufen rechtwinklig (quer = *transvers*) zur Körpermittellinie. Die Fasern des M. *obliquus* externus abdominis liegen diagonal (schräg = *obliquus*) zur Mittellinie.
- Der **Lage** des Muskels. Der *M. temporalis* liegt nahe dem Os temporale (Schläfenbein). Der M. *tibialis anterior* verläuft am vorderen (anterioren) Anteil der Tibia (Schienbein).
- Der **Größe** bzw. **Länge** des Muskels. *Maximus* bedeutet der größte, *minimus* der kleinste, *longus* der lange und *brevis* der kurze. Beispiele hierfür sind der M. gluteus *maximus,* M. gluteus *minimus,* M. fibularis *longus* sowie der M. fibularis *brevis.*
- Der **Zahl der Ursprünge.** Der M. *bi*ceps brachii besitzt *zwei,* der M. *tri*ceps brachii *drei* und der M. *quadri*ceps femoris *vier* Ursprünge.
- Die **Muskelform,** z. B. beim M. *deltoideus* (bedeutet dreieckig), M. *trapezius* (bedeutet trapezförmig) oder M. *serratus* anterior (bedeutet sägezahnförmig).
- Der **Lokalisation von Ursprung** (bzw. Ursprüngen) und Ansatz, z. B. entspringen der M. *obturatorius* externus und internus an der Membrana *obturatoria.*

14.3.4 Der Aufbau eines Skelettmuskels

Der elementare Baustein des Skelettmuskels ist die quer gestreifte **Skelettmuskelfaser** (*Skelettmuskelzelle,* ➤ Abb. 14.14). Die Skelettmuskelfaser ist eine riesige vielkernige Zelle, die bis zu 15 cm lang und ca. 0,1 mm dick werden kann und daher oft mit dem bloßen Auge zu erkennen ist.

Die Hüllstrukturen

Jede einzelne Muskelfaser ist von einem feinen Bindegewebsmantel umhüllt, dem **Endomysium.**

Mehrere Muskelfasern sind durch stärkere Bindegewebssepten, dem **Perimysium,** zu **Muskelfaserbündeln** zusammengefasst, und jeder anatomisch benannte Muskel (bestehend aus vielen Muskelfaserbündeln) besitzt eine äußere Bindegewebshülle, das **Epimysium.** Das Epimysium mit der weiter außen aufliegenden **Muskelfaszie** *(Muskelhülle)* hält den Muskel in seiner Form. Zusammen mit Ausläufern von Perimysien und Endomysien setzt sich die Muskelfaszie am Muskelende als *Sehne* (➤ 14.1.7) aus straffem kollagenem Bindegewebe fort. Teilweise werden mehrere Muskeln nochmals von einer **Gruppenfaszie** begrenzt, sodass **Muskellogen** entstehen können, etwa am Unterschenkel.

Die Nerven- und Blutversorgung

Der Skelettmuskel ist reich mit Nerven und Blutgefäßen versorgt. Im Allgemeinen begleiten eine Arterie und 1–2 Venen jeden Nerv, der

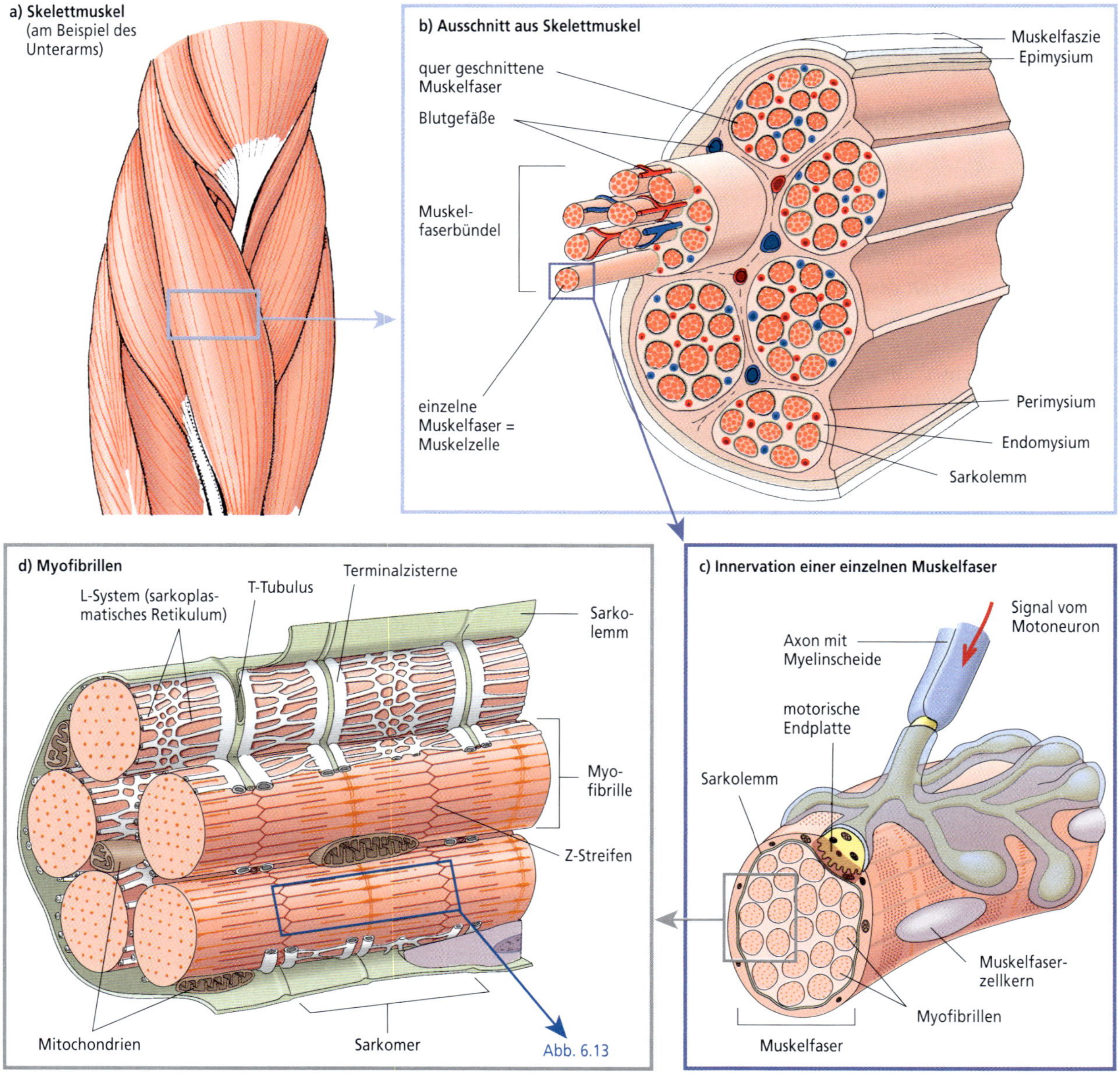

Abb. 14.14 a–d: Skelettmuskel in einer stufenweise stärkeren Vergrößerung von der makroskopischen Ansicht (a) bis hin zur nur noch elektronenmikroskopisch erfassbaren Elementarstruktur (d). [L190]

durch das Bindegewebe in den Muskel eindringt. Die zuführenden Gefäße zweigen sich in ein Kapillarnetz auf, das im Endomysium verlaufend jede einzelne Muskelfaser umspinnt. Die rote Farbe verdankt der Muskel seinem Blutreichtum, aber auch dem roten Farbstoff **Myoglobin,** der ähnlich dem *Hämoglobin* (➤ 12.2.2) als Sauerstoffträger fungiert. Die Nerven teilen sich wie die Gefäße auf.

Der Aufbau der Muskelfasern

Wie jede Zelle ist auch die Muskelfaser von einer Zellmembran umgeben, die hier **Sarkolemm** heißt. Sie bildet quere Einstülpungen, die **T-Tubuli** *(T-System, transversales System).*

Im Zytoplasma jeder Muskelfaser, dem **Sarkoplasma,** befinden sich neben vielen Zellkernen auch zahlreiche *Mitochondrien.* Ihre Zahl steht in direktem Verhältnis zum Energiebedarf des jeweiligen Muskels.

Charakteristisch für Muskelfasern und Grundlage ihrer Kontraktionsfähigkeit sind aber die fadenförmigen **Myofibrillen,** welche die Faser parallel in Längsrichtung durchziehen und sich kontrahieren können. Jede Myofibrille ist von feinen, längs verlaufenden Röhrchensystemen umschlossen, den **L-Tubuli** *(L-System, longitudinales System).* Durch Verbindung mit quer dazu angeordneten **Terminalzisternen** entsteht ein netzförmiges Bild (➤ Abb. 14.14). Die Röhrchen sind eine Sonderform des glatten endoplasmatischen Retikulums und werden entsprechend als **sarkoplasmatisches Retikulum** bezeichnet. Sie dienen als Kalziumspeicher.

Das Sarkomer

Myofibrillen wiederum sind Bündel von **Myofilamenten.** Durch deren regelmäßige Anordnung entsteht die Querstreifung der Skelettmuskulatur im mikroskopischen Bild. Diese Streifen spiegeln viele aneinandergereihte funktionelle Untereinheiten wider, die **Sarkomere.** Ihre Begrenzungen sind mikroskopisch erkennbar feine quer verlaufende Linien, die **Z-Streifen.**

Im Sarkomer sind drei verschiedene Myofilamente ganz regelmäßig angeordnet:

- Das dicke **Myosinfilament** ist aus golfschlägerähnlichen Untereinheiten geformt. Die Kopfteile der „Golfschläger" ragen nach außen (➤ Abb. 14.15, ➤ Abb. 14.16) und besitzen eine Bindungsstelle für den bei jeder Kontraktion benötigten „Energiespender" ATP.

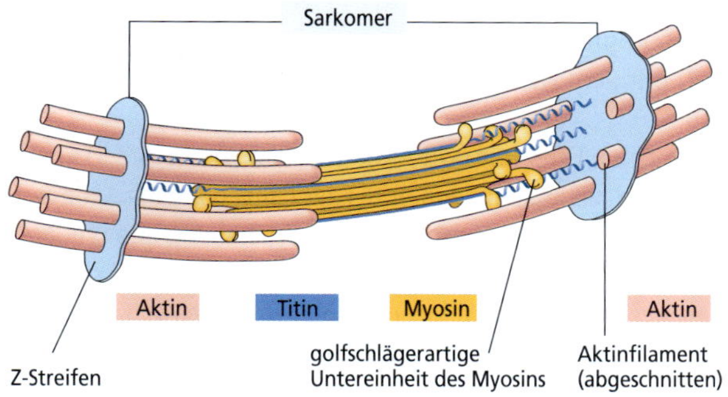

Abb. 14.15 Sarkomer und Myofilamente. Bei der Muskelkontraktion verkürzt sich das Sarkomer durch Ineinandergleiten der Aktin- und Myosinfilamente. [L190]

- Zwischen die Myosinfilamente ragen die dünnen **Aktinfilamente.** Sie berühren sich in der Mitte nicht.
- Durch das gesamte Sarkomer erstrecken sich die **Titinfilamente.** Sie überspannen den Abstand zwischen Z-Streifen und Myosinfilamenten als *elastische* Federn und verlaufen dann *steif* gebunden an Myosin bis zur Sarkomermitte. So stabilisieren sie einerseits das Sarkomer und sind andererseits mitverantwortlich für die elastische Rückstellkraft (und damit die reversible Dehnbarkeit) des Muskels.

Begleitproteine stabilisieren und vernetzen die Filamente und regulieren die Kontraktion mit. Medizinisch bedeutsam sind z. B. **Troponin** (als Herzinfarktmarker ➤ 7.8.2) und **Dystrophine.**

14.3.5 Die Kontraktion des Skelettmuskels

Damit sich ein Skelettmuskel kontrahiert, muss er von einer motorischen Nervenzelle einen Reiz erhalten. Dieses **Motoneuron** *(motorisches Neuron)* nähert sich mit seinem *Axon* (spezieller Ausläufer, ➤ 5.5.1) dem Sarkolemm, ohne dieses jedoch zu berühren.

Die motorische Endplatte

DEFINITION

Motorische Endplatte: Spezielle Synapse (Übertragungsstelle im Nervensystem, ➤ 16.3.1) zur Weiterleitung der Erregung vom Motoneuron auf die Skelettmuskelfaser.

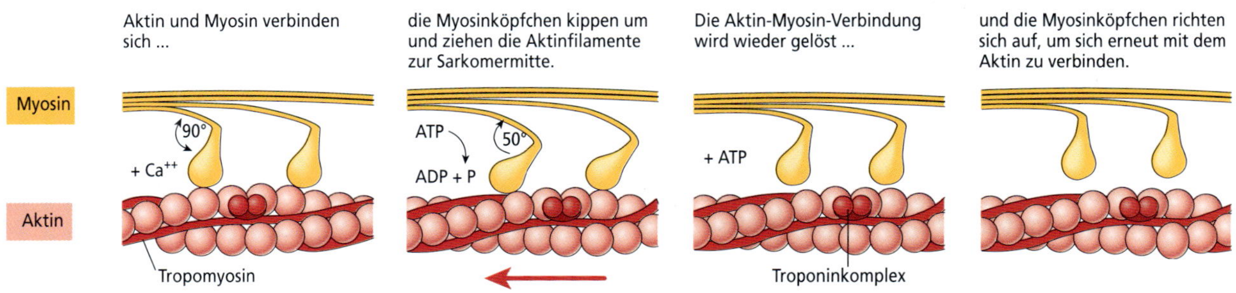

Abb. 14.16 Der Mechanismus der Muskelkontraktion nach dem Modell des Querbrückenzyklus. Bei wiederholten Zyklen bewegt sich das Kopfteil des Myosinfilaments unter ATP-Verbrauch wie das Ruder eines Bootes. [L190]

An der **motorischen Endplatte** (➤ Abb. 14.14) befinden sich in den Endknöpfchen des Motoneurons Sekretbläschen *(synaptische Vesikel)* mit dem Neurotransmitter (Überträgerstoff) **Azetylcholin** (➤ 16.3.2).

Kommt eine Erregung (ein Aktionspotenzial ➤ 16.2.3) am Axonende an, dringen Kalzium-Ionen aus der Umgebung ins Axonende ein und bewirken die Ausschüttung von Azetylcholin in den *synaptischen Spalt* zwischen Motoneuron und Sarkolemm. Am Sarkolemm vereinigen sich die Azetylcholinmoleküle mit Rezeptoren.

Dadurch verändert sich die Durchlässigkeit des Sarkolemms für Natrium- und Kalium-Ionen, und die Erregung breitet sich über das Sarkolemm einschließlich seiner T-Tubuli aus (Details ➤ 16.3.1).

Die elektromechanische Koppelung

Die Erregung des Sarkolemms führt zur Freisetzung von Kalzium aus dem sarkoplasmatischen Retikulum, die Kalziumkonzentration im Sarkoplasma steigt. Troponin und Tropomyosin ändern ihre Form und der Kopfteil des Myosinfilaments verbindet sich *querbrückenartig* mit dem Aktinfilament (daher **Querbrückenzyklus**). Dann kippt der Kopf des Myosinfilaments um (➤ Abb. 14.16), sodass Aktin- und Myosinfilament ein winziges Stück aneinander vorbeigleiten und die Aktinfilamente stärker zwischen die Myosinfilamente gezogen werden **(Filamentgleittheorie).** Die Z-Streifen nähern sich einander, und das Sarkomer verkürzt sich. Diese „Übersetzung" der Erregung in Kontraktion heißt **elektromechanische Koppelung.**

Bei wiederholten Zyklen mit Querbrückenschlag bewegt sich das Kopfteil des Myosinfilaments ruderschlagförmig auf der Oberfläche des Aktinfilaments. Der Querbrückenzyklus erfordert ATP als Energielieferant. Fehlt es, so können sich Aktin- und Myosinfilament nicht voneinander lösen, der Muskel wird starr.

Kontrahieren sich viele Myofibrillen gleichzeitig und viele Male nacheinander, verkürzt sich der gesamte Skelettmuskel sichtbar. Zwischen Azetylcholinausschüttung und Beginn der Muskelkontraktion vergeht nur etwa 1 ms (1/1.000 Sek.), die **Latenzzeit.**

Das Ende der Erregung

Solange Azetylcholin im synaptischen Spalt vorhanden ist, wird die Muskelfaser *erregt.* Erst wenn Azetylcholin durch das Enzym **Azetylcholinesterase** gespalten ist, ist die Erregung beendet. Das Spaltprodukt Cholin wird wieder ins Axonende aufgenommen.

Nach Ende der Erregung wird das im Rahmen der elektromechanischen Koppelung freigesetzte Kalzium wieder aktiv aus dem Sarkoplasma ins sarkoplasmatische Retikulum zurückgepumpt, der Muskel *erschlafft.*

Die motorische Einheit

Eine **motorische Einheit** wird aus einem Motoneuron und der von ihm innervierten *Gruppe* von Muskelfasern gebildet. Bei Muskeln, die einer äußerst präzisen Steuerung bedürfen, z. B. den Augenmuskeln, bilden weniger als zehn Muskelfasern eine motorische Einheit. In anderen Muskeln sind bis zu 2.000 Muskelfasern in einer motorischen Einheit zusammengefasst.

Die Refraktärzeit

Wird eine motorische Einheit zweimal unmittelbar hintereinander gereizt, reagieren ihre Muskelfasern auf den ersten, jedoch nicht auf den zweiten Reiz. Nach dem ersten Reiz befindet sich die motorische Einheit in der **Refraktärzeit,** einer „Schutzpause" (➤ 16.2.5). Nach ca. 1 ms reagiert die motorische Einheit wieder.

Das Alles-oder-nichts-Gesetz

Nach dem **Alles-oder-nichts-Gesetz** kontrahiert sich jede Muskelfaser einer motorischen Einheit maximal, sobald ein ausreichend starker Reiz die motorische Endplatte erreicht. „Halbe" Kontraktionen einer motorischen Einheit gibt es nicht. In der Regel kontrahieren sich aber nicht *alle* motorischen Einheiten eines Muskels. *Abwechselnde* Aktivierung von jeweils nur einem Teil der motorischen Einheiten eines Muskels verhindert, dass der Muskel frühzeitig ermüdet. Nur so sind Dauerleistungen möglich.

Im Gegensatz zu motorischen Einheiten können sich *Muskeln* durchaus in verschiedenem Ausmaß kontrahieren: Da sich der Muskel aus vielen hundert motorischen Einheiten zusammensetzt, wird eine abgestufte Zusammenziehung durch Kontraktion unterschiedlich vieler motorischer Einheiten gleichzeitig erreicht (z. B. 10, 100, 1.000). Auch schneller aufeinanderfolgende Erregungen (also eine höhere Aktionspotenzialfrequenz) steigern die Kontraktion im Skelettmuskel bis zur kurzzeitigen **tetanischen Kontraktion** *(Dauerkontraktion, Tetanus):* Die Muskelzuckung dauert länger als die Refraktärzeit und die einzelnen Zuckungen überlagern sich (➤ Abb. 14.17).

Die Energielieferanten des Muskels

Skelettmuskeln enthalten zwar viel ATP, dennoch reicht es meist nur für 5–6 Sek. Daueraktivität. Danach greift die Skelettmuskelfaser zunächst auf das energiereiche **Kreatinphosphat** zurück, um durch dessen Spaltung die ATP-Speicher rasch wieder zu regenerieren. Damit hat der Muskel bei maximaler Arbeit Energie für ca. 15 Sek.

Dauert die Muskelarbeit länger, so erschöpft sich auch der Kreatinphosphatvorrat, und es muss **Glukose** *(Traubenzucker)* verstoffwechselt werden (➤ 2.8.1). Im Skelettmuskel wird Glukose in seiner Speicherform **Glykogen** gelagert, das bei Bedarf in der *Glykogenolyse*

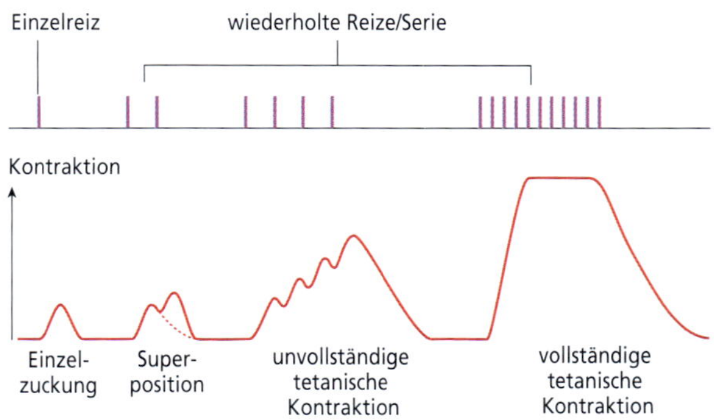

Abb. 14.17 Superposition (Überlagerung) von Einzelzuckungen und tetanische Kontraktion beim Skelettmuskel. [L190]

zu Glukose gespalten werden kann. Die Glukose muss jedoch weiter zerlegt werden, bevor sie zur Regeneration des ATP genutzt werden kann, und zwar:

- Bei Sauerstoffmangel im Muskel über die Glykolyse zum Pyruvat und weiter zum Laktat. Hierbei entstehen 2 mol ATP pro mol Glukose.
- Bei ausreichend Sauerstoff über Pyruvat im Zitratzyklus zu CO_2 und H_2O. Dies ergibt 16-mal mehr ATP.

14.3.6 Die verschiedenen Formen der Muskelkontraktion

Der Muskeltonus

Unter normalen Bedingungen sind immer einige Muskelfasern eines Muskels kontrahiert und andere entspannt. Diese Teilanspannung des Muskels erzeugt den **Muskeltonus** *(Muskelgrundtonus)*, der u. a. die aufrechte Haltung des Körpers ermöglicht. Zum Beispiel verhindert so die Nackenmuskulatur, dass der Kopf beim Sitzen vornüberkippt; sie zieht den Kopf aber nicht nach hinten.

Die isotonische und isometrische Kontraktion

Nach außen hin kann eine muskuläre Kontraktion zwei Effekte haben (➤ Abb. 14.18):

- Bei einer **isotonischen Kontraktion** verkürzt sich der Muskel und erzeugt so eine Bewegung. Der Muskeltonus verändert sich nur wenig. Beispiele sind die Kontraktionen der Beinmuskulatur beim Gehen.
- Bei einer **isometrischen Kontraktion** wird der Muskel fixiert (z. B. durch Antagonisten) und kann sich nicht oder nur minimal verkürzen; die Muskelspannung steigt dabei erheblich an. Obwohl hier keine Bewegung erzeugt wird, wird trotzdem Energie verbraucht. Beispiel ist das Tragen einer Tasche am hängenden Arm.

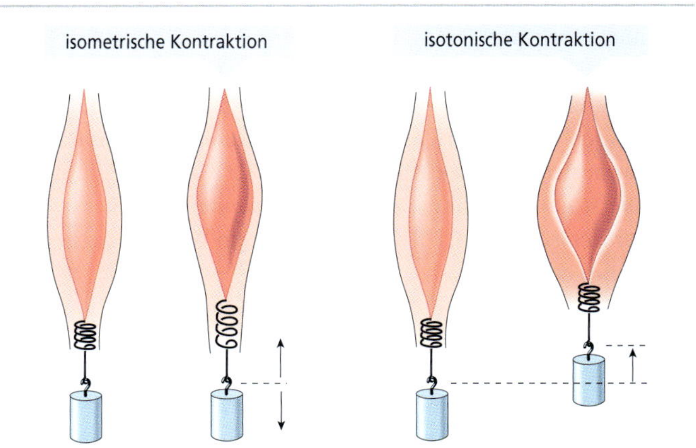

Abb. 14.18 Skelettmuskel in Ruhe, bei isometrischer Kontraktion (links) und bei isotonischer Kontraktion (rechts). Die Federn spiegeln den Muskeltonus wider. Er bleibt bei einer rein isotonischen Kontraktion konstant. [L190]

Übungen gegen den Muskelabbau

Isometrische physiotherapeutische Übungen wirken bei längerer Bettlägerigkeit dem Muskelabbau entgegen und regen den Kreislauf an. Einzelne Muskelgruppen, z. B. Oberschenkel- oder Armmuskulatur, werden für 8 Sek. angespannt und dann für maximal 12 Sek. entspannt. Danach folgen eine erneute Anspannung und wiederum Entspannung. Geübt werden sollte 3- bis 5-mal täglich mit jeweils mindestens 10-maligem Wechsel zwischen Anspannung und Entspannung.

14.3.7 Die Herzmuskulatur

Die Herzwand besteht hauptsächlich aus **Herzmuskulatur,** dem *Myokard* (➤ 7.3.2). Diese ist quer gestreift wie die Skelettmuskulatur, zeichnet sich jedoch durch einige Besonderheiten aus:

- Im Gegensatz zu den vielen peripher gelegenen Zellkernen der Skelettmuskelzellen besitzen die meisten Herzmuskelzellen nur einen einzigen, zentral liegenden Zellkern, gelegentlich 2–3 Zellkerne.
- Die Herzmuskelzellen sind unregelmäßig verzweigt und haben untereinander End-zu-End-Verbindungen, wodurch sie ein Netzwerk bilden und elektrisch miteinander gekoppelt sind.
- Der Herzmuskel kontrahiert sich *unwillkürlich* ungefähr 70-mal pro Minute ohne auszusetzen; dies ist die Folge einer inneren Impulsbildung *(Schrittmacher)* im Sinusknoten (➤ 7.5.2).
- Das für die elektromechanische Koppelung nötige Kalzium stammt teilweise aus dem sarkoplasmatischen Retikulum und teilweise aus dem Extrazellulärraum.
- Das Herzmuskelgewebe besitzt eine hundertfach längere Refraktärzeit (ca. 300 ms) als die Skelettmuskulatur, wodurch dem Herzen eine Erholung zwischen den Herzschlägen garantiert wird. Eine (tödliche) Dauerkontraktion ist somit nicht möglich.

14.3.8 Die glatte Muskulatur

Glatte Muskulatur findet sich in den Wänden der meisten Hohlorgane, z. B. im Magen-Darm-Trakt oder in den Gefäßwänden. Die glatte Muskulatur arbeitet *unwillkürlich.* Selbst in Ruhe sind die glatten Muskelzellen immer etwas angespannt *(Ruhetonus).*

Auch im Aufbau weist glatte Muskulatur einige wichtige Unterschiede zur Skelettmuskulatur auf:

- Die glatte Muskelfaser ist beträchtlich kleiner als die Skelettmuskelfaser und hat Spindelform.
- In jeder Faser befindet sich nur ein einzelner ovaler, in der Mitte liegender Kern.
- Bei glatten Muskeln vom **Single-Unit-Typ** *(myogenen Typ)* sind die Fasern eng vermascht und bilden ein kontinuierliches Netzwerk. Dadurch wird eine Erregung von Faser zu Faser weitergeleitet und es kommt es zur *wellenförmigen* (peristaltischen) Kontraktion, etwa im Magen-Darm-Trakt. Dieser Muskeltyp kann selbst Erregungen bilden, die durch das vegetative Nervensystem oder lokale Faktoren (z. B. Dehnung, pH, Sauerstoffkonzentration) beeinflusst werden.
- Beim **Multi-Unit-Typ** (*neurogenen Typ,* z. B. Ziliarmuskel des Auges) sind die Muskelfasern gegeneinander isoliert und die Kontraktionen werden vom vegetativen Nervensystem ausgelöst.
- Die Kontraktion der glatten Muskelfaser dauert 5- bis 500-mal länger als die der Skelettmuskelfaser.

14.4 Der Organismus bei körperlicher Arbeit

Bei schwerer **körperlicher Arbeit** benötigt die Muskulatur bis zu 50-mal mehr Sauerstoff als in Ruhe, auch müssen die vermehrt anfallenden Stoffwechselprodukte *Kohlendioxid* und *Milchsäure* **(Laktat)** abtransportiert werden. Beides erfordert eine verstärkte Durchblutung der Muskulatur sowie Anpassungsvorgänge von Herz-Kreislauf-System und Atmung.

Die Vasodilatation der kleinsten Gefäße

In den ersten Minuten gewinnt die Muskulatur die notwendige Energie vor allem durch den *anaeroben* (= ohne Sauerstoff ablaufenden) Stoffwechsel (➤ 14.3.5). Die hierbei vermehrt anfallenden Stoffwechselprodukte führen zu einer Weitstellung der kleinsten Blutgefäße *(Vasodilatation)*. Zusätzlich wirkt auch der lokal fallende Sauerstoffpartialdruck gefäßerweiternd, sodass die Durchblutung der Muskulatur erheblich ansteigt.

Am besten ist die Durchblutung der Muskulatur bei **rhythmisch-dynamischen Arbeiten,** bei denen Kontraktion und Erschlaffung einander abwechseln, wie es z. B. beim Gehen oder Ballspielen der Fall ist.

Hingegen wird bei **statischer Haltearbeit** (z. B. Hakenhalten in Operationssaal) die Durchblutung dadurch behindert, dass der ununterbrochen angespannte Muskel seine eigenen Gefäße abdrückt; er ermüdet daher schnell.

Die Steigerung der Herzleistung

Binnen weniger Minuten nach Belastungsbeginn steigt die *Herzfrequenz* an, z. B. bei leichter Belastung von ca. 70 Schlägen/Min. in Ruhe auf ungefähr 130 Schläge/Min. Dies ist ein typischer Wert im Gleichgewicht *(Steady-State)*, der über viele Stunden im Arbeitsalltag aufrechterhalten werden kann. Bei kurzzeitiger, maximaler Anstrengung erhöht sich die Herzfrequenz beim jüngeren Menschen bis auf 180–200 Schläge/Min.

Gleichzeitig nimmt auch das *Schlagvolumen* (➤ 7.6.1) zu, beim Untrainierten und bei maximaler Belastung auf knapp 100 ml, beim Trainierten auf über 150 ml.

Das *Herzminutenvolumen* kann durch diese Mechanismen von 5 l/Min. bis auf 20 l/Min. beim Untrainierten ansteigen und erreicht Werte von 30 l/Min. bei Hochleistungssportlern.

Hingegen bleibt die Durchblutung der inneren Organe wie etwa Niere und Magen-Darm-Trakt bei körperlicher Arbeit gleich oder sinkt sogar, sodass ihr relativer Anteil am Herzminutenvolumen kleiner wird. Bei körperlicher Belastung findet also eine *Umverteilung* des Blutvolumens statt (➤ 8.3, ➤ Abb. 14.19).

Bei **leichter und mittelschwerer Arbeit** pendeln sich Laktatkonzentration und Herzfrequenz bald auf einen mittleren, konstanten Wert **(Steady State)** ein – es tritt keine Ermüdung ein. Bei **schwerer Arbeit** jedoch kann das Herz die erforderliche Dauerleistung nicht aufbringen; es ermüdet (➤ Abb. 14.20). Diese Ermüdung wird durch steigende *Laktatkonzentrationen* verstärkt, die dadurch entstehen,

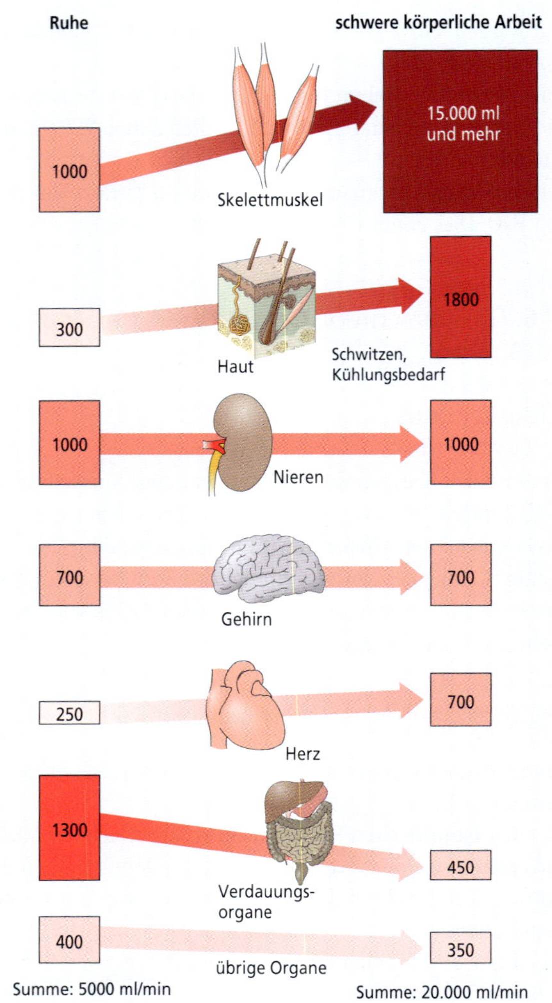

Abb. 14.19 Organdurchblutung in Ruhe und bei schwerer körperlicher Arbeit. [L190]

dass das anfallende Laktat nicht abgebaut werden kann. Die dadurch verursachte metabolische Azidose (➤ 11.9.2) bedingt letztlich den Leistungsabbruch.

Die bei Arbeitsbeginn entstehende **Sauerstoffschuld** wird nach Beendigung der Arbeit wieder getilgt (abgebaut, ➤ Abb. 14.20). Deshalb schlägt das Herz auch nach Arbeitsende im höheren Takt, wie man auch noch einige Minuten lang „außer Atem" ist. Als Maß für die Sauerstoffschuld gilt die *Erholungspulssumme,* d. h. die Gesamtzahl der Herzschläge nach Arbeitsende bis zum Wiedererreichen des „Pulsruhewertes".

Die Steigerung der Atmung

Auch die Atmung muss bei körperlicher Arbeit gesteigert werden – sowohl *Atemfrequenz* als auch *Atemzugvolumen* nehmen zu. Das *Atemminutenvolumen* (➤ 6.10) steigt von etwa 7 l/Min. in Ruhe auf über 100 l/Min. bei extremer Anstrengung. Beim Gesunden ist die Atmung in aller Regel nicht der limitierende Faktor bei der Arbeit.

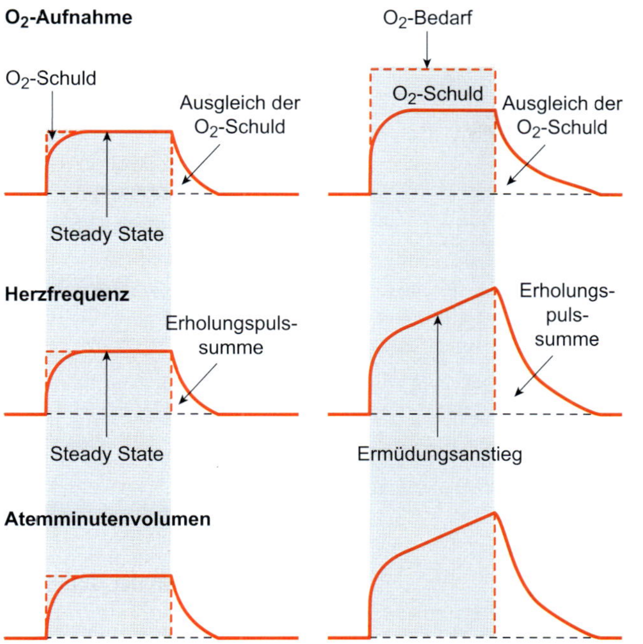

Abb. 14.20 O_2-Aufnahme, Herzfrequenz und Atemminutenvolumen bei nichtermüdender Arbeit (links) und bei Arbeit oberhalb der Dauerleistungsgrenze (rechts).

Aufgaben zur Pflegesituation

Nachdem sich eine distale Radiusfraktur radiologisch bestätigt hat, teilt die behandelnde Chirurgin Frau Zorn mit, dass sie stationär aufgenommen und die Fraktur operativ mittels einer Plattenosteosynthese versorgt werden müsse. Pflegefachfrau Ute Lammers begleitet Frau Zorn auf die Station und beginnt mit der OP-Vorbereitung. Beim gemeinsamen Ausfüllen des OP-Fragebogens gibt Frau Zorn an, seit Jahren unter Osteoporose zu leiden. Daher habe sie auch sofort geahnt, dass ihr Unterarm gebrochen sei. „Irgendwann musste das wohl so kommen …“, sagt sie nachdenklich.

1. Bei der Radiusfraktur handelt es sich um den Bruch eines Röhrenknochens. Benennen Sie weitere Knochenformen und jeweils ein Beispiel für jede Knochenform.
2. Erstellen Sie eine Zeichnung eines Röhrenknochens und beschriften Sie die einzelnen Knochenstrukturen.
3. Erklären Sie, wie Knochenaufbau und Knochenabbau erfolgen und welche Zellen dabei eine Rolle spielen.
4. Beschreiben Sie die Schritte der Knochenentwicklung und verdeutlichen Sie die Unterschiede zwischen der desmalen und der chondralen Ossifikation.
5. Frau Zorn leidet unter Osteoporose. Definieren Sie, worum es sich bei dieser Erkrankung handelt und welchen Einfluss diese auf den Mineralhaushalt der Knochen ausübt.
6. Zeigen Sie auf, welche Empfehlungen Frau Lammers Frau Zorn hinsichtlich einer „knochengesunden“ Lebensweise geben könnte. Machen Sie drei Angaben.
7. Legen Sie dar, wie sich die primäre und die sekundäre Frakturheilung unterscheiden.
8. Glücklicherweise ist bei der Fraktur kein Gelenk betroffen. Beschreiben Sie den allgemeinen Aufbau eines Gelenks.
9. Durch die Ruhigstellung, die nach einer Fraktur notwendig ist, damit der Knochen heilen kann, ist auch die Muskulatur betroffen. Um welchen Grundtyp von Muskulatur handelt es sich in diesem Fall? Welche weiteren Muskeltypen kennen Sie und wie unterscheiden sich die Muskeltypen?

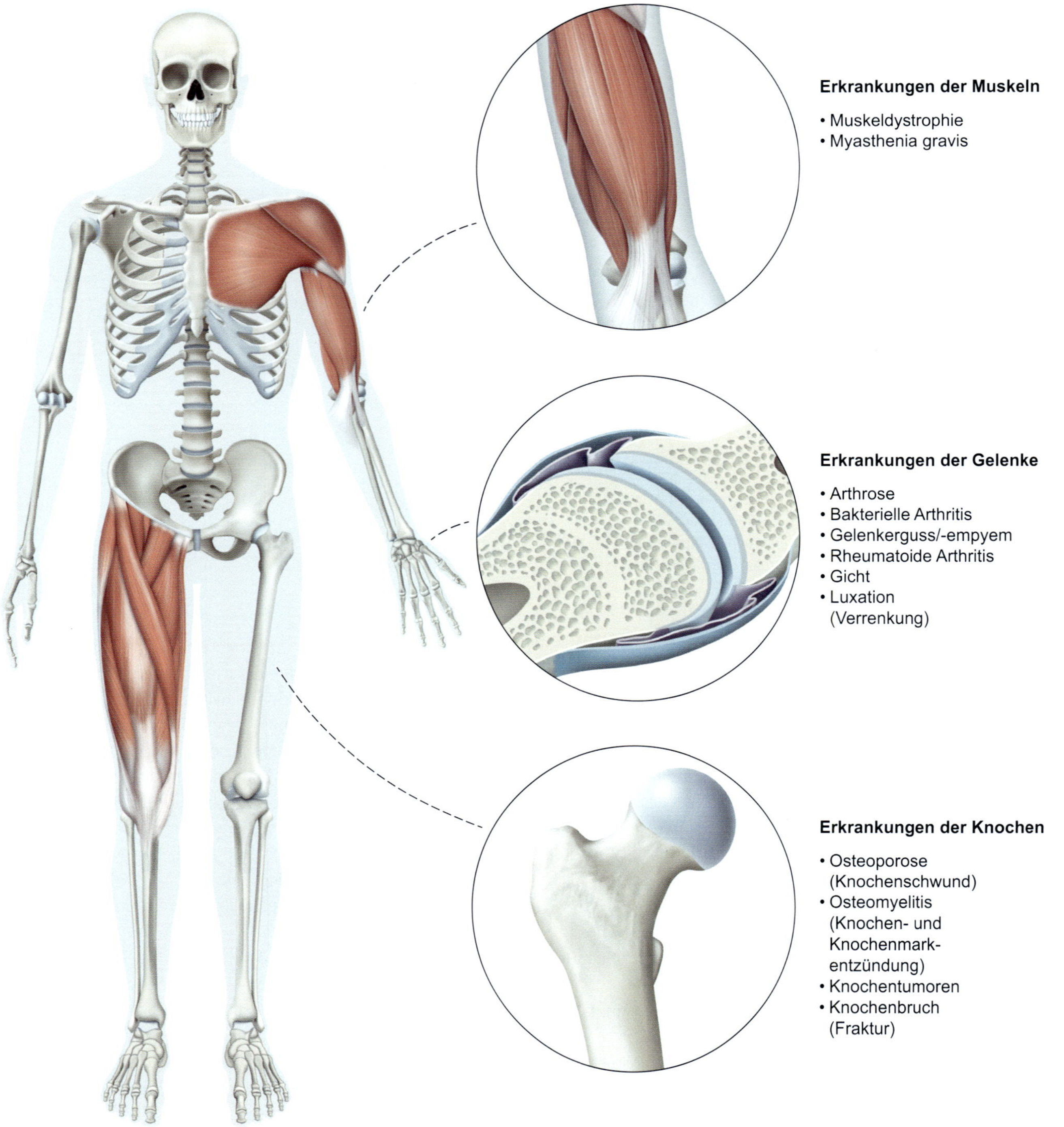

Abb. 14.21 Wichtige Erkrankungen von Knochen, Gelenken und Muskeln. Weitere Informationen zu diesen Krankheitsbildern finden Sie in „PFLEGEN Gesundheits- und Krankheitslehre". [L275]

KAPITEL

15 Bewegungsapparat

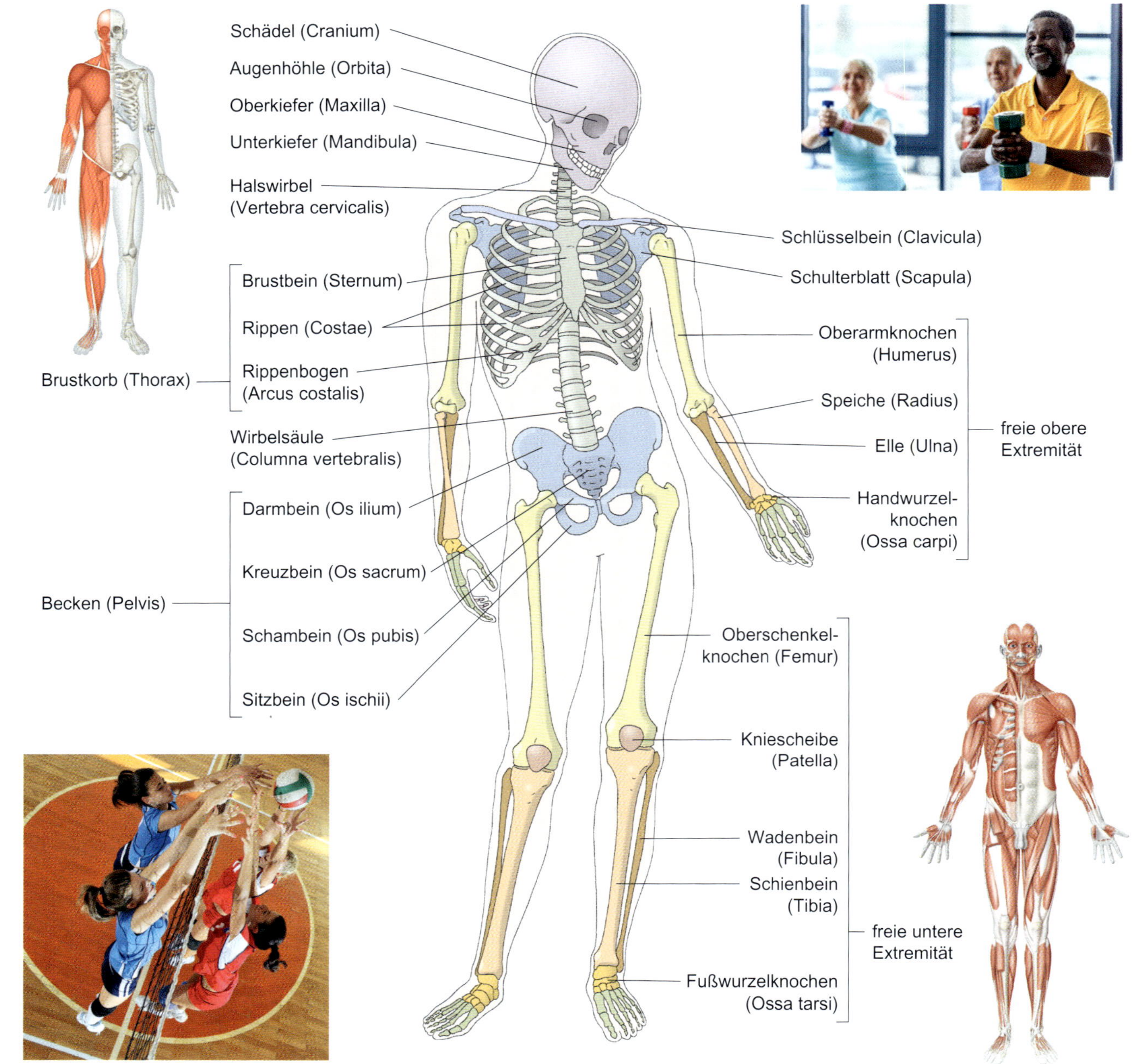

Abb. 15.1 Übersicht über den Bewegungsapparat und das Skelett des Menschen. Bei den Extremitäten symbolisieren gleiche Farben einander entsprechende Knochengruppen. [L275/L190/J787/S700-L127/S700-L275]

Pflegesituation

Frau Klein, 73 Jahre alt, wurde stationär aufgenommen, weil sie zu Hause gestürzt war. Dabei hatte sie sich eine Schenkelhalsfraktur am rechten Bein zugezogen, die mit einer zementierten Hemiprothese versorgt wurde. Seit zwei Tagen liegt sie auf der Überwachungsstation. Die Erstmobilisation an die Bettkante hat durch eine Pflegefachperson am ersten postoperativen Tag stattgefunden. Frau Klein hatte bei der Mobilisation starke Schmerzen im operierten Bein, sodass sie nach kurzer Zeit wieder in Rückenlage im Bett positioniert wurde.

15.1 Die menschliche Gestalt

Schon auf den ersten Blick erkennen wir große Unterschiede in **Körpergröße, -bau** und **-gestalt** unserer Mitmenschen.

Diese Merkmale sind im Wesentlichen genetisch festgelegt, gelangen aber erst im Laufe der ca. 20-jährigen Wachstumsperiode zur Ausprägung.

Allerdings spielen auch Umweltfaktoren eine gewisse Rolle – bei Unter- oder Fehlernährung beispielsweise wird die genetische „Soll-Gestalt" nicht erreicht.

15.1.1 Das Skelett

Das **Skelett** (➤ Abb. 15.1) des Erwachsenen besteht aus über 200, das eines Kindes sogar aus über 300 Knochen, da einige Knochen wie etwa das Hüftbein erst im Laufe des Wachstums miteinander verschmelzen. Zusammen mit den Muskeln, Sehnen und Bändern gibt das Skelett dem Körper Stabilität und ermöglicht zugleich Beweglichkeit.

Das Skelett lässt sich in verschiedene Knochengruppen einteilen:
- Den **Schädel** *(Cranium),* ➤ 15.2.1, ➤ 15.2.2, ➤ 15.2.3
- Die **Wirbelsäule** *(Columna vertebralis),* ➤ 15.3.2, ➤ 15.3.3
- Den knöchernen **Brustkorb** *(Thorax),* ➤ 15.3.6
- Den **Schulter**- und den **Beckengürtel,** ➤ 15.4, ➤ 15.6.1
- Die freien oberen Extremitäten **(Arme)** und freien unteren Extremitäten **(Beine),** ➤ 15.5, ➤ 15.7

Das weibliche und männliche Skelett

Im Vergleich zum weiblichen enthält das männliche Skelett längere und schwerere Knochen. Diese haben größere Aufrauungen und Knochenvorsprünge, da dort größere Muskeln ansetzen. Als weiteres charakteristisches Merkmal besitzt die Frau ein anders geformtes, vor allem breiteres Becken als der Mann (➤ 15.6.1).

15.1.2 Die Skelettmuskulatur – eine Übersicht

Die über 600 Skelettmuskeln ermöglichen durch ihre Kontraktionen sämtliche Bewegungen des Körpers. Die großen Übersichtsabbildungen auf den folgenden Seiten zeigen die oberflächliche Skelettmuskulatur in der Vorder- und Rückenansicht (➤ Abb. 15.2, ➤ Abb. 15.3).

15.2 Der Kopf

15.2.1 Der Hirn- und Gesichtsschädel

DEFINITION

Schädel: Knochen des Kopfes. Unterteilt in den **Hirnschädel** *(Neurocranium),* der das Gehirn schützt, und den **Gesichtsschädel** *(Viszerocranium),* der von Mund-, Nasen- und Augenhöhlen geprägt ist.

Der Hirnschädel

Zum **Hirnschädel** (➤ Abb. 15.4, ➤ Abb. 15.5, ➤ Tab. 15.1) werden üblicherweise gezählt:
- Das **Stirnbein** *(Os frontale)*
- Das paarige **Scheitelbein** *(Os parietale)*
- Das paarige **Schläfenbein** *(Os temporale)*
- Das **Hinterhauptbein** *(Os occipitale)*
- Das **Keilbein** *(Os sphenoidale)*
- Das **Siebbein** *(Os ethmoidale)*

Der Gesichtsschädel

Zum **Gesichtsschädel** (➤ Abb. 15.4, ➤ Tab. 15.1) werden meist gerechnet:
- Das **Nasenbein** *(Os nasale)*
- Der **Oberkiefer** *(Os maxillare, Maxilla)*
- Das paarige **Jochbein** *(Os zygomaticum)*
- Der **Unterkiefer** *(Os mandibulare, Mandibula)*
- Das paarige **Tränenbein** *(Os lacrimale)*
- Das paarige **Gaumenbein** *(Os palatinum)*
- Die paarige **untere Nasenmuschel** *(Concha nasalis inferior)*
- Das **Pflugscharbein** *(Vomer)*
- Das **Zungenbein** (*Os hyoideum,* ➤ 15.3.1, ➤ Abb. 15.9)
- Die **Gehörknöchelchen** (➤ 17.7.2)

Die Schädelbasis und Schädelkalotte

Die acht Knochen des Hirnschädels umschließen die längsovale **Schädelhöhle,** die das Gehirn enthält. Das Gehirn ruht auf der knöchernen **Schädelbasis** (*Schädelgrundplatte* ➤ Abb. 15.5) und wird von der **Schädelkalotte** *(Schädeldach)* kapselartig umgeben. So ist das Gehirn allseits geschützt, kann sich allerdings kaum ausdehnen.

Die Knochen der Schädelkalotte sind platt und schollenartig geformt und über die Schädelnähte (➤ Abb. 15.4, ➤ Abb. 15.6) verbunden.

An der Schädelbasis sind die Knochen zum Teil bizarr geformt und mit Hohlräumen ausgestattet. Dort finden sich auch viele Löcher und Furchen, die Gefäße und Nerven aus dem Schädelinneren zum Körper bzw. umgekehrt durchtreten lassen.

15.2.2 Die Schädelbasis

Die **innere Schädelbasis** enthält von vorn nach hinten treppenförmig abfallend drei **Schädelgruben,** die die verschiedenen Lappen des Gehirns aufnehmen (➤ Abb. 15.5).

Die **vordere Schädelgrube** liegt am höchsten – oberhalb der Augenhöhlen – und wird von Teilen des Stirnbeins, des Siebbeins und den kleinen Keilbeinflügeln gebildet. Hier liegen Teile des Riechhirns und die Stirnlappen des Großhirns.

Die **mittlere Schädelgrube** trägt die Schläfenlappen des Gehirns. Sie wird vom Keilbein und von den **Felsenbeinen,** den inneren An-

15

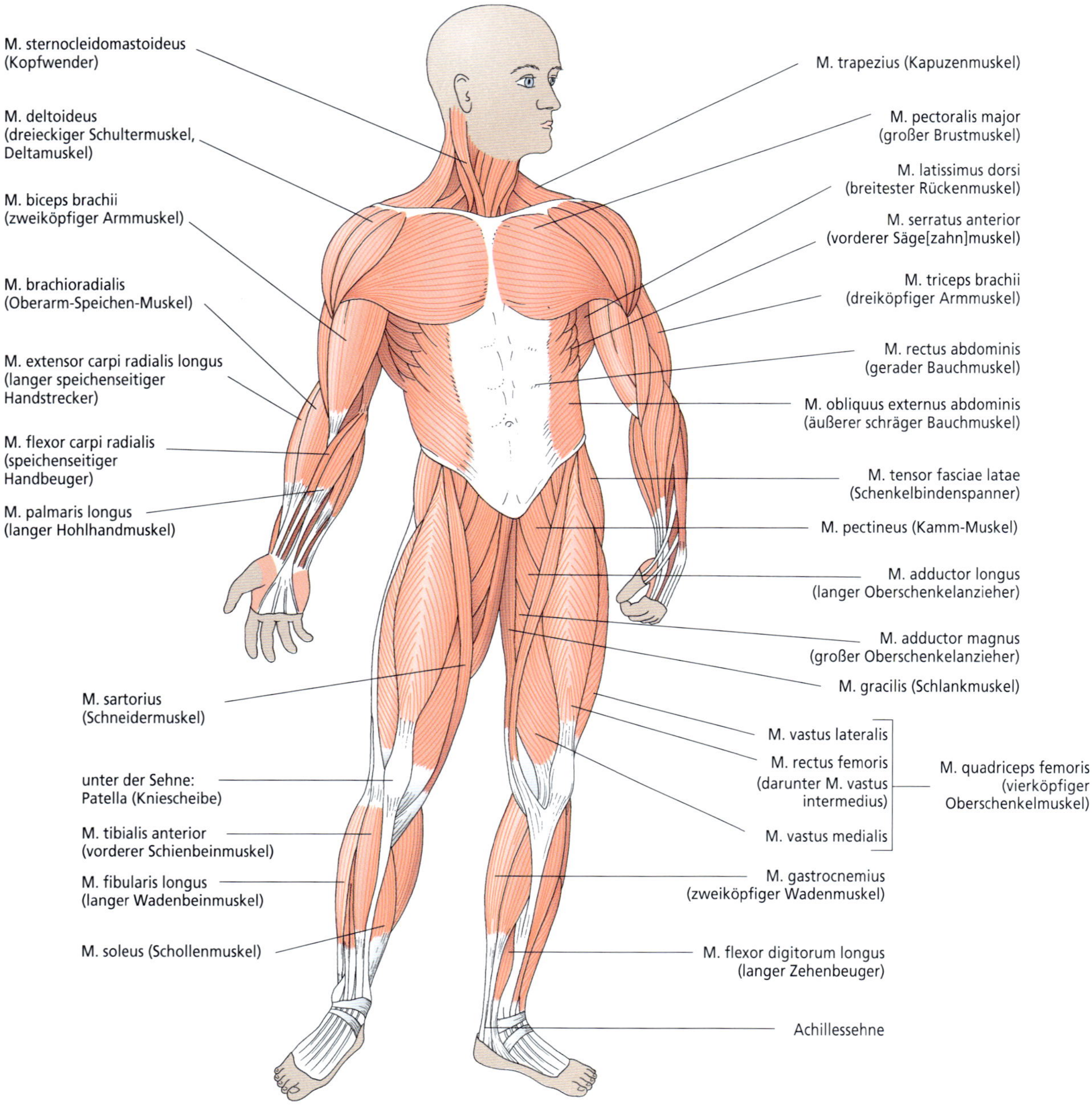

Abb. 15.2 Oberflächliche Skelettmuskulatur (von vorn). [L190]

teilen der Schläfenbeine, gebildet. Der Keilbeinkörper nimmt in der Mitte eine besondere Form an, die an einen türkischen Pferdesattel erinnert; aus diesem Grunde wird er **Türkensattel** *(Sella turcica)* genannt. In einer knöchernen Vertiefung liegt hier gut geschützt die **Hypophyse** *(Hirnanhangsdrüse),* eine wichtige Hormondrüse (➤ Abb. 9.6).

Die **hintere Schädelgrube** wird vorne aus den Rückseiten des Türkensattels *(Dorsum sellae)* und den Felsenbeinpyramiden und hinten aus dem Hinterhauptbein mit dem **Foramen magnum** *(großes Hinterhauptloch)* gebildet. Der hinteren Schädelgrube liegt das Kleinhirn auf.

15.2.3 Die Schädelnähte und Fontanellen beim Säugling

Die Schädelnähte

Beim Neugeborenen ist der Kopf und hierbei insbesondere der Hirnschädel im Vergleich viel größer als beim Erwachsenen. Der Hirnschädel des Neugeborenen besteht aus schollenartigen Knochenplatten, die über die *desmale Ossifikation* aus Bindegewebe entstanden sind (➤ 14.1.4) und (noch) nicht aneinanderstoßen.

Die Spalträume zwischen den Knochen, **Schädelnähte** *(Suturae)* genannt, sind zum Zeitpunkt der Geburt durch Bindegewebe verschlossen, die Knochenplatten lassen sich also noch gegeneinander

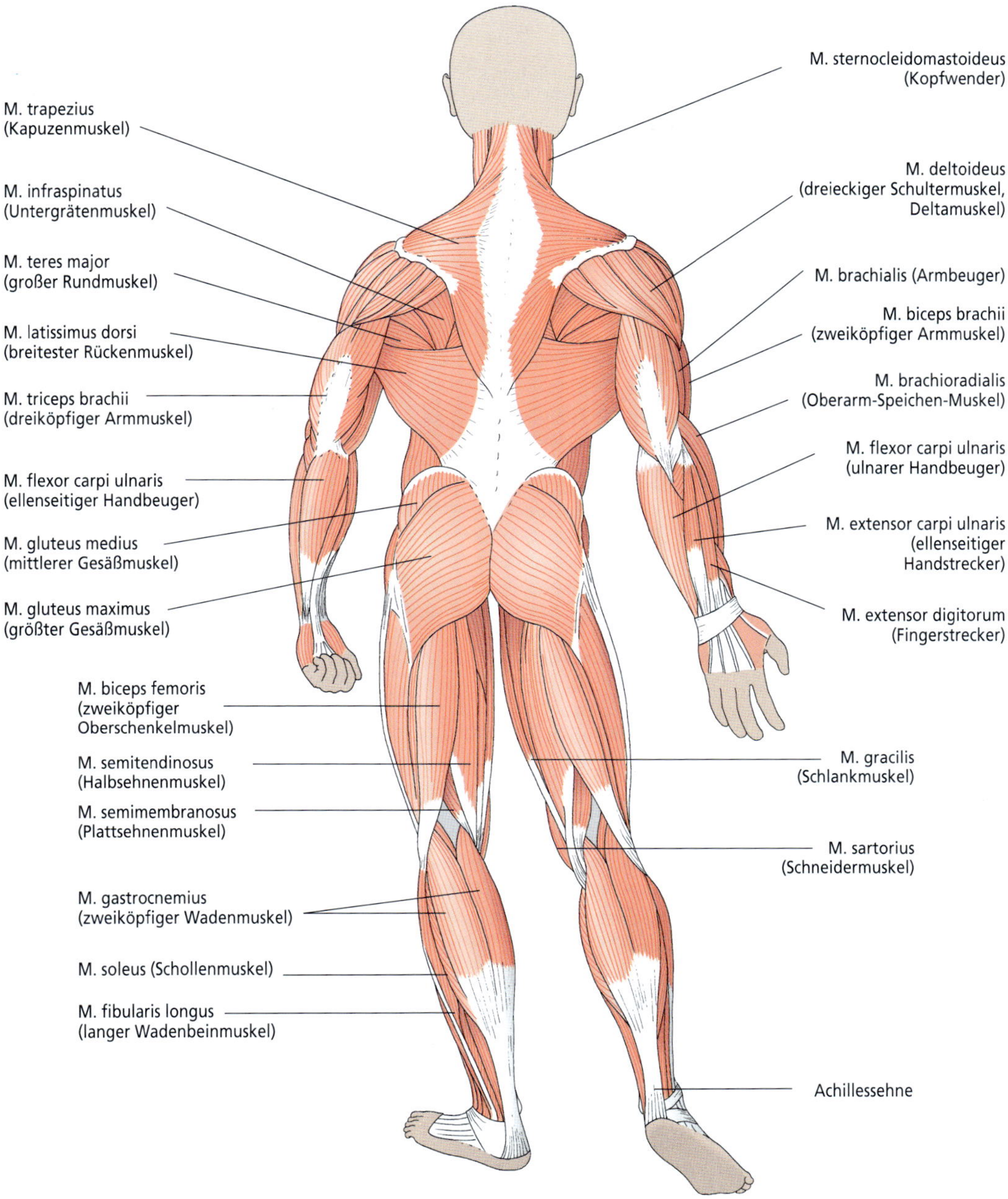

Abb. 15.3 Oberflächliche Skelettmuskulatur (von hinten). [L190]

verschieben. Dies erleichtert den Durchtritt durch den Geburtskanal und ermöglicht das weitere Hirnwachstum nach der Geburt (➤ Abb. 15.6).

- Die **Stirnnaht** *(Sutura frontalis)* trennt die Stirnbeinhälften.
- Die **Kranznaht** *(Sutura coronalis)* grenzt das Stirnbein von den beiden Scheitelbeinen ab.
- Die von vorn nach hinten ziehende **Pfeilnaht** *(Sutura sagittalis)* liegt zwischen den beiden Scheitelbeinen, etwa unterhalb eines gedachten Mittelscheitels.
- Die **Lambdanaht** *(Sutura lambdoidea)* ist die Grenze zwischen Scheitelbeinen und Hinterhauptbein.
- Die **Schuppennaht** *(Sutura squamosa)* liegt zwischen Schläfen- und Scheitelbein.

Verknöchern der Schädelnähte

Bis auf die Stirnnaht verknöchern die Schädelnähte erst nach Abschluss des Wachstums. Bei einer vorzeitigen Verknöcherung können Verformungen des Schädels die Folge sein, so z. B. ein **Turmschädel** bei zu frühem Schluss der Kranznaht.

Die Fontanellen

DEFINITION

Fontanellen *(Fonticuli):* Bindegewebig überbrückte, weiche Bereiche des Schädels, in denen bei der Geburt relativ weite Lücken klaffen. Befinden sich dort, wo drei oder mehr Knochenplatten aneinanderstoßen.

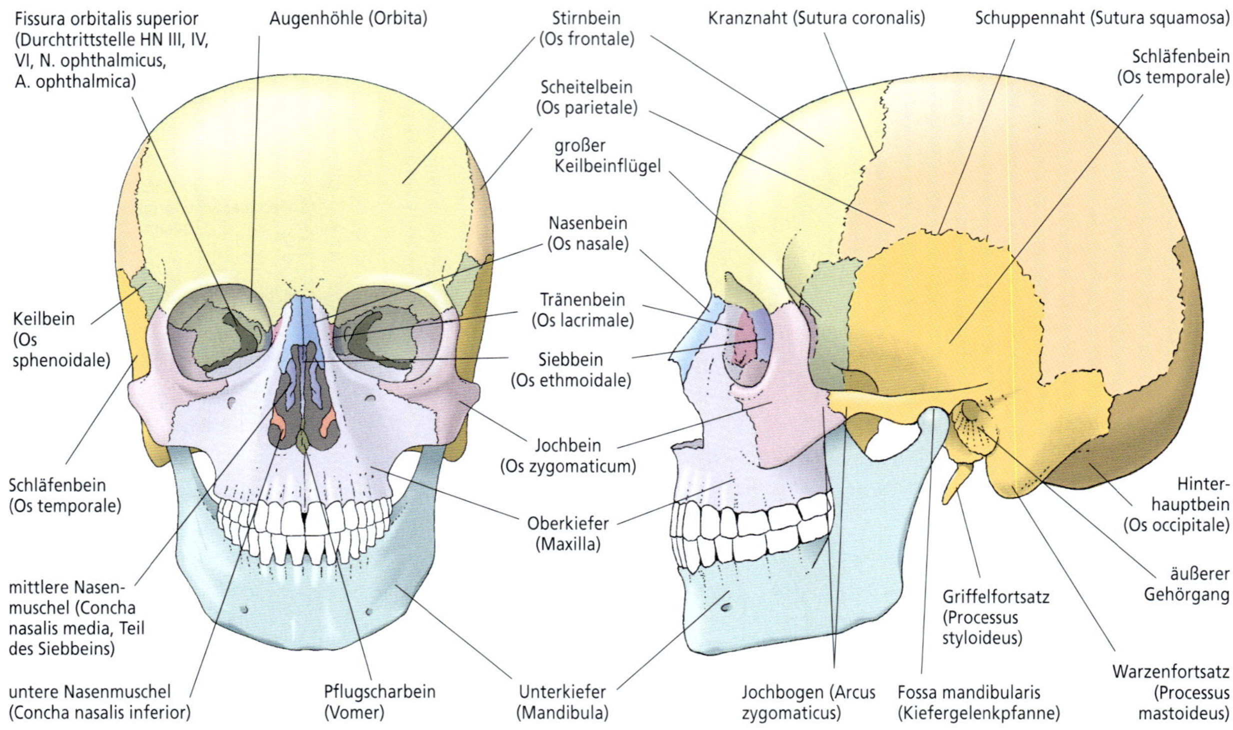

Abb. 15.4 Schädel in der Vorder- und in der Seitenansicht. Die Vorderansicht ist geprägt durch die Augenhöhlen, Nasen- und Mundöffnung. HN = Hirnnerven. [L190]

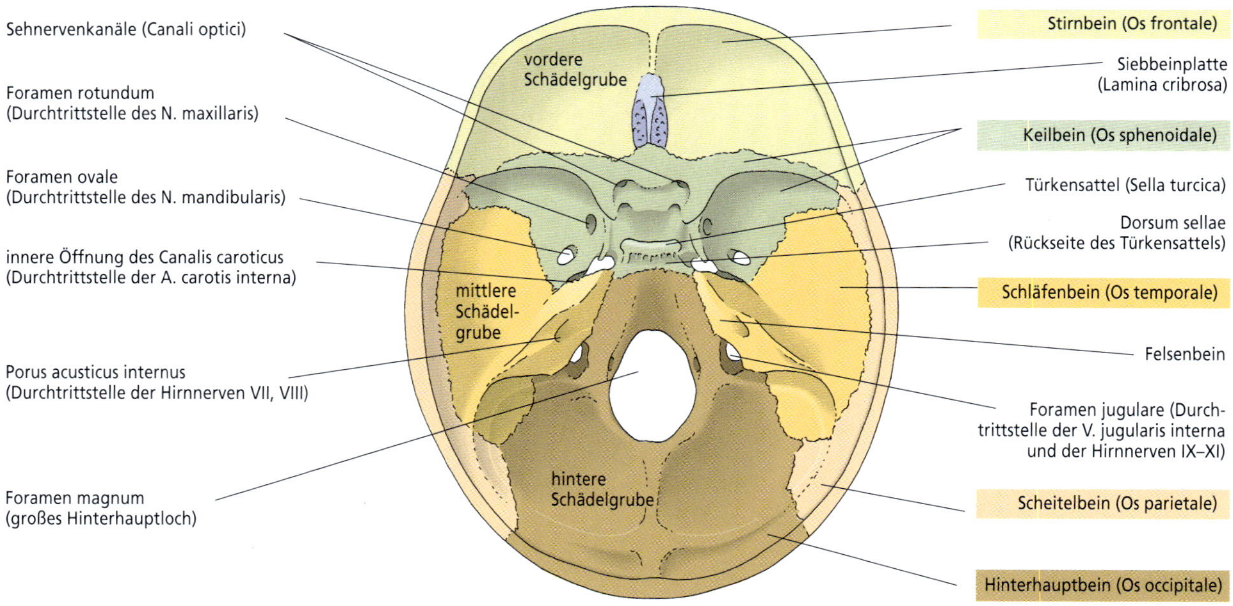

Abb. 15.5 Innere Schädelbasis nach Entfernung der Schädelkalotte und des Gehirns, Ansicht von oben. [L190]

Die **Fontanellen** (➤ Abb. 15.6) sind gut durch die Haut tastbar und haben eine charakteristische Form. Dadurch ermöglichen sie dem Geburtshelfer unter der Geburt eine gute Orientierung über die Lage des kindlichen Kopfes im mütterlichen Becken.

- Die rautenförmige **Stirnfontanelle** *(große Fontanelle, Fonticulus anterior)* befindet sich als größte Fontanelle zwischen den Scheitelbeinen und den Stirnbeinhälften. Sie schließt sich erst um den 3. Geburtstag.
- Die dreieckige **Hinterhauptfontanelle** *(kleine Fontanelle, Fonticulus posterior)* befindet sich am Hinterkopf zwischen dem Hinterhauptbein und den hinteren Winkeln der Scheitelbeine. Sie schließt sich in der Regel schon im 3. Lebensmonat.

Tab. 15.1 Übersicht über die Schädelknochen (➤ Abb. 15.4, ➤ Abb. 15.5). Gehörknöchelchen (➤ 17.7.2, Zungenbein ➤ 15.3.1, ➤ Abb. 15.9).

Knochen	Kurzcharakteristik
Hirnschädel (Neurocranium)	
Stirnbein	Bildet die vordere obere Schädelkalotte inkl. Stirn, das Dach der Augenhöhle und den Großteil der vorderen Schädelgrube Enthält die Stirnhöhlen (➤ 6.1.3) als lufthaltige Räume
Scheitelbeine	Bilden hinten oben und seitlich den größten Teil der Schädelkalotte
Schläfenbeine	Liegen seitlich hinten am Kopf, beteiligt an Schädelbasis und -kalotte. Die **Felsenbeine** sind pyramidenförmige, in die Schädelhöhle (nach oben) vorspringende Teile der Schläfenbeine Sind vorne mit je einem Fortsatz an der Bildung der Jochbögen („Wangenknochen") beteiligt Beherbergen (in den Felsenbeinen) Gehörgänge, Mittel- und Innenohr Tragen unten die hinter den Ohren tastbaren **Warzenfortsätze** *(Processus mastoidei)* mit den Warzenfortsatzzellen (➤ 17.7.2) Formen die Kiefergelenkpfannen
Hinterhauptbein	Bildet den hinteren Teil der Schädelkalotte und fast die ganze hintere Schädelgrube Umfasst das **Foramen magnum** *(großes Hinterhauptloch),* durch das das Rückenmark und die Aa. vertebrales ziehen Hat im unteren Bereich den gut von außen tastbaren äußeren **Hinterhaupthöcker** Hat unten eine Gelenkfläche für den ersten Halswirbel (Atlas, ➤ 15.3.3)
Keilbein	Fledermausförmiger Knochen in der Mitte des Schädels Enthält die luftgefüllte Keilbeinhöhle (➤ 6.1.3) Formt einen kleinen Teil der Schädelaußenseite, die hintere Augenhöhlenwand, den **Türkensattel** (*Sella turcica,* für die Hypophyse) und Teile der mittleren Schädelgrube und lässt u. a. die Nn. optici (Sehnerven) von der Augen- in die Schädelhöhle durchtreten
Siebbein	Kleiner Knochen zwischen den beiden Augenhöhlen Enthält die lufthaltigen Siebbeinzellen (➤ 6.1.3) Ist mit seinem unteren senkrechten Teil an der Nasenscheidewand und oben mit der **Siebbeinplatte** (durch die der N. olfactorius = Riechnerv zieht) am Nasendach beteiligt Formiert die beiden **oberen und mittleren Nasenmuscheln** an der seitlichen Nasenwand
Gesichtsschädel (Viszerocranium)	
Nasenbein	Kleiner Knochen, der den oberen Teil des Nasenrückens bildet
Oberkiefer	In der Mitte des Gesichts Beteiligt an Boden und vorderem mittlerem Rand der Augenhöhlen Umfasst die Nasenöffnung und enthält die luftgefüllten Kieferhöhlen (➤ 6.1.3) Bildet den vorderen Teil des harten Gaumens und trägt die obere Zahnreihe
Jochbeine	Sind an der seitlichen und unteren Augenhöhlenwand beteiligt Bilden hinten mit je einem Fortsatz zusammen mit den Schläfenbeinen die Jochbögen
Unterkiefer	Gebogener, einziger beweglicher Schädelknochen (über das **Kiefergelenk**) Trägt die untere Zahnreihe Hat an den aufsteigenden Seitenästen jeweils den Gelenkkopf des Kiefergelenks Bildet in der Mitte unten das Kinn
Tränenbeine	Kleine, dünne Knochen an der Außenseite der Nasenwand und der Innenseite der Augenhöhlen
Gaumenbeine	L-förmige Knochen, welche den hinteren Teil des harten Gaumens und der Nasenseitenwände ausmachen
Untere Nasenmuscheln	Kleine Knochen seitlich an der Nase, die lediglich die (namensgebenden) unteren Nasenmuscheln bilden
Pflugscharbein	An der unteren Nasenscheidewand beteiligt

- Zu den **Seitenfontanellen** zählen die **vordere Seitenfontanelle** *(Keilbeinfontanelle, Fonticulus sphenoidalis)* beidseits zwischen Stirn-, Scheitel- und Keilbein sowie die **hintere Seitenfontanelle** *(Warzenfontanelle, Fonticulus mastoideus)* zwischen Scheitel-, Schläfen- und Hinterhauptbein. Sie schließen sich mit ca. 6 bzw. 18 Monaten.

Patientenbeobachtung: die große Fontanelle beim Säugling

Normalerweise liegt beim Säugling die große Fontanelle im Hautniveau und bei aufgelegtem Finger ist der Pulsschlag zu spüren. Bei Flüssigkeitsmangel, z. B. durch Wasserverlust bei Fieber oder Durchfall, ist die Fontanelle eingefallen. Eine gespannte Fontanelle kann auf einen erhöhten Hirndruck hinweisen, z. B. bei Meningitis (Hirnhautentzündung).

15.2.4 Die mimische Muskulatur

Die **mimische Muskulatur** (➤ Abb. 15.7) ermöglicht uns, Gefühlsregungen wie Staunen und Entsetzen, Freude oder Trauer auszudrücken. Die meisten dieser Muskeln nehmen eine Sonderstellung unter den Körpermuskeln ein, da sie nicht über Gelenke hinwegziehen, sondern *direkt* an der Gesichtshaut ansetzen. Sie bewegen deshalb Gesichtshautpartien und lassen Falten, Runzeln und Grübchen entstehen, wodurch sie dem Gesicht seinen Reichtum an Ausdrucksmöglichkeiten verleihen. Wichtige mimische Muskeln sind:

- Der **M. frontalis** *(Stirnmuskel),* der von den Augenbrauen schräg nach oben zieht, die Stirn runzelt, die Augenbrauen hebt und die Kopfhaut verschiebt

15

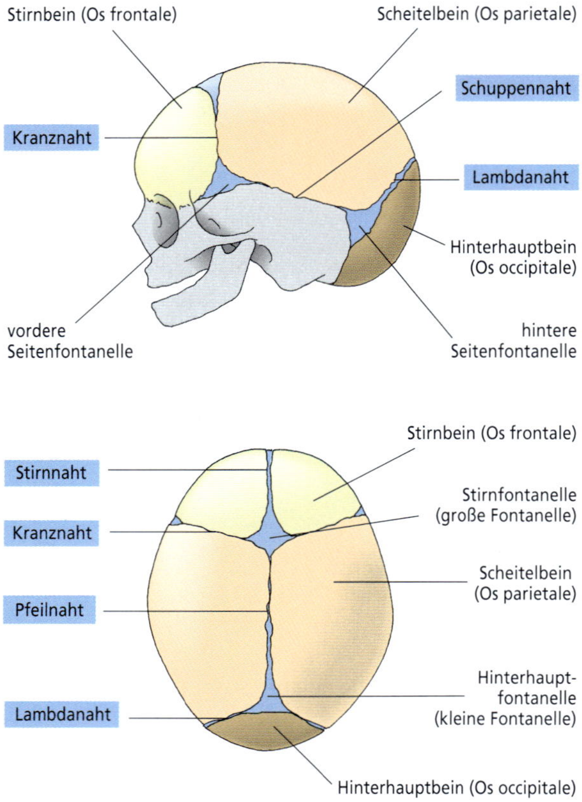

Abb. 15.6 Fontanellen und Schädelnähte beim Säugling. [L190]

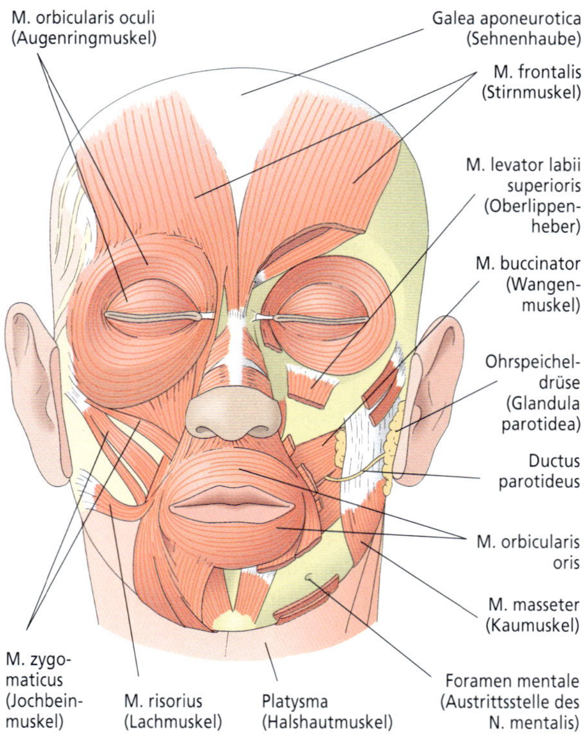

Abb. 15.7 Mimische Muskulatur. In der rechten Gesichtshälfte die oberflächliche Schicht, links die tiefere Schicht, der M. masseter und die Ohrspeicheldrüse mit ihrem Ausführungsgang, dem Ductus parotideus. [L190]

- Der **M. orbicularis oculi** *(Augenringmuskel),* der kreisförmig um die Augen verläuft und die Augen schließt
- Der **M. orbicularis oris** *(Ringmuskel des Mundes),* der einen Ring um den Mund bildet, den Mund schließt und die Lippen zusammenpresst
- Der **M. zygomaticus** *(Jochbeinmuskel)* vom Mundwinkel zum Jochbein, hebt die Mundwinkel nach oben seitlich zum Lächeln
- Der **M. buccinator** *(Wangenmuskel),* der die muskuläre Grundlage der Wange bildet und den Mundhöhlenvorhof verkleinert
- Der **M. risorius** *(Lachmuskel),* der die „Lachgrübchen" entstehen lässt, indem er die Mundwinkel zur Seite zieht

Platysma (Halshautmuskel) ➤ 15.3.1

15.2.5 Die Kaumuskulatur

Die **Kaumuskulatur** bewegt den Unterkiefer. Sie ermöglicht das Beißen, Kauen und Zermahlen der Nahrung und beteiligt sich außerdem an der Lautbildung und am Sprechen.

Beim Kauen spielen Bewegungen in drei verschiedene Richtungen eine Rolle:

- Öffnen und Schließen des Mundes
- Seitverschieben und Zurückziehen des Mundes
- Kreisförmige Mahlbewegungen des Unterkiefers

Vier am Unterkiefer ansetzende Muskeln sind im Wesentlichen für diese Bewegungen im Kiefergelenk verantwortlich (➤ Abb. 15.8):

- Der **M. temporalis** *(Schläfenmuskel)* zieht vom Schläfenbein hinab zum Unterkiefer.
- Der **M. masseter** *(Kaumuskel)* entspringt am Jochbogen und setzt am Unterkieferwinkel an.
- Die **Mm. pterygoidei** *(Flügelmuskeln)* ziehen vom Keilbein zum Unterkieferwinkel, wobei aufgrund des unterschiedlichen Faser-

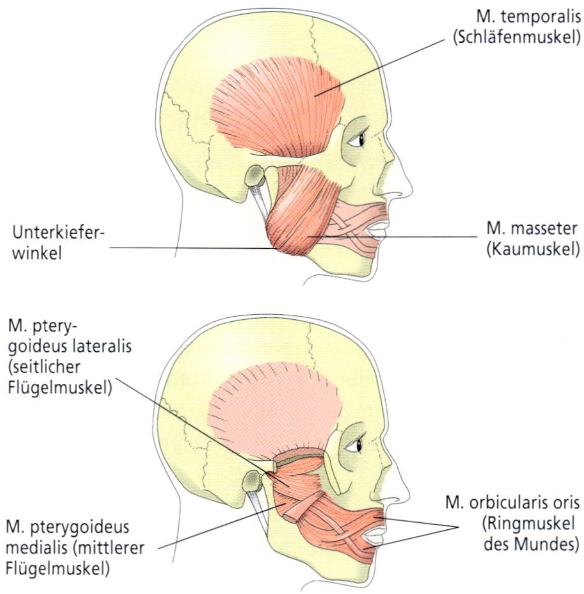

Abb. 15.8 Kaumuskulatur, oben oberflächliche, unten tiefe Schicht, sowie der M. orbicularis oris als Teil der mimischen Muskulatur. [L190]

verlaufs der **M. pterygoideus lateralis** *(seitlicher Flügelmuskel)* zur Kieferöffnung und der **M. pterygoideus medialis** *(mittlerer Flügelmuskel)* zum Kieferschluss beiträgt.

Zusätzlich beteiligen sich auch die Wangen-, Mundboden-, Lippen-, Zungenbein- und Zungenmuskeln am Kauvorgang.

Obere Zungenbeinmuskeln ➤ 15.3.1

15.3 Der Körperstamm

Kopf ➤ 15.2

15.3.1 Der Hals

Die knöchernen Strukturen

Der **Hals** als Verbindungsabschnitt zwischen Kopf und Schultergürtel enthält als knöcherne Strukturen in seinem hinteren Teil die **Halswirbelsäule** mit sieben **Halswirbeln** (➤ 15.3.2) und vorne oben das hufeisenförmige **Zungenbein** (*Os hyoideum* ➤ Abb. 15.9, ➤ Abb. 6.4, ➤ Abb. 6.5). Die Lage des Zungenbeins ist von außen durch eine quere Falte am Hals sichtbar. Unter dem Zungenbein befindet sich der aus mehreren gegeneinander beweglichen Knorpeln bestehende, gut tastbare **Kehlkopf** (➤ 6.3). Zungenbein und Kehlkopf bewegen sich beim Schlucken nach oben.

Die Halsmuskulatur

Die feingliedrige Halsmuskulatur kann in zwei Gruppen eingeteilt werden, die durch die großen Halsleitungsbahnen (Speise- und Luftröhre) getrennt sind. Zu den **vorderen Halsmuskeln** (➤ Abb. 15.9) gehören:

- Das **Platysma** *(Halshautmuskel)*, ein flächiger Muskel, der seiner Funktion nach zur mimischen Muskulatur zählt
- Der **M. sternocleidomastoideus** *(Kopfwender)*, der den Brustkorb mit dem Kopf verbindet. Bei einseitiger Kontraktion neigt er den Kopf zur gleichen und dreht ihn zur Gegenseite, bei beidseitiger kippt er den Kopf nach hinten
- Die **oberen Zungenbeinmuskeln** *(suprahyoidalen Muskeln)*, die von Schädelbasis oder Unterkiefer zum Zungenbein ziehen. Da sie durch Hirnnerven versorgt werden, gehören sie eigentlich zu den Kopfmuskeln. Die oberen Zungenbeinmuskeln bilden den **Mundboden** mit, d. h., sie verschließen die Mundhöhle nach unten. Bei fixiertem Unterkiefer ziehen sie außerdem das Zungenbein nach oben bzw. bei fixiertem Zungenbein den Unterkiefer nach unten und unterstützen die Mundöffnung, Kau- und Schluckbewegungen.
  Zu den oberen Zungenbeinmuskeln zählen **M. digastricus** *(zweibäuchiger Muskel)*, **M. stylohyoideus** *(Griffelfortsatz-Zungenbein-Muskel)*, **M. mylohyoideus** *(Unterkiefer-Zungenbein-Muskel)* und **M. geniohyoideus** *(Kinn-Zungenbein-Muskel)*.
- Die Gruppe der **unteren Zungenbeinmuskeln** (*infrahyoidalen Muskeln, Rectus-Gruppe; lat.* rectus = gerade). Sie verlaufen vom Zungenbein abwärts zu Kehlkopf, Brustbein oder Schulterblatt. Entsprechend bewegen die unteren Zungenbeinmuskeln das Zungenbein nach unten und sind v. a. für Schlucken und Lautbildung bedeutsam.
  Zu den unteren Zungenbeinmuskeln gehören der **M. sternohyoideus** *(Brustbein-Zungenbein-Muskel)*, der **M. sternothyroideus** *(Brustbein-Schildknorpel-Muskel)*, der **M. thyrohyoideus** *(Schildknorpel-Zungenbein-Muskel)* und der **M. omohyoideus** *(Schulterblatt-Zungenbein-Muskel)*.

Hinter Luft- und Speiseröhre liegen die **hinteren Halsmuskeln.**

- Zu den hinteren Halsmuskeln gehören die **Treppenmuskeln** *(Mm. scaleni)*, bestehend aus **M. scalenus anterior, medius und posterior** *(vorderer, mittlerer und hinterer Treppenmuskel)* seitlich am Hals. Sie unterstützen die Einatmung, indem sie die ersten Rippen anheben. Außerdem wirken sie bei der Beugung

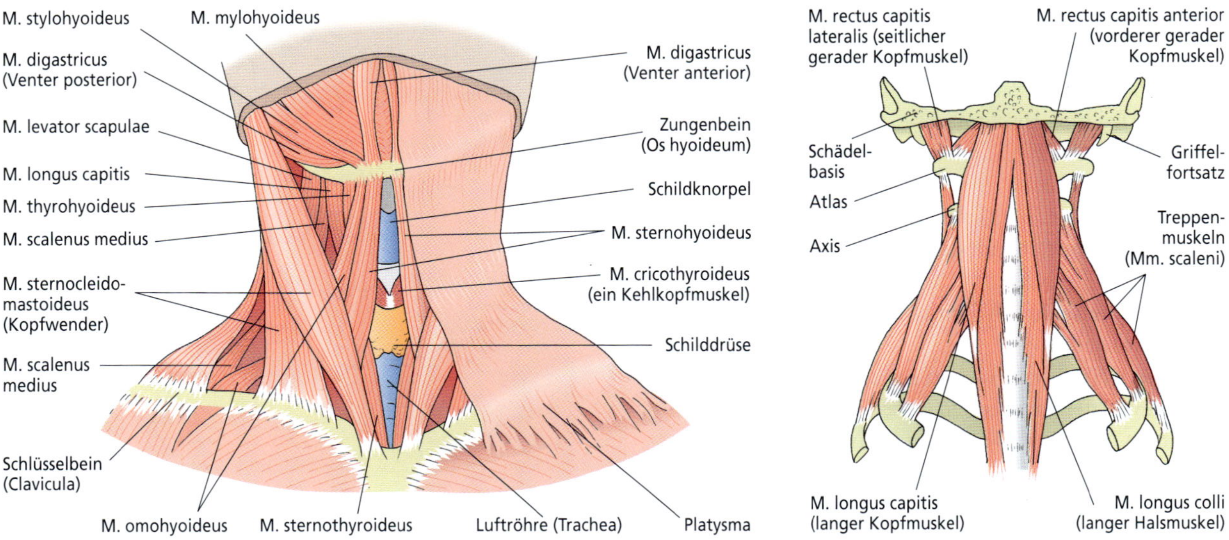

Abb. 15.9 Halsmuskulatur. Links: vordere Halsmuskulatur (auf der rechten Halsseite Platysma entfernt). Rechts: hintere Halsmuskulatur (vor der Wirbelsäule) und tiefe Nackenmuskulatur (hinter der Wirbelsäule, größtenteils verdeckt). Sie stützen den Kopf und unterstützen Kopfbewegungen. [L190]

und Seitwärtsdrehung der Halswirbelsäule mit. In ihrem gesamten Verlauf von den Querfortsätzen der sieben Halswirbel bis zur ersten und zweiten Rippe überziehen sie zeltförmig einen Teil des oben offenen knöchernen Thorax.
- Zu den hinteren Halsmuskeln rechnen außerdem die **tiefen** oder *prävertebralen* **Halsmuskeln,** welche unmittelbar *vor* der Wirbelsäule liegen. Sie unterstützen bei einseitiger Kontraktion die Seitwärtsbewegung und bei beidseitiger die Vorbeugung des Kopfes (➤ Abb. 15.9).

Die tiefen Nackenmuskeln

15

Die **tiefen** (oder *kurzen*) **Nackenmuskeln** verlaufen *hinter* der Wirbelsäule zwischen dem ersten oder zweiten Halswirbel und dem Hinterhauptbein (➤ Abb. 15.14).

Sie zählen zur *autochthonen Rückenmuskulatur* (➤ 15.3.5) und wirken sowohl bei der Kopfhaltung als auch bei verschiedenen Kopfbewegungen (Seitneigung, Drehung, Nicken des Kopfes) mit.

15.3.2 Die Wirbelsäule – eine Übersicht

DEFINITION

Wirbelsäule *(Columna vertebralis):* Längsachse des Skeletts aus 24 segmentförmigen Knochen, den **Wirbeln** *(Vertebrae),* dem **Kreuzbein** *(Os sacrum)* und dem **Steißbein** *(Os coccygis).*

Die **Wirbelsäule** umschließt und schützt das Rückenmark, welches durch die Wirbellöcher nach unten zieht. Sie trägt den Kopf und dient der Anheftung der Rippen und der Rückenmuskulatur.

Die Wirbel sind gegeneinander beweglich und erlauben dadurch Bewegungen nach vorn, hinten, links, rechts und um die Längsachse. Diese Beweglichkeit wird von den *Bandscheiben* (➤ 15.3.3) unterstützt, die außerdem zusammen mit vielen Bändern und Muskeln die Wirbelsäule stabilisieren.

Zwischen den Wirbeln liegen Öffnungen, die **Zwischenwirbellöcher** *(Foramina intervertebralia).* Durch sie treten Nerven hindurch, die vom Rückenmark ausgehen oder zum Rückenmark führen, die *Rückenmarks-* oder *Spinalnerven* (➤ 16.11.2).

Die Wirbelsäule hat fünf Abschnitte (➤ Abb. 15.10):
- Die **Halswirbelsäule** *(HWS)* mit sieben **Halswirbeln** (kurz C1–C7, C = Zervix = Hals)
- Die **Brustwirbelsäule** *(BWS)* mit zwölf **Brustwirbeln,** die mit den Rippen gelenkig verbunden sind (Th1–Th12, Th = Thorax = Brustkorb)
- Die **Lendenwirbelsäule** *(LWS)* mit fünf **Lendenwirbeln** (L1–L5, L = Lumbus = Lende)
- Das **Kreuzbein** *(Os sacrum)* – fünf **Kreuzbeinwirbel** (*Sakralwirbel,* S1–S5) sind hier zu einem Knochen verschmolzen
- Das **Steißbein** *(Os coccygis)* aus etwa vier verkümmerten Steißwirbeln

LERNHILFE

Anzahl der Wirbel

Frühstück um 7, Mittagessen um 12, Abendessen um 5.
HWS 7 Wirbel, BWS 12 Wirbel, LWS 5 Wirbel. [1]

Die Krümmungen der Wirbelsäule

Von vorn gesehen ist die gesunde Wirbelsäule nahezu gerade. Betrachtet man die Wirbelsäule des Erwachsenen jedoch von der Seite, so zeigt sie vier leichte Krümmungen (➤ Abb. 15.10):
- Bei zwei Krümmungen ist der Bogen nach vorn gewölbt; sie heißen **Halslordose** und **Lendenlordose.**
- Bei den anderen beiden weist die Bogenkrümmung nach hinten. Sie werden als **Brustkyphose** und **Sakralkyphose** bezeichnet.

Diese Krümmungen verleihen der Wirbelsäule eine hohe Stabilität. Die Belastungen, die bei den verschiedenen Bewegungen auftreten, werden dadurch auf alle Wirbel gleichmäßig verteilt.

Die Krümmungen der Wirbelsäule sind nicht von Geburt an vorhanden: Beim Säugling ist die gesamte Wirbelsäule leicht bogenförmig nach hinten gekrümmt (kyphosiert). Zuerst entwickelt sich beim

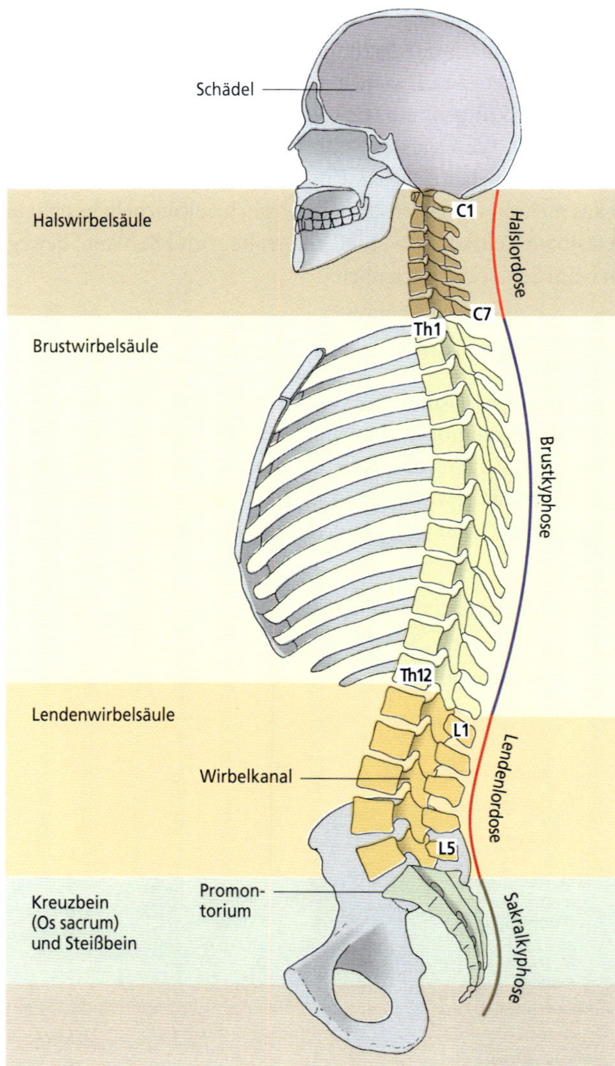

Abb. 15.10 Aufbau der Wirbelsäule im Längsschnitt. Gezeigt sind die vier physiologischen Krümmungen sowie der Wirbelkanal, aus dem die Spinalnerven (➤ Abb. 16.20) durch die Zwischenwirbellöcher in die Körperperipherie ziehen. Der unterste Abschnitt der Wirbelsäule, das Kreuzbein, verbindet sich mit den beiden Hüftbeinen zum Beckenring. [L190]

älteren Säugling mit zunehmender Kopfkontrolle die Halslordose. Im Krabbelalter flacht die Kyphose ab, und durch die Belastungen beim Stehen und Gehen bildet sich bis etwa zum Ende der Kindergartenzeit die charakteristische Doppel-S-Form aus.

Fehlbelastungen der Wirbelsäule

Durch Fehlbelastungen können sich die Krümmungen der Wirbelsäule krankhaft verstärken: Es kann ein *Hohlkreuz* bei verstärkter Lendenlordose oder ein *Rundrücken* bei stärkerer Brustkyphose entstehen. Diese begünstigen das Auftreten von *chronischen Rückenschmerzen* (➤ 15.3.4).

Die Wirbel

DEFINITION

Wirbel *(Vertebra):* Knochen der Wirbelsäule. Ab dem dritten Halswirbel im Wesentlichen einheitlicher Bau aus **Wirbelkörper** *(Corpus vertebrae),* **Wirbelbogen** *(Arcus vertebrae)* und verschiedenen **Wirbelfortsätzen** *(Processus vertebrae).*

Die **Wirbel** haben vom dritten Hals- bis zum fünften Lendenwirbel einen einheitlichen Aufbau, auch wenn sie sich in den einzelnen Wirbelsäulenabschnitten etwas unterscheiden (➤ Abb. 15.11). Diese Unterschiede spiegeln die funktionellen Anforderungen wider: Die Halswirbel sind zierlich und hoch beweglich, die Brustwirbel haben spezielle Gelenkflächen für die Rippen und die Lendenwirbel sind sehr stabil gebaut, da sie die größte Last tragen.

Der **Wirbelkörper** als dicke, rundliche, sehr belastbare „Knochenscheibe" bildet den Gewicht tragenden Teil der Wirbelsäule. Da alle Wirbelkörper übereinanderliegen, sind sie für die charakteristische Säulenform unserer Körperachse verantwortlich.

An der Hinterfläche des Wirbelkörpers setzt eine Knochenspange an, der **Wirbelbogen.** Er umgibt das **Wirbelloch** *(Foramen vertebrale).* Alle Wirbellöcher zusammen bilden den **Wirbelkanal** *(Spinalkanal, Canalis vertebralis),* durch den das Rückenmark vom **Foramen magnum** *(großes Hinterhauptloch)* nach unten zieht.

Vom Wirbelbogen gehen zum einen drei Knochenfortsätze aus, an denen Muskeln entspringen und ansetzen: der nach hinten unten

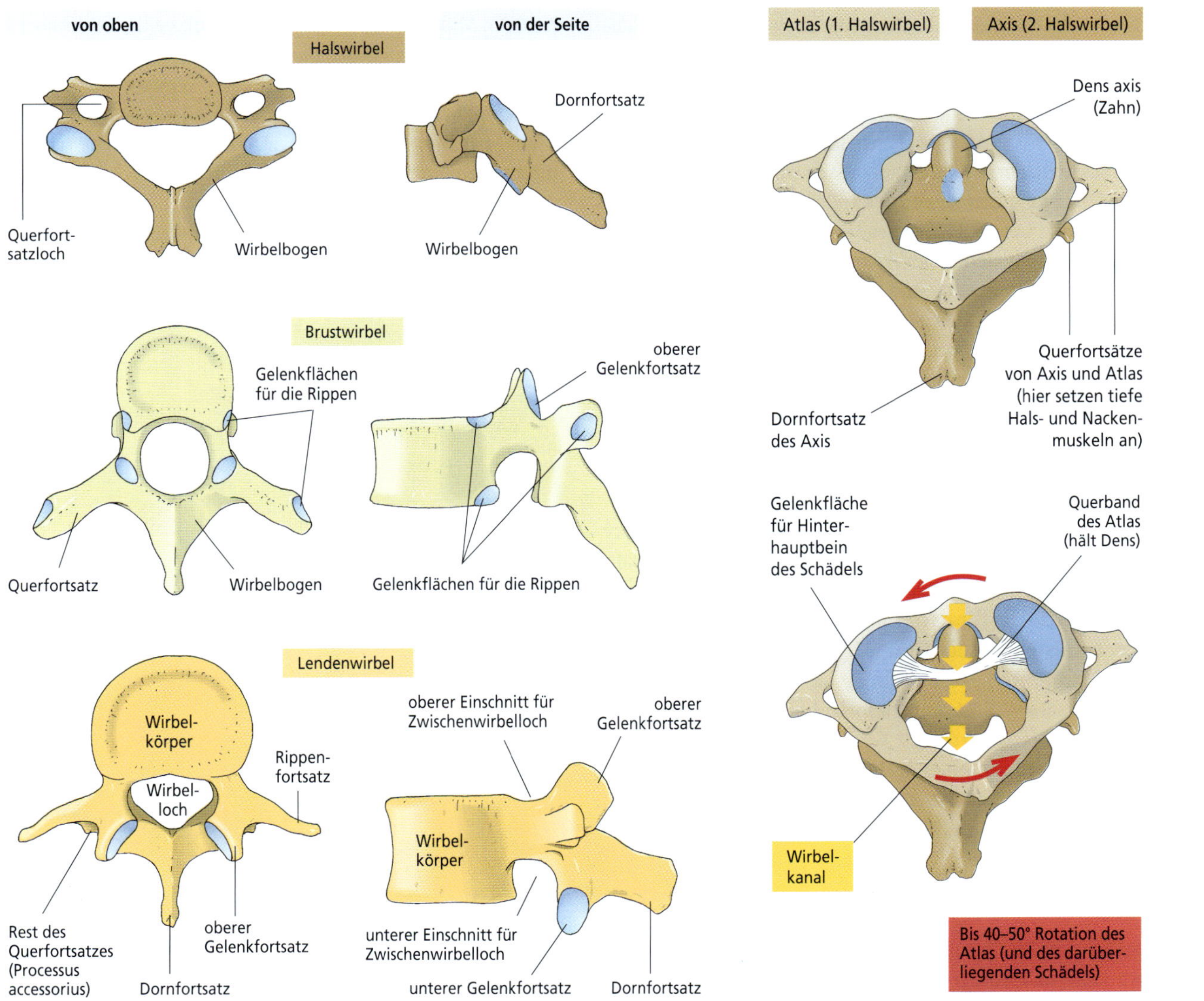

Abb. 15.11 Links und Mitte: Halswirbel, Brustwirbel und Lendenwirbel im Vergleich (links von oben, in der Mitte von der Seite). Rechts: Atlas (erster Halswirbel) und Axis (zweiter Halswirbel) in Normalstellung (oben) und bei rotiertem Kopf (unten). [L190]

zeigende **Dornfortsatz** *(Processus spinosus)* und links und rechts je ein **Querfortsatz** (*Processus transversus,* ➤ Abb. 15.11).

Etwa auf Höhe der Querfortsätze entspringen dem Wirbelbogen zum anderen je zwei **Gelenkfortsätze** nach oben und unten (*Processus articularis superior* und *inferior*). Sie verbinden die Wirbel über die paarigen **Wirbelbogengelenke** *(kleine Wirbelgelenke, Facettengelenke)* untereinander. Zwischen den unteren Gelenkfortsätzen und dem zugehörigen Wirbelkörper bleibt immer ein Freiraum, ebenso zwischen oberem Gelenkfortsatz und Wirbelkörper. Diese beiden Einschnitte liegen bei benachbarten Wirbeln direkt übereinander und umschließen das jeweilige **Zwischenwirbelloch** (*Foramen intervertebrale* ➤ Abb. 15.13). Durch die Zwischenwirbellöcher verlassen die Spinalnerven den Wirbelkanal.

15

15.3.3 Die einzelnen Wirbelsäulenabschnitte

Die Halswirbelsäule (HWS)

Die aus sieben Halswirbeln bestehende Halswirbelsäule bildet den obersten Wirbelsäulenabschnitt. Die Halswirbelsäule trägt den Schädel und ist der beweglichste Teil der Wirbelsäule.
Atlas und Axis, also erster und zweiter Halswirbel, haben eine besondere Form und Funktion (➤ Abb. 15.11):

- Der *erste Halswirbel* **(Atlas)** hat anstelle eines Wirbelkörpers die Form eines knöchernen Rings, auf dessen Oberfläche sich zwei Gelenkflächen befinden, denen der knöcherne Schädel mit den entsprechenden Gelenkflächen des Hinterhauptbeines aufsitzt. Dieses **obere Kopfgelenk** oder *Atlanto-Okzipital-Gelenk* ermöglicht die Nickbewegung und Seitneigung des Kopfes.
- Der *zweite Halswirbel,* **Axis** genannt, hat einen kleinen Wirbelkörper mit einem vorne in den Ring des Atlas emporragenden Knochenzapfen. Um diesen *Dens axis* oder **Axiszahn** dreht sich der Atlas im **unteren Kopfgelenk** oder *Atlanto-Axial-Gelenk,* wodurch Kopfdrehungen ermöglicht werden. Vom Dens durch eine Bindegewebsmembran getrennt verläuft im hinteren, größeren Teil des Atlasrings das Rückenmark.

Die darunterliegenden Wirbelkörper der Wirbel C3–C7 sind relativ klein im Vergleich zu ihrem Wirbelloch. Die Querfortsätze sind platt und haben im Gegensatz zur restlichen Wirbelsäule je ein **Querfortsatzloch** *(Foramen transversarium),* durch das hirn- und rückenmarksversorgende Gefäße (A. und V. vertebralis) ziehen (➤ Abb. 15.11, ➤ Abb. 16.36).

Die Dornfortsätze C2–C6 sind an ihren Enden meist zweigeteilt. Der siebte Wirbel (C7) wird auch *Vertebra prominens* genannt, da sein Dornfortsatz am weitesten nach dorsal vorspringt. Er ist leicht durch die Haut tastbar und bietet einen guten Anhaltspunkt für den Übergang zwischen Hals- und Brustwirbelsäule.

Die Brustwirbelsäule (BWS)

Die Brustwirbelsäule ist wenig beweglich – die Haltefunktion für den Brustkorb steht im Vordergrund.

Die Brustwirbel sind beträchtlich größer und stärker gebaut als die Halswirbel. Das Wirbelloch ist annähernd rund und etwa fingerdick. Als Besonderheit hat jeder Brustwirbel am Wirbelkörper mehrere Gelenkflächen für die Verbindung mit den Rippen und – außer Th 11 und 12 – auch zusätzlich an den Querfortsätzen.

Die Lendenwirbelsäule (LWS)

In der Lendenwirbelsäule finden sich die größten Wirbel des Menschen. Sie besitzen einen massigen Körper und ein vergleichsweise kleines, annähernd dreieckiges Wirbelloch. Sie sind nicht mehr mit Rippen verbunden, besitzen aber einen **Rippenfortsatz** *(Processus costalis),* der entwicklungsgeschichtlich einer verkümmerten Rippe entspricht. Die Dornfortsätze der Lendenwirbel zeigen relativ gerade nach hinten. Der fünfte Lendenwirbelkörper ist keilförmig, ebenso der darunterliegende erste Kreuzbeinwirbel. Sie bilden den markanten Übergang von der Lendenlordose zur Sakralkyphose, das **Promontorium.**

Das Kreuzbein und Steißbein

Das Kreuzbein (➤ Abb. 15.12, ➤ Abb. 15.34) ist ein dreieckiger abgeplatteter Knochen, der aus fünf Wirbeln besteht, die etwa bis zum 25. Lebensjahr miteinander verschmelzen. Das Kreuzbein bildet den hinteren Mittelteil des Beckens und ist mit beiden Hüftknochen über die nahezu unbeweglichen *Iliosakralgelenke* verbunden. Entsprechend den Zwischenwirbellöchern der übrigen Wirbelsäule stehen vier paarige **Kreuzbeinlöcher** *(Foramina sacralia)* mit dem **Kreuzbeinkanal** *(Canalis sacralis)* in Verbindung. Durch sie verlaufen die vorderen und hinteren *Sakralnerven,* wie die Spinalnerven hier heißen. Der Kreuz-

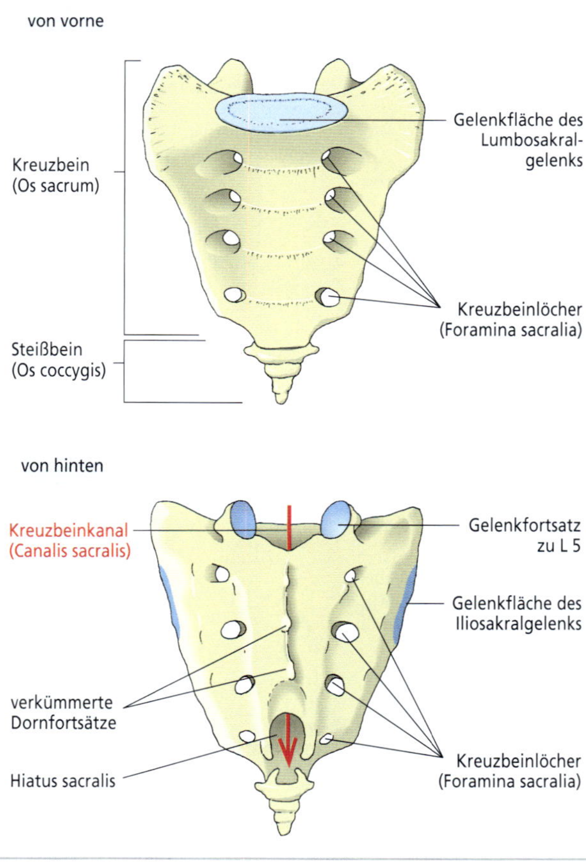

Abb. 15.12 Kreuzbein und Steißbein. [L190]

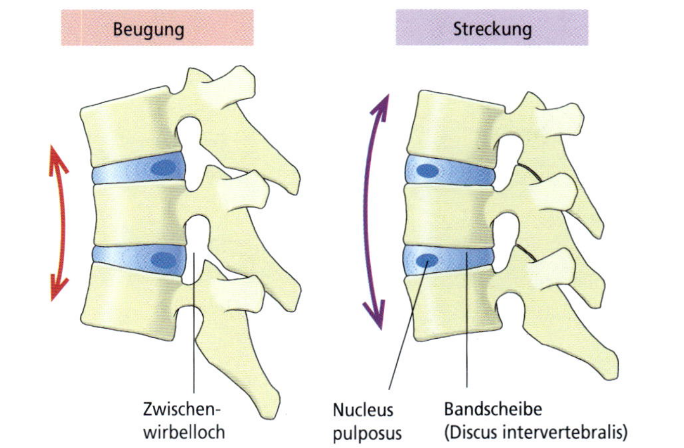

Abb. 15.13 Die Bandscheibenfunktion. Der Nucleus pulposus verschiebt sich innerhalb der Bandscheibe je nach Bewegung der Wirbelsäule. [L190]

beinkanal ist die Verlängerung des Wirbelkanals und nach unten offen *(Hiatus sacralis)*. An der Hinterfläche des Kreuzbeins befinden sich zudem verkümmerte Dorn- und Rippenfortsätze.

Nach oben ist das Kreuzbein über die beiden Wirbelbogengelenke sowie eine relativ große Wirbelkörperfläche und die Bandscheibe (sog. *Lumbosakralgelenk*) mit dem fünften Lendenwirbelkörper verbunden, nach unten über ein weitestgehend unbewegliches Gelenk mit dem Steißbein (➤ Abb. 15.12, ➤ Abb. 15.34). Letzteres besteht aus 4–5 Wirbelresten, die bis etwa zum 30. Lebensjahr miteinander verschmelzen.

Die Bandscheiben

DEFINITION

Bandscheiben *(Zwischenwirbelscheiben, Disci intervertebrales)*: Druckelastische Puffer zwischen den Wirbelkörpern sowie zwischen fünftem Lendenwirbelkörper und Kreuzbein. Durchschnittliche Dicke ca. 5 mm, von oben nach unten zunehmend.

Die **Bandscheiben** bestehen aus zwei Schichten Bindegewebe:

- Einem äußeren *Faserring*, dem **Anulus fibrosus,** aus derben kollagenen Fasern und Faserknorpel
- Einem *Gallertkern*, dem **Nucleus pulposus.** Dieser gleicht wie ein Wasserkissen die Druckunterschiede zwischen zwei Wirbeln aus, wenn diese sich bewegen (➤ Abb. 15.13).

Die Bandscheiben sind verformbar, aber nicht komprimierbar, sie ändern ihr Volumen also nicht. Sie erhöhen die Beweglichkeit der Wirbelsäule, indem sie sich entsprechend mit verformen, und fangen wie ein Stoßdämpfer Stauchungen der Wirbelsäule ab, z. B. beim Springen.

Die Bänder der Wirbelsäule

Stabilisiert wird die Wirbelsäule durch mehrere Bänder: **Vorderes** und **hinteres Längsband** (*Ligamentum longitudinale anterius* und *posterius*) ziehen vor bzw. hinter den Wirbelkörpern entlang der *gesamten* Wirbelsäule. Dazu kommen noch kurze Bänder, etwa die **Zwischenbogenbänder** *(Ligamenta flava)* zwischen einzelnen Wirbelbögen und die **Zwischendornfortsatzbänder** *(Ligamenta interspinalia)* zwischen einzelnen Dornfortsätzen.

Die Altersveränderungen der Wirbelsäule

Bereits ab dem 20.–30. Lebensjahr nimmt der Wassergehalt des Nucleus pulposus ab und der Anulus fibrosus bekommt kleine Risse. Dadurch wird die Bandscheibe niedriger und weniger elastisch und kann Stöße nicht mehr so gut abfedern. Außerdem kommt es zu winzigen Bewegungen in den angrenzenden Knochen mit der Folge von knöchernen Veränderungen der benachbarten Wirbelkörper und Wirbelbogengelenke („Randzacken", „Spangen").

15.3.4 Rückenschmerzen und Bandscheibenvorfall

Die Rückenschmerzen

Rückenschmerzen sind in unserer Gesellschaft weitverbreitet: Während Kinder bis zum Ende des Grundschulalters selten Rückenschmerzen haben, steigt deren Häufigkeit ab der Pubertät stetig an. Ab etwa 30 Jahren bei Frauen und 40 Jahren bei Männern geben 30 % oder mehr an, über mindestens drei Monate fast täglich Rückenschmerzen zu haben.

Überwiegend handelt es sich dabei um sog. **unspezifische Rückenschmerzen** ohne fassbare Ursache. Sie gehen meist von selbst wieder weg, können aber wiederkehren oder chronisch werden. Im Gegensatz zur viel geübten Praxis sollen Betroffene möglichst körperlich aktiv bleiben, ggf. unter (kurzzeitiger) Schmerztherapie.

Rückenschmerzen – Prävention und Gesundheitsberatung

Vorbeugend ist zum einen Bewegung wichtig, möglichst täglich und möglichst vielseitig:

- Für Kinder bedeutet dies z. B. Fußballspielen draußen statt am PC, Laufen, Springen und Klettern in der realen statt der virtuellen Welt, Wettbewerb im Sportverein statt in sozialen Netzwerken.
- Erwachsene sollten möglichst oft auf das Auto verzichten und Rad fahren oder zu Fuß gehen (z. B. auch die Kinder mit dem Rad zur Schule begleiten), dazu v. a. bei bewegungsarmer Berufstätigkeit Ausgleichssport treiben.

Hinzu kommt richtiges Hebe- und Trageverhalten: Lasten nicht in Rundrückenhaltung, sondern körpernah, symmetrisch und mit geradem Rücken heben und tragen (nicht hinunterbeugen, sondern ggf. in die Knie gehen). Zum anderen hat sich eine starke Rücken- und Bauchmuskulatur als ganz wesentlich erwiesen, die durch regelmäßiges Krafttraining aufgebaut werden kann. Entsprechende Übungen sowie Dehnübungen zum Erhalt der Beweglichkeit werden durch Physiotherapeuten und Physiotherapeutinnen oder in sog. **Rückenschulen** vermittelt.

Der Bandscheibenvorfall

Rückenschmerzen mit einer feststellbaren körperlichen Ursache heißen **spezifische Rückenschmerzen.**

Zu ihnen zählt beispielsweise der Rückenschmerz durch **Bandscheibenvorfall.** Die Altersveränderungen (➤ 15.3.3) können zu Verlagerungen der Bandscheiben führen. Eine Vorwölbung des Nucleus pulposus heißt **Bandscheibenprotusion.** Beim **Bandscheibenvorfall** ist der Nucleus pulposus sogar aus seiner „Hülle", dem Anulus fibrosus, gerutscht und drückt auf die austretende Nervenwurzel. Folge sind oft starke Schmerzen, häufig mit Ausstrahlung in das Versorgungsgebiet der komprimierten Nervenwurzel. Liegen keine Lähmungen vor, soll der oder die Betroffene unter angemessener

Schmerzbehandlung möglichst rasch zu normalen Bewegungen zurückkehren. *Stufenbettlagerung* wird allenfalls kurzzeitig empfohlen. Langfristig wichtig ist Stärkung der Rücken- und Bauchmuskulatur.

15.3.5 Die Rückenmuskulatur

Die autochthone Rückenmuskulatur

15

Obwohl die Wirbel gegeneinander nur begrenzt beweglich sind, ist die Beweglichkeit der Wirbelsäule insgesamt doch erheblich. Diese Beweglichkeit wird vor allem ermöglicht durch ein komplexes System aus sich überlappenden Muskelfaserzügen, das zwei Muskelstränge beidseits der Dornfortsätze bildet und in seiner Gesamtheit als **autochthone Rückenmuskulatur** bezeichnet wird (➤ Abb. 15.14). Diese Muskeln strecken die Wirbelsäule und drehen sie um die eigene Achse.

Zur autochthonen Rückenmuskulatur zählen folgende Muskeln, die alle von den *hinteren* Spinalnervenästen (➤ 16.11.2) versorgt werden (➤ Abb. 15.14):

- Der oberflächlichere **laterale Trakt** der autochthonen Rückenmuskulatur besteht v. a. aus dem **M. iliocostalis** (*Darmbein-Rippen-Muskel,* am weitesten seitlich gelegen), dem **M. longissimus** (*längster Muskel,* vom Hinterhaupt bis zum Kreuzbein) sowie den **Mm. splenii** *(Riemenmuskeln)* im Kopf-Hals-Bereich. Die Muskeln des lateralen Trakts verspannen die Wirbelsäule, neigen bei einseitiger Kontraktion die Wirbelsäule zur Seite und beugen sie bei beidseitiger Kontraktion nach hinten.
- Der tiefer gelegene **mediale Trakt** verbindet sämtliche Wirbel an Dorn- und Querfortsätzen miteinander, auch über mehrere Wirbel hinweg. Er wird meist in zwei Systeme gegliedert. Zum *gerade* verlaufenden *spinalen System* gehören die **Mm. interspinales** (*Zwischendornmuskeln,* zwischen benachbarten Dornfortsätzen) und die **Mm. spinales** *(Dornmuskeln),* welche die Dornfortsätze mehrerer Wirbel verbinden. Die Muskeln des *transversospinalen Systems* verlaufen *schräg* vom Querfortsatz eines unteren zum Dornfortsatz eines oberen Wirbels. Dazu rechnet man die **Mm. rotatores** *(Drehmuskeln),* **Mm. semispinales** *(Halbdornmuskeln)* und **Mm. multifidi** *(vielgefiederte Muskeln).* Der mediale Trakt stabilisiert zusammen mit dem Bandapparat die Wirbelsäule und formt ihre physiologischen Krümmungen. Im Gegensatz zur Bewegungsmuskulatur werden diese Muskelgruppen der **Haltemuskulatur** zugeordnet.
- Zur autochthonen Rückenmuskulatur zählen schließlich auch die tiefen Nackenmuskeln (➤ 15.3.1), die sich an den Bewegungen des Kopfes beteiligen.

Einteilung und Nomenklatur sind allerdings nicht einheitlich. So bezeichnete **M. erector spinae** *(Rumpfaufrichter)* früher die gesamte autochthone Rückenmuskulatur, heute teilweise auch nur den M. iliocostalis, longissimus und spinalis.

Gebeugt wird die Wirbelsäule vor allem durch vordere Bauchwandmuskulatur (➤ 15.3.7) und M. psoas major (➤ 15.6.3).

Die eingewanderte Rückenmuskulatur

Im Gegensatz zur autochthonen Rückenmuskulatur stammt die **eingewanderte** *(oberflächliche)* **Rückenmuskulatur** aus dem Extremitätenbereich und hat sich von dort auf den Rücken verlagert. Zu ihr zählen der M. latissimus dorsi, der M. trapezius, der M. levator scapulae, der M. rhomboideus major und minor (➤ Abb. 15.21) sowie der M. serratus posterior superior und inferior (➤ Abb. 15.21). Innerviert werden diese Muskeln v. a. von *vorderen* Spinalnervenästen (➤ 16.11.2).

Abgesehen von den Mm. serrati bewegt die eingewanderte Rückenmuskulatur v. a. Schultergürtel und Oberarm und wird daher bei der Schultergürtelmuskulatur dargestellt (➤ 15.4). Außerdem hilft sie bei der Atmung (➤ 6.9.4).

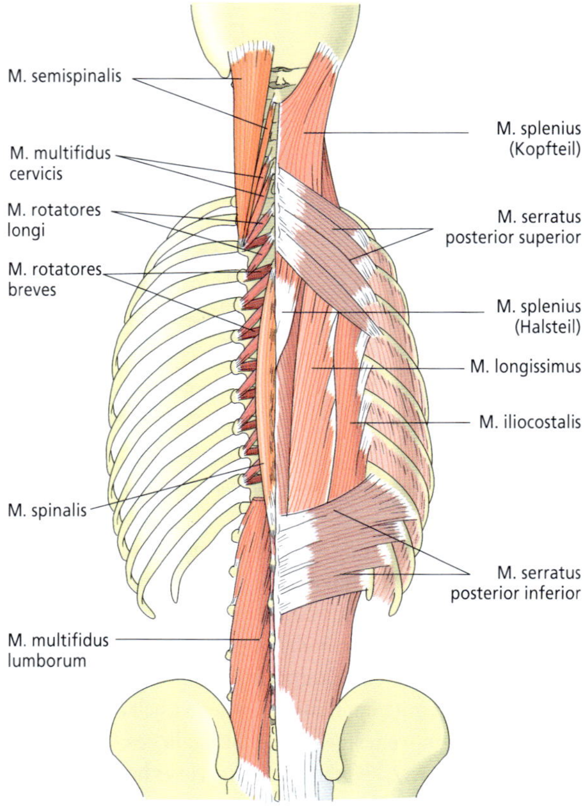

Abb. 15.14 Autochthone Rückenmuskulatur. Die autochthone Rückenmuskulatur gliedert sich in zwei Muskelgruppen: den medialen Trakt (links im Bild) und lateralen Trakt (rechts im Bild). Über die autochthone Rückenmuskulatur legen sich M. serratus posterior superior und M. serratus posterior inferior. Sie ziehen von der Wirbelsäule zu den Rippen; beide gehören zur Atemhilfsmuskulatur (➤ 6.9.4). [L190]

15.3.6 Der knöcherne Thorax

DEFINITION

Knöcherner Thorax: Knöchernes Gerüst des Brustkorbs, bestehend aus dem **Brustbein** *(Sternum)* vorne, der Wirbelsäule hinten und beidseits zwölf **Rippen** *(Costae)* an der Seite.

Der **knöcherne Thorax** umschließt die Brusthöhle mit Herz und Lungen sowie den oberen Anteil der Bauchhöhle (➤ Abb. 7.1). Er hat die Form eines nach oben und unten offenen ovalen Bienenkorbes, d. h., sein Umfang vergrößert sich von oben nach unten. Dorsal in der Mitte liegt die Brustwirbelsäule, deren Wirbelkörper in den Brustraum hineinragen (➢ Abb. 15.15).

Für Säuglinge typisch ist ein sehr tiefer Thorax mit fast horizontal stehenden Rippen (➢ 6.9.3).

Bei älteren Menschen ist der Thorax flach, vor allem im unteren Bereich schmaler und weniger elastisch als in jungen Jahren.

Die Rippen

Am Aufbau des knöchernen Thorax beteiligen sich zwölf Rippenpaare. Jede **Rippe** besteht aus einem dorsalen *knöchernen* und einem ventralen *knorpeligen* Anteil, die zusammen etwa die Form eines halben Herzens bilden. Ihre Länge nimmt bis zur siebten Rippe zu, danach wieder ab.

Die ersten zehn Rippen sind über jeweils zwei Gelenke an **Rippenkopf** und **Rippenhöckerchen** mit Wirbelkörper bzw. Querfortsatz „ihres" Brustwirbels verbunden, die 11.–12. Rippe nur mit den entsprechenden Wirbelkörpern.

Die Knorpel der 1.–7. Rippe stehen in direkter gelenkiger Verbindung mit dem Brustbein. Diese Rippen nennt man **echte Rippen** *(Costae verae).*

Die restlichen fünf Rippen werden als **falsche Rippen** *(Costae spuriae)* bezeichnet, weil sie entweder nur indirekten Kontakt zum Brustbein haben (8.–10. Rippe) oder frei enden (11.–12. Rippe, **freie Rippen**). Die Rippenknorpel 8–10 sind untereinander über Knorpelstege verbunden, die den **Rippenbogen** *(Arcus costalis)* bilden. Ein solcher Knorpelsteg führt auch zur siebten Rippe und stellt die Verbindung zum Brustbein her.

Die Gelenkverbindungen der Rippen gewährleisten die Beweglichkeit des knöchernen Brustkorbes, sodass er sich bei Rippenhebung ausdehnen und umgekehrt auch wieder zusammenziehen kann. Das ist sehr wichtig für die Atemmechanik (➢ 6.9).

Der Zwischenraum zwischen den einzelnen Rippen heißt *Interkostal-* oder **Zwischenrippenraum** *(ICR).* Er wird von den **Zwischenrippenmuskeln** *(Interkostalmuskeln)* überspannt. Am Oberrand jedes Zwischenrippenraums (also am Unterrand der jeweiligen Rippe) verlaufen eine **Zwischenrippenarterie,** eine **Zwischenrippenvene** und ein **Zwischenrippennerv.**

Das Brustbein

Das **Brustbein** ist ein flacher, schmaler Knochen und bildet das ventrale Mittelstück des Brustkorbes. Das Brustbein besteht von oben nach unten aus drei Teilen (➢ Abb. 15.15):

- Dem *Handgriff,* **Manubrium sterni,** einer kurzen breiten Knochenplatte vertikal zwischen Schlüsselbein und zweitem Rippenpaar, an dem viele der vorderen Hals- und Zungenbeinmuskeln entspringen oder ansetzen
- Dem *Brustbeinkörper,* **Corpus sterni,** einer längs verlaufenden schmalen Knochenplatte mit Gelenkflächen für die 3.–7. Rippe (die für die zweite Rippe befindet sich am Übergang zwischen Manubrium und Corpus)
- Dem frei nach unten ragenden *Schwertfortsatz,* **Processus xiphoideus,** der als Ansatzstelle für Brust- und Bauchwandmuskeln dient

15.3.7 Die Atemmuskulatur

Das Zwerchfell

DEFINITION

Zwerchfell *(Diaphragma):* Kuppelförmig zwischen Brustbein, unteren sechs Rippen und Lendenwirbelsäule verspannte Muskel-Sehnen-Platte, die Brust- und Bauchhöhle trennt und der wichtigste Atemmuskel ist. Steht bei Säuglingen und Kleinkindern höher, bei alten Menschen tiefer als bei Erwachsenen im mittleren Lebensalter.

Wenn sich das **Zwerchfell** zusammenzieht, werden die Lungen nach unten gezogen, was zu einem Unterdruck in der Brusthöhle und somit zum Einstrom von Luft in die Lungen führt (Einatmung, ➢ 6.9.3).

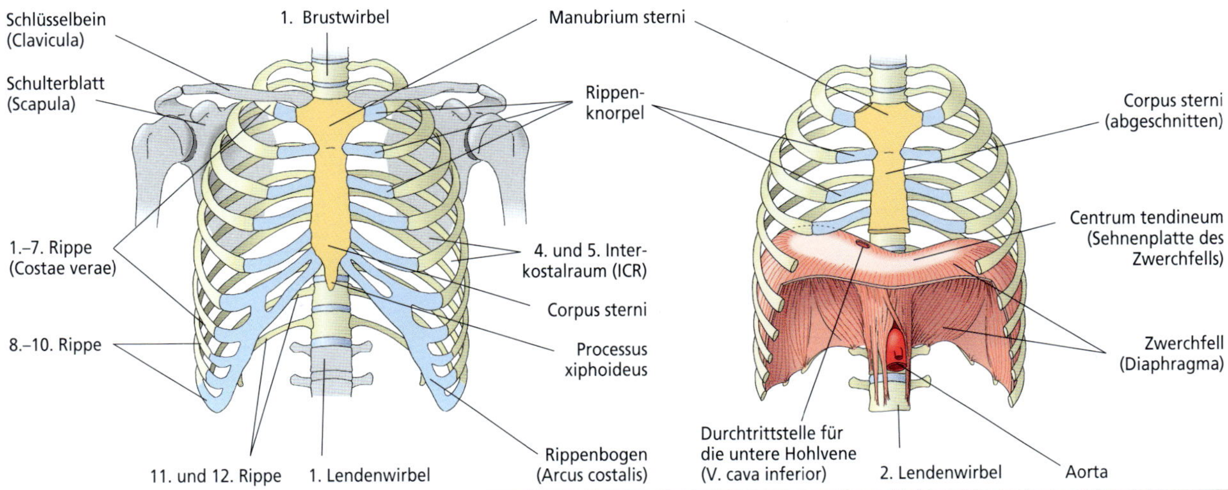

Abb. 15.15 Brustkorb in der Vorderansicht (knöcherne und knorpelige Anteile). Links: mit Darstellung des knöchernen Schultergürtels. Rechts: mit Darstellung des Zwerchfells und der Durchtrittsstellen für die großen Gefäße (Brustbein und Rippen abgeschnitten). [L190]

Bei Erschlaffung des Zwerchfells steigen die Lungen passiv wieder nach oben (Ausatmung).

Im mittleren und hinteren Bereich hat das Zwerchfell drei Aussparungen, durch die V. cava inferior (untere Hohlvene), Aorta und Ösophagus vom Brust- in den Bauchraum treten (➤ Abb. 15.15).

Die Zwischenrippenmuskeln

Auch die **Zwischenrippenmuskeln** *(Interkostalmuskeln)* sind aktiv an der Atmung beteiligt:

- Die **äußeren Zwischenrippenmuskeln** *(Mm. intercostales externi)* ziehen schräg von hinten oben nach vorne unten. Sie heben die Rippen und erweitern so den Brustraum.
- Die umgekehrt verlaufenden **inneren Zwischenrippenmuskeln** *(Mm. intercostales interni* ➤ Abb. 6.16) senken die Rippen und verkleinern damit den Brustkorb.

Die Atemhilfsmuskulatur

Bei erschwerter Atmung können weitere Muskeln bei der Ein- oder Ausatmung helfen, die als **Atemhilfsmuskulatur** zusammengefasst werden. Sie werden bei der Atemmechanik dargestellt (➤ 6.9).

15.3.8 Die vordere Bauchwandmuskulatur

Die **Bauchwand** schließt die Bauchhöhle nach vorn und zur Seite ab und besteht aus mehreren Muskelschichten. Diese verlaufen zwischen dem unteren Rippenbogen und dem Becken. Je nach Verlauf wirken sie bei der Rumpfbeugung und -drehung mit. Ziehen sich alle Muskelschichten zusammen, werden die Bauchorgane zusammengepresst (**Bauchpresse** ➤ 6.9.4) und so die Darm- und Harnblasenentleerung unterstützt.

Der **M. rectus abdominis** *(gerader Bauchmuskel)* liegt am oberflächlichsten und spannt sich zwischen den Rippenknorpeln 5–7, dem Processus xiphoideus des Brustbeins und dem Schambein (Os pubis) aus. In diesem langen Verlauf ist er durch drei Zwischensehnen unterbrochen (➤ Abb. 15.16).

Seitlich des M. rectus abdominis verlaufen die beiden *schrägen Bauchmuskeln* (**M. obliquus externus abdominis** und **M. obliquus internus abdominis**). Als Merkregel für den Verlauf des M. obliquus externus gilt, dass dieser der Armhaltung bei in den Hosentaschen steckenden Händen entspricht. Der M. obliquus internus verläuft fächerförmig vom Darmbein(stachel) zur Mitte und unterkreuzt dabei teilweise die Faserzüge des M. obliquus externus. Die sehnigen Ansätze beider Muskeln vereinigen sich vorn zu einem breiten **Sehnenband** *(Aponeurose).*

Die tiefste Schicht der Bauchwandmuskeln wird vom *queren Bauchmuskel* **(M. transversus abdominis)** gebildet (➤ Abb. 15.17, ➤ Abb. 15.18). Er verläuft gürtelförmig von der Seite zur vorderen Bauchwand und setzt dort, ähnlich wie die schrägen Bauchmuskeln, in einer breiten Sehnenplatte an.

Der M. rectus abdominis wird von den Sehnenplatten der Obliquus- und des Transversus-Bauchmuskels umschlossen. Weil er so an ein Schwert in der Scheide erinnert, wird dieser Bereich auch **Rektusscheide** genannt. In der Mitte zwischen linkem und rechtem geradem Bauchmuskel vereinigen sich die drei Sehnenplatten. Dieser straffe Bindegewebsstreifen heißt **Linea alba** *(weiße Linie).*

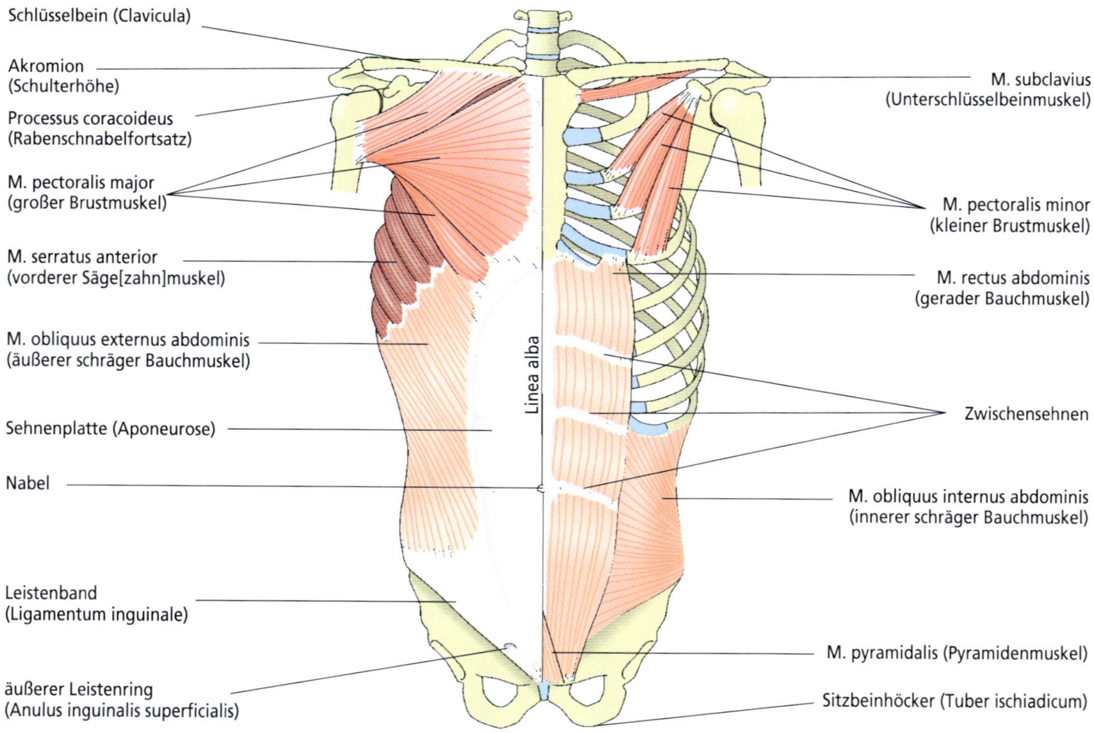

Abb. 15.16 Muskulatur der vorderen Rumpfwand. Durch Abtragen der oberflächlichen Sehnenplatte und des M. pectoralis major erkennt man auf der linken Körperseite den M. rectus abdominis, den M. obliquus internus abdominis und den M. pectoralis minor. Der unter dem M. obliquus internus abdominis liegende M. transversus abdominis ist nicht sichtbar. [L190]

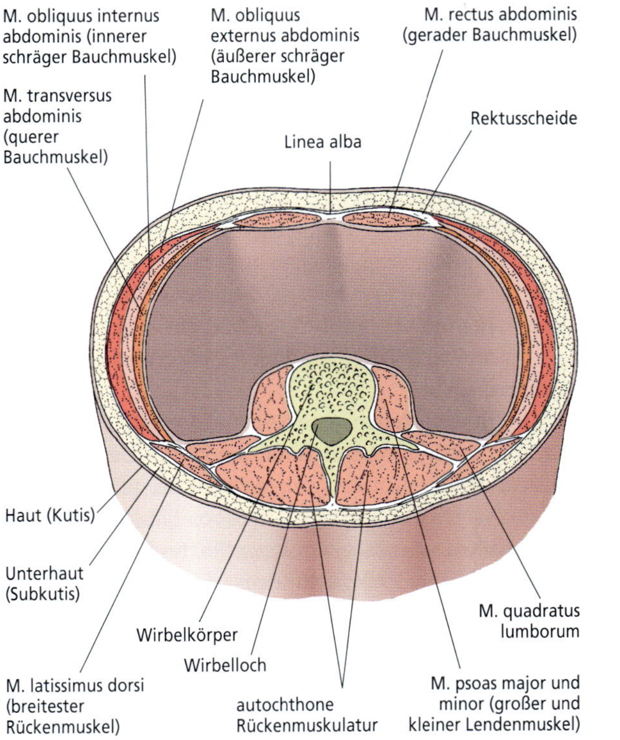

Abb. 15.17 Querschnitt durch den Rumpf im Lendenbereich. [L190]

Bauchdeckenentlastende Lagerung

Schmerzlindernd bei Bauchschmerzen oder nach Bauchoperationen wirkt oft eine **bauchdeckenentlastende Lagerung,** bei der die Pflegenden den Patienten bzw. die Patientin mit leicht erhöhtem Oberkörper lagern und ein Kissen oder eine zusammengerollte Decke unter die Knie legen.

15.3.9 Der Leistenkanal

Der **Leistenkanal** (*Canalis inguinalis,* ➤ Abb. 15.18) ist eine 4–5 cm lange röhrenförmige Verbindung zwischen Bauchhöhle und äußerer Schamgegend. Er durchstößt alle Muskelschichten der Bauchdecke, und zwar von lateral oben innen nach medial unten außen. Die Durchtrittsstelle durch die Sehne des M. transversus abdominis wird als **innerer Leistenring,** die Lücke im M. obliquus externus abdominis als **äußerer Leistenring** bezeichnet.

Vor der Geburt wandern die Hoden aus der Bauchhöhle durch den Leistenkanal in den Hodensack. Beim Mann verläuft durch den Leistenkanal der Samenstrang auf seinem Weg vom Hoden zur Prostata. Bei der Frau enthält der Leistenkanal ein bindegewebiges Band und Fettgewebe.

Die Hernien

An Schwachstellen der Bauchwand kann sich eine **Hernie** *(Bruch)* entwickeln: Es kommt zu einer abnormen Ausstülpung des Bauchfells mit Hervortreten von Bauchorganen oder Teilen davon (meist Darmschlingen). Hernien können durch Entzündung oder Einklemmung gefährlich werden und werden deshalb meist frühzeitig operiert.

Leistenhernien

Der Leistenkanal verschließt sich erst relativ spät in der Entwicklung. Entsprechend sind **Leistenhernien** *(Leistenbrüche)* und dabei vor allem *indirekte Leistenhernien,* die dem Verlauf des Leistenkanals folgen, bei Säuglingen die häufigsten Hernien überhaupt. Bei Jungen sind sie häufiger als bei Mädchen, bei Frühgeborenen häufiger als bei reif Geborenen.

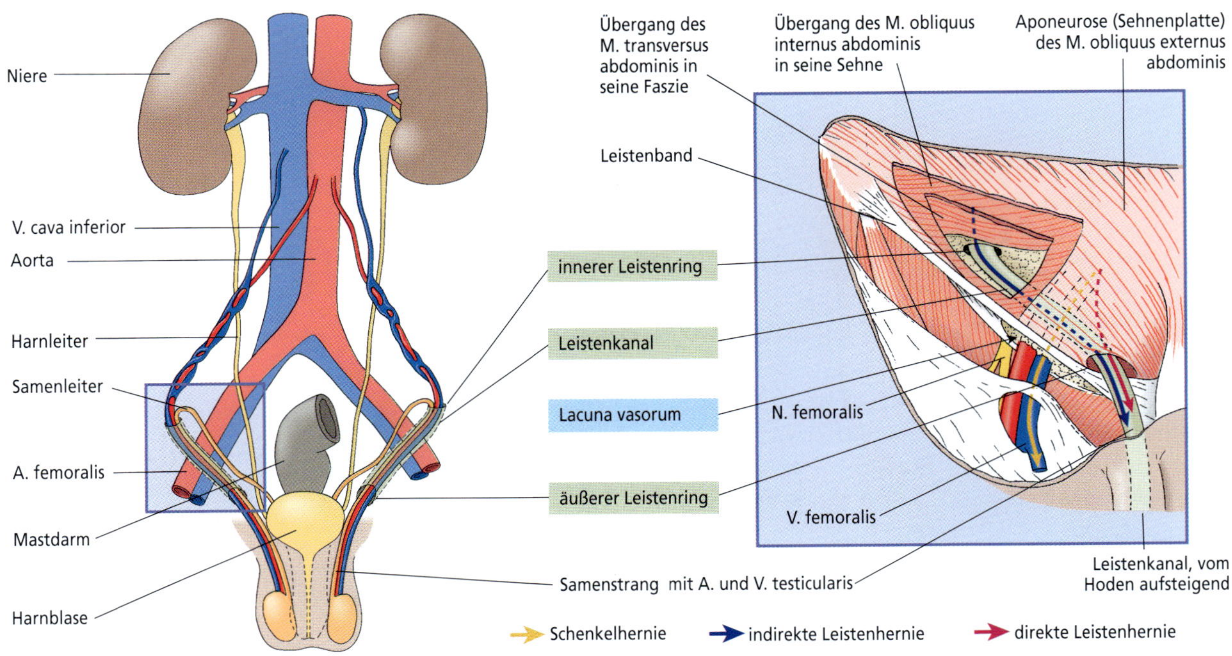

Abb. 15.18 Anatomie des Leistenkanals beim Mann. Links: Übersichtszeichnung der räumlichen Anordnung der Organe ohne Muskulatur. Rechts: Detailzeichnung mit der Bauchwandmuskulatur. [L190]

15.4 Der Schultergürtel

DEFINITION

Obere Extremität *(obere Gliedmaße):* Schultergürtel und Arm (freie obere Extremität).
Schultergürtel: Knochen, die das Rumpfskelett mit dem Oberarmknochen verbinden.

Mit dem aufrechten Gang wurde die **obere Extremität** als Stütz- und Gehorgan überflüssig. Stattdessen hat sie sich zu einem komplexen Greif- und Tastorgan entwickelt.

Der **Schultergürtel** verbindet die Knochen der Arme mit dem Körperstamm. Er besteht aus jederseits zwei Knochen, dem Schlüsselbein und dem Schulterblatt (➤ Abb. 15.19).

Das Schlüsselbein

Das **Schlüsselbein** *(Clavicula)* ist ein relativ dünner, annähernd S-förmiger Knochen, der an beiden Enden Gelenkflächen besitzt. Er liegt dem Brustkorb vorn oben auf und ist medial über das **Sternoklavikulargelenk** *(Brustbein-Schlüsselbein-Gelenk, mediales Schlüsselbeingelenk)* mit dem **Brustbein** *(Sternum)* verbunden. Lateral bildet das Schlüsselbein ein Gelenk mit dem dorsal liegenden Schulterblatt, das **Akromioklavikulargelenk** *(Schultereck-Schlüsselbein-Gelenk, laterales Schlüsselbeingelenk).*

Das Schulterblatt und Schultergelenk

Das **Schulterblatt** *(Scapula)* ist ein etwa dreieckiger, platter Knochen, an dessen Rückwand die **Spina scapulae** *(Schulterblattgräte)* auf breiter Fläche hervorspringt (➤ Abb. 15.19). Deren freies Ende, das **Akromion** *(Schulterhöhe),* steht mit dem Schlüsselbein in Verbindung. Eine muldenförmige Vertiefung in der oberen äußeren Schulterblattecke bildet die **Schultergelenkpfanne** *(Cavitas glenoidalis),* die mit dem Kopf des Oberarmknochens ein Kugelgelenk bildet (➤ Abb. 15.20). Etwas oberhalb der Schultergelenkpfanne ragt der **Rabenschnabelfortsatz** *(Processus coracoideus)* nach vorne hervor. Er bildet zusammen mit dem Akromion und verbindenden Bändern das **Schulterdach.**

Über die Schultergelenkpfanne besteht die einzige Verbindung des Armes zum Schultergürtel und damit zum Rumpf. Da sie relativ klein und flach ist, kann sie nicht den ganzen Oberarmkopf aufnehmen. Damit das Schultergelenk stabil bleibt, ist es von Muskeln umschlossen, das Schultergelenk ist ein sog. **muskelgeführtes Gelenk.** Von besonderer Bedeutung sind der **M. deltoideus** *(dreieckiger Schultermuskel, Deltamuskel* ➤ Abb. 15.21) sowie die **Rotatorenmanschette** aus:

- **M. infraspinatus** *(Untergrätenmuskel)*
- **M. supraspinatus** *(Obergrätenmuskel)*
- **M. subscapularis** *(Unterschulterblattmuskel)*
- **M. teres minor** *(kleiner Rundmuskel)*

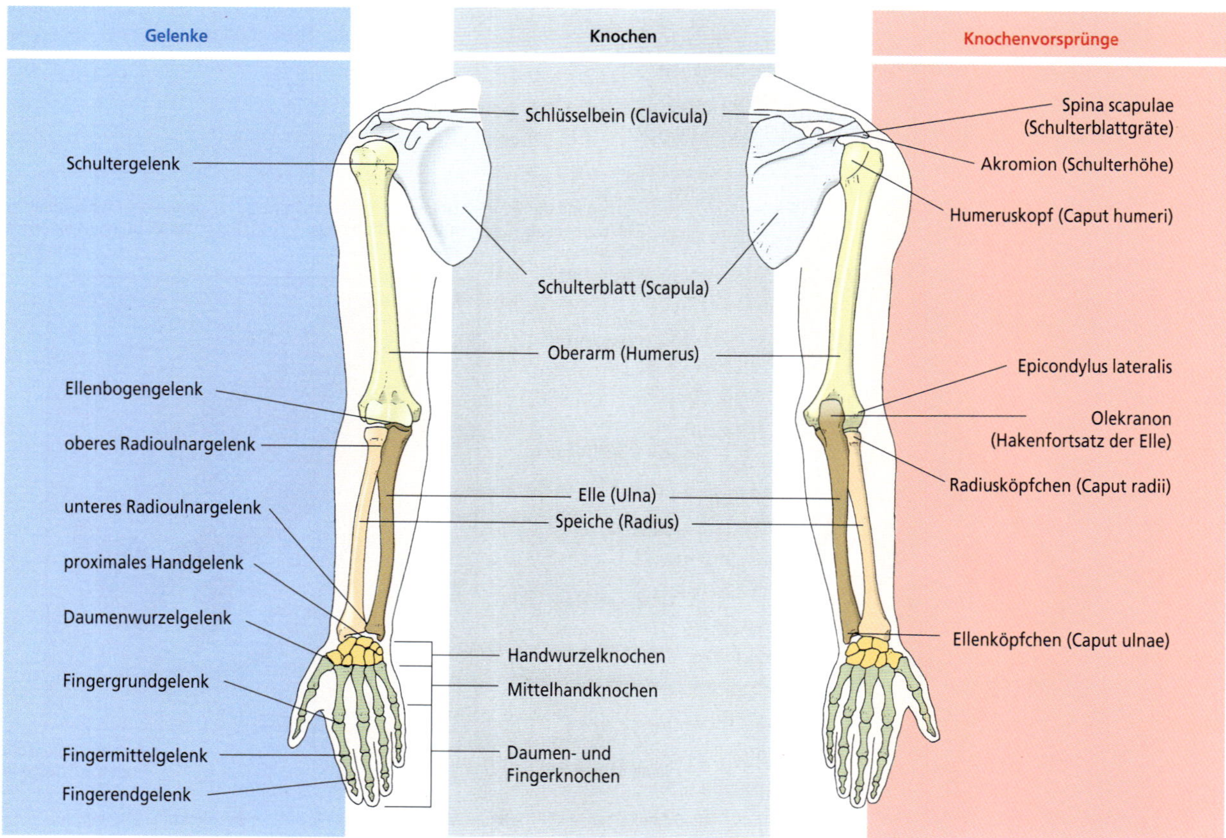

Abb. 15.19 Übersicht über die Knochen der oberen Extremität, links: Ansicht von vorne und rechts: Ansicht von hinten. [L190]

Auch Bänder und die Sehnen des langen Bizepskopfes sowie des M. supraspinatus sichern das Gelenk mit (➤ Abb. 15.20, ➤ Abb. 15.21).

Das Schultergelenk – das beweglichste Gelenk unseres Körpers

Das Schultergelenk ist das beweglichste Gelenk unseres Körpers. Preis der Beweglichkeit ist das hohe Risiko einer Luxation (Verrenkung, Auskugelung ➤ 14.2.2).

Die Schultergürtelmuskulatur

Die Muskulatur des Schultergürtels fixiert das Schulterblatt und ermöglicht Gleitbewegungen des Schulterblatts auf der hinteren Brustwand. Die Fixierung ist die Voraussetzung für die Funktion der vom Schulterblatt entspringenden Armmuskeln: Um den Arm im Schultergelenk bewegen zu können, müssen sie einen „fest sitzenden" Ursprung als Widerlager haben, gegen das sie den Arm ziehen. Das Schlüsselbein wird dabei passiv mitbewegt.

Zur **vorderen Schultergürtelmuskulatur** *(ventrale Schultergürtelmuskulatur, Brustmuskulatur)* zählen (➤ Abb. 15.16):

- Der **M. subclavius** *(Unterschlüsselbeinmuskel)*, der von der ersten Rippe zum Schlüsselbein zieht und dieses herabzieht.
- Der **M. pectoralis minor** *(kleiner Brustmuskel)*, der von der 3.–5. Rippe zum Schulterblatt zieht und das Schulterblatt nach vorne unten zieht. Zudem ist er ein Atemhilfsmuskel (➤ 6.9.3), da er bei fixiertem Schulterblatt die (oberen) Rippen hebt.

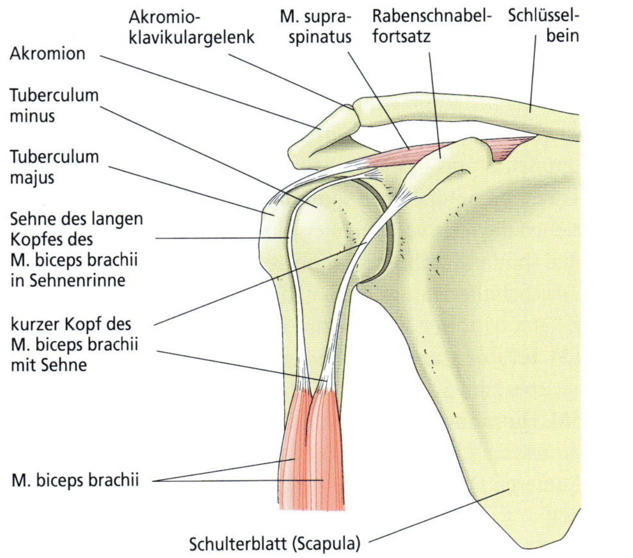

Abb. 15.20 Schulterblatt und Schultergelenk, Ansicht von vorn mit Verlauf der Sehnen des M. biceps brachii. [L190]

- Der **M. serratus anterior** *(vorderer Säge[zahn]muskel)*, der von der 1.–9. Rippe zum Schulterblatt zieht. Er dreht das Schulterblatt nach oben und zur Seite. Weil er bei fixiertem Schulterblatt die Rippen hebt, ist auch er ein Atemhilfsmuskel.

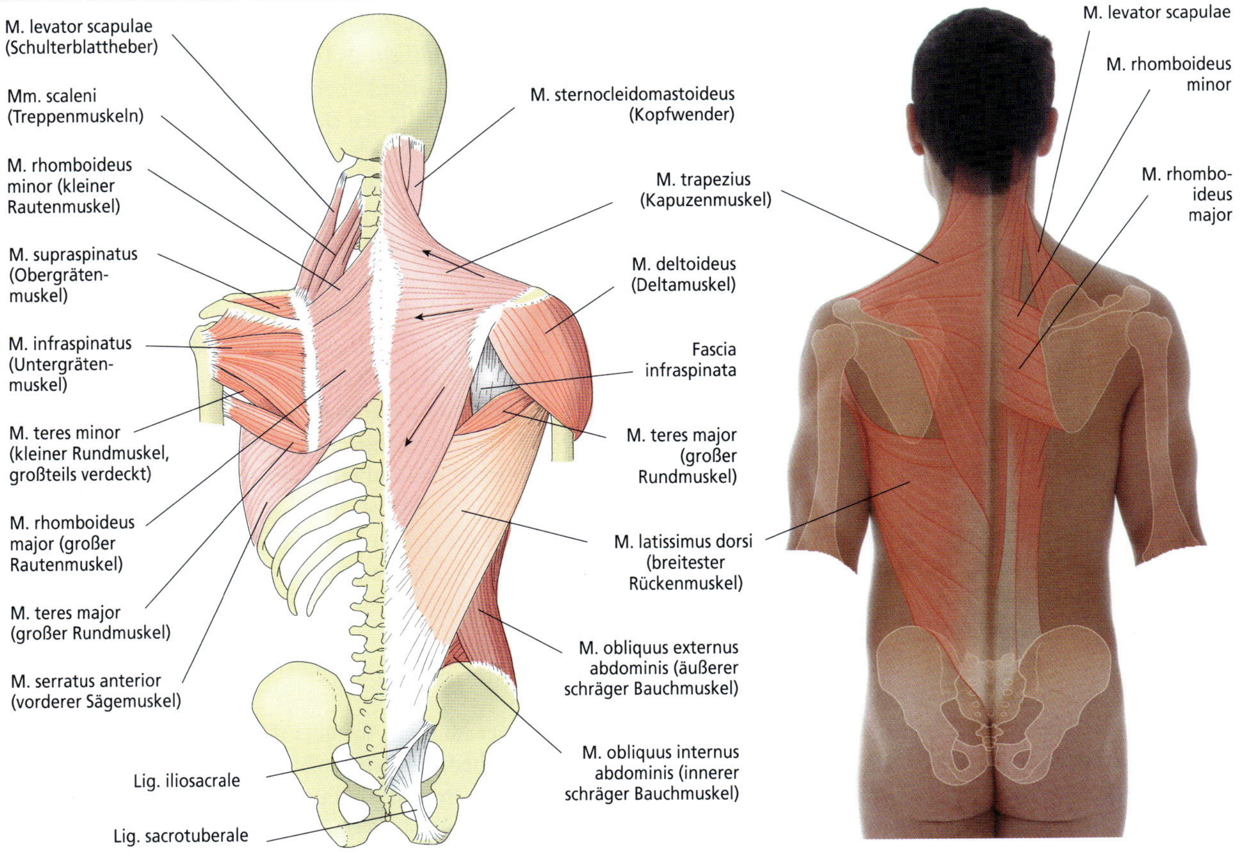

Abb. 15.21 Hintere Schultergürtel- und Schultermuskulatur, rechts die bis zum Becken reichende oberflächliche Schicht, links die tiefe Schicht. [L190/E460-003]

Zur **hinteren** *(dorsalen)* **Schultergürtelmuskulatur,** auch als *eingewanderte Rückenmuskulatur* bezeichnet, gehören (➢ Abb. 15.21):

- Der **M. trapezius** *(Kapuzenmuskel),* ein breitflächiger Muskel, der fächerförmig von Hinterhauptbein und allen Hals- und Brustwirbeln zu Schlüsselbein und Schulterblatt zieht. Infolge der großen Ursprungsfläche zeigen die Fasern unterschiedliche Verläufe und unterstützen somit unterschiedliche Bewegungen. So ziehen die quer verlaufenden Fasern das Schulterblatt nach medial (hinten), während der obere und untere Anteil des Muskels das Schulterblatt so drehen, dass die Gelenkpfanne höher bzw. tiefer tritt. Der M. trapezius ist gut an der Schulter tastbar.
- Der **M. levator scapulae** *(Schulterblattheber),* der vom 1. bis 4. Halswirbel zum Schulterblatt zieht und das Schulterblatt hebt.
- Der **M. rhomboideus major** und **minor** (*großer* und *kleiner Rautenmuskel*), die von den Dornfortsätzen der oberen Brust- und unteren Halswirbelsäule zum Schulterblatt ziehen und die Medial- und Aufwärtsbewegungen des Schulterblattes bewirken.

15

15.5 Die freie obere Extremität: der Arm

Der **Arm** hat mehr als 24 Knochen. Er lässt sich in drei Abschnitte einteilen (➢ Abb. 15.19):

- Den **Oberarm** mit dem **Oberarmknochen** *(Humerus)*
- Den **Unterarm** mit **Elle** *(Ulna)* und **Speiche** *(Radius)*
- Die **Hand** *(Manus)* mit den **Handwurzelknochen** *(Ossa carpi),* **Mittelhandknochen** *(Ossa metacarpi)* und **Fingerknochen** *(Ossa digitorum manus)*

15.5.1 Der Oberarm

Oberarmknochen und Ellenbogengelenk

DEFINITION

Oberarmknochen *(Humerus):* Röhrenknochen im Oberarm und größter Knochen der oberen Extremität. Proximal im Schultergelenk mit dem Schulterblatt, distal über das Ellenbogengelenk mit Elle und Speiche verbunden.

Der **Humeruskopf** *(Caput humeri)* liegt etwas schräg medial am proximalen Ende des Oberarmknochens. Fast auf gleicher Höhe befinden sich lateral ein etwas *größerer* und ein *kleiner Knochenhöcker* (**Tuberculum majus** und **minus**). Der kurze Steg zwischen Kopf und Höckern bzw. Humerusschaft wird *Collum anatomicum* genannt. Der sich anschließende **Humerusschaft** *(Corpus humeri)* ist der längste Teil des Humerus. Mehrere Knochenleisten und Aufrauungen sowie die beiden schon erwähnten Höcker dienen dem Ansatz von Muskeln und Bändern (➢ Abb. 15.22).

Distal verbreitert sich der Schaft wieder und läuft in den **Condylus humeri medialis** bzw. **lateralis** mit ihren Fortsätzen, dem **Epicondylus medialis** und **lateralis (humeri),** aus.

Zwischen diesen Epikondylen liegt die Gelenkfläche für das **Ellenbogengelenk.** Diese Gelenkfläche wird in die **Oberarmrolle** *(Trochlea*

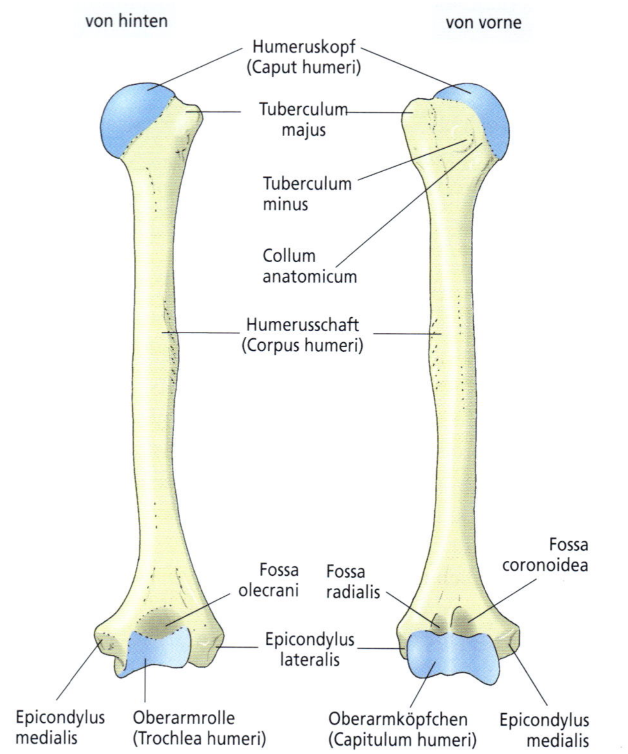

Abb. 15.22 Rechter Humerus (Oberarmknochen). [L190]

humeri) und das **Oberarmköpfchen** *(Capitulum humeri)* unterteilt. Die beiden Epikondylen liegen außerhalb des Gelenks und dienen verschiedenen Muskeln als Ursprung.

Oberhalb des Gelenks befindet sich dorsal die *Ellenbogengrube* **(Fossa olecrani),** die den *Hakenfortsatz* der Elle **(Olekranon)** aufnimmt. In gleicher Höhe befinden sich vorn zwei kleinere Gruben. Die mediale *Kronenfortsatzgrube* **(Fossa coronoidea)** bietet Platz für den Kronenfortsatz der Elle bei Beugestellung des Gelenks. Die seitliche *Speichenkopfgrube* **(Fossa radialis)** nimmt während bestimmter Armbewegungen den Speichenkopf auf (➢ Abb. 15.23).

Außer dem Oberarmknochen beteiligen sich auch Elle und Speiche am Ellenbogengelenk, das also aus insgesamt drei Teilgelenken (mit einer gemeinsamen Gelenkhöhle und Gelenkkapsel) besteht:

- Dem **Humeroulnargelenk** zwischen Humerus und Elle
- Dem **Humeroradialgelenk** zwischen Humerus und Speiche
- Dem **oberen Radioulnargelenk** *(oberen Speichen-Ellen-Gelenk)* zwischen Elle und Speiche

Insgesamt ergeben sich für das Ellenbogengelenk damit die Bewegungsmöglichkeiten eines *Dreh-Scharnier-Gelenks* (Beugung – Streckung, Pronation – Supination).

Die Schultermuskulatur

Nur zwei der Muskeln, die über das Schultergelenk zum Oberarmknochen ziehen, entspringen am Körperstamm: der **M. pectoralis major** *(großer Brustmuskel)* und der **M. latissimus dorsi** *(breitester Rückenmuskel).* Die übrigen Muskeln entspringen am Schulterblatt.

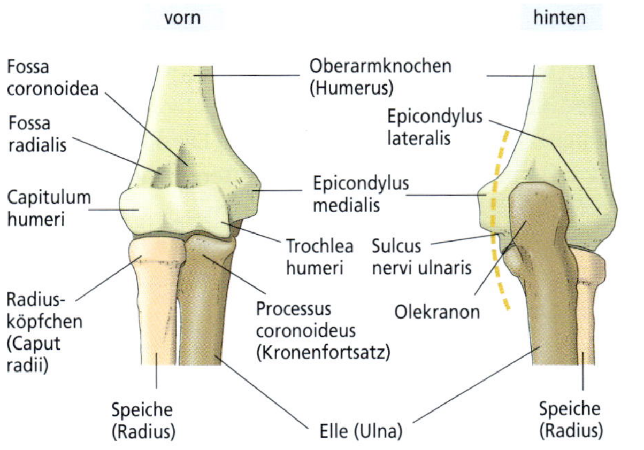

Abb. 15.23 Das Ellenbogengelenk von vorn und von hinten. Die gestrichelte Linie skizziert den Verlauf des in diesem Abschnitt leicht verletzbaren N. ulnaris (Ellennerv). [L190]

VORSICHT

Der M. supraspinatus (➤ Abb. 15.20) hält den Oberarmknochen in der Gelenkpfanne des Schulterblatts. Hierzu ist ein gewisser Grundtonus erforderlich. Bei einer Lähmung, etwa nach einem Schlaganfall, ist dieser Grundtonus nicht mehr vorhanden, sodass schon das Herunterhängen des Armes zu einer Überdehnung von Nerven und Bandapparat des Schultergelenks, einer **subluxierten Schulter** und evtl. Schulterschmerzen führt. Pflegende gehen deshalb mit dem gelähmten Arm vorsichtig um, unterstützen ggf. den gelähmten Arm, stabilisieren das Schultergelenk und vermeiden jeglichen Zug am gelähmten Arm. Sie leiten Betroffene und ggf. auch deren Angehörige entsprechend an.

Von besonderer Bedeutung ist der **M. deltoideus** (*dreieckiger Schultermuskel, Deltamuskel* ➤ Abb. 15.2, ➤ Abb. 15.24). Er verläuft dreiecksförmig von einer breiten Ursprungsfläche an Spina scapulae, Akromion und Außenrand des Schlüsselbeins zur Außenfläche des Oberarmknochens. Der Faserverlauf umfasst also drei Richtungen, weshalb der M. deltoideus an allen sechs Bewegungen im Schultergelenk beteiligt ist. Seine Hauptfunktion ist dabei die Armhebung. Mit Unterstützung weiterer Schultermuskeln kann der M. deltoideus den Arm im Schultergelenk auch drehen, vor- und zurückführen sowie anwinkeln.

Die Oberarmmuskulatur

Die **Oberarmmuskeln** entspringen am Oberarmknochen bzw. am Schultergürtel unter Umgehung des Schultergelenks und ziehen zu den Unterarmknochen. Sie sind für die Beugung, Streckung und Drehung im Ellenbogengelenk (➤ 14.2.4) zuständig.

Der wichtigste Unterarmbeuger ist der **M. biceps brachii** (*zweiköpfiger Armmuskel,* kurz *Bizeps,* ➤ Abb. 15.2, ➤ Abb. 15.24). Wie der Name sagt, besitzt er zwei Muskelköpfe. Sie entspringen getrennt oberhalb des Schultergelenks (➤ Abb. 15.20). Die Sehne des langen Muskelkopfes zieht durch eine Knochenrinne zwischen Tuberculum majus und minus. Die Sehne des kurzen Kopfes verläuft dagegen direkt vom Rabenschnabelfortsatz des Schulterblatts

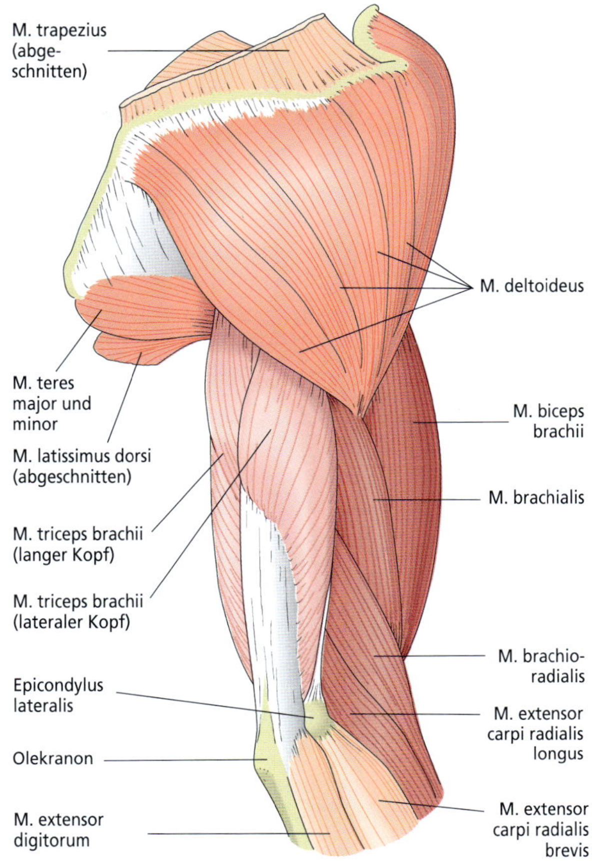

Abb. 15.24 Muskeln der rechten Schulter und des rechten Oberarmes. Ansicht von dorsolateral (hinten-seitlich). [L190]

abwärts (➤ Abb. 15.20). Beide setzen über eine gemeinsame Sehne am Speichenkopf an. Zuvor umschlingt diese Sehne die Speiche teilweise, sodass der Bizeps den Unterarm nicht nur beugt, sondern auch etwas nach außen dreht (Supination).

Auch der **M. brachialis** *(Armbeuger)* und der **M. brachioradialis** (*Oberarm-Speichen-Muskel,* ➤ Abb. 15.24, ➤ 15.5.3) wirken als Beuger im Ellenbogengelenk.

Der **M. triceps brachii** (*dreiköpfiger Armmuskel,* kurz *Trizeps* ➤ Abb. 15.24) verläuft an der Hinterseite des Oberarmes und setzt an der Ellenhinterseite an. Er streckt den Unterarm im Ellenbogengelenk, ist also Gegenspieler (Antagonist ➤ 14.3.2) des M. biceps brachii.

15.5.2 Der Unterarm

DEFINITION

Elle *(Ulna):* Kleinfingerseitig gelegener Röhrenknochen des Unterarms.
Speiche *(Radius):* Daumenseitig gelegener Röhrenknochen des Unterarms.

Der **Unterarm** erstreckt sich vom Ellenbogengelenk bis zur Handwurzel. Er besitzt zwei Knochen, **Elle** *(Ulna)* und **Speiche** *(Radius).*

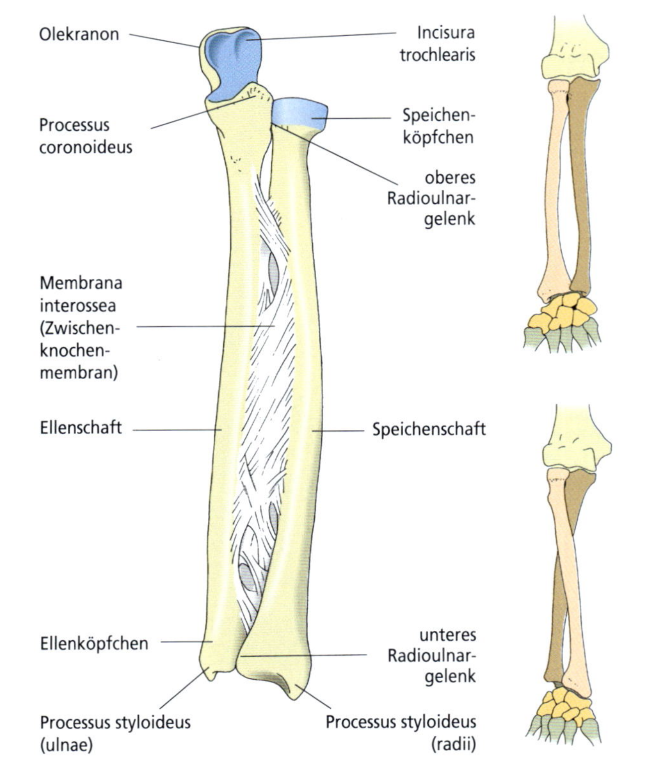

Abb. 15.25 Elle und Speiche. Links: Ansicht von vorne. Rechts oben: Knochenstellung bei Supination. Rechts unten: bei Pronation. [L190]

Die Elle

An ihrem oberen Ende, am Ellenbogengelenk also, weist die **Elle** (➤ Abb. 15.25) einen tiefen, halbrunden Ausschnitt auf, der vorn vom kleinen hakenförmigen *Kronenfortsatz* **(Processus coronoideus)** und hinten vom großen, ebenfalls hakenförmigen **Olekranon** begrenzt bzw. überragt wird. Der Einschnitt dazwischen dient als Gelenkpfanne für das Ellenbogengelenk (➤ Abb. 15.23) und nimmt die Oberarmrolle (Trochlea humeri) in sich auf (➤ 15.5.1). Das Olekranon ist von außen gut zu tasten. Ein kleiner Einschnitt neben dem Processus coronoideus, die *Incisura radialis,* dient als Gelenkfläche für das **Radiusköpfchen** *(Caput radii)* und beteiligt sich am bereits erwähnten oberen Radioulnargelenk.

An der Elle befinden sich verschiedene Knochenleisten und Aufrauungen für den Ansatz von Muskeln. Am unteren schmalen Ende befindet sich das **Ellenköpfchen** *(Caput ulnae),* das an seiner Rückseite einen kleinen Knochenfortsatz, den **Processus styloideus ulnae** *(Griffelfortsatz der Elle),* besitzt.

Die Speiche

Die **Speiche** (➤ Abb. 15.25) liegt lateral der Elle, also auf der Seite des Daumens. An ihrem oberen Ende befindet sich das Radiusköpfchen, das etwa die Form einer dicken, oben eingedellten Scheibe hat. Es bildet mit der Elle ein Zapfengelenk (➤ 14.2.4, ➤ Abb. 14.12).

Der Speichenschaft bietet Ansatz für mehrere Muskeln und weist entsprechende Leisten und Aufrauungen auf. Er ist etwas kantiger und schmaler als der Ellenschaft.

Das untere Ende der Speiche ist kolbig verdickt und trägt dort die Gelenkflächen für die Handwurzelknochen. Ähnlich wie bei der Elle findet sich auch an der Speiche ein **Processus styloideus (radii)** oder *Griffelfortsatz (der Speiche),* hier jedoch am lateralen Ende.

An ihren distalen Enden sind Speiche und Elle durch ein Radgelenk (➤ 14.2.4) miteinander verbunden (**unteres Radioulnargelenk,** *unteres Speichen-Ellen-Gelenk*).

Elle und Speiche sind fast über ihre gesamte Länge durch eine fibröse *Zwischenknochenmembran* verbunden, die **Membrana interossea des Unterarms.**

Distale Radiusfraktur

Der häufigste Bruch im Erwachsenenalter ist die **distale** *(körperferne)* **Radiusfraktur,** also ein Bruch der Speiche nahe dem Handgelenk. Typischerweise tritt diese Fraktur bei Erwachsenen über 40 Jahren auf, v. a. bei Osteoporose, sodass sie bei Frauen deutlich häufiger ist. Dann liegt meist ein Niedrigenergietrauma zugrunde, z. B. indem die Betroffenen versuchen, einen Fall aus dem Stand mit der Hand abzufangen.
Die Erstversorgung im Krankenhaus besteht u. a. aus Schmerzbehandlung, Ruhigstellung in einer Schiene, **Reposition** *(Einrenkung)* oder Operation.

VORSICHT

Bei Kleinkindern ist der Radiuskopf relativ klein. Dadurch kann er bei ruckartigem Zug am gestreckten Arm (etwa bei drohendem Sturz eines an der Hand gehenden Kleinkindes) leicht herausrutschen, sodass das ringförmige Halteband zwischen Radiuskopf und Oberarmköpfchen eingeklemmt wird. Diese **Radiusköpfchensubluxation** zeigt sich durch eine typische Schonhaltung des Armes und kann in aller Regel mit wenigen Handgriffen von Arzt bzw. Ärztin behoben werden.

Die Unterarmmuskulatur

Die **Unterarmmuskeln** können ihrer Funktion nach in vier Gruppen eingeteilt werden:

- Die **Pronatoren.** Sie drehen Elle und Speiche um ihre Längsachse nach innen (*Pronation* ➤ Abb. 15.25)
- Die **Supinatoren.** Sie bewirken die Drehung von Elle und Speiche um ihre Längsachse nach außen (*Supination* ➤ Abb. 15.25)
- **Hand-** und **Fingerbeuger,** die im Wesentlichen ihren Ursprung am Epicondylus medialis des Oberarms haben
- **Hand-** und **Fingerstrecker,** die am Epicondylus lateralis entspringen

Da die Unterarmmuskulatur in engem funktionellem Zusammenhang mit den Hand- und Fingermuskeln stehen, werden sie dort erläutert (➤ 15.5.3, ➤ Abb. 15.29, ➤ Abb. 15.30).

15.5.3 Die Hand

DEFINITION

Handskelett: Knöchernes Gerüst der Hand aus acht **Handwurzelknochen** *(Ossa carpi),* fünf **Mittelhandknochen** *(Ossa metacarpi)* sowie am Daumen zwei und am 2.–5. Finger je drei kleinen Röhrenknochen **(Grund-, Mittel-, Endglied).**

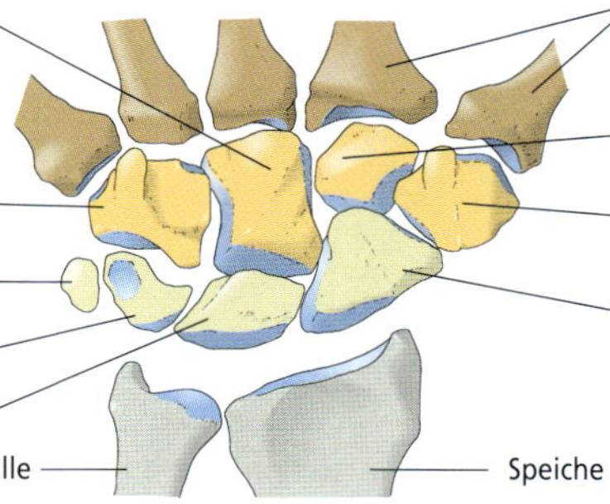

Abb. 15.26 Die Handwurzelknochen der rechten Hand in „Explosionsansicht" von palmar (Blick auf die Hohlhand). [L190]

Die Handwurzelknochen

Die **Handwurzel** *(Carpus)* besteht aus acht vielkantigen **Handwurzelknochen.** Sie sind durch Bänder verbunden und in zwei Reihen zu je vier Knochen angeordnet. Jeweils von radial (Daumenseite) nach ulnar (Kleinfingerseite) sind das (➤ Abb. 15.26):

- In der proximalen Reihe **Kahnbein** *(Os scaphoideum),* **Mondbein** *(Os lunatum),* **Dreieckbein** *(Os triquetrum),* **Erbsenbein** *(Os pisiforme)*
- In der distalen Reihe **großes Vieleckbein** *(Os trapezium, Trapezbein),* **kleines Vieleckbein** *(Os trapezoideum, trapezähnliches Bein),* **Kopfbein** *(Os capitatum),* **Hakenbein** *(Os hamatum)*

LERNHILFE

Handwurzelknochen

Ein **Kahn,** der fuhr im **Mond**enschein, im **Dreieck** um das **Erbsenbein, Vieleck groß** und **Vieleck klein,** am **Kopf** da muss ein **Haken** sein.
Kahnbein – Mondbein – Dreieckbein – Erbsenbein – großes Vieleckbein – kleines Vieleckbein – Kopfbein – Hakenbein. [1]

Kahnbein, Mondbein und Dreieckbein weisen auf ihrer proximalen Seite jeweils eine Gelenkfläche auf. Diese Flächen bilden zusammen mit der Gelenkfläche der Speiche sowie einem Discus (Zwischenknorpel, ➤ 14.2.2) distal des Ellenköpfchens das **proximale Handgelenk.** Dieses wirkt als *Eigelenk* (➤ Abb. 14.12), weil die drei Gelenkflächen der Handwurzelknochen zusammengenommen eine Eiform bilden. So sind **Palmarflexion** und **Dorsalextension** (Beugung und Streckung) sowie Radial- und Ulnarabduktion (Ziehen der Hand zu Speiche bzw. Elle hin) möglich. Zwischen proximaler und distaler Reihe der Handwurzelknochen verläuft wellenförmig das **distale Handgelenk,** das eingeschränkt Beugung und Streckung erlaubt. Die übrigen Gelenke zwischen den Handwurzelknochen sind straffe Gelenke praktisch ohne Bewegungsmöglichkeit.

Die Mittelhandknochen

An die Handwurzelknochen schließen sich die Röhrenknochen der Mittelhand an (➤ Abb. 15.27). Proximale (Basis) und distale Enden (Köpfchen) der **Mittelhandknochen** tragen Gelenkflächen zur Verbindung mit der Handwurzel bzw. mit den Fingerknochen.

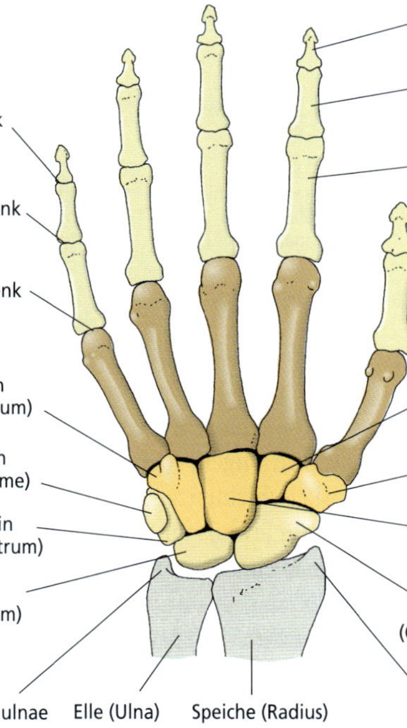

Abb. 15.27 Das Handskelett u. a. mit den Fingergelenken und den Handwurzelknochen (Ansicht von palmar). [L190]

Der Mittelhandknochen des ersten Fingers (Daumen) ist über das **Daumenwurzelgelenk,** ein Sattelgelenk, mit der Handwurzel verbunden. Dabei ist die Gelenkfläche des großen Vieleckbeins der Sattel, auf dem der Mittelhandknochen „reitet". In diesem Gelenk wird der Daumen den anderen Fingern gegenübergestellt. Diese **Opposition des Daumens** ist unverzichtbar für feines Greifen (Pinzettengriff). Die anderen Gelenke zwischen Handwurzel und Mittelhand sind durch straffe Bänder fixiert und praktisch unbeweglich.

Die Fingerknochen

Auf die fünf Mittelhandknochen folgen die Finger, die beim Daumen aus zwei, sonst aus drei **Fingergliedern** *(Phalangen)* bestehen. Von der Mittelhand ausgehend nach distal heißen sie **Grund-, Mittel-** und **Endglied** (*Grund-, Mittel-* und *Endphalanx,* beim Daumen *Grund-* und *Endphalanx*). Sie sind über kleine Gelenke miteinander verbunden. Die Verbindungen zwischen den Mittelhandknochen und den Grundgliedern heißen **Fingergrundgelenke** *(Metakarpophalangealgelenke, MCP-Gelenke),* die zwei Gelenkreihen zwischen den Gliedern **Fingermittelgelenke** bzw. **Fingerendgelenke** (*proximale* bzw. *distale Interphalangealgelenke,* abgekürzt *PIP-* bzw. *DIP-Gelenke,* ➤ Abb. 15.27, ➤ Abb. 15.28).

Die Fingergrundgelenke sind mit Ausnahme des Daumengrundgelenks nach der Form ihrer Gelenkflächen *Kugelgelenke,* das heißt, sie sind von der Anlage her in allen drei Freiheitsgraden beweglich. Beim Daumengrundgelenk und allen Interphalangealgelenken handelt es sich um reine *Scharniergelenke* (➤ Abb. 14.10). Hier sind nur Beugung und Streckung möglich.

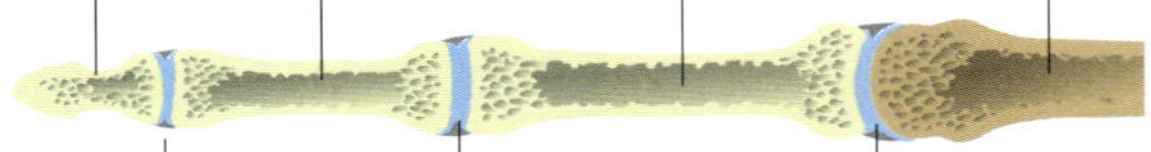

Abb. 15.28 Fingerskelett und -gelenke. [L190]

Die Handgelenk- und Fingermuskulatur

Die Muskeln, die Hand und Finger bewegen, werden in Streck- und Beugemuskeln eingeteilt. Ihre langen, schlanken Muskelbäuche verlaufen in jeweils zwei Muskelschichten an der Streck- bzw. Beugeseite des Unterarms. Die Muskeln jeweils einer Schicht sind für die Bewegung der gesamten Hand, die der anderen für die Bewegung der einzelnen Finger zuständig.

Alle Beuge- und Streckmuskeln entspringen am distalen Oberarm oder am Unterarm und setzen mit langen dünnen Sehnen an Hand und Fingern an. Würden sich die Muskelbäuche bis auf die Hand fortsetzen, wäre durch den vermehrten Umfang keine Bewegung mehr möglich.

Sowohl Beuge- als auch Strecksehnen verlaufen zum großen Teil durch eine Art „Führungsschiene", d. h., sie werden durch Bänder in ihrer Position gehalten. So überdeckt das **Retinaculum extensorum** die Strecksehnen an der Dorsalseite der Handwurzel; das **Retinaculum flexorum** *(Lig. carpi transversum, queres Handwurzelband)* überspannt die Beugesehnen auf der Ventralseite der Handwurzel. Die Handwurzelknochen bilden hier eine Längsrinne *(Sulcus carpi)*, durch die die Beugesehnen und der N. medianus verlaufen. Dieser wie ein Tunnelgewölbe überdachte Raum heißt **Karpaltunnel.** Die Handfläche wird von einer festen Sehnenplatte, der **Palmaraponeurose,** überspannt.

Karpaltunnelsyndrom

Infolge z. B. einer Entzündung oder Bindegewebsvermehrung kann es im Karpaltunnel „zu eng" und der N. medianus durch Druck geschädigt werden. Erstes Zeichen eines solchen **Karpaltunnelsyndroms** sind oft nächtliche Missempfindungen oder Schmerzen in der Hand. Helfen konservative Maßnahmen nicht, muss der Karpaltunnel operativ entlastet werden.

Damit trotz der ständigen Sehnenbewegungen in den Haltebändern keine Reizungen auftreten, sind die Sehnen hier von bindegewebigen Sehnenscheiden umschlossen, die durch einen Flüssigkeitsfilm an der Innenseite das reibungslose Gleiten der Sehnen ermöglichen.

Sechs Muskeln bewegen die Hand im Handgelenk. Drei davon entspringen vom Epicondylus medialis, drei vom Epicondylus lateralis des Oberarmknochens (Humerus). Fünf dieser Muskeln können die Hand nicht nur nach dorsal und palmar, also in Richtung Handrücken oder -fläche, strecken bzw. beugen, sondern auch nach ulnar und radial abduzieren, das heißt zur Daumenseite oder zur Kleinfingerseite ziehen.

Zu den Beugern **(Flexoren)** im Handgelenk gehören (➤ Abb. 15.2, ➤ Abb. 15.3, ➤ Abb. 15.29):

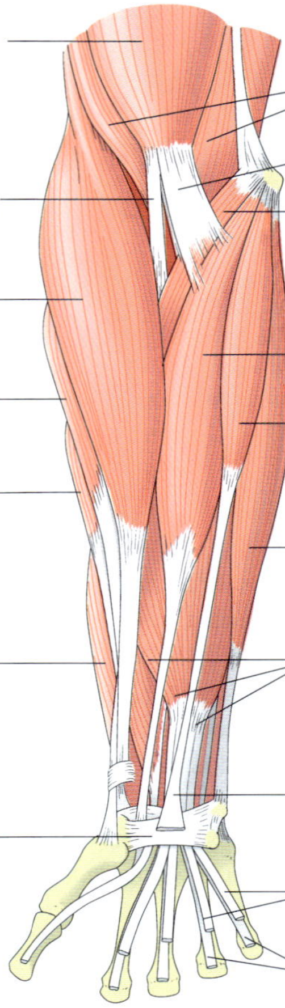

Abb. 15.29 Unterarmmuskulatur von vorn (ventral). Deutlich zu erkennen sind die langen, dünnen Sehnen, mit denen viele der Muskeln an Hand und Fingern ansetzen. [L190]

- Der **M. flexor carpi radialis** *(speichenseitiger Handbeuger)*
- Der **M. flexor carpi ulnaris** *(ellenseitiger Handbeuger)*
- Der **M. palmaris longus** *(langer Hohlhandmuskel)*

Bei ca. 20 % der Menschen fehlt allerdings der M. palmaris longus – sie haben also nur fünf Muskeln.

Zu den Streckern **(Extensoren)** im Handgelenk gehören (➤ Abb. 15.2, ➤ Abb. 15.3, ➤ Abb. 15.30):

- Der **M. extensor carpi radialis longus** *(langer speichenseitiger Handstrecker)*; dieser Muskel bewirkt gleichzeitig eine Radialabduktion
- Der **M. extensor carpi radialis brevis** *(kurzer speichenseitiger Handstrecker)*
- Der **M. extensor carpi ulnaris** *(ellenseitiger Handstrecker)*; dieser Muskel bewirkt gleichzeitig eine Ulnarabduktion

Beugung und Streckung sowie Radial- und Ulnarabduktion sind jedoch für die Beweglichkeit von Hand und Unterarm nicht ausreichend; die Hand muss sich auch einwärts und auswärts drehen können. Dies wird als **Supination** *(Auswärtsdrehung)* oder **Pronation** *(Einwärtsdrehung)* bezeichnet (➤ Abb. 15.25).

Reine **Supinatoren** *(Auswärtsdreher)* sind (➤ Abb. 15.29):

- Der **M. biceps brachii** *(Bizeps, zweiköpfiger Armmuskel)*, der den Arm gleichzeitig im Ellenbogengelenk beugt

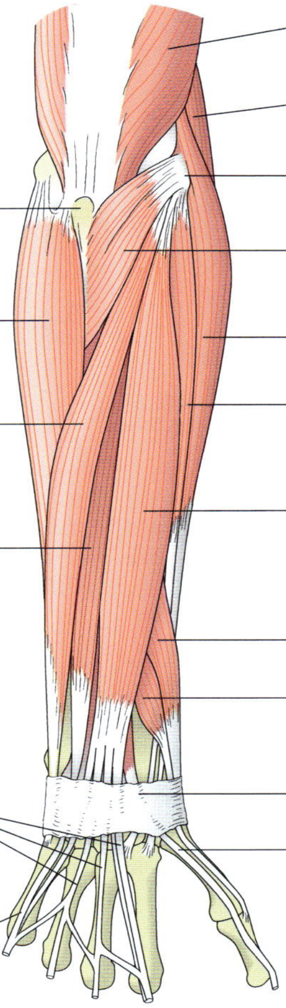

Abb. 15.30 Unterarmmuskulatur von hinten (dorsal). [L190]

- Der **M. supinator** *(Auswärtsdreher),* der vom Epicondylus lateralis des Oberarms zur Vorderfläche der Speiche führt

Reine **Pronatoren** *(Einwärtsdreher)* sind:

- Der **M. pronator teres** *(runder Einwärtsdreher),* der vom Epicondylus medialis des Oberarms über die Elle hinweg und um die Speiche herum zu deren Hinterfläche zieht und somit auch im Ellenbogengelenk beugt
- Der kurze **M. pronator quadratus** *(viereckiger Einwärtsdreher);* dieser Muskel verläuft von der Vorderfläche der Elle zur Vorderfläche der Speiche

LERNHILFE

Supination – Pronation

Aus der **sup**inierten Hand kann man **Sup**pe trinken.
Also Supination = Auswärtsdrehung, bei gebeugtem Unterarm zeigt die Handfläche nach oben (zum Suppe-Trinken). Die Pronation muss also die Einwärtsdrehung sein. [1]

Der **M. brachioradialis** *(Oberarm-Speichen-Muskel)* beugt im Ellenbogengelenk und bringt den Unterarm aus Pronation und Supination in Mittelstellung. Er ist also sowohl Pronator als auch Supinator.

Die hohe Beweglichkeit der *Finger* wird durch einen sehr komplexen Aufbau der Fingermuskulatur ermöglicht. Muskeln, die auf die Fingergelenke wirken, entspringen entweder am Arm oder an der Hand selbst. Entsprechend heißen sie auch **lange** und **kurze Fingermuskeln.** Die Muskelbäuche der langen Fingermuskeln liegen am Unterarm, und nur ihre Sehnen ziehen über das Handgelenk.

Zu den **(langen) Fingerbeugern** gehören (➤ Abb. 15.29, ➤ Abb. 15.31, ➤ Abb. 15.32):

- Der **M. flexor digitorum superficialis** *(oberflächlicher Fingerbeuger),* dessen Sehne nach Aufsplitterung in vier Einzelsehnen zu den Mittelgliedern der Finger II–V zieht
- Der **M. flexor digitorum profundus** *(tiefer Fingerbeuger),* dessen Sehnen ebenfalls zu den Fingern II–V ziehen, jedoch zu den Endgliedern
- Der **M. flexor pollicis longus** *(langer Daumenbeuger),* der lediglich den Daumen beugt

Das Endstück der Sehne des oberflächlichen Fingerbeugers spaltet sich und setzt links und rechts an den Mittelgliedern der Finger an. Durch dieses „Knopfloch" (➤ Abb. 15.32) zieht die Sehne des M. flexor digitorum profundus bis zum Fingerendglied und setzt dort an der Ventralseite ungeteilt an. So beugt der M. flexor digitorum superficialis den Finger im Grund- und Mittelgelenk und der M. flexor digitorum profundus zusätzlich im Endgelenk. Damit die Sehnen sich auf dem Finger nicht verschieben, sind sie durch feste Bänder gesichert.

Zu den **(langen) Fingerstreckern,** die auf der Rückseite der Hand verlaufen, gehören:

- Der **M. extensor digitorum** (*langer Fingerstrecker* ➤ Abb. 15.31). Auf der Dorsalseite jedes Fingers bildet er zusammen mit kleinen Fingermuskeln eine Sehnenplatte, die bis

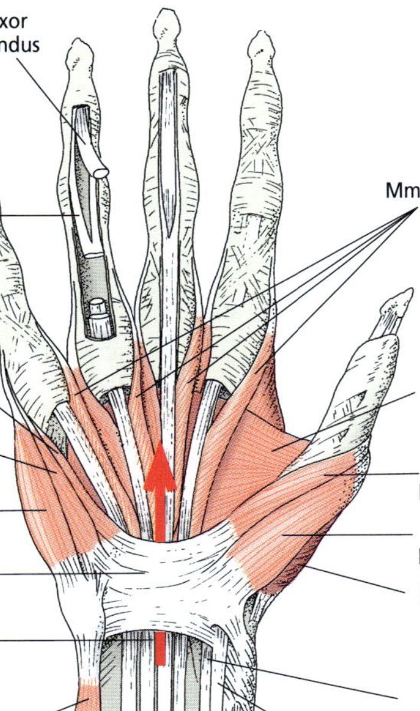

Abb. 15.31 Muskulatur der Hohlhand. Unter dem Lig. carpi transversum liegt der Karpaltunnel, durch den die Beugesehnen, aber auch der N. medianus verlaufen (Pfeil). [L190]

15

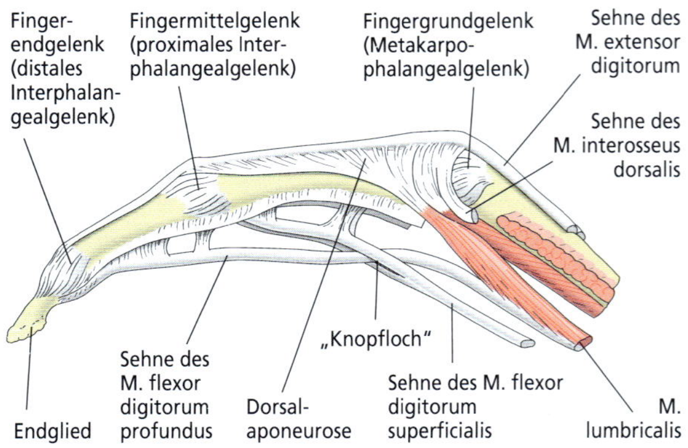

Abb. 15.32 Beuge- und Strecksehnenapparat eines Fingers. Die Sehne des M. flexor digitorum profundus zieht durch die Aufspaltung („Knopfloch") der Sehne des M. flexor digitorum superficialis. Der M. flexor digitorum superficialis beugt den Finger im Grund- und Mittelgelenk, der M. flexor digitorum profundus zusätzlich im Endgelenk, da die Sehne länger ist. [L190]

zum Endglied reicht. So vermag er die Finger in Grund-, Mittel- und Endgelenk zu strecken

- Der **M. extensor digiti minimi** *(Kleinfingerstrecker);* dies ist ein eigener Streckmuskel des kleinen Fingers zusätzlich zum langen Fingerstrecker
- Der **M. extensor indicis** *(Zeigefingerstrecker);* dies ist ein zusätzlicher Streckmuskel des Zeigefingers.

Auch der *Daumen* verfügt über eigene Streckmuskeln:

- Den **M. extensor pollicis brevis** *(kurzer Daumenstrecker),* der zum Grundglied zieht und ihn dort streckt
- Den **M. extensor pollicis longus** *(langer Daumenstrecker),* der bis zum Endglied des Daumens zieht
- Den **M. abductor pollicis longus** (*langer Daumenabspreizer* ➤ Abb. 15.30), der den Daumen nach radial zieht und von den Fingern entfernt

An der Hand selbst verlaufen die **kurzen Handmuskeln** (➤ Abb. 15.33). Sie entspringen von den Mittelhandknochen (**Mm. interossei palmares** und **dorsales**) bzw. von den Sehnen des tiefen Fingerbeugers **(Mm. lumbricales)** und setzen alle seitlich auf den Streckseiten der Finger II–V an. Die Mm. interossei dorsales und palmares spreizen die Finger in den Grundgelenken (dorsale Gruppe) bzw. ziehen sie wieder zusammen (palmare Gruppe). Außerdem beugen sie die Finger zusammen mit den Mm. lumbricales im Grundgelenk und strecken sie im Mittel- und Endgelenk.

Am Retinaculum flexorum entspringen mehrere Muskeln, die zu Daumen bzw. Kleinfinger ziehen (➤ Abb. 15.31, ➤ Abb. 15.33):

- Der **M. flexor pollicis brevis** *(kurzer Daumenbeuger)*
- Der **M. flexor digiti minimi brevis** *(kurzer Kleinfingerbeuger)*
- Der **M. abductor pollicis brevis** *(kurzer Daumenabspreizer)*
- Der **M. abductor digiti minimi** *(kurzer Kleinfingerabspreizer)*

Auf der *Daumenrückseite* zieht der *Daumengegensteller* **(M. opponens pollicis).** Nur er kann den Daumen den anderen Fingern gegenüberstellen.

Der *Daumenanzieher* **(M. adductor pollicis)** führt den Daumen an die anderen Finger heran. Er verläuft quer unterhalb der langen oberflächlichen Beugesehnen des Mittel- und Zeigefingers zum Daumen (➤ Abb. 15.33).

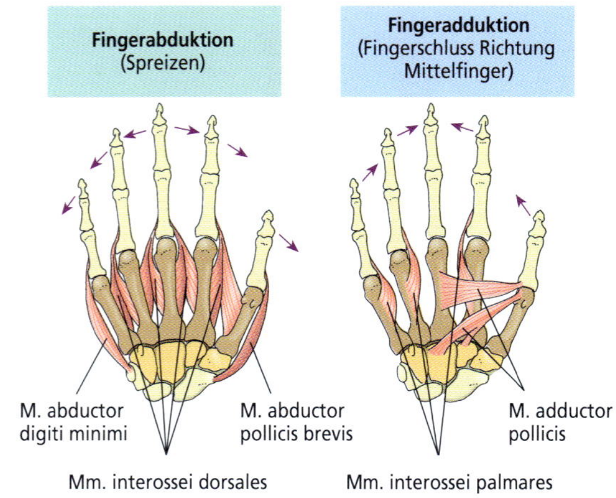

Abb. 15.33 Ab- und Adduktion der Finger. M. abductor digiti minimi, M. abductor pollicis brevis und die Mm. interossei dorsales spreizen die Finger (Fingerabduktion). Die Mm. interossei palmares und der M. adductor pollicis schließen die Hand (Fingeradduktion). [L190]

Gebrauchshand versus Venenverweilkanüle

Die Beweglichkeit der Finger ist eine Voraussetzung zu „handeln" und damit wesentlicher Bestandteil der Selbstständigkeit eines Menschen. Ist die Beweglichkeit der *Gebrauchshand* (in der Regel die rechte Hand) eingeschränkt, fühlt sich der Patient bzw. die Patientin schnell abhängig. Deshalb sollte z. B. eine Venenverweilkanüle möglichst nicht an die Gebrauchshand gelegt werden.

15.6 Das Becken

DEFINITION

Untere Extremität *(untere Gliedmaße):* Becken(gürtel) und Bein (freie untere Extremität).

Durch die Spezialisierung der oberen Extremität auf das Greifen wurde die *untere Extremität* allein für das Gehen und Laufen verantwortlich. Entsprechend der großen Belastungen wurden ihre Knochen und Gelenke im Verlauf der Evolution (➤ 4.7) stärker ausgebildet.

Knie- und Hüftgelenkarthrose

Auf Becken und unterer Extremität ruht das ganze Körpergewicht, sodass die Gelenke stark belastet werden. So wundert es nicht, dass die **Knie- und Hüftgegelenkarthrose** (*Gon-* bzw. *Coxarthrose*) zu den häufigsten Arthrosen älterer Menschen gehören (➤ 14.2.3).

15.6.1 Das knöcherne Becken

DEFINITION

(Knöchernes) Becken *(Pelvis):* Knochen, die das Rumpfskelett mit dem Oberschenkelknochen verbinden. Wird auch *Beckenring* oder *Beckengürtel* genannt, weil die drei beteiligten Knochen ringförmig zusammengeschlossen sind.

Das **Kreuzbein** (➤ Abb. 15.12) bildet die Rückwand des **knöchernen Beckens** (➤ Abb. 15.34). Es liegt zwischen den beiden **Hüftbeinen**

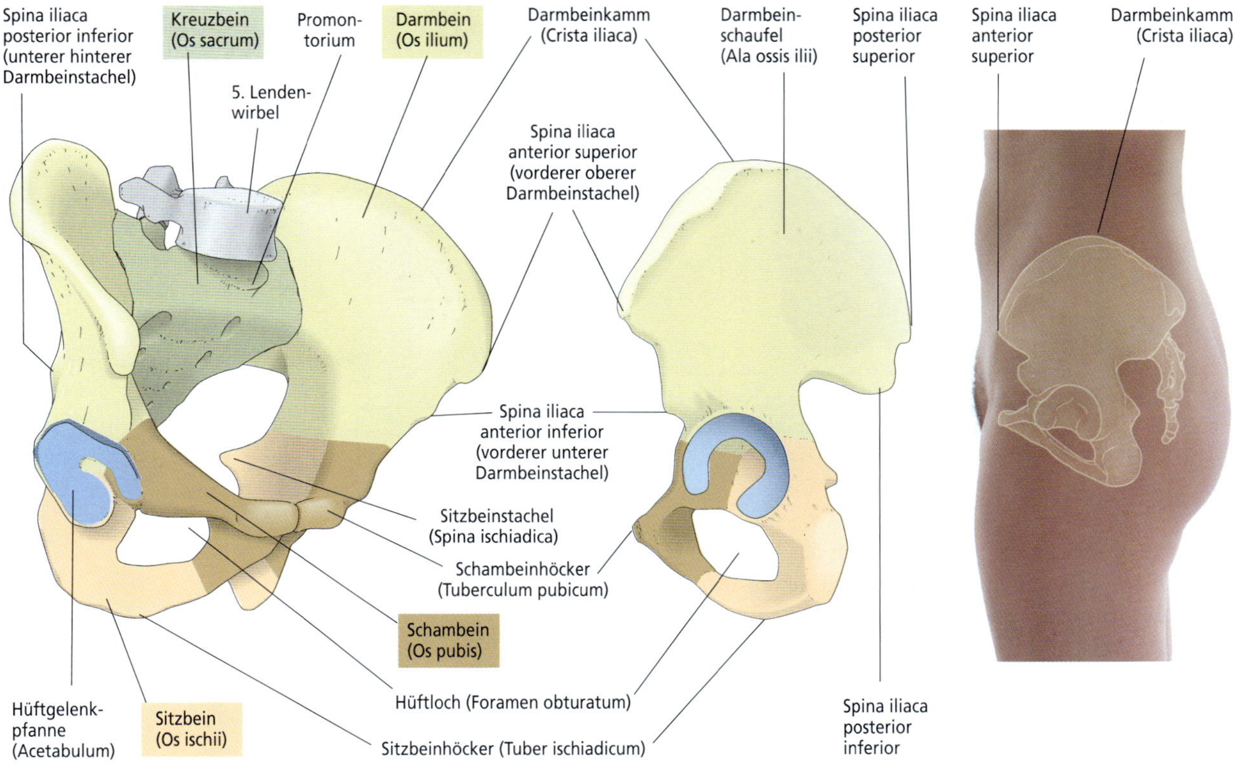

Abb. 15.34 Knöchernes Becken mit Kreuzbein und Hüftbeinen. Links in der Ansicht schräg von vorne, Mitte und rechts von der Seite. Darmbein, Sitzbein und Schambein bilden zusammen die Hüftgelenkpfanne. [L190/E460-003]

(Ossa coxae), deren Ausläufer in einem Bogen nach vorne führen und dort über eine etwa 1 cm breite knorpelige Verbindung, die **Symphyse** *(Schambeinfuge)*, zusammengefügt sind. Die beiden **Iliosakralgelenke** *(ISG, Sakroiliakalgelenke, Kreuzbein-Darmbein-Gelenke)* zwischen Kreuz- und Hüftbein sind durch einen festen Bandapparat gesichert und nahezu unbeweglich.

Die Hüftbeine bestehen aus jeweils drei Knochen: dem **Darmbein** *(Os ilium)*, dem **Sitzbein** *(Os ischii)* und dem **Schambein** *(Os pubis)*. Im Laufe der Wachstumsperiode verschmelzen diese drei Knochen, sodass ihre Begrenzungen im Erwachsenenalter nicht mehr sichtbar sind. Das Darmbein enthält rotes, also blutbildendes Knochenmark. Der (gut tastbare) *Becken-* oder **Darmbeinkamm** (*Crista iliaca* ➤ Abb. 15.34) ist die am häufigsten genutzte Stelle zur Knochenmarkpunktion.

Das Darmbein hat vier charakteristische Knochenvorsprünge: Die dorsalen Knochenvorsprünge heißen **Spina iliaca posterior inferior** (*unterer hinterer Darmbeinstachel* ➤ Abb. 15.34) und **Spina iliaca posterior superior** *(oberer hinterer Darmbeinstachel)*. Der am weitesten vorspringende und als einziger leicht durch die Haut tastbare Vorsprung wird **Spina iliaca anterior superior** (*vorderer oberer Darmbeinstachel*, ➤ Abb. 15.34) genannt. Darunter liegt die **Spina iliaca anterior inferior** *(vorderer unterer Darmbeinstachel)*. Darmbeinkamm und Spina iliaca anterior superior sind wichtige Orientierungspunkte bei der *ventroglutealen Injektion* (➤ Abb. 16.29).

Das Hüftgelenk

Anteile aller drei Hüftknochen bilden gemeinsam die **Hüftgelenkpfanne** *(Acetabulum)*. Bei Kindern sind die Anteile der drei Hüftknochen noch durch Knorpelfugen voneinander getrennt, die später verknöchern. Die Hüftgelenkpfanne des Neugeborenen steht physiologischerweise steiler und ist flacher als beim älteren Kind und Erwachsenen. Erst im Laufe des Wachstums wird sie weniger steil und tiefer.

Die schüsselförmig vertiefte Hüftgelenkpfanne nimmt den Kopf des Oberschenkelknochens auf und bildet mit ihm das **Hüftgelenk** (➤ Abb. 15.35). Da das Hüftgelenk nicht nur viele Bewegungen ermöglicht, sondern auch starke (Gewichts-)Belastungen aushalten muss, ist es durch einen sehr festen und straffen Bandapparat gesichert.

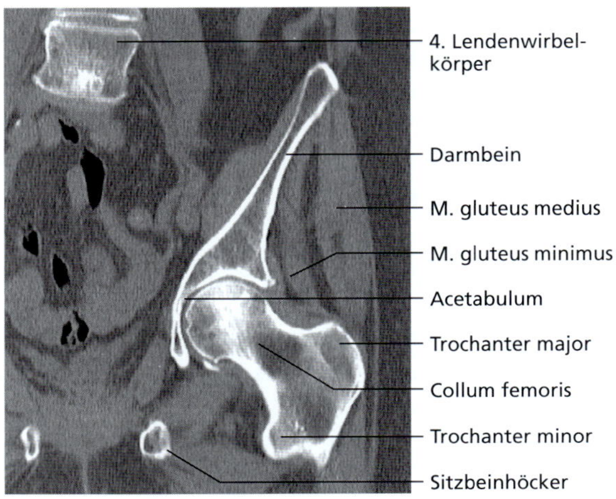

Abb. 15.35 CT des Hüftgelenks. [E460-003]

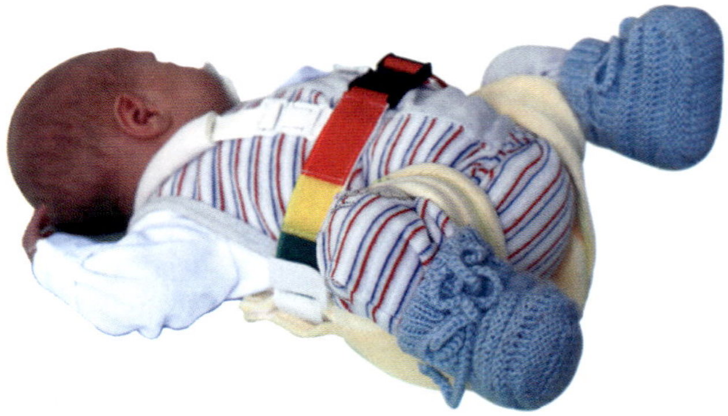

Abb. 15.36 Spreizhose/-bandage. Sie sieht zwar unbequem aus, beeinträchtigt die Babys aber kaum und reicht bei frühzeitigem Behandlungsbeginn zur Therapie der angeborenen Hüftgelenkdysplasie aus. [V658]

Anteile von Sitz- und Schambein umschließen das **Hüftloch** *(Foramen obturatum).* Es ist durch eine derbe Bindegewebsmembran **(Membrana obturatoria)** verschlossen, die Gefäße und Nerven durchtreten lässt und den Ursprung für mehrere Muskeln bietet.

Angeborene Hüftgelenkdysplasie

Eine häufige Entwicklungsstörung ist die **angeborene Hüftgelenkdysplasie.** Die Hüftgelenkpfanne ist noch steiler und flacher als beim Neugeborenen physiologisch, sodass der Hüftkopf im weiteren Verlauf aus der Pfanne „herausrutscht" **(Hüftgelenkluxation)** und das Gelenk Schaden nimmt. Bei frühzeitiger Behandlung reichen meist längere Hüftabduktion durch „breites Wickeln" oder Spreizverbände/-schienen (➤ Abb. 15.36). Eine (zu) späte Behandlung ist langwieriger, invasiver und weniger erfolgreich. Eine Ultraschalluntersuchung der Hüftgelenke ist heute Bestandteil der U3.

Das große und kleine Becken

In seiner Gesamtheit erinnert das knöcherne Becken an einen kurzen Trichter.

Die obere Öffnung dieses „Beckentrichters" wird von den großen Darmbeinschaufeln gebildet. Unterhalb der Darmbeinschaufeln erfolgt schräg nach vorn unten der Beckenringschluss der beteiligten Knochen. Den hierdurch entstehenden, nach innen vorspringenden Rand nennt man **Linea terminalis** (➤ Abb. 15.37). Der Bereich oberhalb dieser Linea terminalis wird als **großes Becken** bezeichnet. Unterhalb der Linie folgen ein Teil des Kreuzbeins mit Steißbein und die Bögen der Sitz- und Schambeine. Dieser engere Bereich des „Trichters" heißt **kleines Becken.**

Das weibliche und männliche Becken

Bei Jungen und Mädchen ist die Beckenform in etwa gleich. Während der Pubertät bilden sich dann die Unterschiede zwischen **weiblichem** und **männlichem Becken** heraus (➤ Abb. 15.37):

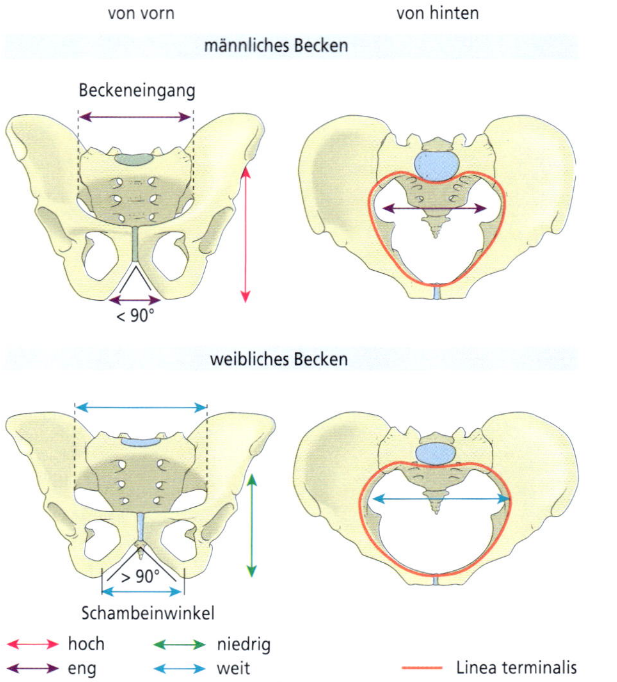

Abb. 15.37 Becken von Mann und Frau. [L190]

- Das weibliche Becken ist niedriger und leichter als das männliche mit weiteren, flacher gestellten Darmbeinschaufeln.
- Der weibliche **Beckeneingang,** die von der Linea terminalis und dem Promontorium (➤ Abb. 15.10, ➤ Abb. 15.34) markierte Grenze zwischen großem und kleinem Becken, ist größer und rundlich-oval, der männliche herzförmig.
- Bei der Frau steht das Promontorium nicht so weit hervor wie beim Mann.
- Der weibliche **Beckenausgang** – von Unterrand der Symphyse, Sitzbeinhöckern und Steißbeinspitze markiert – ist wesentlich weiter.
- Das weibliche Kreuzbein ist kürzer, breiter und im unteren Teil nach vorne gebogen.
- Der **Schambeinwinkel** (der Winkel zwischen den beiden Schambeinbögen ➤ Abb. 15.37) ist bei der Frau stumpf (über 90°), beim Mann jedoch spitzwinklig (kleiner als 90°).

Alle Merkmale des weiblichen Beckens lassen sich aus den Erfordernissen des Geburtsvorgangs verstehen. Beispielsweise muss der Beckeneingang im Bereich der Linea terminalis ausreichend weit sein, damit das Kind bei der Geburt ins kleine Becken (den Geburtskanal) eintreten kann. Zusätzlich lockern die hormonellen Einflüsse in der Schwangerschaft (➤ 20.4) das Bindegewebe auf. Damit verlieren auch die sehr straffen Bänder und knorpeligen Verbindungen des Beckenrings in den letzten Wochen vor der Geburt ihre Starrheit und werden elastisch, um eine Dehnung des Beckens während der Geburt zu ermöglichen und den Durchtritt des Kindes durch den engen Geburtskanal zu erleichtern.

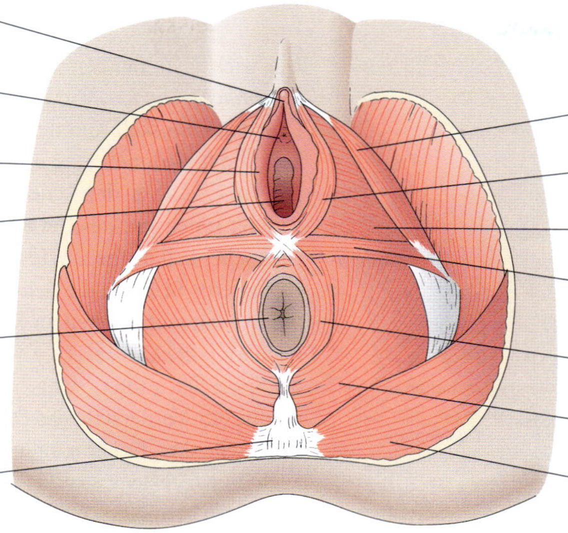

Abb. 15.38 Beckenboden der Frau. [L190]

15

15.6.2 Der Beckenboden

Da der knöcherne Beckenausgang offen ist, auf ihm aber das Gewicht sämtlicher innerer Organe lastet, ist er durch eine Platte aus Muskeln und Bändern abgeschlossen. Diese untere Begrenzung des kleinen Beckens heißt **Beckenboden.** Die Muskeln des Beckenbodens halten dabei durch einen relativ straffen Grundtonus das Gewicht der Eingeweide und sind für die Kontinenz wesentlich. Zu ihnen zählen (➤ Abb. 15.38):

- Der **M. levator ani** *(Afterhebermuskel),* der bis auf einen vorderen symphysennahen Bereich, den **Levatorschlitz,** den gesamten Beckenausgang auskleidet. Der M. levator ani bildet zusammen mit seinen Faszien das **Diaphragma pelvis**
- Der **M. transversus perinei profundus** *(tiefer querer Dammmuskel),* der sich zwischen beiden Schambeinästen erstreckt und damit den Levatorschlitz überbrückt. Zusammen mit je einer Faszie an seiner Ober- und Unterseite und einem zwischen den Schambeinästen verlaufenden Band bildet er das **Diaphragma urogenitale.** Da der M. transversus perinei profundus bei Frauen nur schwach ausgeprägt ist, wird teilweise auch von **Membrana perinei** gesprochen
- Der **M. transversus perinei superficialis** *(oberflächlicher querer Dammmuskel),* der die beiden Sitzbeinhöcker quer verspannt und mit dem hinteren Teil des Diaphragma urogenitale verflochten ist
- Der **M. bulbospongiosus** *(Vorhofschwellkörpermuskel),* der zusammen mit dem *äußeren Afterschließmuskel* **(M. sphincter ani externus)** das Schließmuskelsystem für die im Becken festgehaltenen Organe Blase, Darm, Gebärmutter und Scheide unterstützt
- Der **M. ischiocavernosus** *(Sitzbein-Schwellkörper-Muskel),* der links und rechts zwischen Sitzbeinast und Rücken von Penis bzw. Klitoris verläuft

Beckenbodengymnastik nach Schwangerschaft und Geburt

Schwangerschaften und Geburten beanspruchen und dehnen den Beckenboden (zu) stark. Mit zunehmendem Alter nimmt die Elastizität der Bänder und Muskeln auch im Beckenboden ab, wodurch sich v. a. bei Mehrgebärenden Scheide und Gebärmutter senken können. Dadurch ändert sich die räumliche Beziehung zwischen Harnblase und Harnröhre. Insbesondere bei Druckspitzen im Bauchraum durch Niesen, Husten oder Lachen kann dann der Blasenschließmuskel die Blase nicht mehr vollständig verschließen, und es kommt zum unfreiwilligen Abgang von Urin (Stressinkontinenz). Vorbeugend sollte die Wöchnerin frühzeitig nach der Geburt mit Beckenbodengymnastik beginnen, um die Beckenbodenmuskulatur wieder zu kräftigen und zu straffen. Auch bei einer Gebärmuttersenkung kann Beckenbodengymnastik eine Harninkontinenz oft vermeiden oder bessern.

15.6.3 Die Hüft- und Oberschenkelmuskulatur

Das Hüftgelenk ist das größte Kugelgelenk des Menschen. Es ermöglicht Bewegungen um alle drei Achsen:

- Um die Horizontalachse Beugung des Beines nach vorn gegen den Rumpf *(Anteversion),* Streckung des Beines nach hinten vom Rumpf weg *(Retroversion)*
- Um die Sagittalachse Abspreizen des Beines zur Seite *(Abduktion),* Heranziehen des Beines *(Adduktion)*
- Um die Longitudinalachse Drehung des Beines nach innen *(Innenrotation)* und außen *(Außenrotation)*

Die Muskeln der unteren Extremität sind viel mächtiger als die der oberen, da jedes Bein große Gewichte stabilisieren, halten und bewegen muss. Insbesondere die Intaktheit der **Hüftmuskulatur** (und hier vor allem der Streckmuskulatur) ist für den normalen aufrechten Gang des Menschen unabdingbar. Auch ein Teil der **Oberschenkelmuskulatur** entspringt in der Hüftregion und zieht über Hüft- *und* Kniegelenk. Daher soll die Oberschenkelmuskulatur bereits hier besprochen werden.

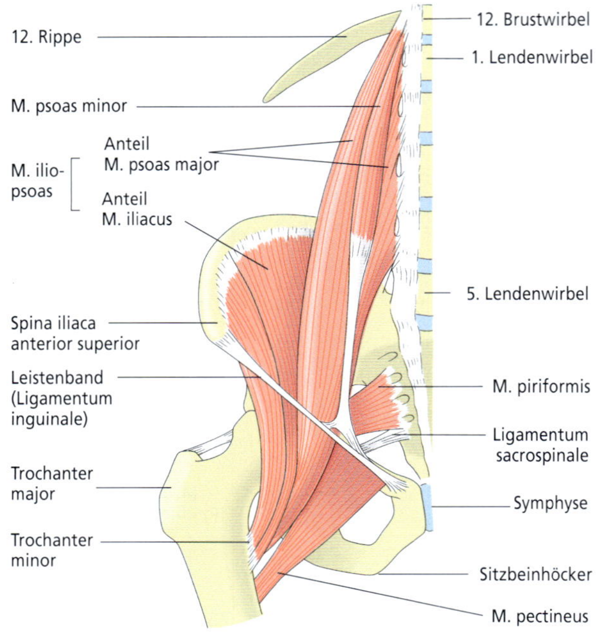

Abb. 15.39 Die innere (d.h. an der inneren Beckenwand entspringende) Hüftmuskulatur, Beuger im Hüftgelenk. Der M. iliopsoas besteht aus zwei Anteilen: dem M. iliacus und dem M. psoas major. Sie vereinigen sich und ziehen unter dem Leistenband hindurch zum Oberschenkelknochen. Der wenig bedeutsame M. psoas minor strahlt in die Faszie des M. iliopsoas ein. Der M. pectineus ist neben seiner Funktion als Hüftbeuger auch Adduktor. [L190]

Die Beuger im Hüftgelenk

Der wichtigste Beugemuskel im Hüftgelenk ist der **M. iliopsoas** *(Darmbein-Lenden-Muskel)*. Er hat zwei Anteile, den **M. iliacus** *(Darmbeinmuskel)* und den **M. psoas major** *(großer Lendenmuskel)*, die funktionell eine Einheit bilden (➤ Abb. 15.39). Der M. iliopsoas zieht von den Lendenwirbelkörpern (M. psoas major) bzw. von der Innenseite des Darmbeinkamms (M. iliacus) hinunter zum Oberschenkelknochen. Wie alle Beugemuskeln verläuft er *vor* dem Hüftgelenk. Er beugt die Beine gegen den Rumpf.

Ein weiterer bedeutender Beugemuskel ist der **M. rectus femoris** (*gerader Schenkelmuskel*, ➤ Abb. 15.41, ➤ Abb. 15.2). Er zieht von der Spina iliaca anterior inferior und dem Oberrand der Hüftgelenkpfanne zur Vorderseite des Oberschenkels und über das Knie zum Unterschenkel. Er kann dadurch sowohl im Hüftgelenk beugen als auch im Kniegelenk strecken. Der M. rectus femoris ist ein Teil des mächtigen **M. quadriceps femoris** *(vierköpfiger Oberschenkelmuskel)*. Die drei anderen Köpfe des M. quadriceps femoris, der **M. vastus medialis, M. vastus lateralis** und **M. vastus intermedius** (*innerer, äußerer* und *mittlerer Oberschenkelmuskel*), entspringen allerdings am Oberschenkelknochen und ziehen zum Unterschenkel, strecken also lediglich im Kniegelenk. Der M. vastus intermedius verläuft dabei unter dem M. rectus femoris. Alle vier Muskeln setzen in einer einzigen breiten Sehne an der Vorderseite des oberen Schienbeins an. Diese enthält über dem Kniegelenk ein Sesambein (➤ 14.1.1), die **Kniescheibe** *(Patella)*, und wird deshalb auch **Patellarsehne** genannt.

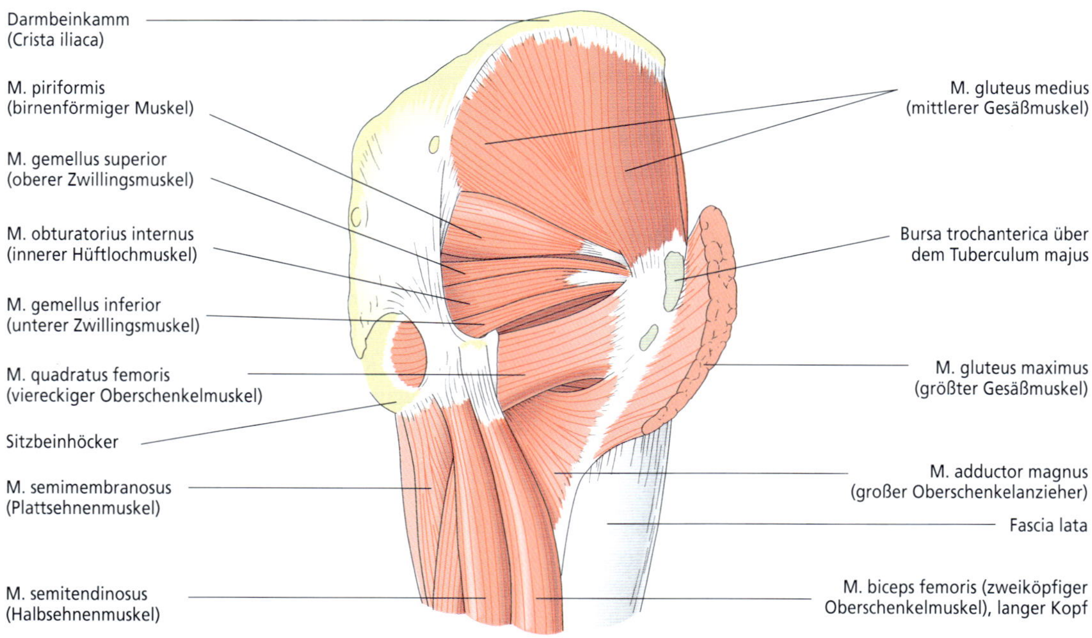

Abb. 15.40 Äußere (d.h. an der äußeren Beckenwand entspringende) Hüftmuskulatur. Blick von der Seite auf die Hüfte. Der M. gluteus maximus ist entfernt. Darunter wird der breit ansetzende M. gluteus medius sichtbar. [L190]

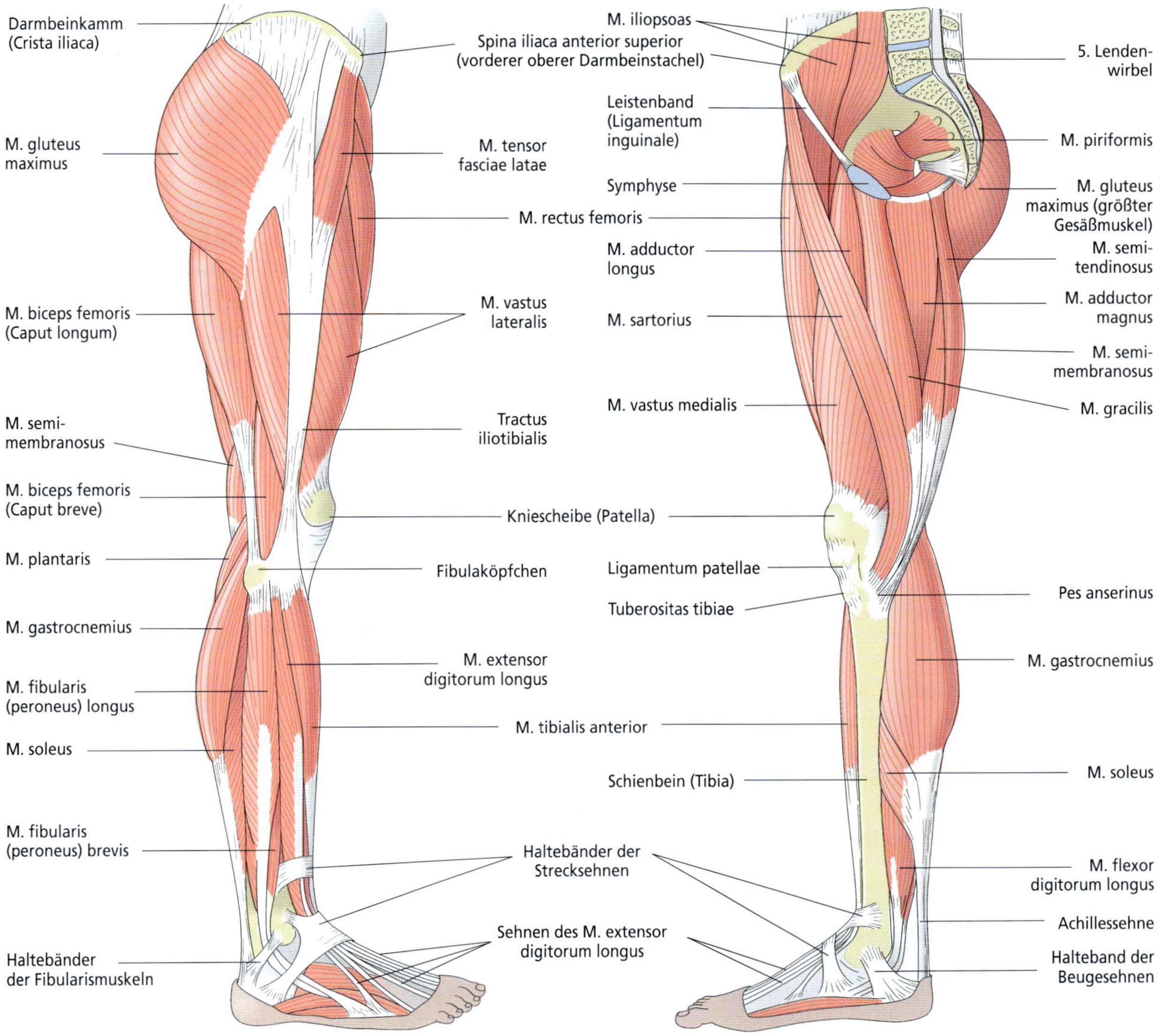

Abb. 15.41 Hüft- und Beinmuskulatur, links: Ansicht von lateral, rechts: Ansicht von medial. [L190]

Zur Hüftbeugung trägt ebenfalls der **M. sartorius** *(Schneidermuskel)* bei, der von der Spina iliaca anterior superior des Beckens schräg über den vorderen Oberschenkel zur medialen Seite des oberen Schienbeins zieht (➤ Abb. 15.41, ➤ Abb. 15.2). Er ist der längste Muskel des Menschen.

Die Strecker im Hüftgelenk

Die Streckmuskeln ziehen *hinter* dem Hüftgelenk vom Becken zum Oberschenkelknochen. Der wichtigste Strecker ist der **M. gluteus maximus** (*größter Gesäßmuskel,* oft kurz *großer Gesäßmuskel* genannt, ➤ Abb. 15.41). Er ist ein mächtiger Muskel, der zuem bei der Hebung des Oberkörpers mitwirkt und verhindert, dass der Rumpf beim Stehen nach vorn kippt. Er entspringt breitflächig an der Hinterseite von Darmbein und Kreuzbein und zieht an die Hinterseite des Oberschenkelknochens. Er ist maßgeblich für die typische Form des Gesäßes verantwortlich. Ist er gelähmt, sind Aufrichten aus der Hocke oder Treppensteigen nicht mehr möglich.

Drei weitere Muskeln unterstützen den M. gluteus maximus in seiner Streckfunktion (➤ Abb. 15.40, ➤ Abb. 15.41):

- Der **M. biceps femoris** *(zweiköpfiger Oberschenkelmuskel)*
- Der **M. semitendinosus** *(Halbsehnenmuskel)*
- Der **M. semimembranosus** (*Plattsehnenmuskel* ➤ Abb. 15.40)

Alle drei verlaufen *hinter* dem Hüft- und Kniegelenk zum Unterschenkel und fungieren deshalb nicht nur als Hüftstrecker, sondern auch als Kniebeuger. Da sich ihr Ansatz hinten *lateral* bzw. *medial* unterhalb des Kniegelenks befindet, können sie im Kniegelenk auch nach innen bzw. außen rotieren (➤ Abb. 15.40, ➤ Abb. 15.41).

Die Abduktoren und Adduktoren im Hüftgelenk

Als *Abspreizer* **(Abduktoren)** des Beines im Hüftgelenk verlaufen der *mittlere* und *kleinste Gesäßmuskel* (**M. gluteus medius** und **minimus,** ➤ Abb. 15.40), halb bedeckt vom M. gluteus maximus, von der Außenfläche der Darmbeinschaufel hinab zum Trochanter major des Oberschenkelknochens. Sie haben eine wichtige statische Aufgabe

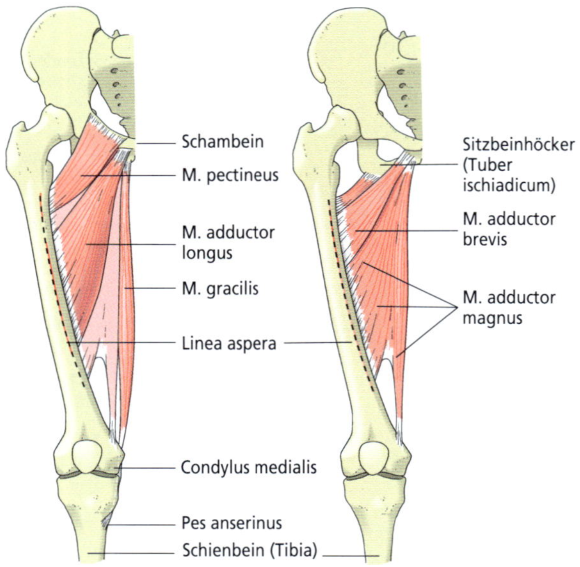

Abb. 15.42 Adduktoren des Oberschenkels. Links: die oberflächliche, rechts: die tiefere Schicht. Der M. obturatorius externus, ein Außenrotator des Hüftgelenks, liegt unter dem M. adductor brevis und ist deshalb nicht sichtbar. [L190]

beim Laufen: Durch Kontraktion auf der Seite des jeweiligen Standbeines ziehen sie das Becken dort etwas hinunter und verhindern beim Laufen ein Abkippen des Beckens zur Spielbeinseite (der Seite, auf der das Bein gehoben und der nächste Schritt eingeleitet wird). Die Mm. glutei medius und minimus unterstützen auch die Innen- und Außenrotationen des Beines im Hüftgelenk.

i.m.-Injektion nach Hochstetter

Die meisten intramuskulären Injektionen werden in den gut durchbluteten M. gluteus medius verabreicht. Um große Gefäße und Nerven sicher zu schonen, wird bei Erwachsenen die **ventrogluteale Injektion nach Hochstetter** (➤ 16.11.3, ➤ Abb. 16.29) bevorzugt.

Fünf **Adduktoren** ziehen das Bein nach Abspreizung wieder an den Körper heran (➤ Abb. 15.42). Vier von ihnen ziehen von Sitz- und Schambein zur Innenseite des Oberschenkelknochens und setzen dort an einer rauen Knochenleiste an, die sich über den gesamten Oberschenkelschaft nach unten zieht, der **Linea aspera** (➤ Abb. 15.42, ➤ Abb. 15.44). Zu den Adduktoren gehören:

- Der **M. adductor longus** *(langer Oberschenkelanzieher)*
- Der **M. adductor brevis** *(kurzer Oberschenkelanzieher)*
- Der **M. adductor magnus** *(großer Oberschenkelanzieher)*
- Der **M. gracilis** (*Schlankmuskel*, setzt am Schienbein an)
- Der **M. pectineus** *(Kamm-Muskel)*

Die Fascia lata

Alle Muskeln, die außen am Oberschenkel entlangziehen, werden durch eine derbe Bindegewebshülle, die **Fascia lata** *(Oberschenkelbinde)*, zusammengehalten. Diese ist an der Außenseite des Oberschenkels verstärkt (**Tractus iliotibialis** genannt) und wird dort durch einen eigenen Muskel (*Schenkelbindenspanner* oder **M. tensor fasciae latae,** ➤ Abb. 15.41) gespannt.

15.7 Die freie untere Extremität: das Bein

Am **Bein** werden unterschieden (➤ Abb. 15.43):

- Der **Oberschenkel** mit dem **Oberschenkelknochen** *(Femur)*
- Der **Unterschenkel** mit **Schienbein** *(Tibia)* und **Wadenbein** *(Fibula)*
- Der **Fuß** mit den **Fußwurzelknochen** *(Ossa tarsi),* **Mittelfußknochen** *(Ossa metatarsi)* und **Zehenknochen** *(Ossa digitorum pedis)*

Von vorne betrachtet sind die Beine bei älteren Kindern und Erwachsenen fast gerade. Normal hingegen ist:

- Bei Säuglingen eine leichte **O-Bein-Stellung** *(Genu varum),* d. h., die inneren Femurkondylen weichen auseinander bei sich berührenden Fußinnenknöcheln
- Bei Klein- und Kindergartenkindern eine leichte **X-Bein-Stellung** *(Genu valgum),* d. h., die Fußinnenknöchel weichen auseinander bei sich berührenden inneren Femurkondylen

15.7.1 Der Oberschenkel

DEFINITION

Oberschenkelknochen *(Femur):* Röhrenknochen im Oberschenkel, längster und schwerster Knochen des Körpers. Proximal über das Hüftgelenk mit dem Becken, distal über das Kniegelenk mit Schienbein und Kniescheibe verbunden.

Am proximalen Ende des **Oberschenkelknochens** (➤ Abb. 15.44) befindet sich der **Oberschenkelkopf** *(Caput femoris, Hüftkopf),* der mit der Hüftgelenkpfanne des Beckens das Hüftgelenk bildet. Das distale Ende steht mit dem **Schienbein** *(Tibia)* in gelenkiger Verbindung.

Der Oberschenkelkopf ist über den schräg verlaufenden **Schenkelhals** *(Collum femoris)* mit dem Knochenschaft verbunden. Der Winkel zwischen Schenkelhals und Oberschenkelschaft heißt **CCD-Winkel** *(Centrum-Collum-Diaphysen-Winkel).* Der CCD-Winkel beträgt beim Neugeborenen 140–150° und sinkt dann bis auf 125° beim Erwachsenen. Beim alten Menschen kann er noch niedriger sein, was das Risiko einer Schenkelhalsfraktur erhöht.

Am Übergang vom Schenkelhals zum Schaft befinden sich zwei Knochenvorwölbungen, oben seitlich der *große* und hinten innen der *kleine Rollhügel* (**Trochanter major** und **minor**). An beiden setzen Hüftmuskeln an. Der Trochanter major ist gut durch die Haut tastbar und dadurch dekubitusgefährdet (➤ 18.4.2).

Schenkelhalsfraktur

Die **Schenkelhalsfraktur** ist bei älteren Menschen eine der häufigsten Frakturen überhaupt. Meist führt ein verhältnismäßig leichter Sturz auf die Hüfte (etwa nach Ausrutschen auf nassem Laub) zur Fraktur des durch Osteoporose brüchigen Knochens. Betroffene haben Schmerzen und können die Hüfte nicht belasten, das Bein ist typischerweise verkürzt und nach außen gedreht (Außenrotation). Die Behandlung erfolgt meist operativ. Bei älteren Menschen wird dabei ganz überwiegend eine *Endoprothese* eingesetzt, meist eine *Totalendoprothese* (Ersatz von Pfanne und Kopf), seltener eine *Hemiendoprothese* (Ersatz nur des Kopfes).

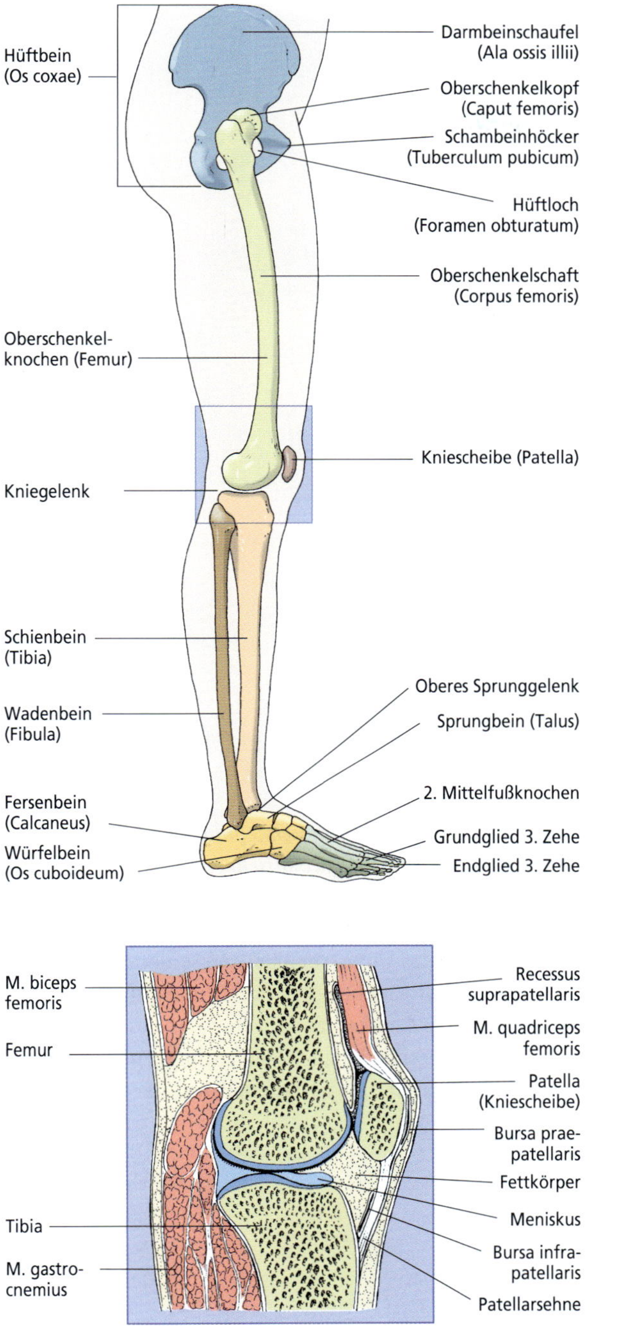

Abb. 15.43 Knöcherner Aufbau der unteren Extremität von der Seite mit Längsschnitt durch das Kniegelenk. Oberschenkelknochen (Femur) und Schienbein (Tibia) haben keinen direkten Kontakt miteinander, da zwei knorpelige Strukturen, die Menisken, zwischengeschaltet sind. [L190]

Auf dem sich anschließenden **Oberschenkelschaft** *(Corpus femoris)* finden sich mehrere Aufrauungen und Knochenleisten, an denen ebenfalls Hüftmuskeln ansetzen (Linea aspera ➤ Abb. 15.42, ➤ Abb. 15.44). Der Oberschenkelschaft zieht schräg nach medial, sodass die Kniegelenke näher zur Körperachse liegen als die Hüftgelenke. An seinem distalen Ende verbreitert sich der Oberschenkelknochen kolbenförmig. Ähnlich wie der Oberarmknochen (➤ 15.5.1)

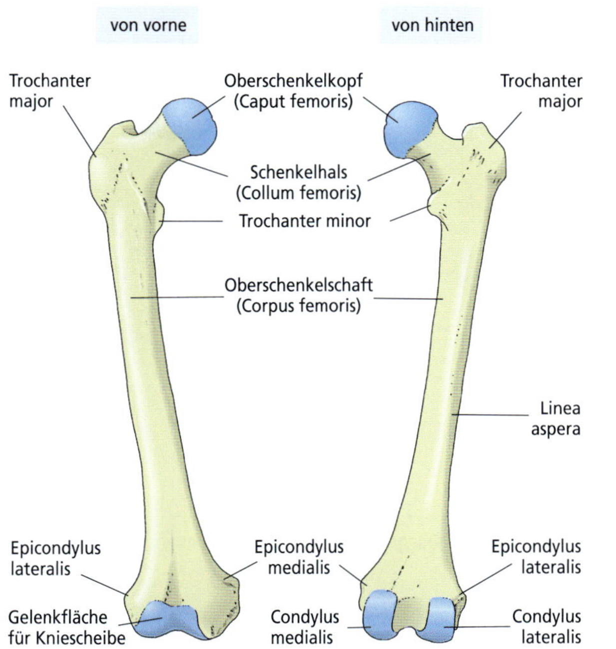

Abb. 15.44 Rechter Oberschenkelknochen (Femur). [L190]

besitzt der Oberschenkel medial und lateral einen **Condylus medialis** und **lateralis (femoris)** mit je einem Fortsatz darauf, dem **Epicondylus medialis** und **lateralis (femoris).** An seiner Unterfläche befinden sich die gekrümmten Gelenkflächen zum Schienbein, die noch ein kleines Stück bis auf die Hinterfläche des Knochens ziehen. Dieser Verlauf ermöglicht die Rollbewegung beim Beugen und Strecken im Kniegelenk (➤ 15.7.2).

VORSICHT

Der **Blutverlust bei Frakturen des Oberschenkelschafts** kann bis zu 2 l betragen!

Oberschenkelmuskulatur ➤ 15.6.3

15.7.2 Das Kniegelenk

Das **Kniegelenk** ist aus zwei Teilgelenken zusammengesetzt, die von einer gemeinsamen Gelenkkapsel umschlossen werden:

- Im **Femorotibialgelenk** artikulieren die Gelenkflächen der Kondylen von Oberschenkelknochen und Schienbein miteinander
- Am **Femoropatellargelenk** sind der Oberschenkelknochen und die knorpelige Rückseite der **Kniescheibe** beteiligt. Diese ist in die Sehne des M. quadriceps femoris eingelagert, die das Kniegelenk ventral überzieht und an einer Aufrauung des Schienbeins unterhalb des Kniegelenks ansetzt *(Tuberositas tibiae).*

Im Gegensatz zum Hüftgelenk sind im Kniegelenk fast nur Beuge- und Streckbewegungen möglich. Nur im gebeugten Zustand sind zusätzlich eine geringgradige Innen- und Außenrotation möglich.

Oberschenkelknochen und Schienbein haben jedoch keinen direkten Kontakt miteinander, da zwei knorpelige Strukturen, die

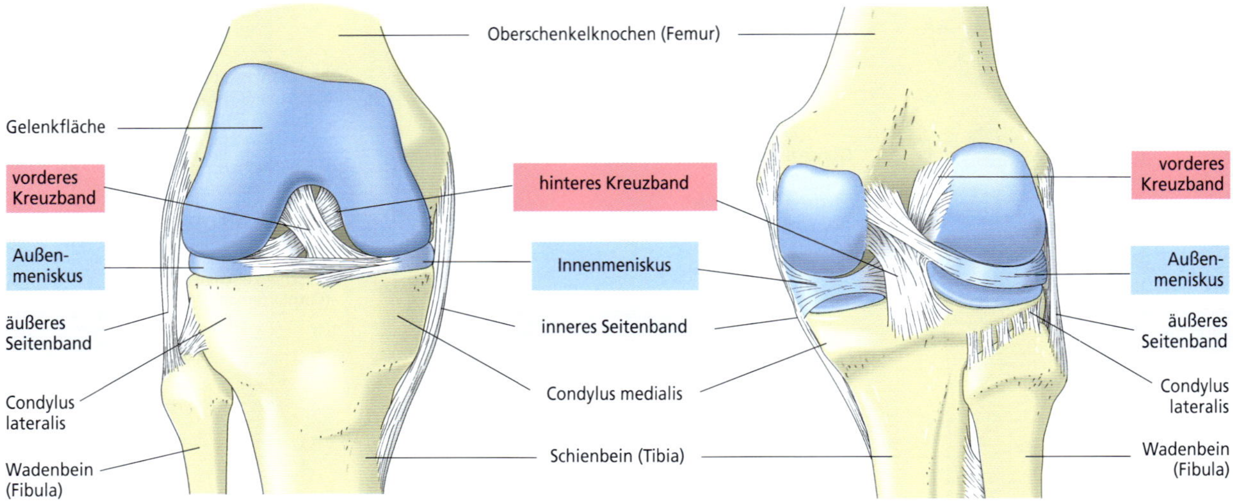

Abb. 15.45 Rechtes Kniegelenk. Links: in der Ansicht von vorne in Beugestellung. Rechts: von hinten gesehen und in Streckstellung. [L190]

Menisken, zwischengeschaltet sind (➤ Abb. 15.45, ➤ Abb. 15.46). Diese liegen medial und lateral und werden demgemäß als **Innen-** und **Außenmeniskus** bezeichnet. Der innere hat eine Halbmond-, der äußere eine nahezu geschlossene Kreisform. Sie sind zwar an ihrem verdickten Außenrand mit der Gelenkkapsel verwachsen, aber doch so beweglich, dass sie noch auf den Gelenkflächen des Schienbeins verschiebbar sind. So bieten sie dem Oberschenkelknochen eine der jeweiligen Gelenkstellung angepasste Pfanne. Weil die Menisken außerdem eine gewisse Elastizität besitzen, gleichen sie Belastungen aus, die auf das Knie einwirken.

Die **Kreuzbänder,** zwei starke, sich überkreuzende Bänder (*vorderes* und *hinteres Kreuzband*), verhindern eine Verschiebung der beiden Gelenkanteile v. a. nach vorn oder hinten (➤ Abb. 15.45, ➤ Abb. 15.46). Die Kreuzbänder liegen innerhalb der Gelenkkapsel und damit außerhalb der eigentlichen Gelenkhöhle.

An den Außenseiten wird die Kniegelenkkapsel durch die **inneren** und **äußeren Seitenbänder** (kurz *Innen-* bzw. *Außenband*) verstärkt (➤ Abb. 15.45, ➤ Abb. 15.46), die als kräftige Faserzüge die vorne gelegene Patellarsehne ergänzen. Die Bänder spielen eine zentrale Rolle bei der Sicherung und Bewegungsführung des Kniegelenks.

Ein **Kniegelenkfettkörper** vor dem Gelenk dient als „Füllmasse" (➤ Abb. 15.43, ➤ Abb. 15.46), sorgt durch seine Verformbarkeit für Bewegungsausgleich und vermindert die Reibung der Sehnen an den Knochen bei Beugung und Streckung.

An besonderen Reibungspunkten ober, vor und unter dem Knie sind zudem Schleimbeutel **(Recessus suprapatellaris, Bursa praepatellaris, Bursa infrapatellaris)** eingelassen, damit keine Schäden an den über das Gelenk ziehenden Sehnen entstehen (➤ Abb. 15.43).

Auf das Kniegelenk wirkende Muskeln

Das Kniegelenk wird schließlich auch durch die darauf wirkende Muskulatur stabilisiert. Diese Muskeln entspringen größtenteils dem Beckenbereich und wurden dort schon erklärt (➤ Abb. 15.41).

Als **Kniegelenkstrecker** betätigt sich der M. quadriceps femoris mit seinen vier Anteilen (➤ 15.6.3).

Zu den **Kniegelenkbeugern** gehören:

- Der **M. biceps femoris** *(zweiköpfiger Oberschenkelmuskel)*
- Der **M. sartorius** *(Schneidermuskel)*
- Der **M. gracilis** *(Schlankmuskel)*
- Der **M. semitendinosus** *(Halbsehnenmuskel)*
- Der **M. semimembranosus** *(Plattsehnenmuskel)*

Ein einziger kleiner Muskel, der **M. popliteus** *(Kniekehlenmuskel),* gehört ausschließlich zum Kniegelenk und unterstützt dort Beugung und Innenrotation des Unterschenkels. Außerdem zieht er den Außenmeniskus bei der Kniebeugung nach hinten und verhindert die Einklemmung der Gelenkkapsel.

Ein weiterer Kniegelenkbeuger, der allerdings zu den Unterschenkelmuskeln zählt, ist der **M. gastrocnemius,** der *Zwillingswadenmuskel.*

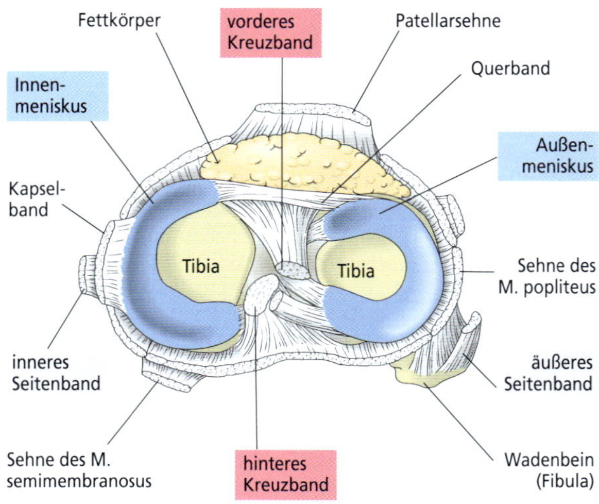

Abb. 15.46 Blick auf das eröffnete rechte Kniegelenk von oben. [L190]

15.7.3 Der Unterschenkel

DEFINITION

Schienbein *(Tibia):* Zur Mitte hin gelegener, kräftiger Röhrenknochen des Unterschenkels.
Wadenbein *(Fibula):* Seitlich gelegener Röhrenknochen des Unterschenkels.

Der Unterschenkel enthält zwei Röhrenknochen (➤ Abb. 15.47), **Schienbein** und **Wadenbein,** sowie eine um diese angeordnete Muskulatur, die größtenteils hinunter zum Fuß zieht (➤ Abb. 15.48, ➤ Abb. 15.49, ➤ Abb. 15.50, ➤ Abb. 15.51).

Das Schienbein

Das Schienbein ist der kräftigere von beiden Knochen. Der **Schienbeinschaft** *(Corpus tibiae)* hat im Querschnitt die Form eines nach vorn spitzen Dreiecks. Die Vorderkante *(Margo anterior)* ist durch die Haut gut tastbar und der Zielort des sogenannten „Tritts vor das Schienbein".

Das proximale Schienbeinende, der **Schienbeinkopf** *(Caput tibiae),* ist an zwei Seiten aufgetrieben (**Condylus medialis tibiae** und **Condylus lateralis tibiae**). Zwischen beiden Kondylen trägt der Schienbeinkopf eine abgeflachte Gelenkfläche. Diese ist mit ihrem Gegenstück am distalen Femurende am Kniegelenk beteiligt. In der Mitte dieser Gelenkfläche befindet sich eine knöcherne Erhebung, an der die Kreuzbänder des Gelenks befestigt sind.

Am lateralen Kondylus des Schienbeinkopfes liegt eine weitere sehr kleine Gelenkfläche, die mit dem *Wadenbeinkopf* in Verbindung steht.

Das untere Ende des Schienbeines ist ebenfalls etwas verbreitert und besitzt medial einen Knochenzapfen *(Malleolus medialis),* der von außen als **Innenknöchel** zu tasten ist.

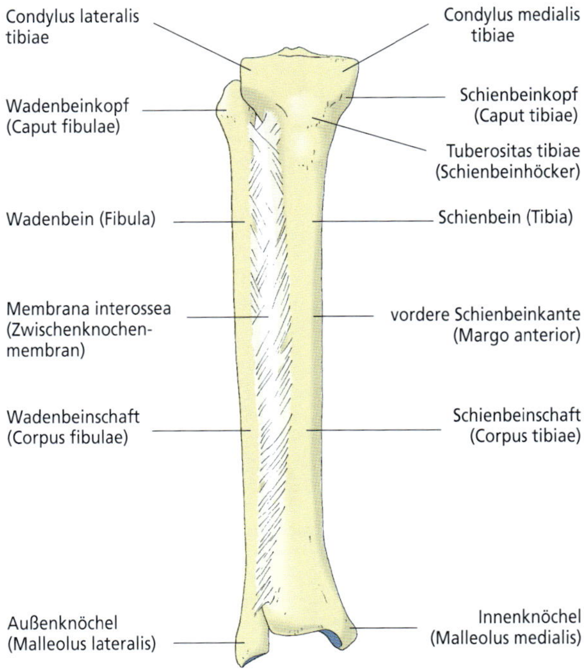

Abb. 15.47 Schienbein (Tibia) und Wadenbein (Fibula) in der Ansicht von vorne. [L190]

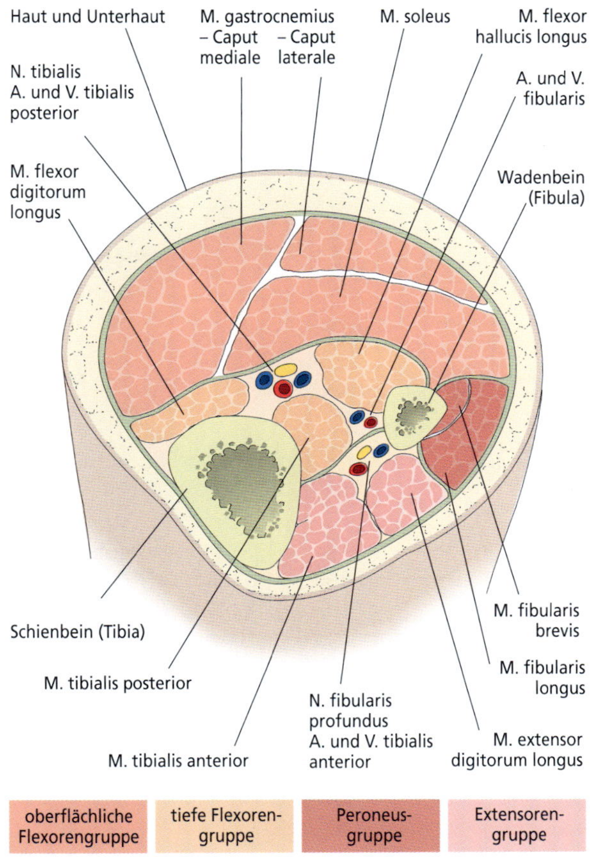

Abb. 15.48 Querschnitt des proximalen (oberen) Unterschenkels. [L190]

Seiner Dreiecksform entsprechend besitzt der Schienbeinschaft neben der Vorderkante auch einen medialen und einen lateralen Rand (*Margo medialis* und *lateralis*).

Am lateralen Schienbeinrand setzt auf ganzer Länge ein straffes Band an, die **Membrana interossea des Unterschenkels,** die den Spalt zwischen Schien- und Wadenbein vollständig überbrückt.

Das Wadenbein

Das Wadenbein ist ein sehr dünner Röhrenknochen lateral vom Schienbein. Sein etwas verbreitertes oberes Ende (*Caput fibulae,* **Wadenbeinkopf**) hat eine gelenkige Verbindung zum lateralen Kondylus des Schienbeines. Der Wadenbeinkopf ist als knöcherner Vorsprung seitlich unterhalb des Kniegelenks durch die Haut tastbar. Das deutlich verbreiterte untere Ende des Wadenbeines bildet den sichtbaren und gut zu tastenden **Außenknöchel** am Fuß *(Malleolus lateralis).* Am Wadenbeinschaft ist ebenfalls auf voller Länge die Membrana interossea befestigt. Bewegungen zwischen Schien- und Wadenbein sind kaum möglich.

Die Malleolengabel

Beide Knöchel sowie das zwischen ihnen liegende Schienbeinende sind an der Bildung des *oberen Sprunggelenks* (➤ 15.7.4) beteiligt. Die besondere Form der Knochenvorsprünge, die hier die obe-

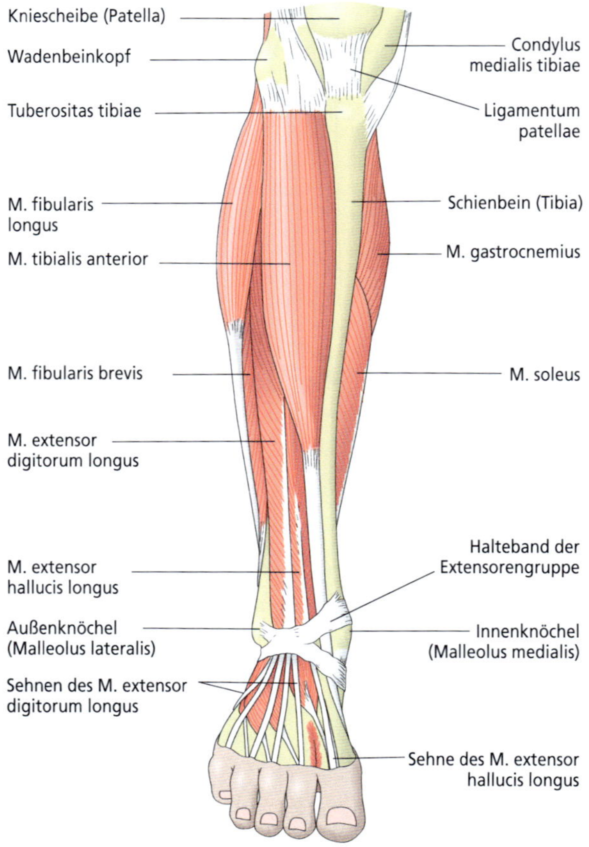

Abb. 15.49 Unterschenkelmuskulatur von vorne. [L190]

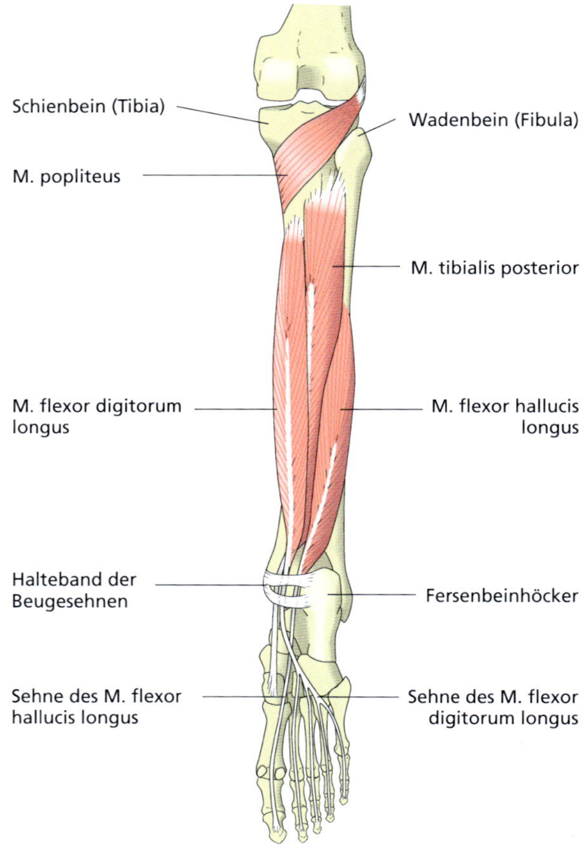

Abb. 15.50 Tiefe Fußbeuger und ihr Sehnenverlauf an der Fußsohle. Ansicht von hinten nach Entfernung von M. gastrocnemius und M. soleus. [L190]

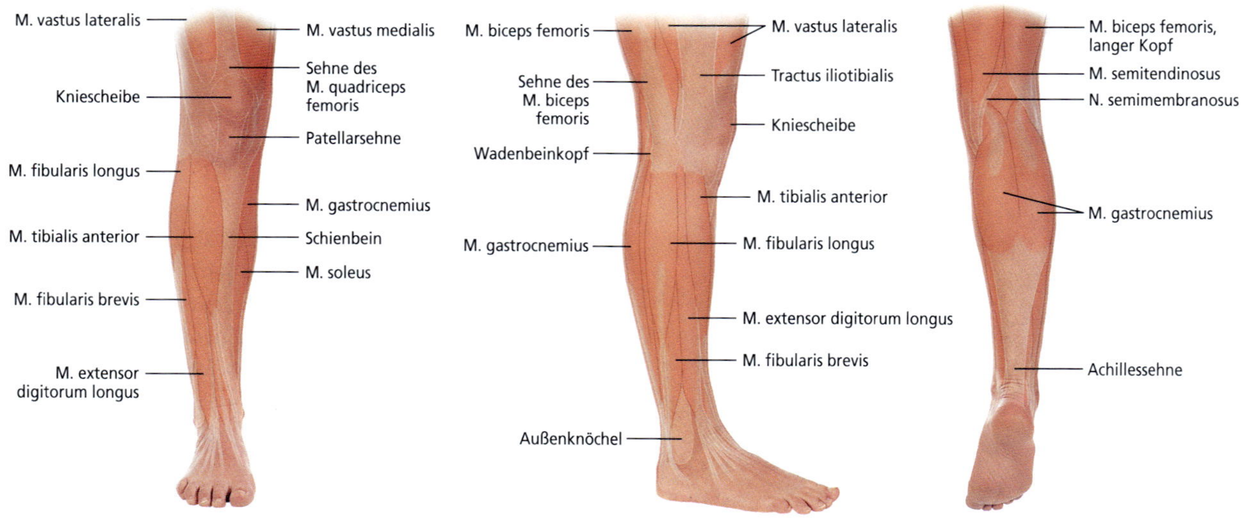

Abb. 15.51 Unterschenkelmuskeln in der Projektion auf die Körperoberfläche. [E460-003]

re Gelenkfläche des Sprungbeins (Talus) umklammern, wird auch **Malleolengabel** genannt. Distal des oberen Sprunggelenks schließt sich *das untere Sprunggelenk* (➤ 15.7.4) an. Beide bilden zusammen eine funktionelle Einheit.

Die Unterschenkelmuskulatur – die langen Fußmuskeln

Die charakteristische Form des Unterschenkels wird von mehreren Muskelbäuchen gebildet, von denen sich die meisten fußwärts verjüngen, woraus sich u. a. die äußere Form der Wade ergibt (➤ Abb. 15.41, ➤ Abb. 15.48, ➤ Abb. 15.49, ➤ Abb. 15.50, ➤ Abb. 15.51).

Die Muskulatur ist durch Knochen, Membrana interossea und *bindegewebige Trennwände* **(Septen)** abgeteilt, wodurch vier kaum dehnbare **Muskellogen** mit vier Muskelgruppen entstehen (➤ Abb. 15.48):

- Vorne die Loge der **Extensorengruppe**
- Vorne seitlich die Loge der **Peroneusgruppe** *(Fibularisgruppe)*
- In der Mitte des Unterschenkels mit enger Verbindung zu Schien- und Wadenbein die **tiefe Flexorengruppe**
- Hinten an der Wade die **oberflächliche Flexorengruppe**

VORSICHT

Bei Muskelschwellung oder Blutung in eine Muskelloge (z. B. nach einem Knochenbruch) steigt der Druck innerhalb der betroffenen Loge stark an, da die Logen kaum dehnbar sind. Dies kann zum gefürchteten **Kompartment-Syndrom** mit irreversiblen Muskelnekrosen und Nervenschäden führen. Zur Früherkennung werden deshalb nach Unterschenkelfrakturen oder Gipsneuanlagen Puls, Sensibilität, Beweglichkeit und Hautfarbe des Fußes bzw. der Zehen stündlich überprüft.

Alle Unterschenkelmuskeln setzen am Fuß an und bewegen ihn im oberen und unteren Sprunggelenk sowie in den Zehengelenken. Da sie alle am Unterschenkel entspringen und auf die Fußgelenke wirken, werden sie auch **lange Fußmuskeln** genannt, im Gegensatz zu den **kurzen Fußmuskeln,** die ausschließlich am Fuß entspringen und dort auch ansetzen.

Ihrer Funktion entsprechend unterscheidet man bei der Unterschenkelmuskulatur Beuge- und Streckmuskeln. Die Strecker (➤ Abb. 15.48, ➤ Abb. 15.49) ziehen sowohl den Fuß als auch die Zehen nach oben **(Dorsalextension),** die Beuger nach unten **(Plantarflexion).** Sämtliche Beuger (➤ Abb. 15.48, ➤ Abb. 15.50) mit Ausnahme der Peroneusgruppe neigen auch die Fußunterfläche nach medial **(Supination);** alle Strecker sind an der **Pronation,** der Bewegung des Fußaußenrandes nach lateral oben, beteiligt.

Der größte Unterschenkelmuskel, **M. triceps surae** *(dreiköpfiger Wadenmuskel)* genannt, verläuft dorsal und besitzt seinem Namen gemäß drei Köpfe (➤ Abb. 15.2): Er setzt sich zusammen aus dem zweiköpfigen **M. gastrocnemius** *(Zwillingswadenmuskel,* ➤ Abb. 15.49, ➤ Abb. 15.51) und dem **M. soleus** *(Schollenmuskel).* Alle drei verlaufen als oberflächliche Flexoren in einer gemeinsamen Muskelloge und setzen mit einer gemeinsamen Sehne, der **Achillessehne,** am Fersenbeinhöcker an. Diese ist als dicker Strang oberhalb der Ferse gut sicht- und tastbar. Die Wadenmuskeln beugen den Fuß im oberen Sprunggelenk (➤ 15.7.4) nach plantar (zur Fußsohle hin).

Ein weiterer Beuger im oberen Sprunggelenk ist der **M. tibialis posterior** *(hinterer Schienbeinmuskel).* Er verläuft zusammen mit den beiden anderen tiefen Flexoren, nämlich mit dem *langen Großzehen-* und dem *langen Zehenbeuger* (**M. flexor hallucis longus** und **M. flexor digitorum longus**), in der Muskelloge der tiefen Flexorengruppe (➤ Abb. 15.48, ➤ Abb. 15.50). Innerhalb dieser Hülle verlaufen auch, etwa in der Mitte des Unterschenkels, die großen Unterschenkelgefäße und -nerven. Während der M. tibialis posterior an den Fußwurzel- und Mittelfußknochen ansetzt, ziehen die Sehnen des M. flexor digitorum longus bis zu den Endphalangen der 2.–5. Zehe.

Auch die Muskeln der lateralen Muskelloge, der **M. fibularis** *(peroneus)* **longus** und **M. fibularis** *(peroneus)* **brevis** (*langer* bzw. *kurzer Wadenbeinmuskel,* ➤ Abb. 15.48, ➤ Abb. 15.49, ➤ Abb. 15.51), haben eine Beugefunktion, heben jedoch im Wesentlichen die laterale Fußkante nach oben (Pronation). Sie ziehen beide um den Außenknöchel herum und setzen an Fußwurzel- und Mittelfußknochen an.

In der vorderen Muskelloge liegen die Fußstrecker (Extensoren). Der **M. tibialis anterior** (*vorderer Schienbeinmuskel* ➤ Abb. 15.48, ➤ Abb. 15.49, ➤ Abb. 15.51) zieht wie der lange Zehen- und Großzehenstrecker auf der Vorderseite des Unterschenkels zum Fußrücken. Dort setzt er an der Fußwurzel und an den Mittelfußknochen an. Der lange *Zehenstrecker* **(M. extensor digitorum longus)** zieht weiter bis zur Dorsalfläche der Zehen.

Alle langen Fußmuskeln gehen noch oberhalb des Sprunggelenks in ihre Sehnen über. Diese ziehen dann zu ihren entsprechenden Ansatzorten. Einige unterstützen – zusammen mit kurzen Fußmuskeln und Fußbändern – auch die Verspannung der Fußgewölbe.

15.7.4 Der Fuß

DEFINITION

Fußskelett: Knöchernes Gerüst des Fußes aus sieben **Fußwurzelknochen** *(Ossa tarsi),* fünf **Mittelfußknochen** *(Ossa metatarsi)* sowie an der Großzehe zwei, an der 2.–5. Zehe je drei kleinen Röhrenknochen **(Grund-, Mittel-, Endglied).**

Der **Fuß** ist der am meisten belastete Körperteil, da er unser gesamtes Gewicht tragen muss. Er hat deshalb besonders kompakte Knochen und eine Vielzahl stützender Bänder und Halt gebender Muskeln.

Die Fußwurzel

Das **Fersenbein** *(Calcaneus)* ist der größte Fußwurzelknochen und liegt am weitesten dorsal. Seine dorsale Begrenzung, der **Fersenbeinhöcker** *(Tuber calcanei, Fersenhöcker),* dient der Achillessehne als Ansatz und bildet den hinteren Pfeiler des Fußlängsgewölbes. Dem Fersenbein liegt das **Sprungbein** *(Talus)* auf (➤ Abb. 15.52).

Zehenwärts vom Sprungbein liegt das **Kahnbein** *(Os naviculare).* An die ventralen Gelenkflächen des Kahnbeins und des Fersenbeins schließen sich die drei **Keilbeine** *(Ossa cuneiformia)* bzw. das **Würfelbein** *(Os cuboideum)* an, die kettenförmig nebeneinanderliegen.

Alle Fußwurzelknochen erinnern in ihrer Form an vielseitige Würfel.

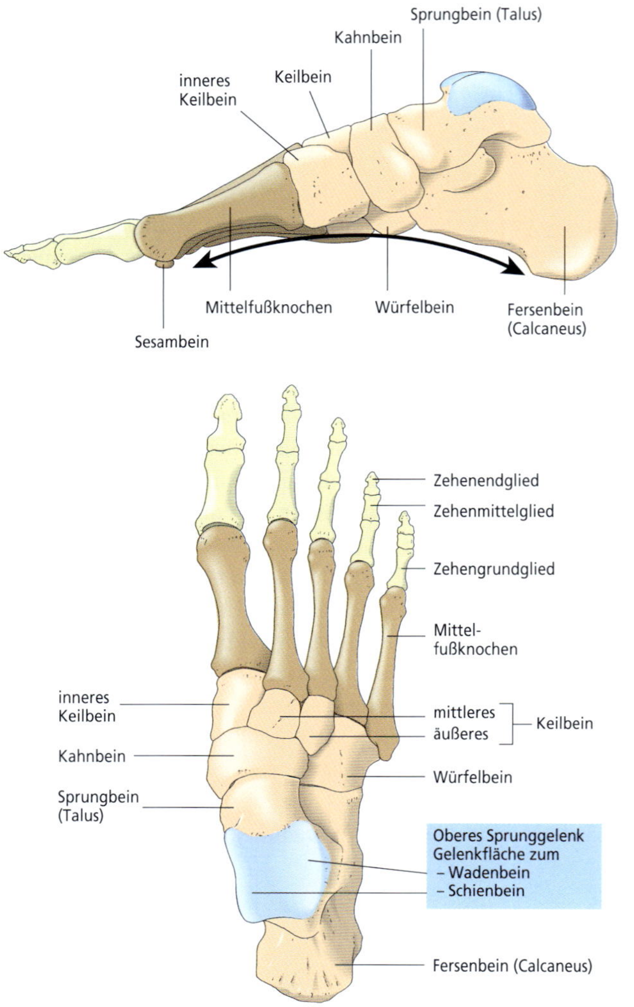

Abb. 15.52 Fußskelett von oben und von medial. Der Pfeil zeigt das Längsgewölbe des gesunden Fußes. [L190]

LERNHILFE

Fußwurzelknochen

Das **Sprungbein** und das **Fersenbein,** die wollten in das **Schiff** hinein, doch **Keile** gab es **eins zwei drei,** und dann auch noch die **Würfelei.** Sprungbein – Fersenbein – Kahnbein – drei Keilbeine – Würfelbein. [1]

Die Sprunggelenke

Das Sprungbein bildet nach proximal mit den unteren Gelenkflächen von Schien- und Wadenbein das **obere Sprunggelenk** *(OSG),* ein Scharniergelenk. Das obere Sprunggelenk ist von einer dünnen Kapsel umgeben, die durch mehrere Bänder (oft vereinfachend als **Innen-** und **Außenband** bezeichnet) verstärkt wird. Der Fuß wird im oberen Sprunggelenk gehoben (dorsalextendiert) und gesenkt (plantarflektiert).

Am **unteren Sprunggelenk** *(USG)* sind Fersen-, Sprung- und Kahnbein beteiligt. Das untere Sprunggelenk ermöglicht die Supination und Pronation des Fußes.

Die übrigen Gelenke der Fußwurzelknochen untereinander und zu den Mittelfußknochen sind straffe Gelenke praktisch ohne Bewegungsmöglichkeiten.

Der Mittelfuß

An die Keilbeine und das Würfelbein der Fußwurzel schließen sich strahlenförmig nebeneinanderliegend die fünf **Mittelfußknochen** *(Ossa metatarsi)* an. Das proximale Ende wird Basis, das distale Kopf genannt. Beide Enden tragen Gelenkflächen, die proximal mit der Fußwurzel und distal mit den Grundphalangen der Zehen verbunden sind.

Die Zehen

Die **Zehenglieder** sind wie die Fingerglieder Röhrenknochen, jedoch kürzer und plumper. Die **Zehengrundgelenke** sind der Form ihrer Gelenkflächen nach Kugel-, die distal davon gelegenen **Interphalangealgelenke** sind Scharniergelenke. Die Zehen sind nicht so beweglich wie die Finger.

Die Fußgewölbe

Das Fußskelett hat ein **Quer-** und ein **Längsgewölbe.** Trotz Verspannung durch straffe Bänder, Sehnen und Muskeln besitzen sie eine gewisse Flexibilität, um Belastungen auf den Fuß federnd abpuffern zu können.

Das **Längsgewölbe** ist an der Innenseite des Fußes stärker ausgeprägt als außen und wird an drei Hauptbelastungspunkten abgestützt: den Köpfchen des ersten und des fünften Mittelfußknochens und dem Fersenbein. Ein typischer Fußabdruck, z. B. in feuchtem Sand, bildet nur diesen bogenförmigen Belastungsverlauf ab. Das Längsgewölbe wird durch eine Vielzahl kurzer Fußmuskeln unterstützt (➤ Abb. 15.53).

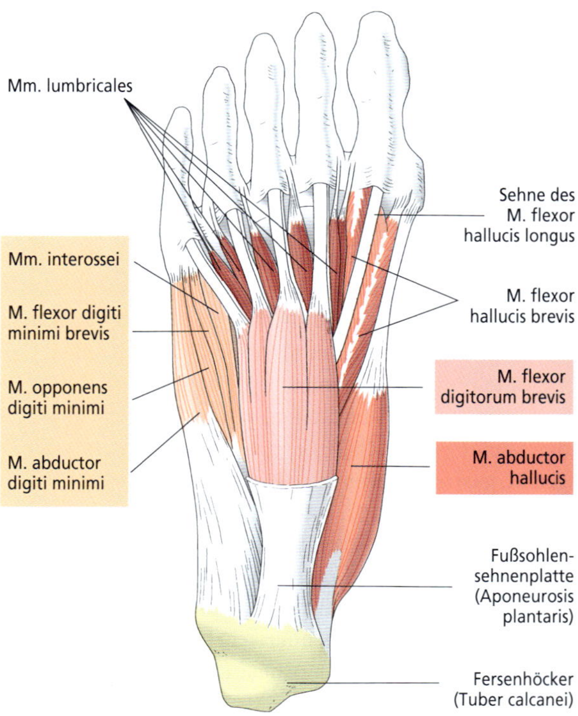

Abb. 15.53 Die drei Muskelgruppen der Fußsohle. [L190]

Das **Quergewölbe** überspannt zwischen den lateralen und medialen Anteilen der Fußwurzel- und Mittelfußknochen quer das Längsgewölbe. Bänder und Sehnen, wie die Sehne des *M. peroneus longus,* spannen sich zwischen den Knochen des Quergewölbes aus. Sämtliche Fußwurzel- und Mittelfußknochen sind untereinander durch straffe Bänder verbunden, was die Stabilität des Gewölbes noch unterstützt und die nötige Elastizität gewährleistet.

Ferse und Vorfuß als hauptsächlich belastete Zonen sind durch eine Fettschicht gepolstert. Diese schützt die darunterliegenden Strukturen vor Druckschäden durch das Körpergewicht.

Patientenbeobachtung: Säuglingsfüße

Das Fußgewölbe bildet sich erst mit dem Laufenlernen aus. Durch das fehlende Fußgewölbe und gute „Unterfütterung" der Fußsohle mit Fett erscheint der Fuß des Säuglings „platt". Dieser „Säuglingsplattfuß" ist normal!

Fehlfunktionen der Fußgewölbe

Fehlfunktionen der Fußgewölbe sind häufig (➤ Abb. 15.54):

- Ist das Quergewölbe abgeflacht, entsteht ein **Spreizfuß.** Dabei vergrößert sich der Abstand zwischen den Mittelfußknochen, und deren Köpfchen sind stärkeren Belastungen ausgesetzt.
- Beim **Senkfuß** ist das Längsgewölbe abgeflacht, beim **Plattfuß** zusammengebrochen, sodass beim Gehen nicht mehr nur ein kleiner Abschnitt, sondern fast die ganze Fußsohle dem Boden aufliegt.
- Beim **Knickfuß** rutscht das Sprungbein über das Fersenbein nach medial unten ab.
- Beim **Knickplattfuß** liegen Knick- und Plattfuß kombiniert vor.
- Beim **Hohlfuß** handelt es sich um das Gegenteil eines Plattfußes: Das Längsgewölbe ist überhöht. Durch die Verkleinerung der Auflagefläche des Fußes beim Laufen sind der Fersen- und Vorfußbereich stärker belastet. Dort können dann schmerzhafte Schwielen entstehen.

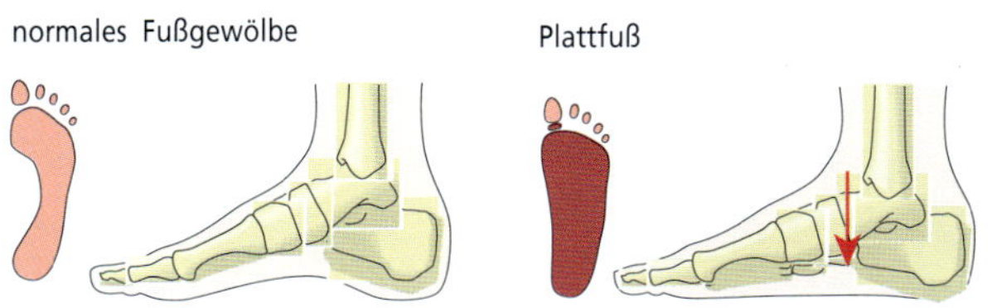

Abb. 15.54 Links: gesundes Fußlängsgewölbe in der Seitenansicht mit typischem Fußabdruck. Rechts: Plattfuß mit Abflachung des Längsgewölbes. [L190]

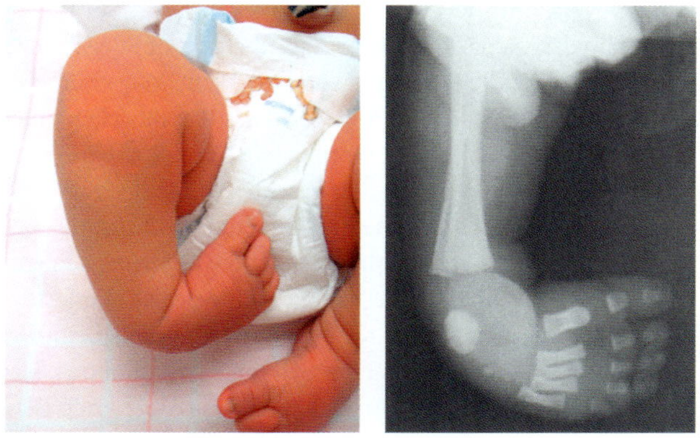

Abb. 15.55 Links: Säugling mit angeborenem Klumpfuß. Rechts: ein Röntgenbild. [G915]

Der angeborene Klumpfuß

Ungefähr 1–2 von 1.000 Neugeborenen haben einen **angeborenen Klumpfuß** (➤ Abb. 15.55), eine komplexe Fußdeformität aus:

- Hohlfuß
- Spitzfuß (fixierte Plantarflexion des Fußes)
- Sichelfuß (sichelförmige Wölbung des medialen Fußrandes)
- Supination des Fersenbeins, sodass die Fußsohle nach innen zeigt

Die Behandlung ist langwierig und umfasst konservative und meist auch operative Maßnahmen. Bei frühzeitiger, konsequenter Behandlung sind aber meist gute Ergebnisse zu erzielen.

Die kurzen Fußmuskeln

Die **kurze Fußmuskulatur** wird in vier Gruppen eingeteilt (➤ Abb. 15.53):

- Die **Muskeln des Fußrückens**
- Die **Muskeln im Großzehenfach** (medialer Fußsohlenbereich)
- Die **Muskeln im Mittelfach** (mittlerer Fußsohlenbereich)
- Die **Muskeln im Kleinzehenfach** (lateraler Fußsohlenbereich)

Die drei Muskelgruppen der Fußsohle werden von einer derben Sehnenplatte, der **Aponeurosis plantaris,** bedeckt. Sie entspringt am Unterrand des Fersenbeines und strahlt breitflächig nach vorn aus.

Zwei Zwischenwände **(Septen)** laufen zwischen den Fußsohlenmuskeln senkrecht in die Tiefe zu den Fußknochen. Sie unterteilen die drei Fußsohlenfächer.

Zusammen mit einigen der Fußsohlenmuskeln verstärkt die Plantaraponeurose das Längsgewölbe.

Aufgaben zur Pflegesituation

Heute, am dritten postoperativen Tag, übernimmt Pflegefachperson Maya Köther die Betreuung von Frau Klein. Maya Köther möchte Frau Klein zur Körperpflege an das Waschbecken im Patientenzimmer mobilisieren. Sie informiert Frau Klein über den Vorgang der Mobilisation an das Waschbecken und verabreicht ihr die verordnete Schmerzmedikation, Frau Klein stimmt zu. Nachdem Pflegefachperson Maya Köther die Lagerungsschiene entfernt und das Bett flach gestellt hat, führt sie das operierte Bein von Frau Klein in Höhe Knie- und Sprunggelenk beim Drehen auf die Bettkante mit. Auf der Bettkante angekommen, klagt Frau Klein über Schmerzen im Hüftbereich des operierten Beines. Nach einer kurzen Pause und nachlassenden Schmerzen von Frau Klein mobilisiert Pflegefachperson Maya Köther Frau Klein in einen Toilettenstuhl, um so Frau Klein zum Waschbecken zu transferieren. Am Waschbecken äußert Frau Klein, dass der Schmerz kaum noch vorhanden ist und sie positiv überrascht ist, wie gut der Transfer zum Waschbecken doch funktioniert habe.

1. Welche knöchernen Strukturen bilden das Hüftgelenk?
2. Das gesunde Hüftgelenk ermöglicht Bewegungen in unterschiedliche Richtungen. Benennen Sie die möglichen Bewegungsrichtungen mit den lateinischen Fachbegriffen.
3. Welcher Gelenkform ist das Hüftgelenk zuzuordnen?
4. Fertigen Sie eine Skizze an, indem Sie das Hüftgelenk zeichnen. Beschriften Sie diese Zeichnung mit deutschen oder lateinischen Fachbegriffen.
5. Welche Muskelgruppen sind an den Bewegungen vom Hüftgelenk beteiligt?
6. Erläutern Sie den anatomischen Aufbau des knöchernen Beckens. Fertigen Sie dazu eine anatomische Skizze an, anhand derer Sie die Strukturen des Beckens einzeichnen.
7. Das Hüftgelenk ist Teil des Skeletts des Rumpfes und der unteren Extremität. Nennen Sie die Knochen des Rumpfes und der unteren Extremität.

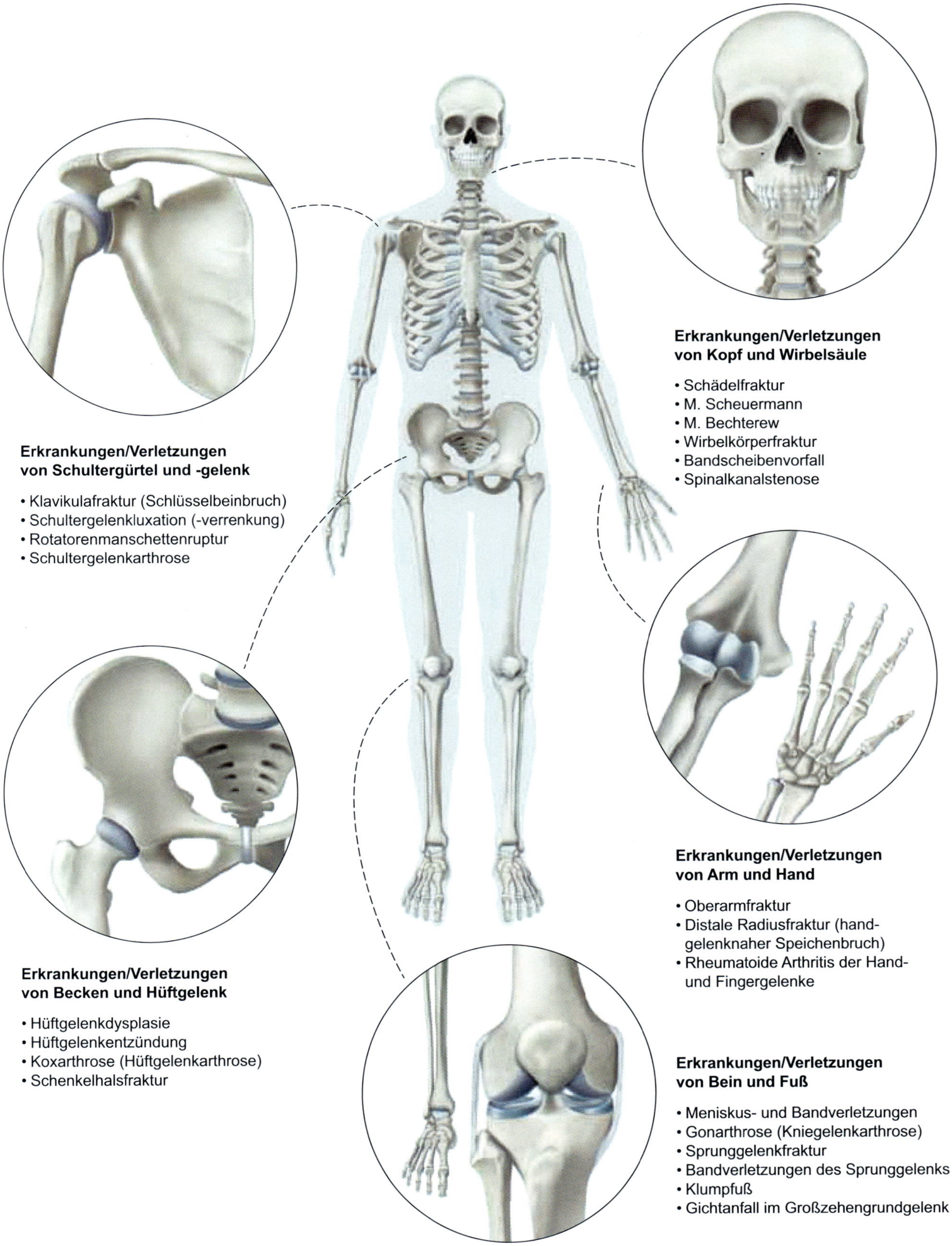

Abb. 15.56 Wichtige Erkrankungen des Bewegungsapparats. Weitere Informationen zu diesen Krankheitsbildern finden Sie in „PFLEGEN Gesundheits- und Krankheitslehre". [L275]

KAPITEL

16 Nervensystem

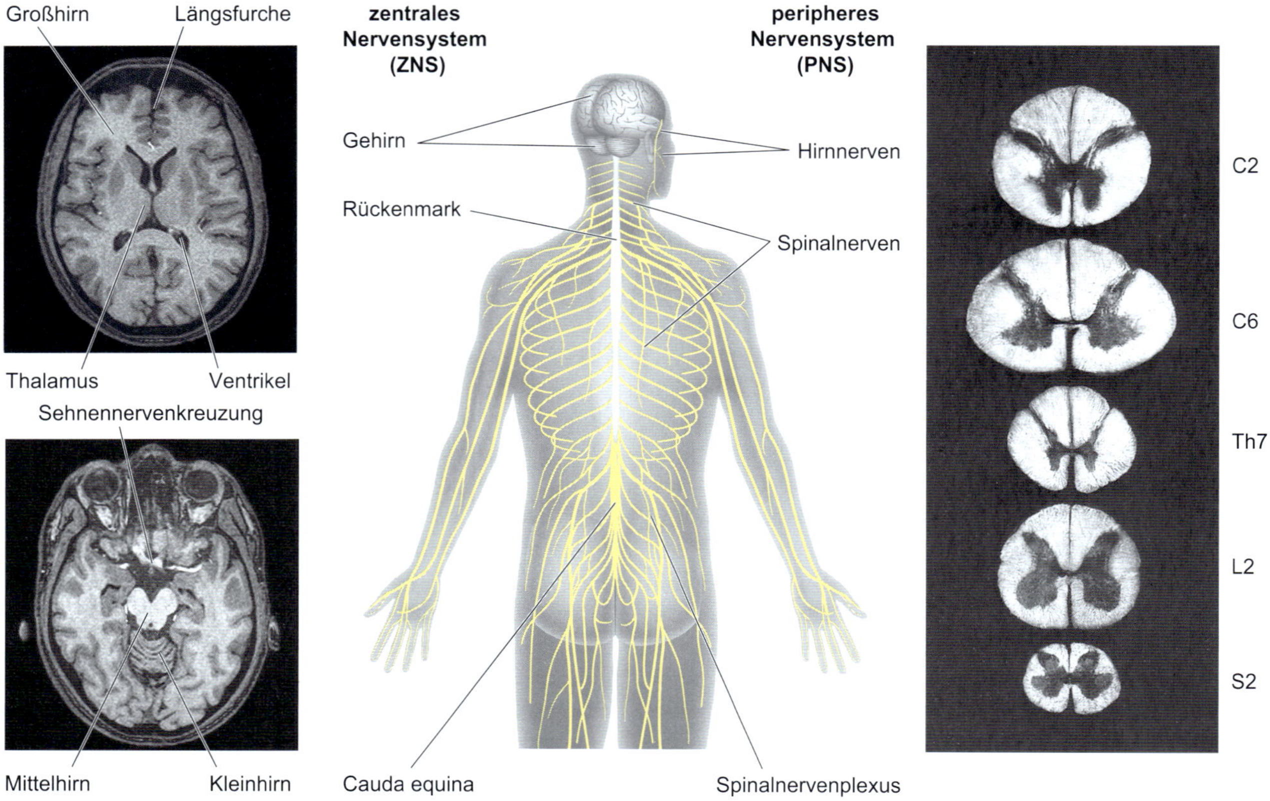

Abb. 16.1 Das Nervensystem – Grundlage der menschlichen Persönlichkeit. In der Mitte Übersicht über zentrales und peripheres Nervensystem, links und rechts Querschnitte durch Gehirn und Rückenmark auf verschiedenen Höhen. [L275/S700-L126/S700-T906/S010-2-16]

Pflegesituation

Mike Thiele arbeitet seit einem Jahr auf der Stroke Unit in einem Akutkrankenhaus. Vor zwei Jahren hat er erfolgreich seine Ausbildung zum Pflegefachmann abgeschlossen. Gestern hat er im Spätdienst die pflegerische Akutversorgung von Herrn Hadad übernommen. Der 68-jährige Rentner wurde mit der Verdachtsdiagnose „ischämischer Insult“, die sich durch bildgebende Verfahren rasch bestätigte, ins Krankenhaus eingewiesen. Bei Herrn Hadad wurde zeitnah eine Lysetherapie durchgeführt.

16.1 Die Aufgaben und Organisation des Nervensystems

DEFINITION

Nervensystem: Gesamtheit der Nervengewebe (➤ 5.5). Regelt, koordiniert und passt in Zusammenarbeit mit dem Hormonsystem die Leistungen aller Organsysteme den sich ständig ändernden Anforderungen an und ist die Grundlage aller höheren Hirnfunktionen. Unterteilt nach:

- Lokalisation in **zentrales Nervensystem** (*ZNS* = Gehirn, Rückenmark) und **peripheres Nervensystem** (*PNS* = alle Nervengewebe außerhalb davon)
- Funktion in das überwiegend bewusst kontrollierte **somatische** *(willkürliche)* **Nervensystem** und das hauptsächlich unbewusst arbeitende **vegetative** *(autonome, unwillkürliche)* **Nervensystem**

16.1.1 Die Aufgaben des Nervensystems

Das **Nervensystem:**

- Erfasst mit spezialisierten Messfühlern (*Sensoren,* ➤ 17) Informationen aus dem Körper und der Außenwelt
- Übermittelt diese über *afferente* (hinführende) Nervenfasern an übergeordnete Zentren
- Verarbeitet und speichert die Informationen
- Antwortet über *efferente* (wegführende) Nervenfasern mit entsprechenden Reaktionen

In Zusammenarbeit mit dem Hormonsystem werden so die Leistungen aller Organsysteme geregelt, koordiniert und den sich ständig ändernden Anforderungen angepasst.

Die höheren Hirnfunktionen

Das menschliche Nervensystem, genauer das Gehirn, ist auch die Grundlage für:

- **Bewusstsein,** z. B. Abgrenzung der eigenen Person von anderen, Wissen um die Endlichkeit des Lebens
- **Sprache** und damit zur Verständigung auf hohem Niveau
- **Seelisches Empfinden,** beispielsweise Freude, Glück, Ekel
- **Ethische Wertvorstellungen,** etwa, dass man sich fremdes Eigentum nicht einfach nehmen darf

- **Denken** und **Abstraktionsvermögen** (*abstrahieren* = aus dem konkreten Fall auf Allgemeines oder zunächst Fernliegendes schließen)
- **Lernen** und **Gedächtnis**
- **Motivation** und **Antrieb** ohne äußeren Reiz oder physiologische Notwendigkeit
- **Kreativität,** also die Fähigkeit, „Neues“ zu entwerfen

Diese Leistungen werden als **höhere Hirnfunktionen** oder *höhere Hirnleistungen* bezeichnet. Teilweise synonym verwendet wird der Begriff **integrative Hirnfunktionen.** Dieser ist jedoch unscharf definiert und umfasst u. a. auch die Biorhythmen wie etwa den Schlaf-Wach-Rhythmus. Teilweise werden sogar alle Leistungen des Nervensystems darunter verstanden, die Verarbeitungsprozesse erfordern, also auch Wahrnehmung oder bewusste Bewegungen.

16.1.2 Die Organisation des Nervensystems

Das zentrale und periphere Nervensystem

Nach der Lage wird das Nervensystem in **zentrales** und **peripheres Nervensystem** unterteilt. Zum *zentralen Nervensystem (ZNS)* gehören die übergeordneten Zentren Gehirn und Rückenmark, zum *peripheren Nervensystem (PNS)* alle Nervenzellen und Nervenbahnen außerhalb davon (➤ Abb. 16.1). Sie verbinden die Körperorgane und -peripherie mit dem zentralen Nervensystem.

Das somatische und vegetative Nervensystem

Außerdem unterscheidet man nach der Funktion das **somatische** *(willkürliche)* **Nervensystem,** das v. a. Umwelt- und Körperreize empfängt und verarbeitet sowie Bewegungen steuert, und das **vegetative** *(autonome)* **Nervensystem,** welches hauptsächlich die Funktionen der inneren Organe reguliert. Es ist durch den Willen nur wenig beeinflussbar. Beide sind weder von der Funktion noch vom Aufbau her eindeutig trennbar.

16.2 Die Funktionen des Neurons

DEFINITION

Neuron *(Nervenzelle):* Hoch spezialisierte Zelle (➤ 5.5.1) und funktionell selbstständiges Grundelement jeglicher Informationsübertragung und -verarbeitung im Nervensystem. Nimmt Informationen in Form von elektrischen Signalen auf, verarbeitet diese und leitet sie mittels elektrischer und biochemischer Vorgänge weiter.

16.2.1 Das Ruhepotenzial

DEFINITION

Ruhe(membran)potenzial: Elektrische Spannung zwischen Zellinnerem und -äußerem in Ruhe („Aus"-Zustand). Bei einem Neuron -70 mV, d. h., das Zellinnere ist leicht negativ geladen.

Damit ein Neuron Informationen in elektrische Impulse übersetzen kann, sind mindestens zwei unterschiedliche Zustände erforderlich: ein Ruhezustand („Aus“) und ein Aktionszustand („Ein“).

Wie bei allen lebenden Zellen, so lässt sich auch beim Neuron eine elektrische Spannung zwischen dem Zellinneren und einem geerdeten Punkt außerhalb der Zelle messen. Dieses elektrische Potenzial heißt **Membranpotenzial.**

Dem Ruhezustand entspricht das **Ruhe(membran)potenzial** (➤ Abb. 16.2, ➤ Abb. 16.3): Hier besteht an der Zellmembran eine

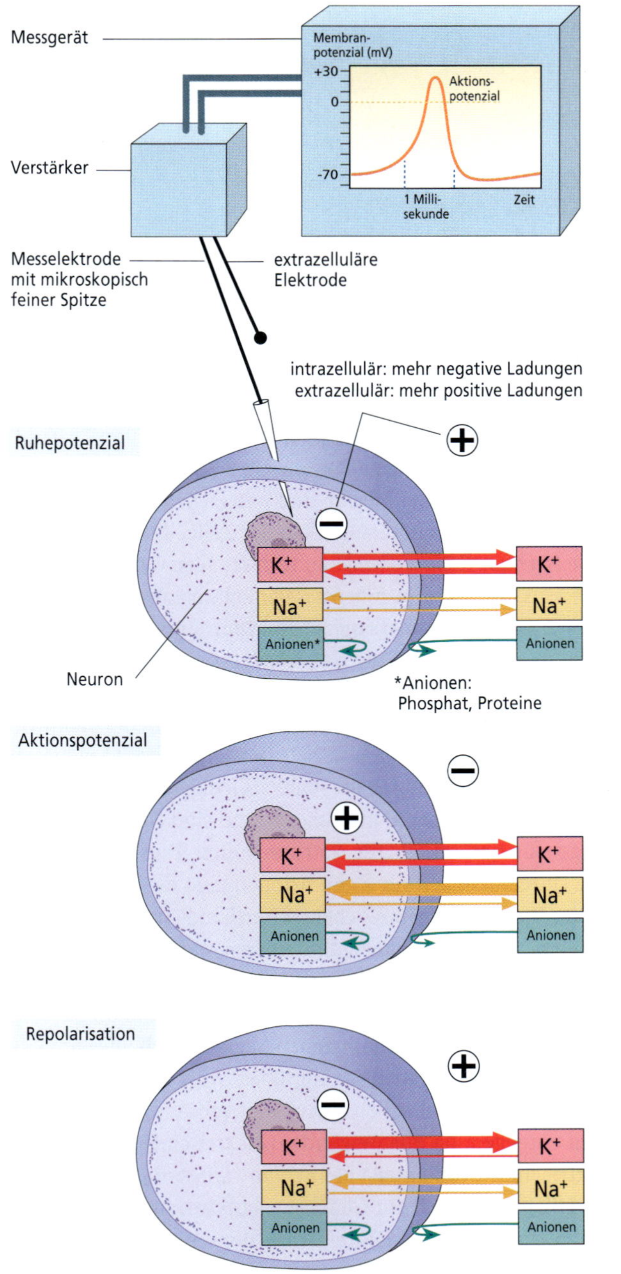

Abb. 16.2 Ladungsverhältnisse an der Zellmembran eines Neurons. Während des Ruhepotenzials, das im Wesentlichen durch Kaliumdiffusion durch die Zellmembran verursacht ist, ist das Zellinnere negativ gegenüber dem Außenraum geladen. Bei ausreichender Reizstärke nimmt plötzlich die Membranleitfähigkeit für Natrium zu, und ein Aktionspotenzial entsteht. Am Höhepunkt dieser Ladungsumkehr nimmt die Membranleitfähigkeit für Natrium wieder ab, und es kommt zu einem verstärkten Kaliumausstrom: Die Ladungsverhältnisse kehren sich wieder um (Repolarisation). [L190]

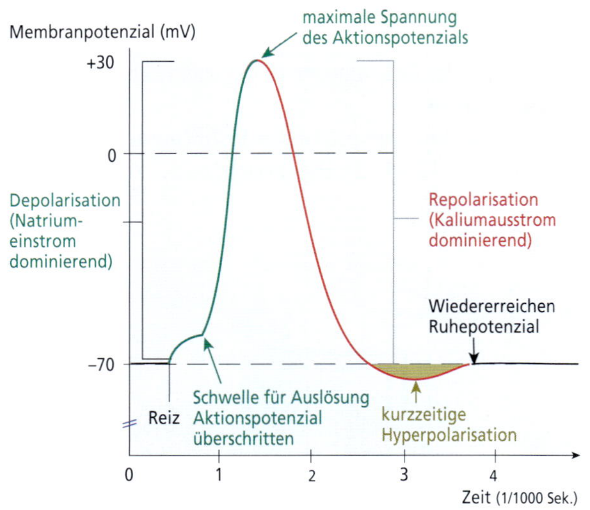

Abb. 16.3 Spannungsverlauf an der Zellmembran beim Aktionspotenzial. [L190]

Spannung von etwa -70 mV, wobei das Zellinnere gegenüber dem Extrazellulärraum negativ geladen ist (deshalb -70 mV). Zum Vergleich: Eine handelsübliche Batterie hat 1.500 mV = 1,5 V.

Erste Voraussetzung hierfür sind unterschiedliche Ionenkonzentrationen innerhalb und außerhalb der Zelle, die durch die ständig aktive *Natrium-Kalium-Pumpe* aufrechterhalten werden. Diese pumpt pro Zyklus drei Natrium-Ionen aus der Zelle heraus und zwei Kalium-Ionen in sie hinein, sodass die K^+-Konzentration in der Zelle 40-mal höher als außerhalb ist, die Na^+-Konzentration dagegen außerhalb der Zelle 12-mal höher als innerhalb. Durch diese Konzentrationsunterschiede entstehen *Diffusionskräfte* (➤ 3.5.4), die Kalium-Ionen (K^+) aus der Zelle hinaus- und Natrium-Ionen (Na^+) hineintreiben.

Zweite Voraussetzung ist die (unterschiedliche) Durchlässigkeit der Zellmembran für Ionen. Im Ruhezustand sind Neurone viel durchlässiger für Kalium- als für Natrium-Ionen. Diese vergleichsweise hohe Durchlässigkeit für Kalium-Ionen lässt die positiv geladenen Kalium-Ionen entlang ihres chemischen Gradienten (Gefälles) durch die Zellmembran nach außen diffundieren, sodass sich außen positive Ladungen anhäufen. Im Zellinneren dagegen entsteht ein Mangel an positiven Teilchen, sodass die negative Ladung überwiegt.

Der Ausstrom von Kalium-Ionen begrenzt sich allerdings selbst: Der zunehmende negative Ladungsüberschuss an der Zellmembran-Innenseite wirkt schließlich einem weiteren Ausstrom von Kalium-Ionen entgegen, da mit steigendem elektrischen Ungleichgewicht (elektrischen Gradienten) ein *Kalium-Ionen-Rückstrom* einsetzt. Schließlich stellt sich ein Gleichgewichtszustand ein, bei dem der Kaliumausstrom genauso groß ist wie der -einstrom.

Negativ geladene Ionen verlassen die Zelle nicht: Entweder können sie die Zellmembran nicht passieren (z. B. Phosphat-Ionen, Eiweiße) oder ihre Konzentration ist im Zellinneren geringer als außen.

16.2.2 Das Generatorpotenzial

An der „Eingangsseite" des Neurons (Dendriten und Zellkörper, ➤ 5.1) befinden sich spezielle Kontaktstellen, die *Synapsen* (➤ 5.1, ➤ 16.3.1). Sobald diese aktiv werden, ändert sich an der Empfängerzelle das Membranpotenzial. Manche Synapsen lassen das Membranpotenzial ansteigen **(Depolarisation),** andere senken es ab **(Hyperpolarisation).** Das Membranpotenzial kann dabei fein abgestuft verschiedene Werte annehmen, je nachdem, wie viele und welche ankommenden Synapsen aktiviert werden.

Geht der *Gesamt*effekt Richtung Depolarisation, kann es zu einem Aktionspotenzial kommen. Hat das Membranpotenzial noch nicht den Schwellenwert erreicht, spricht man vom **Generatorpotenzial.**

16.2.3 Das Aktionspotenzial

DEFINITION

Aktionspotenzial: Änderung des Membranpotenzials mit schneller, kurzzeitiger Ladungsumkehr (Zellinneres positiv) bei erregbaren Zellen („Ein"-Zustand).

Wird bei der Depolarisation ein bestimmter Schwellenwert erreicht, wird schlagartig nach dem *Alles-oder-nichts-Gesetz* ein **Aktionspotenzial** ausgelöst: Spannungsaktivierbare Natriumkanäle an der Ausgangsseite des Neurons (Axonhügel und Axon, ➤ 5.5.1) öffnen sich bei Erreichen eines bestimmten Membranpotenzials, die Durchlässigkeit der Nervenzellmembran für Natrium-Ionen nimmt explosionsartig zu. Aufgrund der geringen Na^+-Konzentration und der negativen Ladung im Zellinneren setzt sofort ein starker Na^+-Einstrom in die Zelle ein. Die Ladungsverhältnisse kehren sich um: Jetzt überwiegt an der Innenseite der Membran die positive Ladung, sie beträgt +30 mV. Damit ist das Aktionspotenzial entstanden (➤ Abb. 16.2, ➤ Abb. 16.3).

An der Eingangsseite des Neurons (Zellkörper und Dendriten, ➤ 5.5.1) kann kein Aktionspotenzial entstehen, da (praktisch) keine spannungsaktivierbaren Natriumkanäle vorhanden sind.

Das Aktionspotenzial ist der zweite Schaltzustand („Ein") des Neurons neben dem Ruhepotenzial als Ruhezustand („Aus"). Es wird über das Axon bis zu den Synapsen an dessen Ende weitergeleitet.

16.2.4 Die Repolarisation

Damit sich nach einer solchen Signalgebung der Ruhezustand rasch wiederherstellt, nimmt die Leitfähigkeit der Zellmembran für Natrium-Ionen am Höhepunkt einer Depolarisation schnell wieder ab, und die Leitfähigkeit für Kalium-Ionen steigt für kurze Zeit sehr stark an. Der Na^+-Einstrom in die Zelle stoppt und Kalium-Ionen strömen aus der Zelle.

Schon nach 1 ms überwiegt an der Innenseite der Membran wieder die negative Ladung, kurzzeitig entsteht sogar eine **Hyperpolarisation** (➤ Abb. 16.2, ➤ Abb. 16.3). Danach ist der ursprüngliche Zustand, das Ruhepotenzial, wiederhergestellt. Dieser Vorgang heißt **Repolarisation.**

16.2.5 Die Refraktärzeit

Während und unmittelbar nach einem Aktionspotenzial ist ein Neuron nicht erneut erregbar. In dieser **Refraktärzeit** *(-phase, -periode)* lösen eintreffende Reize oder Erregungsimpulse aus vorgeschalteten Neuronen kein weiteres Aktionspotenzial aus, da sich die spannungsaktivierbaren Natrium-Ionenkanäle nicht öffnen können.

Die Refraktärzeit schützt die Neuronen als „Filter" vor einer Dauererregung und verhindert, dass das Aktionspotenzial auf dem Axon in Richtung Zellkörper zurückwandert.

16.2.6 Die Fortleitung von Nervensignalen

Damit Informationen in Form von Aktionspotenzialen übermittelt werden können, müssen diese von ihrem Entstehungsort an der Nervenzellmembran fortgeleitet werden.

Ein bereits erregter Membranabschnitt hat gegenüber dem noch unerregten benachbarten Abschnitt eine entgegengesetzte elektrische Ladung (+30 mV gegenüber -70 mV). Dies führt an Zellmembraninnen- und -außenseite sowie über die Zellmembran zu einem **elektrotonischen Stromfluss** (Stromfluss durch Ladungsausgleich) vom positiven in den negativen Bereich. Diese Ströme versiegen schnell und würden für die beim Menschen benötigten Entfernungen nicht reichen. Sie depolarisieren die benachbarte Axonmembran aber und lösen dabei ein Aktionspotenzial aus. So pflanzt sich das Aktionspotenzial *schrittweise* über das gesamte Axon bis zum nächsten Neuron fort. Diese mit ca. 0,5–3 m/Sek. recht langsame **kontinuierliche Erregungsleitung** findet sich bei marklosen Nervenfasern (➤ Abb. 16.4).

Bei markhaltigen Nervenfasern kann das Aktionspotenzial infolge der guten elektrischen Isolierung durch die Markscheiden von Schnürring zu Schnürring *springen* **(saltatorische Erregungsleitung).** Dies spart Zeit (Erregungsleitungsgeschwindigkeit bis 80 m/Sek.) und Energie, da bei gleicher Entfernung weniger Zeit kostende Aktionspotenziale ausgelöst und weniger Ionen aktiv zurückgepumpt werden müssen (➤ Abb. 16.4).

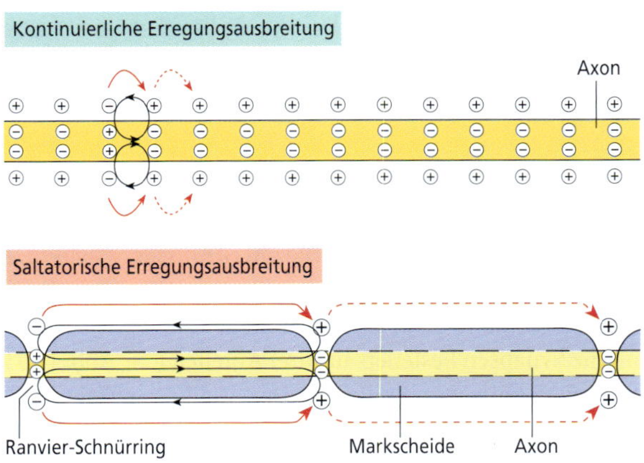

Abb. 16.4 Oben: kontinuierliche Erregungsausbreitung einer marklosen Nervenzelle. Unten: saltatorische Erregungsausbreitung einer markhaltigen Nervenzelle. Die schwarzen Pfeile bezeichnen den elektrotonischen Stromfluss, die roten die Fortbewegung des Aktionspotenzials. [L190]

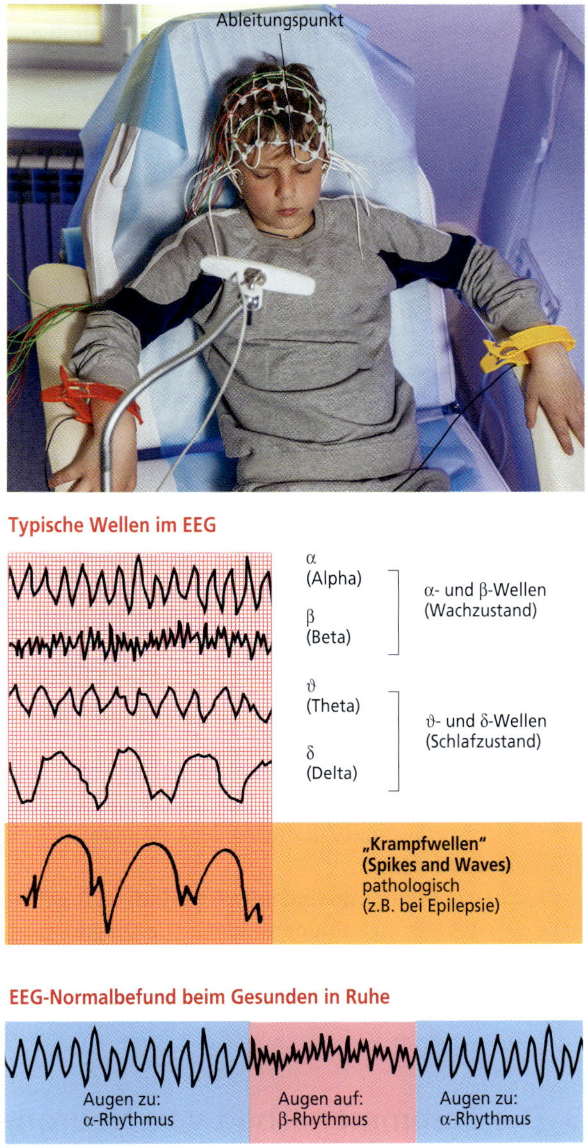

Abb. 16.5 EEG (Elektroenzephalografie). Über Kopfhautelektroden, die an definierten Positionen angebracht werden, lassen sich elektrische Spannungen der Hirnrinde aufzeichnen. Die noch schnelleren γ-Wellen (bei Konzentration) sind im normalen EEG-Ausdruck nicht zu erkennen. [L190/J748]

EEG

Die mit der Hirntätigkeit einhergehenden Potenzialveränderungen können über Elektroden an der Kopfhaut schmerz- und nebenwirkungsfrei gemessen werden. Diese **Elektroenzephalografie** *(EEG)* ergibt ein aktivitäts- und altersabhängiges Wellenmuster: Beim wachen Menschen sind die Wellen schneller als beim schlafenden (➤ Abb. 16.5), bei Kindern und Jugendlichen langsamer und unregelmäßiger als bei Erwachsenen.
Bei bestimmten Erkrankungen ist dieses Wellenmuster typisch verändert (z. B. *spikes and waves* bei Epilepsie).

Die Multiple Sklerose

Bei der **Multiplen Sklerose** *(MS)* werden die Markscheiden in Gehirn und/oder Rückenmark herdförmig durch Autoimmunvorgänge angegriffen. Folge ist eine Störung der Erregungsleitung, die je nach Lokalisation der Herde zu den unterschiedlichsten neurologischen Ausfällen führen kann.

16.2.7 Die Epilepsie

DEFINITION

Epileptischer *(zerebraler)* **Anfall:** Vorübergehende, plötzliche Fehlfunktion des Gehirns mit Auftreten von unkontrollierter, synchronisierter Nervenzellaktivität in der Hirnrinde (alle Nervenzellen feuern gewissermaßen gleichzeitig).
Gelegenheitsanfall: Einmaliger epileptischer Anfall, der durch eine besondere Situation ausgelöst wird (z. B. Alkohol, Gehirnentzündung), ohne dass sich Hinweise auf eine Epilepsie ergeben.
Epilepsie: *Mehrfache* epileptische Anfälle *ohne* besondere Auslöser oder einzelner Anfall mit hoher Wiederholungsgefahr.

Die Erscheinungsformen von **epileptischen Anfällen** sind sehr vielfältig. Die Beschwerden im Anfall hängen von der Funktion des betroffenen Hirnareals ab. So gibt es beispielsweise Aussetzer **(Absencen),** die nur einige Sekunden dauern. Die Betroffenen verharren, blinzeln oder starren dabei ohne Reaktion auf Ansprache. Dies kann mehrfach täglich auftreten. Andere Erscheinungsformen sind Zuckungen eines Armes oder Beines bis hin zu komplexeren Bewegungen. Die bekannteste Form ist der „große Anfall", der **tonisch-klonische Anfall** (früher als *Grand-Mal-Anfall* bezeichnet) mit Bewusstseinsverlust und Zuckungen der Extremitäten. Er kann einige Minuten andauern.

Die Ursachen der **Epilepsie** sind unterschiedlich (z. B. genetisch, Schädel-Hirn-Verletzung, Tumor, unklar). Die Diagnose erfolgt durch EEG, die Behandlung ist v. a. medikamentös. Betroffen sind ca. 0,5–1 % der Bevölkerung, in Deutschland also 400.000–800.000 Menschen.

16.3 Die Zusammenarbeit von Neuronen

16.3.1 Die Erregungsüberleitung an den Synapsen

DEFINITION

Synapse: Spezielle Kontaktstelle v. a. zwischen Neuronen oder einem Neuron und einer Muskelzelle **(motorische Endplatte)** zur Weitergabe eines Aktionspotenzials.

Informationen müssen nicht nur innerhalb eines einzelnen Neurons weitergegeben werden, sondern auch an andere Zellen. Diese Informationsweitergabe geschieht an den **Synapsen** (➤ Abb. 16.6, ➤ Abb. 16.7).

Synapsen verbinden meist Neurone miteinander (in der Regel das Axon eines Neurons mit Dendriten eines anderen Neurons), aber auch Neurone mit Muskel- oder Drüsenzellen. Die Synapse zwischen einem Axon und einer Muskelzelle heißt **motorische Endplatte** (➤ 14.3.5, ➤ Abb. 14.14).

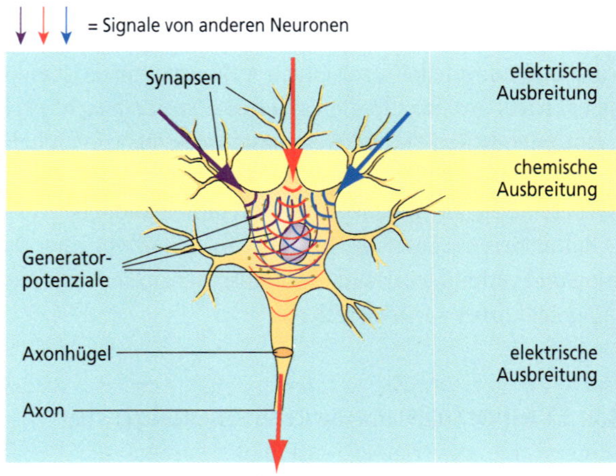

Abb. 16.6 Erregungsweiterleitung. Die am Axon elektrisch fortgeleitete Erregung wird an der Synapse chemisch übertragen. An der Membran des nachgeschalteten Neurons werden die eingegangenen Informationen zunächst als Generator- und dann als Aktionspotenzial wieder elektrisch weitergeleitet. [L190]

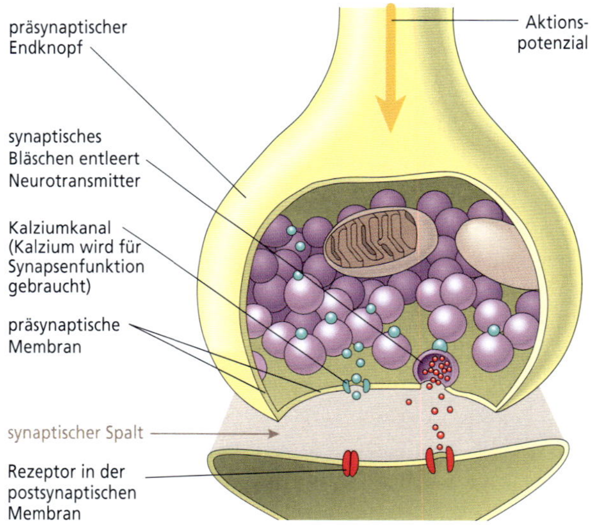

Abb. 16.7 Aufbau einer Synapse. Bei Erregung werden die in den synaptischen Bläschen gespeicherten Neurotransmitter in den synaptischen Spalt freigesetzt. Auf der postsynaptischen Membran befinden sich Rezeptoren, an die sich der Transmitter anheftet. [L190]

Der Aufbau einer (chemischen) Synapse

Die meisten Synapsen des Menschen sind *chemische* Synapsen. *Elektrische* Synapsen, bei denen Nexus (gap junctions, ➤ 3.2.3) die Zellen elektrisch miteinander koppeln, sind selten.
Chemische Synapsen bestehen aus drei Anteilen (➤ Abb. 16.7):

- Dem **präsynaptischen** Endknopf. Das Axon des **präsynaptischen Neurons** ist vielfach verzweigt und an den „Zweigenden" zu präsynaptischen Endknöpfen aufgetrieben. Diese enthalten **synaptische Bläschen** mit **Neurotransmittern** (Überträgerstoffe, ➤ 16.3.2).

- Der **postsynaptischen Membran** der nachgeschalteten **postsynaptischen Zelle.** Sie beinhaltet die Rezeptoren für die Transmitter.
- Dem **synaptischen Spalt** zwischen prä- und postsynaptischer Zelle. Dieser ist mit Extrazellulärflüssigkeit gefüllt.

Die Funktion einer Synapse

Trifft an den Endaufzweigungen des präsynaptischen Axons ein Erregungsimpuls ein, so öffnen sich dort Kalziumkanäle. Kalzium strömt ein und löst die Freisetzung von **Neurotransmittern** (➤ 16.3.2) aus den synaptischen Bläschen in den synaptischen Spalt aus. Die Neurotransmitter binden an die Rezeptoren der postsynaptischen Membran. Dadurch verändern sich an der postsynaptischen Membran Ionenkanäle und damit die Membranleitfähigkeit, ein **postsynaptisches Potenzial** entsteht:

- Bei **erregenden Synapsen** *depolarisiert* der Neurotransmitter die postsynaptische Membran (*erregendes postsynaptisches Potenzial,* **EPSP**).
- An **hemmenden Synapsen** wirkt der Transmitter *hyperpolarisierend,* d. h., er senkt das Ruhepotenzial weiter zum Negativen ab und vermindert die Erregbarkeit an der postsynaptischen Membran (*inhibitorisches postsynaptisches Potenzial,* **IPSP**).

Nach der Reaktion mit dem Rezeptor diffundiert der Neurotransmitter weg oder wird rasch inaktiviert, indem er von Enzymen abgebaut oder in den präsynaptischen Endknopf zurücktransportiert wird. Ein Teil der Neurone hat auch Rezeptoren für den eigenen Neurotransmitter an der präsynaptischen Membran. Über diese präsynaptischen **Autorezeptoren** hemmt der freigesetzte Transmitter seine weitere Freisetzung.

An der Nervenzelloberfläche befinden sich unzählige Synapsen, und ständig laufen erregende und hemmende Impulse ein (➤ Abb. 16.8). Die einmalige Aktivität einer einzelnen erregenden Synapse reicht in aller Regel nicht zur Auslösung eines Aktionspotenzials. Nur wenn mehrere Impulse aus einer Synapse kurz hintereinander **(zeitliche Summation)** *oder* Impulse mehrerer Synapsen gleichzeitig **(räumliche Summation)** am Axonhügel ankommen, wird das Generatorpotenzial ausreichend stark, um ein Aktionspotenzial auszulösen.

Integrations- und Ventilfunktion

Am Axonhügel werden alle eingehenden Impulse zu *einer* Antwort verrechnet – entweder es entsteht ein Aktionspotenzial oder nicht *(Integrationsfunktion).* Diese Form der Informationsübermittlung ist am wenigsten fehleranfällig.
Außerdem haben chemische Synapse und Neuron *Ventilfunktion,* d. h., sie lassen Impulse nur in *eine* Richtung durch.

16.3.2 Die Neurotransmitter und Neuropeptide

DEFINITION

Neurotransmitter: Botenstoffe, welche vom präsynaptischen Neuron freigesetzt werden und *erregend* oder *hemmend* auf die postsynaptische Membran wirken. Wesentlich an der Steuerung von Organfunktionen, Befinden und Verhalten beteiligt. Beispiele Azetylcholin, Dopamin, Glutamat.

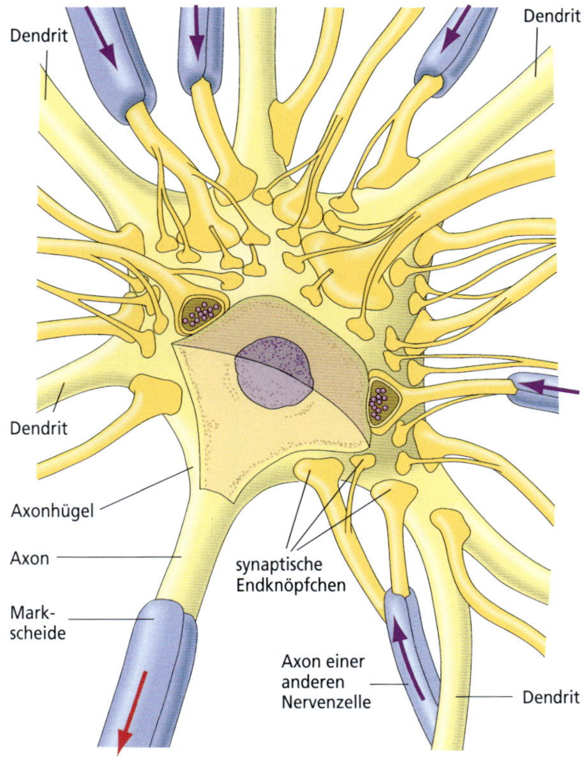

Abb. 16.8 Oberfläche eines Nervenzellkörpers im ZNS, die fast völlig mit synaptischen Endknöpfen bedeckt ist. Hunderte Synapsen beeinflussen das Potenzial am Axonhügel, wo die Aktionspotenziale entstehen. [L190]

Die klassischen Neurotransmitter

Die **klassischen Neurotransmitter** sind – abgesehen vom Azetylcholin – Aminosäuren oder leiten sich von diesen ab.

Der wohl häufigste erregende Transmitter im ZNS ist die Aminosäure **Glutamat.** Sie ist z. B. an Lern- und Gedächtnisfunktionen beteiligt.

Auch **Azetylcholin** wirkt grundsätzlich erregend auf die nachgeschalteten Zellen. Es ist der Neurotransmitter für die Übertragung des Nervensignals vom efferenten Neuron auf den Muskel, wirkt also klassischerweise an der motorischen Endplatte (➤ Abb. 14.14). Darüber hinaus spielt es eine große Rolle im vegetativen Nervensystem (➤ 16.13). Azetylcholin wird durch das Enzym **Azetylcholinesterase** rasch wieder abgebaut.

Noradrenalin wirkt vorwiegend als erregender Neurotransmitter. Im ZNS ist es z. B. an der Steuerung von Aufmerksamkeit und Wachheit beteiligt und im vegetativen Nervensystem verwenden es die efferenten Neurone des Sympathikus (➤ 16.13) als Überträgerstoff. Zudem wird Noradrenalin zusammen mit Adrenalin als Hormon vom Nebennierenmark (➤ 9.7.5) ausgeschüttet, erreicht allerdings wegen der Blut-Hirn-Schranke (➤ 5.5.2) nicht das ZNS.

Serotonin hat zahlreiche periphere und zentrale Wirkungen. Im ZNS soll es die Körpertemperatur, den Schlaf und auch Aspekte des Gefühlslebens regeln.

Dopamin ist ebenfalls ein erregender Neurotransmitter, der emotionale und geistige Reaktionen sowie Bewegungsentwürfe mit steuert.

Zahlreiche Synapsen im Zentralnervensystem benutzen als Neurotransmitter *Gamma-Aminobuttersäure*, kurz **GABA.** Die postsynaptischen Zellen werden durch GABA *hyperpolarisiert*, d. h., es handelt sich um einen hemmenden Neurotransmitter.

Veränderungen im Neurotransmitterhaushalt als (Mit-)Ursache von Krankheiten

Viele neurologische und psychiatrische Erkrankungen sind durch Veränderungen im Neurotransmitterhaushalt (mit)verursacht:

- Ein Mangel an Noradrenalin und Serotonin im ZNS gilt als eine Ursache von **Depressionen.**
- Das bei Kindern häufige **Aufmerksamkeits-Defizit-Hyperaktivitäts-Syndrom** *(ADHS)* mit Störungen der Konzentration und der Impulskontrolle sowie oft motorischer Unruhe wird v. a. mit dem Dopaminhaushalt in Verbindung gebracht.
- Das vornehmlich bei älteren Menschen auftretende **Parkinson-Syndrom** ist durch einen Untergang Dopamin produzierender Neurone im Mittelhirn bedingt. Leitsymptome sind Störungen des normalen Bewegungsablaufs (*Hypo-/Akinese* = Bewegungsarmut, *Rigor* = erhöhter Muskeltonus, *Tremor* = Zittern).
- Auch bei der **Schizophrenie** wird eine Funktionsstörung des Dopaminsystems vermutet.
- Bei der Entstehung der **Migräne** ist wohl der Serotoninhaushalt beteiligt.

Entsprechend greifen die meisten Psychopharmaka (aber auch einige Migränemedikamente) in den Neurotransmitterhaushalt ein.

Die Kotransmitter

Kotransmitter sind Substanzen, z. B. Neuropeptide, die gemeinsam mit Neurotransmittern freigesetzt werden, meist aber erst bei stärkerer Aktivierung der Synapse. Kotransmitter führen nicht zu einem postsynaptischen Potenzial, sondern schwächen oder verstärken für Sekunden bis Minuten die Wirksamkeit der klassischen Neurotransmitter. Diese Veränderung der *Effektivität* der synaptischen Übertragung über einen vergleichsweise langen Zeitraum heißt auch **Neuromodulation** und ist z. B. für Lernprozesse wichtig.

Die Neuropeptide

Neuropeptide *(neuroaktive Peptide)* sind ebenfalls von Nervenzellen synthetisierte Botenstoffe. Als Aminosäureketten sind sie deutlich größer als die meisten klassischen Neurotransmitter.

- Neuropeptide wirken zum einem als *Kotransmitter* bzw. *Neuromodulatoren,* d. h. in ihrer unmittelbaren Umgebung.
- Zum anderen können sie als *Neurohormone (neurosekretorische Peptidhormone)* über das Blut im ganzen Körper verteilt werden und wirken.

Viele Neuropeptide wurden nicht im Nervensystem, sondern v. a. im Magen-Darm-Trakt zuerst entdeckt. Aus diesen Grünen werden sie oft zwischen den (klassischen) Neurotransmittern und den Hormonen eingeordnet.

Neuropeptide sind beispielweise an der Steuerung von Hunger, Schlaf, Sexualtrieb, an Gefühlen und auch dem Schmerzempfinden beteiligt.

Die bekanntesten neuromodulatorisch wirkenden Neuropeptide sind die *körpereigenen Opioide* oder **Endorphine.** Sie binden wie Morphin und andere körperfremde Opiate (z. B. Heroin) an verschiedene Opiatrezeptoren in den Membranen schmerzvermittelnder Neurone und modulieren auf den verschiedenen Ebenen des ZNS die Schmerzaufnahme und -wahrnehmung (➤ 17.3). Außerdem sind die Endorphine am Zustandekommen von Glücksgefühlen beteiligt, aber auch an den „Rauschwirkungen" von Drogen.

16.4 Das Gehirn im Überblick

DEFINITION

Gehirn *(Encephalon):* Im Schädel liegender Teil des zentralen Nervensystems (ZNS). Übergeordnetes Steuerzentrum. Unterteilt in **Großhirn, Zwischenhirn, Kleinhirn** und **Hirnstamm.**

Das **Gehirn** ist die „oberste Steuerzentrale" des Nervensystems. Es wiegt beim Erwachsenen etwa 1.300–1.400 g und wird üblicherweise gegliedert in (➤ Abb. 16.9, ➤ Abb. 16.10):

- Großhirn (➤ 16.5)
- Zwischenhirn (➤ 16.6)
- Mittelhirn (➤ 16.7.1)
- Brücke (➤ 16.7.2)
- Verlängertes Mark (➤ 16.7.3)
- Kleinhirn (➤ 16.8)

Mittelhirn, Brücke und verlängertes Mark bilden zusammen den **Hirnstamm.**

16.5 Das Großhirn

16.5.1 Der Aufbau des Großhirns

DEFINITION

Großhirn *(Cerebrum, Endhirn, Telencephalon):* Größter Gehirnabschnitt, der unmittelbar unter der Schädelkalotte liegt und sich wie der Hut eines Pilzes über Mittel- und Zwischenhirn stülpt. Strukturelle Grundlage bewusster Wahrnehmungen und Bewegungen und der höheren Hirnleistungen.

Die Furchen und Lappen

Die äußere Oberfläche des **Großhirns** ist geprägt durch zahlreiche **Windungen** (*Gyri,* Sing. *Gyrus*) und **Furchen** (*Sulci,* Sing. *Sulcus*). Besonders tiefe Furchen heißen **Fissuren.**

Die augenfälligste, von vorne nach hinten verlaufende **Längsfurche** *(Fissura longitudinalis)* teilt das Großhirn in zwei Hälften, die rechte und die linke **Großhirnhemisphäre.** Nur in der Tiefe sind die beiden Hemisphären durch ein breites, quer verlaufendes Fasersystem, den **Balken** *(Corpus callosum),* miteinander verbunden.

Neben der großen Längsfurche gibt es noch weitere Fissuren, die die Großhirnhemisphären in jeweils vier **Großhirnlappen** (*Lobi,* Sing. Lobus) unterteilen (➤ Abb. 16.11):

- Die **Zentralfurche** *(Sulcus centralis)* bildet eine markante Trennungslinie zwischen **Stirnlappen** *(Lobus frontalis)* und **Scheitellappen** *(Lobus parietalis).*
- Die **seitliche Großhirnfurche** *(Sulcus lateralis)* trennt den **Schläfenlappen** *(Lobus temporalis)* vom Scheitellappen ab.
- Die **Scheitel-Hinterhaupt-Furche** *(Sulcus parieto-occipitalis)* begrenzt den **Hinterhauptlappen** *(Lobus occipitalis)* nach vorn.

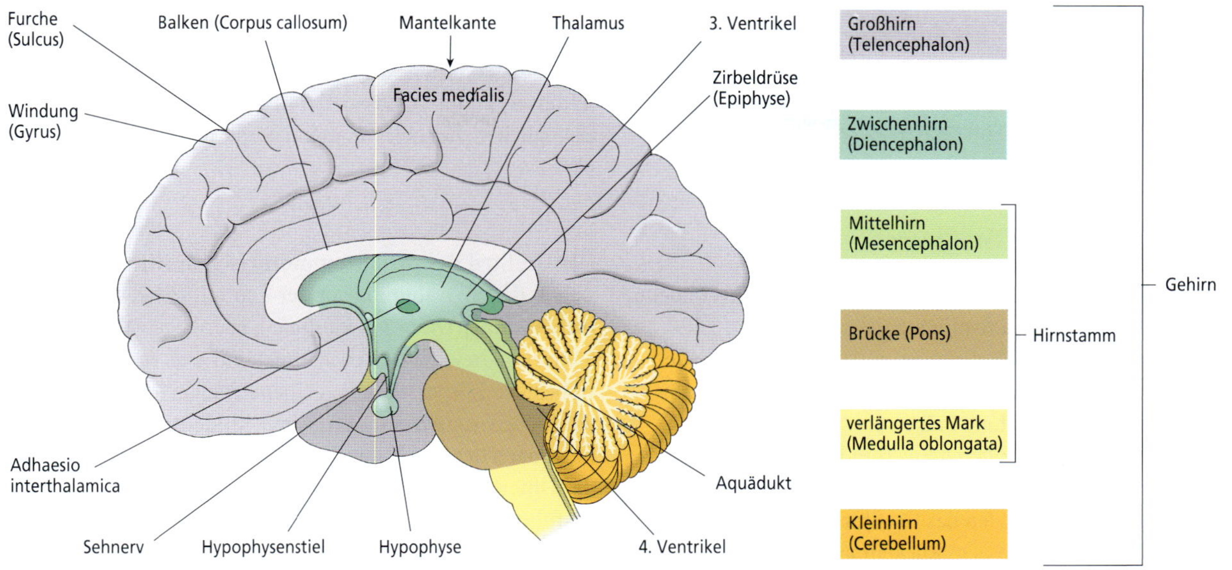

Abb. 16.9 Sagittalschnitt durch das Gehirn. [L190]

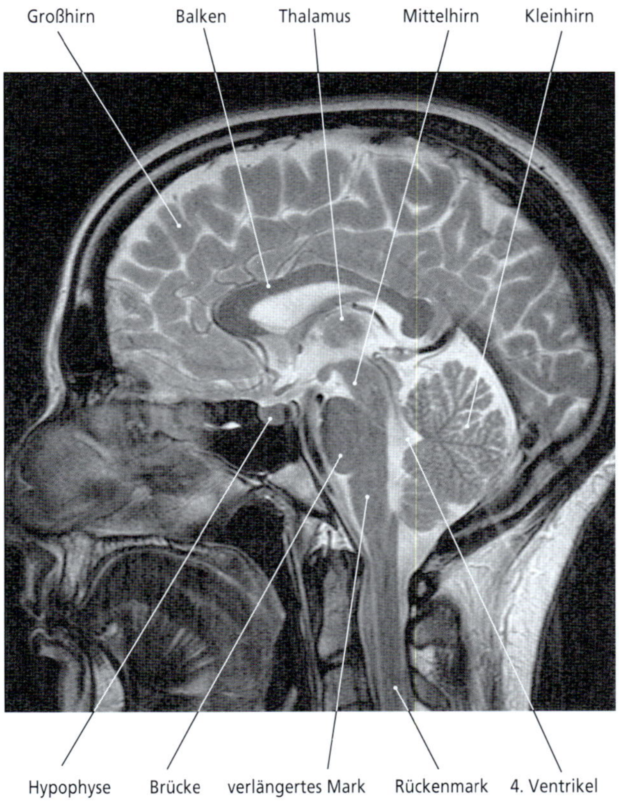

Abb. 16.10 Sagittalschnitt durch den Kopf (Kernspintomogramm). [S007]

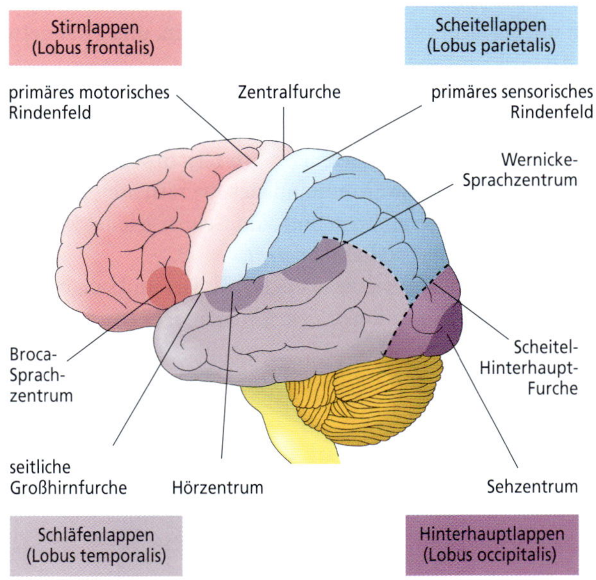

Abb. 16.11 Hirnlappen des Großhirns mit ihren primären und sekundären sensorischen und motorischen Rindenfeldern. Seitenansicht. [L190]

Die graue Substanz des Großhirns

Die **Großhirnrinde,** eine dünne Schicht aus *grauer Substanz* (➤ Abb. 16.14), bedeckt die gesamte Großhirnoberfläche. Sie enthält 70 % aller Neuronen des Gehirns, die überwiegend in sechs Schichten angeordnet sind. Dabei liegen Verbände von Neuronen mit ähnlichen Funktionen in **Rindenfeldern** beieinander. Diese können äußerlich nicht voneinander unterschieden werden. Nach der Funktion jedoch unterscheidet man **motorische** und **sensorische Rindenfelder** sowie **Assoziationsfelder** (➤ 16.5.2).

Die graue Substanz des Großhirns ist nicht auf die Rinde beschränkt. Weitere „graue" Nervenzellanhäufungen liegen in der Tiefe des Großhirns inmitten der weißen Substanz. Diese werden als **Großhirnkerne** bezeichnet, z. B. Basalganglien (➤ 16.5.5).

Demenz

Bei der **Demenz** kommt es durch Absterben von Neuronen zum fortschreitenden Verlust vor allem von Großhirnfunktionen. Die häufigste Form, die **Alzheimer-Demenz,** betrifft meist ältere Menschen. Sie beginnt mit Gedächtnisstörungen und führt nach meist langjährigem Verlauf zu Pflegebedürftigkeit und schließlich Tod.

Die weiße Substanz des Großhirns

Die **weiße Substanz** des Großhirns besteht aus Nervenfaserbündeln, die verschiedene Hirnabschnitte miteinander verbinden:

- **Kommissurenbahnen** verlaufen quer und verbinden linke und rechte Großhirnhemisphäre miteinander. Die mächtigste Kommissurenbahn ist der erwähnte Balken (➤ Abb. 16.9).
- **Assoziationsbahnen** (*assoziieren* = verbinden) leiten Impulse innerhalb einer Hemisphäre hin und her.
- **Projektionsbahnen** verbinden das Großhirn mit tiefer gelegenen Gehirnabschnitten und dem Rückenmark.

16.5.2 Die Rindenfelder des Großhirns

Wie bereits erwähnt liegen in den Rindenfeldern Verbände von Neuronen mit ähnlicher Funktion dicht zusammen, und zwar getrennt nach Motorik und Sensorik.

Motorische Rindenfelder steuern die Skelettmuskulatur. Die *motorischen* Nervenzellimpulse laufen von der Hirnrinde weg zum Muskel; sie sind demnach *efferent* (➤ 16.1.1). In **sensorischen Rindenfeldern** werden die Sinneseindrücke verarbeitet, die von den Sinnessensoren aufgenommen und zum Gehirn geleitet werden; die *sensorischen* Neurone sind also *afferent.*

Eine andere Einteilung unterscheidet primäre und sekundäre Rindenfelder sowie Assoziationsfelder: Ein **primäres Rindenfeld** steht direkt, also über „Punkt-zu-Punkt-Verbindungen", mit peripheren Körperteilen in Verbindung. In den **sekundären Rindenfeldern** sind Erfahrungen und Gedächtnisbilder gespeichert. Die **Assoziationsfelder** verknüpfen („assoziieren") Rindenfelder miteinander und ermöglichen die Interpretation komplexer Sinneseindrücke.

Die primären Rindenfelder

Der Großteil des **primären motorischen Rindenfeldes** befindet sich in der Hirnwindung vor der Zentralfurche, der **vorderen Zentralwindung** *(Gyrus praecentralis).* Hier liegen alle Neurone für die Steuerung bewusster Bewegungen auf engem Raum beieinander, wobei jede Körperregion auf einem eigenen Abschnitt repräsentiert wird. Die Größe des motorischen Rindenfeldes richtet sich dabei nicht nach der Größe des dazugehörigen Körperteils, sondern nach der Differenziertheit an Bewegungsmustern, die dieser Körperteil ausführt (z. B. ist das Rindenfeld für die Hände wesentlich größer als das für den Rumpf). Würde man diese Körperregionen auf den Hirnrindenabschnitten „nachzeichnen", ergäbe sich ein Menschlein mit bizarren Proportionen **(Homunkulus)**, weil die feinmotorischen Körperteile überrepräsentiert sind (➤ Abb. 16.12).

Das **primäre sensorische Rindenfeld** für die bewussten Empfindungen liegt in der Hirnwindung hinter der Zentralfurche, der **hinteren Zentralwindung** *(Gyrus postcentralis).* Es erhält seine Informationen von den peripheren Sensoren (z. B. in Haut, Muskeln, Gelenken, inneren Organen). Auch die Größe eines sensorischen Rindenfelds wird nicht von der Größe des Körperteils bestimmt, von dem es Informationen erhält, sondern von der Anzahl und Empfindlichkeit der dort befindlichen Sensoren. So ist das sensorische Rindenfeld für die Lippen größer als das für die Rumpfhaut. Entsprechend könnte man auch hier wieder einen Homunkulus „rekonstruieren" (➤ Abb. 16.12).

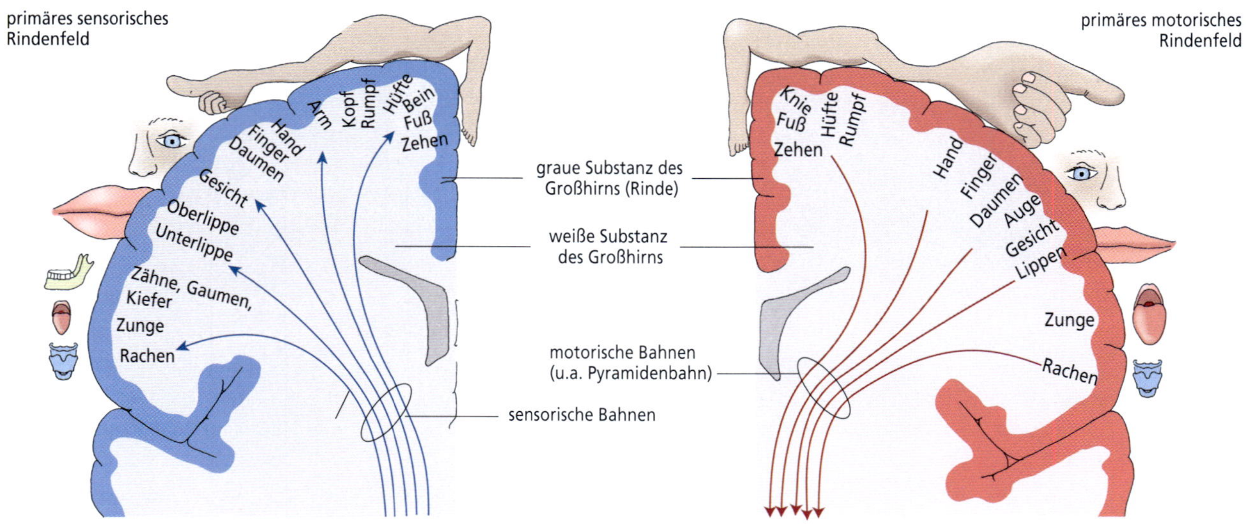

Abb. 16.12 Homunkulus des primären sensorischen (links) und primären motorischen Rindenfeldes (rechts). In beiden steht das Körperschema „auf dem Kopf". [L190]

Die sekundären Rindenfelder

Die primären motorischen Rindenfelder senden willkürliche Impulse zu den quer gestreiften Muskeln. Dazu erhalten sie von **sekundären motorischen Rindenfeldern** Informationen, wie der Bewegungsablauf früher am günstigsten erfolgt ist und jetzt ebenfalls zweckmäßigerweise zu erfolgen hat. Das sekundäre motorische Rindenfeld ist also ein dem primären Feld übergeordnetes Koordinations- und Gedächtniszentrum. Ein Beispiel ist das **Broca-Sprachzentrum** im seitlichen unteren Stirnlappen, das die Bewegungen der Kehlkopf-, Lippen- und Zungenmuskeln beim Sprechen koordiniert. Es ist bei 90 % der Rechtshänder und 60 % der Linkshänder in der linken Hemisphäre lokalisiert.

Vergleichbar stehen die primären sensorischen Rindenfelder mit **sekundären sensorischen Rindenfeldern** in Verbindung. Dort sind Erfahrungen über frühere Empfindungen gespeichert, sodass neu eintreffende Sinneseindrücke damit verglichen, erkannt und gedeutet werden können.

Die Rindenfelder der Sinnesorgane

Während die Informationen des Geschmackssinnes ebenfalls in der hinteren Zentralwindung enden, werden die Empfindungen aus den großen Sinnesorganen Sehen, Hören und Riechen speziellen Rindenfeldern außerhalb der hinteren Zentralwindung zugeleitet.

Das **Sehzentrum** liegt im Hinterhauptlappen des Großhirns (➤ Abb. 16.11). In der **primären Sehrinde** endet die Sehbahn. In der **sekundären Sehrinde** werden die Bilder weiterverarbeitet, z. B. mit früheren optischen Eindrücken verglichen, sodass das Gesehene nicht nur wahrgenommen („große Frau mit Locken und weißem Kittel"), sondern auch identifiziert („Stationsleiterin Helga Lehmann") werden kann. Zu den sekundären Sehzentren gehört auch das **Lesezentrum** im hinteren Scheitellappen.

Das **Hörzentrum** liegt im Schläfenlappen des Großhirns (➤ Abb. 16.11) direkt unterhalb der seitlichen Großhirnfurche. Im **primären Hörzentrum** endet die Hörbahn. Das **sekundäre Hörzentrum** ermöglicht die Identifizierung der Höreindrücke. Für das *Sprachverständnis* ist ein besonderes Rindenfeld lokalisiert worden, das **Wernicke-Sprachzentrum** im hinteren seitlichen Schläfen- und benachbaren Scheitellappen. Es ist mit dem sekundären Hörzentrum verbunden und arbeitet eng mit dem erwähnten Broca-Sprachzentrum zusammen.

LERNHILFE

Wernicke-/Broca-Sprachzentrum

Wernicke – **s**ensorisch – **V**erständnis – **Temp**orallappen (Schäfenlappen).
Broca – **mo**torisch – **Pro**duktion – **Fr**ontallappen (Stirnlappen). [1]

Die Informationen des Geruchssinnes enden in entwicklungsgeschichtlich älteren Teilen der Großhirnrinde, die mit dem limbischen System (➤ 16.5.6) verknüpft sind.

Schädigung der Rindenfelder

Schädigungen primärer Rindenfelder führen oft zu eng umschriebenen Ausfällen, z. B. einer Handlähmung bei Läsion des primären motorischen Rindenfelds, das für die Motorik der Hand „zuständig" ist.
Schädigungen sekundärer Rindenfelder führen hingegen zu komplexeren Problemen: Fällt etwa das Broca-Sprachzentrum z. B. durch einen Schlaganfall aus, können die Muskeln zwar bewegt werden, aber die Sprachsteuerung ist so beeinträchtigt, dass Sprechen kaum oder gar nicht möglich ist. Bei Läsion des Wernicke-Sprachzentrums ist das Sprachverständnis schwer gestört, und der Betroffene spricht zwar flüssig und verständlich, das Gesprochene ergibt aber keinen Sinn. Man spricht von **motorischer** bzw. **sensorischer Aphasie.**

Die Assoziationsfelder

Die **Assoziationsfelder** machen einen großen Anteil der Hirnrinde aus. Sie dienen der *Integration* (d. h. der Zusammenführung und weiteren Verarbeitung) von Sinneseindrücken und motorischen Handlungsentwürfen. Durch die Verbindungen der verschiedenen sensorischen Rindenfelder aller Sinne untereinander sowie zu den motorischen Rindenfeldern bilden sie die Grundlage für viele Hirnleistungen wie z. B. logisches Denken und Kreativität.

Die Hemisphärenasymmetrie

Rechte und linke Großhirnhemisphäre sind nicht exakt gleichwertig. Viele sprachliche und sprachnahe Fähigkeiten, etwa Sprachverständnis, Sprechen, Schreiben und Lesen, sind bei über 95 % der Rechtshänder und 70 % der Linkshänder in der linken Großhirnhemisphäre „lokalisiert". Für komplexe räumliche Aufgaben hingegen ist eher die rechte Großhirnhemisphäre „zuständig". Auch bei Gedächtnis und Gefühlen lassen sich gewisse Unterschiede ausmachen. Die Ursache dieser **Hemisphärenasymmetrie** ist bislang unklar. Sie entsteht nach heutigem Wissen bereits sehr früh. Bei Gehirnschädigung im Baby- oder Kleinkindalter können die Funktionen aber von der anderen Hemisphäre übernommen werden.

16.5.3 Die Pyramidenbahn

DEFINITION

Pyramidenbahn: Nervenfasern, die von den motorischen Neuronen des primären motorischen Rindenfelds über den Hirnstamm zu den motorischen Neuronen des Rückenmarks (im weiteren Sinne auch zu denen der Hirnnervenkerne) ziehen und die bewussten, willkürlichen Bewegungen übermitteln.

Von den **ersten motorischen Neuronen** im primären motorischen Rindenfeld ziehen die Nervenfasern über die **Pyramidenbahn** zu den motorischen Kernen der Hirnnerven und zum Rückenmark (➤ Abb. 16.13). Die Pyramidenbahn durchläuft im Bereich der Stammganglien und des Zwischenhirns die **innere Kapsel** *(Capsula interna).* Die meisten Pyramidenbahnfasern kreuzen im unteren Hirnstamm zur Gegenseite (und bilden dort die namensgebenden Vorwölbungen ➤ 16.7.3). Deshalb versorgt die Pyramidenbahn der rechten Großhirnhälfte die linke Körperhälfte und umgekehrt

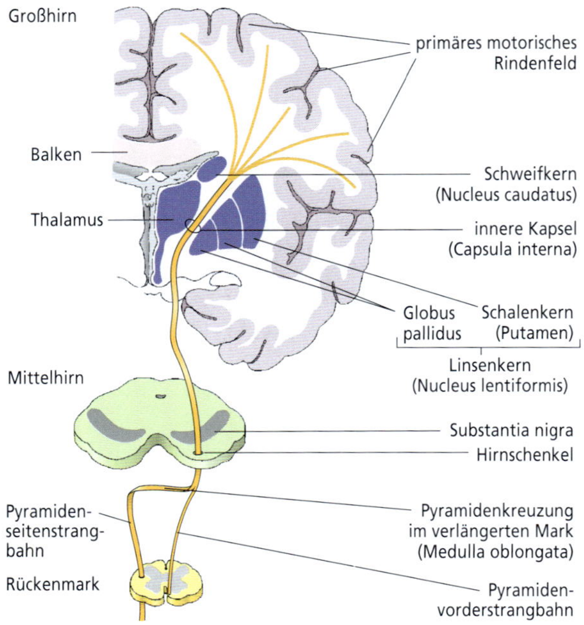

Abb. 16.13 Verlauf der Pyramidenbahn. Ausgehend vom primären motorischen Rindenfeld durchläuft die Pyramidenbahn die innere Kapsel und zieht weiter durch den Hirnstamm. Im verlängerten Mark kreuzt die Mehrheit der Fasern zur Gegenseite (nicht kreuzende Fasern sind nicht dargestellt). [L190/L275]

(➤ 16.7.3). Die übrigen Fasern verlaufen zunächst ungekreuzt weiter und kreuzen auf Rückenmarksebene zur Gegenseite.

16.5.4 Die extrapyramidalen Bahnen

DEFINITION

Extrapyramidale Bahnen: Alle an der Bewegungssteuerung beteiligten Nervenfasern, die vom Gehirn zum Rückenmark absteigen und nicht zur Pyramidenbahn zählen. Steuern v. a. die Halte- und Grobmotorik des Stammes und modifizieren die willkürlichen Bewegungen.

An der flüssigen Ausführung bewusster Bewegungen sowie an Koordination, Gleichgewichts- und Stützmotorik sind weitere motorische Kerngebiete im Gehirn beteiligt, deren Fasern als **extrapyramidale Bahnen** *außerhalb* der Pyramidenbahn verlaufen und die deshalb als *extrapyramidalmotorisches* oder **extrapyramidales System** zusammengefasst werden. Seine Neurone liegen in Kerngebieten unterhalb der Hirnrinde, u. a. in den Basalganglien des Großhirns und im Hirnstamm. Die extrapyramidalen Kerngebiete stehen mit Großhirnrinde, Kleinhirn, visuellem System sowie Gleichgewichtssinn in Verbindung.

Das extrapyramidale ist dem pyramidalen System parallel geschaltet und funktionell kaum davon zu trennen. Daher ist das Konzept umstritten. Es wird aber überwiegend weiter genutzt, z. B. wegen der unterschiedlichen Folgen einer Schädigung: Lähmungen bei Pyramidenbahnschädigung, Störungen von automatischen Bewegungsabläufen, Koordination und Muskeltonus bei Schädigung des extrapyramidalen Systems.

16.5.5 Die Basalganglien

Die **Basalganglien** *(Stammganglien)* sind tief *(basal)* gelegene Kerngebiete von Groß- und Zwischenhirn (➤ Abb. 16.13, ➤ Abb. 16.14). Gemeinsam mit untergeordneten Kerngebieten von Zwischenhirn und Hirnstamm gehören sie als wichtige motorische Koordinationszentren zum *extrapyramidalmotorischen System.*

Die größte Kernanhäufung der Basalganglien ist der **Streifenkörper** oder *Corpus striatum.*

Der Streifenkörper ist den übrigen Basalganglien als höheres Koordinationszentrum der unwillkürlichen Motorik übergeordnet.

Er wird durch die dicken Faserzüge der Pyramidenbahn in Höhe der inneren Kapsel in zwei Anteile aufgeteilt (➤ Abb. 16.14):

- **Schweifkern** *(Nucleus caudatus)*
- **Schalenkern** *(Putamen).*

Aufgrund einer alten anatomischen Einteilung wird der Schalenkern mit dem *blassen Kern* **(Globus pallidus)** zum **Linsenkern** *(Nucleus lentiformis)* zusammengefasst, weil sie räumlich eng zusammenliegen. Funktionell unterscheiden sie sich jedoch stark; der Schalenkern wird zum Großhirn, der Globus pallidus zum Zwischenhirn gerechnet.

Zu den Basalganglien zählt außerdem der **Mandelkern** *(Corpus amygdaloideum).* Er ist auch Teil des limbischen Systems (➤ 16.5.6).

Parkinson-Syndrom

Erkrankungen der Basalganglien führen zu Störungen der normalen Bewegungsabläufe. Am häufigsten ist das **Parkinson-Syndrom** (➤ 16.3.2).

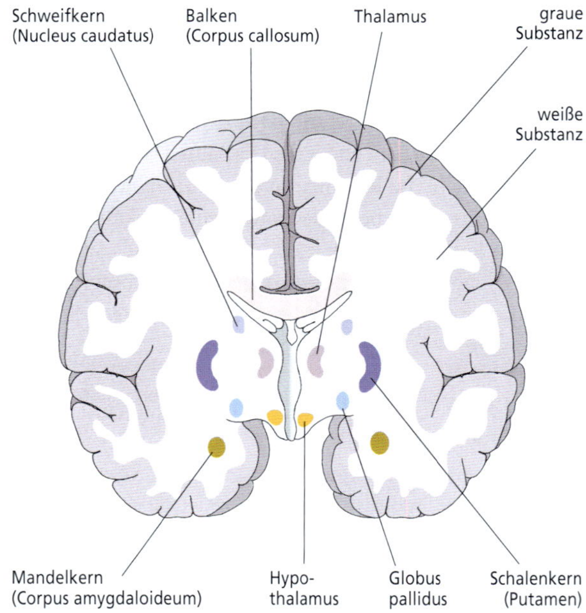

Abb. 16.14 Die Lage der Basalganglien im Hirnquerschnitt. [L190]

16.5.6 Das limbische System

DEFINITION

Limbisches System: Funktionelle Einheit aus Strukturen von Groß-, Zwischen- und Mittelhirn (z. B. **Hippocampus** = *Ammonshorn*) mit zentraler Bedeutung u. a. für Gefühle, Triebe, Antrieb, Gedächtnis. Umgeben die Kerngebiete des Hirnstamms und den Balken wie ein Saum (*lat.* limbus).

Zum **limbischen System** gehören unter anderem:

- Der **Mandelkern** *(Corpus amygdaloideum)*
- Der **Hippocampus** *(Ammonshorn)*
- Teile des **Hypothalamus,** eines Zwischenhirnabschnitts, so die **Mamillarkörper,** die über den **Fornix,** eine gewölbeartige Faserbahn (➤ Abb. 16.15), mit dem Hippocampus verbunden sind

Das limbische System hat zentrale Bedeutung für Gefühle und Triebe (etwa Furcht, Wut, sexuelle Wünsche), Antrieb, Lernen und Gedächtnis. Über den Hypothalamus nimmt es auf zahlreiche Organfunktionen Einfluss und bindet dadurch den Gefühlshaushalt in vegetative und hormonelle Funktionen ein. Beispiele dafür sind der Durchfall, der Blutdruckanstieg und die erhöhte Herzfrequenz vor beängstigenden Situationen wie Prüfungen.

16.6 Das Zwischenhirn

DEFINITION

Zwischenhirn *(Diencephalon):* Gehirnabschnitt unterhalb des Großhirns um den 3. Ventrikel. „Schaltstelle" zwischen Großhirn und Hirnstamm.

Hauptbestandteile des **Zwischenhirns** sind der **Thalamus** und der **Hypothalamus,** an dem wie ein dicker Tropfen die **Hypophyse** *(Hirnanhangsdrüse)* hängt. Zwischen beiden liegt der **Hypophysenstiel** *(Infundibulum).* Zum Zwischenhirn gehört außerdem der **Epithalamus** mit der **Epiphyse** (*Zirbeldrüse,* ➤ 9.4).

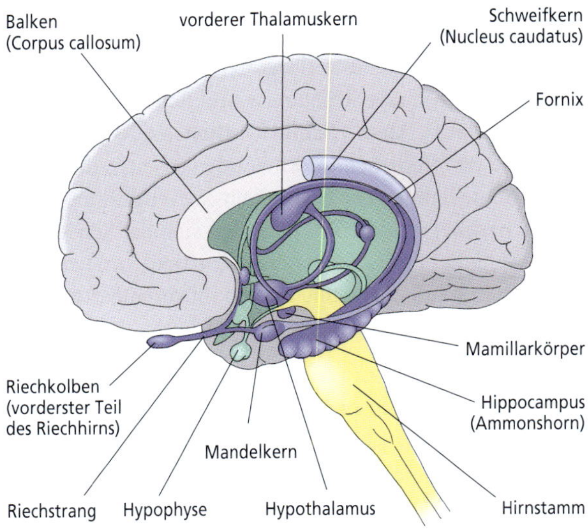

Abb. 16.15 Das limbische System. Die zum limbischen System zählenden Strukturen (violett) formieren sich wie ein Saum um Balken und Hirnstamm. [L190]

16.6.1 Der Thalamus

Der **Thalamus** liegt unterhalb der Seitenventrikel zwischen 3. Ventrikel und innerer Kapsel (➤ Abb. 16.13). Er besteht hauptsächlich aus grauer Substanz, die zahlreiche **Thalamuskerne** bildet.

Alle Informationen aus der Umwelt oder der Innenwelt des Körpers (mit Ausnahme des Geruchssinnes) gelangen über aufsteigende Bahnsysteme zum Thalamus. Dort werden sie gesammelt, verschaltet und verarbeitet, bevor sie über Projektionsbahnen der Großhirnrinde zugeleitet und dort zu bewussten Empfindungen verarbeitet werden. Weitere Verbindungen bestehen zum limbischen System. Der Thalamus wirkt wie ein Filter, den nur für den Gesamtorganismus bedeutsame Erregungen passieren können, und schützt dadurch das Bewusstsein vor „Signalüberflutung".

16.6.2 Hypothalamus und Hypophyse

Der **Hypothalamus** liegt als unterster Abschnitt des Zwischenhirns unterhalb des Thalamus. Er hat bei der Steuerung zahlreicher körperlicher und psychischer Lebensvorgänge überragende Bedeutung. Diese Steuerung erfolgt zum Teil *nerval* über das vegetative Nervensystem und zum Teil *hormonell* über das Blut. Der Hypothalamus stellt dadurch ein zentrales Bindeglied zwischen Nerven- und Hormonsystem dar.

Vom Hypothalamus werden viele Körperfunktionen kontrolliert:

- *Thermosensoren* messen die Körpertemperatur.
- *Osmosensoren* kontrollieren den Wasser- und Salzhaushalt.
- *Hormon-* und andere *Sensoren* überwachen Kreislauffunktionen, Gastrointestinaltrakt und Blasenfunktion.
- Über ein *Durst-, Hunger-* und *Sättigungszentrum* wird die Nahrungs- und Flüssigkeitsaufnahme gesteuert.
- Auch an der Entstehung von Gefühlen ist der Hypothalamus als Teil des limbischen Systems beteiligt.

Im *Nucleus supraopticus* und *Nucleus paraventricularis* des Hypothalamus werden die Hormone **ADH** *(antidiuretisches Hormon, Adiuretin)* und **Oxytocin** gebildet (➤ 9.3.1), die auf *nervalem* Weg zum *hinteren* Anteil der Hypophyse, dem **Hypophysenhinterlappen** *(Neurohypophyse)* gelangen. Dort werden sie gespeichert und bei Bedarf ins Blut abgegeben. Diese **Neurosekretion** wandelt nervale in hormonelle Signale um.

In anderen Kerngebieten des Hypothalamus werden Steuerhormone (➤ 9.3.1) gebildet, welche die Ausschüttung von Hypophysenvorderlappenhormonen regulieren. Sie erreichen über Blutgefäße den *vorderen* Anteil der Hypophyse, den **Hypophysenvorderlappen.** Dieser ist eine wichtige *Hormondrüse* (➤ 9.3.2), die *glandotrope* (übergeordnete, auf Drüsen wirkende) Hormone aussendet.

16.7 Der Hirnstamm

DEFINITION

Hirnstamm: Unterster Gehirnabschnitt, bestehend aus **Mittelhirn** *(Mesencephalon),* **Brücke** *(Pons)* und **verlängertem Mark** *(Medulla oblongata).* Enthält Bahnen, Hirnnervenkerne, Reflex- und lebenswichtige Regulationszentren.

Der **Hirnstamm** ist der unterste Gehirnabschnitt und wird in *Mittelhirn, Brücke* und *verlängertes Mark* gegliedert. Das verlängerte Mark geht auf der Höhe des Hinterhauptlochs in das Rückenmark über (➤ Abb. 16.16). Der Hirnstamm besteht aus auf- und absteigenden Leitungsbahnen (weiße Substanz) und aus Ansammlungen von Neuronen (graue Substanz).

16.7.1 Das Mittelhirn

Als **Mittelhirn** *(Mesencephalon)* wird das nur 1,5 cm lange „Mittelstück" zwischen dem Oberrand der Brücke und dem Zwischenhirn bezeichnet. Im Querschnitt durch das Mittelhirn lassen sich abgrenzen (➤ Abb. 16.17):

- Das **Mittelhirndach** *(Tectum mesencephali)* mit der **Vierhügelplatte,** die als akustisches und optisches Reflexzentrum dient
- Die **Hirnstiele** *(Pedunculi cerebri).* Sie bestehen im vorderen Teil aus langen Leitungsbahnen, die in zwei Wülsten zur Großhirnbasis verlaufen und die Fasermassen der Groß- und Kleinhirnverbindungen sowie die Pyramidenbahn enthalten. Diese **Hirnschenkel** *(Crura cerebri)* dienen dem Austausch von motorischen und sensiblen Informationen zwischen Rückenmark, verlängertem Mark, Brücke, Kleinhirn, Thalamus und Großhirn. Im hinteren Anteil der Hirnstiele liegt die **Mittelhirnhaube** *(Tegmentum mesencephali)* mit der Formatio reticularis (➤ 16.7.4) und Ursprungszellen des III. und IV. Hirnnervs.

Das Mittelhirn enthält außerdem Kerngebiete des extrapyramidalen Systems. Sie heißen wegen ihrer Färbung in mikroskopischen Hirnschnitten *schwarze Substanz* **(Substantia nigra)** und *roter Kern* **(Nucleus ruber).** Beides sind Schaltzentren, die unwillkürliche Bewegungen der Augen, des Kopfes und des Rumpfes auf die Eindrücke von Augen und Ohren abstimmen.

Das Mittelhirn wird zwischen Mittelhirndach und Mittelhirnhaube vom **Aquädukt** *(Aqueductus mesencephali)* durchzogen, dem feinen liquorführenden Kanal zwischen 3. und 4. Ventrikel (➤ Abb. 16.17, ➤ Abb. 16.35).

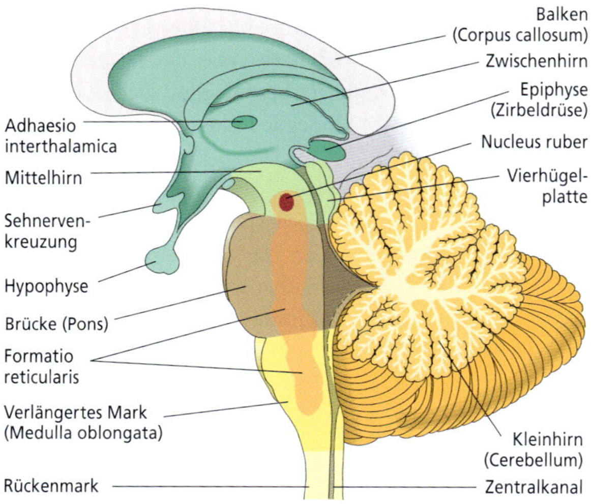

Abb. 16.16 Hirnstamm mit Formatio reticularis. [L190]

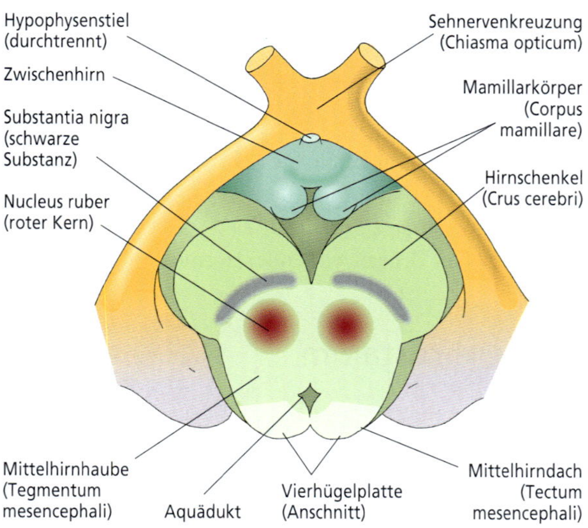

Abb. 16.17 Querschnitt durch das Mittelhirn (Ansicht von unten). [L190]

16.7.2 Die Brücke

In der **Brücke** *(Pons)* setzen sich die längs verlaufenden Bahnen zwischen Großhirn und Rückenmark fort. In quer verlaufenden Faserbündeln verbindet die Brücke Groß- und Kleinhirn.

In der Brücke liegen zudem die Ursprungsgebiete mehrerer Hirnnerven sowie Teile des Regulationszentrums für die Atmung.

16.7.3 Das verlängerte Mark

Das **verlängerte Mark** *(Medulla oblongata)* bildet den unteren Anteil des Hirnstamms und den Übergang zum Rückenmark. Es enthält in seiner weißen Substanz auf- und absteigende Bahnen vom und zum Rückenmark. Hier kreuzt der überwiegende Teil der Pyramidenbahnfasern zur Gegenseite (➤ 16.5.3) und bildet zwei Vorwölbungen, die **Pyramiden** – daher hat die Pyramidenbahn ihren Namen.

In der grauen Substanz des verlängerten Marks liegen Steuerungszentren für lebenswichtige Regelkreise und Reflexhandlungen, z. B. das **Herz-Kreislauf-, Atem-, Schluck-, Husten-, Nies-** und **Brechzentrum.** Die erforderlichen Informationen erhalten diese Zentren über zuführende Bahnen des vegetativen Nervensystems (z. B. vom IX. und X. Hirnnerv); zum Teil befinden sich die Sensoren (z. B. für pH-Wert, Sauerstoff-, Kohlendioxidpartialdruck) auch direkt im verlängerten Mark. Schließlich liegen im verlängerten Mark die Kerngebiete des VIII.–XII. Hirnnervs.

Syndrom der reaktionslosen Wachheit

Durch die Konzentration lebenswichtiger Zentren im verlängerten Mark ist dessen Schädigung oft tödlich, etwa bei Einklemmung des verlängerten Marks im großen Hinterhauptloch infolge eines Druckanstiegs im Schädelinneren. Andererseits können Menschen, bei denen das gesamte Großhirn ausgefallen, der Hirnstamm aber erhalten ist, evtl. ohne Apparate weiterleben. Diese Menschen im **Syndrom der reaktionslosen Wachheit** (*Wachkoma,* früher *apallisches Syndrom*) sind aber vollkommen von der Pflege anderer abhängig.

16.7.4 Die Formatio reticularis

Im gesamten Hirnstamm bis hin zum Thalamusbereich des Zwischenhirns liegen Neuronenverbände, die nicht in scharf abgegrenzten Kerngebieten konzentriert sind, sondern mit ihren zugehörigen Nervenfasern ein netzartiges Aussehen haben und deshalb **Formatio reticularis** („netzartiges Gebilde") genannt werden.

Die Formatio reticularis stellt ein Regulationszentrum für die Aktivität des gesamten Nervensystems dar. Sie spielt bei der Steuerung der Bewusstseinslage und des Schlaf-Wach-Rhythmus eine entscheidende Rolle.

Die Bewusstseinslagen

Je nach Aktivität der Formatio reticularis entstehen unterschiedliche Bewusstseinslagen, von „gespannter Aufmerksamkeit" bis zum Schlaf. Der Bewusstseinszustand kann durch *Alkohol* und *Drogen,* aber auch *Meditation* beeinflusst werden. Schädigungen des Gehirns können sogar zur völligen Ausschaltung des Bewusstseins, zum **Koma,** führen.

16.7.5 Schlaf und Biorhythmen

Rund ein Drittel unseres Lebens verbringen wir im **Schlaf.** Schlaf ist kein „Abschalten", sondern eine lebensnotwendige Erholungsphase mit engen Wechselbeziehungen z. B. zum Energie- und Hormonhaushalt.

Die Schlafphasen und -stadien

Man kann beim Schlaf verschiedene **Schlafphasen** und **-stadien** unterscheiden (➤ Abb. 16.18):

- Die Phase des **REM-Schlafes** *(paradoxen Schlafes)* mit schnellen Bewegungen der Augäpfel *(rapid eye movements).* Außerdem werden Puls und Atmung schneller und unregelmäßig, der Blutdruck zeigt große Schwankungen, der Muskeltonus ist herabgesetzt, und der Betroffene träumt häufig.
- Die Phase des **Non-REM-Schlafes** *(orthodoxen Schlafes),* ruhigere Schlafphasen ohne die typischen Augenbewegungen des REM-Schlafes. Die vegetativen Funktionen sinken ab, Träume sind selten. Der Non-REM-Schlaf wird nach der Schlaftiefe in die Schlafstadien 1–4 (**Übergangsstadium, leichter, mittlerer** und **tiefer Schlaf**) unterteilt.

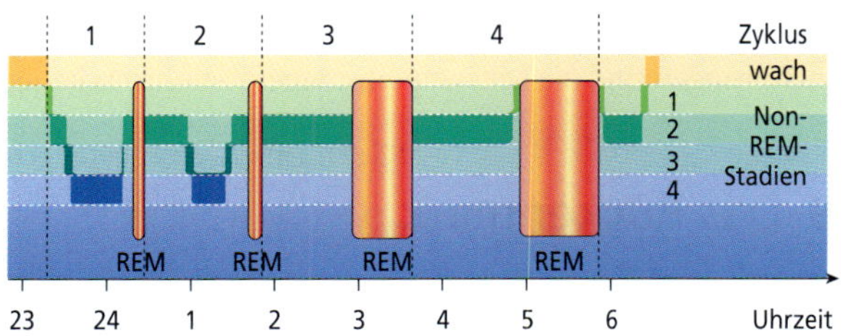

Abb. 16.18 Schlafprofil einer Nacht mit vier vollständigen Schlafzyklen. [L190]

Tab. 16.1 Schlafdauer und -profil im Laufe des Lebens.

Altersgruppe	Schlafdauer	Davon REM-Schlaf
Säugling	16–13 Std.	50–30 %
Kleinkind	Ca. 13 Std.	30–25 %
Kindergartenkind	Ca. 11 Std.	Ca. 25 %
Schulkind	9–11 Std.	Ca. 20 %
Jugendlicher	Ca. 9 Std.	Ca. 20 %
Erwachsener	7–8 Std.	Ca. 20 %
Alter Mensch	5,5–7 Std.	Ca. 20 %

REM- und Non-REM-Schlaf-Phasen wechseln sich etwa 3- bis 5-mal während einer Nacht ab. Dabei werden die REM-Phasen allmählich länger und die Non-REM-Phasen kürzer und weniger tief.

Der Schlaf im Laufe des Lebens

Das Schlafprofil ist altersabhängig. Als Faustregel kann gelten, dass Gesamtschlafdauer, REM-Schlaf- und Tiefschlaf-Anteil während des Lebens abnehmen (➤ Tab. 16.1).

Bei Säuglingen dauert es meist 2–3 Monate, bis sie einen Tag-Nacht-Rhythmus entwickelt haben. Im weiteren Verlauf des ersten Lebensjahres schlafen sie weniger über Tag und lernen durchzuschlafen. Mit 2,5–5 Jahren (je nach Anstrengung über Tag und Länge des Nachtschlafes) brauchen sie auch keinen Mittagsschlaf mehr.

Die Schlafstörungen

Einschlaf- und **Durchschlafstörungen** können in jedem Alter auftreten. Besonders häufig sind sie aber bei älteren Menschen.

Manchmal kommt es den Betroffenen nur so vor, als schliefen sie zu wenig, denn bei älteren Menschen ist die Gesamtschlafdauer physiologischerweise geringer und die Tiefschlafphasen nehmen ab (dadurch wird der Schlaf leichter störbar). Tagsüber ist das Ruhebedürfnis erhöht bis hin zu kurzen Einschlafphasen.

Bei „echten" Schlafstörungen ist als Erstes Ursachenforschung angesagt: Neben körperlichen Ursachen (z. B. Schmerzen, Fieber) sind Schlafstörungen häufig psychisch (z. B. Stress, Depression), durch Medikamente oder in Einrichtungen oder Krankenhaus durch Lärm oder ungewohnte Schlafumgebung bedingt.

Hilfe bei Schlafstörungen

Nicht-medikamentöse Maßnahmen sind in allen Altersgruppen meist das Beste gegen **Schlafstörungen:**

- Tagsüber ausreichend bewegen, möglichst wenig Zeit im Bett zubringen,
- sich tags auch im Freien aufhalten. Gerade bei älteren Menschen wird ein Zusammenhang der Schlafstörungen mit einem Mangel an Tageslicht diskutiert, das den Schlaf-Wach-Rhythmus (mit)steuert.
- Nicht zu viele, zu lange oder zu späte Schläfchen über Tag. Ein Kleinkind, das von 14–17 Uhr schläft, wird kaum zur „Schlafenszeit" um 20 Uhr müde sein, ein älterer Mensch nach einem langen Mittagsschlaf wahrscheinlich einschlafen, aber sehr früh aufwachen.
- Abends nur leichte Mahlzeiten essen.
- Möglichst immer zur gleichen Zeit ins Bett gehen und aufstehen.
- Zimmer vor der Nachtruhe lüften, Heizungen herunterdrehen.

16

- Einschlafrituale pflegen, z. B. Gutenachtgeschichte, Buch lesen. Vorhandene Einschlafrituale sollten im Krankenhaus oder in einer Altenpflegeeinrichtung weitestmöglich bei der Pflege berücksichtigt werden.
- Bei Erwachsenen: beruhigende Kräuter-Einschlaftees und Baldrianpräparate, bei kalten Füßen ein warmes Fußbad oder eine Wärmflasche.
- Bei älteren Menschen zusätzlich: abendliche Tasse Kaffee ausprobieren, die einen zu niedrigen Blutdruck erhöht und so die Gehirndurchblutung und möglicherweise den Schlaf verbessert.

Schlafmittel *(Hypnotika)* wie etwa *Benzodiazepine* (z. B. Diazep-CT®, Adumbran®) oder *Benzodiazepinanaloga* (z. B. Zolpidem AbZ®) sollten nur kurzzeitig bei einem definierten Anlass (z. B. vor einer Operation) eingesetzt werden. Sie helfen zwar beim Einschlafen, verändern aber das Schlafprofil und verringern dadurch den Erholungswert des Schlafes. Weitere Nebenwirkungen sind ein erhebliches Gewöhnungsrisiko und nach dem Absetzen verstärkte Einschlafprobleme sowie ausgeprägte REM-Phasen, möglicherweise mit Albträumen. Bei älteren Menschen sind außerdem Kreislaufstörungen (etwa beim Toilettengang) und ein „Nachhängen" (hang-over) bis in den Folgetag mit erhöhter Sturzgefahr häufig.

Die Biorhythmen

Beim Gesunden läuft der Wechsel von Schlafen und Wachen innerhalb eines regelmäßigen, etwa 24-stündigen Rhythmus ab, dem **zirkadianen Rhythmus.** Auch viele weitere körperliche und psychische Funktionen unterliegen dieser Rhythmik. So zeigt z. B. der Blutdruck typische tageszeitliche Schwankungen.

Der zirkadiane Rhythmus wird von Kerngebieten im Hypothalamus gesteuert, wahrscheinlich unterstützt durch die Epiphyse. Er ist lichtabhängig, bleibt aber auch bei Abkopplung vom Tag-Nacht-Wechsel zunächst bestehen – eine Erklärung für die Anpassungsschwierigkeiten an Schicht- und insbesondere Nachtdienste.

Es gibt noch weitere, sehr unterschiedlich lange **Biorhythmen** durch „innere Zeitgeber", so einen 90-Min.-Rhythmus, der von alten Kerngebieten im Hirnstamm unabhängig vom Lichteinfall gesteuert wird und unsere Aufmerksamkeitsphasen regelt. Beispiele aus dem Hormonhaushalt sind u. a. der nur wenige Stunden dauernde Rhythmus bei der Freisetzung des Hormons LH und der vierwöchige Menstruationszyklus der Frau.

16.8 Das Kleinhirn

DEFINITION

Kleinhirn *(Cerebellum):* In der hinteren Schädelgrube gelegener Gehirnabschnitt mit dem **Kleinhirnwurm** in der Mitte und den **Kleinhirnhemisphären** seitlich davon. Hauptaufgaben: Regulation des Muskeltonus, Erhalt des Gleichgewichts, Bewegungskoordination.

Das **Kleinhirn** liegt in der hinteren Schädelgrube unterhalb des Hinterhauptlappens des Großhirns (➤ Abb. 16.9). Sein Mittelteil, der **Kleinhirnwurm,** verbindet die seitlich davon gelegenen **Kleinhirnhemisphären,** deren Oberfläche sehr feine Furchen und Windungen zeigt. An der Oberfläche des Kleinhirns liegt die nur 1 mm dicke

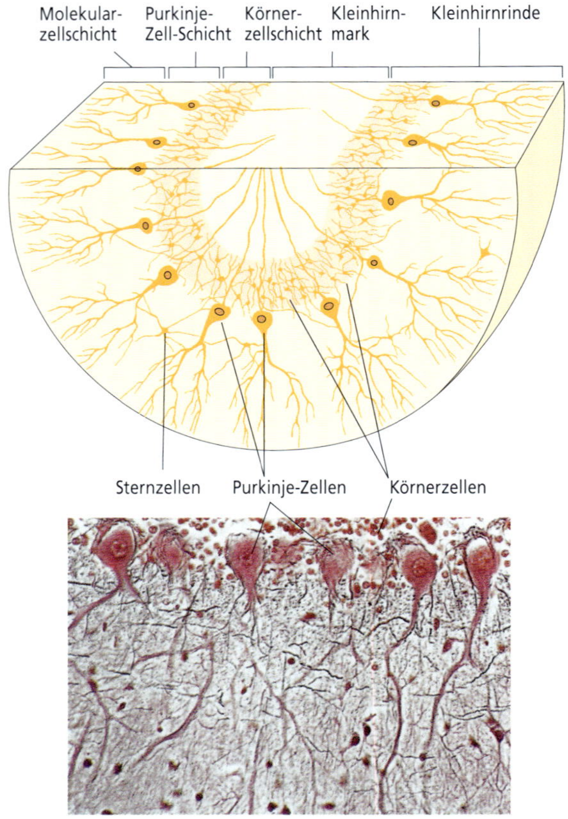

Abb. 16.19 Oben: Detailzeichnung von Kleinhirnrinde und -mark. Die Kleinhirnrinde hat drei Schichten (von innen nach außen Körnerzell-, Purkinje-Zell- und Molekularzellschicht). Nur die Axone der Purkinje-Zellen verlassen die Kleinhirnrinde und ziehen zum größten Teil in die Kleinhirnkerne. Die Sternzellen verbinden die einzelnen Purkinje-Zellen miteinander. Unten: mikroskopische Darstellung der Purkinje-Zellen. [L190/M375]

Kleinhirnrinde aus grauer Substanz (➤ Abb. 16.19). Darunter liegen die Nervenfasern der weißen Substanz **(Kleinhirnmark)** mit eingelagerter grauer Substanz, den **Kleinhirnkernen.**

Das Kleinhirn ist durch auf- und absteigende Bahnen, gebündelt in drei **Kleinhirnstielen,** mit Rückenmark, Brücke und Mittelhirn und über diese auch mit Großhirn und Gleichgewichtsorgan verbunden. Diese Verbindungen ermöglichen die Arbeit des Kleinhirns als *koordinierendes motorisches Zentrum.*

Das Kleinhirn reguliert mit dem Großhirn über Fasern des extrapyramidalen Systems die Grundspannung der Muskeln und stimmt Bewegungen aufeinander ab. Mithilfe der Informationen aus dem Gleichgewichtsorgan steuert es die Körperstellungen zur Aufrechterhaltung des Gleichgewichts.

Erniedrigte Muskelgrundspannung, Gleichgewichts- und Koordinationsstörungen sind die Leitsymptome einer Kleinhirnschädigung.

16.9 Das Rückenmark

DEFINITION

Rückenmark *(Medulla spinalis):* Strangförmiger ZNS-Teil im Wirbelkanal. Verbindung zwischen Gehirn und peripheren Nerven, Reflex- und niederes Steuerzentrum.

Das **Rückenmark** verbindet Gehirn und Rückenmarksnerven *(Spinalnerven).* Es leitet zum einen über große Bahnen Nervenimpulse vom Gehirn zur Peripherie und umgekehrt. Zum anderen ist es durch seine graue Substanz **Reflexzentrum** und (niederes) Steuerzentrum.

16.9.1 Der Aufbau des Rückenmarks

Das Rückenmark geht in Höhe des großen Hinterhauptlochs als etwa zentimeterdicker Strang aus dem verlängerten Mark hervor und zieht im Wirbelkanal hinab. Beim Erwachsenen ist es ca. 45 cm lang. Das untere, spitz zulaufende Ende des Rückenmarks heißt **Conus medullaris.** Über die gesamte Rückenmarkslänge entspringen beidseits in regelmäßigen Abständen insgesamt 31 Paare von **Nervenwurzeln,** die sich jeweils zu den *Rückenmarksnerven* **(Spinalnerven)** vereinigen. Dadurch wird das Rückenmark in 31 **Rückenmarkssegmente** unterteilt. Jedes Segment enthält eigene Reflex- und Verschaltungszentren. Man unterscheidet (➤ Abb. 16.20):

- Acht **Halssegmente** (C1–C8), die neben der Atemmuskulatur insbesondere die oberen Extremitäten versorgen
- Zwölf **Brustsegmente** (Th1–Th12), deren Nervenwurzeln unter anderem den größten Teil der Rumpfwand innervieren
- Fünf **Lendensegmente** (L1–L5), die zusammen mit den
- Fünf **Kreuzbeinsegmenten** (S1–S5) die unteren Extremitäten, die äußeren Geschlechtsorgane und den After versorgen
- 1–3 **Steißbeinsegmente** (Co1–Co3), die den Hautbereich über dem Steißbein innervieren

Die Segmente C7 und L5 sind stark verdickt (**Zervikal**- bzw. **Lumbalanschwellung**), weil sie Arme bzw. Beine versorgen.

Die Entwicklung des Rückenmarks

Neuralrohrdefekt

Rückenmark und Gehirn entstehen in der Embryonalzeit aus einer Rinne, die sich dann zum Rohr schließt. Störungen führen zu einem **Neuralrohrdefekt** mit Fehlbildung von Gehirn bzw. Rückenmark, Hirnhäuten, Schädelknochen bzw. Wirbelsäule und Haut. Die Symptome sind sehr unterschiedlich von Symptomlosigkeit über Lähmungen und Querschnittssyndrom bis zum Tod noch vor der Geburt bei schwerer Gehirnfehlbildung. Vorbeugend wirkt Folsäureeinnahme vor und in der ersten Phase der Schwangerschaft.

16

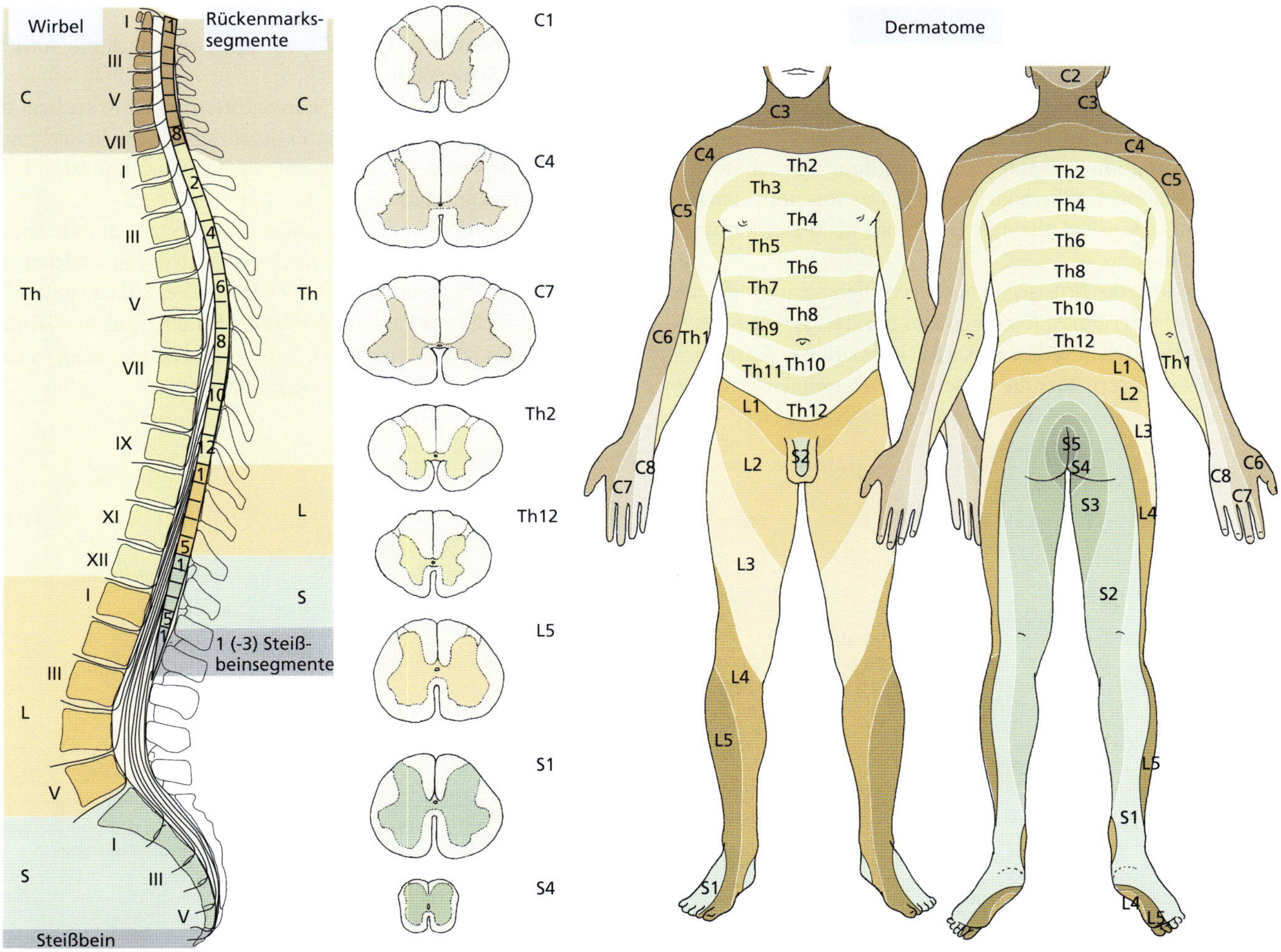

Abb. 16.20 Links und Mitte: das Rückenmark und die Spinalnerven. Rechts: orientierend die Dermatome der Spinalnerven an Hals, Rumpf und Extremitäten (der Hinterkopf wird von C2 versorgt, das Gesicht vom N. trigeminus ➤ 16.11.1). [L190]

In einer frühen Entwicklungsphase ist das Rückenmark so lang wie der Wirbelkanal, bleibt dann aber im Wachstum zurück: Beim Säugling endet das Rückenmark auf Höhe des 3., beim Erwachsenen auf Höhe des 1.–2. Lendenwirbels. Dadurch sind die Rückenmarkssegmente gegenüber „ihren" Wirbeln nach oben versetzt und man findet im unteren Bereich des Wirbelkanals ein Bündel von Nervenwurzeln, die zu ihrem jeweiligen Zwischenwirbelloch ziehen. Wegen seines pferdeschwanzähnlichen Aussehens heißt dieses Nervenwurzelbündel **Cauda equina.**

16.9.2 Die innere Struktur des Rückenmarks

Im Zentrum des Rückenmarks liegt schmetterlingsförmig die *graue Substanz* aus Nervenzellkörpern. Um sie herum liegen auf- und absteigende Nervenfasersysteme (*weiße Substanz* ➤ Abb. 16.21).

Die äußeren Anteile der grauen Substanz heißen „Hörner":

- Im **Vorderhorn** liegen *motorische* Neurone, die **Motoneurone.** Die größeren α-**Motoneurone** versorgen die Skelettmuskelfasern, die kleineren γ-**Motoneurone** die intrafusalen Muskelfasern in den Skelettmuskelspindeln (➤ Abb. 17.4). Die Axone dieser **Vorderhornzellen** bilden die **Vorderwurzel** und ziehen im Spinalnerv bzw. in seinen Ästen zur quer gestreiften Muskulatur.
- Zum **Hinterhorn** ziehen *sensible* Nervenfasern. Sie leiten Nervenimpulse aus der Peripherie über den Spinalnerv und die **Hinterwurzel** zum Rückenmark. Ihre Zellkörper liegen im **Spinalganglion** (➤ Abb. 16.22, **Ganglion** = Ansammlung von Neuronen außerhalb des ZNS). Das von einer Spinalnervenwurzel sensibel versorgte Hautgebiet heißt **Dermatom** (➤ Abb. 16.20).
- Im **Seitenhorn** der Brustsegmente liegen efferente und afferente Neurone des *vegetativen Nervensystems* (➤ 16.13). Die Axone der efferenten Zellen verlassen das Rückenmark wie die motorischen Nervenfasern über die vordere Wurzel, trennen sich aber kurz nach dem Austritt aus dem Wirbelkanal vom Spinalnerv, um Anschluss an den Grenzstrang (➤ 16.13.3, ➤ Abb. 16.31) zu finden.

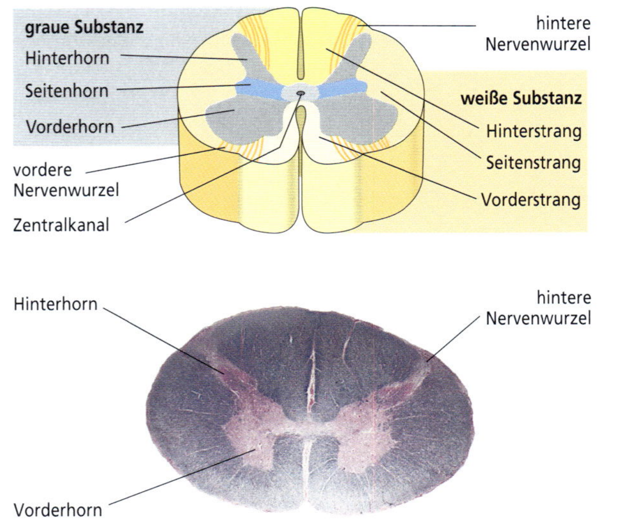

Abb. 16.21 Das Rückenmark im Querschnitt (oben: Schemazeichnung, unten: ca. 3-fach vergrößert). [L190/M375]

In der dreidimensionalen Betrachtung spricht man auch von **Vorder-, Hinter-** und **Seitensäule.**

Im schmalen Bereich der grauen Substanz in der Mitte liegt der **Zentralkanal** *(Canalis centralis).* Er durchzieht – beim Erwachsenen streckenweise verödet – das gesamte Rückenmark und ist mit den Liquorräumen des Gehirns (➤ 16.14.5) verbunden.

Eine tiefe vordere und eine flachere hintere Spalte unterteilen die *weiße Substanz* in zwei Hälften. Durch den Austritt von vorderen und hinteren Nervenwurzeln wird jede Hälfte in drei Stränge unterteilt. Sie werden nach ihrer Lage **Vorderstrang, Seitenstrang** und **Hinterstrang** genannt (➤ Abb. 16.21). Vorder- und Seitenstrang werden meist zum **Vorderseitenstrang** zusammengefasst.

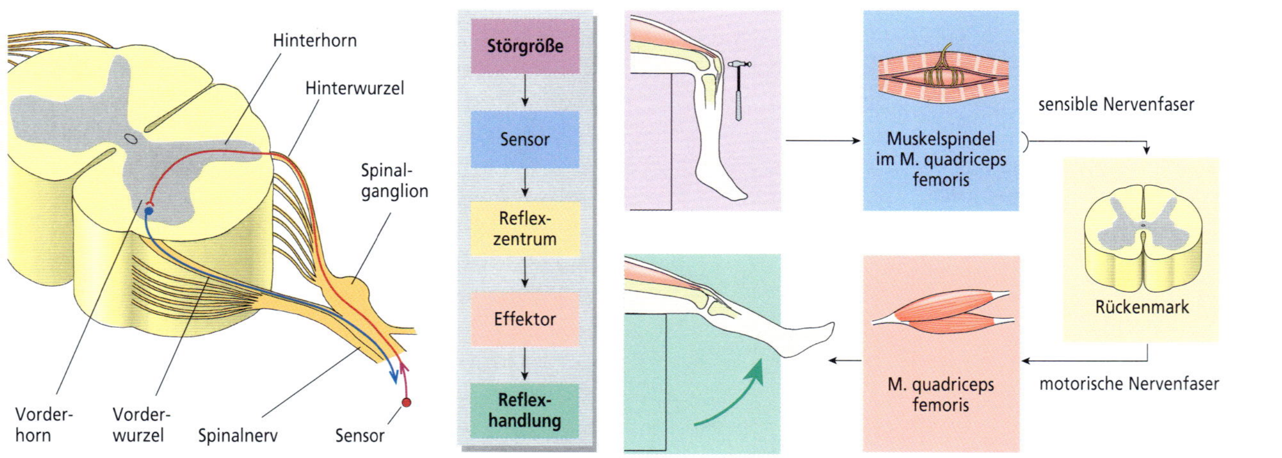

Abb. 16.22 Reflexbogen beim Eigenreflex. Links: Die Erregung erreicht über einen Spinalnerv das Hinterhorn des Rückenmarks. Im Vorderhorn findet eine Umschaltung auf eine motorische Vorderhornzelle statt. Über die Vorderwurzel verlässt der Impuls das Rückenmark, wird über den Spinalnerv an den gleichen Muskel zurückgeleitet und bewirkt dort eine Reizantwort. Mitte und rechts: Schema eines Reflexbogens und Reflexbogen beim Patellarsehnenreflex. [L190]

- Der Hinterstrang enthält in erster Linie aufsteigende Bahnen. Die **Hinterstrangbahnen** leiten Informationen über Berührung, Druck, Vibration, Stellung, Bewegung und Kraft von Sensoren in Haut, Muskeln, Sehnen und Gelenken zum Gehirn.
- Im Vorderseitenstrang gibt es auf- und absteigende Bahnen. Beispielsweise übermitteln die **aufsteigenden Vorderseitenstrangbahnen** Informationen über Schmerz, Temperatur und die unbewussten Anteile der Tiefensensibilität.
  Die wichtigsten absteigenden Bahnen des Rückenmarks sind die Bahnen des pyramidalen und extrapyramidalen Systems (➤ 16.5.3, ➤ 16.5.4). Die Pyramidenbahnfasern, die bereits im verlängerten Mark gekreuzt haben, ziehen als **Pyramidenseitenstrangbahn** im Seitenstrang, die ungekreuzten als **Pyramidenvorderstrangbahn** im Vorderstrang bis zu „ihrem" Rückenmarkssegment (➤ Abb. 16.13).

Das erste und das zweite motorische Neuron

An allen willkürlichen Bewegungen sind zwei Neurone beteiligt: das **erste motorische Neuron** vom primär motorischen Rindenfeld zu den Hirnnervenkernen bzw. zum Rückenmark und das **zweite motorische Neuron** von den Hirnnervenkernen bzw. vom Rückenmark zum Skelettmuskel.

16.10 Die Reflexe

DEFINITION

Reflex: Vom Willen unabhängige, immer gleich ablaufende Reaktion auf einen Reiz.

Reflexe erfolgen zum Teil blitzschnell in Situationen, in denen bewusste Überlegungen zu viel Zeit kosten würden, so z. B. wenn beim Stolpern die Hände den Körper abstützen. Darüber hinaus regeln Reflexe ständig Körperfunktionen, sodass dafür keine bewusste Kontrolle erforderlich ist, etwa den Muskeltonus (Muskelgrundspannung ➤ 14.3.6).

Der Reflexbogen

Reflexe werden über **Reflexbögen** vermittelt:
- Ein *Sensor (Rezeptor)* nimmt einen Reiz auf.
- Dieser wird über *sensible Nervenfasern* zu einem *Reflexzentrum* im ZNS, z. B. dem Rückenmark, übermittelt. Hier wird die Reflexantwort gebildet.
- *Motorische Nervenfasern* leiten die Reflexantwort zum ausführenden Organ *(Effektor)*, z. B. einem Muskel.

Die Eigen- und Fremdreflexe

Man unterscheidet *Eigen-* und *Fremdreflexe.*

Bei **Eigenreflexen** erfolgen Reizaufnahme und -antwort an demselben Organ, und zwar stets an Muskeln, die Muskelspindeln (➤ 17.4) als Dehnungssensoren enthalten. Werden diese durch Muskeldehnung gereizt, wird die Erregung über afferente Nervenfasern (Hinterwurzel) dem Rückenmark übermittelt und dort unmittelbar auf die motorischen Vorderhornzellen umgeschaltet, sodass es zu einer Kontraktion des gedehnten Muskels kommt. Es ist also nur *eine* Synapse zwischengeschaltet, weshalb die Eigenreflexe auch *monosynaptische Reflexe* heißen.

Ein Beispiel für einen Eigenreflex ist der **Patellarsehnenreflex** *(PSR):* Ein kurzer Schlag auf die Sehne des M. quadriceps femoris unterhalb der Kniescheibe dehnt den Muskel, das vorher im Kniegelenk gebeugte Bein wird schlagartig gestreckt (➤ Abb. 16.22). Andere klinisch wichtige Eigenreflexe sind der **Achilles-, Bizeps-** und **Trizepssehnenreflex.** Da diese Reflexe in ganz bestimmten Rückenmarkssegmenten verschaltet werden, geben Reflexprüfungen Aufschluss über die Höhe einer Rückenmarksschädigung.

Eigenreflexe laufen auch ohne Erregung von außen ständig ab und regulieren Muskellänge und -tonus und dadurch die Körperhaltung. Die Empfindlichkeit der Muskelspindeln wird durch die γ-Motoneurone „eingestellt" und der jeweiligen Situation angepasst.

Bei den **Fremdreflexen** erfolgen Reizaufnahme und -antwort an unterschiedlichen Organen. Der Reflexbogen verläuft hier im ZNS über *mehrere/viele* Schaltstellen zwischen sensiblen und motorischen Neuronen, weshalb Fremdreflexe auch als *polysynaptische Reflexe* bezeichnet werden. Viele Fremdreflexe sind Schutzreflexe, etwa das Wegziehen des Armes bei einem Schmerzreiz am Finger (➤ Abb. 16.23).

Ein Beispiel für einen diagnostisch genutzten Fremdreflex ist der **Bauchhautreflex.** Dabei löst eine Reizung der Bauch*haut* durch leichtes Bestreichen eine Anspannung der Bauch*muskeln* aus.

Die vegetativen Reflexe

Auch die inneren Organe werden über Reflexe mit gesteuert. Sie werden über das vegetative Nervensystem (➤ 16.13) vermittelt und deshalb **vegetative Reflexe** genannt.

An **viszero-viszeralen Reflexen** ist nur das vegetative Nervensystem beteiligt. Hier sind der **Blasen-** und **Mastdarmreflex** beispielhaft zu nennen.

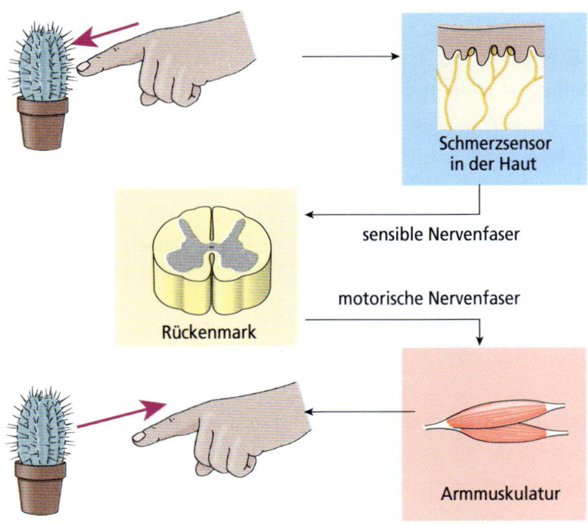

Abb. 16.23 Schema eines Fremdreflexes am Beispiel einer Fluchtreaktion nach Schmerzreiz. Reizaufnahme und -antwort finden an verschiedenen Organen statt. [L190]

Haben sensible Erregungen aus einem inneren Organ reflektorisch Auswirkungen auf Skelettmuskeln, spricht man von einem **viszero-somatischen Muskelreflex.** Beispielsweise führt eine Appendizitis (Wurmfortsatzentzündung) oft reflektorisch zu einer Anspannung der Bauchmuskulatur. In diesem Fall werden die Empfindungen über vegetative Fasern zum Rückenmark hingeleitet, die Reflexantwort hingegen wird über somatische Fasern vermittelt.

Auch innere Organe und Haut können sich wechselseitig beeinflussen. Beispielsweise kann die Erkrankung eines inneren Organs zu einer Hautrötung führen **(viszero-kutaner Reflex),** umgekehrt können Anwendungen auf der Haut wie etwa Wärmepackungen innere Organe beeinflussen **(kuti-viszeraler Reflex).**

16.11 Das periphere Nervensystem

DEFINITION

Peripheres Nervensystem: Alle Nervenbahnen und Nervenzellansammlungen außerhalb des ZNS. Nach ihrem Austrittsort aus dem zentralen Nervensystem in **Hirnnerven** und **Spinalnerven** unterschieden.

16.11.1 Die Hirnnerven

DEFINITION

Hirnnerven: Alle Nervenfaserbündel, die oberhalb des Rückenmarks das ZNS verlassen.

Es gibt *zwölf Paare* von **Hirnnerven** (kurz *HN* = Hirnnerv oder *N.* = Nervus), die mit *römischen Ziffern* von I bis XII benannt werden. Alle Hirnnerven verlassen das Gehirn durch kleine Öffnungen in der Schädelbasis (➤ Abb. 15.5). Sie versorgen Kopf und Hals sowie einen Großteil der inneren Organe und verbinden Sinnesorgane mit dem Gehirn (➤ Abb. 16.24).

Der erste Hirnnerv zieht ins Großhirn, der zweite ins Zwischenhirn. Die übrigen zehn entspringen bzw. ziehen in den Hirnstamm.

LERNHILFE

Lateinische Namen der Hirnnerven

Ohne **O**nkel **O**tto **t**reibt **T**ante **A**gathe **F**reitag **V**ormitag **G**änse **v**on **A**achen **h**eimwärts.
HN I N. **o**lfactorius – HN II N. **o**pticus – HN III N. **o**culomotorius – HN IV N. **t**rochlearis – HN V N. **t**rigeminus – HN VI N. **a**bducens – HN VII N. **f**acialis – HN VIII N. **v**estibulocochlearis – HN IX N. **g**lossopharyngeus – HN X N. **v**agus – HN XI N. **a**ccessorius – HN XII N. **h**ypoglossus. [1]

Die funktionelle Einteilung der Hirnnerven

Nach ihrer Funktion unterscheidet man:

- *Sensorische* Hirnnerven (HN I, II, VIII), die die Empfindungen aus den Sinnesorganen zum Gehirn leiten
- Überwiegend *willkürmotorische* Hirnnerven (HN III, IV, VI, XI, XII)
- *Gemischte* Hirnnerven (HN V, VII, IX, X), die sich aus verschiedenen Fasern zusammensetzen (willkürmotorisch, sensorisch und parasympathisch)

Der Riech- und der Sehnerv

Die ersten beiden Hirnnerven sind rein sensorisch:

- Der *Riechnerv* (**N. olfactorius,** *HN I*) übermittelt die Geruchsempfindungen (➤ 17.5.1).
- Der *Sehnerv* (**N. opticus,** *HN II*) leitet die Eindrücke des Sehsinns zum Gehirn (➤ 17.6.3).

Die drei Augenmuskelnerven

Es gibt drei **Augenmuskelnerven:**

- Der **N. oculomotorius** *(HN III, Augenbewegungsnerv)* versorgt motorisch den *M. levator palpebrae superioris (Oberlidheber)* und vier der sechs äußeren Augenmuskeln (➤ Tab. 17.1) sowie parasympathisch den *Ziliarmuskel* für Nah-Fern-Akkommodation (➤ 17.6.3) und den *M. sphincter pupillae* für Pupillenverengung (➤ Abb. 17.7).
- Der **N. trochlearis** *(HN IV, Augenrollnerv)* sowie der **N. abducens** *(HN VI, Augenabziehnerv)* sind für die beiden verbleibenden äußeren Augenmuskeln zuständig (➤ Tab. 17.1).

Der Nervus trigeminus

Der *Drillingsnerv* (**N. trigeminus,** *HN V*) ist ein Gesichtsnerv. Er teilt sich in drei große Äste:

- Den **Augenhöhlennerv** *(N. ophthalmicus, V_1),* der sensibel Augenhöhle und Stirn versorgt
- Den **Oberkiefernerv** *(N. maxillaris, V_2),* der Teile der Gesichtshaut, die Nasenschleimhaut, die Oberlippe und die Zähne des Oberkiefers sensibel innerviert
- Den **Unterkiefernerv** *(N. mandibularis, V_3),* der sensibel den Unterkieferbereich (Unterlippe, Zahnfleisch und Zähne) und motorisch alle Kau- und Mundbodenmuskeln versorgt

Wird der N. trigeminus gereizt, können starke Schmerzen im Versorgungsgebiet folgen **(Trigeminusneuralgie).**

Der Nervus facialis

Der *Gesichtsnerv* (**N. facialis,** *HN VII*) führt:

- Motorische Fasern für die mimische Muskulatur und den M. stapedius im Mittelohr (➤ 17.7.2)
- Sensorische Fasern für die Geschmacksempfindungen der vorderen zwei Drittel der Zunge
- Parasympathische Fasern für die Tränen-, Unterkiefer- und Unterzungendrüse

Pflege bei Faszialisparese

Die periphere **Fazialisparese** ist die häufigste *periphere Nervenlähmung* (➤ 16.12). Augenschluss und Stirnrunzeln sind auf der betroffenen Seite nicht mehr möglich, der Mundwinkel hängt herab.
Tränenersatzflüssigkeit über Tag sowie Augensalbe und Uhrglasverband zur Nacht schützen die Hornhaut vor dem Austrocknen infolge des unvollständigen Lidschlusses und der oft verminderten Tränensekretion. Evtl. sammeln sich Speisereste in der betroffenen Wangentasche. Sorgfältige *Mundpflege* nach jeder Nahrungsaufnahme dient gleichzeitig der *Aspirations-* und *Parotitisprophylaxe.*

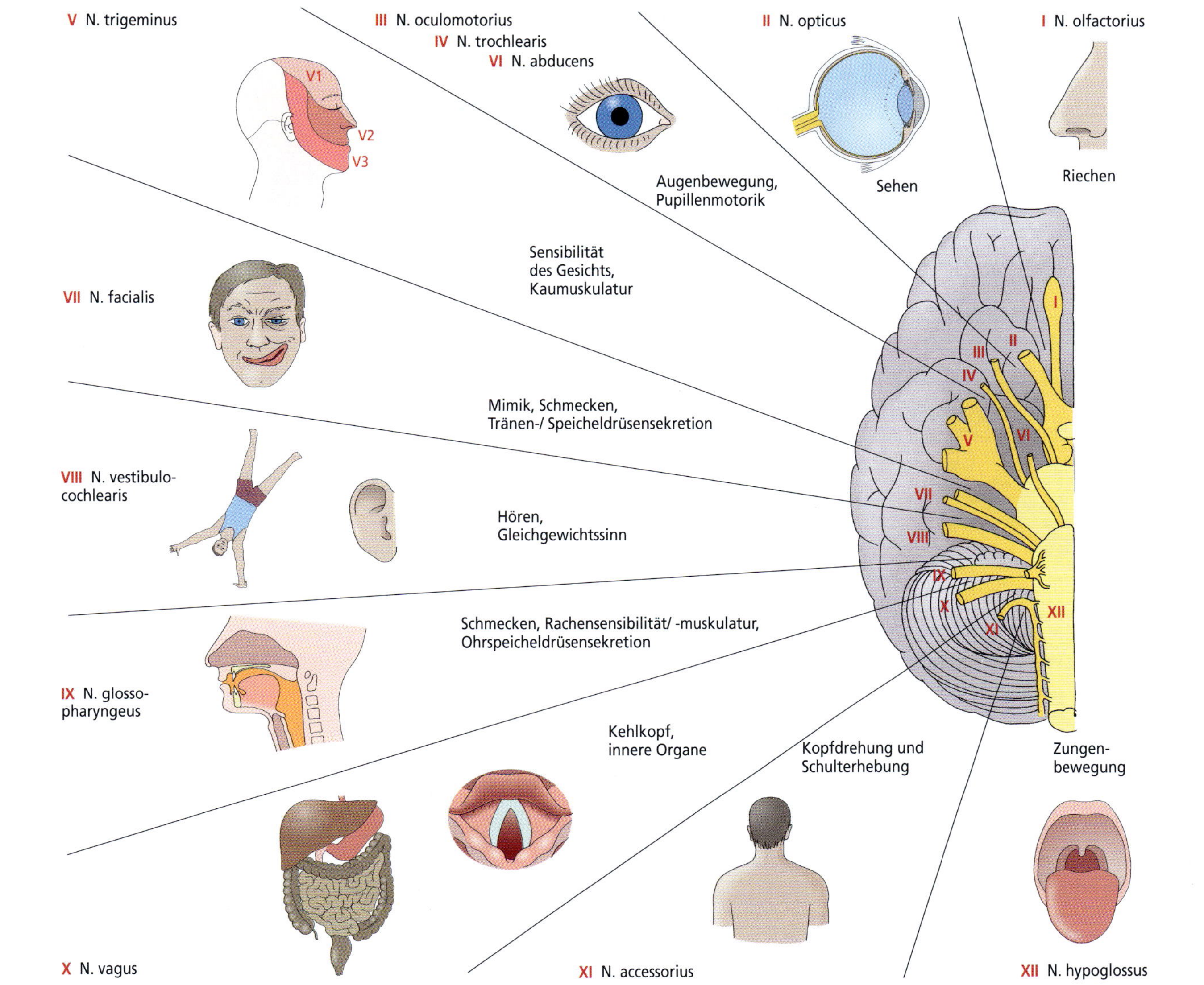

Abb. 16.24 Übersicht über die zwölf Hirnnerven und ihre Funktionen (Hirnansicht von unten). [L190]

Der Hör- und Gleichgewichtsnerv

Der *Hör- und Gleichgewichtsnerv* (**N. vestibulocochlearis,** *HN VIII*) übermittelt als dritter rein sensorischer Hirnnerv die Erregungen aus dem Gleichgewichts- und Hörorgan zum Gehirn (➤ 17.7.2, ➤ 17.7.4).

Der N. glossopharyngeus

Der **N. glossopharyngeus** *(Zungen-Rachen-Nerv, HN IX)* ist ein gemischter Nerv mit:

- Motorischen Fasern für die Rachenmuskeln
- Sensiblen Fasern v. a. für die Rachenschleimhaut
- Sensorischen Fasern für die Geschmacksempfindungen des hinteren Zungendrittels
- Parasympathischen Fasern für die Ohrspeicheldrüse

Der N. vagus

DEFINITION

N. vagus *(Eingeweidenerv, HN X):* Hauptnerv des parasympathischen Nervensystems. Versorgt einen Teil der Halsorgane, die Brust- und einen großen Teil der Baucheingeweide (Verlauf ➤ Abb. 16.25).

Der **N. vagus** leitet sensible Impulse von Organen zum ZNS wie auch efferente Impulse für die Motorik glatter Muskeln und für die Sekretion zu den inneren Organen. So kann er beispielsweise die Häufigkeit und die Kraft des Herzschlages beeinflussen. Einige wenige Fasern versorgen außerdem sensibel und motorisch den Kehlkopfbereich und sind dadurch am Sprechen und Schlucken beteiligt.

Der N. accessorius

Der **N. accessorius** *(HN XI, Halsnerv)* ist zusammen mit Ästen des Plexus cervicalis zuständig für zwei Halsmuskeln, den *M. sternoclei-*

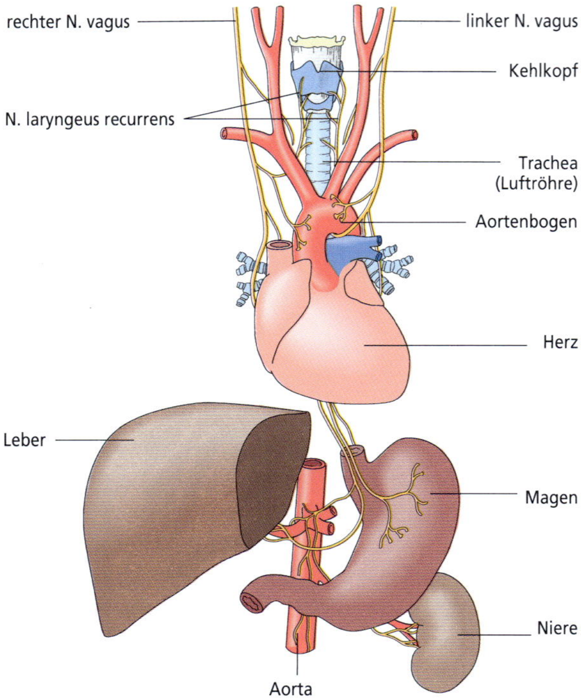

Abb. 16.25 Verlauf des N. vagus, des X. Hirnnervs. [L190]

domastoideus (Kopfwendermuskel) und den *M. trapezius* (Kapuzenmuskel ➤ Abb. 16.24).

Der Zungennerv

Der **N. hypoglossus** *(HN XII, Zungennerv)* ist ein rein motorischer Nerv für die Zungenmuskulatur.

16.11.2 Die Spinalnerven

DEFINITION

Spinalnerven *(Rückenmarksnerven):* Periphere Nerven, die aus der Vereinigung von Vorder- und Hinterwurzel des Rückenmarks entstehen.
Vorder- und Hinterwurzel: Segmental aus dem Rückenmark abgehende Nervenfaserbündel.

Aus jedem Rückenmarkssegment geht links und rechts je eine *vordere* und eine *hintere Nervenwurzel* (**Vorder-** bzw. **Hinterwurzel**) hervor, die sich zum **Spinalnerven** zusammenschließen (➤ Abb. 16.26).

Die Spinalnerven verlassen den Wirbelkanal der Wirbelsäule seitlich durch die Zwischenwirbellöcher (➤ Abb. 15.13). Unmittelbar danach teilt sich jeder Spinalnerv in zwei Äste auf:

- Die **hinteren Spinalnervenäste** versorgen die Haut und die tiefen Muskeln (➤ 15.3.5) vom Hals bis zur Kreuzbeinregion.
- Die **vorderen Spinalnervenäste** aus dem 2.–11. Brustsegment versorgen als **Zwischenrippennerven** *(Interkostalnerven, Nn. intercostales)* gürtelförmig die Haut und die Muskeln im Bereich von Brustkorb und Bauch. Die vorderen Äste der übrigen Spinalnerven hingegen bilden *Nervengeflechte,* **Spinalnervenplexus** genannt, bevor sie durch erneute Aufteilung einzelne **periphere Nerven** bilden, die Arme und Beine versorgen (➤ Abb. 16.26).

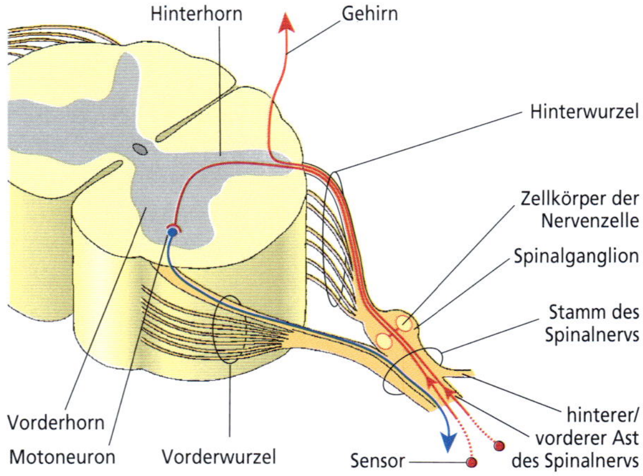

Abb. 16.26 Aufbau eines Spinalnervs. Vorderwurzel (motorische Fasern) und Hinterwurzel (sensible Faser) vereinigen sich zu einem Spinalnerv. Er ist somit ein gemischter Nerv. [L190/L275]

16.11.3 Die Spinalnervenplexus und peripheren Nerven

Die **Spinalnervenplexus** *(Spinalnervengeflechte)* werden nach dem Abschnitt benannt, aus dem sie entspringen (➤ Abb. 16.27).

Der Plexus cervicalis

Der **Plexus cervicalis** *(Halsgeflecht)* bildet sich seitlich der oberen Halswirbelsäule aus den Halssegmenten C1–C4. Er versorgt Haut und Muskeln in der Hals- und Schulterregion und mit dem **N. phrenicus** *(Zwerchfellnerv)* das Zwerchfell.

Der Plexus brachialis

Der **Plexus brachialis** (*Armgeflecht,* C5–Th1) liegt im unteren seitlichen Halsbereich und im Bereich der A. axillaris. Aus ihm entspringen neben kleineren Ästen zum Nacken und zur Schulter (➤ Abb. 16.28):

- Der **N. axillaris** *(Achselnerv).* Er ist zuständig v. a. für den M. deltoideus und einen Hautbezirk an der Seite von Schulter und Oberarm.
- Der **N. radialis** *(Speichennerv).* Er versorgt motorisch die Strecker des Ober- und Unterarms, sensibel die Streckseite von Ober- und Unterarm sowie einen Teil des Handrückens.
- Der **N. musculocutaneus** *(Muskel-Haut-Nerv).* Er innerviert motorisch die Oberambeuger (z. B. den M. biceps brachii) sowie sensibel Haut am vorderen seitlichen Unterarm.
- Der **N. medianus** *(Mittelnerv).* Er versorgt Beugemuskeln an Unterarm und Daumen und Hautbezirke der Finger 1–4.
- Der **N. ulnaris** *(Ellennerv).* Er versorgt motorisch Beugemuskeln am Unterarm sowie Handmuskeln, sensibel Hautbezirke der Finger vier und fünf und des angrenzenden Handrückens.

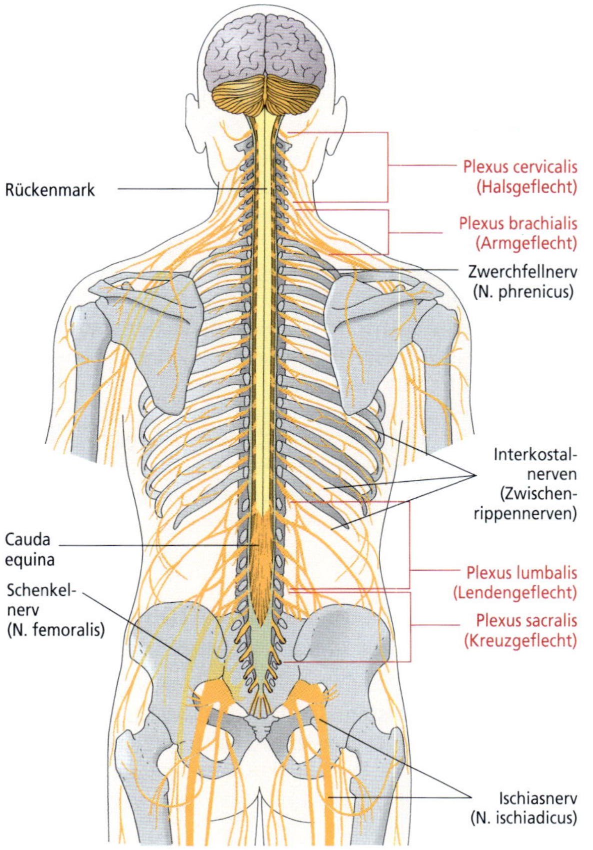

Abb. 16.27 Überblick über die Spinalnervenplexus und die peripheren Nerven (Hirnnerven ➤ Abb. 16.24). [L190]

Der Plexus lumbalis

Die Nerven aus dem **Plexus lumbalis** (*Lendengeflecht,* L1–L4, seitlich der Wirbelsäule hinter dem M. psoas major) versorgen die untere Bauchwand, die äußeren Geschlechtsorgane und Hautgebiete und Streckmuskeln an den Beinen.

Der wichtigste Nerv aus diesem Geflecht ist der **N. femoralis** (*Schenkelnerv* ➤ Abb. 16.28). Er verläuft an der Vorderseite des Oberschenkels und versorgt dort die Haut und die *Streckermuskeln,* darunter den M. quadriceps femoris.

Der Plexus sacralis

Der **Plexus sacralis** (*Kreuzgeflecht,* L4–S3) im kleinen Becken ist das größte Nervengeflecht des Menschen. Er versorgt das Gesäß, einen Teil des Damms und die unteren Gliedmaßen mit Nervenästen. Auch der längste und dickste Nerv des Menschen, der **N. ischiadicus** *(Ischiasnerv),* entspringt aus diesem Geflecht. Er verläuft im Gesäßbereich schräg abwärts zur Rückseite des Oberschenkels und versorgt dort die Beugemuskeln. Oberhalb der Kniekehle teilt er sich in zwei Äste auf: den **N. tibialis** *(Schienbeinnerv)* und den **N. peroneus** *(N. fibularis, Wadenbeinnerv).* Sie versorgen Haut und Muskeln an Unterschenkel und Fuß.

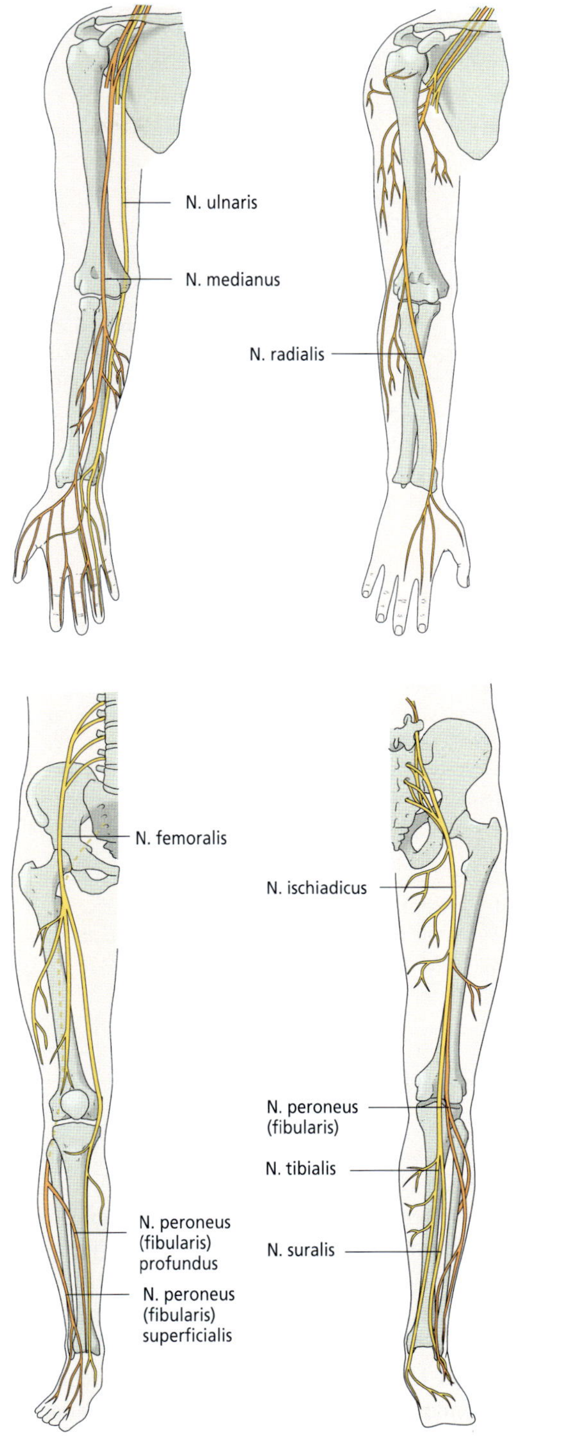

Abb. 16.28 Wichtige periphere Nerven der oberen und unteren Extremität. [L190]

Der Plexus pudendus

Der **Plexus pudendus** (*Schamgeflecht,* S3–S5) versorgt Beckeneingeweide, Damm und äußeres Genitale.

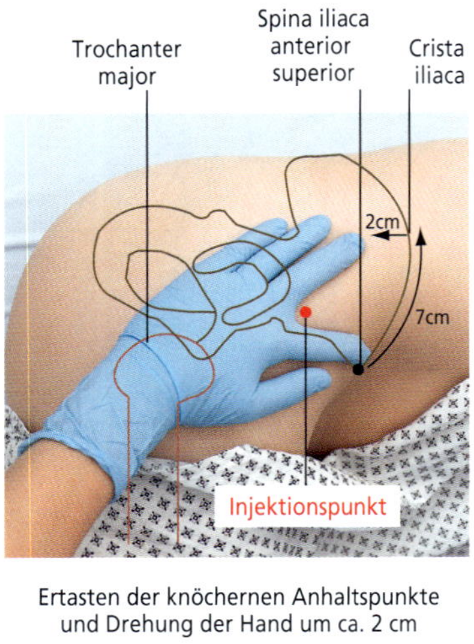

Abb. 16.29 Ventrogluteale Injektion nach Hochstetter. Um große Gefäße und Nerven zu schonen, wird bei Erwachsenen diese intramuskuläre Injektion bevorzugt. [K115]

Querschnittssyndrom

Das **Querschnittssyndrom** entsteht durch eine Schädigung des Rückenmarks z. B. durch Verletzung, aber auch Entzündung oder Tumor. Wenn der gesamte Rückenmarkquerschnitt betroffen ist und alle auf- und absteigenden Bahnen unterbrochen sind, fallen alle sensiblen Empfindungen und alle willkürlichen Bewegungen unterhalb des Schädigungsortes aus. Die Lähmungen unterhalb der Schädigung sind zentrale, also *spastische Lähmungen*. Auf der Höhe der Schädigung kommt es durch die Zerstörung der motorischen Vorderhornzellen zu peripheren, also *schlaffen Lähmungen*. Auch vegetative Funktionen (z. B. Blasen-, Darm-, Sexualfunktion) sind betroffen.

Das Ausmaß der Ausfälle wird zudem von der Höhe der Rückenmarksschädigung bestimmt. Eine Rückenmarksunterbrechung oberhalb von C6 führt z. B. zur Lähmung beider Arme und beider Beine **(Tetraplegie).** Bleiben die Arme verschont (Unterbrechung unterhalb von Th 1) und liegt „nur" eine Lähmung der Beine vor, wird dies **Paraplegie** genannt.

Da die Pflege und Rehabilitation Querschnittsgelähmter sehr aufwendig sind und speziell geschultes Personal erfordern, werden Betroffene in spezialisierten Querschnittsgelähmtenzentren betreut.

16

VORSICHT

Insbesondere bei oberflächen-, knochen- oder gelenknahen Plexus und Nerven droht bei länger dauerndem Druck oder Dehnung durch Lagerung oder Gipsverband eine **Plexus- oder Nervenschädigung:**

- Bei einer zu starken Abspreizung des Armes kann der *Plexus brachialis* im Schulter-Oberarm-Bereich überdehnt werden.
- Der *N. ulnaris* verläuft an der Rückseite des Oberarmes sehr oberflächlich und ist besonders in Rückenlage gefährdet.
- An der Außenseite des Knies verläuft der *N. peroneus,* unterhalb des Wadenbeinkopfes nur von Haut bedeckt.
- Der *N. ischiadicus* war durch früher übliche intramuskuläre Injektionsmethoden in den oberen äußeren Quadranten des Gesäßes gefährdet. Daher wird heute die risikoarme Methode der *ventroglutealen Injektion nach Hochstetter* empfohlen (➤ Abb. 16.29).

16.12 Die Lähmungen

Auf jeder Ebene des motorischen Systems sind Unterbrechungen möglich, die eine Lähmung zur Folge haben:

- Bei der **peripheren Lähmung** liegt eine Schädigung der motorischen Vorderhornzellen im Rückenmark oder ihrer Axone vor. Dadurch ist die Impulsweiterleitung zu den jeweiligen Muskeln unterbrochen und eine *schlaffe Lähmung* die Folge (z. B. Kinderlähmung).
- Eine **zentrale Lähmung** hat ihre Ursache weiter oberhalb, z. B. im primären motorischen Rindenfeld oder Verlauf der Pyramidenbahn. Aufgrund der erhaltenen Schaltkreise für die Muskelreflexe und der fehlenden zentralen Steuerung tritt in der Regel eine *spastische Lähmung* (*gr.* spasmos = Krampf) mit einem erhöhten muskulären Ruhetonus auf (z. B Lähmungen bei Schlaganfall).

Unabhängig von der Schädigungsursache bezeichnet **Plegie** oder *Paralyse* eine vollständige Lähmung. Bei einer **Parese** ist die Bewegungsfähigkeit vermindert, aber nicht völlig aufgehoben.

16.13 Das vegetative Nervensystem

DEFINITION

Vegetatives Nervensystem: Teil des Nervensystems zur unbewussten Steuerung von Organfunktionen, z. B. Atmung, Herz-Kreislauf-, Magen-Darm-Tätigkeit. Unterteilt in **Sympathikus, Parasympathikus** und **Darmnervensystem.**

16.13.1 Der Sympathikus und Parasympathikus

Lange bekannt sind **Sympathikus** und **Parasympathikus.** Sie haben oft gegensinnige Wirkungen (➤ Abb. 16.30, ➤ Tab. 16.2).

- Der Sympathikus wird v. a. bei nach *außen* gerichteten Aktivitäten erregt (z. B. körperliche Arbeit, Stress).
- Der Parasympathikus dominiert dagegen bei nach *innen* gerichteten Körperfunktionen (z. B. Essen).

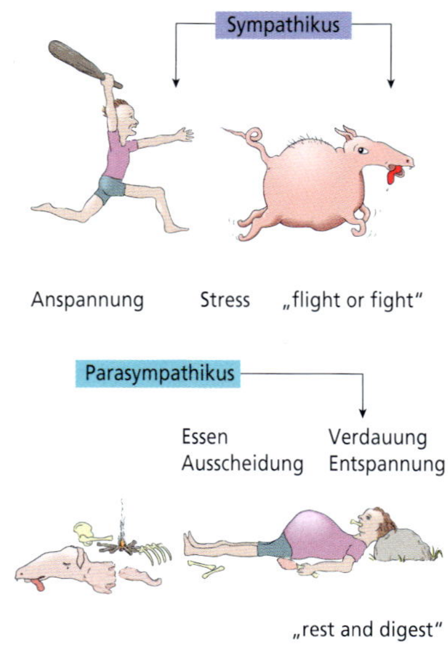

Abb. 16.30 Die gegensätzlichen Funktionen von Sympathikus und Parasympathikus. [L190]

Durch das Zusammenspiel beider erfolgt ständig eine optimale Anpassung an die jeweiligen Bedürfnisse des Körpers.

16.13.2 Die zentralen Anteile von Sympathikus und Parasympathikus

Die zentralen Anteile des vegetativen Nervensystems (➤ Abb. 16.31) regeln die Aktivitäten der Organe, die durch das periphere vegetative System innerviert werden.
Diese Regelung kann auf unterschiedlichen Ebenen erfolgen:

- Darm-, Harnblasen- und Sexualfunktionen werden teilweise schon auf Rückenmarksebene reguliert.
- Die Regulationszentren für Atmung, Herz und Kreislauf liegen im Hirnstamm.
- Komplexere vegetative Funktionen, z. B. die Körpertemperatur, werden vom Zwischen- und zum Teil Großhirn gesteuert.

Tab. 16.2 Wichtige Funktionen von Sympathikus und Parasympathikus.
In Klammern jeweils der Rezeptortyp, über den die Wirkung vermittelt wird (α_1-, β_1-, β_2-Rezeptoren, muskarinische Azetylcholinrezeptoren = ACh).
Die Rezeptorausstattung eines Organs bestimmt, welche Wirkung der Sympathikus bzw. Parasympathikus hat.

Organ	Sympathikuswirkung	Parasympathikuswirkung
Pupille	Erweiterung (α_1)	Verengung (ACh)
Herzmuskel	Zunahme von Herzfrequenz und Kontraktionskraft (β_1)	Abnahme von Herzfrequenz und Kontraktionskraft der Vorhöfe (ACh)
Haut-, Schleimhaut-, Eingeweidegefäße	Verengung (α_1), Erweiterung (β_2)	Keine Wirkung bekannt
Muskelgefäße	Erweiterung (β_2)/Verengung (α_1) je nach Aktivität	Keine Wirkung bekannt
Bronchien	Erweiterung (β_2)	Verengung (ACh)
Speicheldrüsen	Produktion geringer Mengen eines viskösen Sekrets (α_1)	Produktion reichlich dünnflüssigen Sekrets (ACh)
Magen-Darm-Trakt	Verminderung von Tonus und Bewegungen (β_2), Kontraktion der Sphinkteren (α_1)	Steigerung von Tonus und Bewegungen; Entspannung der Sphinkteren (ACh)
Verdauungsdrüsen	Verminderung der Sekretion (β_2)	Steigerung der Sekretion (ACh)
Harnblase	Kontraktion des Sphinkters (α_1), Erschlaffung des Detrusors (β_2)	Kontraktion des Detrusors (ACh)
Schweißdrüsen	Steigerung der Sekretion (ACh)	Keine Wirkung bekannt

16.13.3 Die peripheren Anteile von Sympathikus und Parasympathikus

Beim vegetativen Nervensystem besteht der periphere efferente Leitungsweg im Gegensatz zum willkürlichen Nervensystem immer aus *zwei* Neuronen.

Der periphere Sympathikus

Der periphere Sympathikus hat seinen Ursprung in Neuronen in den Seitenhörnern des Rückenmarks. Über die Vorderwurzel verlassen die Axone gemeinsam mit dem jeweiligen Spinalnerv das Rückenmark und ziehen zum nur wenige Zentimeter vom Wirbelkörper entfernten rechten oder linken **Grenzstrang** (➤ Abb. 16.31). Dort sind mehrere segmentartig angelegte Ganglien perlschnurartig über Nervenfasern miteinander verknüpft.

Die **präganglionären Axone** (vom ZNS zum Ganglion) zur Versorgung von Kopf, Hals und Brust werden in den Grenzstrangganglien auf **postganglionäre Neurone** (vom Ganglion zum Endorgan) umgeschaltet. Von den Grenzstrangganglien aus ziehen die Nervenfasern des Sympathikus wieder zu den Spinalnerven und mit diesen zu den einzelnen Organen.

Im Bauch- und Beckenbereich ziehen die sympathischen Nervenfasern ohne Umschaltung durch den Grenzstrang und werden dann in **prävertebralen Ganglien** nahe den großen Arterien umgeschaltet. Von hier aus schließen sich die sympathischen – z. T. auch parasympathischen – Nervenfasern zu großen Nervengeflechten (Plexus) zusammen. Beispiele sind etwa der **Plexus coeliacus** und der **Plexus aorticus abdominalis** im Bauchraum.

Eine Besonderheit des peripheren Sympathikus ist das **Nebennierenmark.** Die postganglionären Neurone haben sich hier zu den sog. **chromaffinen Zellen** des Nebennierenmarks umgewandelt und setzen bei Sympathikusreizung Adrenalin und Noradrenalin frei (➤ 9.7.5).

Der periphere Parasympathikus

Beim Parasympathikus liegt der Ursprung in Kerngebieten des Hirnstamms und den Seitenhörnern des Sakralmarks (S2–S4 ➤ Abb. 16.31). Von dort aus ziehen die Axone zusammen mit Hirn- oder Spinalnerven zu den parasympathischen Ganglien, die im Gegensatz zu den sympathischen Ganglien weit entfernt vom Rückenmark in unmittelbarer Nähe oder sogar innerhalb der Erfolgsorgane liegen. Sie können z. B. als Nervengeflechte an oder in der Wand von Hohlorganen liegen. Solche Nervengeflechte, an denen auch sympathische Fasern enden, liegen z. B. in der Wand von Magen, Darm, Blase und Gebärmutter.

Die Hirnnerven III, VII und IX versorgen parasympathisch den Kopf (III: Pupillenmotorik, Akkommodation; VII und IX: Tränen-, Nasenschleim- und Speichelsekretion), der X. Hirnnerv (N. vagus) versorgt den gesamten Brustraum und große Teile des Bauchraums. Der untere Bauchraum und der Beckenbereich werden durch die parasympathischen Fasern aus dem Sakralmark versorgt.

16

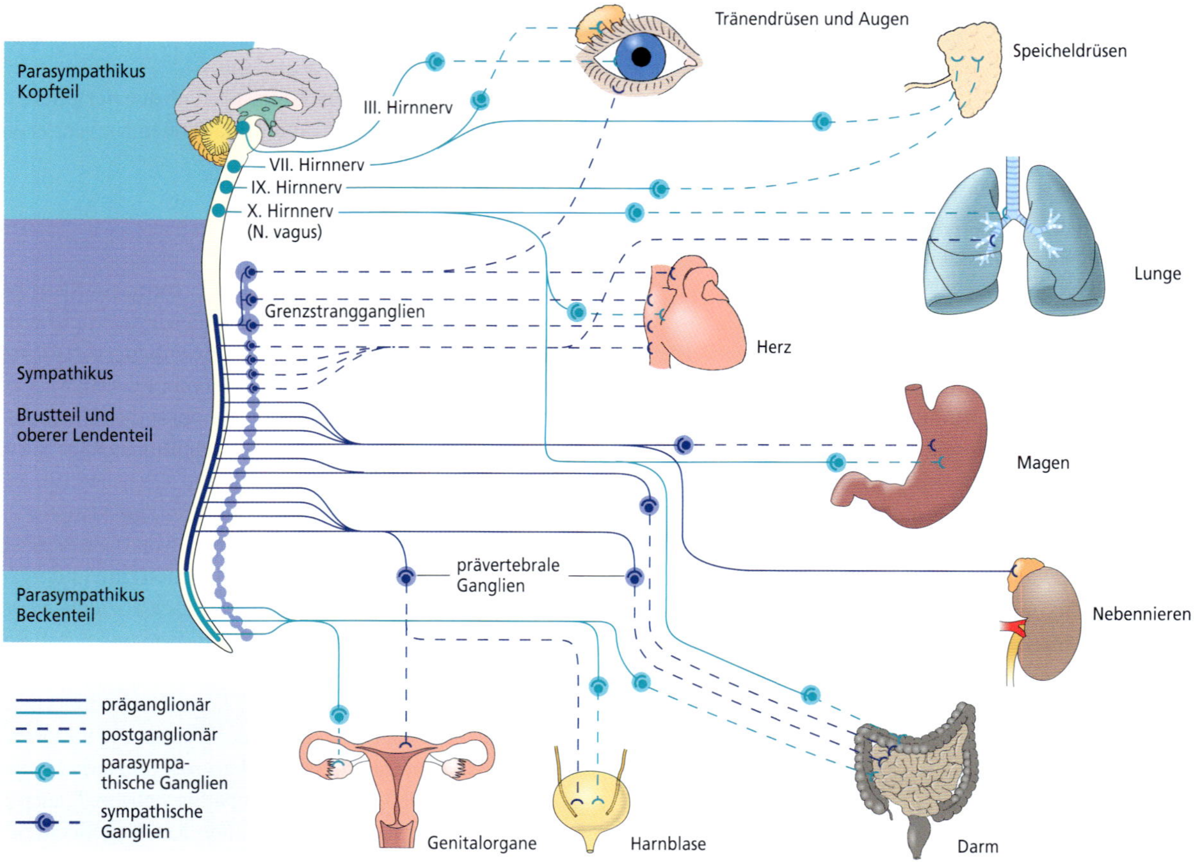

Abb. 16.31 Übersicht über das vegetative Nervensystem. Die Fasern des Parasympathikus ziehen über die Hirnnerven III, VII, IX und X sowie aus dem Sakralmark zu den Organen. Die Fasern des Sympathikus entstammen dem unteren Halsmark, dem Brust- und oberen Lendenmark und ziehen nach Umschaltung im Grenzstrang bzw. in den prävertebralen Ganglien zu den Organen. [L190]

16.13.4 Das Darmnervensystem

Dritter Teil des vegetativen Nervensystems ist das **Darmnervensystem** oder *enterische Nervensystem* (kurz *ENS*). Es steuert die Blutversorgung und die Bewegungen des Magen-Darm-Trakts ebenso wie die Verschlusskraft der Schließmuskeln und die Sekretion der Verdauungssäfte.

Das Darmnervensystem funktioniert auch vollkommen ohne Einfluss des zentralen Nervensystems. Das ZNS kann aber verstärkend oder hemmend auf das Darmnervensystem einwirken und so die Verdauungsfunktionen mit den übrigen Körperfunktionen koordinieren.

Die 100 Millionen Neurone des Darmnervensystems (etwa so viele wie im Rückenmark!) liegen hauptsächlich in zwei Geflechten innerhalb der Darmwand (➤ 10.1.4):

- Dem schleimhautnahen **Plexus submucosus** *(Meissner-Plexus)*
- Dem tiefer gelegenen **Plexus myentericus** *(Auerbach-Plexus)*

Als Transmitter im Darmnervensystem fungieren Azetylcholin (Förderung der Verdauungstätigkeit), Noradrenalin (Hemmung der Verdauungstätigkeit) und Neuropeptide (Hemmung der Verdauungstätigkeit).

16.14 Die Versorgungs- und Schutzeinrichtungen des ZNS

DEFINITION

Meningen *(Hirn- und Rückenmarkshäute):* Bindegewebige Schichten, welche das ZNS umhüllen und schützen. Von außen nach innen **Dura mater** *(harte Hirnhaut),* **Arachnoidea** *(Spinnwebenhaut),* **SLYM** *(subarachnoidal lymphatic-like membrane),* **Pia mater** *(innere Hirnhaut).*

Das empfindliche Nervengewebe von Gehirn und Rückenmark liegt geschützt im knöchernen Schädel bzw. Wirbelkanal. Zusätzlichen Schutz gewähren die bindegewebigen **Meningen,** die Gehirn und Rückenmark bedecken.

Von außen nach innen sind dies die *Dura mater,* die *Arachnoidea,* die neu entdeckte *SLYM* und die *Pia mater.* Zwischen Arachnoidea und Pia mater befindet sich ein mit **Liquor** *(Gehirn-Rückenmark-Flüssigkeit)* gefüllter Raum, der **Subarachnoidalraum,** der das Gehirn wie ein Wasserkissen vor Stößen und schnellen Bewegungen schützt.

VORSICHT

Bei einer **Meningitis** *(Hirnhautentzündung)* sind die Hirn- und Rückenmarkshäute entzündet, meist infolge einer Infektion. Leitsymptome sind Fieber, Kopfschmerzen, Nackensteife, Lichtempfindlichkeit, Übelkeit und Bewusstseinstrübung. Bei Meningitisverdacht ist immer eine sofortige Krankenhauseinweisung nötig – es besteht Lebensgefahr!

16.14.1 Die Dura mater

Die aus straffem Bindegewebe (➤ 5.3.3) gebildete *harte Hirnhaut* **(Dura mater)** bildet die äußere Hülle des ZNS.

Die Dura mater des Rückenmarks

Beim Rückenmark besteht die Dura mater aus zwei Blättern (➤ Abb. 16.32). Ihr äußeres Blatt liegt dem Wirbelkanal innen an. Ihr inneres Blatt umgibt als derber bindegewebiger Schlauch das Rückenmark und die Wurzeln der Spinalnerven. Zwischen beiden Blättern liegt der **Epiduralraum,** hier auch *Periduralraum* genannt, der Fett und Bindegewebe enthält. Dieses Polster schützt das Rückenmark bei Bewegungen der Wirbelsäule.

Die Dura mater im Schädelraum

Im Schädelraum sind beide Durablätter größtenteils zu *einer* Haut verwachsen, die dem Schädelknochen innen anliegt (➤ Abb. 16.33). Außerdem bildet die Dura im Schädelraum feste, bindegewebige Trennwände **(Durasepten)** zwischen den großen Hirnabschnitten, welche die Hirnteile bei Kopfbewegungen in ihrer Position halten:

- Die **Großhirnsichel** *(Falx cerebri)* trennt als senkrechte Wand beide Großhirnhemisphären.
- Sie geht in der hinteren Schädelgrube in die **Kleinhirnsichel** *(Falx cerebelli)* über, welche die Kleinhirnhemisphären trennt.

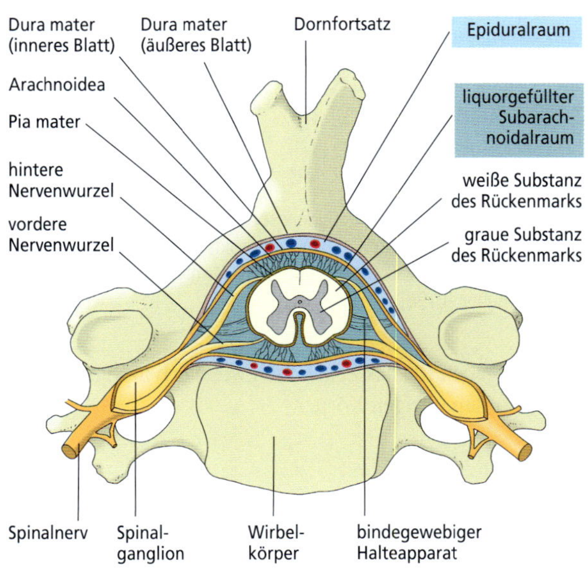

Abb. 16.32 Die Rückenmarkshäute. Da äußeres und inneres Blatt der Dura mater hier getrennt sind, existiert ein größerer Epiduralraum. [L190]

- Zwischen dem Großhirn und dem Kleinhirn überspannt das **Kleinhirnzelt** *(Tentorium cerebelli)* horizontal das Kleinhirn.

An manchen Stellen sind die ansonsten fest verwachsenen Durablätter jedoch voneinander getrennt. Dadurch entstehen starrwandige Kanäle, die **Sinus,** die das Venenblut aus dem gesamten Schädelraum auffangen und über die V. jugularis interna (➤ Abb. 8.12) in die obere Hohlvene ableiten.

16.14.2 Die Arachnoidea

Die zweite Schicht heißt wegen ihres spinnwebenartigen Aussehens *Spinnwebenhaut* oder **Arachnoidea.** Sie ist fast gefäßlos und liegt der Dura mater innen an. Zwischen Dura mater und Arachnoidea liegt der extrem schmale **Subduralraum** (➤ Abb. 16.33).

Im Bereich der Sinus stülpen sich knopfförmige Wucherungen der Arachnoidea in den venösen Raum vor: die **Arachnoidalzotten.** Aus diesen Zotten wird der Liquor aus den Hohlräumen von Rückenmark und Gehirn in das Venensystem abgeleitet (➤ 16.14.4).

16

16.14.3 Die Pia mater und SLYM

Die Pia mater

Die zarte *innere Hirnhaut* (**Pia mater** ➤ Abb. 16.32) enthält zahlreiche Blutgefäße und bedeckt unmittelbar die Oberfläche des Nervengewebes. Sie folgt ihr bis in alle Vertiefungen hinein. Arachnoidea und Pia mater werden zusammenfassend auch **weiche Hirnhaut** genannt.

Zwischen Arachnoidea und Pia mater liegt der bereits erwähnte Subarachnoidalraum. Feine Bindegewebsfasern der Arachnoidea spannen sich durch diesen Raum und bewirken zusammen mit dem umgebenden Liquor eine stoßsichere Aufhängung des Gehirns in der Schädelhöhle.

An einigen Stellen im Gehirn erweitert sich der Subarachnoidalraum zu weiteren Räumen – den **Liquorzisternen** (z. B. zur Kleinhirnzisterne ➤ Abb. 16.35).

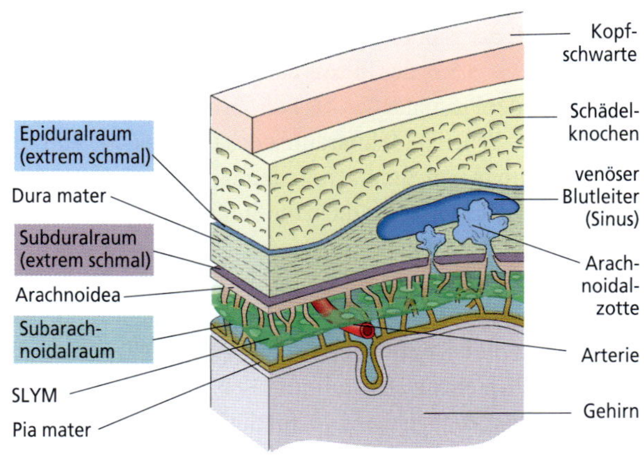

Abb. 16.33 Die Hirnhäute. Die beiden Blätter der Dura mater sind im Hirnbereich verwachsen, ein Epiduralraum existiert praktisch nicht. [L190/L275]

Die SLYM

Vor wenigen Jahren wurde im Gehirn unterhalb der Arachnoidea eine weitere, sehr dünne und mesothelähnliche Hirnhaut entdeckt (Mesothel ➤ 5.2.1), die **SLYM** (kurz für *engl. subarachnoidal lymphatic-like membrane*). Sie unterteilt den Subarachnoidalraum in einen schädel- und einen gehirnnahen Teil.

Die SLYM hat wohl Barriere-, immunologische und evtl. Gleitschichtfunktionen. Möglicherweise steht sie im Zusammenhang mit dem glymphatischen System (➤ 16.14.4), indem der gehirnnahe Raum den „frischen" und der schädelnahe Raum den „verbrauchten" Liquor führt.

16

Peridural- und Spinalanästhesie

Rückenmarksnahe Leitungsanästhesien nutzen die enge räumliche Beziehung der Nervenwurzeln zueinander zur Schmerzausschaltung in Unterbauch, unterer Extremität, Geschlechtsorganen und Analgegend:

- Wird das Lokalanästhetikum (Medikament zur örtlichen Betäubung) in den Epiduralraum gespritzt, handelt es sich um eine **Periduralanästhesie** *(Epiduralanästhesie).* Sie ist im gesamten Wirbelsäulenbereich möglich, wird aber meist im Lendenwirbelsäulenbereich durchgeführt.
- Bei der **Spinalanästhesie** wird der liquorhaltige Subarachnoidalraum im Bereich der Lendenwirbelsäule unterhalb des Rückenmarks punktiert.

16.14.4 Der Liquor

DEFINITION

Liquor *(Liquor cerebrospinalis, Gehirn-Rückenmark-Flüssigkeit):* Klare, farblose Flüssigkeit in den Hohlräumen von Gehirn und Rückenmark und im Subarachnoidalraum. Gesamtmenge beim Erwachsenen ca. 150 ml.

Durch den **Liquor** wird das Nervengewebe gestützt und wie von einem Wasserkissen vor der Schwerkraft, vor schädigender Stoßeinwirkung, Reibung oder Druck geschützt. Daneben hat der Liquor wichtige Funktionen beim Stoffaustausch zwischen Blut und Nervengewebe: Er erhält Nährstoffe aus dem Blut, versorgt damit das Nervensystem und transportiert Stoffwechselprodukte aus dem Nervengewebe ab.

Gebildet wird der Liquor in **Plexusepithelzellen** (spezialisierten Ependymzellen ➤ 5.5.2) der **Plexus choroidei.** Dies sind gefäßreiche Ausstülpungen der Pia mater (➤ 16.14.5) in die Ventrikel. Der Liquor durchströmt die Ventrikel (Hohlräume des Gehirns ➤ Abb. 16.34) und gelangt dann in den Subarachnoidalraum. Dort wird er von den Arachnoidalzotten resorbiert und in die Sinus, also das Venensystem, abgeleitet (➤ Abb. 16.35).

Um die Arterien im Gehirn gibt es einen spaltförmigen *perivaskulären Raum.* Wahrscheinlich gelangt v. a. nachts eine geringe Liquormenge in diesen Raum und dann über Gliazellen in den Interzellulärraum des Gehirns. Dort nimmt der Liquor Schadstoffe auf, verlässt über einen ähnlichen Raum um die Venen herum das Gehirn und wird von Lymphgefäßen außerhalb des ZNS aufgenommen. Dieses (hypothetische) **glymphatische System** (kurz für Glia und lymphatisch) soll mit Entsorgungs- und immunologischen Aufgaben ähnliche Aufgaben für das ZNS haben wie das lymphatische System (➤ 13.8) für den übrigen Körper.

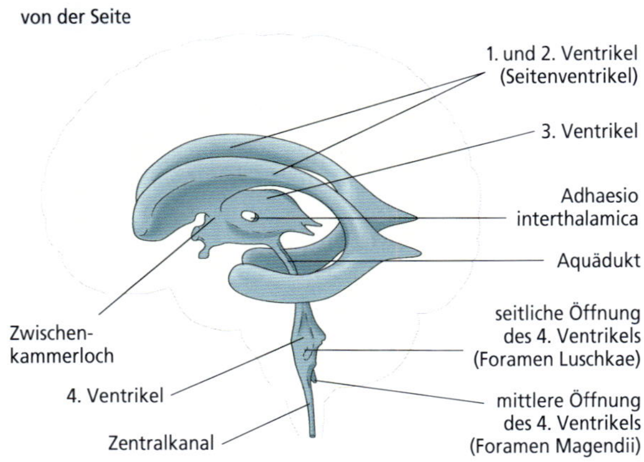

Abb. 16.34 Das Ventrikelsystem des Gehirns. Die beiden Seitenventrikel sind über Zwischenkammerlöcher mit dem 3. und 4. Ventrikel verbunden. Der dünne Aquädukt verbindet 3. und 4. Ventrikel. Von dort aus bestehen zwei seitliche und eine mittlere Öffnung zum Subarachnoidalraum. [L190]

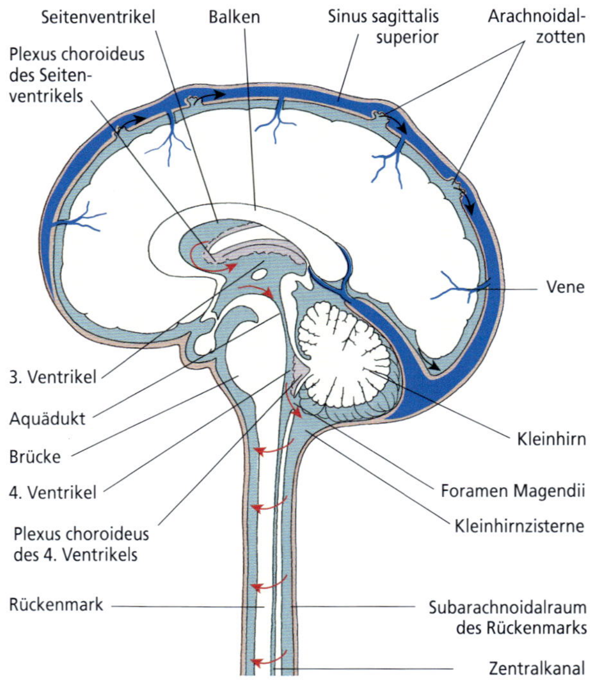

Abb. 16.35 Die Liquorräume mit Bildungsorten und Strömungsrichtung (Pfeile) des Liquors. Der Liquor wird in den Plexus choroidei der Ventrikel gebildet, umspült das Gehirn und Rückenmark und tritt über die Arachnoidalzotten ins venöse System über. [L190]

Die Lumbalpunktion

Einige Erkrankungen des ZNS und/oder seiner Hüllen (z. B. die Meningitis, ➤ 16.14) führen zu Veränderungen der Liquorzusammensetzung, sodass die laborchemische und mikroskopische Liquoruntersuchung wichtige diagnostische Hinweise geben kann.

Zur Liquorentnahme wird der Subarachnoidalraum in der Regel zwischen den Dornfortsätzen des dritten und vierten Lendenwirbels punktiert **(Lumbalpunktion).** Der Patient bzw. die Patientin sitzt oder liegt mit gekrümmtem Rücken. Dann werden zwischen den Dornfortsätzen des dritten und vierten Lendenwirbels Haut und Bänder der Wirbelsäule bis zum liquorgefüllten Wirbelkanal durchstochen. An dieser Stelle ist die Punktion gefahrlos, da das Rückenmark bereits auf Höhe des zweiten Lendenwirbelkörpers endet.

16.14.5 Die Liquorräume

Man unterscheidet anatomisch zwei Liquorräume im ZNS:

- Der Subarachnoidalraum (➤ Abb. 16.32, ➤ Abb. 16.33, ➤ Abb. 16.35) mit den Zisternen umschließt als **äußerer Liquorraum** Gehirn und Rückenmark.
- Zu den **inneren Liquorräumen** rechnet man das Ventrikelsystem des Gehirns und den Zentralkanal im Rückenmark (➤ Abb. 16.34, ➤ Abb. 16.35).

Die inneren Liquorräume

Es gibt insgesamt vier **Ventrikel** *(Hirnventrikel, Hirnkammern):* Die beiden **Seitenventrikel** (*1.* und *2. Ventrikel*) sind lang gestreckte, bogenförmige Hohlräume in den Großhirnhemisphären. Sie stehen über die beiden **Zwischenkammerlöcher** *(Foramina interventricularia)* mit dem im Zwischenhirn gelegenen **3. Ventrikel** in Verbindung.

Über den **Aquädukt,** einen schmalen Kanal im Mittelhirn, besteht eine Verbindung zwischen dem **3. und 4. Ventrikel.** Der 4. Ventrikel setzt sich in den **Zentralkanal** des Rückenmarks fort und hat noch drei zusätzliche Öffnungen zum Subarachnoidalraum. Durch diese stehen die inneren Liquorräume mit den äußeren in Verbindung.

Die Blut-Liquor-Schranke

Der Liquor wird in den Plexus choroidei durch Filtrations- und Sekretionsvorgänge aus Blutplasma gebildet. Damit dabei keine schädlichen Stoffe aus dem Blut zum Nervengewebe gelangen, besteht dort eine der Blut-Hirn-Schranke (➤ 5.5.2) entsprechende Barriere, die **Blut-Liquor-Schranke.** Sie wird von Kapillarendothel, Basalmembran und Plexusepithelzellen gebildet.

Die Blut-Liquor-Schranke ist klinisch von großer Bedeutung, da sie (außer, wenn sie im Rahmen einer Meningitis entzündet und damit undicht ist) nur von wenigen *liquorgängigen* Medikamenten passiert werden kann.

Der Hydrozephalus

Beim Erwachsenen werden täglich ca. 500 ml Liquor gebildet und umgekehrt resorbiert.

Ist dieses Gleichgewicht gestört, kommt es zum **Hydrozephalus** mit einer vermehrten Liquormenge in den Ventrikeln *(Hydrocephalus internus)* oder im Subarachnoidalraum *(Hydrocephalus externus).* Bei Kleinkindern vergrößert sich außerdem der Schädel.

16.14.6 Die Blutversorgung des ZNS

Die Arterien des Gehirns

Das Gehirn hat einen sehr hohen Sauerstoffbedarf und reagiert gleichzeitig sehr empfindlich auf Sauerstoffmangel: Schon eine Unterbrechung der Sauerstoffzufuhr für wenige Minuten kann zu irreparablen Zellschäden mit neurologischen Ausfällen (Lähmungen, Sensibilitätsstörungen) bis zum **Hirntod** führen, das heißt dem unwiederbringlichen Verlust aller Gehirnfunktionen.

Die kontinuierliche Sauerstoff- und Nährstoffzufuhr des Gehirns wird über ein Arteriensystem an der **Hirnbasis** (Unterseite des Gehirns) gewährleistet. Es wird aus den paarigen *inneren Halsschlagadern* **(Aa. carotides internae)** und in geringerem Umfang den *Wirbelschlagadern* **(Aa. vertebrales)** gespeist (➤ Abb. 16.36, ➤ Abb. 16.37).

- Die A. carotis interna gibt zunächst Äste zum Auge und zur Hirnanhangsdrüse ab. Ihre beiden Endäste – die *vordere* und *mittlere Großhirnschlagader* (**A. cerebri anterior** und **media**) – versorgen die vorderen und mittleren Hirngebiete.
- Die Aa. vertebrales vereinigen sich nach Durchtritt durch das große Hinterhauptloch an der Hirnbasis zur *Schädelbasisarterie* **(A. basilaris).** Aa. vertebrales und A. basilaris versorgen Hirnstamm und Kleinhirn. Später teilt sich die A. basilaris in die beiden *hinteren Großhirnschlagadern* **(Aa. cerebri posteriores)** zur Versorgung von Hirnbasis und hinteren Hirnarealen.
- Damit eine Unterbrechung der Blutzufuhr in einem dieser Gefäße nicht sogleich zum Untergang von Hirngewebe führt, sind die Arterien über Verbindungsäste zu einem Gefäßring (**Circulus arteriosus Willisii** = *Circulus arteriosus cerebri*) verbunden. Bei nicht wenigen Menschen ist dieser allerdings nicht vollständig ausgebildet.

Die Arterien des Rückenmarks

Das Rückenmark wird über Arterien aus der A. vertebralis, den Zwischenrippenarterien und der Aorta versorgt. Sie gelangen durch die Zwischenwirbellöcher in den Wirbelkanal und bilden dort ein Arteriennetz.

16.14.7 Der Schlaganfall

DEFINITION

Schlaganfall *(zerebraler Insult, Stroke):* Untergang von Hirngewebe durch eine Störung der arteriellen Durchblutung *(ischämischer Schlaganfall)* oder durch intrazerebrale Blutung *(hämorrhagischer Schlaganfall).* Führt zu neurologischen Ausfallserscheinungen unterschiedlicher Schwere, oft auch zum Tod.

Schlaganfall bezeichnet das plötzliche, schlagartige Auftreten neurologischer Ausfälle infolge Durchblutungsstörungen des Gehirns mit Untergang von Hirngewebe.

16

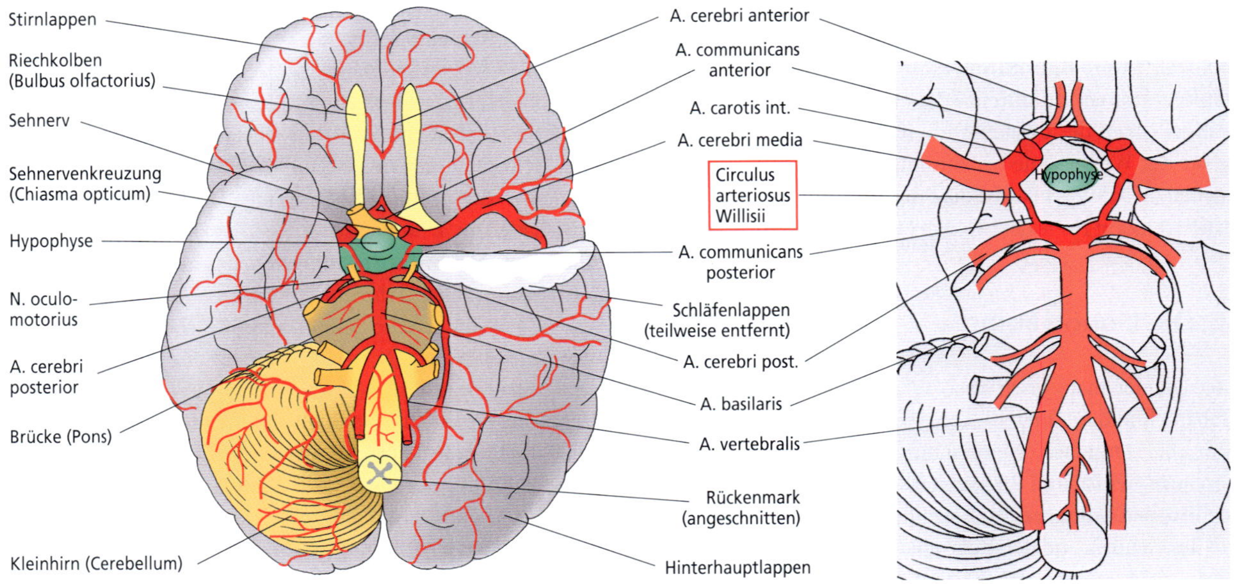

Abb. 16.36 Links: die Hirnarterien im Bereich der Hirnbasis (Ansicht von unten). Rechts: Circulus arteriosus Willisii im Detail. [L190]

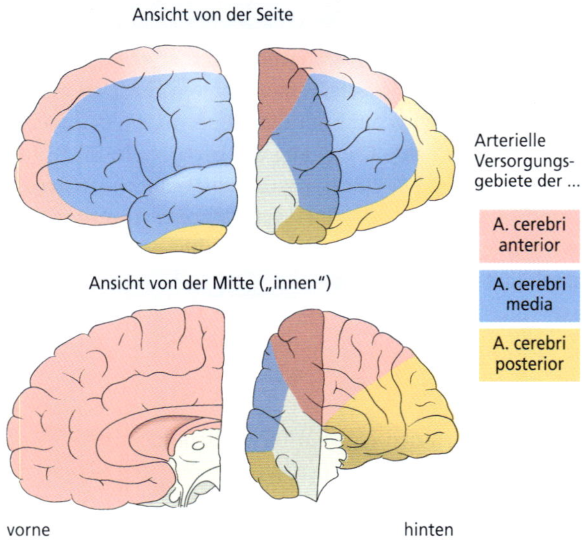

Abb. 16.37 Die arterielle Versorgung des Großhirns. [L190]

Zu den Ursachen und Risikofaktoren gehören u. a. Bluthochdruck, Vorhofflimmern (➤ 7.5.7), Arteriosklerose, Diabetes mellitus, Blutstoffwechselstörungen und Rauchen.

Beim häufigen *ischämischen Schlaganfall* werden bestimmte Hirngebiete infolge Einengung oder Verschluss einer Hirnarterie nicht mehr durchblutet. Folge sind Sauerstoffmangel und Zelluntergang im nachgeschalteten Gewebe. Seltener ist ein *hämorrhagischer Schlaganfall* durch eine Blutung aus einer Hirnarterie.

VORSICHT

200.000–250.000 Menschen sind jährlich in Deutschland vom **Schlaganfall** betroffen. Nach einem Jahr sind ca. 20 % der Betroffenen verstorben, viele leiden an bleibenden Behinderungen.

Der sog. **FAST-Test** ermöglicht auch Laien einen Schlaganfall zu erkennen:

- **F**ace: Bitten Sie die Person zu lächeln. Ist das Gesicht einseitig verzogen? Das deutet auf eine Halbseitenlähmung hin.
- **A**rms: Bitten Sie die Person, die Arme nach vorne zu strecken und dabei die Handflächen nach oben zu drehen. Bei einer Lähmung können nicht beide Arme gehoben werden, sinken oder drehen sich.
- **S**peech: Lassen Sie die Person einen einfachen Satz nachsprechen. Ist sie dazu nicht in der Lage oder klingt die Stimme verwaschen, liegt vermutlich eine Sprachstörung vor.
- **T**ime: Wählen Sie unverzüglich die 112 und schildern Sie die Symptome. Verlieren Sie keine Zeit!

Wie beim Herzinfarkt zählt auch beim Schlaganfall jede Minute **(„Time is brain")**. Eine Behandlung ist nur im Krankenhaus möglich, am besten in einer Spezialabteilung zur Schlaganfallbehandlung **(Stroke Unit).**

Von einem Schlaganfall ist vor allem die A. cerebri media (➤ Abb. 16.36) betroffen, die große Anteile des Großhirns versorgt. Gemäß ihrem Versorgungsgebiet (➤ Abb. 16.37) fallen Willkürmotorik und/oder Sensibilität auf der *gegenüberliegenden* Körperseite aus, denn durch die Kreuzung der Pyramidenbahn und der sensiblen Bahnen ist jeder Körperbereich in der gegenüberliegenden Hirnhälfte repräsentiert. Die Halbseitenlähmung (Hemiparese/Hemiplegie) ist in der Akutphase eine *schlaffe* Lähmung, die später häufig in eine *spastische* Lähmung übergeht (➤ 16.12). Auch Sprach- oder Sehstörungen oder eine Bewusstseinstrübung sind möglich.

Evtl. kann versucht werden, das verschlossene Gefäß durch Medikamente oder mechanische Thrombusentfernung wiederzueröffnen. Ansonsten soll die Behandlung einen weiteren Nervenzelluntergang in der Umgebung der abgestorbenen Zellen verhindern und das Risiko erneuter Schlaganfälle vermindern.

Pflege nach Schlaganfall

Menschen mit einem ausgedehnten Schlaganfall sind meist halbseitengelähmt und haben nicht selten Sprachstörungen oder sind psychisch verändert. Entsprechend umfangreich ist ihre Pflege:
Neben der Dekubitus- und Kontrakturenprophylaxe gilt den Schluckstörungen besonderes Augenmerk, da eine Aspiration nicht selten prognoseentscheidend ist. Wegen Störungen der Blasenentleerung müssen Betroffene oft katheterisiert werden.
Nicht nur Lähmungen, sondern z. B. auch Störungen im Handlungsentwurf (Apraxien) erschweren alltägliche Handlungen oder machen sie gar unmöglich – der Patient bzw. die Patientin hat z. B. „vergessen", wie man sich anzieht.
Geeignet zur Wahrnehmungs- und Bewegungsförderung ist das **Bobath-Konzept.** Es greift in alle Aktivitäten des täglichen Lebens ein, sodass 24 Std. am Tag behandelt wird.
Ganz wichtig ist auch fortwährende psychische Unterstützung der Betroffenen, die oft von einem Augenblick auf den anderen ihre Selbstständigkeit verloren haben.

16.14.8 Die Venen des Gehirns

Der venöse Abfluss aus dem Schädelraum verläuft in erster Linie durch dünnwandige, klappenlose Venen, die zum großen Teil unabhängig von den Arterien verlaufen. Dabei sammeln die **inneren Hirnvenen** das Blut aus den zentralen Teilen des Gehirns, die **äußeren Hirnvenen** das von der Oberfläche des Gehirns. Das Blut fließt dann in die bereits erwähnten *Sinus* (➤ 16.14.1), muskelfreie, starrwandige Venenkanäle. Diese führen das Blut zur rechten und linken V. jugularis interna, die das Blut über rechte und linke V. brachiocephalica letztlich in die obere Hohlvene ableiten (➤ Abb. 16.38, ➤ 8.2.3).

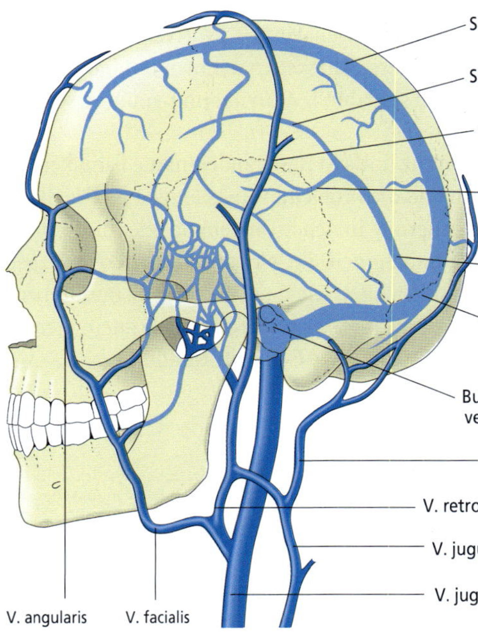

Abb. 16.38 Die Gehirnvenen und -sinus. [L190]

16.15 Lernen und Gedächtnis

DEFINITION

Lernen und Gedächtnis: Fähigkeit, neue Gedächtnisinhalte aufzunehmen und wieder abzurufen (zu erinnern). Für den Menschen ganz wichtige „höhere" Leistungen.

An der Bildung von Gedächtnisinhalten sind stets viele Neurone beteiligt. Man stellt sich vor, dass zahlreiche Neurone miteinander verknüpft sind und so eine Art Netz oder Kreis bilden, in dem ein bestimmter *Gedächtnisinhalt* **(Engramm)** gespeichert ist. Dieses Netz heißt **neuronales Ensemble.**

Die Tatsache, dass jedes Neuron durch unterschiedliche Verknüpfung mit anderen Neuronen an vielen Netzen beteiligt sein kann, erklärt sowohl, dass das Gedächtnis im Gehirn nicht genau lokalisiert werden kann, als auch die unüberschaubare Zahl verschiedener Gedächtnisinhalte, die unser Gehirn speichern kann.

Das sensorische, Kurz- und Langzeitgedächtnis

Unser Gedächtnis kann nur eine begrenzte Menge an Informationen speichern, und es wäre auch gar nicht sinnvoll, sämtliche Sinneseindrücke unabhängig von ihrer Bedeutung für immer zu speichern.

Das Gedächtnis funktioniert wie mehrere hintereinanderliegende Speicher, die sich u. a. in maximal möglichem Zufluss pro Zeiteinheit, Funktionsweise, Speicherkapazität und -dauer unterscheiden (**Mehrspeichermodell**).

In jeder Sekunde empfängt unser Gehirn unzählige Sinneseindrücke. Diese werden, ohne dass wir uns dessen bewusst sind, durch den **sensorischen Informationsspeicher** *(Ultra-Kurzzeitgedächtnis)* für wenige Millisekunden bis etwa eine Sekunde bereitgehalten und dann mit neuen Informationen „überschrieben". Innerhalb dieser Zeit wird unter anderem geprüft, ob die Wahrnehmungen von Bedeutung sind oder nicht. Wahrscheinlich beruht der sensorische Speicher auf flüchtigen elektrischen Erregungen.

Das *Arbeits-* oder **Kurzzeitgedächtnis** hält schon etwas länger vor, und zwar einige Minuten. Seine Kapazität ist gering, auch hier werden ältere Inhalte ständig durch neue ersetzt. Als neurophysiologische Grundlage des Kurzzeitgedächtnisses gilt die **frühe Langzeitpotenzierung:** Wird ein Neuron besonders stark oder oft gereizt, so werden neben **AMPA-** auch **NMDA-Rezeptoren** für den Transmitter Glutamat aktiviert. Über mehrere Zwischenschritte resultiert eine Empfindlichkeitssteigerung der AMPA-Rezeptoren und damit eine anhaltende Verstärkung des postsynaptischen Potenzials auch nach Einzelreizen (➤ 16.3.1).

Nur besonders wichtige Gedächtnisinhalte werden vom Kurzzeit- in das **Langzeitgedächtnis** überführt und teilweise ein Leben lang gespeichert. Bei länger dauernder starker Erregung einer Nervenzelle werden im Zellkern bestimmte Gene aktiviert und die Synthese der „entsprechenden" Proteine gesteigert. Dies führt beispielsweise zur Bildung neuer Synapsen oder Rezeptoren. Dieser Vorgang wird als **späte Langzeitpotenzierung** bezeichnet.

Kurz- und Langzeitgedächtnis

Voraussetzung von Kurz- und Langzeitgedächtnis sind „lernfähige", *plastische Synapsen,* die nach ihrem „Entdecker" *Donald Hebb* als **Hebb-Synapsen** bezeichnet werden. Im Gegensatz zu „normalen" Synapsen können sie durch eintreffende Erregungen verändert werden.

Das deklarative und nicht-deklarative Gedächtnis

Neben der zeitlichen Unterteilung gibt es eine qualitative Unterteilung des Gedächtnisses:

- Das **deklarative** oder *explizite* **Gedächtnis** beinhaltet das Faktenwissen, z. B. Namen oder Jahreszahlen von Ereignissen. Diese Inhalte können in Sprachform (deklarativ) wiedergegeben werden.
- Das *implizite, prozedurale* oder **nicht-deklarative Gedächtnis** speichert unter anderem Informationen über die Fähigkeiten, bestimmte Dinge auszuführen, beispielsweise zu schreiben oder ein Instrument zu spielen.

16

Amnesie

Bei einer **Amnesie** kommt es zu einer Gedächtnislücke in Zusammenhang mit einem schädigenden Ereignis.

- Bekannt ist die **retrograde Amnesie** nach einem Schädel-Hirn-Trauma, bei der die Erinnerungslücke die letzten Minuten *vor* dem Unfall betrifft.
- Bei der **anterograden Amnesie** besteht eine Gedächtnislücke für die Zeit *nach* der Schädigung.

16.16 Das Gehirn im Laufe des Lebens

Das Gehirn des Kindes und Jugendlichen

Das Gehirn ist mit der Geburt nicht ausgereift. Zwar sind bei der Geburt schon fast alle Neurone vorhanden. Zum einen findet aber ein wesentlicher Teil der Markscheidenbildung (➤ 5.5.3) erst nach der Geburt statt (vor allem in den ersten zwei Lebensjahren, geringer jedoch bis ins zweite Jahrzehnt). Zum anderen verändern sich die Synapsen ganz wesentlich: In den ersten drei Lebensjahren vervielfacht sich die Zahl der Synapsen und ermöglicht dem Kind unendlich viele Verknüpfungsmöglichkeiten für Erfahrungen.

Schon früh beginnt aber auch ein Um- und Abbau je nach Aktivität der Synapsen: Häufig gebrauchte Synapsen werden gestärkt, nicht genutzte „zurückgebaut". Dieses „Zurechtstutzen" wird auch als **Pruning** bezeichnet.

Ein zweiter starker Umbau findet während der Pubertät statt: Kurz vor der Pubertät vermehren sich die Synapsen abermals, um in den Folgejahren je nach Beanspruchung wiederum „ausgedünnt" zu werden. Diese Umbauvorgänge im Gehirn werden heute als Mitursache für Stimmungsschwankungen, schlechtes Einfühlungsvermögen und manchmal wenig vorausschauendes Handeln Pubertierender angesehen.

Im Erwachsenenalter dann ist das Gehirn nicht mehr ganz so flexibel, arbeitet dafür aber umso schneller.

VORSICHT

Die Umbauprozesse sind wahrscheinlich auch der Grund dafür, dass **Alkohol und andere Drogen in der Pubertät** besonders großen Schaden anrichten und besonders schnell zur Abhängigkeit führen.

Die Altersveränderungen des Gehirns

Altersveränderungen des Gehirns umfassen:

- Eine (eher geringe) Abnahme der Nervenzellzahl
- Eine Abnahme der Synapsen und Änderungen im Neurotransmitterhaushalt
- Eine relativ starke Abnahme von Ganglienzellen und Astrozyten
- Die Einlagerung eines gelblich-braunen „Alterspigments", des Lipofuszins (➤ 3.3.5)
- Sog. senile Plaques und neurofibrilläre Degeneration
- Eine Verschmälerung der Hirnwindungen und Erweiterung der Liquorräume **(Hirnatrophie)**
- Bindegewebige Verdickungen der Hirnhäute

Wie genau diese beobachtbaren Veränderungen in Zusammenhang stehen mit Funktionseinbußen des Gehirns, ist nach wie vor in weiten Bereichen unklar. Hinzu kommt, dass viele Gehirnleistungen kaum zu messen sind. Objektivierbar bei älteren Menschen sind beispielsweise Veränderungen im Schlafprofil (➤ 16.7.5) oder eine langsamere Reaktion bei Reaktionstests (die Nervenleitungsgeschwindigkeit nimmt bis zum 70. Lebensjahr um ca. 20 % ab).

Viele „höhere" Funktionen bleiben aber sehr lange konstant oder eine Einbuße in einem Teilbereich wird durch einen Zugewinn in anderen Bereichen wettgemacht, so beispielsweise bei der *Intelligenz:*

- Die *kristalline Intelligenz* beinhaltet bildungs-, erfahrungs- und übungsabhängige Leistungen wie z. B. Wortverständnis und Sprachflüssigkeit. Diese Fähigkeiten nehmen mit biologischem Alter kaum ab und sind durch Aktivität und Training sogar noch steigerbar.
- Die *fluide Intelligenz* umfasst unter anderem die Fähigkeit zum Wissenserwerb und die Problemlösungsfähigkeit, etwa die (schnelle) Orientierung in neuer Umgebung oder die Beurteilung komplexer Situationen. Sie wird anschaulich oft als „geistige Beweglichkeit" bezeichnet. Die fluide Intelligenz nimmt bereits früh ab, kann aber auch trainiert werden. Viele ältere Menschen beklagen v. a. eine schlechtere Gedächtnisbildung.

Lebenslanges Lernen ist möglich

Auch wenn Altersveränderungen des Gehirns v. a. bei sehr alten Menschen nicht zu leugnen sind – die Reserve ist groß und merkbare Einschränkungen treten sehr spät auf. Entscheidend ist außerdem, dass Umbau (also letztlich Lernen) zwar nicht mehr so leicht fällt wie in jungen Jahren, aber zeitlebens möglich ist! Viele ältere Menschen, die aufgeschlossen gegenüber Neuem sind und sich geistig betätigen, sind intellektuell leistungsfähiger als 20 Jahre jüngere „Untrainierte".

Aufgaben zur Pflegesituation

Heute hat Mike Thiele erneut Spätdienst und ist für die pflegerische Betreuung von Herrn Hadad zuständig. In der Übergabe berichtet die Pflegekraft der Frühschicht, dass sich die Vitalparameter von Herrn Hadad stabilisiert haben. Herr Hadad könne seinen rechten Arm kaum bewegen. In der Nacht sei er sehr unruhig gewesen und habe kaum geschlafen. Auch falle es Herrn Hadad durch die bestehende Aphasie schwer, sich den Pflegefachpersonen und dem ärztlichen Personal mitzuteilen. Nach der Übergabe geht Mike Thiele zu Herrn Hadad, um seine Vitalparameter zu ermitteln. Bei der Begrüßung bemerkt er die verzweifelten Blicke von Herrn Hadad, da dieser sich kaum verbal äußern kann. Herr Thiele versucht Herrn Hadad ausschließlich Fragen zu stellen, die mit „Ja" oder „Nein" zu beantworten sind. Dieser versucht mit Gestik und Mimik zu antworten.

1. Auf einer neurologischen Station werden Patientinnen und Patienten mit Erkrankungen des Nervensystems behandeln. Nennen Sie die großen anatomischen Strukturen des peripheren, zentralen und vegetativen Nervensystems.
2. Welche Arterien versorgen das Gehirn kontinuierlich mit Sauerstoff und Nährstoffen? Welche zwei großen Ursachen führen zu einem zerebralen Insult?
3. Herr Hadad hat motorische Beeinträchtigungen im rechten Arm. In welcher Großhirnhälfte liegt die Schädigung, sodass es zu Bewegungseinschränkungen im rechten Arm kommt? Begründen Sie Ihre Aussage.
4. Herr Hadad leidet unter einer Aphasie. In welche Formen wird die Aphasie unterteilt? Welche Zentren im Gehirn sind bei den unterschiedlichen Formen der Aphasie geschädigt?
5. Fertigen Sie einen Steckbrief an, anhand dessen Sie kurz die einzelnen Strukturen des Gehirns in ihrer Funktion darstellen.
6. Herr Hadad hat in der Nacht unruhig bzw. kaum geschlafen. In welche Schlafphasen- und Stadien kann der Schlaf eingeteilt werden?
7. Warum hat Herr Hadad Ihrer Ansicht nach kaum geschlafen?
8. Welcher Hirnnerv ist u. a. für die Steuerung der mimischen Muskulatur verantwortlich? Wie lautet die Störung, bei dem der Nerv geschädigt ist?

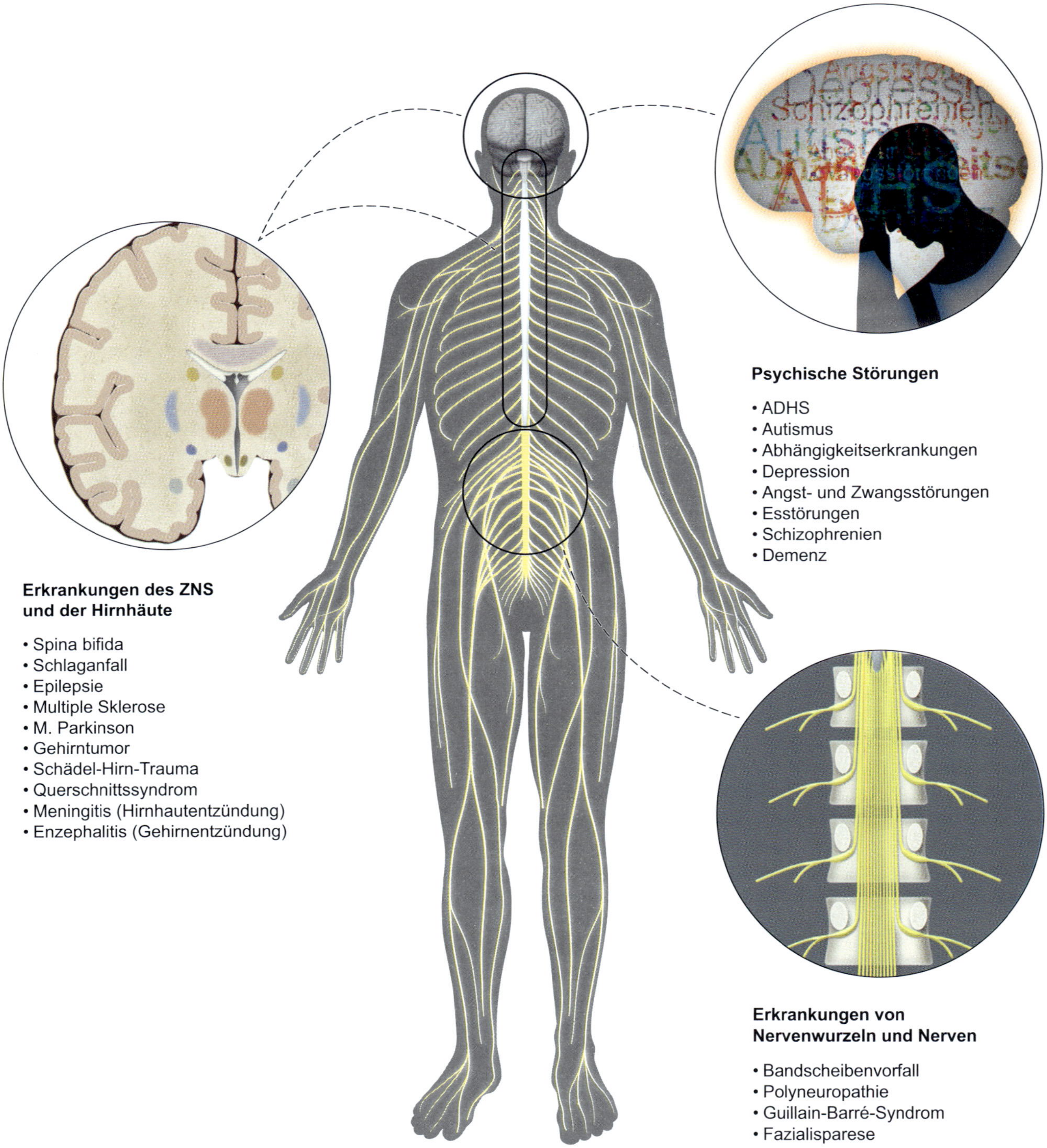

Abb. 16.39 Wichtige Erkrankungen des Nervensystems. Weitere Informationen zu diesen Krankheitsbildern finden Sie in „PFLEGEN Gesundheits- und Krankheitslehre". [L275]

KAPITEL

17 Sensibilität und Sinnesorgane

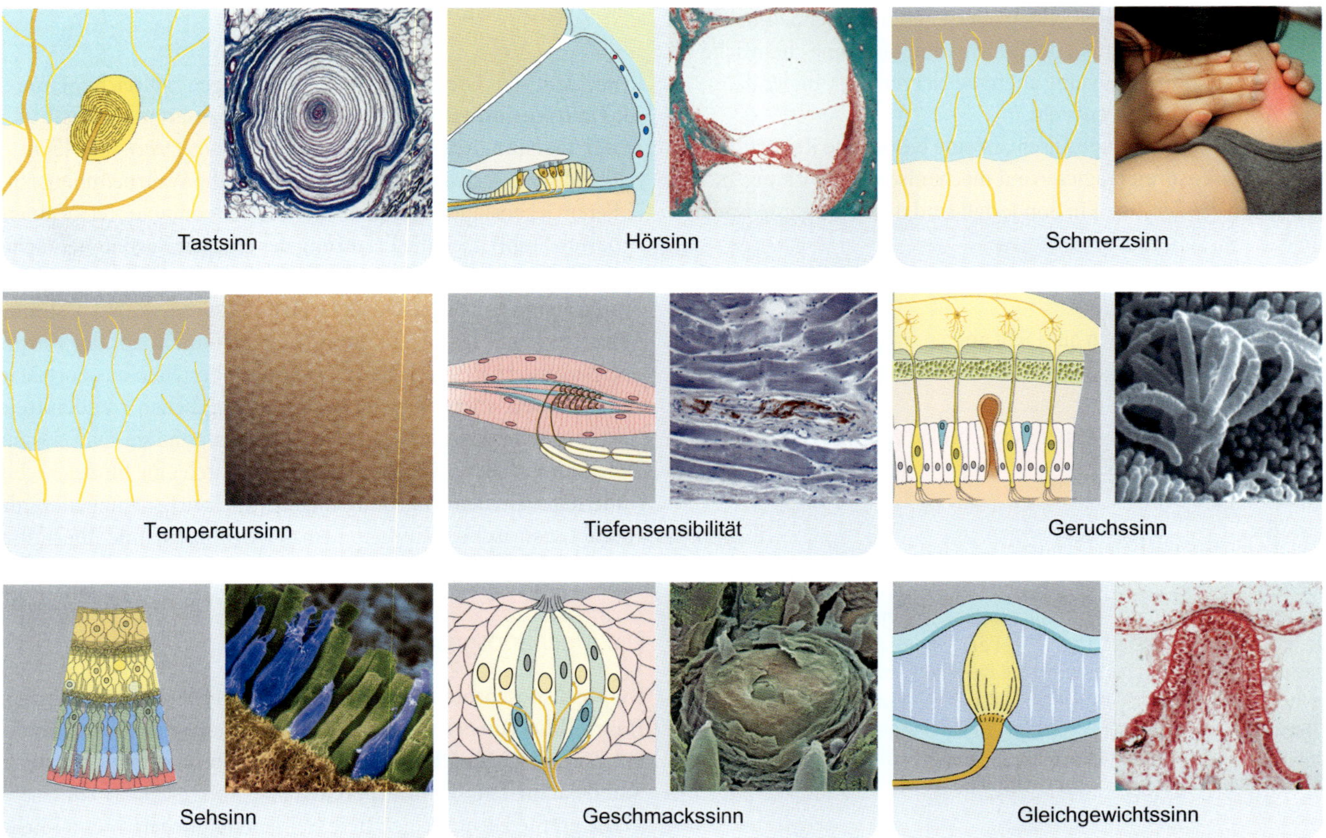

Abb. 17.1 Die Sinne – Tor zur Welt und zu anderen Menschen. [L275/L190/L141/T664/J787/G573/E549/J140-004/J140-005]

Pflegesituation

Herr Sommer, 37 Jahre alt, leidet seit einem halben Jahr unter starken Schmerzen in der rechten Schulter. Aufgrund der starken Schmerzen musste der leidenschaftliche Handballer seine sportlichen Aktivitäten leider aufgeben. Vor allem kann er den rechten Arm nicht ohne Schmerzen anheben und abspreizen. Zunächst hatte der behandelnde Arzt Herrn Sommer physiotherapeutische Anwendungen und die Einnahme von Ibuprofen 400 mg 2-mal täglich verordnet. Diese Maßnahmen hatten allerdings nicht den gewünschten Erfolg gebracht. Daher soll nun im Krankenhaus eine Schulterarthroskopie erfolgen.

17.1 Die Sensibilität und Sensoren

DEFINITION

Sensibilität: Fähigkeit, Reize aus der Umwelt oder dem Körperinneren wahrzunehmen. Wird über einzelne **Sinneszellen** oder komplexe **Sinnesorgane** vermittelt (➤ Abb. 17.1).
Sensoren (*Sinnesrezeptoren*, „Messfühler"): Spezialisierte Zellen oder Strukturen, die von bestimmten inneren oder äußeren Reizen angeregt werden und diese dann in Form von elektrischen Impulsen oder chemischen Reaktionen weiterleiten.

Die Sensoren

Ein Reiz ausreichender Stärke bewirkt an einem für diese Reizart empfänglichen **Sensor** eine Veränderung des Membranpotenzials (➤ 16.2.3, ➤ 16.2.6).

- **Primäre Sinneszellen** bilden das Aktionspotenzial selbst und leiten es über ihr Axon fort.
- **Sekundäre Sinneszellen** bilden ein Generator- oder *Sensorpotenzial.* Sie übermitteln die Information über eine chemische Synapse (➤ 16.3.1) an eine afferente Nervenfaser, in der dann das Aktionspotenzial entsteht.

Die Sensoren reagieren spezifisch auf eine bestimmte Reizart:

- **Mechanosensoren** reagieren auf mechanische Einwirkungen, etwa Druck oder Zug. Ein Sonderfall sind die *Dehnungssensoren* in den Muskelspindeln.
- **Thermosensoren** *(Temperaturrezeptoren)* melden Kälte bzw. Wärme.
- **Fotosensoren** sprechen auf Licht an.
- **Chemosensoren** reagieren z. B. auf Geschmacksstoffe im Mund bzw. Geruchsstoffe in der Nase.
- **Nozizeptoren** leiten Schmerzreize infolge von Gewebeschädigungen weiter.

Was ist ein Sinn?

Alle Sinneseindrücke, die durch ein bestimmtes Sensorsystem vermittelt werden, bezeichnet man als *Sinnesmodalität,* kurz **Sinn.** Die fünf klassischen Sinne sind das Sehen und Hören als **Fernsinne** sowie das Schmecken, Riechen und Tasten als **Nahsinne.** Die Physiologie differenziert (allerdings nicht einheitlich) zusätzliche Sinne, meist Gleichgewichtssinn, Körpersinn (Tiefensensibilität), Temperaturempfindung und Schmerzempfindung.
Innerhalb einer Sinnesmodalität gibt es verschiedene **Sinnesqualitäten** *(Sinnessubmodalitäten),* etwa das Schmecken von bitter.

Die Reizleitung und Reizverarbeitung

Die von den Sensoren aufgenommenen und in Nervenimpulse übersetzten Informationen werden über Nerven zu Rückenmark und/oder Gehirn fortgeleitet.

- In Rückenmark und Hirnstamm bewirken sie *unbewusste* Antworten in Form von Reflexen (➤ 16.10).
- Impulse, die im Zwischenhirn den Thalamus erreichen, werden dort gefiltert. Nur solche Impulse, die als wichtig beurteilt werden, werden an die Großhirnrinde übermittelt, wo sie eine *bewusste Empfindung* auslösen.

17.2 Die Hautsensibilität

DEFINITION

Hautsensibilität *(Oberflächensensibilität):* Wahrnehmung von Druck, Berührung, Vibration, Temperatur und Schmerz durch verschiedene in Haut und Unterhaut liegende Sensoren.

In der Haut – als Grenze zur Außenwelt – liegen zahlreiche Sensoren. Als **Hautsensibilität** werden üblicherweise zusammengefasst:

- Der **Tastsinn.** Registrierung von *Berührung, Druck und Vibration* durch *Mechanosensoren* ermöglicht die Wahrnehmung äußerer Gegenstände und über die „Umweltkontakte" (etwa einen harten Stuhl) auch die Erfahrung der eigenen Körperoberfläche
- Die *Temperatur- und Schmerzempfindung.*

Entsprechend gibt es verschiedene **Hautsensoren,** die auf bestimmte Reizarten spezialisiert und unterschiedlich dicht auf der Körperoberfläche verteilt sind. Die Hautsensoren bestehen aus Fortsätzen von sensiblen, afferenten Nervenzellen. Abgesehen von den freien Nervenendigungen, die frei in der Haut enden, sind sie von Schwann-Zellen (➤ 5.5.2, ➤ 5.5.3) umgeben und durch eine bindegewebige Hülle/Kapsel in der Umgebung eingebettet. Ihre Erregungen werden an die sensorischen Rindenfelder der Großhirnrinde übermittelt (➤ Abb. 16.11, ➤ Abb. 16.12).

Die Mechanosensoren

Die Mechanosensoren der Haut umfassen **freie Nervenendigungen, Haarfollikelsensoren** sowie als kompliziertere Strukturen die **Merkel-Zellen, Ruffini-Körperchen, Meissner-Tastkörperchen** und **Vater-Pacini-Lamellenkörperchen** (➤ Abb. 17.2).

Die größte Dichte zeigen freie Nervenendigungen, Merkel-Zellen und Ruffini-Körperchen, empfindlichste Körperteile sind Finger- und Zehenspitzen, Lippen und äußeres Genitale.

	Merkel-Zellen/ -Tastscheibe	Ruffini-Körperchen	Meissner-Tastkörperchen	Vater-Pacini-Lamellenkörperchen	Freie Nerven-endigungen	Haarfollikelsensoren
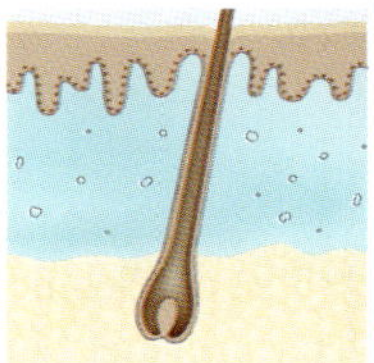	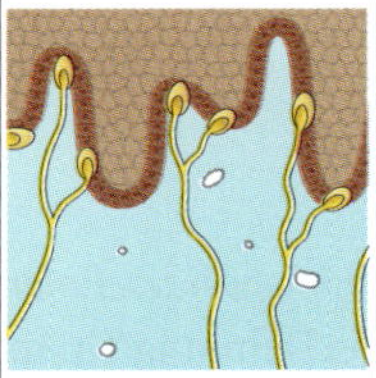	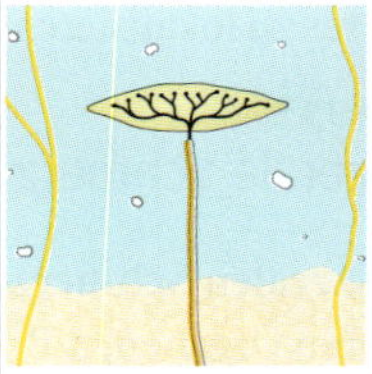	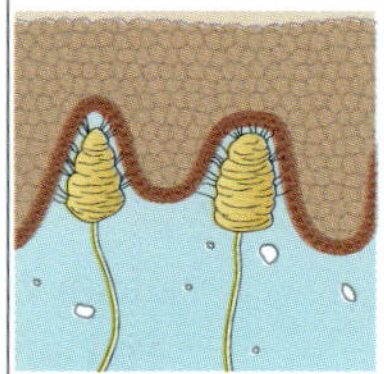	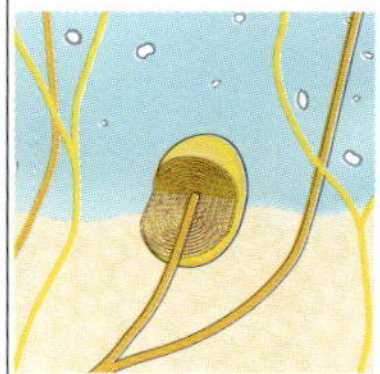	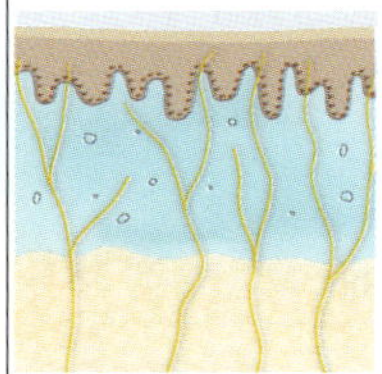	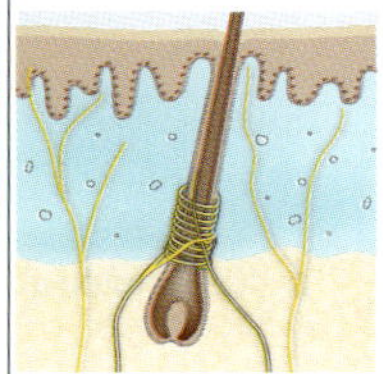
Kurzcharakterisierung	Ovale, Zellen mit Fortsätzen und Granula, an denen eine afferente Nervenfaser endet (Tastscheibe = eine Faser für mehrere Zellen)	Oft spindelförmige Strukturen, ähnlich den Golgi-Sehnenorganen, umgeben von einer bindegewebigen Kapsel	Ovale Strukturen mit zentralen, verzweigten afferenten Nervenfasern, lamellenartig umgeben von Schwann-Zellen	Zwiebelartig aufgebaute Strukturen mit einer afferenten Nervenfaser im Zentrum und zahlreichen Lamellen aus Schwann- und Bindegewebszellen um diese herum	Enden afferenter Nervenfasern, nur noch teilweise umgeben von Schwann-Zellen und ohne bindegewebige Hülle	Geflechte afferenter Nervenfasern, manschettenartig um den Haarfollikel gewickelt, umgeben von Schwann-Zellen ohne bindegewebige Hülle
Sensor für	Druck	Druck, Dehnung	Berührung	Vibration	Berührung, Juckreiz, Temperatur, Schmerz	Berührung
Hautschicht	Oberhaut	Lederhaut	Lederhaut	Leder-, Unterhaut, Muskeln, Gelenke, innere Organe	Ober-, Lederhaut	Ober-, Lederhaut
Hauttyp	Unbehaarte und behaarte Haut		Unbehaarte Haut	Unbehaarte und behaarte Haut		Behaarte Haut

Abb. 17.2 Die Mechanosensoren der Haut. Thermo- und Nozizeptoren siehe Text. [L190/L275]

Körperpflege – stimulierend oder beruhigend?

Die Haut als größtes Sinnesorgan hat großen Einfluss auf das Wohlgefühl des Menschen – von Anfang des Lebens an. Bei der Körperpflege kann diese Wirkung genutzt werden: Waschen oder Eincremen *gegen* die Haarwuchsrichtung wirken beispielsweise belebend, Waschen *mit* der Wuchsrichtung beruhigend.

Die Thermosensoren

Das ZNS wird über **Thermosensoren,** die als freie Nervenendigungen vermutlich überall in der Haut, im Körperinneren und im ZNS lokalisiert sind, ständig über die Temperatur an der Körperoberfläche und im Körperinneren informiert.

Man unterscheidet **Warm-** und **Kaltsensoren,** die Temperaturen von 10–45 °C registrieren. Darüber und darunter werden vorwiegend *Nozizeptoren (Schmerzsensoren)* stimuliert.

17.3 Die Schmerzempfindung

DEFINITION

Schmerz: „Unangenehmes Sinnes- oder Gefühlserlebnis, das mit einer aktuellen oder potenziellen Gewebeschädigung einhergeht oder mit Begriffen einer solchen Schädigung beschrieben wird" (Definition der *International Association for the Study of Pain* 1994).

Die **Schmerzempfindung** nimmt eine Sonderstellung ein, denn sie ist *subjektiv* und *unangenehm* – im Gegensatz z. B. zu der *objektiven* und *neutralen* Wahrnehmung „stumpf". Teilweise wird deshalb zwischen dem **Schmerz** als subjektivem Empfinden und der **Nozizeption** als den dabei stattfindenden objektiven Vorgängen unterschieden.

17.3.1 Die Schmerzentstehung

DEFINITION

Nozizeptoren *(Nozisensoren, Schmerzsensoren):* Vorwiegend freie Nervenendigungen, welche auf zellschädigende Reize und chemische Stoffe reagieren, die bei Gewebeschädigungen freigesetzt werden (z. B. *Prostaglandine, Histamin*) und deren Erregung dann zum **Schmerz** führt. Kommen überall in der Haut und in vielen Regionen des Körperinneren vor.

Werden **Nozizeptoren** gereizt, gelangt das Signal über periphere Nerven (bzw. aus den inneren Organen über Fasern des vegetativen Nervensystems) zunächst zum Rückenmark. Von dort wird es über Vorderseitenstrangbahn und Thalamus zu den sensorischen Rindenfeldern des Großhirns weitergeleitet, wo der Schmerz bewusst wird **(aufsteigendes Aktivierungssystem).**

Diese Weiterleitung kann vom Gehirn durch das **absteigende Hemmsystem** (➤ Abb. 17.3) gehemmt werden. Vom Gehirn absteigende Bahnen mit *Serotonin* als Transmitter führen an Rückenmarksneuronen zur Freisetzung u. a. von *Endorphinen,* welche die Schmerzweiterleitung hemmen. Dies soll sicherstellen, dass Schmerzreize nicht zur Unterbrechung lebensnotwendiger Handlungen (etwa Fluchtreaktionen) führen.

Schmerzempfinden

Nozizeptoren zeigen in aller Regel *keine Adaptation,* d. h., ihre Empfindlichkeit für Reize nimmt nicht mit der Zeit ab, sondern bleibt gleich stark. Auch wenn sie quälend sind, Schmerzen sind notwendige Alarmgeber!
Durch verschiedene Mechanismen kann das Schmerzempfinden sogar zunehmen:

- Am Ort der Schmerzentstehung werden Botenstoffe ausgeschüttet, besonders die verschiedensten Entzündungsbotenstoffe, die die Empfindlichkeit der Nozizeptoren erhöhen **(periphere Sensibilisierung).**

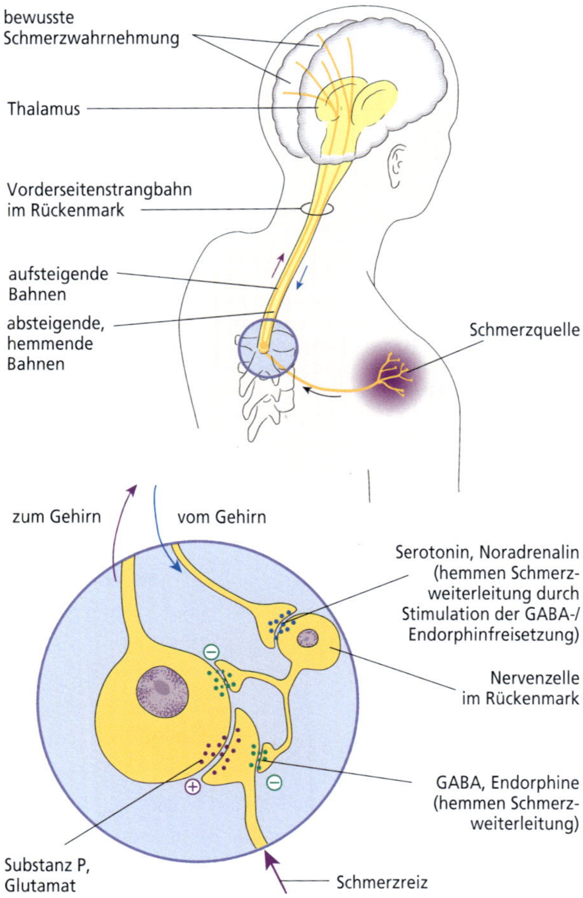

Abb. 17.3 Vom Schmerzreiz bis zur Schmerzwahrnehmung. Die Reizleitung kann durch körpereigene Hemmsysteme unterdrückt werden. [L190]

- Die im Rückenmark an der Schmerzweiterleitung beteiligten Synapsen sind veränderbar *(plastisch)*. Wiederholte Aktivierung dieser Synapsen führt durch Langzeitpotenzierung (➤ 16.15) zur effektiveren Übertragung des Schmerzes **(zentrale Sensibilisierung).** Es ist davon auszugehen, dass an der Schmerzwahrnehmung beteiligte Synapsen im Gehirn ähnliche Phänomene zeigen – ein **Schmerzgedächtnis** entsteht.

17.3.2 Die Charakteristika des Schmerzes

Der somatische Schmerz

Der **somatische Schmerz** geht von Haut, Bewegungsapparat oder Bindegewebe aus. Ist der Reiz in der Haut lokalisiert, spricht man vom **Oberflächenschmerz,** geht der Schmerz von Muskeln, Gelenken, Knochen oder Bindegewebe aus, wird er als **Tiefenschmerz** bezeichnet.

Der Oberflächenschmerz hat zwei nacheinander bewusst werdende Anteile:

- Der **erste Oberflächenschmerz** hat einen hellen Charakter, kann räumlich und zeitlich gut definiert werden und klingt nach Aufhören des Reizes schnell ab.
- Der **zweite Oberflächenschmerz** ist ebenso wie der Tiefenschmerz eher dumpf oder brennend, kann ausstrahlen, ist schwerer zu lokalisieren und klingt langsamer ab.

Der viszerale Schmerz

Beim **viszeralen Schmerz** *(Eingeweideschmerz)* rührt der Schmerz von inneren Organen, z. B. bei Dehnung/Krämpfen von glatter Muskulatur, Mangeldurchblutung, Entzündungen. Er ähnelt in seinem dumpfen Charakter dem Tiefenschmerz und kann als Dauerschmerz oder periodisch wiederkehrender Schmerz (z. B. Koliken, Wehen) auftreten.

Somatischer und viszeraler Schmerz werden teilweise als **nozizeptiver Schmerz** zusammengefasst.

Der neurogene Schmerz

Der **neurogene** *(neuropathische)* **Schmerz** entsteht durch Reizung von Nervenfasern und -bahnen, wenn diese geschädigt oder unterbrochen werden. Er hat oft einen „hellen", einschießenden Charakter (z. B. Trigeminusneuralgie ➤ 16.11.1).

Der psychogene Schmerz

Schmerzursache kann auch eine *psychische Störung* sein, die in einer körperlichen Erscheinung, dem Schmerz, ihren Ausdruck findet.

Aber Vorsicht: Nicht immer, wenn (auf Anhieb) keine körperliche Schmerzursache zu finden ist, ist der Schmerz psychogen! Und: Auch körperlich bedingte Schmerzen werden durch psychische Faktoren *beeinflusst!*

Der akute und chronische Schmerz

Neben dem Entstehungsort ist es sinnvoll, bezüglich der Dauer des Schmerzes zu unterscheiden:

- Der **akute Schmerz** hat eine begrenzte Dauer und klingt rasch ab. Dieser Schmerz kann selbst bei größerer Schmerzstärke oft ohne Medikamente ertragen werden.
- Der **chronische Schmerz** tritt als Dauerschmerz (z. B. Rücken-, Tumorschmerz) oder als häufig wiederkehrender Schmerz (z. B. Migränekopfschmerzen oder Angina-pectoris-Schmerzen) auf. Chronische Schmerzen sind nur schwer zu ertragen.

VORSICHT

Hat sich ein (chronischer) Schmerz „verselbstständigt" und seine Funktion als Alarmgeber verloren, liegt eine **Schmerzkrankheit** vor.

17.3.3 Die Schmerztherapie

Schmerzen zermürben – entsprechend wichtig ist eine ausreichende **Schmerztherapie.** Diese fußt fast immer auf mehreren Säulen, z. B. Beseitigung der Schmerzursache, physikalischen Verfahren, Vermittlung von Schmerzbewältigungsstrategien und Gabe von Medikamenten.

Es wird geschätzt, dass fast 2 Millionen Menschen in Deutschland täglich *schmerzlindernde Arzneimittel* (**Analgetika,** *Schmerzmittel*) einnehmen. Obwohl sie teilweise frei verkäuflich sind, ist ihre Einnahme keineswegs risikolos. Akutnebenwirkungen (z. B. Magenbeschwerden, Blutungen) sind ebenso möglich wie eine Abhängigkeitsentwicklung.

Nicht-Opioid-Analgetika

Für die Behandlung leichter oder entzündungsbedingter Schmerzen werden **Nicht-Opioid-Analgetika** wie Azetylsalizylsäure (z. B. Aspirin®), Paracetamol (z. B. ben-u-ron®), Ibuprofen (z. B. Ibu®), Metamizol (z. B. Novalgin®) oder Diclofenac (z. B. Voltaren®) verwendet. Ihre Wirkung beruht hauptsächlich auf einer Hemmung des Enzyms **Zyklooxygenase** *(Cyclooxygenase, COX),* was zu einer verminderten Prostaglandinbildung führt. *Prostaglandine* sind verschiedene Gewebshormone; viele von ihnen werden bei Gewebeschädigung gebildet und sind an der Schmerz- und Entzündungsentstehung beteiligt.

Die meisten **Prostaglandinsynthesehemmer** wirken nicht nur **analgetisch** *(schmerzstillend),* sondern auch – je nach Substanz unterschiedlich stark – **antipyretisch** *(fiebersenkend)* und **antiphlogistisch** *(entzündungshemmend).* Prostaglandinsynthesehemmer mit ausgeprägter entzündungshemmender Wirkung heißen auch **nicht-steroidale Antirheumatika** *(NSAR)* und werden in der Rheumatherapie eingesetzt. Wichtige Nebenwirkungen der meisten Präparate sind u. a. Magenbeschwerden bis zu Geschwüren und ein erhöhtes Herz-Kreislauf-Risiko.

Paracetamol und Metamizol sind nicht entzündungshemmend. Metamizol wirkt aber im Gegensatz zu den anderen Prostaglandinsynthesehemmern stark **spasmolytisch** *(krampflösend).*

Opioid-Analgetika

Bei sehr starken Schmerzen (beispielsweise postoperativ, Tumorschmerz) sind häufig **Opioid-Analgetika** (etwa Morphin; Fentanyl, z. B. Durogesic® Pflaster) notwendig, die wegen des Abhängigkeits- und Missbrauchsrisikos nur unter den strengen Kontrollvorschriften der *Betäubungsmittelverschreibungsverordnung* **(BtMVV)** abgegeben werden. Opioid-Analgetika wirken über Rezeptoren im ZNS.

Insbesondere bei chronischen Tumorschmerzen ordnet der Arzt bzw. die Ärztin eine *regelmäßige* Gabe länger wirksamer Schmerzmittel an. Sie lindert im Vergleich zur Medikation nach Auftreten von Schmerzen den Schmerz besser und vermindert das Abhängigkeitsrisiko. Viele Tumorkranke benötigen darüber hinaus eine schnell wirksame Schmerzmedikation für Schmerzdurchbrüche.

Pflegerische Aufgaben bei Schmerzen

Die Aufgaben der Pflegenden bei der Schmerztherapie reichen vom **Schmerzassessment** (Schmerzeinschätzung, vorzugsweise mittels standardisierter Skalen) über die Mithilfe bei oder die Durchführung von **Schmerztherapien** bis zur Patientenanleitung zur Einnahme der Schmerzmedikation.
Ganz wichtig: Auch Kinder, ältere Menschen und Menschen mit Demenz haben Anspruch auf angemessene Schmerztherapie, sie wird aber gerade bei ihnen aus verschiedenen Gründen häufig vernachlässigt!

17.4 Die Tiefensensibilität

DEFINITION

Tiefensensibilität *(Propriozeption, Körpersinn):* Wahrnehmung von Stellung, Bewegung und Kraft von Körperteilen bzw. Bewegungen.

Im Wachen sind wir ständig über die Stellung unserer Glieder zueinander informiert **(Stellungssinn).** Wir können Bewegungen unserer Gelenke wahrnehmen **(Bewegungssinn)** und haben ein Gefühl für den Widerstand, gegen den unsere Muskeln Bewegungen durchführen **(Kraftsinn).** Diese Fähigkeiten, die über Mechanosensoren in Muskeln, Gelenken und Sehnen vermittelt werden, werden zusammenfassend als **Tiefensensibilität** bezeichnet.

Man unterscheidet folgende **Propriozeptoren:**

- Die in den Muskeln gelegenen **Muskelspindeln** (➤ Abb. 17.4, ➤ Abb. 17.1) bestehen aus spezialisierten quer gestreiften Muskelfasern **(intrafusalen Muskelfasern)** mit zentralen Dehnungssensoren. Sie werden durch Dehnung des betreffenden Muskels gereizt und informieren über die *Muskellänge.* Die Enden der intrafusalen Muskelfasern sind kontraktil und werden durch γ-Motoneurone (➤ 16.9.2) motorisch innerviert. Dies ermöglicht eine optimale Einstellung der Empfindlichkeit des Dehnungssensors.
- **Golgi-Sehnenorgane** liegen am Übergang zwischen Muskeln und Sehnen. Sie registrieren die *Muskelspannung,* verhindern eine zu starke Muskelanspannung und ermöglichen durch die Regulation der Muskelspannung feine Bewegungen.
- In Gelenken bzw. Gelenkkapseln liegen unter anderem die erwähnten *Vater-Pacini-Lamellenkörperchen.* Sie registrieren mechanische Verformungen (z. B. bei Gelenkbewegungen) und informieren so über die *Gelenkstellung.*

Die Erregungen aus diesen Sensoren bewirken teilweise *bewusste* Empfindungen, die ggf. mit *bewussten* Bewegungen beantwortet werden. Viele andere Erregungen, beispielsweise für den Erhalt des Muskeltonus, das Zusammenspiel von Streck- und Beugemuskeln und die Koordination komplexer Bewegungsabläufe, bleiben unbewusst, und auch die Reizantworten erfolgen *unbewusst* reflektorisch.

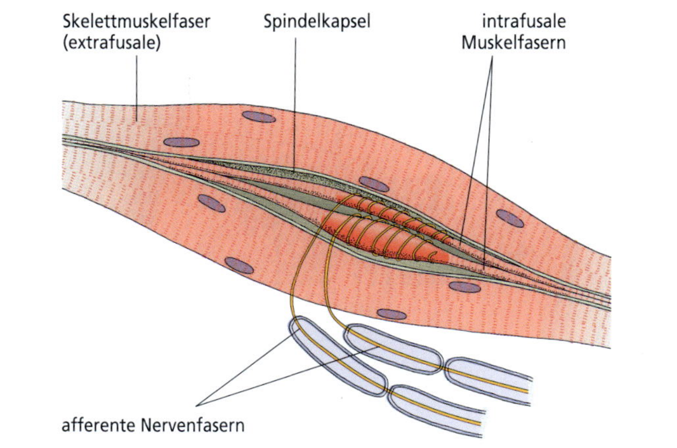

Abb. 17.4 Aufbau einer Muskelspindel. [L190]

17.5 Der Geruchs- und Geschmackssinn

17.5.1 Der Geruchssinn

DEFINITION

Geruchssinn: Wahrnehmung von Gerüchen durch **Riechzellen** mit **Geruchssensoren** (Chemosensoren) in der **Riechschleimhaut** oben in der Nasenhöhle.

Der **Geruchssinn** wirkt als „Kontrollstation" für die *Luft* am Anfang der Atemwege. Die **Geruchssensoren** liegen in der **Riechschleimhaut** im oberen Bereich der Nasenscheidewand und an der oberen Nasenmuschel.

Das Riechepithel bestehen aus drei Zellarten (➤ Abb. 17.5):

- Die säulenförmigen **Stützzellen** machen den Hauptteil der Zellen aus.
- Die tief liegenden **Basalzellen** sind die Stammzellen für die kurzlebigen, jeweils zwischen mehrere Stützzellen eingebetteten *Riechzellen.*
- Die **Riechzellen** sind primäre Sinneszellen und das erste Neuron der Riechbahn. Über 300 verschiedene Riechzelltypen ermöglichen dem Menschen durch unterschiedliche Kombination der Aktivierung die Wahrnehmung Tausender Gerüche!

Die Riechzellen sind polar aufgebaut:

- An ihrem einen Ende befinden sich jeweils 6–8 feine **Riechhärchen** mit den Geruchssensoren, die mit den Geruchsstoffen der vorbeiströmenden Einatmungsluft reagieren.
- Am anderen Ende ziehen ihre Axone, in ihrer Gesamtheit als **N. olfactorius** *(Riechnerv, N. I)* bezeichnet, durch die Löcher der Siebbeinplatte zu den **Riechkolben** *(Bulbus olfactorius)* beidseits in der vorderen Schädelgrube unter den Stirnlappen des Großhirns.

Die Axone von jeweils ca. 1.000 Riechzellen mit dem gleichen Sensor ziehen dabei im Riechkolben zu *einem* gemeinsamen **Riechknötchen** *(Glomerulus olfactorius).* Dort werden die Signale auf *eine* **Mitralzelle** als zweitem Neuron der **Riechbahn** umgeschaltet. Die Axone der Mitralzellen ziehen über den **Riechstrang** *(Tractus olfactorius)* zu entwicklungsgeschichtlich älteren Anteilen der Großhirnrinde. Diese **Riechrinde** ist eng mit dem limbischen System verknüpft.

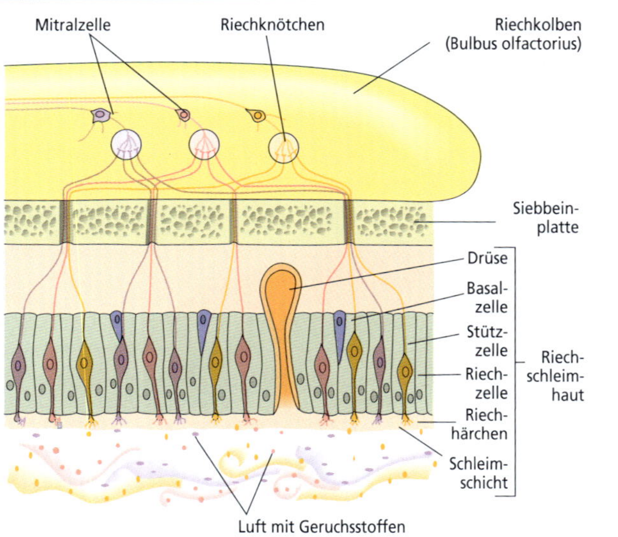

Abb. 17.5 Aufbau von Riechschleimhaut und Riechkolben. [L190]

Snoezelen

In den 1970er-Jahren wollten zwei niederländische Zivildienstleistende für Bewohner und Bewohnerinnen mit Behinderung eine alternative Erlebniswelt schaffen. Sie kreierten einen Raum, in dem alle Sinne angesprochen werden konnten (Naturgeräusche hören, zahlreiche Düfte riechen, sich bewegende Lichter anschauen) und in dem man sich entspannen konnte. Das Konzept heißt **Snoezelen** (snuseln ausgesprochen) zusammengesetzt aus „snuffelen" (schnuppern) und „doezelen" (dösen). Im Laufe der Zeit entwickelte sich das Konzept von einem Freizeitangebot zu einer Methode weiter, die in vielen Bereichen sozialer Arbeit eingeführt wurde. Snoezelen regt die Sinne an und kann sowohl aktivierend als auch entspannend wirken. Wo sich kein Snoezelen-Raum einrichten lässt, kann man einen Wagen zusammenstellen und damit die Patientenzimmer aufsuchen. So ein Wagen enthält z. B. Lampen verschiedener Farben, Lichterketten, Musik-CDs, ätherische Öle, Tastkissen, Massageöle. Angehörige können einbezogen werden.

Zusätzlich liegen kleine Drüsen in der Riechschleimhaut, deren Sekret die Schleimhaut spült und die Geruchsstoffe löst und durch Bindungsproteine „festhält".

Wahrscheinlich gibt es in der menschlichen Nase weitere spezialisierte Zellen, die auf **Pheromone** reagieren, chemische Lockstoffe, die unbewusst unsere Gefühle und unser (Sexual-)Verhalten beeinflussen.

Nasenpflege

Ein intakter Geruchs- und Geschmackssinn gehört für den Menschen zur ganzheitlichen Wahrnehmung seiner Umwelt und beeinflusst sein allgemeines Wohlgefühl. Liegende Magensonden oder Borken in der Nase behindern Geruchssinn und Wohlgefühl – auch unter diesem Aspekt ist regelmäßige Nasenpflege bedeutsam.

Der Geruchssinn alter Menschen

Auch bei gesunden älteren Menschen lässt der Geruchssinn nach. Etwa ¾ der über 80-Jährigen haben eine Riechstörung, nicht wenige riechen gar nichts mehr.

17.5.2 Der Geschmackssinn

DEFINITION

Geschmackssinn: Wahrnehmung von Geschmack (z. B. salzig) durch **Geschmackssensoren** (Chemosensoren) in den **Geschmacksknospen** des Mund-Rachen-Raums, v. a. der Zungenpapillen.

Die Chemosensoren des **Geschmackssinns** werden durch gelöste Substanzen in der Mundhöhle erregt. An allen Geschmacksempfindungen ist der Geruchssinn beteiligt. Geruchs- und Geschmackssinn sind außerdem eng mit dem vegetativen Nervensystem ver-

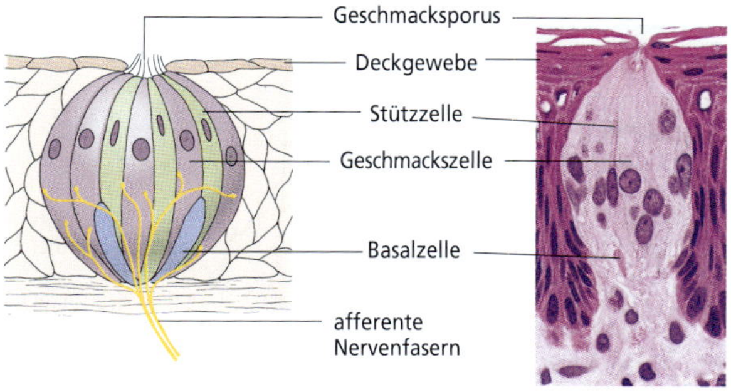

Abb. 17.6 Aufbau einer Geschmacksknospe auf der Zungenoberfläche (links Schemazeichnung, rechts lichtmikroskopisches Bild). [L190/M375]

bunden: Schlechter Geschmack oder Geruch kann Übelkeit und Erbrechen auslösen; angenehmer regt die Speichel- und Magensaftsekretion an.

Die **Geschmackssensoren** liegen in den **Geschmacksknospen** von Zunge, Mundschleimhaut, Rachen und Kehldeckel (➤ Abb. 17.6). Besonders konzentriert liegen sie in den verschiedenen **Zungenpapillen,** kleinen Schleimhauterhebungen, die dem Geschmacks- und Tastempfinden dienen.

Ähnlich wie die Riechfelder sind auch die Geschmacksknospen aus **Stützzellen** und Sinneszellen – den **Geschmackszellen** – aufgebaut. Die Stützzellen sind spezialisierte Epithelzellen der Mundschleimhaut, die ebenso wie die Geschmackszellen von den **Basalzellen** gebildet werden. Die Stützzellen formen eine Kapsel um die Geschmackszellen. Jede der länglichen Geschmackszellen hat an einem Ende einen kleinen Fortsatz, das **Geschmacksstiftchen.** Es ragt an einer Öffnung, dem **Geschmacksporus,** aus der Geschmacksknospe in die Mundhöhle und dient zur Reizaufnahme. An seinem gegenüberliegenden Ende befinden sich afferente Fasern von Neuronen, welche die Geschmackseindrücke über den VII., IX. und X. Hirnnerv zu den **Geschmacksfeldern** in der hinteren Zentralwindung des Großhirns (➤ 16.5) weiterleiten. Die Geschmackszellen sind also sekundäre Sinneszellen.

Alle Geschmacksempfindungen können auf wenige Grundqualitäten zurückgeführt werden: *süß, salzig, bitter, sauer* und *umami* (japanisch: lecker schmeckend, würzig). Die Umami-Sensoren werden durch Aminosäuren gereizt, vor allem Glutamat (das auch in Geschmackverstärkern enthalten ist). Wahrscheinlich gibt es *fettig* als sechste Geschmacksqualität, hervorgerufen durch bestimmte Fettsäuren. Die verschiedenen Sensoren sind in etwa gleichmäßig auf der Zunge verteilt. Ausnahme ist bitter, das vornehmlich am Zungengrund geschmeckt wird.

Der Geschmackssinn alter Menschen

Bis zum 70. Lebensjahr büßt der Mensch etwa zwei Drittel seiner Geschmacksknospen ein, und auch der Geruchssinn lässt nach. Dies erklärt, weshalb sich viele ältere Menschen über den angeblich „faden" Geschmack ihres Essens beklagen.

17.6 Auge und Sehsinn

DEFINITION

Auge: Sinnesorgan für die Wahrnehmung von Licht, bestehend aus dem **Augapfel** *(Bulbus oculi)* und den **Schutzeinrichtungen des Auges.**

17.6.1 Der Augapfel

Der kugelige **Augapfel** *(Bulbus oculi)* liegt in der mit Fettgewebe ausgekleideten **Augenhöhle.** Seine Wand ist zwiebelschalenartig aus drei Schichten aufgebaut: der **äußeren, mittleren** und **inneren Augenhaut** (➤ Abb. 17.7). Am hinteren Augapfelpol tritt der Sehnerv (N. opticus) aus, der die Seheindrücke an das Großhirn weiterleitet. Bewegt wird der Augapfel durch sechs äußere Augenmuskeln (➤ 17.6.5).

Die äußere Augenhaut

Die weiße **Lederhaut** *(Sklera)* besteht aus festem Bindegewebe. Sie umhüllt den ganzen Augapfel und gibt ihm seine Form. Vorne geht die Lederhaut in die lichtdurchlässige, gefäßlose **Hornhaut** *(Kornea)* über. Diese ist etwas stärker gewölbt als der übrige Augapfel und maßgeblich an der Lichtbrechung beteiligt (➤ 17.6.2).

Die mittlere Augenhaut

Die gefäßreiche mittlere Augenhaut wird in ihrem hinteren Abschnitt als **Aderhaut** *(Choroidea)* bezeichnet. Ihre zahlreichen Blutgefäße versorgen die Netzhaut mit Nährstoffen, und ihre braun-schwarzen Pigmente verhindern störende Lichtreflexionen innerhalb des Augapfels.

Vorne geht die Aderhaut in den **Ziliarkörper** *(Corpus ciliare, Strahlenkörper)* über, an dessen bindegewebigen **Zonulafasern** die Linse aufgehängt ist (➤ Abb. 17.7). Der Ziliarkörper enthält zudem den ringförmigen **Ziliarmuskel,** der den Krümmungszustand der Linse beim Nah- und Fernsehen verändert (**Akkommodation** ➤ 17.6.3).

In gefäßreichen Bindegewebsfortsätzen des Ziliarkörpers wird das **Kammerwasser** gebildet, welches die vor der Iris liegende **vordere Augenkammer** und die hinter der Iris liegende **hintere Augenkammer** füllt und für die Ernährung von Hornhaut und Linse sorgt. Der Abfluss des Kammerwassers erfolgt über den ringförmigen **Schlemm-Kanal** im **Kammerwinkel,** der „Ecke" zwischen Hornhaut und Iris (➤ Abb. 17.7). Normalerweise befinden sich Kammerwasserproduktion und -abfluss im Gleichgewicht, sodass der vom Kammerwasser gebildete **Augeninnendruck** (normal 10–20 mmHg) relativ konstant ist.

Grüner Star: Prävention

Beim **grünen Star** *(Glaukom)* ist der Augeninnendruck erhöht. Ohne Behandlung kommt es zu Netzhaut- und Sehnervenschäden bis zur Erblindung. Da anfangs keinerlei Beschwerden bestehen, sind allen über 40- bis 45-Jährigen regelmäßige Augeninnendruckmessungen zu empfehlen.

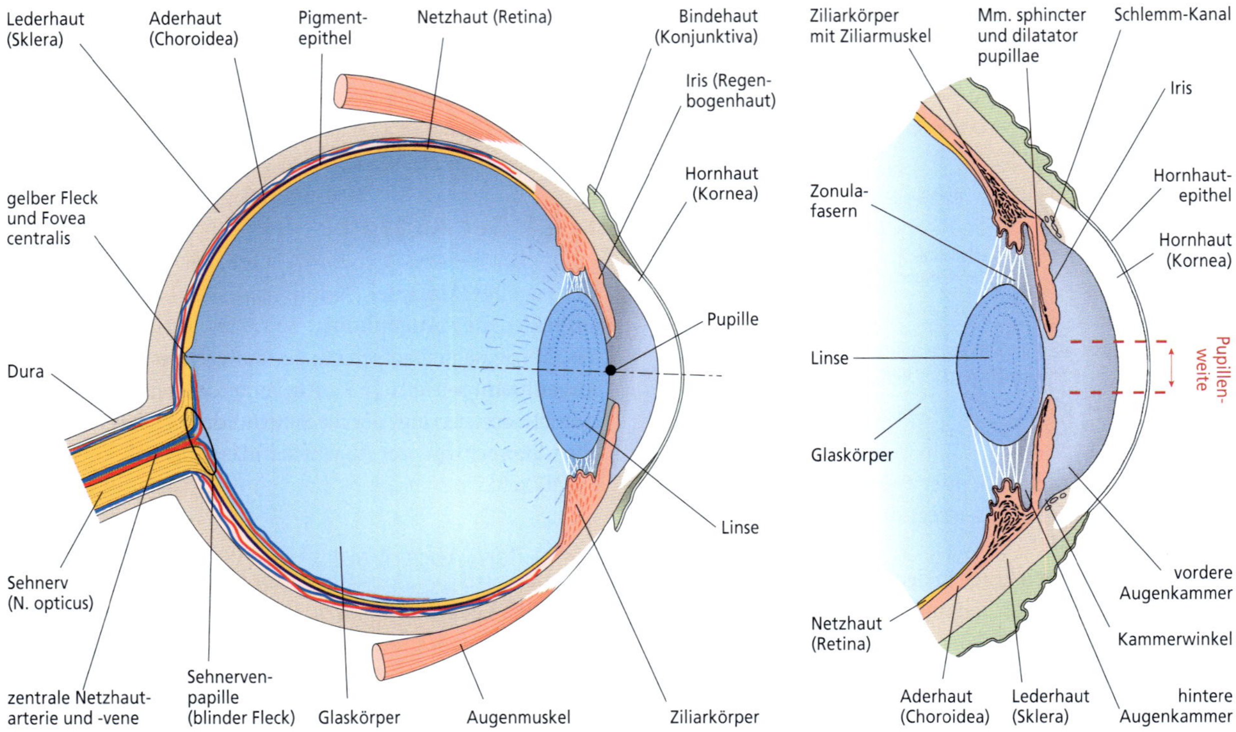

Abb. 17.7 Links: Augapfel mit Sehnerv (N. opticus). Die gestrichelte Linie deutet die Sehachse an. Rechts: Augenkammern, Linse und Iris im Detail. [L190]

Weiter vorne schließt sich an den Ziliarkörper die **Iris** *(Regenbogenhaut)* an. Diese ist eine kreisrunde Scheibe, die in der Mitte ein Loch hat, die **Pupille.** Neben zahlreichen Pigmenten, die dem Auge seine Farbe geben, enthält die Regenbogenhaut scherengitterartig angeordnete glatte Muskelfasern, die je nach Lichtverhältnissen – wie die Blende eines Fotoapparates – die *Pupillenweite* verändern können. Diese Muskeln werden als **M. sphincter pupillae** *(Pupillenverenger, Pupillenschließmuskel)* und **M. dilatator pupillae** *(Pupillenerweiterer)* bezeichnet; beide werden vom vegetativen Nervensystem innerviert.

So tritt z. B. bei starker Helligkeit, Müdigkeit oder Nahsicht reflektorisch eine Pupillenverengung **(Miosis)** ein; bei Dämmerung, Fernsicht oder Stressreaktion kommt es hingegen zur Erweiterung der Pupille **(Mydriasis).** Die Fähigkeit der Pupille, sich bei plötzlicher starker Lichteinstrahlung durch Engerwerden an die neue Lichtintensität anzupassen, wird als **Pupillenreflex** *(Lichtreflex)* bezeichnet.

VORSICHT

Vor einigen Augenuntersuchungen ist eine **Pupillenweitstellung** mit Augentropfen nötig. Die Wirkung solcher Mydriatika hält einige Stunden an, in denen der Patient bzw. die Patientin lichtempfindlich ist und unscharf sieht. Manche benötigen deshalb eine Sonnenbrille, und vor allem ältere Menschen bedürfen wegen erhöhter Sturzgefährdung der Begleitung.

Die Prüfung des Pupillenreflexes

Der Pupillenreflex wird mit einer (Stab-)Lampe geprüft, die nach einem vorgegebenen Schema vor den Augen der Patientin bzw. des Patienten an- und ausgeschaltet wird. Beobachtet und dokumentiert werden Größe, Form und Lichtreaktion beider Pupillen. Ein gestörter Pupillenreflex weist auf eine Sehstörung oder eine neurologische Erkrankung hin, z. B. einen erhöhten Druck im Schädelinnenraum.

Die innere Augenhaut

Zur inneren Augenhaut gehören die **Netzhaut** (*Retina,* ➤ Abb. 17.7, ➤ Abb. 17.8) mit den bildaufnehmenden Sinneszellen und das **Pigmentepithel,** das die Netzhaut umkleidet, störende Lichtstreuungen verhindert und die äußeren Abschnitte der Fotosensoren abbaut, welche ständig nachgebildet werden.

Zwischen Pigmentepithel und Netzhaut besteht nur im Bereich des Sehnervenaustritts **(Papille)** und am Ziliarkörper eine feste Verbindung (➤ Abb. 17.7). An den übrigen Stellen wird der notwendige Kontakt der Schichten durch den Augeninnendruck gewährleistet.

Nährstoffe erhält die Netzhaut über die **zentrale Netzhautarterie** *(A. centralis retinae),* die zusammen mit dem Sehnerv (N. opticus) in das Auge eintritt. Der venöse Blutabfluss erfolgt über die mit der Arterie parallel verlaufende **zentrale Netzhautvene** *(V. centralis retinae).* Mithilfe eines Augenspiegels **(Ophthalmoskop)** ist es möglich, den Augenhintergrund mit den darin verlaufenden Gefäßen zu untersuchen (➤ Abb. 17.9).

Die Netzhaut selbst ist aus mehreren Schichten aufgebaut (➤ Abb. 17.8): Ganz außen liegen, als erste Neuronen der Sehbahn, die **Fotosensoren** *(Fotosinneszellen),* die lichtempfindlichen **Stäbchen** und **Zapfen** (➤ Abb. 17.1, ➤ Abb. 17.8).

- Die Zapfen nehmen Farbunterschiede wahr und ermöglichen eine hohe Bildauflösung („scharfes" Sehen): Sie sind allerdings nicht allzu lichtempfindlich, sozusagen für das Sehen bei Tage zuständig. Die Zapfen befinden sich vor allem im Zentrum der

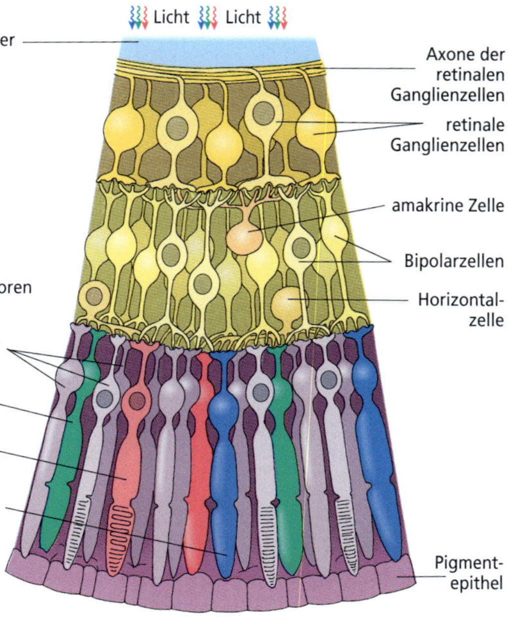

Abb. 17.8 Schichtaufbau der Netzhaut (Detailzeichnung). [L190]

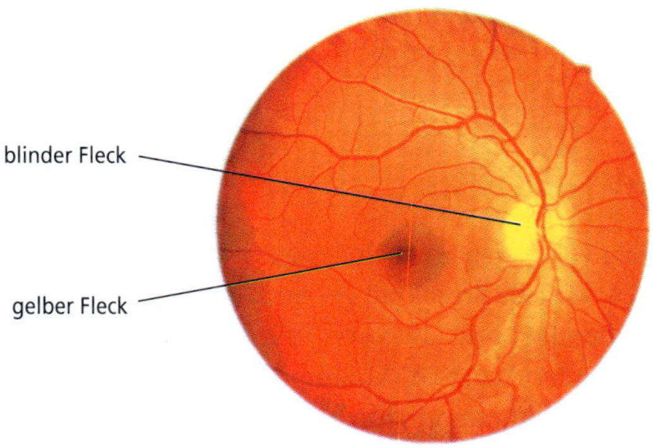

Abb. 17.9 Normaler Augenhintergrund, wie er bei der Augenhintergrundspiegelung zu sehen ist. [T132]

Netzhaut, direkt gegenüber dem Mittelpunkt von Hornhaut und Pupille (Sehachse ➤ Abb. 17.7). Dieses zapfenreiche Gebiet wird als **gelber Fleck** (*Macula lutea,* ➤ Abb. 17.9) bezeichnet und enthält den Ort des schärfsten Sehens.

- Die viel häufigeren Stäbchen sind mehr in der Netzhautperipherie angesiedelt. Sie benötigen für ihre Aktivität nicht so viel Licht (Dämmerungssehen), „Preis" dafür sind eine unschärfere Abbildung und der Verzicht auf Farben.

Die Stäbchen und Zapfen „übersetzen" die Lichtreize mithilfe ihres **Sehfarbstoffs** in Membranpotenzialänderungen. Diese „Übersetzung" heißt auch **Fototransduktion.** Sehfarbstoff der Stäbchen ist **Rhodopsin** aus dem Protein **Opsin** und dem Vitamin-A-Abkömmling **Retinal** (➤ 10.9.8). Bei den Zapfen gibt es **Rot-, Grün- und Blauzapfen** mit unterschiedlichen Eiweißanteilen im Sehfarbstoff.

Den Fotosensoren nachgeschaltet sind als zweites Neuron die **Bipolarzellen.** Hier entstehen die Aktionspotenziale. Die außerdem in dieser Schicht vorhandenen **amakrinen Zellen** und **Horizontalzellen** stellen „Querverbindungen" her und führen erste Verrechnungen der Information durch, etwa Einstellung auf die Lichtintensität oder Kontrastbildung.

Die innerste Schicht und das dritte Neuron bilden die **(retinalen) Ganglienzellen.** Ihre Axone vereinigen sich an der **Papille** zum *Sehnerv* (**N. opticus** ➤ Abb. 17.7, ➤ Abb. 16.24), der die Sinneseindrücke weiterleitet (Sehbahn ➤ 17.6.3).

An der Papille, also dem Sehnervenaustritt, gibt es weder Stäbchen noch Zapfen, sodass hier das Sehvermögen völlig fehlt. Diese Stelle heißt deshalb **blinder Fleck** (➤ Abb. 17.9).

Die Anpassung des Auges an Lichtreize unterschiedlicher Intensität wird **Hell- bzw. Dunkeladaptation** genannt. Sie beruht vor allem auf biochemischen und neuronalen Prozessen in der Netzhaut und nur zu einem geringen Teil auf der Änderung der Pupillenweite. Bei Blendung wird in ungefähr einer Minute die Lichtempfindlichkeit der Netzhaut herabgesetzt. Die Anpassung an plötzliche Dunkelheit dauert hingegen bis zu 30 Min.

Im Alter reagieren die Pupillen langsamer auf wechselnde Lichtverhältnisse und können sich nicht mehr so weit öffnen. Verschärft durch einen Funktionsverlust außen liegender Netzhautanteile und evtl. eine Linsentrübung bereitet das Sehen im Dunkeln und insbesondere z. B. das Hineinfahren in einen (dunklen) Tunnel dem älteren Menschen Schwierigkeiten.

17.6.2 Die lichtbrechenden Strukturen

Die lichtbrechenden Strukturen bündeln („brechen") die einfallenden Strahlen stets so, dass auf der Netzhaut ein scharfes Bild entsteht. Sie bilden den **optischen Apparat** des Auges und sind vergleichbar mit dem Linsensystem eines Fotoapparates.

Zum optischen Apparat des Auges zählen die *Hornhaut,* die *Linse,* der *Glaskörper* und das *Kammerwasser.*

Die Linse

Die **Linse** ist mittels der bindegewebigen Zonulafasern hinter der Iris und vor dem Glaskörper am Ziliarkörper aufgehängt. Die Linse ist ein gefäßloser, transparenter linsenförmiger Körper, der von einer festen Kapsel umgeben ist. Sie ist der einzige optisch variable Bestandteil des optischen Apparates.

Grauer Star

Mit zunehmendem Alter wird die Linse nicht selten trüb. Dieser **graue Star** *(Katarakt)* führt zu erhöhter Blendempfindlichkeit und beeinträchtigt das Sehvermögen immer mehr, ist jedoch gut behandelbar: In einer **Staroperation** wird die getrübte Linse gegen eine Kunststofflinse ausgetauscht.

Der Glaskörper

Der Innenraum des Augapfels hinter der Linse wird vom **Glaskörper** *(Corpus vitreum)* ausgefüllt. Er besteht aus einer durchsichtigen, gallertigen Masse. Der Glaskörper erzeugt durch konstanten Druck einen festen Kontakt zwischen Netzhaut und Pigmentepithel, was für eine ausreichende Nährstoffversorgung der Netzhaut notwendig ist.

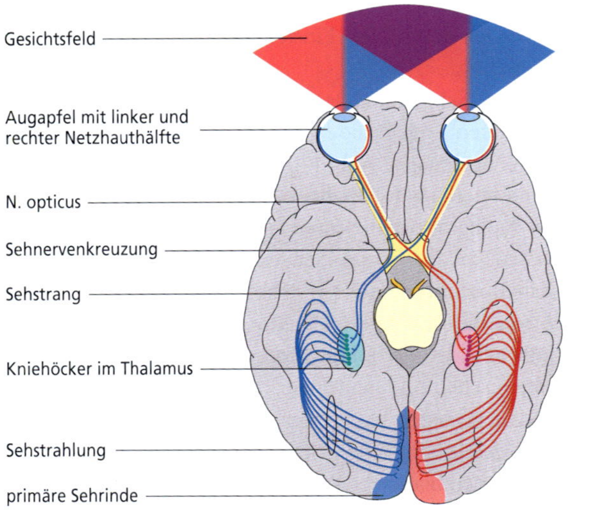

Abb. 17.10 Gesichtsfeld und Sehbahn. [L190]

17.6.3 Die Sehfunktion

Auf dem Weg zu den Sinneszellen in der Netzhaut müssen eintreffende Lichtstrahlen zunächst die lichtbrechenden Medien Hornhaut, Kammerwasser, Linse und Glaskörper passieren.

Maß für die Brechkraft optischer Systeme ist die **Dioptrie** (kurz **dpt**). Sie ist definiert als der Kehrwert der Brennweite (in Metern) des optischen Systems. Eine Linse mit einer Brennweite von 10 cm (0,1 m) hat also eine Brechkraft von 10 Dioptrien. Sammellinsen haben positive, Zerstreuungslinsen negative Dioptrienzahlen. Die Gesamtbrechkraft des in die Ferne blickenden Auges beträgt 59 dpt, wobei die Hornhaut mit 43 dpt den Hauptteil ausmacht, gefolgt von der Linse, deren Brechkraft veränderlich ist (Akkommodation).

Auf der Netzhaut entsteht ein *verkleinertes, spiegelbildliches* und *umgekehrtes* Bild des betrachteten Objektes, das dann vom Gehirn „richtig gerückt" wird.

Der von den Sinneszellen aufgenommene Licht- bzw. Farbeindruck wird über N. opticus, **Sehnervenkreuzung** (*Chiasma opticum,* ➤ Abb. 17.10, ➤ Abb. 16.1, ➤ Abb. 16.17) und **Sehstrang** (*Tractus opticus)* zum Thalamus weitergeleitet. Von dort erreicht er über die **Sehstrahlung** *(Radiatio optica)* die **Sehrinde** des Hinterhauptlappens, wo die eigentliche visuelle Wahrnehmung erfolgt. Hier verschmelzen die aus beiden Augen eintreffenden Informationen.

VORSICHT

Das Sehvermögen ist bei der Geburt noch nicht ausgereift. Vor allem im ersten Lebensjahr entwickelt es sich rasch weiter, volle Sehschärfe und räumliches Sehen werden im Kleinkind- bis Kindergartenalter erreicht. Pflegende achten auf die Warnsymptome von **Sehstörungen:**

- Bei Säuglingen kein Fixieren von Personen oder Gegenständen, „Augenzittern" (Nystagmus ➤ 17.7.4), Reiben der Augen, einseitige Kopfhaltung, Weinen oder Abwehrbewegungen, wenn ein Auge zugehalten wird
- Danebengreifen, Ungeschicklichkeit

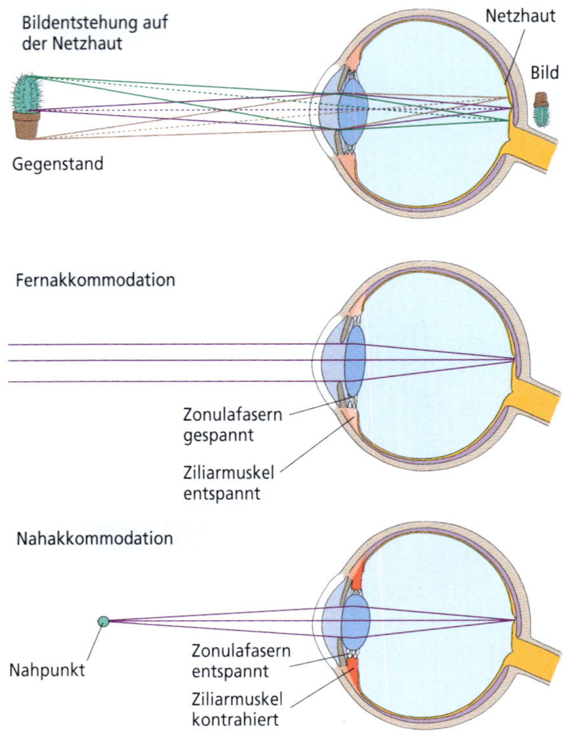

Abb. 17.11 Bildentstehung auf der Netzhaut: Fern- und Nahakkommodation. [L190]

Die Akkommodation

Um sowohl von nahen als auch fernen Gegenständen scharfe Bilder zu erhalten, wird die Brechkraft des Auges variiert. Dies erfolgt hauptsächlich über die Linse, die ihren Krümmungsgrad und somit ihre Brechkraft ändern kann (**Akkommodation** ➤ Abb. 17.11).

- Bei der **Nahakkommodation** kontrahiert sich der Ziliarmuskel (➤ 17.6.1). Dadurch entspannen sich die Fasern, an denen die Linse aufgehängt ist; die Linse kann ihrer Eigenelastizität folgen und nimmt eine stärker gewölbte Form mit höherer Brechkraft an.
- Umgekehrt entspannt sich bei der **Fernakkommodation** der Ziliarmuskel, die Aufhängefasern der Linse straffen sich, die Linse wird flacher, ihre Brechkraft nimmt dadurch ab.

Bereits ab dem Jugendalter nimmt die Eigenelastizität der Linse und damit die Fähigkeit zur Akkommodation ab. Dadurch rückt der **Nahpunkt** weiter weg (➤ Abb. 17.12) und Gegenstände in der Nähe werden nicht mehr scharf auf der Netzhaut abgebildet – die **Akkommodationsbreite** nimmt ab.

17.6.4 Die Fehlsichtigkeit

DEFINITION

Fehlsichtigkeit: Im engeren Sinne synonym zu Brechungsfehler, im weiteren Sinne auch andere Störungen der Sehfunktion wie etwa Störungen des Farbensehens umfassend.

Brechungsfehler: Entstehen unscharfer Abbildungen betrachteter Gegenstände auf der Netzhaut als Folge abnormer Brechkraft von Hornhaut oder Linse oder abnormer Länge des Augapfels.

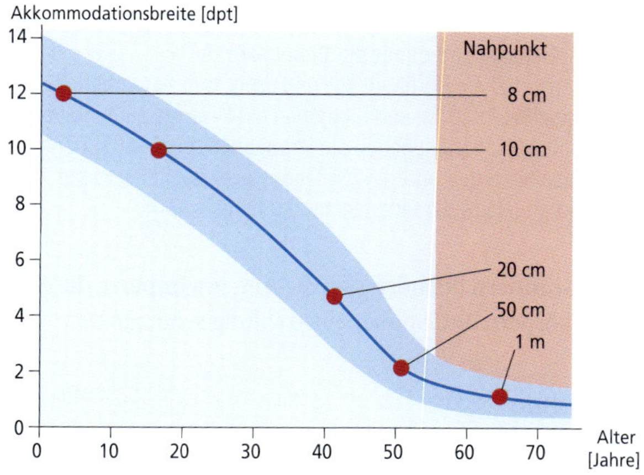

Abb. 17.12 Altersabhängigkeit von Akkommodationsbreite und Nahpunktentfernung. [L190]

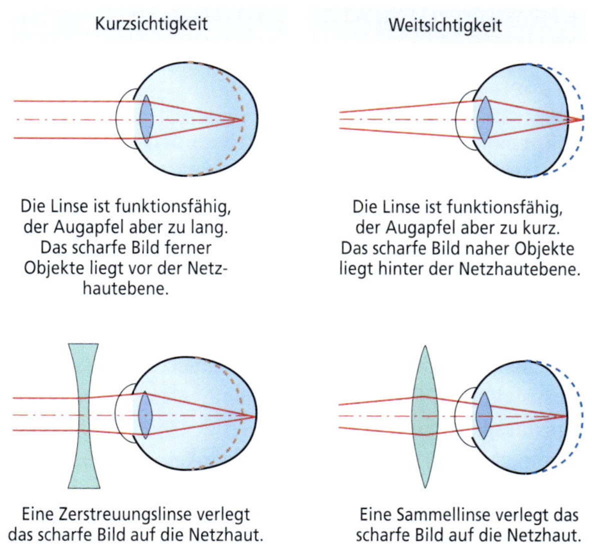

Abb. 17.13 Strahlengang bei Kurz- und Weitsichtigkeit, oben ohne, unten mit Korrektur durch eine Brille. Bei Alterssichtigkeit entsteht das scharfe Bild naher Gegenstände wie bei Weitsichtigkeit hinter der Netzhaut, die Ursache ist aber eine andere. [L190]

Wie oben dargestellt entsteht das Bild betrachteter Gegenstände physiologischerweise genau auf der Netzhaut und ist damit scharf. Bei **Brechungsfehlern** ist dies nicht der Fall und das Sehen dadurch unscharf. Betroffen sind mehr als die Hälfte der Erwachsenen in Deutschland. Der Begriff „Fehl-" oder „-fehler" wird zunehmend kritisert und eher von Normvarianten oder Abweichungen vom Idealauge gesprochen.

Mit ca. 30 % aller Erwachsenen ist in Deutschland die **Kurzsichtigkeit** *(Myopie)* am häufigsten. Meist ist der Augapfel zu lang, seltener die Brechkraft der lichtbrechenden Medien zu hoch. Als Folge vereinigen sich die Lichtstrahlen bereits vor der Netzhaut und das auf der Netzhaut entstehende Bild ist unscharf (➤ Abb. 17.13). Betroffene sehen in der Ferne verschwommen, in der Nähe in aller Regel gut.

Umgekehrt ist es bei der **Weitsichtigkeit** *(Hyperopie)*. Der Augapfel ist zu kurz bzw. die Brechkraft zu gering und das scharfe Bild liegt hinter der Netzhaut (➤ Abb. 17.13). Das Sehen ist in der Ferne besser als in der Nähe.

Im Gegensatz zu Kurz- oder Weitsichtigkeit trifft die **Alterssichtigkeit** oder *Presbyopie* jeden Menschen: Aufgrund der nachlassenden Linsenelastizität (➤ 17.6.3) wird etwa im 45.–50. Lebensjahr das Sehen im Nahbereich von 40 bis 50 cm unscharf und der Alltag eingeschränkt.

Die Korrektur der Brechungsfehler erfolgt ganz überwiegend durch Brille oder Kontaktlinsen, die das scharfe Bild wieder auf die Netzhaut verlegen (➤ Abb. 17.13).

LERNHILFE

Konkave – konvexe Brillengläser

In ein kon**kav**es Glas kann man **Kaf**fee hineingießen (also Ränder dicker als Mitte).
Ensprechend ist das konvexe Glas in der Mitte dicker als am Rand. [1]

17.6.5 Die Augenmuskeln

Die Augäpfel werden in den Augenhöhlen durch je sechs quer gestreifte Augenmuskeln bewegt (➤ Abb. 17.14, ➤ Tab. 17.1). Das Fettgewebe der Augenhöhle wirkt dabei wie ein Gleitlager.

Die nervöse Versorgung erfolgt über die Hirnnerven III, IV und VI (➤ 16.11.1) und ermöglicht ein koordiniertes Zusammenspiel der Augenmuskeln beider Augen. Ist diese Koordination gestört, kommt es zum **Schielen,** evtl. mit Doppelbildern.

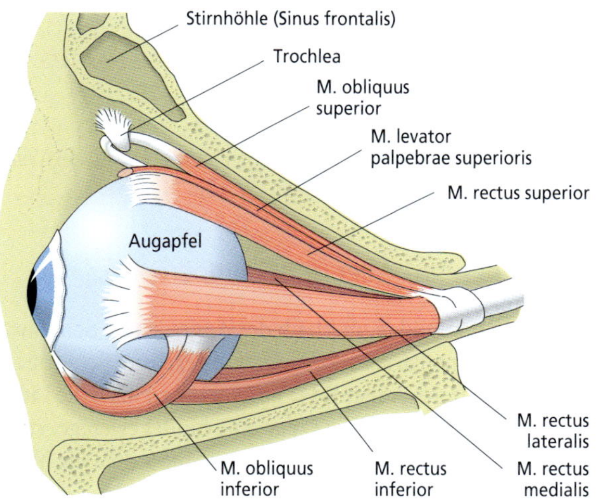

Abb. 17.14 Schnitt durch die Augenhöhle mit Blick von lateral auf die vier geraden und die zwei schrägen äußeren Augenmuskeln. [L190]

Tab. 17.1 Funktion der äußeren Augenmuskeln.

Augenmuskel	Funktion; Innervation
M. rectus superior *(oberer gerader Augenmuskel)*	Hebung und Innenrollung des Auges; N. oculomotorius (HN III)
M. rectus inferior *(unterer gerader Augenmuskel)*	Senkung und Außenrollung des Auges; N. oculomotorius (HN III)
M. rectus lateralis *(äußerer gerader Augenmuskel)*	Abduktion (Auswärtsbewegung); N. abducens (HN VI)
M. rectus medialis *(innerer gerader Augenmuskel)*	Adduktion des Auges (Nasalbewegung); N. oculomotorius (HN III)
M. obliquus superior *(oberer schräger Augenmuskel)*	Abduktion, Senkung und Einwärtsrollung des Auges; N. trochlearis (HN IV)
M. obliquus inferior *(unterer schräger Augenmuskel)*	Abduktion, Hebung und Außenrollung des Auges; N. oculomotorius (HN III)

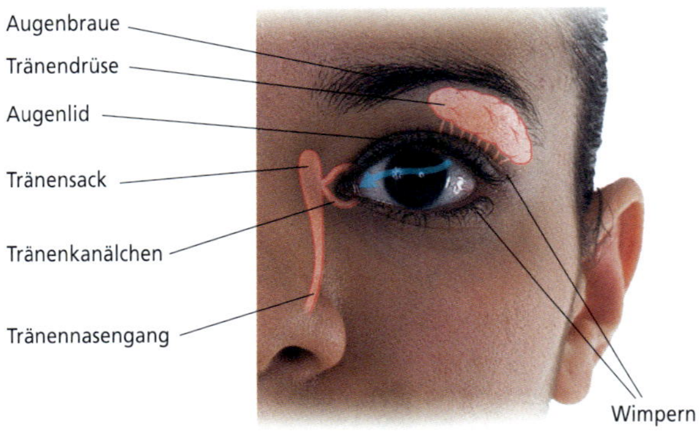

Abb. 17.15 Schutzeinrichtungen des Auges. [E402-004]

17.6.6 Die Schutzeinrichtungen des Auges

DEFINITION

Schutzeinrichtungen des Auges: Augenbrauen, Augenlider, Wimpern, Bindehaut und Tränenapparat (➤ Abb. 17.15).

Die Augenbrauen, -lider und -wimpern

Die **Augenbrauen** bilden oberhalb der Augen einen Schutzwall vor zu intensiver Sonnenstrahlung, Fremdkörpern und Schweiß.

Oberes und unteres **Augenlid** *(Palpebra)* begrenzen die **Lidspalte.** In ihrem Innern enthalten die Lider eine bindegewebige, stabilisierende Platte, die *Lidplatte* oder den **Tarsus,** außerdem die **Meibom-, Moll- und Zeis-Drüsen.**

Dünne Muskeln, darunter der *M. orbicularis oculi* (Augenringmuskel ➤ 15.2.4), können das Auge willkürlich und unwillkürlich verschließen, etwa zur Abwehr vor Fremdkörpern (aber auch zu starkem Licht), im Schlaf oder beim Lidschlag. Geöffnet wird das Auge durch den vom N. oculomotorius innervierten, quer gestreiften **M. levator palpebrae superioris** *(Oberlidheber)* und den sympathisch innervierten, glatten **M. tarsalis** *(Tarsusmuskel).*

Pflege bei fehlendem Lidschluss

Fehlt der Lidschluss und damit die Benetzung der Hornhaut mit Tränenflüssigkeit, trocknet die Hornhaut aus und droht trüb zu werden. Besonders gefährdet sind Bewusstlose und Menschen mit Gesichtslähmungen. Um die Hornhaut feucht zu halten, geben die Pflegenden regelmäßig Tränenersatz oder Augensalbe in den unteren Bindehautsack. Nachts wird ggf. ein Uhrglasverband angelegt, der eine feuchte Kammer schafft.

An den **Lidrändern** befinden sich die **Augenwimpern,** die ebenfalls vor Fremdkörpern und Sonneneinstrahlung schützen.

Die Bindehaut

Die **Bindehaut** *(Augenbindehaut, Konjunktiva)* ist eine gefäßreiche Schleimhaut. Sie bedeckt den vorderen, sichtbaren Lederhautabschnitt sowie die Innenseiten der Augenlider und verbindet damit Augapfel und Augenlider. Die obere und untere Umschlagfalte heißt oberer bzw. unterer **Bindehautsack.** Da die Bindehaut viele Schmerz- und Berührungssensoren enthält, ist sie bei äußeren Reizungen (z. B. durch Fremdkörper) sehr schmerzempfindlich.

Der Tränenapparat

Der **Tränenapparat** besteht aus den **Tränendrüsen** *(Glandulae lacrimales)* und den **Tränenwegen.**

Die Tränendrüsen liegen oberhalb der äußeren Augenwinkel in den Augenhöhlen (➤ Abb. 17.15) und produzieren die **Tränenflüssigkeit.** Die Tränenflüssigkeit ist salzreich und enthält ein bakterienabtötendes Enzym, das *Lysozym.* Durch die Tränenflüssigkeit werden Fremdkörper aus dem Bindehautsack ausgeschwemmt, und mithilfe des Lidschlags bewahrt sie die der Luft ausgesetzten Augenabschnitte vor Austrocknung. Die Tränenflüssigkeit gelangt über zahlreiche Ausführungsgänge im Bereich der Oberlider in den Bindehautsack und sammelt sich in den inneren Augenwinkeln. Dort befinden sich zwei feine **Tränenkanälchen** *(Canaliculi lacrimales),* die in einen gemeinsamen **Tränensack** *(Saccus lacrimalis)* münden. Von dort aus fließt die Tränenflüssigkeit über den **Tränennasengang** *(Ductus nasolacrimalis)* in die Nasenhöhle.

Kommt es durch äußere Reize (z. B. Fremdkörper) oder psychische Einflüsse zu verstärktem Tränenfluss, reichen oftmals die normalen Abflusswege nicht mehr aus, und die Tränen fließen über die Lidränder ab *(Weinen).*

17.7 Das Hör- und Gleichgewichtsorgan

Das **Hörorgan** liegt zusammen mit dem **Gleichgewichtsorgan** gut geschützt in der Felsenbeinpyramide des Schläfenbeins:

- Das **Gehör** dient der Aufnahme von Schallreizen.
- Das **Gleichgewichtsorgan** registriert Körperlage und -bewegung im Raum.

Die Informationen aus beiden Organen werden über den **N. vestibulocochlearis** *(VIII. Hirnnerv)* an das Gehirn übermittelt. Dieser verläuft zusammen mit den ohrversorgenden Blutgefäßen vom Innenohr durch den **inneren Gehörgang** des Felsenbeins ins Schädelinnere.

17.7.1 Das Hörorgan

DEFINITION

Hörorgan: Sinnesorgan für die Wahrnehmung von Schallreizen. Bestehend aus:
- **Äußerem Ohr** aus **Ohrmuschel, äußerem Gehörgang, Trommelfell** *(Membrana tympani)*
- **Mittelohr,** Hauptteil **Paukenhöhle** mit den drei **Gehörknöchelchen Hammer** *(Malleus),* **Amboss** *(Incus)* und **Steigbügel** *(Stapes)*
- **Innenohr** mit der **knöchernen Schnecke** *(Cochlea),* welche die **häutige Schnecke** *(Ductus cochlearis)* und darin das **Corti-Organ** mit den Hör-Sinneszellen enthält

Das äußere Ohr

Zum **äußeren Ohr** gehören die knorpelige **Ohrmuschel** und der **äußere Gehörgang** (➤ Abb. 17.16). Der äußere Gehörgang, der leicht abgewinkelt von der Ohrmuschel zum Trommelfell zieht, enthält Drüsen, die das **Ohrenschmalz** *(Cerumen)* bilden, und einzelne Haare. Sie schützen vor eindringenden Fremdkörpern.

Das **Trommelfell** *(Membrana tympani),* eine dünne bindegewebige Membran, ist die Grenze zwischen äußerem Ohr und Mittelohr. Bei der **Ohrenspiegelung** *(Otoskopie)* kann es direkt eingesehen und beurteilt werden.

VORSICHT

Die „Reinigung" des Ohrs mit **Wattestäbchen** ist gefährlich: Bei zu starker Manipulation wird Ohrenschmalz eher weiter in das Ohr hineingeschoben als herausbefördert, zudem kann das Trommelfell durch zu heftiges „Stochern" durchstoßen werden. Es reicht, Ohrmuschel und Eingang des äußeren Gehörgangs zu reinigen.

Das Mittelohr

Das **Mittelohr** besteht aus mit Luft gefüllten und mit Epithel ausgekleideten Hohlräumen im Schläfenbein. Hauptteil ist die **Paukenhöhle** im Felsenbein (➤ Abb. 17.16), die sich vom Trommelfell bis zu einer knöchernen Wand des Innenohrs erstreckt. In dieser Wand befinden sich zwei membranverschlossene Knochenfenster, das **ovale** und das **runde Fenster,** die eine Verbindung mit dem Innenohr herstellen. Nach hinten geht die Paukenhöhle in die **Warzenfortsatzzellen** *(Cellulae mastoideae)* über.

Die **Ohrtrompete** *(Tuba auditiva eustachii, Eustachische Röhre)* verbindet Paukenhöhle und oberen Rachen. Sie ermöglicht einen *Luftdruckausgleich* zwischen äußerer Umgebung und Paukenhöhle, indem sie bei jedem Schlucken automatisch geöffnet wird. Dadurch gewährleistet sie die normale Trommelfellbeweglichkeit und damit ein intaktes Gehör. Ist die Ohrtrompete verschlossen oder verlegt (etwa bei einer Erkältung oder Polypen, ➤ 6.2) oder befindet sich Flüssigkeit in der Paukenhöhle (etwa bei einer **Mittelohrentzündung** = *Otitis media*), ist das Gehör beeinträchtigt.

In der Paukenhöhle liegen die drei **Gehörknöchelchen Hammer** *(Malleus),* **Amboss** *(Incus)* und **Steigbügel** (*Stapes* ➤ Abb. 17.16). Der *Hammergriff* ist mit dem Trommelfell fest verbunden. Sein kürzerer *Fortsatz* ist gelenkig mit dem Amboss und dieser wiederum gelenkig mit dem Steigbügel verknüpft. Der Steigbügel ist mit seiner „Fußplatte" im ovalen Fenster befestigt. Die Gehörknöchelchen verstärken die auf das Trommelfell treffenden Schallwellen und übertragen sie auf das ovale Fenster. Zwei kleine **Mittelohrmuskeln,** der *Trommelfellspanner* **(M. tensor tympani)** und der *Steigbügelmuskel* **(M. stapedius),** verbessern die Schallanalyse und schützen das Innenohr durch reflektorische Kontraktion vor zu starkem Lärm.

17

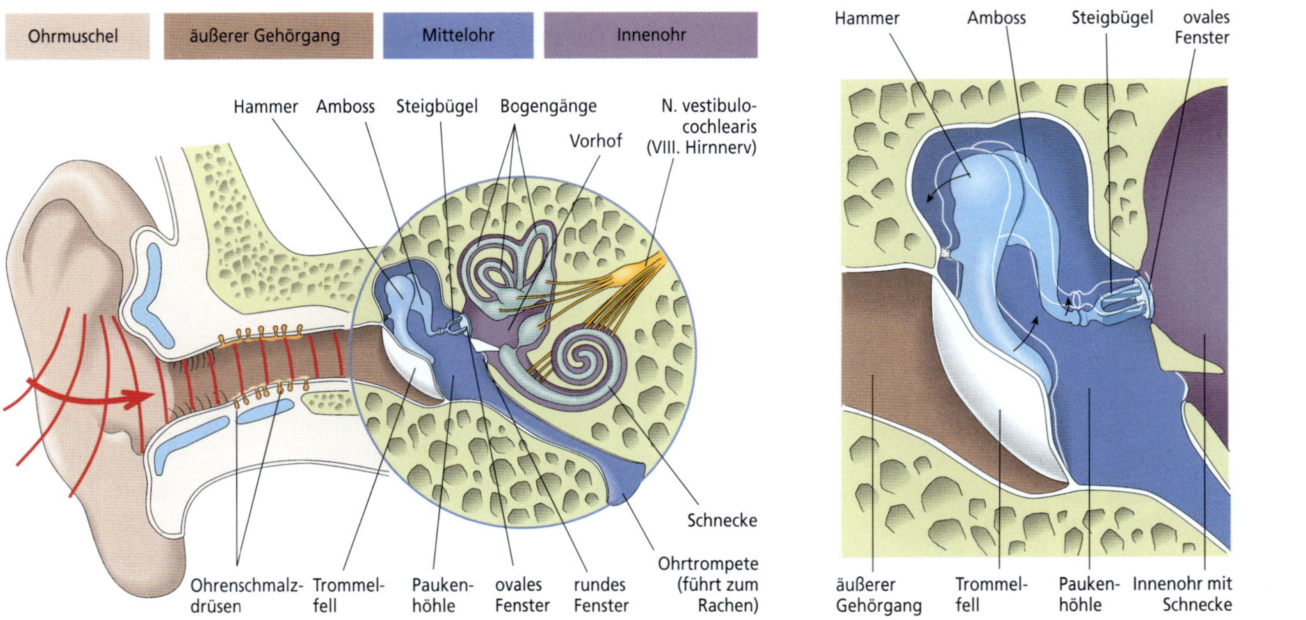

Abb. 17.16 Links: Übersicht über äußeres Ohr, Mittelohr und Innenohr (vergrößert). Die roten Pfeile markieren die Schallwellen, die dann das Trommelfell in Schwingungen versetzen. Rechts: die Paukenhöhle im Detail. Die schwarzen Pfeile zeigen die Bewegung der Gehörknöchelchen infolge der Trommelfellschwingung. [L190]

Das Innenohr

Das **Innenohr** enthält die Sensoren für das Gehör und den Gleichgewichtssinn. Es liegt in einem komplizierten Hohlraumsystem, dem **knöchernen Labyrinth** des Felsenbeins. Dieses besteht aus *Vorhof, Bogengängen* und *Schnecke* und ist mit einer liquorähnlichen Flüssigkeit gefüllt, der **Perilymphe.** Im knöchernen Labyrinth liegt das **häutige Labyrinth,** gefüllt mit **Endolymphe,** die der Intrazellulärflüssigkeit ähnelt. Vorhof und Bogengänge beherbergen die Sensoren des Gleichgewichtsorgans. Die Schnecke enthält die Sensoren für das Gehör.

Die **knöcherne Schnecke** *(Cochlea)* ist ein spiraliger Knochenraum, der mit der erwähnten Perilymphe gefüllt ist. Eine Zwischenwand teilt den Schneckengang in zwei Etagen: die obere **Scala vestibuli** *(Vorhoftreppe)* beginnt am ovalen Fenster und geht an der **Schneckenspitze** *(Helicotrema)* in die unten gelegene **Scala tympani** *(Paukentreppe)* über, die am runden Fenster endet (➤ Abb. 17.17).

Zwischen Scala vestibuli und Scala tympani verlauft die **häutige Schnecke** *(Ductus cochlearis),* ein mit Endolymphe gefüllter membranöser Schlauch. Die häutige Schnecke wird nach oben zur Scala vestibuli hin von der **Reissner-Membran** begrenzt, nach unten, zur Scala tympani, von der **Basilarmembran.** Auf der Basilarmembran liegt das **Corti-Organ** mit **Stützzellen** und den Sinneszellen für das Gehör. Sie heißen **Haarzellen,** da sie an ihrem freien Ende feine „Härchen" (Stereozilien) tragen, die in die Endolymphe des häutigen Schneckengangs ragen und mit der gallertigen **Tektorialmembran** *(Membrana tectoria)* in Verbindung stehen. Die *äußeren Haarzellen* verstärken die ins Innenohr übertragenen Schwingungen. Die *inneren Haarzellen* lösen als sekundäre Sinneszellen in afferenten Fasern des VIII. Hirnnerv (N. vestibulocochlearis) Generator- bzw. Aktionspotenziale aus.

17.7.2 Die Hörfunktion

Schallwellen sind Druckschwankungen der Luft, die sich wellenförmig ausbreiten. Auf das Ohr eintreffende Schallwellen werden von der Ohrmuschel aufgenommen und durch den äußeren Gehörgang zum Trommelfell geleitet. Das Trommelfell wird durch die Schallwellen in Schwingungen versetzt, die sich auf die Gehörknöchelchenkette übertragen und schließlich das ovale Fenster erreichen.

Die Steigbügelschwingungen am ovalen Fenster versetzen die Perilymphe der Scala vestibuli in Schwingungen. Diese Schwingungen laufen als *Wanderwellen* bis zur Schneckenspitze und dann über die Scala tympani zum runden Fenster. Häutige Schnecke und Basilarmembran schwingen zwangsläufig mit. Dadurch kommt es zwischen den Haarzellen auf der Basilarmembran und der gallertigen Tektorialmembran zu Scherbewegungen, welche die Härchen der Haarzellen verbiegen. Aufgrund dieses *mechanischen* Biegungsreizes werden die Haarzellen erregt. Die äußeren Haarzellen verstärken hierauf die Wanderwelle. Die Erregung der inneren Haarzellen führt über Neurotransmitterfreisetzung zu Aktionspotenzialen in den basal gelegenen Nervenfasern. Diese Nervenfasern vereinigen sich später zusammen mit den Nervenfasern des Gleichgewichtsorgans zum **N. vestibulocochlearis** *(VIII. Hirnnerv)* und ziehen zum Hörzentrum im Großhirnschläfenlappen (➤ 16.5.2).

Der oben dargestellte Weg des Schalls heißt **Luftleitung.** Die Schallwellen können auch z. B. durch eine auf den Warzenfortsatz aufgesetzte Stimmgabel direkt über die Schädelknochen auf das Innenohr übertragen werden. Diese **Knochenleitung** überträgt den Schall deutlich schlechter als die Luftleitung.

Frequenz der Töne

Aufgrund der mechanischen Eigenschaften der Basilarmembran hat jede Schwingungsfrequenz und damit jede Tonhöhe an einem ganz bestimmten Ort der Basilarmembran ihr Auslenkungsmaximum **(Frequenzauflösung nach dem Ortsprinzip).** Hohe Töne werden nahe der Schneckenbasis, tiefe nahe der Schneckenspitze am besten gehört. Nimmt bei gleicher Frequenz die Lautstärke eins Tons und damit die Auslenkung der Basilarmembran zu, werden die Haarzellen stärker gereizt und mehr Aktionspotenziale pro Zeit gebildet.

Der Mensch kann Schallwellen in einem Frequenzbereich von etwa 20 **Hertz** (*Hz,* 1 Hertz = 1 Schwingung/s) bis 20.000 Hz (20 kHz) hören, wobei die Wahrnehmumgsschwelle frequenzabhängig ist. Am besten hören wir Frequenzen um 4 kHz (➤ Abb. 17.18).

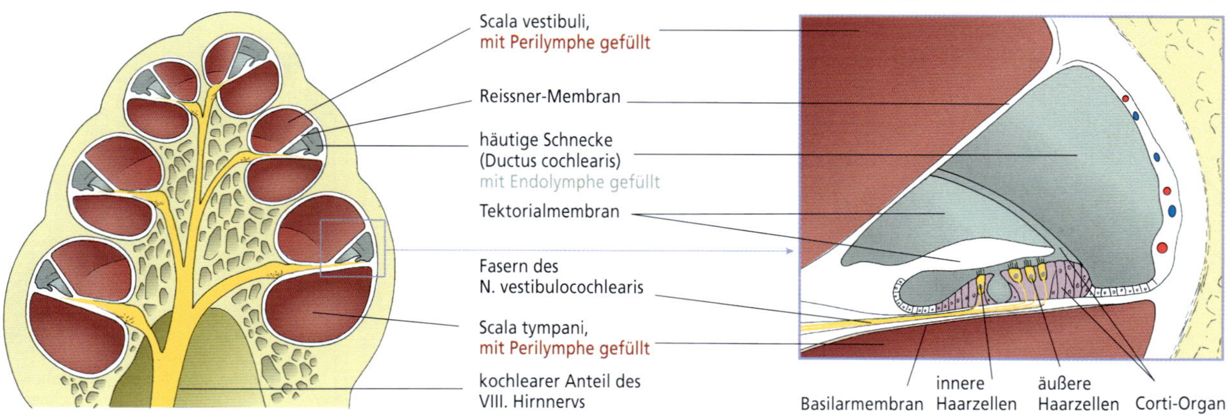

Abb. 17.17 Links: Schnitt durch die Schnecke. Man erkennt die Scala vestibuli, die häutige Schnecke und die Scala tympani. Rechts: häutige Schnecke im Detail. [L190]

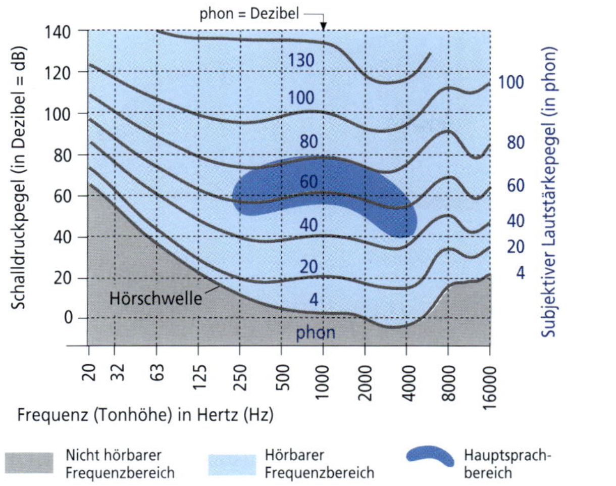

Abb. 17.18 Der Hörbereich des Menschen. [L190]

Ein *objektives* Maß für die Lautstärke eines Tons ist der **Schalldruckpegel,** der in **Dezibel** *(dB)* angegeben wird. Da aber das menschliche Ohr frequenzabhängig Lautstärken anders empfindet, als es ihrer physikalischen Lautstärke entspricht, hat man für die *subjektive* Lautstärkeempfindung eine zweite Maßeinheit eingeführt, das **Phon** *(phon).* Dabei wurde festgelegt, dass die Phonskala bei 1 kHz der Dezibelskala entspricht. Bei tieferen oder höheren Frequenzen ergeben physikalisch gleich starke Schallreize zum Teil viel geringere subjektive Lautstärkeempfindungen (➤ Abb. 17.18 ganz links und ganz rechts) oder, anders ausgedrückt, sind mehr Dezibel für eine bestimmte Lautstärke (Phonzahl) erforderlich.

VORSICHT

Der **Schalldruckpegel in Dezibel** ist ein *logarithmisches* Maß. Ein paar Dezibel mehr bedeuten also nicht ein bisschen, sondern viel mehr Schalldruck: Bei 6 dB mehr ist der Schalldruck doppelt, bei 20 dB mehr zehnmal und bei 60 dB tausendmal so hoch wie der Bezugsschalldruck.
Anhaltspunkte: Flüstern entspricht ca. 30 dB, ein ruhiges Zimmer mit leisen „Wohnungshintergrundgeräuschen" ca. 45 dB, eine normale Unterhaltung 60 dB und Verkehr ca. 75 dB. Eine Motorsäge oder sehr laute Musik hat 100–110 dB und kann schon bei einstündiger „Einwirkzeit" dem Gehör nachhaltig schaden.

Die Audiometrie

Ein Messverfahren für die Hörfunktion ist die **Audiometrie.** Sie wird mit einem *Audiometer* durchgeführt, das Töne bestimmter Frequenz und Intensität erzeugt. So können die individuellen **Hörschwellen** ermittelt werden, d. h. die minimalen Schallintensitäten, mit denen Töne bestimmter Frequenz gerade wahrgenommen werden können. Bei einer Schwerhörigkeit sind die Hörschwellen erhöht.

17.7.3 Die Schwerhörigkeit

Etwa 20 % der Erwachsenen in Deutschland hören schlecht. Ungefähr bei der Hälfte davon besteht eine mindestens mittelgradige Schwerhörigkeit, d. h., dass die Hörstörung das Verstehen „normal" lauter Sprache und damit den Alltag beeinträchtigt. Besonders häufig betroffen sind ältere Menschen.

Die Schallleitungs- und Schallempfindungsschwerhörigkeit

Bei der **Schwerhörigkeit** unterscheidet man nach dem Ort der Störung:

- **Schallleitungsschwerhörigkeit** mit Störung im Bereich des äußeren Ohrs oder des Mittelohrs, beispielsweise bei Mittelohrentzündung oder Paukenerguss
- **Schallempfindungsschwerhörigkeit** mit Schädigung von Innenohr (z. B. Zerstörung der Haarzellen) oder Hörnerv

Bei einer Schallempfindungsstörung hören Betroffene nicht nur leiser, sondern auch verändert.

Neugeborenen-Hörscreening

Ungefähr 1 von 1.000 Neugeborenen (aber 1 von 100 Frühgeborenen) leidet unter einer angeborenen Hörstörung. Unbehandelt beeinträchtigt diese die gesamte Entwicklung des Kindes. In Deutschland erfolgt deshalb bei allen Neugeborenen ein **Neugeborenen-Hörscreening.** Die Untersuchung ist schmerzlos: Nach kurzen Schallreizen wird mit sehr empfindlichen Mikrofonen die „Verstärkertätigkeit" der äußeren Haarzellen registriert (**otoakustische Emissionen,** *OAE*).
Da sich eine Schwerhörigkeit auch noch später entwickeln kann, achten Pflegende bei Kindern immer auf Warnzeichen einer Hörstörung wie Nicht-Reagieren auf akustische Reize oder Auffälligkeiten in der Sprachentwicklung.

Die Behandlung ist ursachen- und altersabhängig und umfasst häufig ein Hörgerät sowie weitere Hilfsmittel.

Die Presbyakusis

Nach dem 30. Lebensjahr sinkt das Hörvermögen oberhalb von 4.000 Hz (also im oberen Sektor des Sprachbereichs von 250 bis 4.000 Hz) alle 10 Jahre etwa um 10 dB (➤ Abb. 17.19). Die Ursachen hierfür sind wahrscheinlich vielschichtig. Ältere Mensch überhören typischerweise zunächst das Klingeln des Telefons, erst später leidet das Sprachverständnis, v. a. bei Nebengeräuschen (**Presbyakusis,** *Altersschwerhörigkeit*).

Schwerhörigkeit

Gerade ältere Menschen geben ihre Schwerhörigkeit oft nicht (von selbst) an. Dann werden Missverständnisse evtl. als Verwirrtheit interpretiert, weil Betroffene z. B. auf Fragen nicht sofort oder falsch antworten oder in eine andere Richtung laufen, als ihnen erklärt wurde. Im Zweifel regen Pflegende daher eine HNO-ärztliche Untersuchung an.

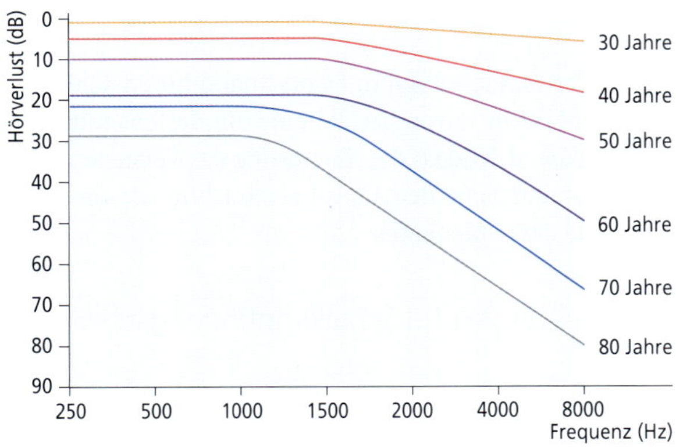

Abb. 17.19 Audiogramm in den verschiedenen Lebensphasen. [L190]

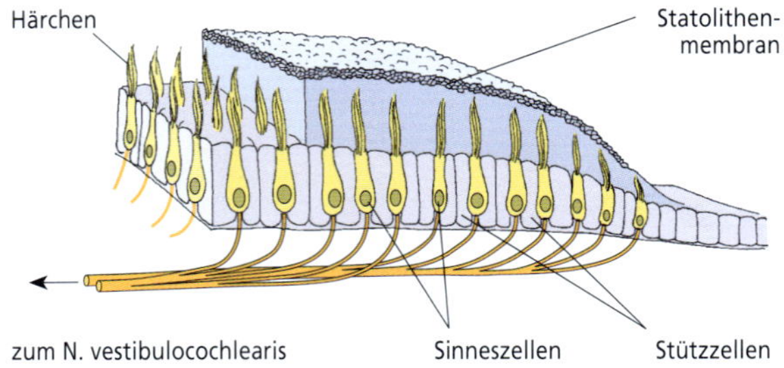

Abb. 17.21 Aufbau der Makula. [L190]

17.7.4 Das Gleichgewichtsorgan

DEFINITION

Gleichgewichtsorgan: Sinnesorgan für die Wahrnehmung von Schwerkraft und Beschleunigungen. Bestandteile:
- **Knöcherner Vorhof** *(Vestibulum)*, darin **Utriculus** und **Sacculus** (*großes* bzw. *kleines Vorhofsäckchen*) mit Sinneszellen
- Drei **knöcherne Bogengänge,** abgehend vom Vorhof, darin die **häutigen Bogengänge** mit Sinneszellen

Der **Gleichgewichtssinn** dient der Orientierung im Raum und der Aufrechterhaltung von Kopf- und Körperhaltung. Das **Gleichgewichtsorgan** liegt wie das Hörorgan im knöchernen Labyrinth.

Der Vorhof

Vom **Vorhof** *(Vestibulum),* dem Zentrum des knöchernen Labyrinths, gehen die drei Bogengänge und die Schnecke des Hörorgans ab (➤ Abb. 17.20, ➤ Abb. 17.21). Wie das gesamte knöcherne Labyrinth ist auch der Vorhof mit Perilymphe gefüllt und enthält mit Endolymphe gefüllte, membranöse Strukturen. Diese membranösen Strukturen werden im Vorhof als *großes Vorhofsäckchen* **(Utriculus)** und *kleines Vorhofsäckchen* **(Sacculus)** bezeichnet (➤ Abb. 17.20). Sie sind durch zwei feine Gänge miteinander verbunden.

Utriculus und Sacculus enthalten in ihrer Wand jeweils ein Sinnesfeld **(Makula),** welches im Utriculus in *horizontaler* Ebene, im Sacculus *vertikal* liegt (➤ Abb. 17.21). Diese Sinnesfelder sind – ähnlich wie im Hörorgan – aus Sinneszellen und Stützzellen aufgebaut. Die Sinneszellen sind Haarzellen, deren Härchen in eine gallertige Membran hineinragen. Diese **Statolithenmembran** *(Otolithenmembran)* bedeckt das gesamte Sinnesfeld und hat an ihrer Oberfläche feine Kalziumkarbonatkristalle (**Statolithen,** *Otolithen*) eingelagert.

Die Sinneszellen der Makulae reagieren auf Schwerkraft und Beschleunigungen in vertikaler oder horizontaler Ebene *(Linearbeschleunigungen).* Hierbei wird die Statolithenmembran nach unten gezogen und infolgedessen die Sinneshärchen abgeschert, die dadurch als Mechanosensoren erregt werden. Die Verarbeitung ihrer Signale im ZNS vermittelt bewusste Empfindungen wie „Fallen", „Bremsen" oder „Steigen" und führt reflektorisch zur Anpassung von Tonus und Bewegung der Körpermuskulatur (➤ Abb. 17.22).

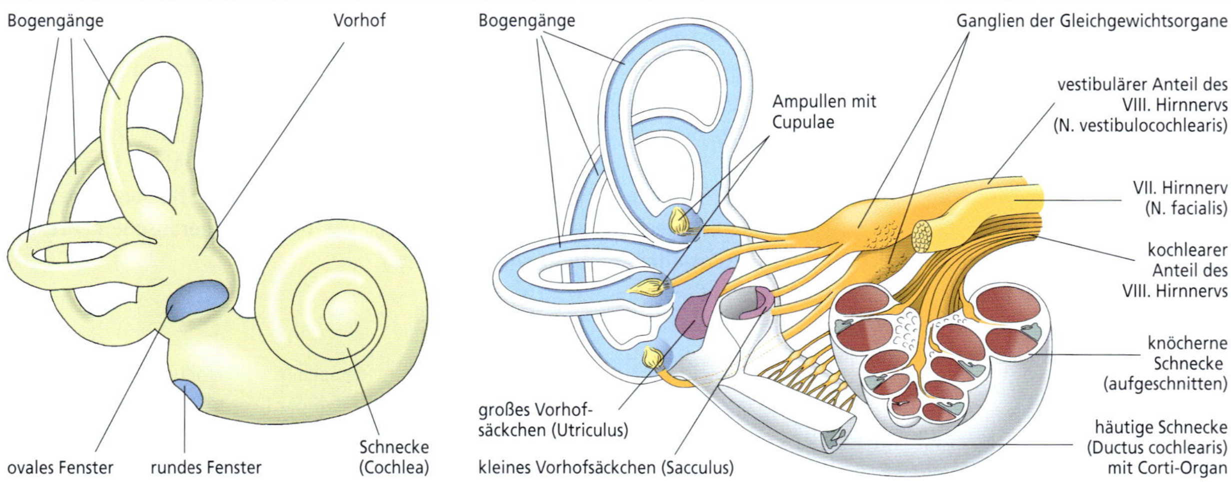

Abb. 17.20 Links: das knöcherne Labyrinth als Ausgussmodell. Rechts: Schnitt durch knöcherne Schnecke, Vorhof und Bogengänge mit VII. und VIII. Hirnnerven. [L190]

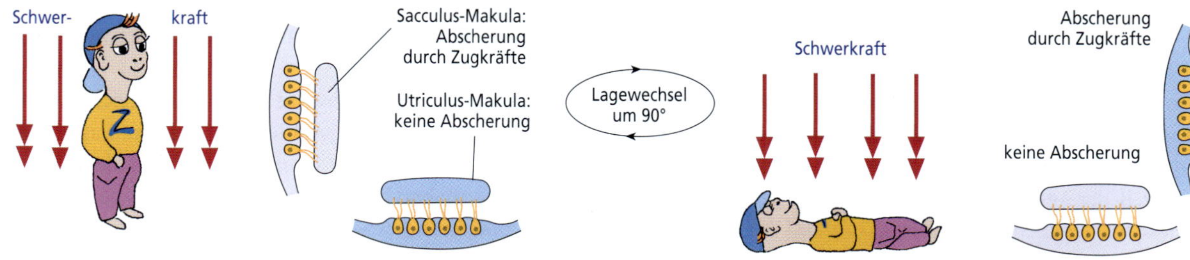

Abb. 17.22 Ablenkung der Statolithenmembran bei Lagewechsel. [L190]

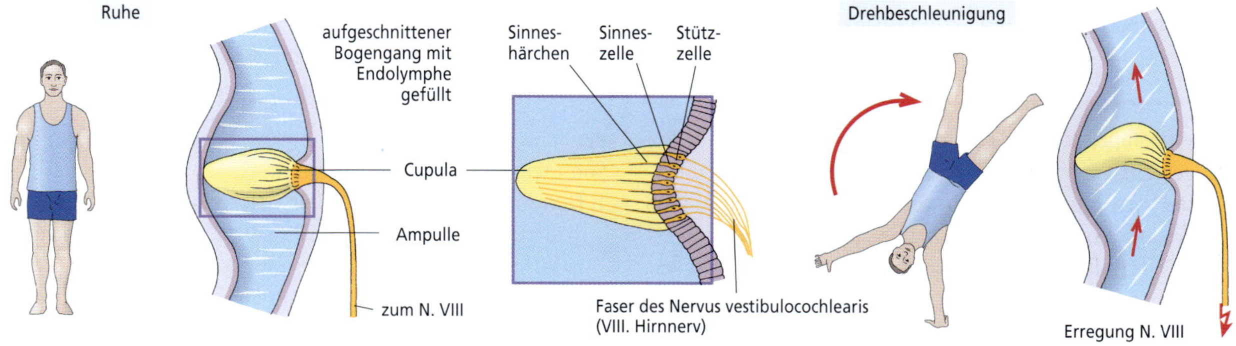

Abb. 17.23 Ablenkung der Cupula bei Drehbeschleunigung. [L190]

Die Bogengänge

Die drei **Bogengänge** stehen etwa im rechten Winkel zueinander in den drei Raumebenen. Es gibt einen vorderen und hinteren *vertikalen* und einen seitlichen *horizontalen* Bogengang. Sie beginnen und enden alle im Vorhofbereich, sodass sie zusammen mit diesem einen Ring bilden.

In den **knöchernen Bogengängen** verlaufen die membranösen, mit Endolymphe gefüllten **häutigen Bogengänge.** Jeder Bogengang ist am Ende zur **Ampulle** erweitert. Dort befinden sich die Sinneszellen des Bogengangsystems. Es sind Haarzellen, die von Stützzellen umgeben sind. Ihre Härchen ragen in eine gallertartige, kuppelförmige Masse **(Cupula).**

Die Sinneszellen der Bogengänge reagieren auf *Drehbewegungen.* Hierbei kommt es zu einer identischen Bewegung der Cupula, was – da die träge Endolymphe nicht so schnell folgen kann – zu einem Zug an den darin eingebetteten Härchen führt und den entsprechenden Reiz für die Sinneszellen darstellt (➤ Abb. 17.23). Die Nervenimpulse aus den Haarzellen führen im ZNS zur bewussten Empfindung von Drehbewegungen und zur reflektorischen Anpassung der Körperhaltung an die Erfordernisse der Situation. Da sich die Endolymphe nach einiger Zeit aber „mitdreht", führen nur *Änderungen* der Drehbewegungen – also *Drehbeschleunigungen* – zur Reizung des Bogengangsystems.

Die Leitungsbahnen des Gleichgewichtsorgans

Von den Haarzellen des Gleichgewichtsorgans werden die Erregungen zunächst an Nervenzellen im inneren Gehörgang weitergeleitet. Deren Fasern bilden den vestibulären Anteil des *N. vestibulocochlearis,* dessen Axone v. a. zu den **Vestibulariskernen** der Medulla oblongata ziehen. Nach Umschaltung werden die Informationen in das Rückenmark und zahlreiche Hirngebiete (Kleinhirn, Formatio reticularis, Thalamus, Hirnnervenkerne) weitergeleitet. Über diese Verbindungen wird der Gleichgewichtsapparat mit dem motorischen System verknüpft, sodass die Muskelbewegungen für eine normale Stellung des Kopfes, des Körpers und der Augen reflektorisch entsprechend den jeweiligen Erfordernissen gesteuert werden können.

In der Großhirnrinde werden Körperpositionen und Stellungsänderungen bewusst und ungünstige Körperpositionen ggf. über die motorische Großhirnrinde mit entsprechenden Stellungsänderungen beantwortet.

Der Nystagmus

Das Gleichgewichtsorgan ist auch mit den Augenmuskelkernen verknüpft. Schauen wir einen Gegenstand an, so führt eine Kopfdrehung über diese Verbindung zu einer automatischen Gegensteuerung durch die Augen, sodass die Blickrichtung konstant bleibt. Es kommt zu rhythmischen Augenbewegungen, die als **Nystagmus** *(Augenzittern)* bezeichnet werden. Ein Nystagmus ist außerdem normal beim Beobachten bewegter Bilder. Ansonsten ist ein Nystagmus bei einem ruhenden Menschen praktisch immer krankhaft.

Geprüft wird der Nystagmus z. B. auf einem speziellen Drehstuhl oder durch Spülung des Gehörgangs mit kaltem oder warmem Wasser (die Temperaturveränderung wird auf die Endolymphe der Bogengänge übertragen).

Die Reiseübelkeit

Ursache der **Reiseübelkeit** sind Widersprüche zwischen den Informationen aus Gleichgewichtsorgan, Tiefensensibilität und Sehsinn. Sie „verwirren" das Gehirn – Schwindel, Schweißausbrüche, Blässe, Übelkeit und Erbrechen sind die Folgen. Meist klingen die Beschwerden nach Ende z. B. der Autofahrt schnell ab, wenn die verschiedenen Sinneseindrücke wieder zueinander passen.

Der Schwindel

Mit **Schwindel** bezeichnen Laien sehr unterschiedliche Beschwerden, von Benommenheitsgefühl und Schummrigkeit über das Gefühl des Aufzugfahrens bis zum Gefühl gedreht zu werden, verbunden mit Übelkeit und Erbrechen. Entsprechend unterschiedlich sind die Ursachen.

Wohl häufigster Schwindel mit Ursache im Gleichgewichtsorgan ist der **gutartige Lagerungsschwindel,** bei dem Lageänderungen kurze Schwindelattacken auslösen. Ursache sind kleine Statolithen, die sich gelöst haben und in einen der Bogengänge gerutscht sind. Bei ausgeprägten Beschwerden „verlegen" **Befreiungsmanöver** mit systematischen Kopfdrehungen die Kristalle in Bereiche, wo sie keine Beschwerden mehr bereiten.

Aufgaben zur Pflegesituation

Am ersten postoperativen Tag übernimmt der Auszubildende Felix Groß gemeinsam mit dem Praxisanleiter Yevgeni Orlow die pflegerische Versorgung von Herrn Sommer. Bei der Mobilisation auf die Bettkante von Herrn Sommer fällt auf, dass dieser sich kaum ohne Unterstützung auf die Bettkante setzen kann und den operierten Arm schont. Beim Gang zum Waschbecken hält Herr Sommer sich krampfhaft an der Schulter des Praxisanleiters fest und klagt, dass ihm schwindelig sei. Am Waschbecken angekommen, lässt Herr Sommer sich auf den Badestuhl fallen und äußert, dass er völlig erschöpft sei. Herr Groß unterstützt Herrn Sommer bei der Körperpflege und begleitet ihn im Anschluss zum Bett, wo Herr Sommer sein Frühstück einnehmen möchte. Nach dem Frühstück verabreicht der Auszubildende gemeinsam mit dem Praxisanleiter die angeordnete Schmerzmedikation, um im Anschluss die Bewegungsschiene anzulegen. Eine halbe Stunde nach Anpassung der Bewegungsschiene meldet Herr Sommer sich mit einem unangenehmen Druckgefühl im rechten Arm. Herr Groß und der Praxisanleiter überprüfen den korrekten Sitz der Schiene und stellen dabei eine leicht gerötete Stelle an Herrn Sommers rechtem Ellenbogen fest.

1. Herr Sommer leidet seit einem halben Jahr unter Schmerzen. Wie wird Schmerz definiert? Erläutern Sie den Unterschied zwischen dem akuten und chronischen Schmerz.
2. Entwickeln Sie ein Schaubild zur Schmerzentstehung, beginnend beim „Nozizeptor".
3. Herr Sommer nimmt 2-mal tgl. Ibuprofen 400 mg ein. Erläutern Sie die Wirkungsweise von Ibuprofen und benennen Sie die Medikamentengruppe, welcher Ibuprofen zuzuordnen ist.
4. Herr Sommer klagt über Schwindel. In welchem Sinnesorgan könnte eine Störung vorliegen?
5. Welche pflegerischen Maßnahmen leiten Sie ein, um Herrn Sommer bei der Bewältigung des Schwindels zu unterstützen?
6. Welche weiteren Sinnesorgane gibt es und welche Sinnesfunktionen übernehmen diese Organe? Was sind also Sinnesorgane bzw. was versteht man unter dem Begriff Sensibilität?

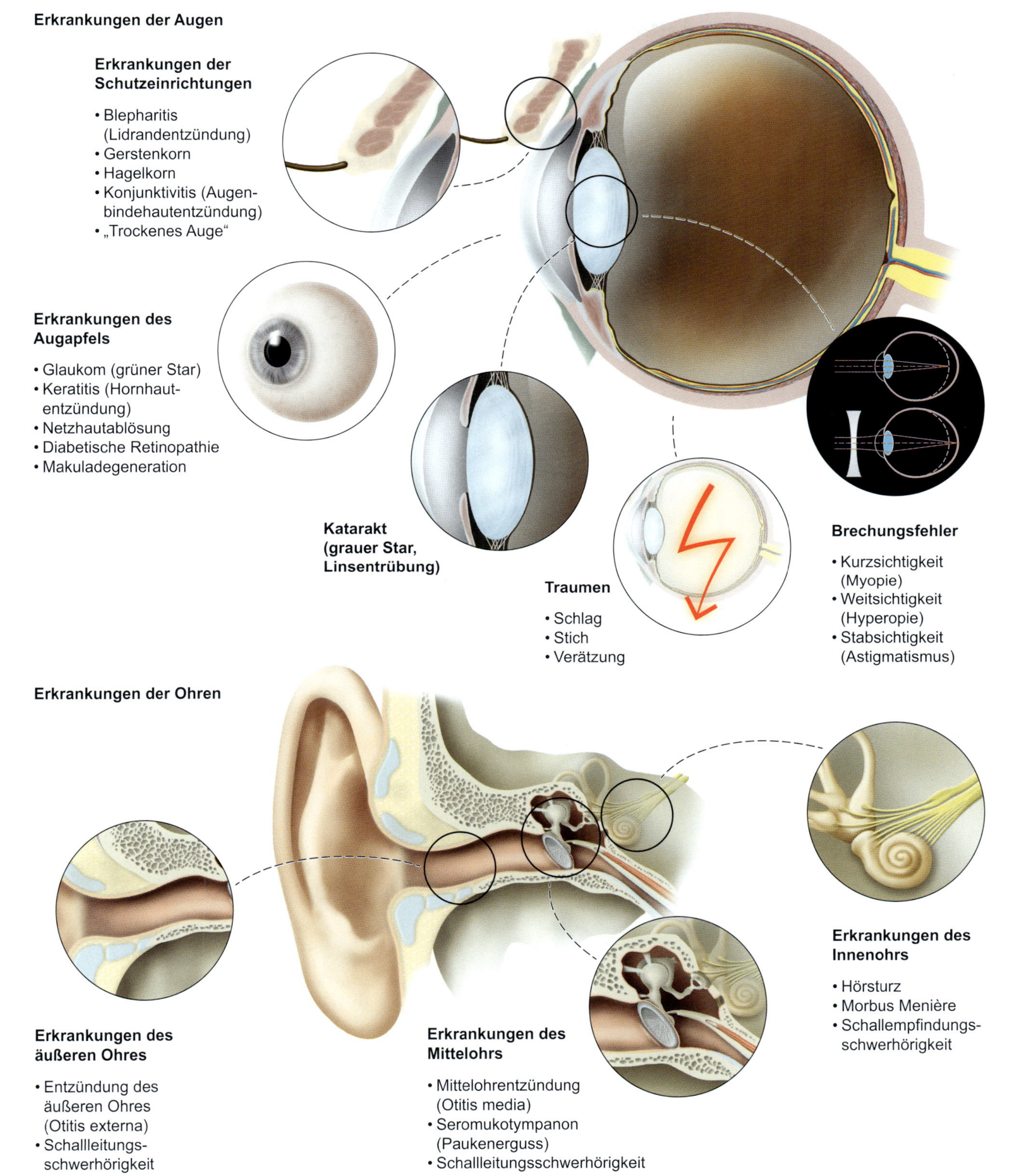

Abb. 17.24 Wichtige Erkrankungen von Auge und Ohr. Weitere Informationen zu diesen Krankheitsbildern finden Sie in „PFLEGEN Gesundheits- und Krankheitslehre“. [L275]

KAPITEL

18 Haut

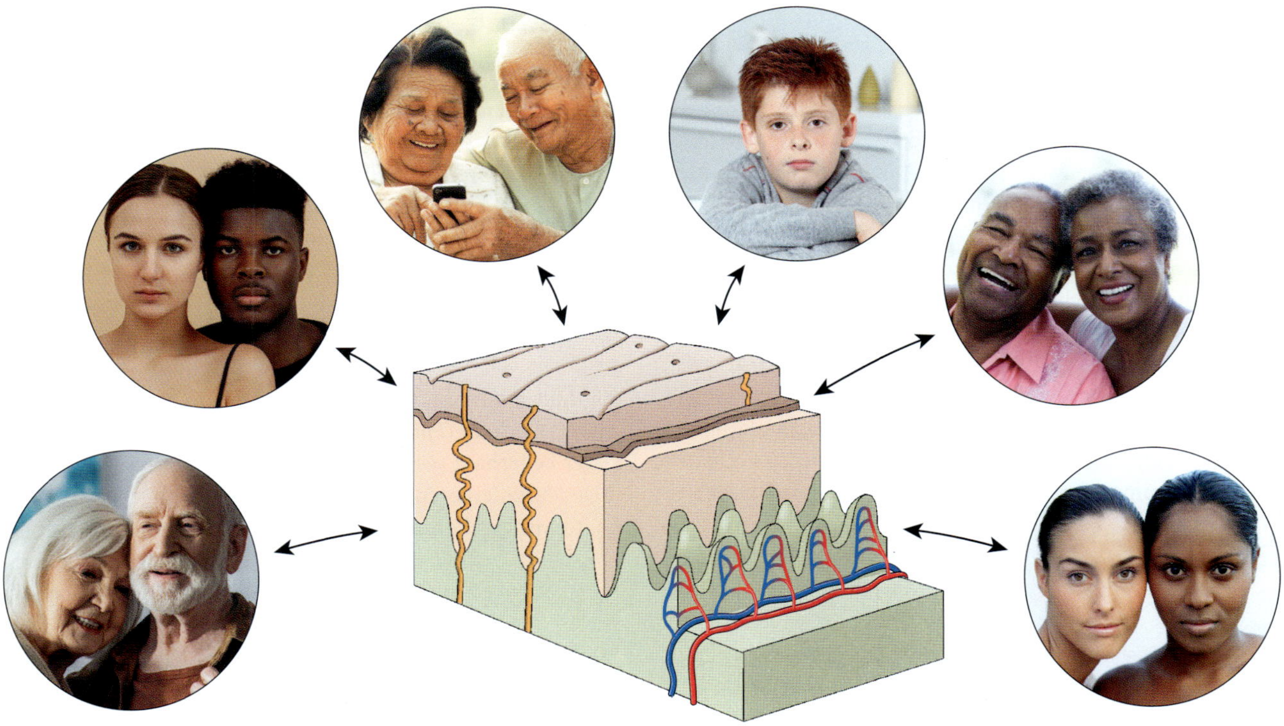

Abb. 18.1 Die Haut – keine bloße Hülle, sondern größtes Organ des Menschen! [L275/L190/J787]

Pflegesituation

Frau Gräwe, 78 Jahre alt, wird nach einem Sturz im Krankenhaus behandelt. Bei der Körperpflege benötigt sie Unterstützung, da sie bisweilen Handlungsschritte vergisst und in ihrer Beweglichkeit eingeschränkt ist. Zudem soll sie bis zur Klärung der Sturzursache nicht alleine aufstehen. Gestern ist sie während der Körperpflege durch die Pflegefachfrau und Praxisanleiterin Ute Kramer unterstützt worden. Heute übernimmt Frau Kramer die Versorgung von Frau Gräwe erneut und wird dabei von dem Auszubildenden Emre Hakim begleitet, der seinen ersten Pflichteinsatz auf der Station absolviert. Bei der morgendlichen Übergabe durch den Nachtdienst berichtet der übergebende Pflegefachmann Tobias Versin, dass sich Frau Gräwes Hautzustand verbessert habe. Ihre trockene Haut schuppe nach Verwendung einer W/Ö-Emulsion bereits deutlich weniger und der bis dahin quälende Juckreiz habe nachgelassen. Aufgrund einer 2-€-Stück-großen Rötung am Steißbein sei sie nachts mit Hilfe von Kissen immer wieder seitlich positioniert worden. Sie habe die Lagerung schlecht toleriert und sich immer wieder in die Rückenlage gedreht, deshalb sei die Rötung immer noch vorhanden und nun nicht mehr wegdrückbar, was für einen Dekubitus Kategorie 1 spreche. Auch beide Fersen seien gerötet.

18.1 Einführung

DEFINITION

Haut: Äußere „Hülle" und größtes Organ des Menschen. Beim Erwachsenen 1,5–2 m^2 Fläche und ca. 3,5 kg Gewicht, mit Unterhautfettgewebe evtl. über 10 kg. Bei Kindern ist die Körper- und damit Hautoberfläche relativ zum Körpergewicht sogar noch größer. Geht an den Körperöffnungen in die Schleimhäute der inneren Körperoberflächen (➤ 5.2) über.

Die Aufgaben der Haut

Die wichtigsten Funktionen der **Haut** sind:

- Abgrenzung der „Innenwelt" von der „Außenwelt" und Schutz des Körpers sowohl vor unkontrolliertem Verlust körpereigener Substanzen als auch vor schädlichen Umwelteinflüssen
- Aufnahme von Sinneseindrücken aus der Außenwelt
- Speicher- und Stoffwechselaufgaben, z. B. Fettspeicherung, Vitamin-D-Bildung
- Teil der Immunabwehr, z. B. als äußere Schutzbarriere und durch die in ihr enthaltenen Abwehrzellen
- Mitregulation von Wasserhaushalt (z. B. in Form von Schweiß) und Körpertemperatur
- Aber auch Kommunikation (z. B. Erröten vor Scham)

Hautveränderungen

Sichtbare Hautveränderungen können Ausdruck einer **Hauterkrankung** *(dermatologische Erkrankung)* sein, z. B. einer Hautpilzerkrankung, oder im Rahmen von Allgemeinerkrankungen auftreten, etwa die Hautbläschen bei Windpocken.

Hautveränderungen können nicht nur je nach Hauttyp unterschiedlich häufig auftreten, sondern auch unterschiedlich aussehen bzw. auffallen. So sind z. B. Gelbfärbung oder Rötungen auf dunkler Haut schlechter sichtbar als auf heller. Umgekehrt fallen helle Hautflecken bei dunkelhäutigen Menschen mehr auf und belasten sie psychisch dadurch stärker.

Hauterkrankungen können oft durch **Lokaltherapie** (von außen) behandelt werden. Im Vergleich zur **systemischen Gabe** wird meist eine höhere Wirkstoffkonzentration am Erkrankungsherd bei gleichzeitig geringerer Nebenwirkungsrate am übrigen Körper erreicht.

Das Abschätzen der Hautoberfläche

Bei Erwachsenen lässt sich die Größe eines Hautbezirks nach der **Neunerregel nach Wallace** abschätzen, bei der die Hautoberfläche in 11 × 9 % und 1 % für das äußere Genitale eingeteilt wird. Für Kinder gelten andere Werte (➤ Tab. 18.1).

Eine andere Möglichkeit, v. a. bei mehreren verteilten Bezirken, ist die Regel, dass die Handfläche beim Erwachsenen 1 % der Hautoberfläche entspricht.

Der Aufbau der Haut

Die **Hautdecke** besteht aus drei Schichten:

- Der **Oberhaut** *(Epidermis)* als äußerster Schicht
- Der **Lederhaut** *(Dermis)*
- Der darunterliegenden **Unterhaut** *(Subkutis)*

Anatomisch gehören nur Ober- und Lederhaut zur **Haut** (*Kutis* ➤ Abb. 18.2). Im allgemeinen Sprachgebrauch werden jedoch alle drei oft als Haut zusammengefasst, da sie funktionell eine Einheit bilden. Ferner unterscheidet man:

- Die **Leistenhaut** der Handinnenflächen und Fußsohlen (einschließlich der Finger und Zehen) mit einem individuellen Leistenmuster
- Die **Felderhaut** (➤ Abb. 18.2) aller übrigen Körperregionen, bei der die Hautoberfläche in Felder aufgeteilt erscheint

Tab. 18.1 Prozentuale Aufteilung der Hautoberfläche in den verschiedenen Altersgruppen.

Hautbezirk	Säugling	Kind	Erwachsener*
Kopf/Hals	20 %	16 %	9 %
Brust/Bauch, Rücken, jeweils	15 %	16 %	18 %
Arme jeweils	10 %	9 %	9 %
Beine jeweils	15 %	17 %	18 %

* zuzüglich 1 % für das äußere Genitale

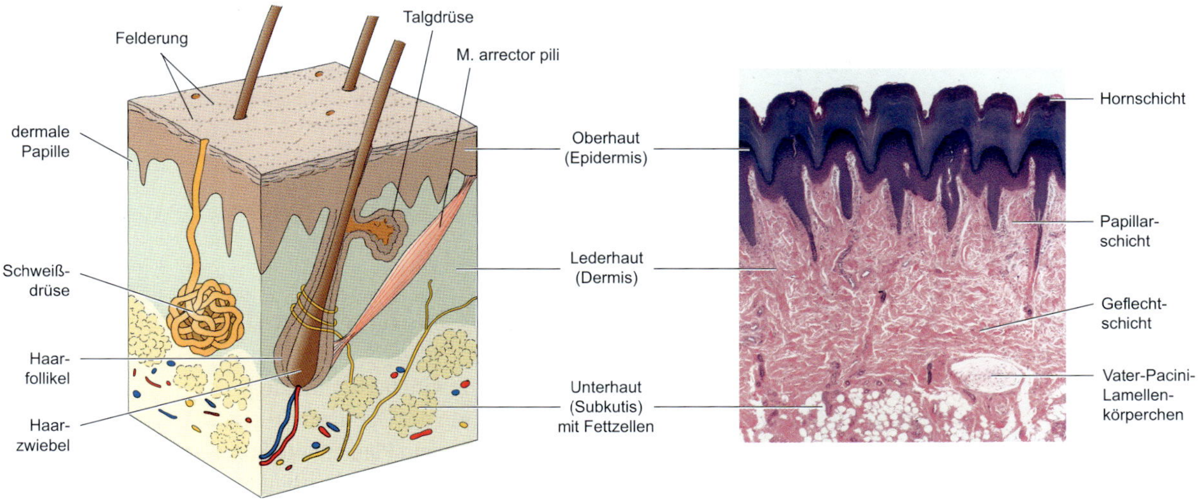

Abb. 18.2 Aufbau der Haut. Links: Schemazeichnung (Felderhaut mit Haaren, Talg- und Schweißdrüse). Rechts: lichtmikroskopisches Bild. Details zu den Hautsensoren 17.2. [L190/M375]

Die Leistenhaut enthält nur Schweißdrüsen, die Felderhaut zusätzlich Haare, Talg- und Duftdrüsen.

Neurodermitis

Eine häufige Hauterkrankung mit besonders starker Ausprägung bei Kindern ist die **atopische Dermatitis** oder *Neurodermitis,* eine chronische, stark juckende Hautentzündung mit Veränderungen von Oberhaut und oberer Lederhaut. Bei ihrer Entstehung spielen genetische Veranlagung, gestörte Barrierefunktion der Haut und eine veränderte Immunantwort eine Rolle.

18.2 Die Oberhaut

18.2.1 Die Zellen und Schichten der Oberhaut

DEFINITION

Oberhaut *(Epidermis):* Äußerste Hautschicht aus gefäßlosem mehrschichtigen verhornten Plattenepithel. Dicke bei Erwachsenen ca. 0,1 mm in der Felderhaut, ca. 0,5 mm in der Leistenhaut (an Schwielen bis 2 mm).

Die Keratinozyten und Oberhautschichten

Hauptzellen der **Oberhaut** sind die **Keratinozyten,** die sich in *Hornzellen* **(Korneozyten)** umwandeln und die Hornsubstanz **Keratin** produzieren. Keratin bildet eine wasserabweisende und schützende Schicht und verleiht der Haut Festigkeit.

Die Keratinozyten sind normalerweise in vier Lagen geschichtet (➤ Abb. 18.3). An Stellen größter mechanischer Belastung (z. B. an Hand-, Fußsohlen) bilden sie sogar fünf Schichten:

- Die **Basalzellschicht** *(Stratum basale)* ganz unten ist eine einfache Zellschicht mit sich ständig teilenden epidermalen Stammzellen. Die neu gebildeten Zellen differenzieren zu Keratinozyten aus und schieben sich laufend in Richtung Oberfläche vor. Die Basalzellschicht führt spezialisierte, berührungsempfindliche Hautzellen, die *Merkel-Zellen* (➤ 17.2).

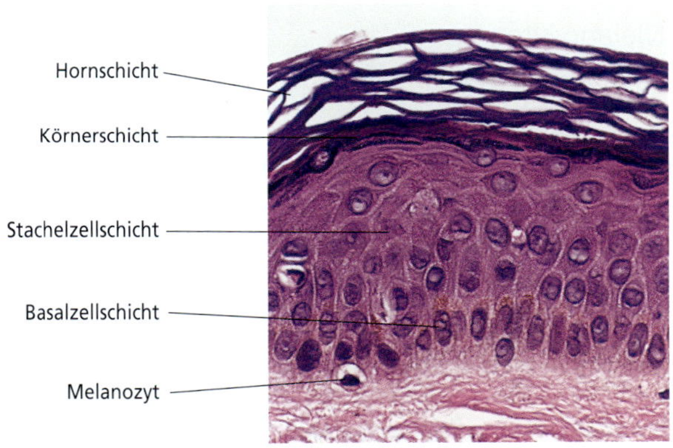

Abb. 18.3 Schichten der Oberhaut (450-fache Vergrößerung). [M375]

- Die **Stachelzellschicht** *(Stratum spinosum)* besteht aus mehreren Reihen von zum Teil pigmenthaltigen Zellen mit stacheligen Ausläufern, über welche die Zellen miteinander verbunden sind. Die Zellen bilden über diese Brücken ein Gerüst, das die Oberhaut stabil hält.
- Die **Körnerschicht** *(Stratum granulosum)* ist aufgebaut aus etwa drei Reihen flacher Zellen. Die Keratinozyten bilden hier *Keratohyalinkörnchen,* verlieren ihren Kern und verhornen. Ferner werden ölähnliche Substanzen gebildet, die die Oberhaut geschmeidig machen.
- Die **Glanzschicht** *(Stratum lucidum)* aus mehreren Reihen durchsichtiger flacher Zellen ist nur an Handtellern und Fußsohlen vorhanden. Sie schützt die Haut vor mechanischer Belastung.
- Die **Hornschicht** *(Stratum corneum)* enthält 25–30 Reihen flacher und vollständig mit Keratin gefüllter Zellen (Korneozyten) mit einer fetthaltigen Dichtsubstanz dazwischen (vergleichbar

einer Steinmauer mit Mörtel). Sie ist die eigentliche Trennschicht zwischen Körperinnerem und Außenwelt.

Die Verhornung der Oberhaut

Die Hornsubstanz gibt der Haut ihre wasserabweisende Eigenschaft. Die in der Basalschicht neu gebildeten Zellen werden Richtung Hautoberfläche geschoben. Während dieser Wanderung verschwinden Zytoplasma, Zellkern und Zellorganellen und werden durch die Hornsubstanz *Keratin* ersetzt. Der ganze Prozess von der Neubildung einer Zelle bis zur Abschilferung dauert etwa vier Wochen, davon ungefähr die Hälfte in der Hornschicht.

Schuppenflechte

Bei der **Schuppenflechte** *(Psoriasis)* sind die Zellvermehrung und die Verhornung der Oberhaut gesteigert, der Weg von der Basalzellschicht bis zur Abstoßung dauert nur noch eine Woche. Die namensgebenden silbrigen Hornschuppen sind meist an Ellenbogen, Knien, Steißbein und behaartem Kopf besonders ausgeprägt.

Die Melanozyten

18

DEFINITION

Melanozyten: Zellen in der Basal- und Stachelzellschicht sowie im Haarfollikel (➤ 18.5.1), die das Pigment **Melanin** produzieren.

Das von den **Melanozyten** (➤ Abb. 18.3) produzierte **Melanin** verleiht der Haut Farbe und schützt die tieferen Hautschichten vor schädlichem UV-Licht.

Säuglinge sind aufgrund eines geringeren Melaningehalts ihrer Haut hellhäutiger als Erwachsene. Bei älteren Menschen bilden sich durch unregelmäßige Pigmentproduktion v. a. an Händen, Unterarmen und Unterschenkeln typische braune Hautflecken, die sog. **Altersflecken.**

Die dendritischen Zellen

In der Oberhaut findet sich zudem ein Typ **dendritischer Zellen** (➤ 13.2.2), die hier auch **Langerhans-Zellen** heißen und wie alle Immunzellen aus dem Knochenmark stammen. Sie sind antigenpräsentierende Zellen (➤ Tab. 13.2) und bilden ein immunologisches „Frühwarnsystem" nahe der Körperaußenfläche.

Die kindliche (Ober-)Haut

Bei Säuglingen und Kleinkindern ist die Oberhaut dünner und empfindlicher und die Hornschicht weniger kompakt, sodass ihre Haut empfindlicher ist und leichter austrocknet. Außerdem produzieren die Melanozyten weniger Melanin, weshalb Kinder schneller als Erwachsene einen Sonnenbrand bekommen.

Haupflege bei Säuglingen und Kleinkindern

Für die Hautpflege bei Säuglingen und Kleinkindern gilt:
- Nicht täglich, nicht zu lange und nicht zu warm baden, da dies die Haut austrocknet. 1- bis 2-mal pro Woche reicht bei Säuglingen. Keine Seife verwenden, sondern (wenn überhaupt) seifenfreie, pH-neutrale Waschlotionen, evtl. Badeöl
- Beim Abtrocken nicht „abrubbeln"
- Für die Hautpflege Produkte ohne Duftstoffe verwenden

18.2.2 Die Hautfarbe und Hauttypen

Die Hautfarbe wird bestimmt durch:
- Das **Melanin** der Oberhaut (➤ 18.2.1)
- Das **Karotin,** ein Pigment der Leder- und Unterhaut
- Weitere Pigmente, etwa Farbpigmente bei Tätowierungen oder den Gallenfarbstoff Bilirubin (➤ 10.6.4)
- Die **Blutkapillaren** der Lederhaut (z. B. rosige Haut bei guter Durchblutung)

Albinismus

Beim **Albinismus** besteht eine angeborene Störung der Melaninproduktion. Betroffene sind sehr blass und extrem sonnenempfindlich. Aufgrund der fehlenden Filterfunktion des Melanins ist das Risiko für Hauttumoren groß.

Nicht die Zahl der **Melanozyten,** sondern ein unterschiedlicher Melaningehalt der Haut ist für die verschiedenen Hautfarben verantwortlich. Dunkle und helle Haut unterscheiden sich darüber hinaus z. B. in Hautstruktur und Fettgehalt der Haut.

Die Hauttypen I–VI

Nach *Thomas Fitzpatrick* werden die **Hauttypen I–VI** unterschieden (➤ Tab. 18.2). Es gibt verschiedene Kritikpunkte an dieser Einteilung, sie ermöglicht aber eine schnelle Abschätzung der Hautempfindlichkeit gegenüber UV-Strahlung: Der sehr helle Hauttyp I ist am empfindlichsten, der dunkle Hauttyp VI am unempfindlichsten. Hauttyp I geht entsprechend mit dem höchsten Hautkrebsrisiko einher und braucht den intensivsten Sonnenschutz.

18.2.3 Der Hautkrebs

Die verschiedenen Hautkrebsformen

Die klinisch bösartigste Hautkrebsform ist das **maligne Melanom** *(schwarzer Hautkrebs)*, das aus entarteten Melanozyten entsteht und schon im mittleren Lebensalter möglich ist. Jährlich erkranken in Deutschland etwa 23.500 Menschen. Wichtige Risikofaktoren sind Sonnenbrände in Kindheit und Jugend, aber auch kurzzeitige exzessive Sonneneinstrahlung im Erwachsenenalter. Maligne Melanome können sehr unterschiedlich aussehen. Typisch sind unregelmäßig geformte oder gefärbte oder unscharf begrenzte „Muttermale" (➤ Abb. 18.4).

Tab. 18.2 Die verschiedenen Hauttypen (nach T. Fitzpatrick, leicht vereinfacht).

	I	II	III	IV	V	VI
Hautfarbe	Sehr hell	Hell	Hell, hellbraun	Hellbraun, oliv	Braun	Dunkelbraun, schwarz
Haarfarbe	Hellblond, rötlich	Blond, hellbraun	Dunkelblond, braun	Braun, schwarz	Dunkelbraun, schwarz	Schwarz
Augenfarbe	Grau, blau, grün	Grau, blau, grün, braun	Grau, blau, grün, braun	Braun, dunkelbraun	Dunkelbraun	Dunkelbraun
Sommersprossen	Sehr häufig	Häufig	Selten	Nein	Nein	Nein
Hautbräunung	Nein	Langsam und gering	Langsam aber fortschreitend, bis hellbraun	Schnell, bis mittelbraun	Schnell, bis dunkelbraun	Nein
Sonnenbrände	Sehr häufig	Häufig	Gelegentlich	Selten	Kaum	Kaum
Eigenschutzzeit	< 10 Min.	10–20 Min.	20–30 Min.	> 45 Min.	> 60 Min.	> 90 Min.

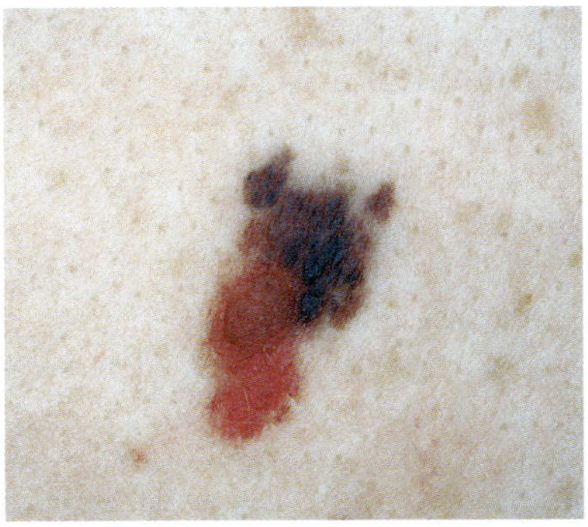

Abb. 18.4 Malignes Melanom. Deutlich erkennbar sind Asymmetrie, unregelmäßige und unscharfe Begrenzung sowie unterschiedliche Pigmentierung. [T1434]

Etwa 9-mal häufiger sind das **Plattenepithelkarzinom der Haut** *(spinozellulärem Karzinom)* und das **Basalzellkarzinom** *(Basaliom)*, die als *weißer Hautkrebs* zusammengefasst werden. Hier scheint eher die „Gesamtsumme" an Sonne maßgeblich zu sein. Beide treten v. a. bei älteren Menschen in sonnenbeschienenen Hautgebieten auf. Sie zeigen sich oft als zunächst hautfarbener oder rötlicher Knoten oder Verhärtung, später evtl. mit Gefäßerweiterungen oder „Delle" oder Wunde in der Mitte.

Die Prävention

Pflegende beraten insbesondere Eltern von Säuglingen und Kleinkindern sowie hellhäutige Menschen, wie sie ihr persönliches Hautkrebsrisiko durch geeigneten **Sonnenschutz** minimieren.

- Im Frühjahr langsam an Sonne gewöhnen
- Sich je nach Stärke der UV-Strahlung im Schatten, ggf. über Mittag in Innenräumen aufhalten. Zur Einschätzung z. B. App mit Angabe des UV-Index nutzen
- Bei starker Sonneneinstrahlung Haut durch Kleidung schützen, Kopfbedeckung (besonders wichtig bei lichtem Kopfhaar) und Sonnenbrille anziehen
- Auf unbedeckte Haut Sonnenschutzmittel auftragen: ausreichender Lichtschutzfaktor, ausreichend dick, ausreichend oft
- Nicht ins Solarium gehen
- Sonnenbrand vermeiden.

Für Kinder gelten diese Regeln ganz besonders: Kinder sollen keinen Sonnenbrand bekommen, Säuglinge gar nicht in die direkte Sonne.

Auch Menschen mit dunklerer Haut benötigen einen Sonnenschutz.

Außerdem achten Pflegende bei allen Patienten und Patientinnen auf blutende, unregelmäßige braune Hautmale sowie verhornte, krustige Hautstellen und „nicht verheilende Wunden", da sich ein Hautkrebs dahinter verstecken kann.

KLIMA UND UMWELT

Durch den Klimawandel steigt die UV-Strahlung. Entsprechend wird der Sonnenschutz der Haut noch wichtiger.

18.3 Die Lederhaut

DEFINITION

Lederhaut (*Dermis*, früher auch *Korium*): Bindegewebige Hautschicht unter der Oberhaut mit kollagenen und elastischen Fasern, Gefäßen, Nerven und Sensoren. Verleiht der Haut einerseits Reißfestigkeit und andererseits Elastizität.

Die **Lederhaut** ist an Hand- und Fußsohlen bis zu 2,4 mm dick, an Augenlidern und Penis dagegen nur 0,3 mm dünn. Da die Lederhaut von Blutgefäßen durchzogen wird, enthält sie alle Abwehrzellen des Blutes und ist dadurch von immunologischer Bedeutung. Die Interzellulärsubstanz der Lederhaut kann sehr viel Wasser binden und ist deshalb wesentlich am normalen **Hautturgor** (Spannungszustand der Haut) beteiligt.

Hautbeobachtung bei Flüssigkeitsmangel

Bei Flüssigkeitsmangel lässt der Hautturgor nach: Die Haut wirkt trocken, faltig und eingefallen. Eine am Handrücken nach oben gezogene Hautfalte bleibt dann für einige Sekunden stehen. Beim alten Menschen sind diese **stehenden Hautfalten** allerdings aufgrund der Altersveränderungen der Haut wenig zuverlässig.

Die Papillar- und Geflechtschicht

Die obere Lederhaut, die **Papillarschicht** *(Stratum papillare)*, besteht aus lockerem Bindegewebe mit feinen elastischen Fasern. Die Grenze zur Oberhaut ist durch kleine, zapfenartige Ausziehungen (**dermale Papillen,** ➤ Abb. 18.2) vergrößert, in denen die Blutgefäße zur Versorgung der Oberhaut verlaufen. Einige dermale Papillen enthalten Berührungssensoren, die *Meissner-Tastkörperchen*, v. a. an den Fingerbeeren (➤ 17.2).

Der untere Abschnitt der Lederhaut, die **Geflechtschicht** *(Stratum reticulare)*, ist aus straffem geflechtartigen Bindegewebe aufgebaut, das außerdem elastische Fasern, Blutgefäße, Fettgewebe, Haarfollikel, Nerven, Drucksensoren *(Ruffini-Körperchen)*, Talgdrüsen und Schweißdrüsen(gänge) enthält (➤ Abb. 18.2). Die Kombination von kollagenen und elastischen Fasern macht die Haut dehnbar und trotzdem stabil.

Die Hauptausrichtung der Kollagenfasern führt zu den Hautspaltlinien. Schnitte und andere Wunden in Richtung dieser Spannungslinien klaffen nicht so stark und hinterlassen weniger auffällige Narben als solche quer dazu.

Schwangerschaftsstreifen

Bei manchen Schwangeren, aber auch schneller, starker Gewichtszunahme, entstehen durch die Hautdehnung kleine Risse in der Lederhaut. Diese zunächst roten Hautdehnungsstreifen (bei Schwangeren **Schwangerschaftsstreifen**) bleiben, werden aber mit der Zeit feiner und weißlich. Vorbeugung vor Schwangerschaftsstreifen ist nur begrenzt möglich, weil die Entstehung auch von hormonellen und erblichen Faktoren abhängt.

18

18.4 Die Unterhaut

DEFINITION

Unterhaut *(Subkutis)*: Unter der Haut gelegene Schicht aus lockerem Bindegewebe. Verschiebeschicht zu den darunterliegenden Schichten.

In der **Unterhaut** liegen Schweißdrüsen und Haarwurzeln sowie Vibrations-Sensoren, die *Vater-Pacini-Lamellenkörperchen* (➤ Abb. 17.2).

Außerdem sind Fettzellhaufen in die Unterhaut eingelagert. Dieses **subkutane Fettgewebe** dient als Stoßpuffer, Kälteschutz und Energiespeicher. Es entwickelt sich während der letzten Schwangerschaftswochen (Frühgeborenen fehlen die typischen „Rundungen") und ist im weiteren Leben je nach Geschlecht, Körperbau und Körperregion sehr unterschiedlich ausgeprägt.

Subkutane Injektion

Die gering durchblutete Unterhaut eignet sich als Injektionsort für Medikamente, die lange wirken und deshalb langsam resorbiert werden sollen, z. B. Insulin (➤ 10.6.7). Bevorzugt für diese **subkutane Injektion** *(s. c.-Injektion)* wird die Haut um den Nabel und die Oberschenkel. Hier ist die Unterhaut besonders dick (➤ Abb. 18.5).

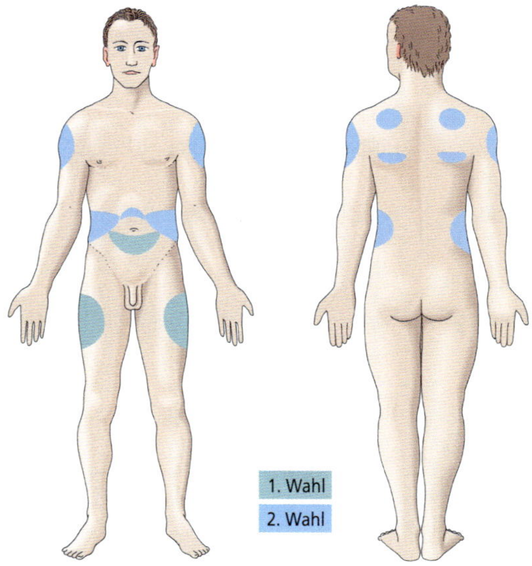

Abb. 18.5 Injektionsstellen für die subkutane Injektion. [L190]

18.4.1 Die Altersveränderungen der Haut

Die Altersveränderungen der Haut sind – abgesehen von den erwähnten Altersflecken – v. a. durch Veränderungen von Lederhaut und Unterhautfettgewebe bedingt. Etwa mit 35 Jahren zeigen sich oft die ersten Falten, häufig um die Augen. Ursachen sind ein Elastizitätsverlust durch geringeren Kollagengehalt und ein verminderter Hautturgor durch abnehmende Wasserbindungsfähigkeit in der Lederhaut. Auch ein Schwund des Unterhautfettgewebes trägt zu schlafferer Haut und damit Faltenbildung bei, und die Gesichtszüge werden oftmals härter als in jüngeren Jahren (➤ Abb. 18.6). UV-Strahlen beschleunigen die Hautalterung.

Durch nachlassende Talgdrüsenaktivität wird die Haut trockener (*Sebostase* ➤ 18.4.2), entsprechend ist bei der Hautpflege auf ausreichende Rückfettung zu achten. Bei vielen älteren Menschen wird die Haut zudem verletzlicher und die Wundheilung langsamer.

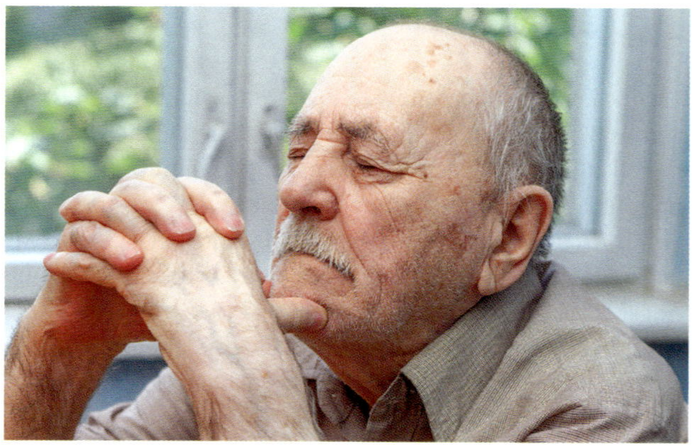

Abb. 18.6 Mann mit typischen Altersveränderungen der Haut. [J787]

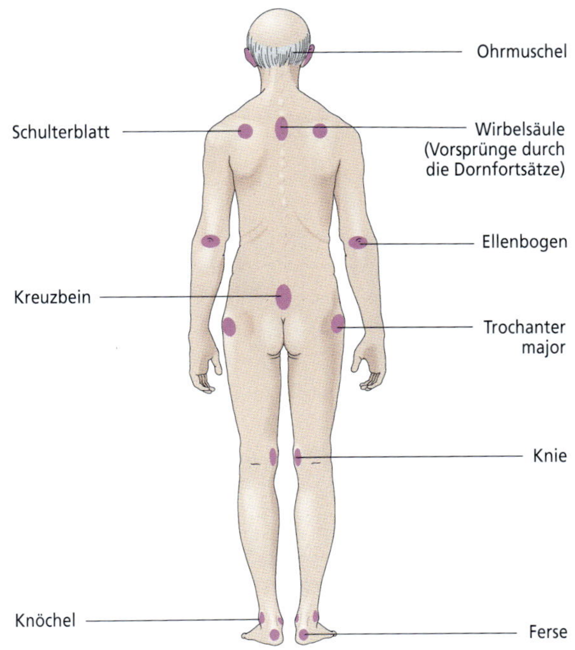

Abb. 18.7 Besonders dekubitusgefährdete Regionen. [L190]

18.4.2 Der Dekubitus

Bereits geringer Druck kann die kleinsten Blutgefäße in der Haut komprimieren.

Ein Gesunder wechselt immer wieder seine Lage, sodass der Druck nie lange andauert und kein Schaden entsteht.

Bei länger dauernder Druckeinwirkung auf den gleichen Hautbezirk kommt es jedoch zum Sauerstoffmangel der Haut und zunächst zu Hautrötung. Hält der Druck weiter an, stirbt Gewebe ab, und es bilden sich Defekte, die bis zu Muskeln und Knochen reichen können.

Gefährdet für einen solchen **Dekubitus** *(Wundliegen)* sind v. a. bettlägerige Menschen.

Besonders betroffen sind Körperregionen, an denen die Haut dem Knochen direkt aufliegt (➤ Abb. 18.7).

Dekubitusprophylaxe

Zur **Dekubitusprophylaxe** wird jeder bettlägerige Mensch alle 2 Std. umgelagert, wobei Spezialmatratzen die Lagerungsintervalle verlängern können.
Da Hautschäden jeglicher Art das Risiko eines Dekubitus erhöhen, beugt auch gute Hautpflege einem Dekubitus vor.

18.5 Die Hautanhangsgebilde

DEFINITION
Hautanhangsgebilde: Haare, Hautdrüsen und Nägel. Durchstoßen alle die Oberhaut und münden auf die Hautoberfläche.

18.5.1 Die Haare

DEFINITION
Haare: Aus der Haut herausragende Hornfäden in der Felderhaut.

Haare finden sich fast überall in der Felderhaut. Die Kopfhaare schützen den Schädel vor zu starker Sonneneinstrahlung; Augenbrauen und Wimpern bewahren das Auge vor Fremdkörpern. Haare in den Nasenlöchern verhindern, dass Schmutzpartikel eingeatmet werden.

Die Haare des Fetus heißen *Lanugo-* oder **Flaumhaare.** Nach der Geburt unterscheidet man üblicherweise die kaum sichtbaren **Wollhaare** *(Vellushaare)* von den **Terminalhaaren,** die auf dem Kopf, als Augenbrauen und Wimpern, im Bart-, Brust- und Schambereich, im äußeren Gehörgang und am Naseneingang wachsen.

Das **Behaarungsmuster** ist alters- und geschlechtsspezifisch. Bei Kindern bedecken Wollhaare den größten Teil der Haut. Ab der Pubertät bildet sich der **weibliche** bzw. **männliche Behaarungstyp** (➤ Abb. 18.8) aus. Terminalhaare bedecken bei Frauen ca. 30 %, bei Männern ungefähr 90 % der Körperoberfläche, wobei aber die Ausprägung der Behaarung sehr unterschiedlich ist.

Der Haaraufbau

Anatomisch gesehen muss man sich ein Haar als einen Faden von zusammengeflochtenen verhornten Zellen vorstellen. Der die Hautoberfläche überragende Teil des Haares heißt **Haarschaft,** der nicht von außen sichtbare Teil des Haares **Haarwurzel.**

Die Haarwurzel wird vom **Haarfollikel** umschlossen. Er besteht aus der **inneren** und **äußeren epithelialen Wurzelscheide,** umgeben von der **bindegewebigen Wurzelscheide** *(Haarbalg).* Um die Haarfollikel herum enden Nervenfasern und bilden die *Haarfollikelsensoren* (➤ 17.2). Sie sind sehr empfindlich und registrieren feinste Haarbewegungen, z. B. durch einen leichten Luftzug.

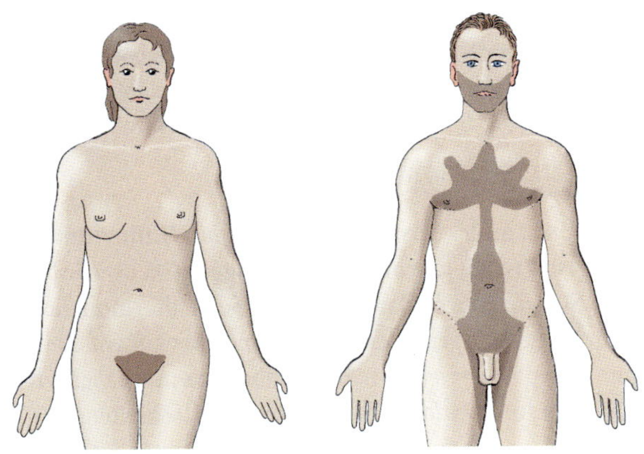

Abb. 18.8 Weiblicher und männlicher Behaarungstyp. Auch am übrigen Körper, z. B. Armen und Beinen, sind Männer meist stärker behaart als Frauen. [L190]

18

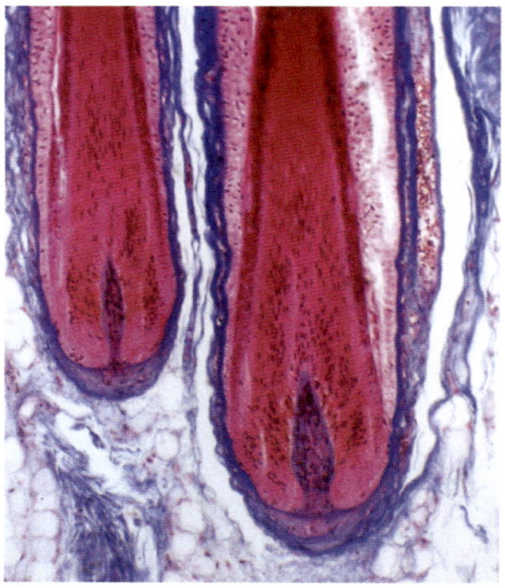

Abb. 18.9 Zwei leicht schräg angeschnittene Haarzwiebeln (Haarbulbi) mit Papille in der Unterhaut. [M375]

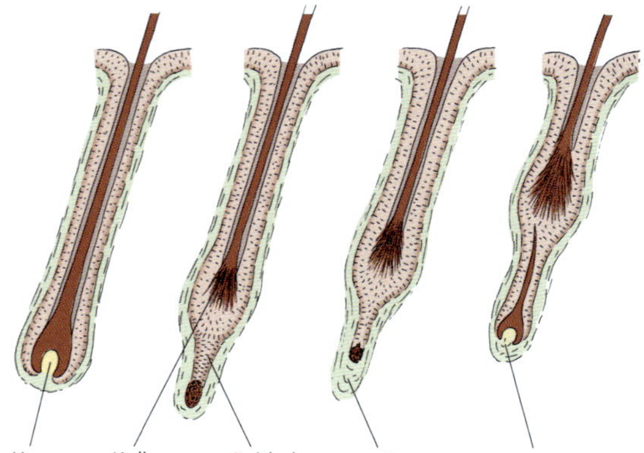

Abb. 18.10 Haarzyklus. Am längsten dauert die Wachstumsphase. Nach einer kurzen Übergangsphase folgt die Ruhephase. Das abgestorbene Kolbenhaar wird langsam zur Hautoberfläche geschoben. Ein neues Haar wächst nach. [L190]

Das in der Haut gelegene Haarende verbreitert sich in eine zwiebelförmige Struktur, die **Haarzwiebel** oder den *Haarbulbus* (➤ Abb. 18.2, ➤ Abb. 18.9). Sie reicht bis in die Lederhaut, manchmal bis in die Unterhaut. In ihrem Kern befindet sich die **Haarpapille,** die viele Blutgefäße enthält und das wachsende Haar mit Nahrung versorgt. Die Haarzwiebel enthält außerdem die **Haarmatrix,** die Zellschicht, von der aus neue Haarzellen gebildet werden.

18

Jedes Haar ist mit einer Talgdrüse verbunden, deren Ausführungsgang an der Grenze zwischen Haarwurzel und -schaft mündet. Entlang des Haarfollikels verläuft ein Bündel glatter Muskelzellen (**M. arrector pili,** ➤ Abb. 18.2), die das Haar bei Kälte und Stress aufrichten können (Gänsehaut).

Die Haarfarbe

Die **Haarfarbe** wird vom Melaningehalt in den verhornten Zellen bestimmt. Eine verminderte Melaninproduktion und gleichzeitige Lufteinschlüsse im Haarschaft sind für den grauweißen Haarton des älteren Menschen verantwortlich.

Der Haarzyklus

Ein Haar hält nicht ein Leben lang. Wimpern „halten" wenige Monate, Kopfhaare mehrere Jahre. Ein gesunder Erwachsener verliert ca. 70–100 Kopfhaare pro Tag. Die normale Wachstumsgeschwindigkeit von 0,4 mm pro Tag und der natürliche Regenerationszyklus (➤ Abb. 18.10) können diesen Verlust kompensieren.

Der verstärkte Haarausfall

Häufigste Ursache des *verstärkten Haarausfalls* **(Effluvium)** und fast physiologisch ist die **chronische androgenetische Alopezie** des Mannes. Sie wird durch das männliche Sexualhormon *Testosteron* (➤ 19.1.3) und eine genetische Veranlagung beeinflusst. Beim Mann beginnt sie typischerweise im Schläfenbereich mit *Geheimratsecken* und kann bis zur *Haarlosigkeit* **(Alopezie)** fortschreiten.

Auch z. B. durch Erkrankungen, Medikamente (etwa Zytostatika) oder Bestrahlungen kann es zum verstärkten Haarausfall kommen.

18.5.2 Die Hautdrüsen

DEFINITION

Hautdrüsen: Exokrine Drüsen der Haut, unterschieden in **Talg-, Schweiß-** und **Duftdrüsen.** Auch die *Brustdrüse* (➤ 19.2.9) zählt anatomisch betrachtet zu den Hautdrüsen.

Die Talgdrüsen

Die holokrinen (➤ 5.2.2) **Talgdrüsen** sind im Allgemeinen an Haarfollikel gebunden. Ihr sekretproduzierender Teil liegt in der Lederhaut und öffnet sich in den Haarfollikel. **Talg** *(Sebum)* enthält v. a. Cholesterin, andere Fette, Eiweiß und Elektrolyte. Er bewahrt Haut und Haare vor Austrocknung, erhält die Haut geschmeidig und hemmt das Wachstum bestimmter Bakterien.

Die Talgdrüsenaktivität ist stark altersabhängig: Beim Neugeborenen sind die Talgdrüsen durch den Einfluss der mütterlichen Hormone zunächst gut ausgebildet und bilden sich dann zurück. In der Pubertät steigt die Talgproduktion wieder. Im Alter nimmt die Talgproduktion ab, was zur trockenen und oft infektionsanfälligen Haut älterer Menschen führt.

Mitesser und Akne

In der Pubertät verstopfen oft Talgdrüsengänge durch hormonell bedingte übermäßige Talgproduktion *(Seborrhoe)* und verstärkte Verhornung der Oberhaut. Der Talg staut sich, und es bilden sich zuerst weißliche und dann schwarze **Mitesser** *(Komedonen).* Ihre schwarze Farbe entsteht durch Melanin und oxidierte Fettanteile. Die Mitesser können sich entzünden und daraus Pusteln („Pickel") entstehen. Als Verursacher gelten v. a. die Bakterien *Propionibacterium acnes* und *Staphylococcus epidermidis.* Bei **Akne** sitzen viele, teils entzündete Mitesser in talgdrüsenreichen Bezirken wie Gesicht, Nacken, Brust und Rücken.

Das Ohrenschmalz

Spezialisierte Talgdrüsen im Gehörgang produzieren ein gelblich-bräunliches Sekret, das **Ohrenschmalz** *(Cerumen)*. Es transportiert Schmutz und kleine Fremdkörper in Richtung Ohrmuschel, kann aber auch als *Zeruminalpfropf* den Gehörgang verlegen und zu vorübergehender Schwerhörigkeit führen.

Die Schweißdrüsen

Schweißdrüsen liegen fast überall in der Haut, am dichtesten an den Hand- und Fußsohlen sowie der Stirn. Die Schweißdrüsenknäuel liegen in der unteren Lederhaut und der oberen Unterhaut, ihre Ausführungsgänge enden unabhängig von Haaren in einer Hautpore. Die Schweißdrüsen sind ekkrine Drüsen (➤ 5.2.2).

Schweiß ist an sich geruchlos, der Geruch entsteht erst durch Einwirkung von Bakterien. Die Schweißsekretion hängt nicht nur von Umgebungstemperatur und Ausmaß der körperlichen Anstrengung, sondern auch von vegetativen und psychischen Faktoren ab.

Beim Erwachsenen können unter Extrembedingungen bis zu 10 l **Schweiß** täglich gebildet werden. Schweiß enthält u. a. Wasser, Salz, Harnstoff, Harnsäure, Aminosäuren, Ammoniak, Zucker und Milchsäure. Er hilft bei der Regulation der Körpertemperatur, hat eine gewisse Ausscheidungsfunktion und trägt, da er sauer ist (pH 4,5), zum *Säureschutzmantel* der Haut bei.

Die Duftdrüsen

Apokrine (➤ 5.2.2) **Duftdrüsen** befinden sich in Achselhöhlen, Schamregion und um die Brustwarzen. Sie produzieren ab der Pubertät ein duftendes Sekret, dessen Geruch zusammen mit dem typischen Schweißgeruch einen individuellen Körpergeruch entstehen lässt. Die Sekretion ist durch psychische Faktoren beeinflussbar.

Säureschutzmantel und Hautmikrobiom

Der sog. **Säureschutzmantel** der Haut ist ein *Hydrolipidfilm*, bestehend v. a. aus dem sauren Schweiß und dem Talg.

Die Haut ist physiologischerweise von zahlreichen Mikroorganismen besiedelt, besonders Bakterien und Pilzen. Dieses **Mikrobiom der Haut** *(Hautmikrobiom, physiologische Hautflora)* ist nicht schädlich, sondern sogar nützlich, indem es die Vermehrung schädlicher Bakterien hemmt und bakterienhemmende Substanzen produziert.

Säureschutzmantel, Mikrobiom der Haut, verschiedene bakterienhemmende Proteine und Lipide sind Bestandteile des Infektionsschutzes einer intakten Haut.

Hautschutz bei häufigem Händewaschen

Durch häufiges Waschen wird der Säureschutzmantel abgetragen, die Haut wird trocken, rissig und anfälliger für Entzündungen. Bei häufigem Wasserkontakt bzw. Händewaschen erreicht regelmäßiges und sorgfältiges Eincremen der Hände eine gewisse Rückfettung.

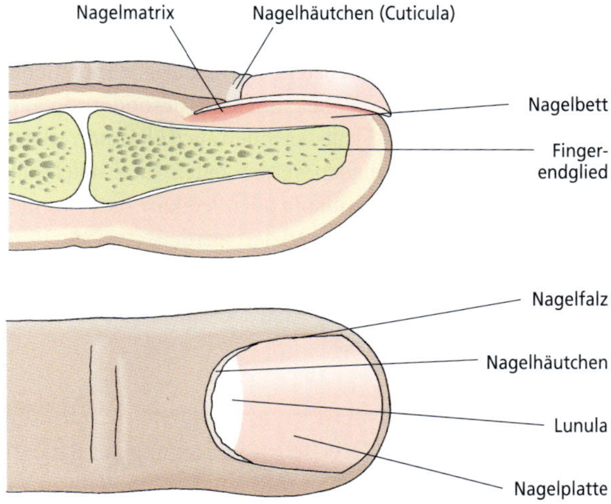

Abb. 18.11 Längsschnitt durch Fingerspitze und Nagel. [L190]

18.5.3 Die Nägel

DEFINITION

Nägel: Platten von dicht gepackten, harten, verhornten Zellen der Oberhaut an den Finger- und Zehenenden. Erleichtern das Greifen (insbesondere die Feinmotorik) und verhindern Verletzungen an den Finger- und Zehenenden.

Der überwiegende Teil des sichtbaren **Nagels,** die **Nagelplatte,** erscheint wegen des darunterliegenden, gut durchbluteten **Nagelbettes** rosafarben. Auf diesem Nagelbett schiebt sich der Nagel nach vorne. Der weißliche, halbmondförmige Abschnitt am unteren Nagelende wird **Lunula** genannt (➤ Abb. 18.11).

Unter der Lunula endet auch die **Nagelmatrix,** von der das Nagelwachstum ausgeht. Dabei wandeln sich die Oberflächenzellen der Matrix in verhornte, tote Nagelzellen um. Hinten steckt die Nagelplatte in der **Nageltasche,** seitlich im **Nagelfalz,** der Hautwulst darüber heißt **Nagelwall.** Das **Nagelhäutchen** *(Cuticula)* ist eine Fortsetzung dieses Nagelfalzes, es hat keine direkte Funktion und entspricht vom Aufbau der Hornschicht der Oberhaut.

Die Nägel wachsen ungefähr 0,5–1 mm pro Woche (bei alten Menschen eher weniger), Zehennägel langsamer als Fingernägel.

Bei Neugeborenen und jungen Säuglingen sind die Nägel noch ganz dünn und müssen nicht geschnitten werden, sondern schilfern von selbst ab. Bei älteren Menschen werden die Fingernägel eher dünner, die Zehennägel hingegen dicker.

Patientenbeobachtung: Sauerstoffsättigung in den Nägeln

Da die Nägel transparent sind, gibt die Farbe des durchscheinenden Nagelbetts Hinweise auf Gewebedurchblutung und Sauerstoffversorgung des Organismus: Rosige Fingernägel machen eine ausreichende Sauerstoffsättigung des Blutes wahrscheinlich, blasse oder blaue hingegen deuten auf Frieren oder Sauerstoffmangel hin.

Die Nagelinfektionen

Der Nagelfalz ist eine Gefahrenstelle für bakterielle Infektionen, die als **Nagelumlauf** *(Paronychie)* bekannt sind. Besonders anfällig sind Menschen mit Diabetes, weshalb bei ihnen auch kleinste Verletzungen beim Nägelschneiden vermieden werden sollen. Im Zweifel sollte eine ausgebildete Fachkraft für Maniküre oder Pediküre dies übernehmen.

Auch die Nägel selbst können infiziert werden, etwa von Pilzen bei den sehr häufigen **Fußpilzerkrankungen.** Typisch für diese **Nagelmykose** (*Onychomykose* ➤ Abb. 18.12) sind gelb verfärbte, verdickte und gleichzeitig brüchige Nägel.

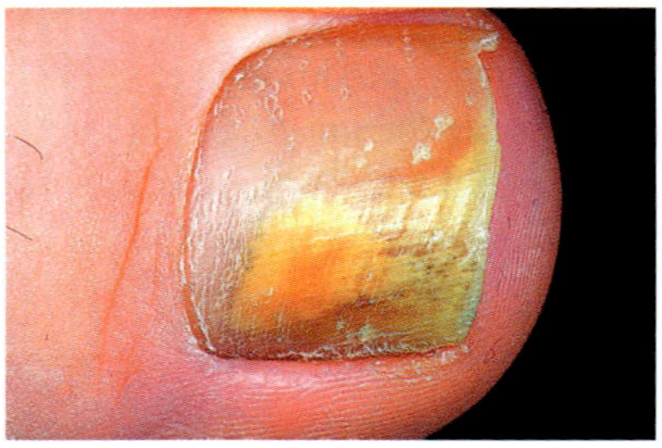

Abb. 18.12 Nagelmykose der Zehennägel. [E939-002]

Aufgaben zur Pflegesituation

Vor der gemeinsamen pflegerischen Versorgung der Patientin Frau Gräwe bittet die Pflegefachfrau und Praxisanleiterin Ute Kramer den Auszubildenden Emre Hakim, sich seine im theoretischen Unterricht erworbenen Kenntnisse zum Aufbau und zur Funktion der Haut und der Hautanhangsgebilde sowie zur Hautpflege und typischen Hautveränderungen ins Gedächtnis zu rufen. Weiterhin fordert sie ihn auf, Frau Gräwes Hautzustand genau zu beobachten und ihr seine Beobachtungen in einem nachfolgenden Gespräch zu schildern. Nach der Durchführung der Körperpflege und der subkutanen Injektion der Frau Gräwe verordneten Spritze zur Thromboseprophylaxe verabschieden sich die beiden von Frau Gräwe und ziehen sich zum gemeinsamen Nachgespräch zurück. Dabei stellt Ute Kramer Emre Hakim verschiedene Fragen.

1. Welche Aufgaben und Funktionen nimmt die Haut wahr?
2. In welche drei Hautschichten lässt sich die Haut unterteilen und was zeichnet die einzelnen Hautschichten aus?
3. Welche unterschiedlichen Sensoren finden sich in der Haut und was nehmen diese wahr?
4. Was sind typische Altersveränderungen der Haut und welche davon treffen auf Frau Gräwe zu?
5. Worum handelt es sich bei einem Dekubitus und wie entsteht dieser?
6. Frau Gräwe hat am Steißbein bereits einen Dekubitus entwickelt. Welche weiteren Körperregionen sind als sogenannte Prädilektionsstellen hinsichtlich der Dekubitusentstehung besonders gefährdet?
7. Welche anatomischen Strukturen zählen zu den Hautanhangsgebilden und welche Funktion nehmen diese wahr?
8. Welche Injektionsorte zur subkutanen Injektion zählen zu den Injektionsstellen erster und zweiter Wahl?

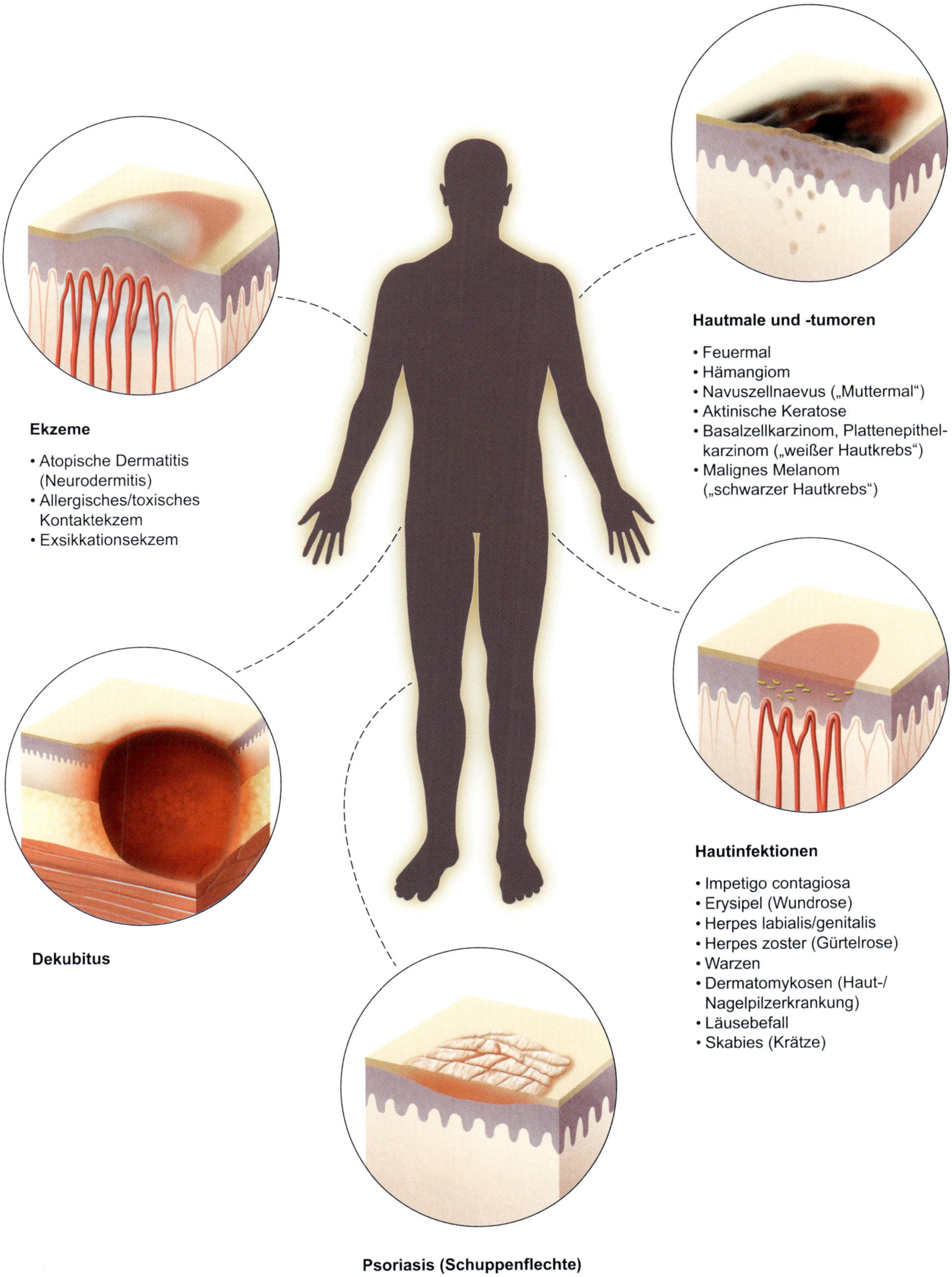

Abb. 18.13 Wichtige Hauterkrankungen. Weitere Informationen zu diesen Krankheitsbildern finden Sie in „PFLEGEN Gesundheits- und Krankheitslehre". [L275]

KAPITEL

19 Geschlechtsorgane

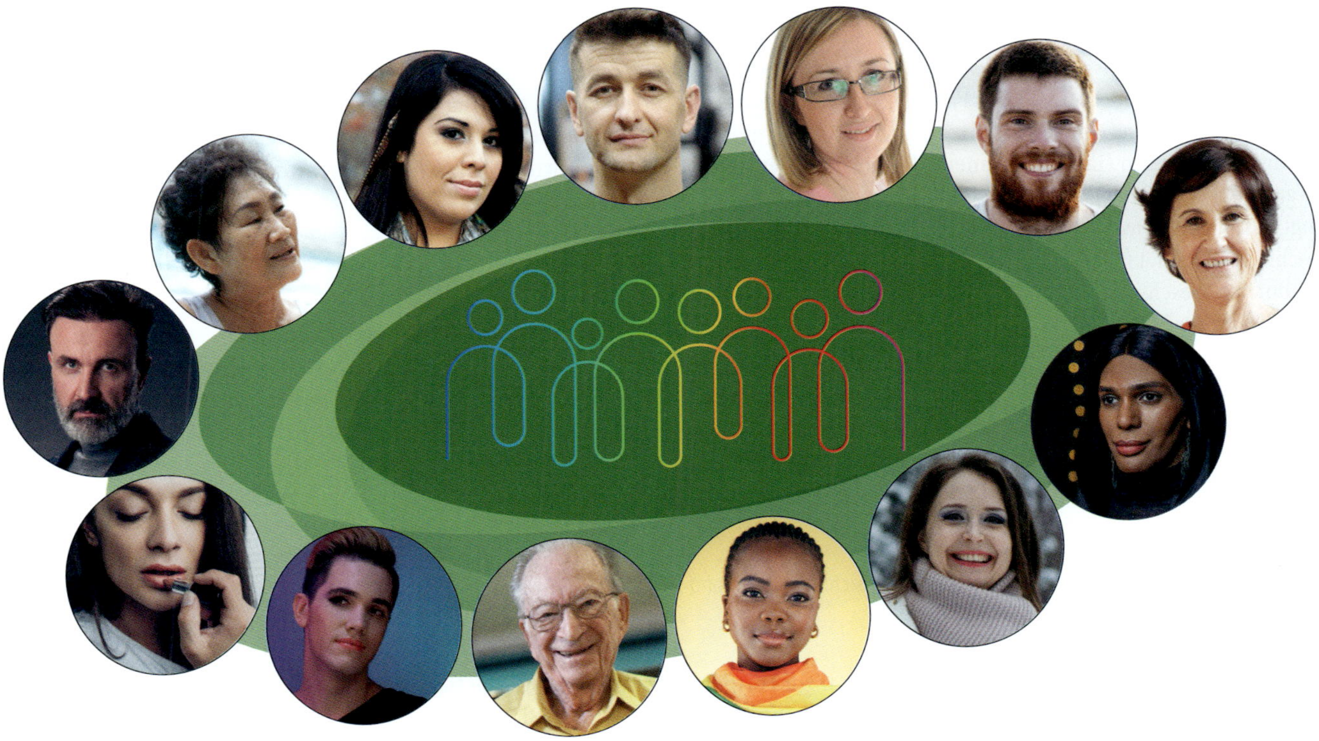

Abb. 19.1 Geschlecht und Geschlechtsidentität, Sex und Gender. [L275/J751/J787]

Pflegesituation

Heute hat die Pflegefachfrau Pia Ettmann Frühdienst auf der gynäkologischen Station und ist für die Patientinnen auf Zimmer 305 verantwortlich. Dort liegen seit wenigen Tagen Frau Senger, 35 Jahre alt, und Frau Brause, 45 Jahre alt. Bei Frau Senger wurde vor zwei Tagen eine brusterhaltende Operation durchgeführt, da bei ihr vor einiger Zeit ein Mammakarzinom festgestellt worden war. Bei Frau Brause wurde vorgestern operativ eine Hysterektomie (Gebärmutterentfernung) durchgeführt aufgrund immer wieder auftretender schmerzhafter, unregelmäßiger und starker Blutungen.

DEFINITION

Geschlecht: Früher Einteilung von Lebewesen in *weiblich* oder *männlich*, mittlerweile (im Zusammenhang mit dem Menschen) vielschichtiger und uneinheitlich benutzter Begriff. Meist werden unterschieden:

- **Biologisches Geschlecht** (*engl.* sex): Klassischerweise Charakterisierung von Lebewesen mit sexueller Fortpflanzung und damit auch des Menschen nach Keimzellen bzw. körperlichen Merkmalen in *weiblich* und *männlich*. Dieses Konzept wird beim Menschen zunehmend verlassen und auch das biologische Geschlecht als Spektrum oder Kontinuum gesehen.
- **Juristisches Geschlecht:** Staatlich anerkanntes und in Personendokumenten genanntes Geschlecht, z. B. in Deutschland seit 2018 weiblich, männlich und *divers*
- **Soziales Geschlecht** (*engl. gender*): Geschlechterrolle. Stark durch Gesellschaft, Kultur, Religion, Zeit etc. beeinflusst und somit unabhängig vom biologischen Geschlecht und wandelbar.
- **Geschlechtsidentität:** Zugehörigkeitsgefühl eines Menschen zu einem Geschlecht. Nicht zwangsläufig identisch mit dem biologischen Geschlecht bzw. dem bei der Geburt zugewiesenen Geschlecht.

Der Inhalt dieses Buchkapitels beschreibt die **binäre** Anatomie der weiblichen und männlichen Geschlechtsorgane.

Die körperlichen Geschlechtsorgane entwickeln sich in der Regel abhängig von der genetischen Anlage (XX- oder XY-Chromosomen). Manchmal ist dies jedoch nicht der Fall, es kann eine Diskrepanz zwischen genetischem Geschlecht und körperlichen und hormonellen Merkmalen vorliegen **(inter* Personen).** Unabhängig davon passt das genetische und biologisch bei der Geburt zugewiesene Geschlecht (engl. sex) nicht für jeden Menschen zu seiner individuell definierten Geschlechtsidentität (engl. gender). Menschen können sich nicht nur den binären Geschlechtern männlich oder weiblich zuordnen und dabei ggf. in der Zuordnung von ihrer bei der Geburt zugewiesenen oder genetischen Geschlechtsidentität abweichen **(trans* Personen),** sondern auch eine nicht-binäre Einordnung der eigenen Geschlechtsidentität vornehmen. [2]

Die Geschlechtsmerkmale

DEFINITION

Geschlechtsmerkmale: Eigenschaften, in denen sich männliche und weibliche Individuen voneinander unterscheiden.

Primäre Geschlechtsmerkmale sind die unmittelbar zur Fortpflanzung durch Geschlechtsverkehr notwendigen **Geschlechtsorgane** Penis, Hoden, Nebenhoden und Samenwege bzw. Eierstöcke, Eileiter, Gebärmutter und Scheide. Sie sind von Geburt an vorhanden.

Die **sekundären Geschlechtsmerkmale** entwickeln sich während der Pubertät (z. B. unterschiedlicher Körperbau/-behaarung, tiefe Stimme beim Mann, Brüste bei der Frau).

Die **tertiären Geschlechtsmerkmale** sind unscharf definiert. Meist bezeichnen sie die stark soziokulturell geprägten psychischen und Verhaltensunterschiede zwischen den Geschlechtern, ähnlich dem engl. Begriff *Gender.*

Die Geschlechtsorgane

DEFINITION

Geschlechtsorgane (*Sexualorgane, Genitalien*): Der Fortpflanzung dienende Organe.

Man unterscheidet *innere* und *äußere Geschlechtsorgane.*
Die **inneren Geschlechtsorgane** (*innere Sexualorgane, inneres Genitale*):

- Produzieren die **Keimzellen** (*Geschlechtszellen, Gameten*), also Eizellen bzw. Samenzellen (Spermien)
- Synthetisieren *Geschlechtshormone* **(Sexualhormone),** welche für Differenzierung und Reifung der Keimzellen sowie das männliche bzw. weibliche Erscheinungsbild sorgen und auch das Verhalten mit beeinflussen
- Bilden *Sekrete,* die optimale Bedingungen für Geschlechtsakt, Transport und Vereinigung der Keimzellen schaffen
- Sind bei der Frau Schwangerschafts- und Gebärorgane

Die **äußeren Geschlechtsorgane** (*äußere Sexualorgane, äußeres Genitale*) dienen der geschlechtlichen Vereinigung (*Geschlechtsverkehr*).

19.1 Die Geschlechtsorgane des Mannes

19.1.1 Die inneren und äußeren Geschlechtsorgane

Die *inneren* Geschlechtsorgane des Mannes umfassen (➤ Abb. 19.2, ➤ Abb. 19.7):

- **Hoden** (*Testis*)
- **Nebenhoden** (*Epididymis*)
- **Samenleiter** (*Ductus deferens*), eingebettet in den **Samenstrang** (*Funiculus spermaticus*)
- **Akzessorische Geschlechtsdrüsen,** also **Prostata** (*Vorsteherdrüse*), **Bläschendrüsen** (*Vesiculae seminales*) und **Cowper-Drüsen** (*Glandulae bulbourethrales*)

Äußere männliche Geschlechtsorgane sind:

- **Penis** (*männliches Glied*)
- **Hodensack** (*Skrotum*)

19

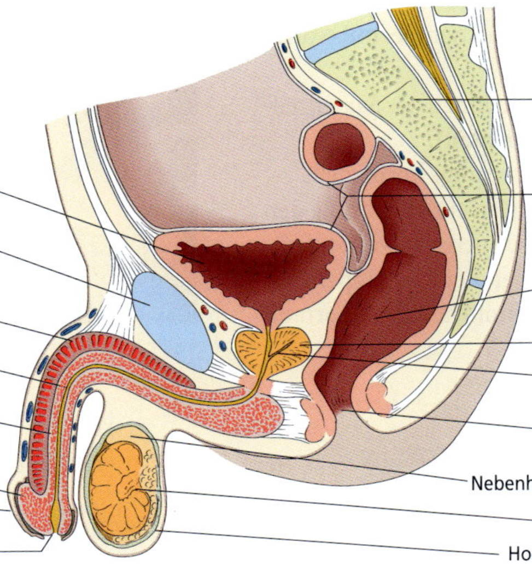

Abb. 19.2 Männliche Harn- und Geschlechtsorgane im Sagittalschnitt. [L190]

19.1.2 Der Hoden und Hodensack

DEFINITION

Hoden *(Testis):* Im **Hodensack** *(Skrotum)* gelegene männliche Keimdrüse. Aufgabe der Hoden ist die Produktion von Spermien und männlichen Sexualhormonen.

Die beiden pflaumenförmigen, etwa 4,5 cm langen **Hoden** sind im **Hodensack** *(Skrotum)* elastisch aufgehängt. Am oberen Rand liegt dem Hoden der *Nebenhoden* (➤ 19.1.5) auf.

Der Descensus testis

Beim Embryo entwickelt sich der Hoden zunächst an der hinteren Leibeswand auf Höhe der letzten Lendenwirbel. Ab dem dritten Schwangerschaftsmonat wird der Hoden nach unten verlagert, dann „wandert" er durch den *Leistenkanal* (➤ 15.3.9) in den sich entwickelnden Hodensack **(Descensus testis).** Dabei nimmt der Hoden die ihn versorgenden Gefäße und Nerven mit. Diese bilden den **Samenstrang** (*Funiculus spermaticus* ➤ Abb. 19.3).

Durch die „Auslagerung" in den Hodensack liegt die Hodentemperatur 2–5 °C niedriger als die im Bauchraum. Bei Körperkerntemperatur könnte keine normale Spermienbildung stattfinden.

Hodenhochstand

Bei ungefähr 4 % der reif geborenen Jungen (häufiger noch bei Frühgeborenen) ist einer oder sind gar beide Hoden nicht im Hodensack zu tasten. Bleibt ein solcher **Hodenhochstand** nach dem ersten Lebenshalbjahr bestehen, erfolgt eine weitergehenden Diagnostik und wird wegen des erhöhten Risikos einer Fruchtbarkeitsminderung und eines bösartigen Hodentumors durch Hormone oder Operation behandelt.

Der innere Aufbau der Hoden

Der Hoden (➤ Abb. 19.3) ist von einer derben Bindegewebskapsel *(Tunica albuginea)* umgeben und wird durch mehrere bindegewebige

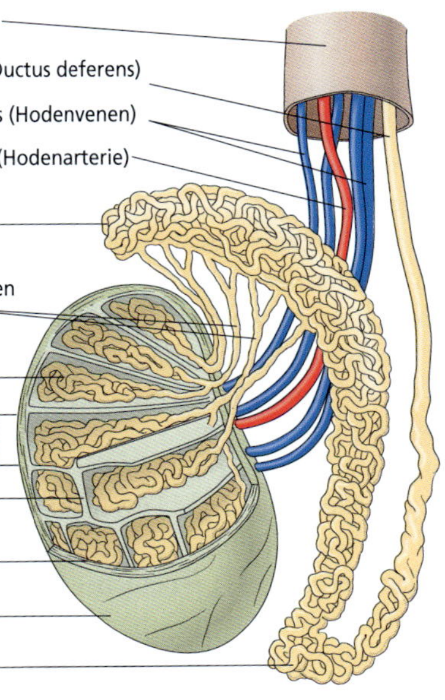

Abb. 19.3 Hoden, Nebenhoden und Anfangsteil des Samenleiters. [L190]

Scheidewände (Septen) in ca. 250 **Hodenläppchen** *(Lobuli testis)* unterteilt. Diese enthalten vielfach gewundene **Hodenkanälchen** *(Samenkanälchen, Tubuli seminiferi),* die im hinteren Teil des Hodens in ein verzweigtes System feiner Gänge münden, das **Hodennetz** *(Rete testis).*

Hoden und Nebenhoden sind fast vollständig von einer **serösen Hodenhülle** *(Tunica vaginalis testis)* umgeben. Sie ist während des Descensus testis als Fortsetzung des Peritoneums (Bauchfells) entstanden und besteht wie dieses aus zwei Blättern, dem **Epiorchium** als innerem und dem **Periorchium** als äußerem Blatt. Zwischen beiden Blättern liegt die **seröse Hodenhöhle.**

In den Hodenkanälchen befindet sich das **Keimepithel** (➤ Abb. 19.6) aus den **Keimzellen** bzw. deren Vorstufen und den **Sertoli-Stützzellen:**

- Aus den Keimzellvorstufen entstehen im Rahmen der Samenzellbildung (➤ 19.1.4) die *Samenzellen* **(Spermien).**
- Die Sertoli-Stützzellen sorgen für das notwendige hormonelle Milieu während der Spermienbildung, tragen zur Ernährung der Spermien bei und phagozytieren abnorme Spermien/-vorstufen.

Zwischen Hodenkanälchen und Blutgefäßen liegen gruppenweise die **Leydig-Zwischenzellen,** die das männliche Sexualhormon Testosteron produzieren.

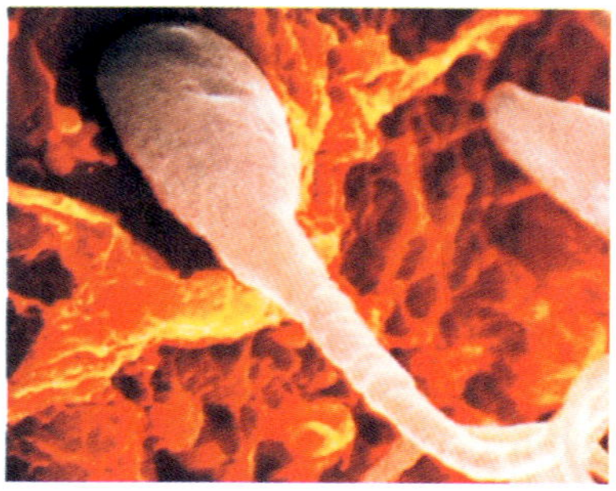

Abb. 19.4 Spermium (rasterelektronenmikroskopisches Bild). [G916]

19.1.3 Die männlichen Sexualhormone

Mit Anbruch der Pubertät beginnt der Hypophysenvorderlappen, stimuliert durch das Releasing-Hormon *Gn-RH* (➤ 9.3.1), mit der Ausschüttung von FSH und LH. Diese Sekretion hält beim Mann das ganze Leben über an.

- *FSH* fördert im Hodengewebe die Spermienreifung.
- *LH* regt die Leydig-Zwischenzellen zur Ausschüttung von Testosteron an.

Testosteron ist das wichtigste männliche Sexualhormon (*Androgene* ➤ 9.7.4). Chemisch handelt es sich bei den Androgenen um Steroidhormone (➤ 9.1.1).

Androgene:

- Sind vor der Geburt unabdingbar für Geschlechtsentwicklung und -differenzierung
- Führen während der Pubertät zu Hoden- und Peniswachstum sowie zur Ausbildung der sekundären männlichen Geschlechtsmerkmale
- Fördern zusammen mit FSH, LH und Sertoli-Zellen die Spermienbildung
- Stimulieren den Geschlechtstrieb *(Libido)*
- Steigern Blutbildung und Eiweißaufbau (und damit Knochen- und Muskelwachstum)
- Fördern bei gegebener genetischer Disposition die Glatzenbildung
- Wirken auf Psyche und Verhalten (fördern Selbstbewusstsein, Leistungsfähigkeit, evtl. dominantes Verhalten, beeinflussen Gefühlserkennung)

Eine geringe Menge von Androgenen wird außerdem bei beiden Geschlechtern in der Nebennierenrinde gebildet (➤ 9.7.4).

Der Testosteronspiegel nimmt mit zunehmendem Alter ganz langsam ab. Die meisten Männer sind bis ins hohe Alter zeugungsfähig, Qualität und Quanität der Spermien nehmen jedoch ab. Änderungen im Testosteronabbau und ein Zunehmen weiblicher Sexualhormone sind mitverantwortlich für die Entstehung der gutartigen Prostatahyperplasie (➤ 19.1.7).

19

19.1.4 Das Sperma

DEFINITION

Sperma *(Samenflüssigkeit, Ejakulat):* Milchige Flüssigkeit aus den Sekreten von Geschlechtsdrüsen und Nebenhoden sowie **Spermien,** die bei der **Ejakulation** *(Samenerguss)* des Mannes aus dem Penis abgegeben wird.

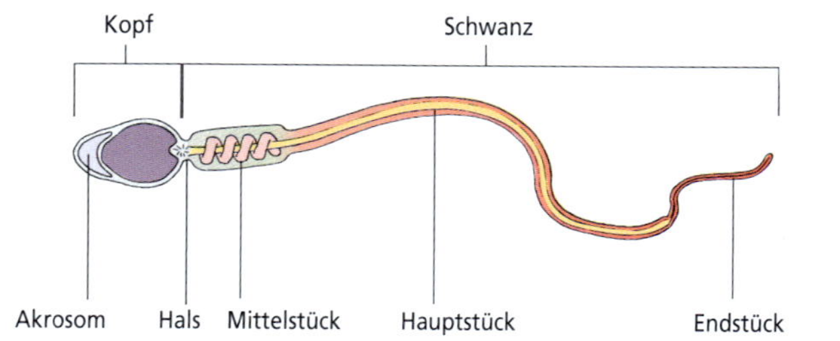

Abb. 19.5 Spermium in der Schemazeichnung. [L190]

Das **Sperma** ist schwach alkalisch (➤ 2.7.2) und neutralisiert beim Geschlechtsverkehr den sauren pH der Scheide. Ferner enthält es Enzyme, welche die noch im Nebenhoden nahezu unbeweglichen Spermien aktivieren, sowie Fruktose als Energiequelle für die Spermienbewegung.

Sperma wird durch vegetativ ausgelöste *Samenergüsse* **(Ejakulationen)** abgegeben. Die 2–6 ml Ejakulat enthalten ca. 70–600 Millionen Spermien (➤ Abb. 19.4, ➤ Abb. 19.5). Die ca. 60 μm langen Spermien bestehen aus:

- *Kopf* mit einfachem Chromosomensatz und kappenförmigem **Akrosom,** welches für das Eindringen in die Eizelle wichtig ist
- *Hals* (verbindet Kopf- und Mittelstück)
- *Mittelstück* mit zahlreichen Mitochondrien zur Energieversorgung für die Bewegung
- *Hauptstück*
- *Endstück*

Hals, Mittel-, Haupt- und Endstück bilden den *Schwanz* des Spermiums.

Die Spermienbildung

Unter **Spermienbildung** *(Samenzellbildung)* versteht man die Entwicklung reifer, befruchtungsfähiger Spermien aus unreifen Vorstufen ab der Pubertät.

Während der ca. 80 Tage dauernden Spermienbildung wird der diploide Chromosomensatz zunächst auf die Hälfte reduziert (➤ 3.7.3, ➤ Abb. 19.6). Die so entstandenen **Spermatiden** reifen danach zu befruchtungsfähigen Spermien heran. Die Spermienbildung beginnt außen (basalmembranseitig) an der Wand der Hodenkanälchen, und je reifer die Spermatiden werden, desto weiter nach innen „wandern“ sie, sodass fast reife Spermien in die Lichtung der Hodenkanälchen abgegeben werden.

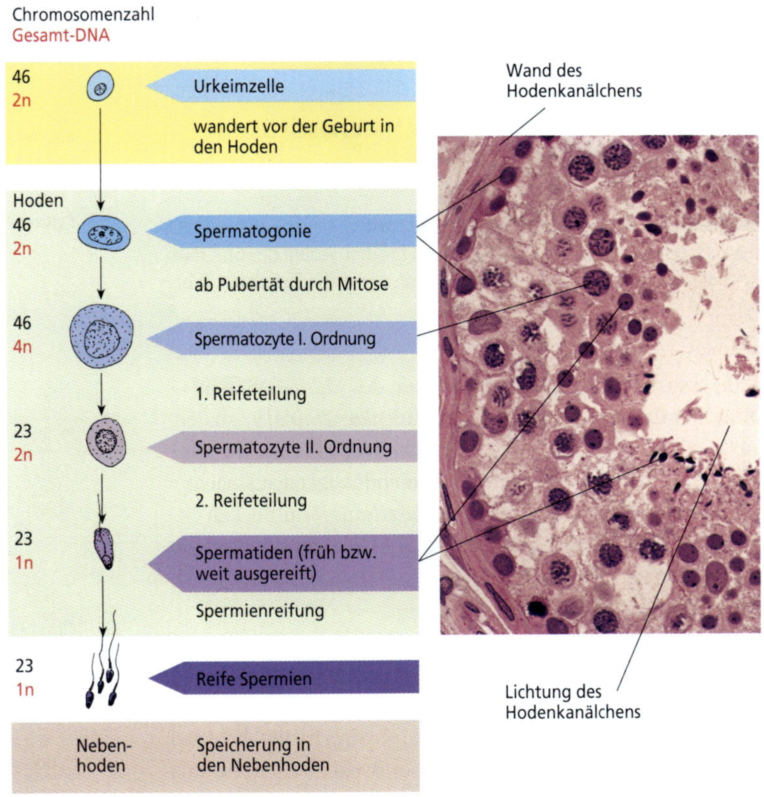

Abb. 19.6 Links: Schema der Spermienbildung. Rechts: die räumlichen Verhältnisse im Hodenkanälchen im lichtmikroskopischen Bild. [L190/M375] Die Spermatogonien (doppelter Chromosomensatz = diploid, zwei Chromatiden pro Chromosomenpaar, also Gesamt-DNA = 2n) teilen sich durch Mitosen zu Spermatozyten I. Ordnung. Nach DNA-Verdopplung sind diese diploid mit vier Chromatiden pro Chromosonenpaar (Gesamt-DNA = 4n). Durch die erste Reifeteilung entstehen Spermatozyten II. Ordnung mit 23 Chromosomen aus je zwei Chromatiden (haploid, 2n). Bei der zweiten Reifeteilung werden die beiden Chromatiden aufgeteilt, sodass die Spermatiden 23 Chromosomen, jedoch nur noch in „einfacher Ausfertigung" enthalten (Gesamt-DNA = 1n). Die Reifung zum befruchtungsfähigen Spermium erfolgt ohne weitere Teilungen.

19.1.5 Die ableitenden Samenwege

DEFINITION

Ableitende Samenwege: Ausführungsgänge und gleichzeitig Speicher für Spermien bzw. Sperma. Bestehen aus **Nebenhoden** und **Samenleitern.**

Der Nebenhoden

Der **Nebenhoden** *(Epididymis)* ist ein Gangsystem an der Rückseite des Hodens. Er nimmt aus dem Hodennetz (➤ Abb. 19.3) mehrere **abführende Hodenkanälchen** *(Ductuli efferentes)* auf, die sich zum ca. 5 m langen, stark gewundenen **Nebenhodengang** *(Ductus epididymidis)* vereinigen. Die Epithelien des Nebenhodengangs sind durch Stereozilien gekennzeichnet.

Im Nebenhoden werden die Spermien gespeichert und reifen heran. Nicht voll funktionsfähige Spermien werden phagozytiert. Erst nach Passage des Nebenhodens sind die Spermien beweglich und befruchtungsfähig.

Der Samenleiter

Der Nebenhodengang geht ohne scharfe Grenze in den **Samenleiter** *(Ductus deferens, Vas deferens,* ➤ Abb. 19.3) über. Dieser zieht im **Samenstrang** durch den Leistenkanal in den Bauchraum, verläuft danach an Harnblasenseite und -boden und durchzieht als **Ductus ejaculatorius** *(Spritzkanal)* die *Prostata* (➤ Abb. 19.7). Schließlich mündet der Samenleiter in die Harnröhre, die ab dort als **Harnsamenröhre** bezeichnet wird.

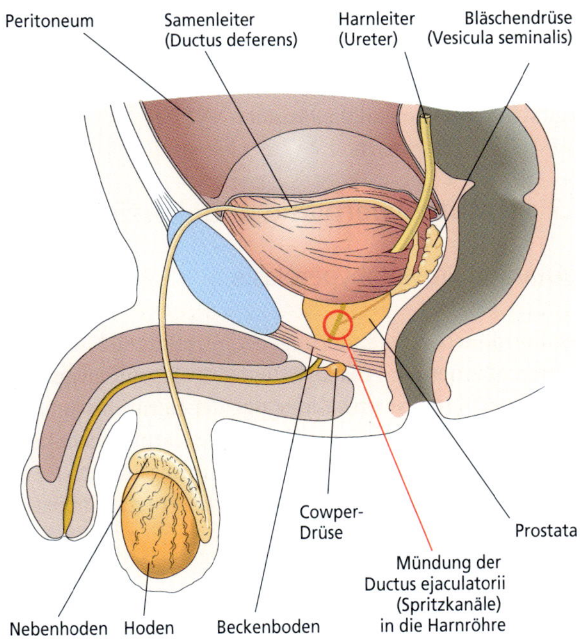

Abb. 19.7 Verlauf der ableitenden Samenwege in der Seitenansicht. [L190]

Die Wand des Samenleiters enthält eine starke Schicht aus glatter Muskulatur, die während der Ejakulation den Samen durch Kontraktionen in die Harnsamenröhre schleudert.

Neben dem Samenleiter verlaufen im Samenstrang noch Gefäße, Nerven und der **M. cremaster** *(Hodenhebermuskel).* Er entstammt der Bauchwandmuskulatur, reicht bis zu den Hodenhüllen und zieht den Hoden bei Kälte reflektorisch an den Körper.

19.1.6 Die akzessorischen Geschlechtsdrüsen

DEFINITION

Akzessorische Geschlechtsdrüsen (des Mannes): Drüsen entlang des Genitaltrakts, deren Sekret mengenmäßig den größten Anteil des Spermas ausmacht. Größte akzessorische Geschlechtsdrüse ist die **Prostata** *(Vorsteherdrüse).*

Zu den **akzessorischen Geschlechtsdrüsen** des Mannes zählen:

- Die **Bläschendrüsen** *(Samenbläschen, Vesiculae seminales)* an der Harnblasenhinterwand (➤ Abb. 19.7), deren alkalisches, fruktosereiches Sekret mehr als die Hälfte der Samenflüssigkeit ausmacht
- Die **Cowper-Drüsen** *(Glandulae bulbourethrales)* im Beckenbodenbereich (➤ Abb. 19.7, ➤ Abb. 19.8), die ein schleimiges Sekret abgeben
- Die **Prostata** *(Vorsteherdrüse)*

Die Prostata

Die unpaare, etwa kastaniengroße **Prostata** *(Vorsteherdrüse)* liegt zwischen der Unterfläche der Harnblase und der Beckenbodenmuskulatur und umschließt die Harnsamenröhre (➤ Abb. 19.2, ➤ Abb. 19.7, ➤ Abb. 19.8). Hinten grenzt die Prostata an das Rektum (Mastdarm).

Die Prostata besteht aus 30–50 Einzeldrüsen, die ein trübes, dünnflüssiges Sekret produzieren, das ungefähr ein Viertel der Samenflüssigkeit bildet. Das Prostatasekret ist für den typischen Spermageruch verantwortlich und enthält zahlreiche Enzyme. Eine kräftige Bindegewebskapsel umgibt die Prostata.

19.1.7 Prostatahyperplasie und -karzinom

Die gutartige Prostatahyperplasie

Infolge hormoneller Veränderungen vergrößert sich bei ca. 60 % der älteren Männer die Prostata. Häufige Folge dieser **gutartigen Prostatahyperplasie** ist eine Verengung der Harnröhre und daraus resultierend eine erschwerte, unvollständige Harnblasenentleerung. Die Restharnbildung begünstigt zudem Harnwegsinfekte.

Bei ausgeprägten Beschwerden wird die Prostata meist endoskopisch entfernt.

Das Prostatakarzinom

Das **Prostatakarzinom** ist der häufigste bösartige Tumor bei Männern. Er entwickelt sich in ¾ der Fälle in den harnröhrenfernen Prostatabezirken und führt daher erst spät zu Beschwerden ähnlich denen bei Prostatahyperplasie.

Therapiemöglichkeiten sind die operative Entfernung der Prostata, die Strahlen- und die Hormontherapie. Je nach Alter und Allgemeinzustand des Mannes kommt auch eine abwartende Haltung in Betracht.

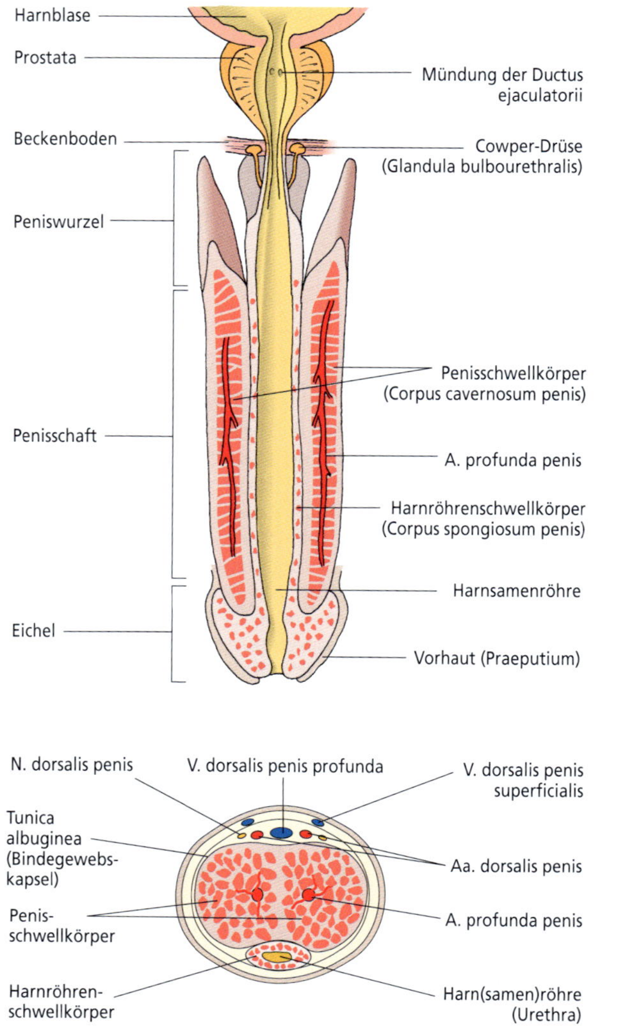

Abb. 19.8 Der Penis im Längs- und Querschnitt. Die Penisschwellkörper sind von schwammartigen Hohlräumen durchsetzt, die sich bei sexueller Erregung mit Blut aus den Penisarterien füllen. [L190]

19.1.8 Die äußeren männlichen Geschlechtsorgane und Harnsamenröhre

Am **Penis** *(männliches Glied)* unterscheidet man **Peniswurzel, Penisschaft** und **Eichel** *(Glans penis).* Der Penis ist von einer dehnbaren Haut überzogen, die in Form einer Verdopplung (**Vorhaut** oder *Praeputium*) die Eichel bedeckt (➤ Abb. 19.7, ➤ Abb. 19.8).

Phimose

Bis etwa zum dritten Geburtstag ist die Vorhaut ganz oder teilweise mit der Eichel verklebt und kann nicht oder nicht vollständig zurückgezogen werden. Dies ist ein physiologischer Schutz der Eichel vor ständigem Urinkontakt während der Wickelzeit und darf nicht mit einer **Phimose** *(Vorhautverengung)* verwechselt werden. Die Pflegenden klären die Eltern Neugeborener hierüber auf, denn vorzeitige Versuche, die Vorhaut zurückzuziehen, können zu Einrissen und narbigen Verengungen führen.

Die Schwellkörper

Der Penisschaft enthält zwei Arten von **Schwellkörpern,** die jeweils von einer derben Bindegewebskapsel umschlossen sind (➤ Abb. 19.8). Dies sind:

- Der paarige **Penisschwellkörper** *(Corpus cavernosum penis).* Er ermöglicht die **Erektion** (Aufrichtung des Gliedes), indem sich schwammartige Hohlräume durch parasympathisch gesteuerte Erweiterung der Arteriolen prall mit Blut füllen und gleichzeitig der venöse Rückstrom durch die Penisvenen gedrosselt wird.
- Der **Harnröhrenschwellkörper** *(Corpus spongiosum penis)* an der Unterseite, der mit der **Eichel** *(Glans penis)* endet. Der Harnröhrenschwellkörper führt die **Harnsamenröhre** *(Harnröhre, Urethra),* die im Anfangsbereich noch von Urothel (Übergangsepithel) ausgekleidet ist. Auch der Harnröhrenschwellkörper schwillt bei der Erektion an, bleibt dabei aber verhältnismäßig „weich", sodass das Sperma die Harnröhre passieren kann.

19.2 Die Geschlechtsorgane der Frau

19.2.1 Die inneren und äußeren Geschlechtsorgane

Die *inneren* Geschlechtsorgane der Frau liegen geschützt im kleinen Becken (➤ Abb. 19.9, ➤ Abb. 19.11):

- **Eierstöcke** *(Ovarien)*
- **Eileiter** *(Tuben)*
- **Gebärmutter** *(Uterus)*
- **Scheide** *(Vagina)*

Eierstöcke und Eileiter mit dem umgebenden Bindegewebe heißen auch **Adnexe.**

Zu den *äußeren* Geschlechtsorganen zählen große und kleine **Vulvalippen** *(Scham-, Venuslippen, Labien),* **Klitoris** *(Kitzler)* und **Scheidenvorhof** *(Vestibulum vaginae)* mit Drüsen (➤ Abb. 19.9, ➤ Abb. 19.14).

19.2.2 Die Eierstöcke

DEFINITION

Eierstock *(Ovar):* Weibliche Keimdrüse, beidseits seitlich im kleinen Becken gelegen. Aufgaben: Produktion von Eizellen und weiblichen Sexualhormonen.

Die etwa pflaumengroßen **Eierstöcke** *(Ovarien)* der Frau sind beidseits am seitlichen Rand des kleinen Beckens aufgehängt (➤ Abb. 19.11). Im Inneren bestehen sie aus einem bindegewebigen Grundgerüst, in das im Rindenbereich Follikel mit den Eizellen bzw. deren Vorstufen eingebettet sind.

Die **Eizellbildung** *(Oogenese)* verläuft in folgenden Schritten (➤ Abb. 19.10, ➤ Abb. 3.26):

- Schon vor der Geburt teilen sich die aus den Urkeimzellen entstandenen **Oogonien** (diploid = 46 Chromosomen, Gesamt-DNA 2n) durch Mitosen.
- Ein Teil dieser Oogonien vergrößert sich, tritt in die Prophase der *ersten Reifeteilung* ein und heißt nun **Oozyte I. Ordnung** *(primäre Oozyte).* Mindestens bis zur Pubertät und höchstens bis zur Menopause (also 12 bis über 50 Jahre!) verharren die Oozyten I. Ordnung in der begonnenen ersten Reifeteilung (diploid, 4n). Sie sind während dieser Zeit von **Follikelepithel** umgeben und werden mit dieser Hülle als **Primärfollikel** *(Eibläschen)* bezeichnet. Zum Zeitpunkt der Geburt enthält jeder Eierstock etwa 400.000 Primärfollikel.
- Hormonell bedingt differenzieren sich einige Primärfollikel jeden Monat zu **Sekundärfollikeln.** Typisch sind ein *mehrschichtiges* Follikelepithel, eine **Zona pellucida** aus Glykoproteinen zwischen Oozyte und Follikelepithel und eine äußere,

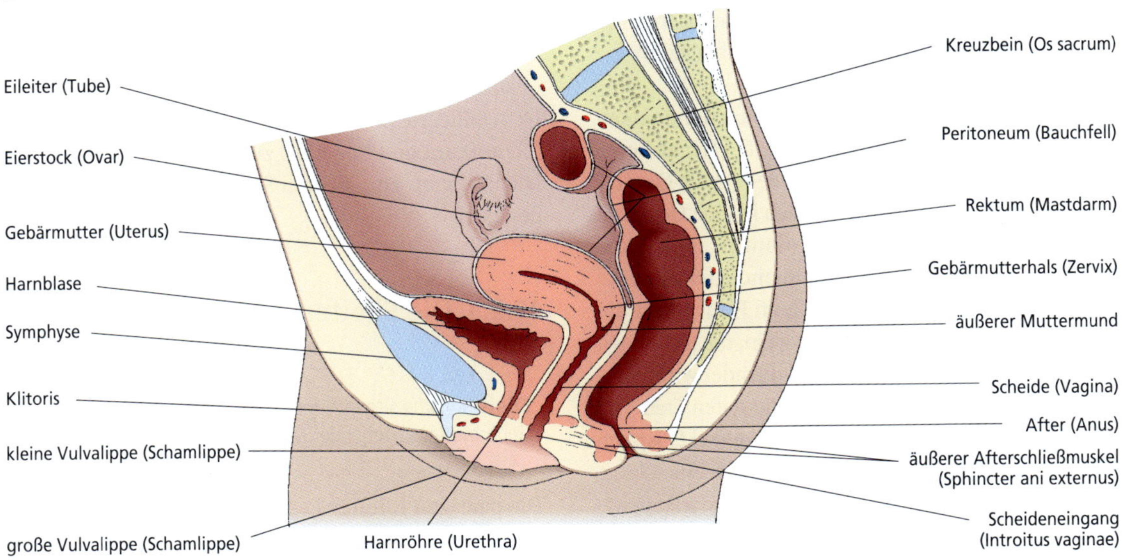

Abb. 19.9 Die weiblichen Geschlechtsorgane im Sagittalschnitt. [L190/L275]

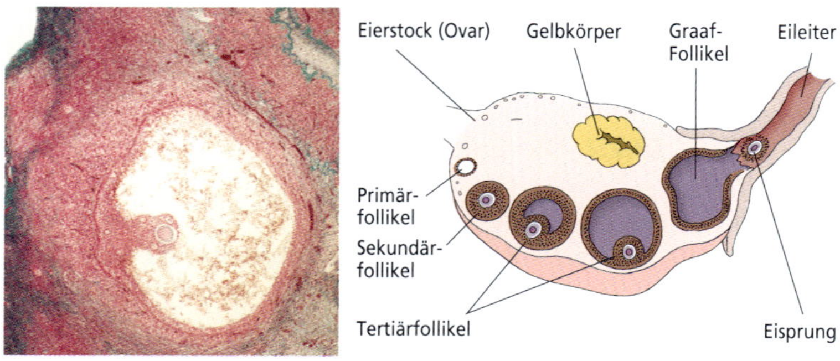

Abb. 19.10 Rechts: Follikelentwicklung, Eisprung und Gelbkörperbildung in der Schemazeichnung. Links: lichtmikroskopisches Bild eines Tertiärfollikels im Eierstock. [L190/M375]

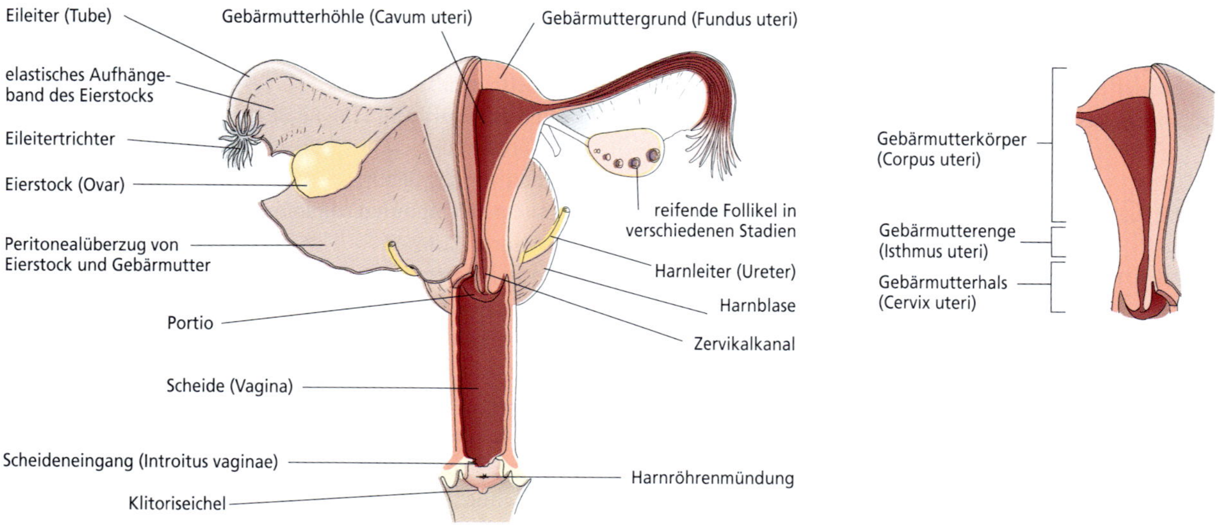

Abb. 19.11 Innere weibliche Geschlechtsorgane im Frontalschnitt (Ansicht von hinten). [L190]

hormonproduzierende **Follikelhülle** *(Theca folliculi)*. Aus dem Sekundärfollikel kann sich ein **Tertiärfollikel** mit einem flüssigkeitsgefüllten Hohlraum und einer Größe bis zu 1 cm entwickeln (➤ Abb. 19.10). Sekundär- und Tertiärfollikel produzieren vor allem **Östrogen,** welches die Gebärmutterschleimhaut zum Wachstum anregt.

- Der Tertiärfollikel kann zugrunde gehen oder zum dominanten Follikel weiterwachsen und sich zum sprungreifen **Graaf-Follikel** umwandeln. Kurz vor dem Eisprung vollendet die Oozyte I. Ordnung die erste Reifeteilung und teilt sich in eine **Oozyte II. Ordnung** (*sekundäre Oozyte,* 23 Chromosomen, 2n), die das gesamte Zytoplasma der Mutterzelle enthält, und ein kleineres **Polkörperchen,** das abgestoßen wird. Noch im Follikel tritt die Oozyte II. Ordnung in die *zweite Reifeteilung* ein, die jedoch wie schon die erste Reifeteilung zunächst nicht vollendet wird.
- In der Mitte eines Monatszyklus der geschlechtsreifen Frau „springt" jeweils eine Oozyte aus ihrem Graaf-Follikel (**Eisprung** oder *Ovulation*). Ausgelöst wird der Eisprung durch einen kurzfristigen Konzentrationsanstieg des Hypophysenvorderlappenhormons **LH** (*luteinisierendes Hormon* ➤ Abb. 19.13). Beim Eisprung nimmt die Eizelle einen Kranz aus Follikelepithelzellen mit, die **Corona radiata.** Nach dem Eisprung wandert die Oozyte durch den Eileiter, wo sie innerhalb weniger Stunden auf Spermien treffen muss – andernfalls stirbt sie ab.
- Erst unmittelbar nach dem Eindringen eines Spermiums wird die zweite Reifeteilung (➤ 3.7.3) abgeschlossen, aus der die *reife Eizelle* (**Ovum,** 23 Chromosomen, 1n) und zwei weitere Polkörperchen hervorgehen.

Der „entleerte" Graaf-Follikel bildet sich zum **Gelbkörper** *(Corpus luteum)* um und bildet bis zur Menstruation bzw. im Falle der Befruchtung bis zum dritten Schwangerschaftsmonat vor allem Progesteron.

19.2.3 Die Eileiter

DEFINITION

Eileiter *(Tuba uterina, Tube):* 10–15 cm langer, beidseits oben von der Gebärmutter abgehender Muskel-Schleimhaut-Schlauch.

Die paarigen **Eileiter** (➤ Abb. 19.9, ➤ Abb. 19.11) nehmen die Eizelle nach dem Eisprung auf. Außerdem finden hier die Befruchtung der Eizelle und ihr Transport zur Gebärmutter statt.

Der eierstocknahe Teil der Eileiter ist zum **Eileitertrichter** erweitert und zur Bauchhöhle hin offen, zur Gebärmutter hin werden die Eileiter deutlich enger. Die Wand der Eileiter besteht aus einer stark gefalteten Schleimhaut mit Flimmerepithel und einer dünnen Muskelschicht, welche die Eizelle aktiv in Richtung Gebärmutter transportiert.

19.2.4 Die Gebärmutter

DEFINITION

Gebärmutter *(Uterus):* Inneres Geschlechtsorgan, in welchem sich während einer Schwangerschaft das ungeborene Kind entwickelt.

Die bei der nicht schwangeren Frau etwa 7 cm lange **Gebärmutter** liegt nach vorne geneigt über der Harnblase (➤ Abb. 19.9). Sie hat mehrere Abschnitte (➤ Abb. 19.11):

- Der obere, breitere Anteil, der **Gebärmutterkörper** *(Corpus uteri),* besteht aus kräftiger Muskulatur, wobei der oberhalb der Eileitermündungen liegende Abschnitt als **Gebärmuttergrund** *(Fundus uteri)* bezeichnet wird. Die **Gebärmutterhöhle** *(Cavum uteri)* ist von *Gebärmutterschleimhaut* **(Endometrium)** ausgekleidet. Während der Schwangerschaft dient der Gebärmutterkörper als „Fruchthalter" und beteiligt sich am Aufbau des *Mutterkuchens* **(Plazenta).**
- Die **Gebärmutterenge** *(Isthmus uteri)* stellt den Übergang zum unteren, schmaleren Anteil der Gebärmutter dar, dem **Gebärmutterhals** (*Cervix uteri,* kurz *Zervix*). Dieser besteht aus straffem Bindegewebe und glatter Muskulatur, welche den **Zervikalkanal** *(Gebärmutterhalskanal)* umgeben. Die Öffnung des Zervikalkanals zur Gebärmutterhöhle heißt **innerer Muttermund.** Der in die Scheide hineinragende Teil der Zervix heißt **Portio.** Nach unten schließt der Gebärmutterhals mit dem **äußeren Muttermund** ab.

Der Wandaufbau der Gebärmutter

Am Wandaufbau der Gebärmutter sind drei Schichten beteiligt:

- Auf der Außenseite das *Peritoneum* (hier **Perimetrium** genannt). Die durch den Peritonealüberzug zwischen Gebärmutter und Rektum entstehende Tasche heißt **Douglas-Raum** und ist der tiefste Raum der Peritonealhöhle
- In der Mitte die erwähnte dicke Schicht aus glatter Muskulatur **(Myometrium)**
- Auf der Innenseite die *Gebärmutterschleimhaut* **(Endometrium),** wobei eine tiefere *Basalschicht* (**Basalis,** *Lamina basalis*) und eine oberflächliche *Funktionsschicht* (**Funktionalis,** *Lamina functionalis*) unterschieden werden. Das Endometrium bereitet sich im Monatszyklus auf die Einnistung einer Frucht vor. Kommt es nicht zu einer Befruchtung, so wird die oberflächennahe Funktionalis regelmäßig ca. einmal im Monat unter Kontraktionen abgestoßen (**Menstruation** ➤ 19.2.6).

Endometriose

Bei der **Endometriose** findet sich Gebärmutterschleimhaut außerhalb der Gebärmutterhöhle, z. B. in Gebärmuttermuskulatur, Eileitern, Eierstöcken, Darm, aber auch außerhalb des Beckens. Die „versprengte" Gebärmutterschleimhaut macht die Veränderungen des Menstruationszyklus mit. Eine Endometriose kann unbemerkt bleiben oder zu verschiedensten Beschwerden (je nach Lokalisation der Schleimhaut) führen. Sie gehört zu den häufigsten Unfruchtbarkeitsursachen bei der Frau.

Die Schleimhaut der Zervix verändert sich kaum mit dem Zyklus. Die **Zervixdrüsen** bilden einen zähen Schleim, der die Gebärmutterhöhle wie ein Pfropf verschließt und vor Keimen aus der Scheide schützt. Nur während der fruchtbaren Tage und der Regelblutung verdünnt sich der Schleim, und der Zervikalkanal öffnet sich etwas.

Der bindegewebige Raum um die Gebärmutter heißt **Parametrium.** Er enthält Blut- und Lymphgefäße, Lymphknoten und Nerven.

19.2.5 Die weiblichen Sexualhormone

Ähnlich wie beim Jungen setzt beim Mädchen mit Beginn der Pubertät durch die Vermittlung des Releasing-Hormons Gn-RH (➤ 9.3.1) die Sekretion von FSH und LH ein:

- *FSH,* welches vor allem in der ersten Zyklushälfte vom Hypophysenvorderlappen ausgeschüttet wird, bewirkt die Follikelreifung zum Graaf-Follikel und die Ausschüttung von Östrogen.
- *LH* wird vor allem in der Zyklusmitte ausgeschüttet. Es bewirkt mit FSH den Eisprung und die Umwandlung des Graaf-Follikels in den progesteronproduzierenden Gelbkörper.

Die Wirkungen von Östrogenen und Progesteron

Die eigentlichen weiblichen Sexualhormone, die Östrogene und das Progesteron, entfalten vielfältige Wirkungen im Organismus (➤ Abb. 19.12, ➤ Abb. 19.13).

Östrogene:

- Fördern in der Pubertät die Ausprägung der Geschlechtsmerkmale (z. B. Brustentwicklung, „weibliche" Fettverteilung)
- Verursachen den Wiederaufbau der Gebärmutterschleimhaut nach der Menstruation
- Bewirken im Eierstock die Eireifung
- Haben eiweißaufbauende Effekte – aber schwächer ausgeprägt als beim Testosteron
- Bewirken einen vermehrten Einbau von Kalzium in die Knochen
- Begünstigen Wassereinlagerungen in die Gewebe
- Wirken auf das ZNS und beeinflussen so die Stimmung und das Verhalten
- Sichern in der Schwangerschaft zusammen mit den Östrogenen aus der Plazenta (dem Mutterkuchen) die Anpassung des mütterlichen Organismus und die Entwicklung des Kindes
- Bereiten die Brust auf Milchbildung und -abgabe vor

Geringe Östrogenmengen werden außerdem bei Männern und Frauen in der Nebennierenrinde (➤ 9.7.4) und im Fettgewebe (➤ 5.3.5) gebildet.

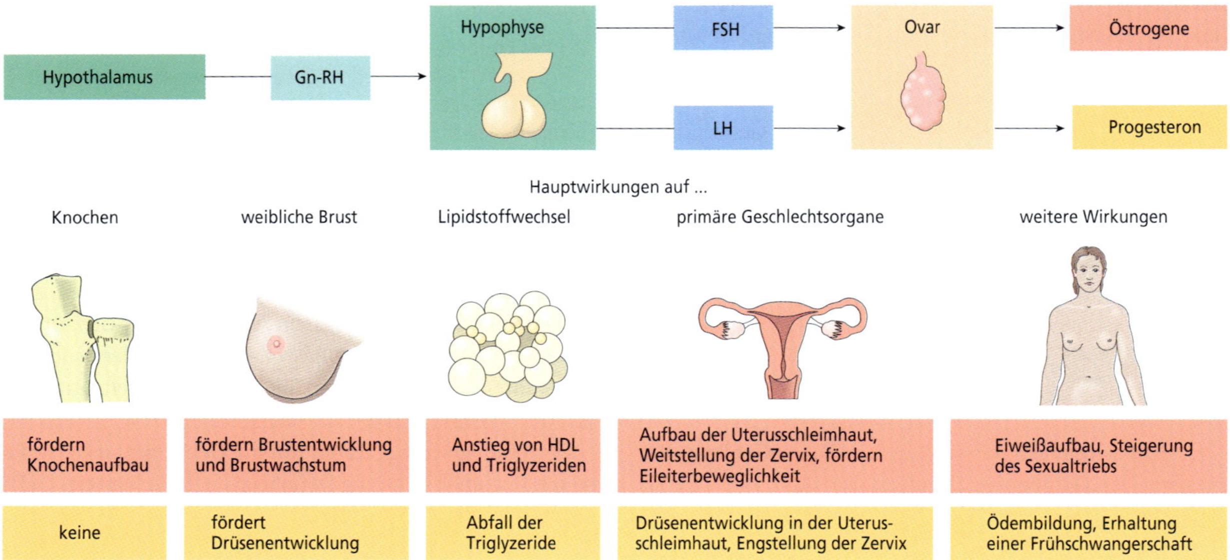

Abb. 19.12 Die Wirkungen der weiblichen Sexualhormone Östrogen und Progesteron (Östrogene: rosa Felder, Progesteron: gelbe Felder). [L190]

Progesteron:
- Bereitet in der zweiten Zyklushälfte die Gebärmutterschleimhaut auf die Aufnahme der Frucht vor
- Führt zu einer Erhöhung der Körpertemperatur um ca. 0,5 °C
- Lässt den Zervixschleim zäher werden
- Unterstützt in der Frühschwangerschaft die Einnistung und das Wachstum des Embryos
- Stellt die Gebärmutter in der Schwangerschaft „ruhig"
- Bereitet die Milchbildung in den Brüsten vor

Prolaktin und Oxytocin ➤ 20.7.1

19.2.6 Der Menstruationszyklus

DEFINITION

Menstruationszyklus *(weiblicher Zyklus):* Hormonell gesteuerte Vorgänge im Körper einer Frau, durch die etwa monatlich v. a. eine befruchtungsfähige Eizelle heranreift und sich die Gebärmutterschleimhaut auf die Einnistung einer befruchteten Eizelle vorbereitet.

Zwischen dem Beginn der monatlichen Blutungen *(Menarche)* mit ca. 12 Jahren und ihrem Aufhören *(Menopause)* mit etwa 50 Jahren treten (außerhalb von Schwangerschaft und einem Teil der Stillzeit) in der Gebärmutterschleimhaut periodische Veränderungen auf. Diese werden hormonell gesteuert und sollen in regelmäßigen Abständen optimale Bedingungen für die Einnistung einer befruchteten Eizelle schaffen. Parallel dazu wird in der Mitte dieser 25–35 Tage dauernden Periode – **Menstruationszyklus** genannt – eine befruchtungsfähige Eizelle bereitgestellt.

Die Phasen des Menstruationszyklus

Der Menstruationszyklus wird in folgende vier Phasen unterteilt (➤ Abb. 19.13):

- Die **Menstruation** *(Regelblutung)*, während der die Funktionalis der Gebärmutterschleimhaut abgestoßen wird. Gegen Ende der Menstruation hört durch östrogenbedingte Aufbauvorgänge innerhalb der Funktionalis die Blutung auf und neue Kapillaren sprossen aus. Teilweise wird diese Phase noch weiter in die *Desquamationsphase* (1.–2. Tag) und die *Regenerationsphase* (3.–4. Tag) unterteilt.
- Die **Proliferationsphase** *(Aufbauphase)* vom 5.–14. Tag, in der sich die Funktionalis unter Östrogeneinfluss wieder aufbaut. Unter FSH-Einfluss reifen mehrere Follikel heran, von denen einer dominant wird und größere Östrogenmengen produziert. Durch positive Rückkoppelung kommt es zu einem Östrogen- und LH-Gipfel und um den 14. Zyklustag zum Eisprung.
- Die **Sekretionsphase** vom 15. Zyklustag bis kurz vor der nächsten Menstruation. Die Drüsen der Gebärmutterschleimhaut wachsen stark, bilden reichlich Sekret und Glykogen wird eingelagert, um die Gebärmutterschleimhaut auf die Aufnahme einer befruchteten Eizelle vorzubereiten. Wird die Eizelle nach dem Eisprung nicht befruchtet, bildet sich der Gelbkörper (➤ 19.2.2) zurück und stellt die Progesteronproduktion ein.
- Die **Ischämiephase.** Durch die abnehmende Progesteronproduktion sinkt die Durchblutung der Funktionalis stark ab, was schließlich zu ihrem Absterben führt. Diese oft nur wenige Stunden dauernde Ischämiephase leitet die Regelblutung ein.

Die Wechseljahre

In etwas nach dem 45. Lebensjahr stellen die Eierstöcke ihre Tätigkeit allmählich ein – die Regelblutungen werden seltener und setzen schließlich aus. Der Zeitpunkt der letzten Regelblutung mit etwa 51 Jahren wird als **Menopause** bezeichnet. Danach beginnt die **Postmenopause.**

Während dieser **Wechseljahre** *(Klimakterium)* sinken der Östrogen- und Gestagenspiegel deutlich ab. Dies führt zu den typischen Wechseljahresbeschwerden wie etwa Hitzewallungen und Schweißausbrüchen. Viele Frauen berichten zudem über Stimmungslabilität und depressive Verstimmungen. Hier spielen aber auch andere Faktoren eine Rolle,

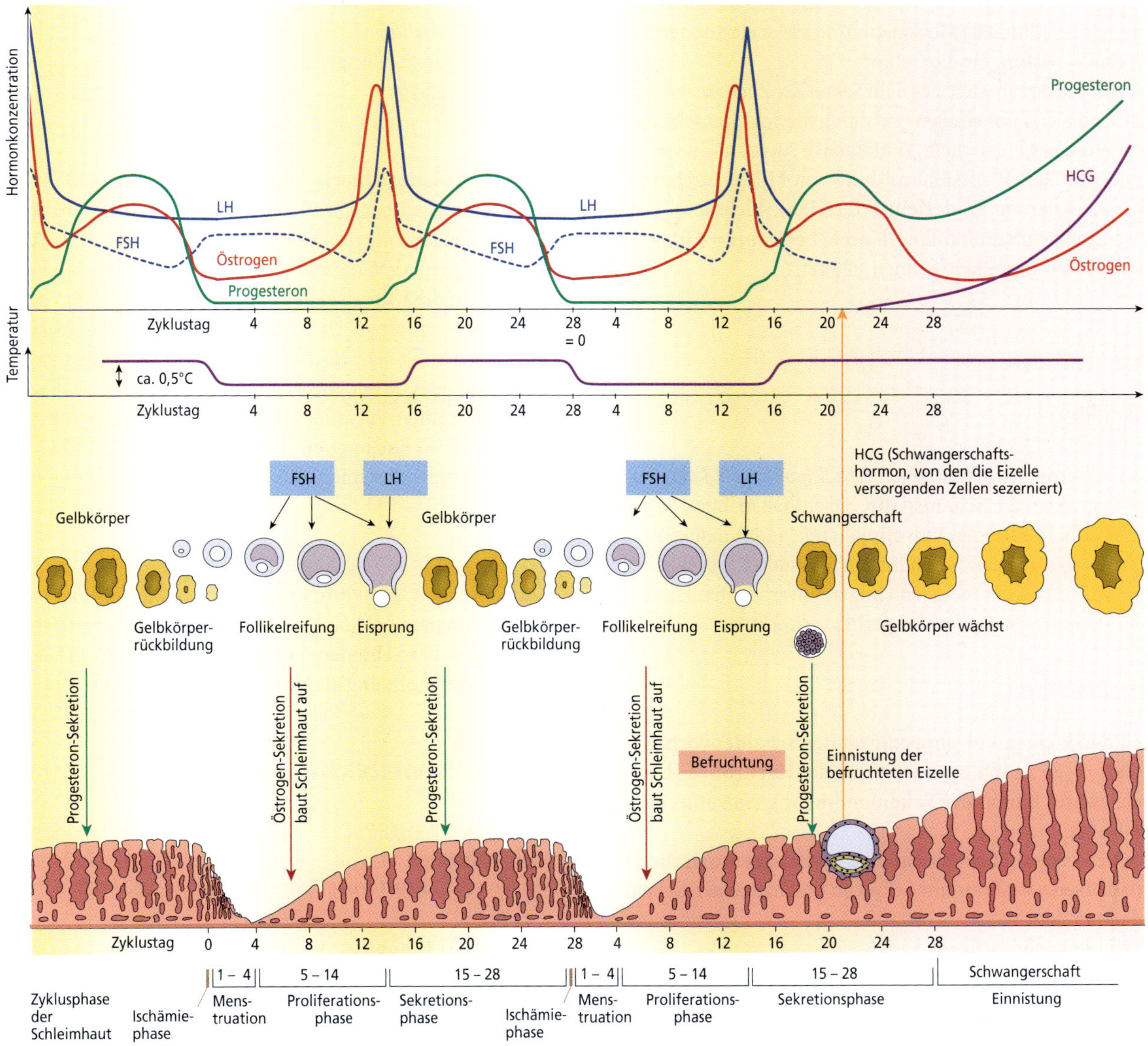

Abb. 19.13 Schema der wichtigsten hormonellen Veränderungen und deren Effekte auf die Gebärmutterschleimhaut und die Eierstöcke beim Menstruationszyklus und in der Schwangerschaft. [L190]

etwa das nach wie vor oft negative Bild oder die schlechten Berufsaussichten älterer Frauen in unserer Gesellschaft. Später kommt es zu Veränderungen an den Genitalorganen, z. B. einem Dünnerwerden und Austrocknen der Scheidenschleimhaut, sowie zu verstärktem Knochenabbau und einer Zunahme des Herz-Kreislauf-Risikos.

Hormonersatztherapie in den Wechseljahren

Bis kurz nach der Jahrtausendwende wurde gegen Wechseljahresbeschwerden und zur Osteoporoseprophylaxe oft die Langzeiteinnahme niedrig dosierter Östrogene und Gestagene empfohlen.
Heute wird das Nutzen-Risiko-Verhältnis anders bewertet (Risikoerhöhung z. B. für Brustkrebs). Bei ausgeprägten Wechseljahresbeschwerden kann nach sorgfältiger Nutzen-Risiko-Abwägung eine systemische **Hormonersatztherapie** (möglichst kurz, möglichst niedrig dosiert) erfolgen. Eine langjährige Hormongabe wird nur noch ausnahmsweise empfohlen. Später hilft *lokale* Östrogenanwendung gegen urogenitale Beschwerden.

19.2.7 Die Scheide

DEFINITION

Scheide *(Vagina):* Elastischer Muskel-Schleimhaut-Schlauch, der Gebärmutter und Außenwelt verbindet.

Die 8–12 cm lange **Scheide** ist ein elastischer, bindegewebig-muskulärer Schlauch, der die Verbindung zwischen Gebärmutter und äußerem Genitale herstellt (➤ Abb. 19.11). Der Teil der Scheidenlichtung, der um die Portio liegt, heißt **Scheidengewölbe.**

Der **Scheideneingang** *(Scheidenöffnung, Introitus vaginae)* ist von elastischen Schleimhautfalten umgeben, dem **Hymen** oder der *vaginalen Korona.* Der Begriff **Jungfernhäutchen** wird zunehmend verlassen.

Die Scheidenwand ist nur ca. 3 mm dick. Die Schleimhaut ist ein mehrschichtiges unverhorntes Plattenepithel, das ebenfalls zyklischen

Schwankungen unterliegt. Die Scheide ist aufgrund der gitterartigen Anordnung ihrer (dünnen) Muskulatur und vieler elastischen Fasern sehr dehnbar – wichtig für die Geburt.

Das Scheidensekret besteht aus dem Sekret der Zervixdrüsen, abgestoßenen vaginalen Epithelzellen und durch die Scheidenschleimhaut hindurchgetretener Flüssigkeit (Transsudat). Aus dem Glykogen der abgeschilferten Zellen entsteht mithilfe von Milchsäurebakterien *(Laktobazillen)*, der sog. **Döderlein-Bakterien,** Milchsäure (Laktat). Dadurch entsteht ein saures Milieu in der Scheide (pH = 4,0), welches vor aufsteigenden Krankheitskeimen schützt.

19.2.8 Das äußere weibliche Genitale

Die Vulvalippen

Die behaarten **großen Vulvalippen** *(große Schamlippen, Labia majora pudendi)* begrenzen die **Schamspalte.** Sie enthalten Talg-, Schweiß- und Duftdrüsen. Die **kleinen Vulvalippen** *(kleine Schamlippen, Labia minora pudendi)* sind haarlose Hautfalten mit zahlreichen Talgdrüsen. Innen sind sie mit einem mehrschichtigen unverhornten Plattenepithel bedeckt, außen ist das Epithel gering verhornt.

Der Scheidenvorhof

Zwischen den kleinen Vulvalippen liegt der **Scheidenvorhof** *(Vestibulum vaginae)*. In ihn mündet vorne die **Harnröhre** *(Urethra)* und etwas weiter hinten der **Scheideneingang** (*Introitus vaginae* ➤ Abb. 19.14).
In den Scheidenvorhof geben außerdem die **akzessorischen Geschlechtsdrüsen (der Frau)** ihr Sekret ab und halten den Scheidenvorhof dadurch feucht:

- Viele **kleine Vorhofdrüsen**
- Die paarigen **großen Vorhofdrüsen** *(Glandulae vestibulares majores, Bartholin-Drüsen)*
- Die sehr variabel ausgeprägten **Paraurethraldrüsen**

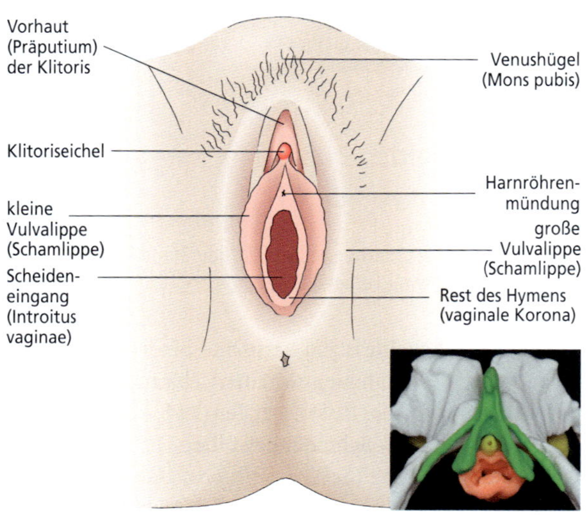

Abb. 19.14 Äußeres weibliches Genitale (Vulva). Unten rechts: 3D-Modell von Klitoris und Vorhofschwellkörpern mit Beziehung zum Becken (Klitoris grün, Harnröhre gelb, Scheide orange). [L190/H459-001]

Die Klitoris und Vorhofschwellkörper

Die ca. 10 cm lange **Klitoris** (*Kitzler* ➤ Abb. 19.11, ➤ Abb. 19.14) besteht überwiegend aus Schwellkörpergewebe. Die beiden **Klitorisschenkel** verlaufen etwa unterhalb des M. ischiocavernosus (➤ Abb. 15.38) und vereinigen sich vorne in der Mittellinie zum **Klitorisschaft.** Dieser setzt sich in die **Klitoriseichel** fort, die vorne zwischen den großen Vulvalippen hervorragt. Die Klitoris enthält reichlich sensible Nervenendigungen und ist *erektil*, d. h., bei sexueller Erregung schwillt sie an.

Ebenfalls erektil sind die **Vorhofschwellkörper.** Sie liegen an der Basis der kleinen Vulvalippen unterhalb des M. bulbospongiosus (➤ Abb. 15.38) und umgreifen Harnröhrenmündung und Scheideneingang vorne und seitlich.

Die Vulva

Häufig werden der **Venushügel** *(Schamberg, Mons pubis)*, die **Schambehaarung** *(Pubes)*, die **großen** und **kleinen Venuslippen,** die **Klitoris,** der **Scheidenvorhof** einschließlich seiner Drüsen und die Harnröhrenöffnung als **Vulva** zusammengefasst.

19.2.9 Die weibliche Brust

DEFINITION

Weibliche Brust *(Mamma):* Dem M. pectoralis major beidseits aufliegende Hautdrüse aus **Brustdrüse** *(Milchdrüse)*, Binde- und Fettgewebe.

Die **Brüste** *(Mammae)* der Frau zählen zu den sekundären Geschlechtsmerkmalen: Die Drüsenkörper sind zwar bereits bei Geburt angelegt, die flachen Anlagen bilden sich aber erst während der Pubertät unter dem Einfluss der weiblichen Sexualhormone zur weiblichen Brust aus (➤ Abb. 19.15).

Der Aufbau der weiblichen Brust

Die weibliche Brust besteht aus der **Brustdrüse** *(Milchdrüse)*, Fett- und Bindegewebe. Die Brustdrüse ist aus mehreren Drüsenlappen aufgebaut, getrennt durch Binde- und Fettgewebe. Die Drüsenlappen wiederum setzen sich aus kleineren Läppchen und diese wiederum aus oft tubulären Endstücken zusammen. Jeder Lappen mündet mit einem **Milchausführungsgang** auf der **Brustwarze** *(Mamille)*.

Die Brustwarze enthält reichlich sensible Nervenendigungen, wodurch ihre Berührungsempfindlichkeit bedingt ist und der Milcheinschuss und erotische Empfindungen ausgelöst werden können.

Erst in der Schwangerschaft entwickeln sich an den Enden der Milchgänge alveoläre Endstücke, kurz *Milchalveolen*, und beim **Milcheinschuss** (➤ 20.7.1) zu Beginn der Stillperiode erreicht die Brust ihre maximale Größe.

Der Lymphabfluss der Brustdrüse erfolgt vor allem in Richtung Achsel (➤ Abb. 19.16), in geringem Umfang auch zu Lymphknoten im Bereich des Schlüsselbeins und des Brustbeins.

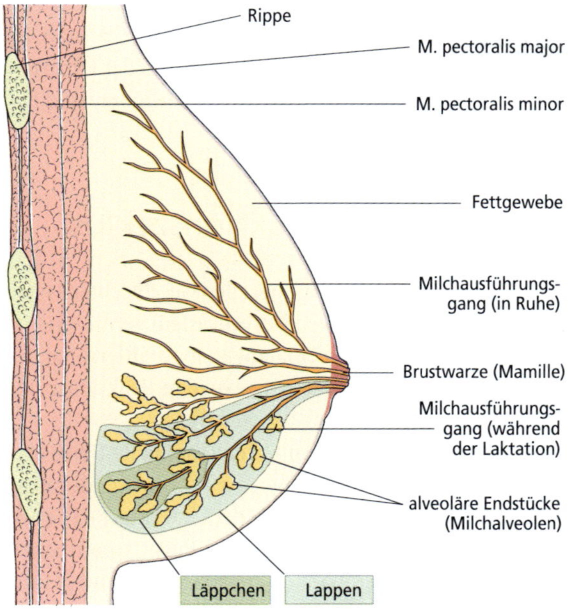

Abb. 19.15 Feinbau der weiblichen Brust (Sagittalschnitt), oben in der Ruhe-, unten in der Stillphase. [L190]

Die Brustdrüsen des Mannes

Männer besitzen ebenfalls Brustdrüsen. Im Vergleich zur Frau entwickeln sich diese durch den anderen Hormonhaushalt jedoch kaum und haben auch weniger sensible Nervenendigungen.

19.2.10 Das Mammakarzinom

Das **Mammakarzinom** *(Brustkrebs)* ist der häufigste bösartige Tumor der Frau. Hinweise können sein:

- (Schmerzlose) Knoten
- Absonderungen aus der Brustwarze
- Verlust der Verschieblichkeit des Drüsengewebes auf dem Brustmuskel
- (Neu aufgetretene) Asymmetrien der Brüste
- Hautveränderungen der Brust, z. B. „Orangenhaut"

Da eine frühzeitige Tumorerkennung die Prognose verbessert, motivieren Pflegende Frauen, die kostenlosen **Krebsfrüherkennungsuntersuchungen** in Anspruch zu nehmen. In Deutschland wird zusätzlich (keineswegs als Ersatz!) die regelmäßige Selbstuntersuchung der Brüste nach vorheriger Anleitung empfohlen.

Grundlage der Behandlung ist die Operation, oft brusterhaltend. Achsellymphknoten werden möglichst sparsam entfernt. Außerdem ist fast immer eine Hormon-, Chemo- und/oder Strahlentherapie sinnvoll.

Lymphödem

Je mehr Achsellymphknoten entfernt werden, desto größer ist das Risiko eines **Lymphödems,** das die Lebensqualität erheblich einschränken kann. Daher:

- Regelmäßige Armhochlagerungen und Bewegungsübungen, ggf. Lymphdrainage
- Vermeiden von Überbelastung, monotonen Bewegungen, starker Wärmeeinwirkung und Verletzungen am betroffenen Arm
- Keine Blutdruckmessung oder Blutabnahme am betroffenen Arm

19.3 Die Entwicklung der Geschlechtsorgane

Die vorgeburtliche Entwicklung

Bei der Befruchtung wird durch die Geschlechtschromosomen das *chromosomale Geschlecht* festgelegt. Die Anlagen der Keimdrüsen sind aber bis etwa zur siebten Entwicklungswoche in Form und Struktur nicht unterscheidbar **(Indifferenzstadium).** Anwesenheit des Y-Chromosoms führt dann zur Bildung des *Hoden-determinierenden Faktors* und damit zur Hodenentwicklung, ansonsten entwickeln sich

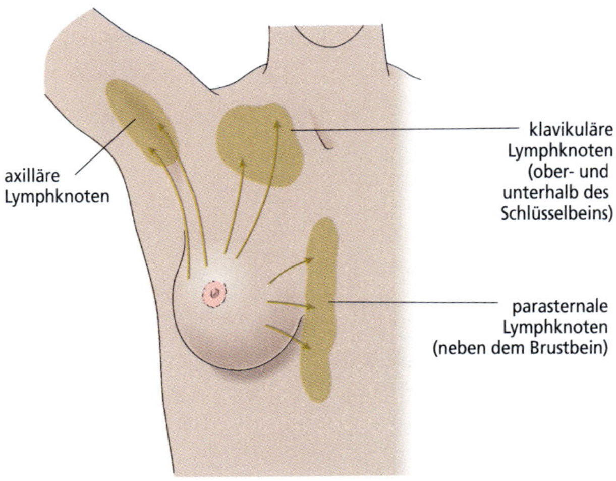

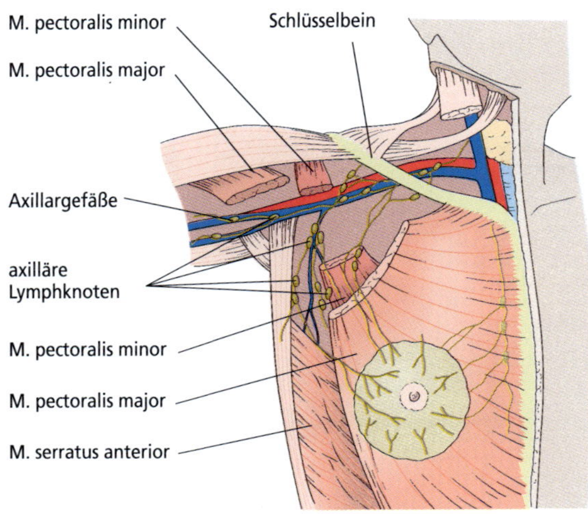

Abb. 19.16 Lymphabflusswege der Brustdrüse. Die Lymphbahnen des oberen äußeren Quadranten ziehen hauptsächlich zu den axillären Lymphknoten. [L190]

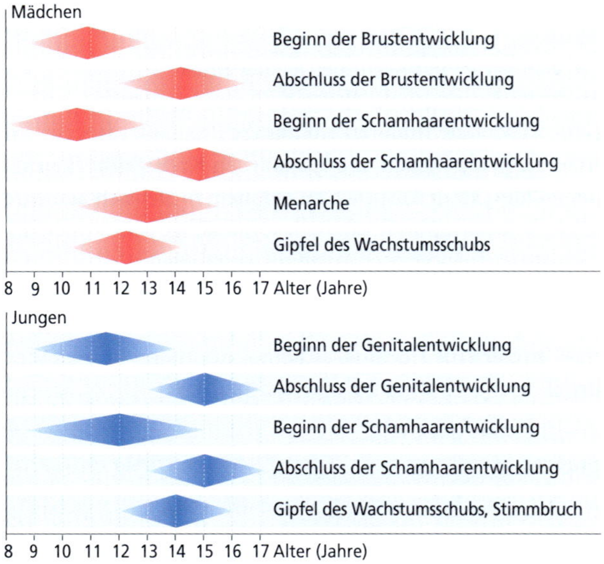

Abb. 19.17 Ablauf der Pubertät bei Mädchen und Jungen. [L190]

Eierstöcke *(gonadales Geschlecht).* Die von Hoden bzw. Eierstöcken produzierten Hormone induzieren danach die Bildung der weiteren inneren und äußeren Geschlechtsorgane *(genitales Geschlecht).*

Die nachgeburtliche Entwicklung und Pubertät

Bis zur Pubertät erfahren die Geschlechtsorgane keine entscheidenden Veränderungen; im Vergleich zum übrigen Körper wachsen die äußeren Geschlechtsorgane nur sehr langsam.

Im Alter von circa neun Jahren bei Mädchen und elf Jahren bei Jungen kommt es zum Anstieg der Sexualhormonspiegel im Blut und damit zur **Pubertät.** Die Sexualhormone stammen dabei zunächst aus der Nebennierenrinde (➤ 9.7.1). Die Brustentwicklung bzw. das Wachstum von Hoden und Penis beginnt, erste, zunächst noch spärliche Schamhaare zeigen sich, der *pubertäre Wachstumsschub* setzt ein. Ausgelöst durch die hormonellen Veränderungen, tritt mit knapp 13 Jahren bei Mädchen die *erste Menstruationsblutung* **(Menarche)** ein, bei Jungen kommt es in der Regel zwischen 13 und 15 Jahren zum ersten, meist unwillkürlich ausgelösten *Samenerguss.*

Die Fortpflanzungsfähigkeit wird meist 1–2 Jahre nach dem Einsetzen der Regelblutung bzw. der Samenergüsse erreicht (➤ Abb. 19.17).

Mit den körperlichen Veränderungen während der Pubertät gehen seelische Veränderungen einher, die erhebliche innere und familiäre Spannungen hervorrufen können.

19.4 Der sexuelle Reaktionszyklus

Der **sexuelle Reaktionszyklus** ist bei allen Geschlechtern prinzipiell gleich und wird vom vegetativen Nervensystem vermittelt.

Nach den amerikanischen Sexualwissenschaftlern *Masters* und *Johnson* lassen sich vier Phasen des sexuellen Reaktionszyklus unterscheiden (➤ Abb. 19.18):

In der **Erregungsphase** lösen unterschiedliche Reize erotische Empfindungen aus, vor allem aber die Berührung der **erogenen Zonen** (Mund- und Genitalregion, bei der Frau Brüste). Die Erregung führt zu einem Gefühl des Wohlbefindens. Puls-, Atemfrequenz und Blutdruck steigen ebenso wie Muskelspannung und Hautdurchblutung. Die Scheidenwand und Drüsen am Scheidenvorhof sondern ein schleimiges Sekret ab, welches die Scheide anfeuchtet und ein Eindringen des erigierten Penis erleichtert. Vulvalippen, Klitoris und Vorhofschwellkörper schwellen an, die Brustwarzen stellen sich auf. Es kommt zur Erektion, d. h. zum Anschwellen und Aufrichten des Penis.

Die Merkmale der Erregungsphase prägen sich in der **Plateauphase** weiter aus.

Der Höhepunkt sexueller Erregung ist der **Orgasmus,** der von allen als intensivster körperlicher Genuss empfunden wird. Während dieser nur wenige Sekunden andauernden Phase kommt es bei der Frau zur Verengung des unteren Scheidendrittels mit rhythmischen Kontraktionen der Beckenbodenmuskulatur und der Gebärmutter. Beim Mann wird die Samenflüssigkeit durch rhythmische, unwillkürliche Kontraktionen der Samengänge, der Harnröhre, der Muskeln an der Peniswurzel und schließlich des Penis selbst in das hintere Scheidengewölbe geschleudert (*Samenerguss* oder **Ejakulation**).

In der anschließenden **Rückbildungsphase** kehren alle Organe in ihren ursprünglichen nicht-erregten Zustand zurück. Anschließend kann es zur sexuellen Reizunempfindlichkeit **(Refraktärphase)** kommen, während der Erektion und Orgasmus nicht möglich sind.

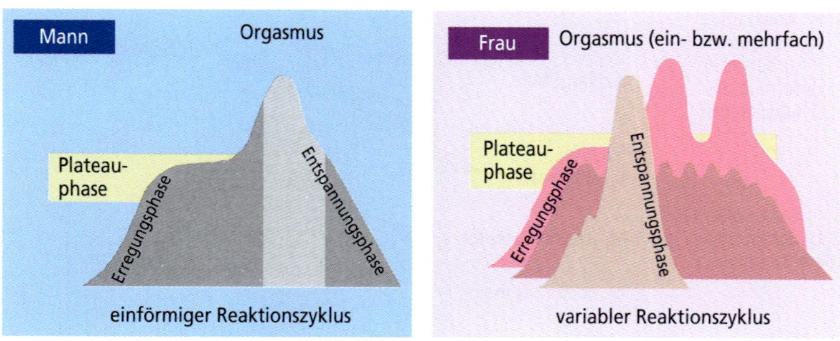

Abb. 19.18 Der sexuelle Reaktionszyklus bei Mann und Frau. Im männlichen Reaktionszyklus ist nur ein Orgasmus möglich mit anschließender absoluter Refraktärphase. Bei Frauen (rechts) ist die Variabilität der Verläufe größer; u. U. können mehrere Orgasmen erfolgen. Drei mögliche Verläufe sind abgebildet. [L190]

Der sexuelle Reaktionszyklus im Alter

Die Fähigkeit zum Geschlechtsverkehr (Koitus) bleibt beiden Geschlechtern erhalten. Der sexuelle Reaktionszyklus verändert sich jedoch:

- Die Erektionsfähigkeit nach dem 50. Lebensjahr lässt deutlich nach. Die Erektion erfordert intensivere Stimulation. Nach dem Orgasmus erfolgt die Rückbildung rascher und die Pause bis zur nächsten möglichen Erektion steigt auf 12–24 Std. Subjektiv lässt gleichzeitig das Bedürfnis zur Ejakulation und zum Orgasmus nach.
- Die Scheidenbefeuchtung verzögert sich nach dem 50. Lebensjahr in der Erregungsphase. Die Orgasmusphase ist kürzer, und die Rückbildung der sexuellen Erregung erfolgt rascher.

Insbesondere Erkrankungen des Bewegungsapparates (z. B. Hüftarthrose) können den Geschlechtsverkehr weiter erschweren, schmerzhaft oder unmöglich machen. Generell sehnen sich aber ältere Menschen ebenso nach einem Sexualpartner (und nicht nur Gesprächspartner) wie jüngere.

Aufgaben zur Pflegesituation

Nachdem die Pflegefachperson Pia Ettmann beide Patientinnen begrüßt und die Vitalparameter gemessen hat, erkundigt sie sich nach dem jeweiligen Befinden. Frau Senger berichtet, dass die im postoperativen Verlauf aufgetretene Schwellung im rechten Arm rückläufig sei und sie den Arm weiterhin kontinuierlich hochlagere. Auch könne sie den Schmerz mittlerweile gut ohne zusätzliche Schmerzmedikamente tolerieren. Pia Ettmann freut sich über die Fortschritte von Frau Senger und geht zu Frau Brause hinüber. Diese äußert, dass sie froh sei, dass sie die OP so gut überstanden habe. Die Schmerzen seien nach wie vor stark im OP-Gebiet, sie sei aber mit den vorhandenen Schmerzmitteln gut eingestellt. Erleichtert sagt sie: „Die Blutungen waren oft sehr stark und kaum auszuhalten, ich musste mein Hobby ‚Schwimmen' leider aufgeben. Ich hoffe, dass ich schnell wieder gesund werde und endlich wieder Schwimmen gehen kann, da habe ich mich schon so lange drauf gefreut." Pia Ettmann stimmt ihr zu und bestärkt sie positiv.

1. Bei Frau Senger wurde bei einem bestehenden Mammakarzinom eine brusterhaltende Operation durchgeführt. Wie ist die weibliche Brust anatomisch aufgebaut?
2. Welcher Komplikation beugt Frau Senger mit der regelmäßigen Armhochlagerung vor?
3. Bei Frau Brause wurde eine Gebärmutterentfernung durchgeführt. Beschreiben Sie den Wandaufbau der Gebärmutter.
4. Welche physiologischen Aufgaben übernehmen die Eierstöcke?
5. Welche Wirkungen üben die weiblichen Sexualhormone Östrogen und Progesteron im Organismus aus?
6. Der Menstruationszyklus unterliegt hormonellen Schwankungen. In welche vier Phasen lässt sich dieser unterteilen und was passiert in den jeweiligen Phasen?

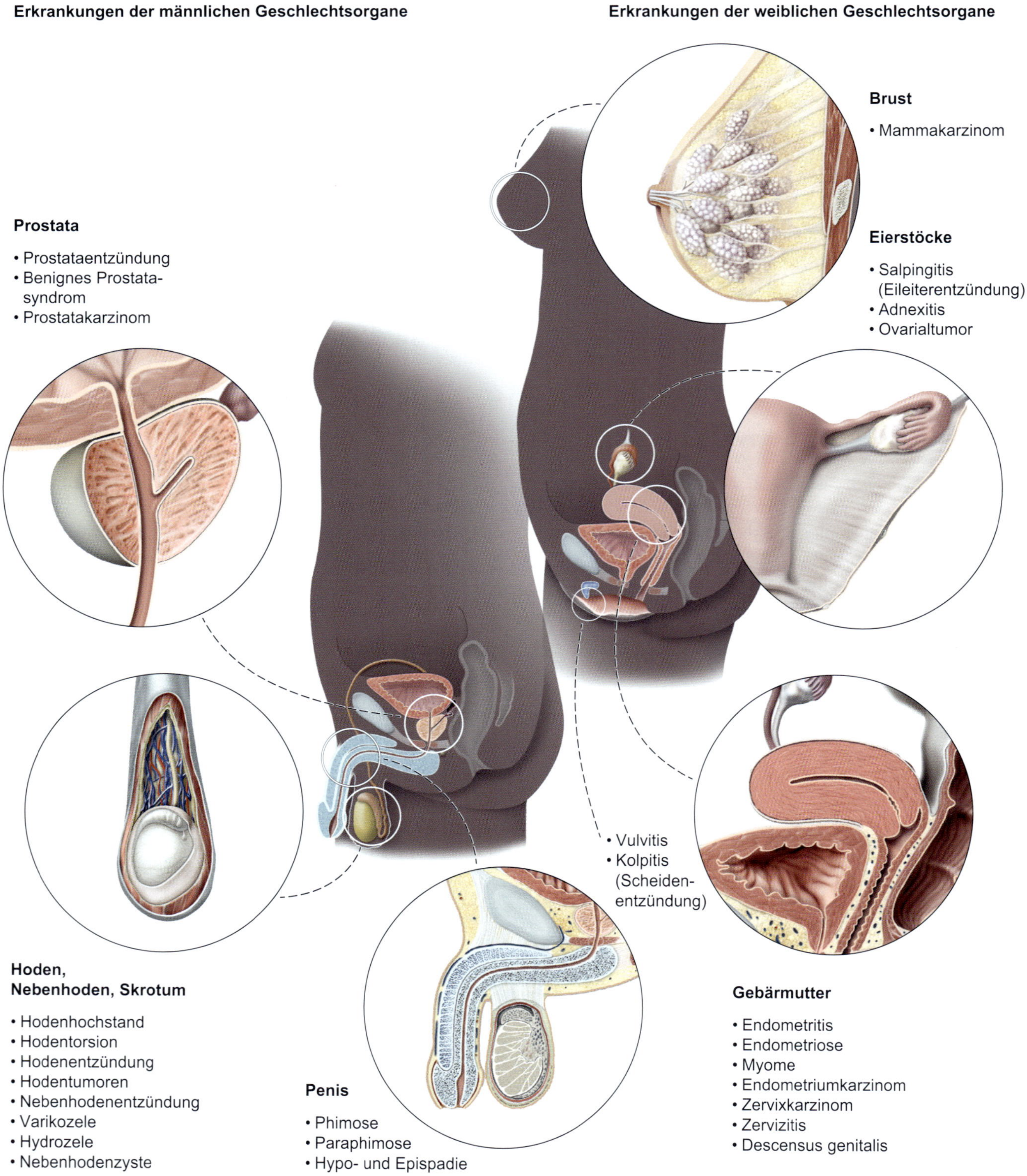

Abb. 19.19 Wichtige Erkrankungen der Geschlechtsorgane. Weitere Informationen zu diesen Krankheitsbildern finden Sie in „PFLEGEN Gesundheits- und Krankheitslehre". [L275]

KAPITEL

20 Entwicklung, Schwangerschaft, Geburt und Wochenbett

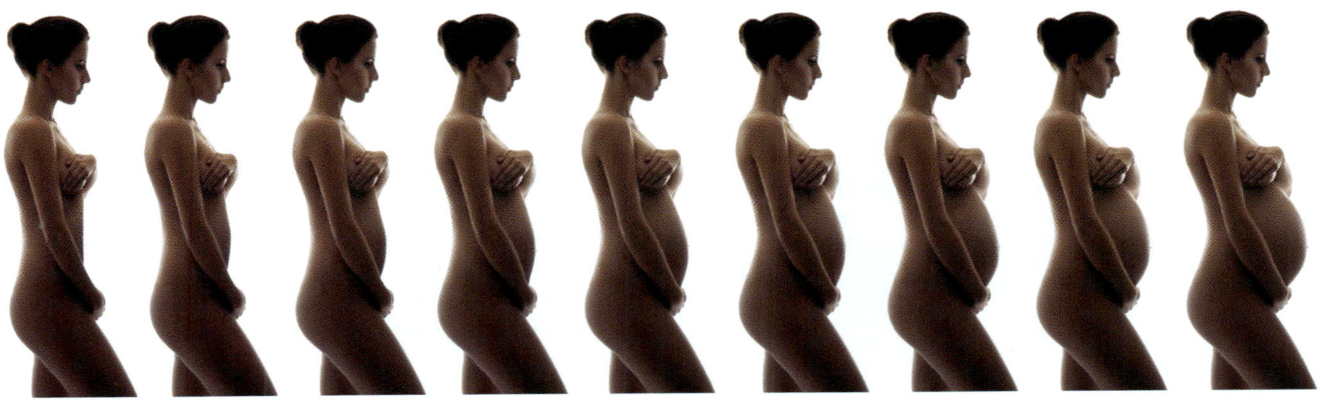

Abb. 20.1 Der wachsende Bauch – die auffälligste, aber bei Weitem nicht die einzige Veränderung bei Schwangeren. [J787]

Pflegesituation

Mary Akintola, 36 Jahre alt, hat vor fünf Tagen in der 38. Schwangerschaftswoche ihr erstes Kind Joanna spontan entbunden. Für morgen ist die Entlassung geplant. Mutter und Tochter sind wohlauf und erholen sich langsam von den Anstrengungen der Geburt. Aufgrund einer Brustdrüsenentzündung hatte Frau Akintola Joanna zwischenzeitlich nicht stillen können. Da die Entzündung nun zurückgegangen ist, hat Frau Akintola wieder begonnen, Joanna zu stillen, was gut funktioniert. Der Wochenfluss ist nach wie vor blutig. Von der Menge her ist er etwas weniger geworden.

DEFINITION

Pränatale Entwicklung: Entwicklung *vor* der Geburt.
Postnatale Entwicklung: Entwicklung *nach* der Geburt.

Die Entwicklung eines Menschen aus einer einzigen Zelle ist ein höchst komplizierter Vorgang. Die **pränatale Entwicklung** lässt sich in drei Abschnitte teilen:

- Die erste Phase, teils **Keimphase** genannt, dauert von der Befruchtung bis zur Einnistung der befruchteten Eizelle (etwa am zehnten Tag nach der Befruchtung).
- Im **Embryonalstadium** von der 2.–8. Woche nach der Befruchtung werden fast alle Organe des **Embryos** angelegt.
- Das **Fetalstadium** ab der neunten Woche nach der Befruchtung dauert bis zur Geburt. In dieser Phase reifen die Organe aus und der **Fetus** nimmt erheblich an Gewicht zu.

„Zählweisen" der Schwangerschaftsdauer

Es gibt, zunächst etwas verwirrend, zwei „Zählweisen" der Schwangerschaftsdauer:

- Die eine geht vom Zeitpunkt der Befruchtung aus. Dies ist die **Schwangerschaftsdauer post conceptionem = p.c.** Nach dieser Zählweise dauert die Schwangerschaft 38 Wochen. Sie wird häufig von Wissenschaftlern benutzt, um die Entwicklung der Frucht zu Beginn der Schwangerschaft zu beschreiben. Allerdings ist der Zeitpunkt der Befruchtung in aller Regel unbekannt, denn der Eisprung kann früher oder später stattgefunden haben als in vorherigen Zyklen und die Befruchtung muss nicht unmittelbar nach dem Eisprung erfolgt sein.
- Die zweite Zählweise geht vom ersten Tag der letzten Menstruation aus. Dieser ist in aller Regel bekannt. Die Schwangerschaftsdauer, so angegeben, ist die **Schwangerschaftsdauer post menstruationem = p.m.**, die Schwangerschaftsdauer beträgt hier 280 Tage bzw. 40 Wochen.

Wenn die Frau das Ausbleiben der Menstruation bemerkt, befindet sie sich am Anfang der 3. SSW p.c. (SSW = Schwangerschaftswoche) oder der 5. SSW p.m. Die *Schwangerschaftsdauer p.m.* beginnt also rechnerisch zu einem Zeitpunkt, als der zur Befruchtung führende Geschlechtsverkehr noch gar nicht stattgefunden hat.

Ist nichts anderes angegeben, beziehen sich die folgenden Angaben auf *SSW p.m.* Geschrieben wird z.B. 4 + 2 (vier vollendete Schwangerschaftswochen plus zwei Tage).

20.1 Von der Befruchtung bis zur Einnistung

DEFINITION

Befruchtung *(Konzeption, Empfängnis):* Verschmelzung von Ei- und Samenzelle zur **Zygote.**

Einnistung *(Nidation):* Anheften und Eindringen des Keims (genauer der **Blastozyste**) in die Gebärmutterschleimhaut und Wiederbedecken des Defekts mit Gebärmutterschleimhaut. Dauer etwa vom 5.–10. Tag nach der Befruchtung.

Beim Eisprung gelangt eine reife Eizelle vom Eierstock in den Eileiter. Trifft sie bei ihrer Wanderung zur Gebärmutter auf befruchtungsfähige Spermien (Spermien können im weiblichen Genitaltrakt einige Tage überleben), kann es zur Verschmelzung beider Keimzellen und damit zur **Befruchtung** kommen.

Nach dem Samenerguss des Mannes während eines vaginalen **Geschlechtsverkehrs** *(Koitus, Kohabitation)* wandern die Spermien von der Scheide in die Eileiter. Die Spermien werden durch das Milieu im weiblichen Genitaltrakt verändert und dadurch erst befruchtungsfähig. Dieser Reifungsprozess heißt **Kapazitation.** Bei Kontakt mit der Zona pellucida der Eizelle lösen sich Teile der Akrosom-Membran in der **Akrosomreaktion** auf und das Spermium kann die Zona pellucida durchdringen. Nur das erste Spermium kann in die Eizelle eindringen **(Imprägnation),** danach „macht die Eizelle dicht". Die Eizelle vollendet die zweite Reifeteilung und die Zellkerne von Eizelle und Spermium schwellen zu den **Vorkernen** an, die dann miteinander verschmelzen. Dies ist die **Befruchtung** *(Konzeption, Empfängnis).* Die neue Zelle, die **Zygote,** enthält wie jede normale Körperzelle alle 23 Chromosomen (➤ 4.1) in doppelter (diploider) Ausführung: je 23 vom Vater (bzw. dem Spermium) und 23 von der Mutter (bzw. der Eizelle).

Die ersten Zellteilungen (Furchung)

Wenige Stunden später beginnen die ersten Zellteilungen, die **Furchungsteilungen.** Aus der Zygote werden zunächst zwei **Blastomere** (hier: Tochterzellen), dann vier, acht, sechzehn usw., bis sich eine Zellkugel bildet, die mikroskopisch einer Beere ähnelt und deshalb **Morula** heißt (➤ Abb. 20.2).

Die Morula wandert durch den Eileiter und erreicht nach 3–4 Tagen die Gebärmutter. Bis dahin hat sie sich in einen hohlen Zellball verwandelt, die **Blastozyste** *(Keimblase).* Die Aushöhlung heißt **Blastozystenhöhle.**

Die Blastozyste hat eine Verdickung, die die eigentliche Fruchtanlage enthält, den **Embryoblast** (➤ Abb. 20.2, ➤ Abb. 20.6). Die

20

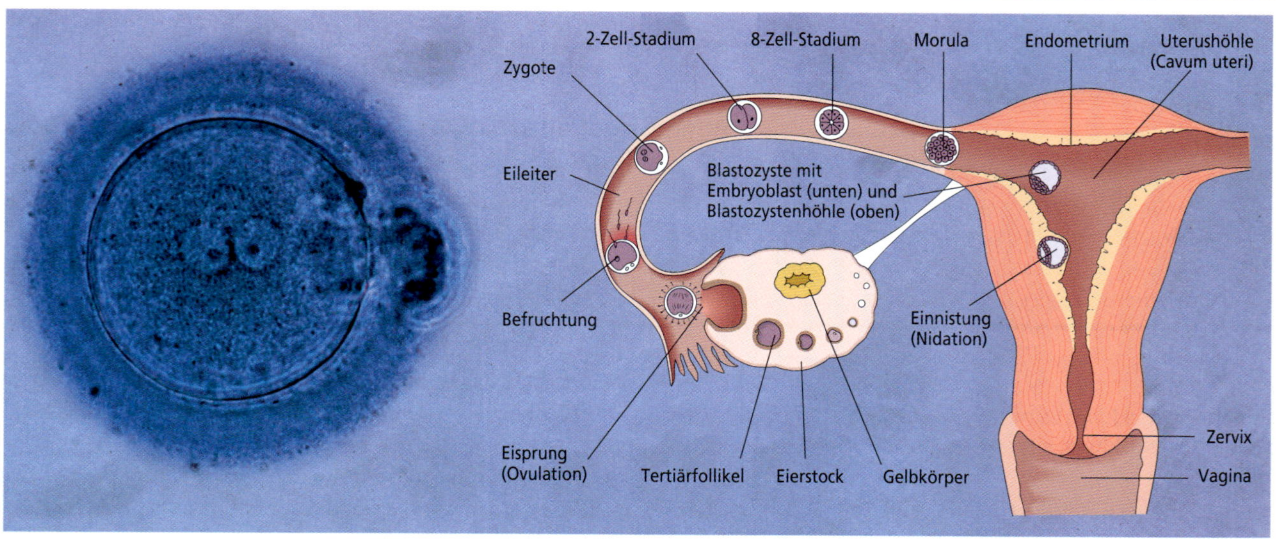

Abb. 20.2 Entwicklung des Keimes von der Zygote über das Zweizellenstadium bis zur Blastozyste. [L190/T077]

Zellwand der umgebenden Blase, der **Trophoblast,** dient nach der Einnistung zusammen mit mütterlichem Gewebe der Ernährung des Embryos (➤ 20.2.3).

Die Einnistung

Am 5.–6. Tag nach der Befruchtung lagert sich die Blastozyste an die Gebärmutterschleimhaut an. Die Trophoblastzellen produzieren Enzyme, die das Eindringen in die Schleimhaut ermöglichen. Außerdem bildet der Trophoblast nun das Schwangerschaftshormon *humanes Choriongonadotropin* **(HCG),** das in den ersten Wochen der Schwangerschaft die Funktion des Gelbkörpers aufrechterhält. Ansonsten würde das Endometrium abgestoßen, ein **Frühabort** *(frühe Fehlgeburt)* wäre die Folge. Der Nachweis von HCG wird als Schwangerschaftstest eingesetzt.

Eileiterschwangerschaft und Placenta praevia

Nistet sich die Blastozyste schon im Eileiter ein, kommt es zur **Eileiterschwangerschaft,** der häufigsten **Extrauteringravidität** (Schwangerschaft außerhalb der Gebärmutter). Die Fruchtanlage stirbt ab, auch die Frau ist gefährdet. Wandert die Blastozyste zu weit, sitzt die Plazenta (der Mutterkuchen, ➤ 20.2.3) später zu nah am Muttermund oder überdeckt ihn sogar (**Placenta praevia,** ➤ 20.2.3).

Die Entstehung von Zwillingen

Bis nach Einnistung der Blastozyste können sich die Fruchtanlagen vollständig trennen und sich unabhängig voneinander zwei genetisch identische Individuen entwickeln: **eineiige Zwillinge.**

Etwa doppelt so häufig sind **zweieiige Zwillinge.** Hier sind zwei Eizellen herangereift und durch zwei Spermien befruchtet worden. Zweieiige Zwillinge sind sich nicht ähnlicher als Geschwister unterschiedlichen Alters.

20.2 Die Entwicklung des Embryos

DEFINITION

Embryo: Lebewesen in einer frühen Phase seiner Entwicklung, beim Menschen Keim in der 2.–8. SSW p.c. (4.–10. SSW p.m.).

20.2.1 Die Keimblätter

Etwa acht Tage nach der Befruchtung differenziert sich der Embryoblast in die zweiblättrige **Keimscheibe.** Zwischen Embryoblast und Trophoblast bildet sich ein weiterer Hohlraum, die **Amnionhöhle** (➤ Abb. 20.6). Die Blastozystenhöhle wird zum (primären) **Dottersack.**

Anfang der dritten Woche entsteht durch Zellwanderung eine dritte Schicht. Nachfolgend bilden sich die drei **Keimblätter,** aus denen alle Organe hervorgehen:

- Aus dem *äußeren Keimblatt* **(Ektoderm)** entwickeln sich vor allem das Nervensystem, die Sinnesorgane und die Haut.
- Aus dem *mittleren Keimblatt* **(Mesoderm)** formieren sich u. a. Binde- und Stützgewebe, Muskulatur, Herz, Nieren, (innere) Geschlechtsorgane, Blutgefäße, Blutzellen, viele lymphatische Gewebe und die Unterhaut.
- Aus dem *inneren Keimblatt* **(Entoderm)** entstehen hauptsächlich die Epithelien der Atmungs- und Verdauungsorgane, Teile der ableitenden Harnwege, Schilddrüse, Leber und Pankreas.

20.2.2 Die Organentwicklung

Die Entwicklung schreitet unglaublich rasch voran (➤ Abb. 20.3, ➤ Abb. 20.4, ➤ Abb. 20.5). In der 3.–8. SSW p.c. werden alle Organe angelegt **(Organogenese):**

- In der 3. SSW p.c. bildet sich in der Längsachse der Keimscheibe der *Primitivstreifen.* Unmittelbar darauf entwickeln sich hier die *Chorda dorsalis,* ein primitives Achsenorgan, sowie *Neuralrinne* und *Neuralplatte,* aus denen später Gehirn und Rückenmark hervorgehen. Eine schlauchförmige *Herzanlage* ist ebenso vorhanden wie erste *Blutgefäße.*
- In der 4. SSW p.c. formt sich die Gehirn-, kurz darauf die Rückenmarksanlage. Der Embryo nimmt durch ungleiches Wachstum eine C-förmig gekrümmte Form an. Gegen Ende dieser Woche sind *Arm-* und oft auch *Beinknospen, Ohrgrübchen, Nasengrube* und – gerade eben – *Linsenplakoden* (verdickte Bezirke) am Ort der späteren Augenlinse erkennbar. Erste Herzkontraktionen beginnen. Durch seitliche Abfaltung (➤ Abb. 20.4) entwickelt sich die *Darmanlage,* kurz darauf erfolgen erste Aus-

20

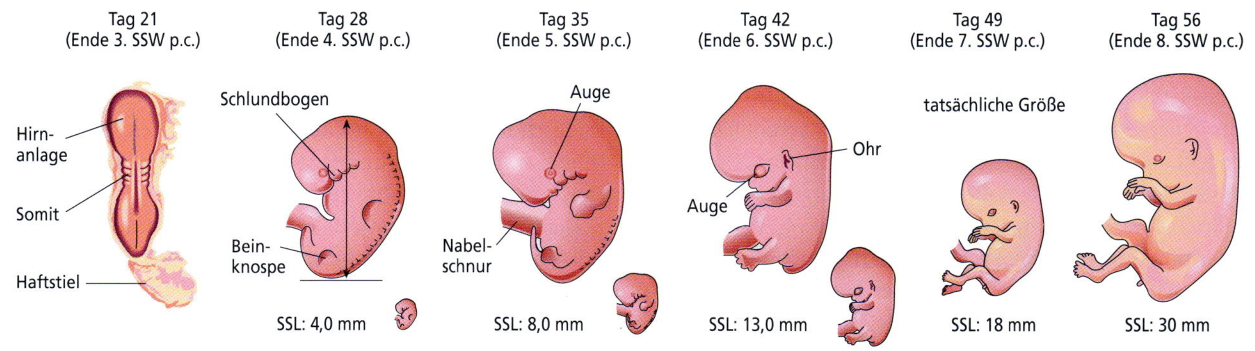

Abb. 20.3 Übersicht über die Embryonalentwicklung. Nach nur acht Wochen hat der Embryo eindeutig menschliche Züge. Noch komplizierter sind die von außen nicht sichtbaren Vorgänge – innerhalb weniger Wochen werden alle wichtigen Organsysteme angelegt. SSL = Scheitel-Steiß-Länge. [E347–11]

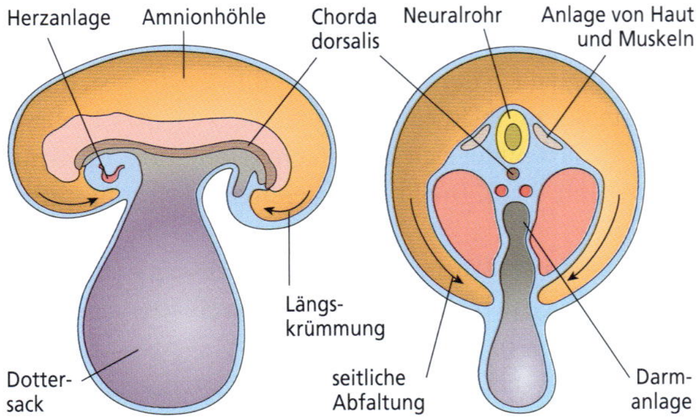

Abb. 20.4 Embryo am 26. Entwicklungstag (4. SSW p.c.). Das Neuralrohr ist schon geschlossen, Herzanlage, Lungenknospen und Darmanlage vorhanden. [L190]

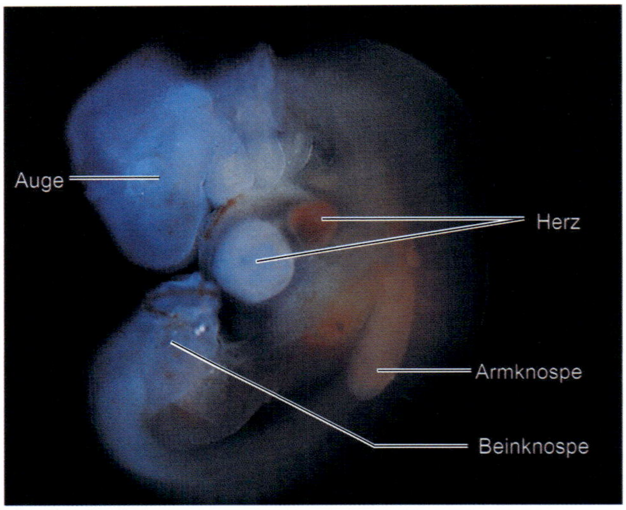

Abb. 20.5 35 Tage alter Embryo. Bei dem in Wirklichkeit nur etwa 1 cm großen Embryo zeichnen sich bereits die ersten Fingerstrahlen ab! [G771-002]

20

knospungen zur Entwicklung der (unteren) Luftwege, auch die *Leber-* und die erste *Zwerchfellanlage* sind vorhanden.

- In der 5. SSW p.c. entwickeln sich Gehirn, Gesicht und Extremitäten rasch weiter. Die *Herzscheidewand* beginnt sich zu bilden, *Lungenknospen* sprossen aus. Die *Urogenitalleiste* wird sichtbar, die Entwicklung der (bleibenden) Nieren beginnt.
- In der 6. SSW p.c. imponiert von außen v.a. das Wachstum der unteren Extremität und der Ohranlagen. Die ersten bindegewebigen Skelettanlagen werden zu hyalinem Knorpel.
- Bereits in der 7. Woche p.c. sind die Augenlider erkennbar! Da die Bauchhöhle für den sich entwickelnden Darm zu klein ist, wölbt sich der Darm in die Nabelschnur vor *(physiologischer Nabelbruch)*. Der bis dahin gemeinsame Endteil von Urogenital- und Darmtrakt wird in einen vorderen Harn- und hinteren Darmbereich getrennt. Etwa in dieser Zeit beginnt auch die Differenzierung der Geschlechtsorgane.
- Gegen Ende der 8. Woche p.c. sind neben dem Kopf auch Hals und Nacken sowie alle Extremitätenbereiche erkennbar. Die Verknöcherung der Knorpelstäbe beginnt, Harn- und Darmtrakt haben sich zur Körperoberfläche geöffnet. Der Embryo ist zu diesem Zeitpunkt gerade 3 cm groß und 10 g schwer!

Entwicklung des Embryos

Die überaus rasche Entwicklung der Organsysteme erklärt die hohe Empfindlichkeit des Embryos gegenüber schädigenden Einflüssen (➤ 20.3).

20.2.3 Die Ernährung des Embryos

Der Trophoblast

Als Reaktion auf die Blastozyste wandelt sich die Funktionalis des Endometriums zur **Dezidua** um. Die Zellen lagern Glykogen und Lipide zur Ernährung der Blastozyste ein.

Schon kurz darauf reicht die Ernährung aus der Umgebung nicht mehr. Der Trophoblast (➤ 20.1) teilt sich nun in zwei Schichten:

- Den **Zytotrophoblasten,** der den Embryoblasten weiterhin umgibt und ständig neue Zellen bildet
- Den **Synzytiotrophoblasten,** eine durch Verschmelzung von Trophoblastzellen entstandene, vielkernige „Riesenzelle", der weit in das Endometrium hineinwächst (➤ Abb. 20.6)

Die Plazentaentwicklung

DEFINITION

Plazenta *(Mutterkuchen):* Aus mütterlichen und kindlichen Anteilen bestehendes Gewebe an der Gebärmutterwand zur Versorgung des Ungeborenen.

Der wachsende Synzytiotrophoblast bekommt Hohlräume, die zu Lakunen zusammenfließen. Er eröffnet Kapillaren in der Dezidua, sodass das Lakunennetz mit mütterlichem Blut und Sekreten aus den Uterusdrüsen gefüllt ist.

Aus dem Zytotrophoblasten wachsen ab dem 13. Tag nach der Befruchtung zottenförmige Fortsätze in den Synzytiotrophoblasten (➤ Abb. 20.6). Der Trophoblast wird zum **Chorion** *(Zottenhaut)*, das den Keim vollkommen umgibt.

In den **Zotten** entwickeln sich Bindegewebe und Kapillaren, die an den embryonalen Kreislauf angeschlossen sind.

Wegen der besseren Ernährungsbedingungen auf der dem Endometrium zugewandten Seite wachsen die **Chorionzotten** auf dieser Seite weiter, während sich die Zotten auf der Seite der Uterushöhle zurückbilden und ein zottenloses Chorion zurückbleibt (➤ Abb. 20.7): Dadurch teilt sich das Chorion in eine zottenreiche **Chorionplatte** *(Chorion frondosum)* und eine zottenlose **Chorionhaut** *(Chorion laeve)* an der gegenüberliegenden Seite.

Die Chorionplatte mit den **Zottenbäumchen** stellt den *kindlichen* Teil der **Plazenta** dar, wobei jede Zotte *kindliche* Kapillargefäße enthält.

Der *mütterliche* Anteil der Plazenta besteht aus der erwähnten Dezidua, die im Bereich der Chorionplatte als **Basalplatte** *(Decidua basalis)* bezeichnet wird. Die Plazenta (➤ Abb. 20.7, ➤ Abb. 20.8) ermöglicht den Stoffaustausch zwischen kindlichem und mütterlichem Organismus.

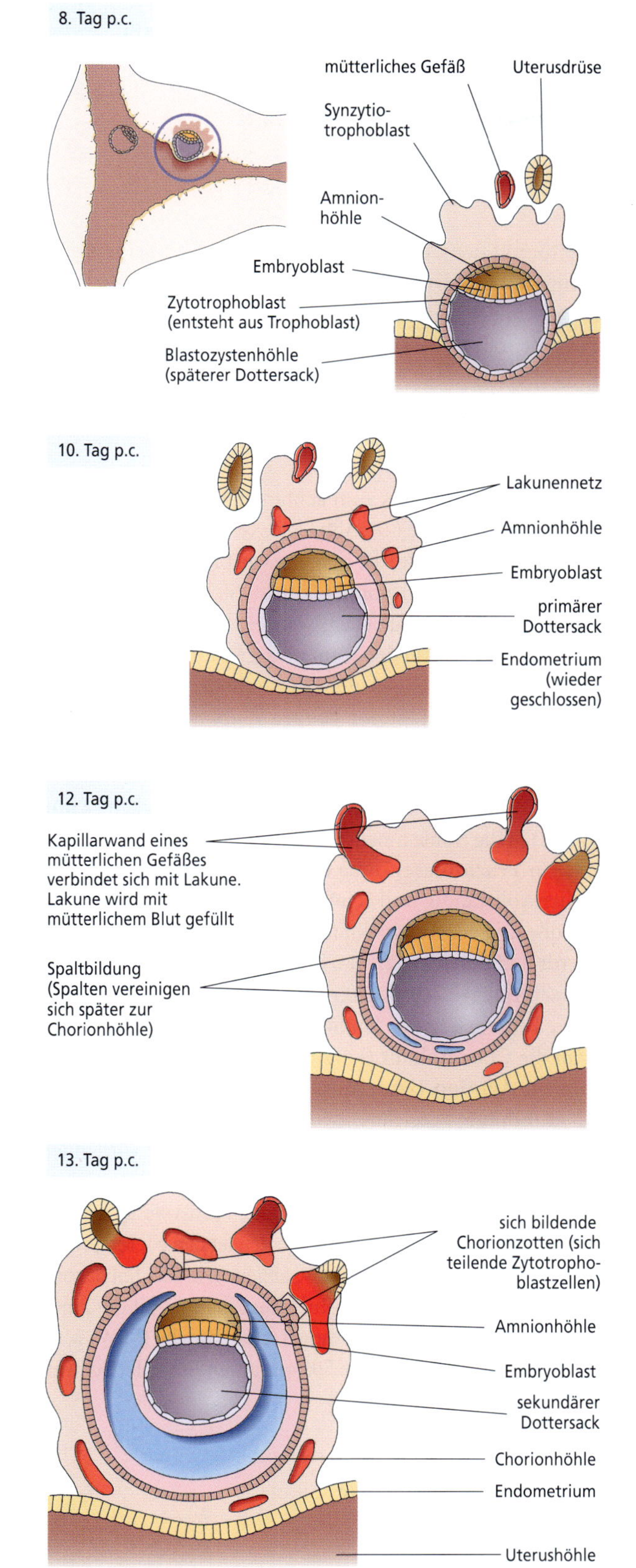

Abb. 20.6 Einnistung der Blastozyste und Ausbildung von Amnionhöhle, Dottersack und Chorionhöhle. (p.c. = post conceptionem = nach der Befruchtung). [L190]

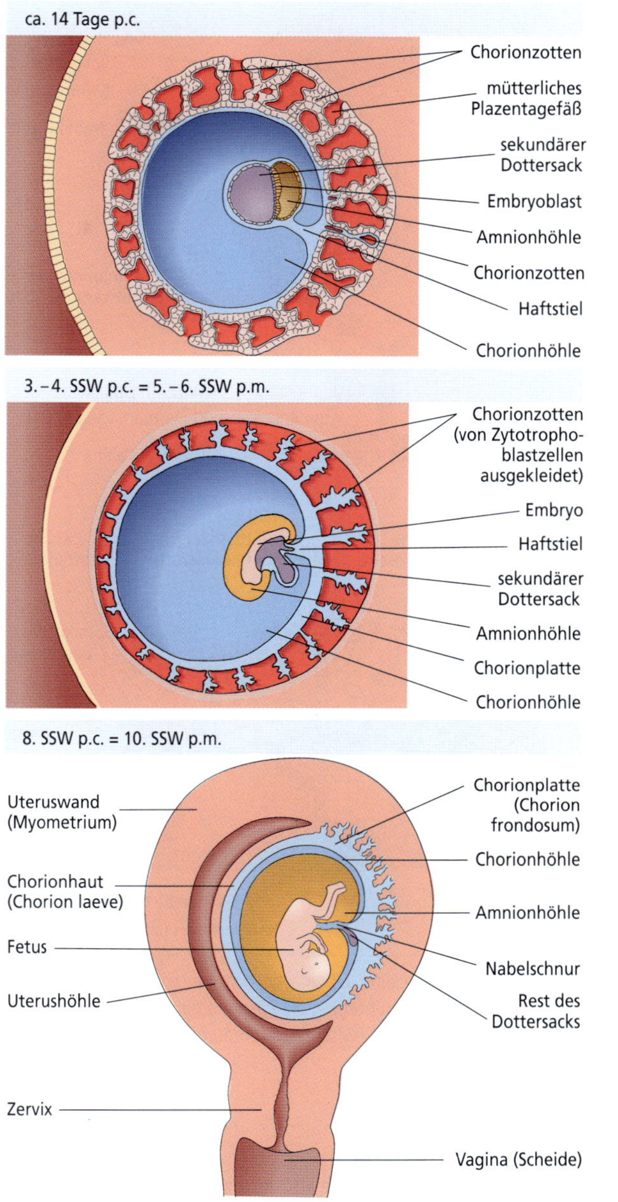

Abb. 20.7 Entwicklung des Embryos bzw. Fetus und der Plazenta. [L190]

Die Blutversorgung des Kindes

Das für die Versorgung des Embryos benötigte Blut der Mutter kommt aus spiralförmigen Arterien der Gebärmutter, fließt in die **Zwischenzottenräume** und umspült so die Zotten.

Das sauerstoffarme kindliche Blut wird vom embryonalen/fetalen Herzen über zwei **Nabelarterien** *(Aa. umbilicales)* in die Blutgefäße der Zottenbäumchen gepumpt. Dort werden Stoffwechsel-„Abfall"produkte des Kindes gegen „frische" Nährstoffe und Sauerstoff der Mutter ausgetauscht. Das sauerstoff- und nährstoffreiche kindliche Blut sammelt sich dann in kleineren Venen, die in der Chorionplatte verlaufen, und fließt dann über die **Nabelvene** *(V. umbilicalis)* zurück zum Fetus (➤ Abb. 20.8).

20

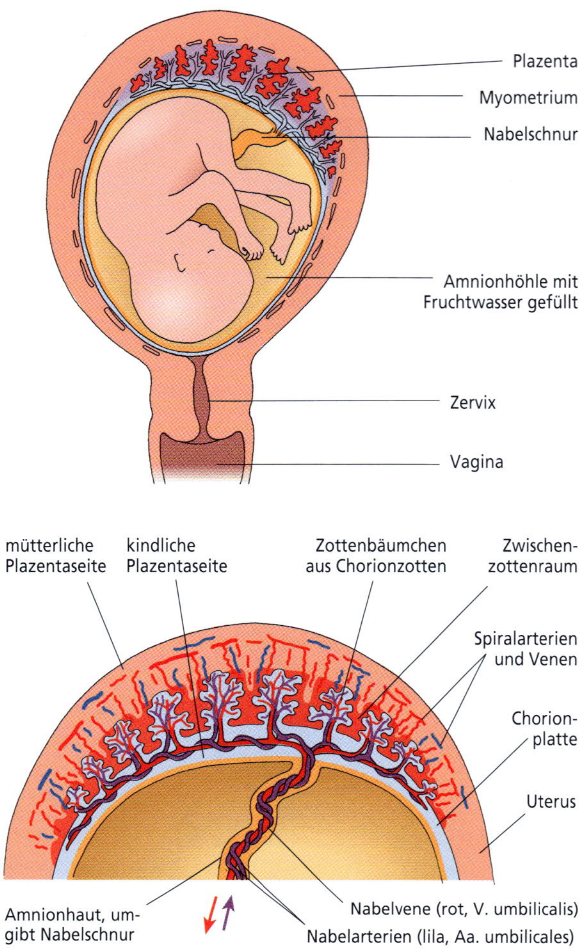

Abb. 20.8 Aufbau der Plazenta. Oben: Übersicht, unten: im Detail. Die kindlichen Gefäße treten (hier von unten) in die Plazenta ein. Die mütterlichen Gefäße münden (hier von oben) in den Zwischenzottenraum. [L190]

Die Plazentaschranke

DEFINITION

Plazentaschranke: Natürliche Barriere zwischen mütterlichem und fetalem Blut.

Zwischen dem mütterlichen Blut in den Zwischenzottenräumen und dem kindlichen Blut in den Kapillaren der Zotten liegt eine trennende Gewebeschicht. Über diese **Plazentaschranke** erfolgt nicht nur der Gasaustausch, sondern auch die Passage von Nährstoffen, Elektrolyten und IgG-Antikörpern (➤ 13.5.5). Auch Alkohol, Nikotin, etliche Medikamente und bestimmte Mikroorganismen, insbesondere Viren (z. B. Rötelnviren), können die Plazentaschranke passieren.

Funktionen der Plazenta

Die Plazenta hat nicht nur Ernährungs-, Ausscheidungs-, Wärmeaustausch- und Schutzfunktion. Sie ist auch der Ort der immunologischen Toleranz des für die Mutter „halbfremden" kindlichen Organismus, die bis heute nicht im Detail geklärt ist.

Außerdem produziert die Plazenta zahlreiche Eiweiße und Hormone, insbesondere HCG, Östrogene, Progesteron und **HPL** *(humanes Plazentalaktogen, HCS, menschliches Chorion-Somatotropin)*, das durch mütterliche Stoffwechselveränderungen und Förderung des Brustwachstums letztlich der kindlichen Versorgung dient.

Die reife Plazenta

Zum Zeitpunkt der Geburt ist die Plazenta ein scheibenförmiges Organ von ca. 18 cm Durchmesser, 2 cm Dicke, 500 g Gewicht und 16 m^2 Austauschfläche! Sie wird *nach* der Geburt des Kindes als Nachgeburt ausgestoßen (➤ 20.5.1).

20.2.4 Die Fruchtblasen und Eihäute

Wie erwähnt entstehen bis zum achten Tag der Entwicklung zwei geschlossene Hohlräume (➤ Abb. 20.6, ➤ Abb. 20.7):

- Die **Blastozystenhöhle,** die sich zunächst zum **Dottersack** vergrößert (➤ Abb. 20.4), aber bis zur 11. SSW verkümmert
- Die Amnionhöhle als zunächst kleinerer Hohlraum

Wenige Tage später bildet der Trophoblast Spalten, die sich zu einem dritten Hohlraum vereinigen, der Chorionhöhle (➤ Abb. 20.6). Die Chorionhöhle umschließt den ganzen Embryo einschließlich der noch kleinen Amnionhöhle bis auf eine kleine „Brücke", den **Haftstiel** (➤ Abb. 20.7).

Am achten Tag beginnt das Amnionepithel, Flüssigkeit **(Amnionflüssigkeit)** in die Höhle hinein abzugeben. Dadurch wird die Amnionhöhle zur **Fruchtblase.** Diese wächst weiter, umgibt den Embryo schließlich vollständig und schützt ihn wie eine Art Wasserkissen gegen Stöße und vor Austrocknung. Die Amnionhöhle bzw. Fruchtblase verdrängt durch Wachstum Zug um Zug die Chorionhöhle, bis diese verschwindet (➤ Abb. 20.7). Die **Amnionhaut** (kurz *Amnion*) als äußere Begrenzung der Amnionhöhle bzw. Fruchtblase stößt dadurch an die **Chorionhaut** (kurz *Chorion*) und beide bilden dann die **Chorion-Amnion-Haut.** Amnion- und Chorionhaut zusammen werden als **Eihäute** bezeichnet.

Die Amnionflüssigkeit, nun **Fruchtwasser** genannt, wird innerhalb von drei Stunden vollständig ausgetauscht. Den Austausch übernimmt der Fetus zunehmend selbst. Das Fruchtwasser wird in der späteren Schwangerschaft vor allem von den fetalen Nieren produziert und als fetaler Urin in die Fruchtblase abgegeben. Ein Teil davon wird wieder geschluckt, ein Teil auch über die Eihäute und die kindliche Lunge resorbiert. In der 20. Schwangerschaftswoche (SSW) p. m. beträgt die Fruchtwassermenge ca. 500 ml, gegen Ende der Schwangerschaft ungefähr 1 Liter.

20.2.5 Die Nabelschnur

DEFINITION

Nabelschnur: Gewebestrang mit Gefäßen, der das Ungeborene mit der Plazenta verbindet.

Im Chorion entstehen Gefäße; einige von ihnen sprießen in die Chorionzotten ein, andere ziehen über den Haftstiel zum Embryo, wo sie sich mit den vom Embryo gebildeten Gefäßanlagen vereinigen. Diese Gefäße dienen dem Transport von Blutgasen und Nährstoffen von der Mutter zum Kind und wieder zurück. Der Haftstiel verlängert sich im Verlauf der Schwangerschaft, windet sich stark und wird zur **Nabelschnur.**

Die Nabelschnur enthält zwei Arterien, in denen Blut vom Kind zur Plazenta fließt, und eine Vene, die Blut von der Plazenta zum Kind leitet. Sie wird von Amnion überzogen.

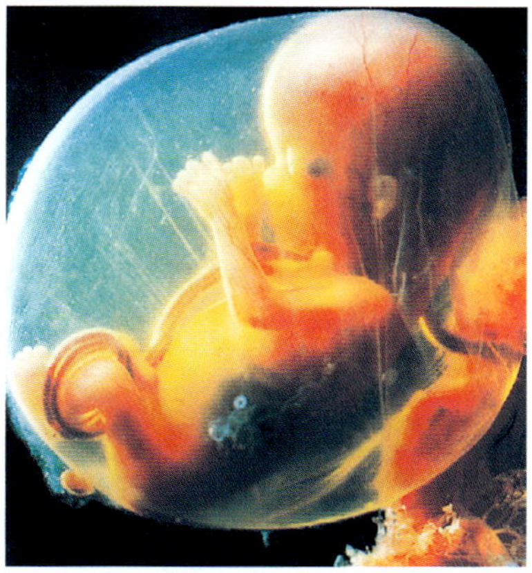

Abb. 20.9 Ca. elf Wochen alter Fetus. Der Fetus beginnt, Fruchtwasser zu trinken, Urin auszuscheiden und sich zu bewegen. [G771-002]

20.3 Die Entwicklung des Fetus

DEFINITION

Fetus *(Fötus, Fet):* Ungeborenes ab der 9. SSW p.c. (11. SSW p.m.) bis zur Geburt.

Die Leistungen der fetalen Organe

Nach etwa der 8. Schwangerschaftswoche p.c. (10. SSW p.m.) sind alle Organsysteme angelegt. Ab der 9. SSW p.c. (11. SSW p.m.) wird der Embryo **Fetus** genannt.

Im **Fetalstadium** nehmen Länge und Gewicht der Leibesfrucht schnell zu, die Organe reifen aus und beginnen, ihre Funktion aufzunehmen (➤ Tab. 20.1, ➤ Abb. 20.9, ➤ Abb. 20.13).

Die Grenze der Lebensfähigkeit liegt etwa bei der 23.–24. SSW p.m., entsprechend einem Geburtsgewicht von 500 g. Allerdings ist das Risiko schwerer Komplikationen und/oder bleibender Schäden für diese sehr kleinen Frühgeborenen nach wie vor hoch (➤ 20.6.2).

Der fetale Blutkreislauf

Weil die Aufgaben der Lungen und teilweise auch der Leber bis zur Geburt durch die Plazenta wahrgenommen werden, hat der Blutkreislauf des Fetus einige Besonderheiten im Vergleich zu dem des geborenen Kindes (➤ Abb. 20.10):

- Das sauerstoffreiche Blut des Fetus, das über die **Nabelvene** aus der Plazenta kommt, fließt zum größten Teil unter Umgehung der Leber über den **Ductus venosus Arantii** direkt in die V. cava inferior und von dort in den rechten Herzvorhof.
- In der Vorhofscheidewand befindet sich beim Fetus ein ovales Loch, das **Foramen ovale** (➤ Abb. 20.10). Das relativ sauerstoffreiche Blut aus der V. cava inferior fließt überwiegend durch das Foramen ovale vom rechten in den *linken Vorhof* und damit in den Körperkreislauf und gibt dort als Erstes die Kopfarterien ab (Gehirnversorgung!). Dieser „Kurzschluss" ist sinnvoll, weil die Lungen des Fetus den Gasaustausch noch gar nicht aufnehmen können.
- Der übrige Teil des sauerstoffreichen Blutes aus der V. cava inferior mischt sich mit dem sauerstoffarmen Blut aus der V. cava superior (oberen Hohlvene) und gelangt über die *rechte Kammer* in den Truncus pulmonalis. Von dort aus fließt es bis auf einen kleinen Teil über einen weiteren Kurzschluss, den **Ductus arte-**

Tab. 20.1 Tabellarische Darstellung der Entwicklungsschritte während der Fetalperiode.

Schwangerschaftswoche (p.m.)	Größe in cm	Gewicht in g	Merkmale
Ende 12.	9	10–45	• Alle Organe sind angelegt • Die Gesichtsentwicklung ist weitgehend abgeschlossen
Ende 16.	16	60–200	• Die Plazenta produziert jetzt genügend Progesteron, um die Schwangerschaft zu erhalten
Ende 20.	25	250–450	• Die Mutter nimmt die Kindsbewegungen deutlich wahr • Lanugohaare, Haupthaare und Augenbrauen sind sichtbar
Ende 24.	30	500–820	• Die Haut ist rötlich gefärbt • Wegen des fehlenden Unterhautfettgewebes ist die Haut noch runzelig und der Fetus noch mager • Die Grenze der Lebensfähigkeit ist erreicht
Ende 28.	35	1.000–1.500	• Ein Frühgeborenes ist jetzt in der Regel lebensfähig, da Lungen und Zentralnervensystem genügend ausgebildet sind
Ende 32.	40	1.500–2.100	• Finger- und Zehennägel sind nun vorhanden, die Augen geöffnet • Das Kind wächst und nimmt zu
Ende 36.	45	2.200–2.900	• Das Kind wächst und nimmt zu, es hat jetzt eine glatte Haut
Ende 40.	50	3.000–3.800	• Auch die Geschlechtsmerkmale sind voll ausgebildet, die Hoden sind in der Regel im Hodensack • Das Kind ist geburtsreif (38.–42. SSW)

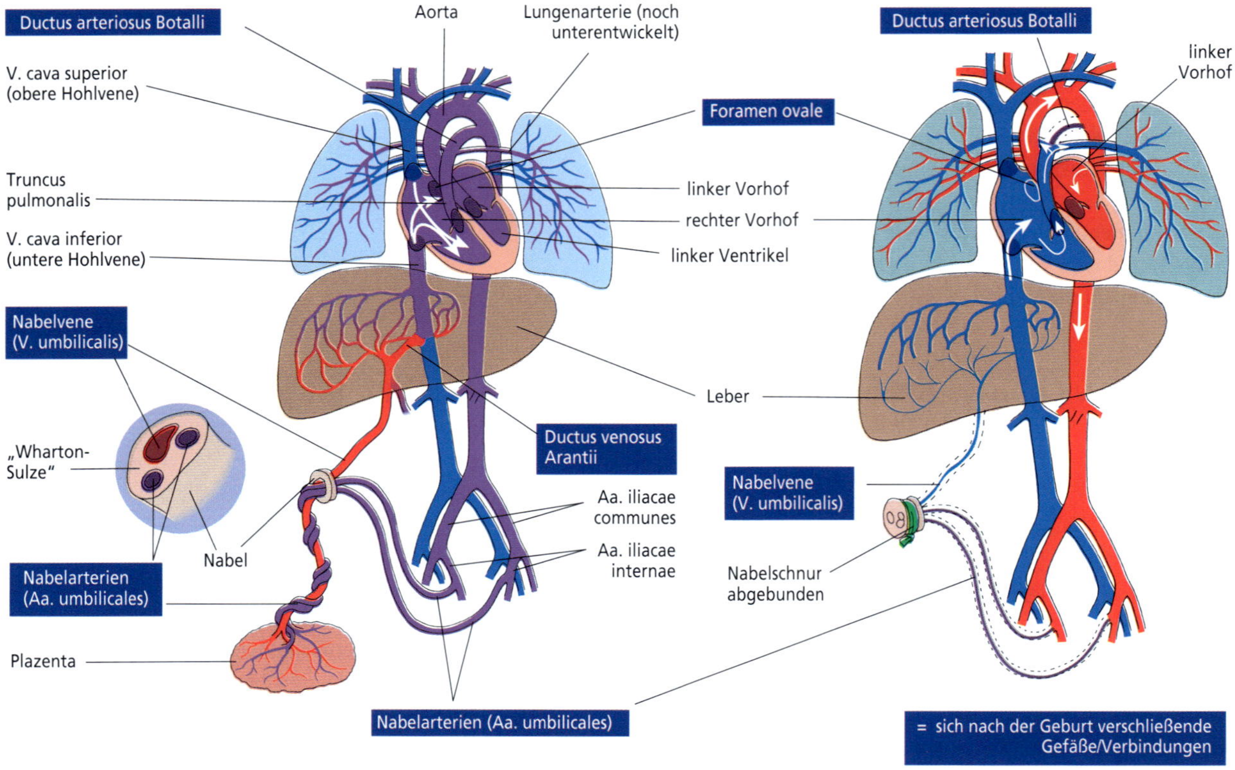

Abb. 20.10 Links: schematische Darstellung des fetalen Blutkreislaufs. Das von der Plazenta arterialisierte, sauerstoffreiche Blut fließt über die Nabelvene und überwiegend unter Umgehung der Leber zum rechten Vorhof des Kindes. Ein Teil gelangt durch das Foramen ovale weiter zum linken Vorhof, von dort in den linken Ventrikel und dann in den Körperkreislauf. Ein anderer Teil erreicht über die rechte Kammer den Truncus pulmonalis. Da das Lungengewebe nur wenig durchblutet wird, fließt das Blut des Truncus pulmonalis hauptsächlich über den Ductus arteriosus Botalli in die Aorta. Rechts: Umstellung des Blutkreislaufs nach der Geburt (Nabelschnur abgebunden). Mit dem ersten Atemzug füllen sich die Lungen mit Luft. Die veränderten Druckverhältnisse schließen das Foramen ovale und den Ductus arteriosus Botalli. Die Nabelschnurgefäße ziehen sich zusammen und thrombosieren, der Ductus venosus Arantii wird zu einem bindegewebigen Strang, dem Lig. venosum der Leber. Diese Verschlüsse sind zunächst nur funktionell. Erst nach Wochen bis Monaten verschließen sich die Umgehungen auch anatomisch. Die verschiedenen Farben in der Abbildung verdeutlichen, wo sich am meisten Sauerstoff befindet (rot = viel Sauerstoff, blau = wenig Sauerstoff). [L190]

riosus Botalli, unter Umgehung der Lungen in die Aorta (unterhalb des Abgangs der Kopfarterien).

- Am Ende der Aa. iliacae communes zweigen zwei kräftige Arterien ab, die als **Nabelarterien** *(Aa. umbilicales)* mit „verbrauchtem" Blut die Plazenta erreichen. Dort wird das Blut mit „frischem" Sauerstoff und Nährstoffen angereichert.

Die Entwicklungsstörungen

Entwicklungsstörungen haben zahlreiche, im Einzelfall oft unbekannte Ursachen, z. B. genetische Faktoren, Infektionen, Röntgen- und ionisierende Strahlung oder Alkohol. Für die Ausprägung der Störung ist vor allem der *Zeitpunkt* der Schädigung entscheidend:

- Schädigungen vor und während der Befruchtung heißen **Gametopathien** (z. B. numerische Chromosomenaberrationen ➤ 4.6.1), Schädigungen bis zum 18. Tag nach der Befruchtung **Blastopathien.** Beide führen meist zum Keimtod. Betroffene mit Chromosomenanomalien zeigen überwiegend komplexe und für die jeweilige Anomalie typische Fehlbildungsmuster.
- **Embryopathien** (Schädigung bis zu 10. SSW p. m.) zeigen sich meist durch gröbere **Fehlbildungen.**
- **Fetopathien** ab der 11. SSW haben weniger ausgeprägte Fehlbildungen, Wachstums- und Ausreifungsstörungen mit funktionellen Defekten sehr unterschiedlicher Schwere zur Folge.

Sternenkinder

Als **Sternenkinder** bezeichnet man Kinder, die während der Schwangerschaft, unter oder kurz nach der Geburt sterben. Bis 2013 wurden tot geborene Kinder mit einem Gewicht unter 500 g als *Fehlgeburt* **(Abort)** eingestuft und nicht standesamtlich erfasst. Rechtlich gesehen hatten sie nicht existiert, wurden daher nicht bestattet und es wurde auch keine Geburts- und Sterbeurkunde ausgestellt. Nach einer Gesetzesänderung können Eltern nun die Geburt ihres Kindes beim Standesamt bescheinigen und das Kind bestatten lassen.

Viele Paare wissen nicht, wie häufig Fehlgeburten auch hierzulande sind. Es wird geschätzt, dass 50 % der befruchteten Eizellen absterben, nicht selten ohne dass die Schwangerschaft überhaupt bemerkt wurde. Rechnet man nur die bemerkten Schwangerschaften, so wird das Risiko einer Fehlgeburt auf ca. 15–20 % geschätzt.

20.4 Die Schwangerschaft

DEFINITION

Schwangerschaft *(Gravidität):* Zeitraum, in dem sich das Ungeborene in der mütterlichen Gebärmutter entwickelt. Unterteilt in:
- **Erstes Trimenon** *(erstes Trimester, erstes Schwangerschaftsdrittel, Frühschwangerschaft)* bis zur vollendeten 12. Woche (p. m.)
- **Zweites Trimenon** *(zweites Trimester, zweites Schwangerschaftsdrittel, Mitte der Schwangerschaft)* von der 13. bis zur vollendeten 24. SSW
- **Drittes Trimenon** *(drittes Trimester, letztes Schwangerschaftsdrittel, Spätschwangerschaft)* von der 25. SSW bis zur Geburt

Die **Schwangerschaft** wird zeitlich in erstes, zweites und drittes **Trimenon** unterteilt. „Drei Monate" trifft allerdings nicht ganz zu, zudem ist die Grenze zwischen zweitem und drittem Trimenon nicht genau definiert (Ende 24. bis 28. SSW).

Der voraussichtliche Geburtstermin kann nach der **Naegele-Regel** errechnet werden, sofern der erste Tag der letzten Menstruation bekannt ist.

$$\text{Errechneter Geburtstermin} =$$
$$1.\,\text{Tag der letzten Regel} + 1\,\text{Jahr} + 7\,\text{Tage} - 3\,\text{Monate} \pm$$
$$x = \text{Abweichung vom 28-tägigen Zyklus in Tagen}$$

Das erste Trimenon

Im **ersten Trimenon** werden alle Organe des Kindes angelegt. Vonseiten der Mutter kann man diese Zeit als *Anpassungs- und Umstellungsphase* bezeichnen. Infolge der *starken Hormonausschüttungen* kommt es nicht selten zu Müdigkeit und Übelkeit sowie zu depressiven Verstimmungen. Erbrechen führt evtl. zu anfänglichem Gewichtsverlust.

Das zweite Trimenon

In den folgenden Monaten geht es der Schwangeren meist viel besser. Die körperlichen Veränderungen sind jetzt erkennbar: Die Brüste werden voller, der Bauch wächst (➤ Abb. 20.11, ➤ Abb. 20.1) und die Schwangere nimmt pro Monat 1–1,5 kg zu.

Blut-, Atem- und Herzzeitvolumen steigen, um das Ungeborene zu versorgen. Ein verminderter Tonus der glatten Muskulatur in Magen-Darm-Trakt, Gefäßen und Harnwegen durch die Hormonumstellung machen die Schwangere anfällig für Verstopfung, Sodbrennen, Krampfadern der Beine und Harnwegsinfekte (➤ Abb. 20.12).

VORSICHT

Geburtshilfliche Blutungen in der zweiten Hälfte der Schwangerschaft sind eine der am häufigsten zum Tod der Mutter (und des Feten) führenden Schwangerschaftskomplikation.

Bei der **vorzeitigen Plazentalösung** *(Abruptio placentae)* löst sich die Plazenta teilweise oder vollständig vor der Geburt. Risikofaktoren sind Bluthochdruck, Drogen-, Nikotinmissbrauch, aber auch ein stumpfes Bauchtrauma. Oft bleibt die Ursache aber unklar. Hauptsymptom ist der plötzliche, heftige Schmerz. Eine vaginale Blutung kann vorhanden sein, jedoch auch fehlen, da es oft hinter die Plazenta blutet. Mutter und Kind sind hochgradig gefährdet, bei noch lebendem Kind ist ein sofortiger Kaiserschnitt nötig.

Eine **Placenta praevia** sitzt zu tief und verlegt den Muttermund und damit den Geburtsweg teilweise oder ganz. Leitsymptom ist die schmerzlose Blutung im dritten Trimenon, spätestens bei Einsetzen der Wehen. Das Blut stammt dabei hauptsächlich von der Mutter. Oft ist ein Kaiserschnitt erforderlich.

Typische Fundusstände:		Symphysen-Fundus-Abstand [cm]
40. SSW:	2 QF unterhalb des Rippenbogens	34
36. SSW:	Am Rippenbogen (höchster Stand)	36
32. SSW:	Mitte zwischen Nabel und Xiphoid	29
28. SSW:	3 QF oberhalb des Nabels	26
24. SSW:	Am Nabel	22
20. SSW:	3 QF unterhalb des Nabels	17
16. SSW:	2 QF über der Symphyse	6
12. SSW:	Obere Symphysenkante	0

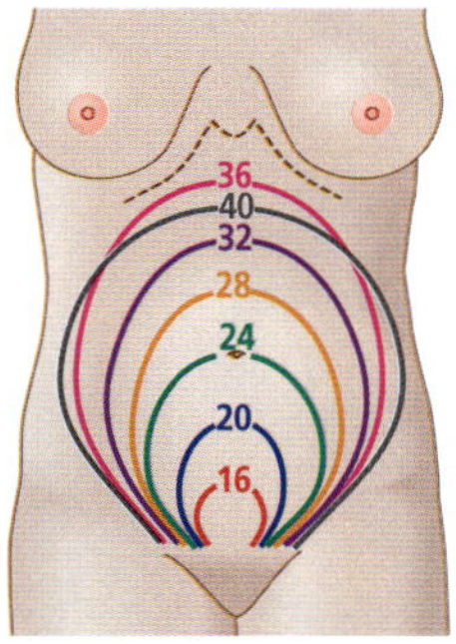

Abb. 20.11 Gebärmutterwachstum. Der höchste Stand wird in der 36. SSW erreicht. Danach senkt sich die Gebärmutter wieder etwas, weil der vorangehende Kindsteil in das kleine Becken der Mutter eintritt. [L190]

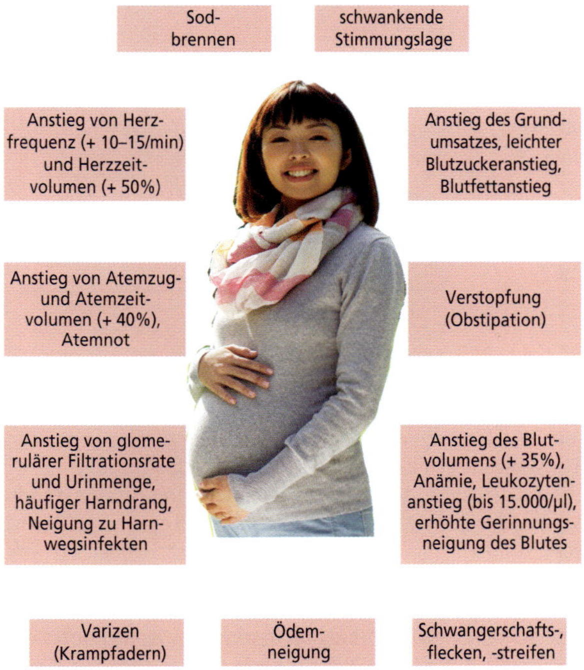

Abb. 20.12 Schwangerschaftsbedingte Veränderungen des mütterlichen Organismus. [J787]

Das dritte Trimenon

Die letzten Monate der Schwangerschaft erleben die meisten Frauen aufgrund des erhöhten Leibesumfangs als anstrengend und mühsam. Sie ermüden wieder schneller, viele haben Luftnot. Der Gesetzgeber

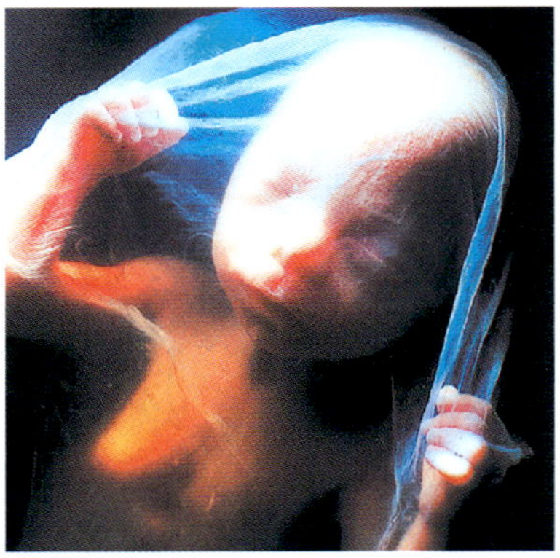

Abb. 20.13 Etwa 17 Wochen alter Fetus. Der Fetus sieht fast aus wie ein schlafendes Baby. [G771-002]

lässt deshalb den **Mutterschutz** sechs Wochen vor dem errechneten Geburtstermin beginnen. Während des Mutterschutzes ist die Schwangere von der Erwerbstätigkeit befreit.

Insgesamt liegt die Gewichtszunahme während der Schwangerschaft bei 8–12,5 kg:

Kind	3,5 kg
Fruchtwasser	1,0 kg
Plazenta	0,5 kg
Uterus	1,0 kg
Blutvolumenzunahme	1,5 kg
Wassereinlagerung, Zunahme Fettgewebe	3,5 kg
Summe	11 kg

VORSICHT

Im dritten Trimenon kann die große Gebärmutter in Rückenlage auf die Vena cava inferior (untere Hohlvene) drücken. Folge ist eine Abnahme des venösen Rückflusses zum Herzen, was wiederum zu einer Verminderung des Herzauswurfs und damit zum Blutdruckabfall führt.

Der Schwangeren wird bei diesem **Vena-cava-Kompressionssyndrom** schwindelig und übel, sie ist blass und schwitzt und es kann zur Ohnmacht kommen. Gleichzeitig sinkt die Durchblutung von Gebärmutter und Plazenta und das Ungeborene bekommt zu wenig Sauerstoff.

Eine Lagerung der Schwangeren auf der linken Seite behebt die Kompression der Vena cava und bessert die Beschwerden binnen kürzester Zeit.

Verhalten in der Schwangerschaft

- Beste Ernährungsform ist eine ausgewogene Mischkost mit viel Obst, Gemüse, Salat, Milch (bzw. Milchprodukten) und Seefisch. Der Kalorienmehrbedarf beträgt im zweiten Schwangerschaftsdrittel 250 kcal/Tag und im dritten 500 kcal/Tag. Auf rohe Eier, rohes Fleisch, rohen Fisch, rohe Milch, daraus hergestellte Produkte, Weich-, Schimmelkäse und Käserinde soll die Schwangere wegen der Gefahr einer kindlichen Infektion verzichten.
- Aus dem gleichen Grund soll die Frau die einschlägigen Hygieneregeln sorgfältig beachten, z. B. häufig Hände waschen, Kontakt zu fremden Katzen meiden, keine Katze neu anschaffen, Katzentoilette nicht selbst saubermachen, bei der Gartenarbeit Handschuhe tragen. Für Schwangere ausdrücklich empfohlen sind die Influenza- und Pertussis-Impfung.
- Empfehlenswert sind die Einnahme von 100–150 µg Jodid während der ganzen Schwangerschaft zur Vorbeugung einer Schilddrüsenunterfunktion bei Mutter und Kind sowie 400 µg Folsäure täglich im ersten Schwangerschaftsdrittel (zur Vorbeugung vor Neuralrohrdefekten).
- Bei Alkohol, Rauchen und Drogen gilt ein absolutes Nein. Es wird geschätzt, dass jedes 300. Neugeborene in Deutschland ein **fetales Alkoholsyndrom** mit Fehlbildungen, Entwicklungsstörungen und Verhaltensauffälligkeiten hat. Leichtere, oft nicht als solche erkannte **Alkoholspektrumstörungen** sollen sogar 0,5–1 % der Neugeborenen betreffen!
- Die Schwangere soll keine Medikamente eigenmächtig nehmen, da viele Medikamente über die Plazenta zum Kind gelangen und ihm teilweise schaden.
- Sport ist erwünscht, jedoch nicht bis an die Grenze der Belastbarkeit und keine Sportarten, die nicht abgebrochen werden können oder mit erhöhter Sturzgefahr einhergehen.
- Jede Schwangere hat Anspruch auf mindestens zehn **Schwangerenvorsorgeuntersuchungen** mit Anamnese und Untersuchung sowie Blut-, Urin- und Ultraschalluntersuchungen (➤ Abb. 20.14) in bestimmten Abständen. So sollen Risiken für Mutter und Kind rechtzeitig erkannt und ggf. behandelt werden können.

Die pränatale Diagnostik

Weiterführende, gezielte pränatale Diagnostik bezeichnet in erster Linie:

- Spezielle Ultraschalluntersuchungen zur Fehlbildungsdiagnostik
- Mütterliche Blutuntersuchungen (Hormonbestimmungen, Analyse kindlicher DNA-Bruchstücke) zur Suche nach kindlichen Chromosomenstörungen
- Untersuchung kindlicher Zellen auf Chromosomenstörungen. Bei der **Amniozentese** wird, meist in der 15.–17. Schwangerschaftswoche, durch die Bauchdecke der Mutter Fruchtwasser entnommen. Seltener wird durch **Chorionzottenbiopsie** in der 8.–11. SSW Chorionzottengewebe entnommen. Beide Verfahren bergen das Risiko einer Fehlgeburt.

Wegen ihrer Konsequenzen (z. B. Frage eines Schwangerschaftsabbruchs) sollten solche Untersuchungen nur nach vorheriger umfassender Beratung der Schwangeren durch den Arzt durchgeführt werden.

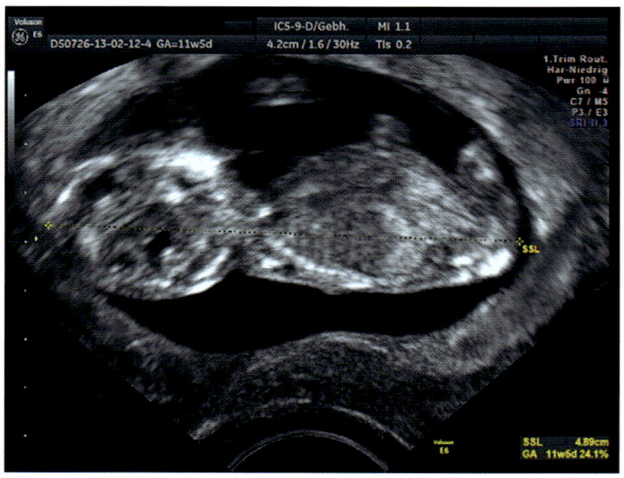

Abb. 20.14 Unauffälliges Sonografiebild eines Embryos in der zwölften Schwangerschaftswoche beim ersten Ultraschallscreening. Scheitel-Steiß-Länge = SSL = 4,9 cm (zwischen den +). [T192]

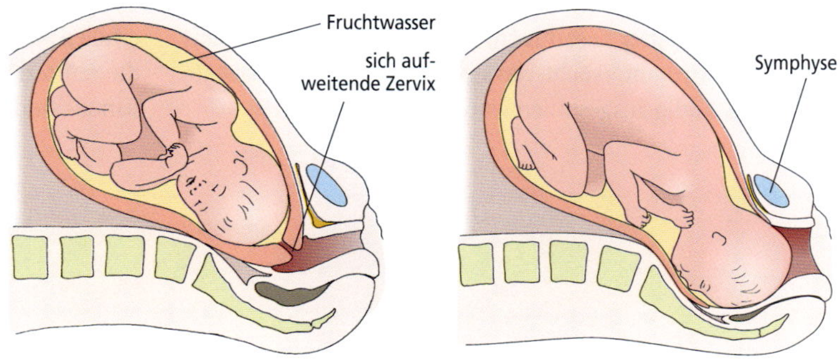

Abb. 20.15 Links: Aufdehnung des Gebärmutterhalses während der Eröffnungsphase. Das Fortschreiten der Geburt erkennt man am Weiterwerden des Muttermundes. Rechts: Das Kind tritt mit dem Kopf in den Geburtskanal ein. [L190]

20.5 Die Geburt

DEFINITION

Geburt *(Entbindung):* Vorgang, durch den das Kind mithilfe der **Wehen** den Mutterleib verlässt. Unterteilt in:

- **Eröffnungsphase** vom Beginn regelmäßiger Wehen bis zur vollständigen Eröffnung des Muttermunds
- **Austreibungsphase** von der vollständigen Muttermunderöffnung bis zur Geburt
- **Nachgeburtsphase** mit Ausstoßung der Plazenta

Bereits während der Schwangerschaft bereiten die hohen Östrogenspiegel im mütterlichen Blut die Gebärmutter auf die Wirkung von **Oxytocin** vor, dem wehenauslösenden Hormon aus dem Hypophysenhinterlappen (➤ 9.3.1, ➤ 20.7.1). In den letzten Schwangerschaftsmonaten treten vereinzelt **Wehen** auf, die jedoch noch nicht geburtswirksam sind. Mit diesen **Übungswehen** trainiert die Gebärmutter gewissermaßen. In den letzten vier Wochen drücken **Senkwehen** das Kind in den mütterlichen Beckeneingang. Der Bauch der Schwangeren senkt sich, viele Frauen bekommen wieder besser Luft. Das Ungeborene liegt physiologischerweise in **Längslage** (das heißt, seine Längsachse entspricht der des Uterus) mit dem Kopf nach unten **(Schädellage).**

Durch *Prostaglandine,* die im letzten Drittel der Schwangerschaft vermehrt produziert werden, wird der Muttermund aufgeweicht **(Zervixreifung),** sodass er sich unter den Wehen öffnen kann.

Ausgelöst durch den Fetus selbst, kommt es im Regelfall 252–283 Tage nach der Befruchtung (= 38.–42. SSW) zu regelmäßigen, geburtswirksamen Kontraktionen der Gebärmutter – die Geburt beginnt.

20.5.1 Die Geburtsphasen

Die Eröffnungsphase

Mit dem Einsetzen regelmäßiger Wehen beginnt die **Eröffnungsphase** der Geburt. **Eröffnungswehen** erweitern den unteren Teil der Gebärmutter und dehnen den Muttermund (➤ Abb. 20.15). Die Eröffnungsphase dauert bei der *Erstgebärenden* ca. 10–12, bei *Zweit-* oder *Mehrgebärenden* meist weniger als fünf Stunden und endet mit der vollständigen Öffnung des Muttermundes. Am Ende der Eröffnungsphase, evtl. schon vorher, zerreißt die Fruchtblase **(Blasensprung)** und das Fruchtwasser fließt nach außen ab.

Die Austreibungsphase

Die **Austreibungsphase** (➤ Abb. 20.16, ➤ Abb. 20.17) beginnt mit der vollständigen Öffnung des Muttermundes und endet mit der Geburt des Kindes. Sie dauert etwa 30–60 Min., bei Erstgebärenden bis zu zwei Stunden. Stärke und Häufigkeit der Wehen, nun **Austreibungswehen** genannt, nehmen erheblich zu.

Beim Menschen ist der Kopf des Kindes groß im Verhältnis zum mütterlichen Becken. Querstand des kindlichen Kopfes im Beckeneingang, Hinterhauptlage sowie Drehung und Beugung des Kopfes während des Tiefertretens „nutzen" den Platz möglichst gut „aus".

Hat der vorangehende Teil des Kindes – in der Regel der Kopf – den Beckenboden erreicht, soll die Gebärende die **Presswehen** und die Austreibung des Kindes durch aktives Pressen unterstützen. Diese **Pressphase** dauert etwa 20–30 Min. Nun sind unterstützende Maßnahmen der Hebamme besonders wichtig, z. B. die Korrektur der Haltung der Gebärenden und der *Dammschutz,* um zu verhindern, dass der Kopf zu schnell durchtritt und der **Damm** reißt. Nach der Geburt von Kopf und Schulter wird der Rest des Körpers oft in einer einzigen Wehe geboren.

Der Kaiserschnitt

Knapp jede dritte Schwangere in Deutschland entbindet heute nicht vaginal, sondern durch **Kaiserschnitt** *(Sectio caesarea).* Ursachen sind u. a. **Lageanomalien** des Kindes (➤ Abb. 20.18), ein **Geburtsstillstand,** präpartale Blutungen, ungünstige Veränderungen der kindlichen Herztöne, eine viel zu frühe Geburt oder Mehrlinge. Aber auch Angst vor den Schmerzen einer vaginalen Entbindung oder ein Wunschtermin spielen eine Rolle.

Die Nachgeburtsphase

Wenige Minuten nach der Geburt des Kindes setzen **Nachgeburtswehen** ein, die zur Ablösung und Ausstoßung der Plazenta und der Eihäute führen. Die große Plazenta-Haftfläche, aus der es kurz zuvor noch heftig geblutet hat, wird durch Gerinnung abgedichtet. Auch zieht sich die Gebärmutter zusammen, die Wundfläche verkleinert sich. Die Plazenta wird untersucht, um sicherzugehen, dass Plazenta und Eihäute vollständig ausgestoßen wurden (➤ Abb. 20.19).

Neugeborenes und Mutter sollten sich jetzt von den Anstrengungen erholen dürfen, am besten zusammen. Fast von alleine sucht das Kind die mütterlichen Brustwarzen. Such-, Saug- und Schluckreflex des Kindes sind zu dieser Zeit sehr intensiv (➤ Abb. 20.20).

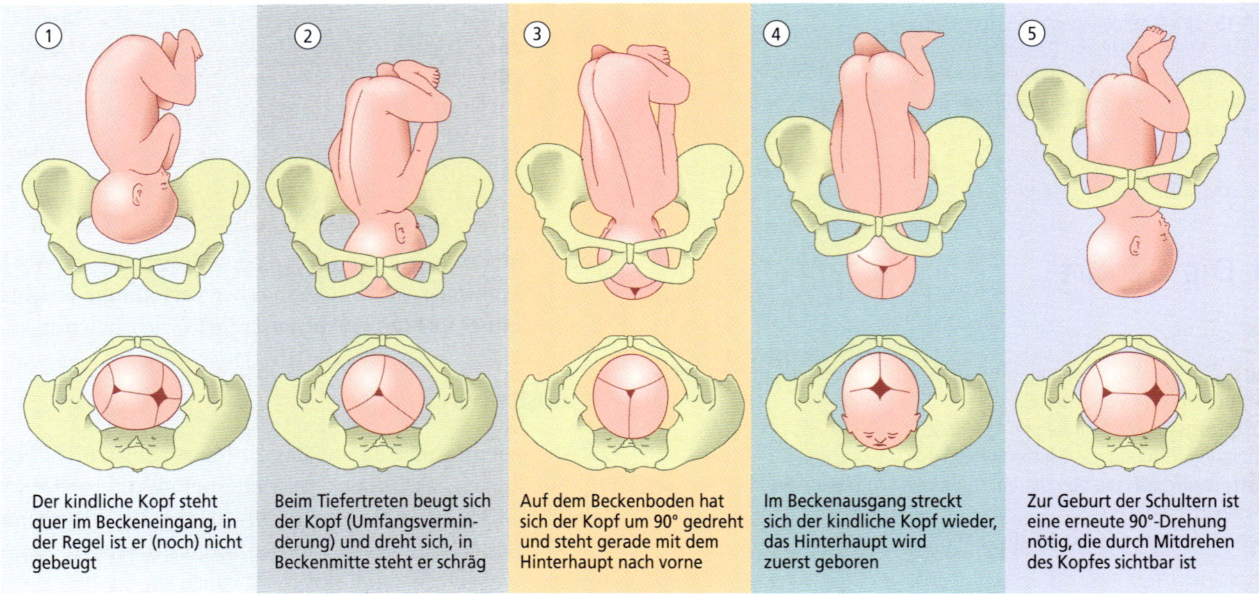

Abb. 20.16 Eintritt des Kindes in der Eröffnungs- und Durchtritt des Kindes durch den Geburtskanal in der Austreibungsphase bei der vorderen Hinterhauptlage. [L190]

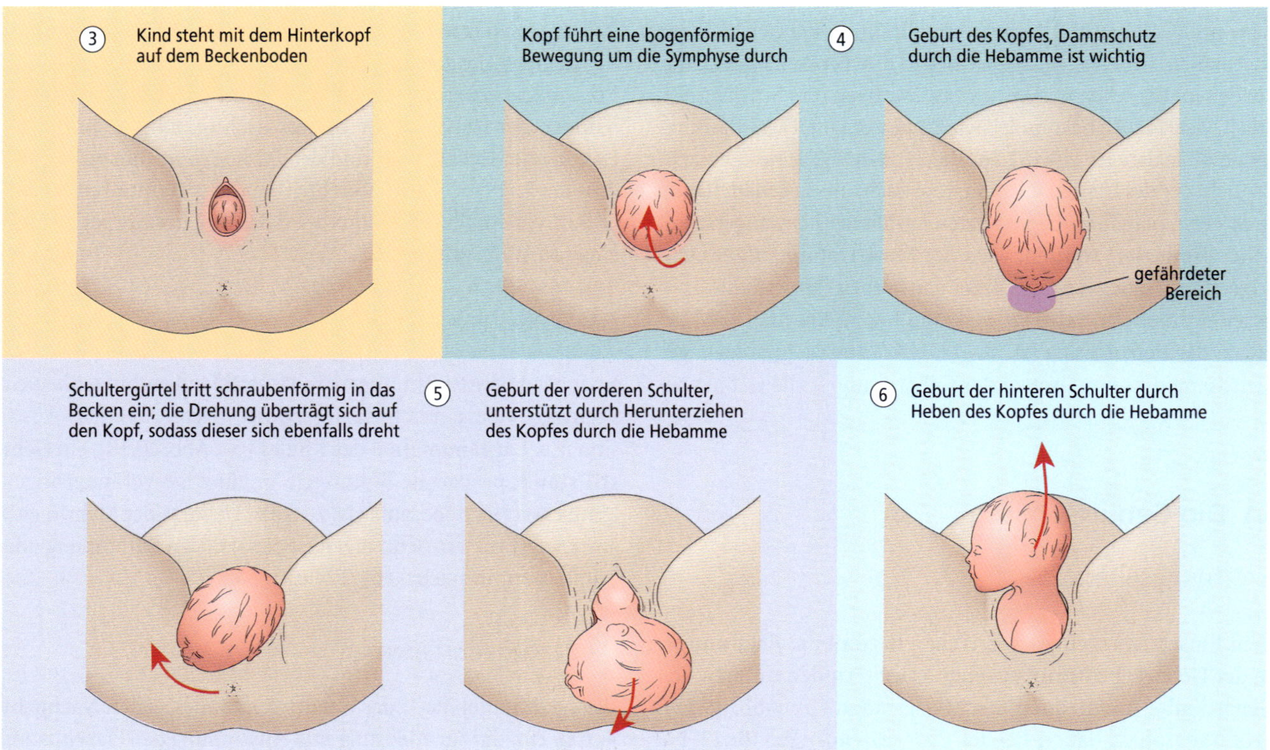

Abb. 20.17 Die sechs Stadien der normal verlaufenden Austreibungsphase. [L190]

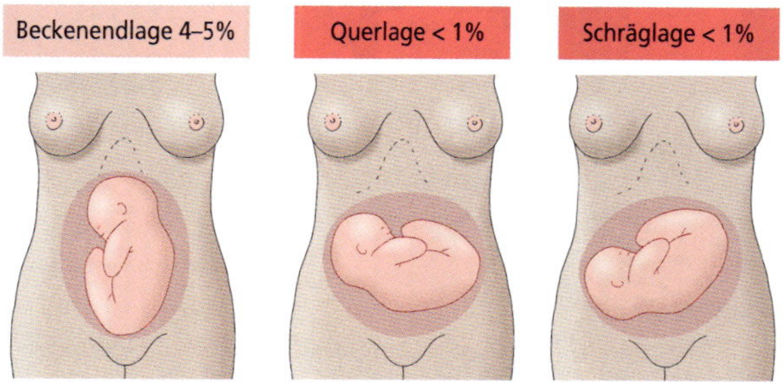

Abb. 20.18 Lageanomalien. Bei der Beckenendlage ist eine vaginale Geburt prinzipiell möglich, aber mit höherem Risiko verbunden. Quer- und Schräglage zwingen zum Kaiserschnitt. [L190]

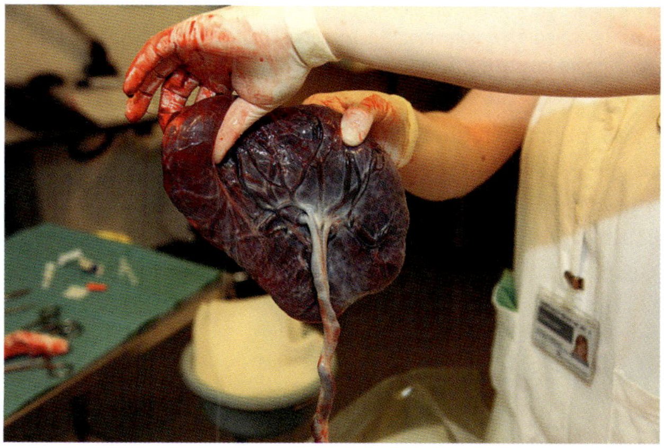

Abb. 20.19 Plazenta nach der Geburt. Die Plazenta wird von der mütterlichen und von der kindlichen Seite (hier im Bild) auf Vollständigkeit geprüft. [J787]

20.6 Das Neugeborene

Entwicklung des Kindes im ersten Lebensjahr ➢ 1.4.1

20.6.1 Die neonatale Adaptation des Neugeborenen

Sofort nach der Geburt des Körpers beginnt die **neonatale Adaptation** *(postpartale Adaptation,* nachgeburtliche Anpassung):

- Umstellung der Atmung. Wenige Sekunden nach der Geburt beginnt das Neugeborene selbst zu atmen, die Lungen füllen sich mit Luft. Ein Zusammenfallen der frisch entfalteten Lungenbläschen wird u. a. durch einen dünnen Film von Lipoproteinen verhindert, der die Alveolen auskleidet und die Oberflächenspannung reduziert. Dieser Stoff wird als *Surfactant (Surface actice agent)* bezeichnet (➢ 6.6)
- Umstellung des Kreislaufs. Ausgelöst durch die zunehmende Sauerstoffsättigung und die Abkühlung des Blutes in der Nabelschnur ziehen sich die Nabelschnurgefäße zusammen und

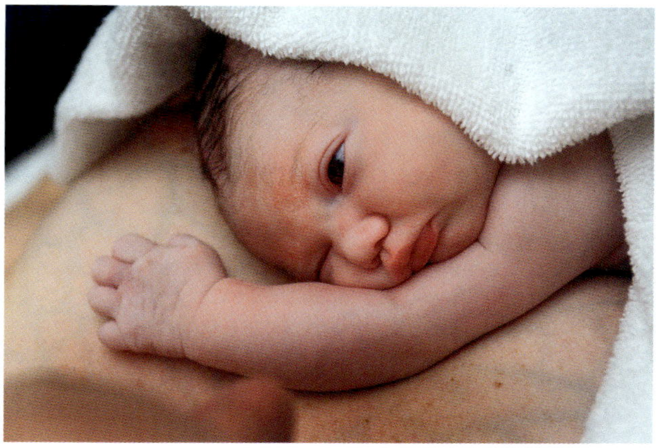

Abb. 20.20 Geschafft! Jetzt dürfen sich Mutter und Kind erholen und kennenlernen. [J787]

thrombosieren. Die jetzt funktionslose Nabelschnur kann durchgeschnitten werden. Das Neugeborene wird *abgenabelt.*
- Mit der Entfaltung der Lungen und dem Funktionsverlust der Nabelschnurgefäße und der fetalen Kurschlussverbindungen (➢ Abb. 20.10) kehrt sich das Druckgefälle zwischem den Vorhöfen um. Das Foramen ovale in der Herzscheidewand wird nun zugepresst. Lungenkreislauf und Körperkreislauf sind getrennt.

APGAR-Wert

Der **APGAR-Wert** 1, 5 und 10 Min. nach der Geburt gibt Auskunft über den Zustand des Neugeborenen. Er kann schnell und ohne Hilfsmittel bestimmt werden und soll Neugeborene mit sofortiger Behandlungsnotwendigkeit oder erhöhtem Überwachungsbedarf erkennen.
Kriterien sind **A**tmung, **P**uls (Herzfrequenz), **G**rundtonus (Muskeltonus), **A**ussehen (Hautfarbe) und **R**eflexe (Reaktion auf Reize). Pro Kriterium werden 0–2 Punkte vergeben. Bei mindestens 7 Punkten insgesamt gilt das Neugeborene als „lebensfrisch", bei 5–6 Punkten benötigt es erhöhte Überwachung, bei unter 5 Punkten in aller Regel besondere Maßnahmen.

- Energiestoffwechsel. Mit der Abnabelung wird die Energiezufuhr von der Mutter unterbrochen. Das Neugeborene muss zuerst auf das Glykogen (➢ 2.8.1) in der Leber und dann das braune Fettgewebe (➢ 5.3.5) zurückgreifen, bis es Energie aus der Muttermilch erhält.
- Ausscheidungen. 24 Std. nach der Geburt soll das Neugeborene Urin gelassen haben. Spätestens 48 Std. nach der Geburt erfolgt der erste Stuhlgang, das **Mekonium** *(Kindspech):* eine zähe grünschwarze Masse u. a. aus abgeschilferten Darmepithelien, verschluckten Körperhärchen und eingedickter Galle.
- Leber und Bilirubinstoffwechsel. Durch weniger entgiftende Leberenzyme bei gleichzeitig erhöhtem Erythrozytenabbau mit hoher Bilirubinfreisetzung ist in den ersten Lebenstagen eine leichte Gelbsucht *(Ikterus)* möglich, der **physiologische Neugeborenenikterus.** Meist normalisiert sich der Bilirubinspiegel von selbst. Bei zu hohen Bilirubinwerten beschleunigt eine **Fototherapie,** z. B. auf einer *Lichtmatratze,* den Bilirubinabbau.

LERNHILFE

APGAR-Wert

APGAR = **A**tmung, **P**uls, **G**rundtonus, **A**ussehen, **R**eflexe. [1]

20.6.2 Das reife Neugeborene und Frühgeborene

DEFINITION

Reifes Neugeborenes: Neugeborenes, das nach einer durchschnittlichen Schwangerschaftsdauer von 280 Tagen auf die Welt gekommen ist.
Frühgeborenes: Neugeborenes, das vor der vollendeten 37. Schwangerschaftswoche geboren worden ist. Je kürzer die Schwangerschaft, desto höher das Komplikationsrisiko.

Den besten Start ins Leben haben Kinder, wenn sie *termingerecht* etwa 280 Tage (40 Schwangerschaftswochen) nach der Empfängnis geboren werden. Bei diesen Kindern ist die intrauterine Entwicklung in aller Regel abgeschlossen und alle Funktionen optimal entwickelt. Man spricht von einem **reifen Neugeborenen,** von außen erkennbar an den **Reifezeichen** (➤ Abb. 20.21).

Nach wie vor kommen hierzulande 8–9 % der Kinder vor Ende der 37. Schwangerschaftswoche zur Welt. Die Ursachen sind zahlreich und im Einzelnen nicht immer feststellbar. Je kürzer die Schwangerschaft war, desto häufiger haben diese **Frühgeborenen** (➤ Abb. 20.22) Probleme durch die Unreife der Organe:

- Akutkomplikationen sind v. a. plötzliche Atempausen *(Apnoen),* unzureichende Umstellung vom fetalen auf den postpartalen Kreislauf, Lungenfunktionsstörungen durch *Surfactant-Mangel-Syndrom* (Surfactant ➤ 6.6), Hirnblutungen oder Sauerstoffmangel des Gehirns, Darmprobleme (insbesondere eine Darmentzündung), Unterzuckerung, Infektionen (Frühgeborenen-Sepsis).
- Spätschäden sind besonders chronische Lungenerkrankungen, Störungen der motorischen und geistigen Entwicklung infolge einer Gehirnschädigung, Seh- und Hörschäden.

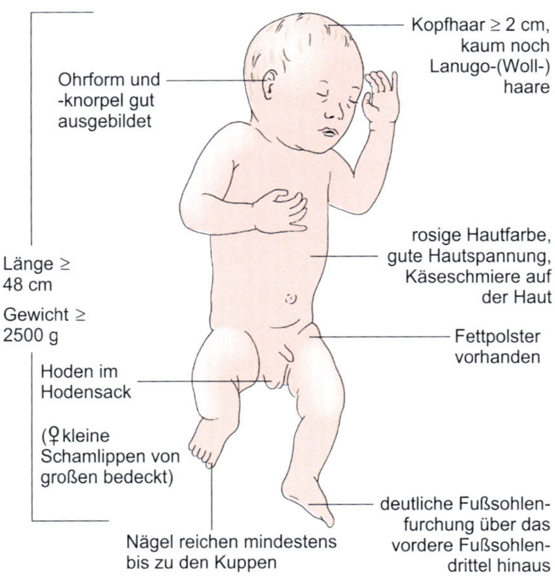

Abb. 20.21 Reifezeichen des Neugeborenen. [L190]

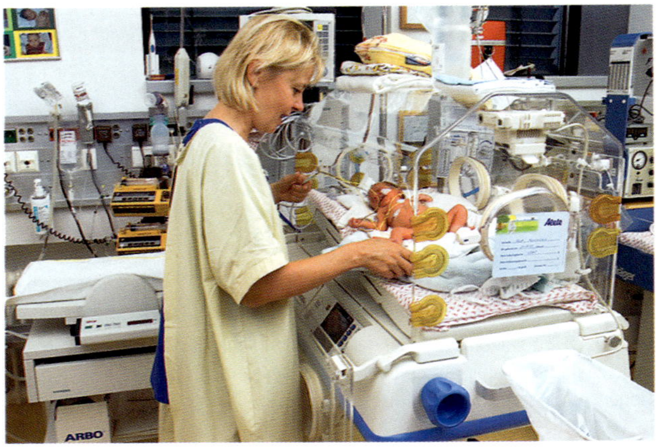

Abb. 20.22 Frühgeborenes im Inkubator (Brutkasten). Abhängig von der Schwangerschaftsdauer sind die erforderlichen Maßnahmen bei Frühgeborenen sehr unterschiedlich – von verstärkter Überwachung bis zu intensivmedizinischer Betreuung im Inkubator. [K115]

Insgesamt hat sich die Prognose in den letzten Jahrzehnten deutlich gebessert. Mittlerweile überlebt etwa die Hälfte der nach 24 Schwangerschaftswochen geborenen Kinder, allerdings nicht selten mit schwerer Behinderung. Danach steigen die Überlebenschancen stetig und liegen nach der 28. Schwangerschaftswoche über 90 %.

20.7 Das Wochenbett

DEFINITION

Wochenbett *(Kindbett, Puerperium):* Die ersten 6–8 Wochen nach der Geburt (bezogen auf die Mutter). Zurückbildung der schwangerschafts- und geburtsbedingten Veränderungen der Mutter.

Der Wochenfluss

Unterstützt durch weitere, oft schmerzhafte **Nachwehen** bildet sich die Gebärmutter rasch zurück. Durch den Gewebeabbau entsteht der **Wochenfluss** *(Lochien),* zunächst blutige, dann immer blassere Sekrete, die nach ca. 4–6 Wochen versiegen (➤ Abb. 20.23). Der Wochenfluss ist durch Aufsteigen von Bakterien aus der Vulva stark keimhaltig und darf wegen der Gefahr einer *Brustdrüsenentzündung* (➤ 20.7.1) nicht mit den Brüsten in Berührung kommen.

Wochen nach Entbindung	Wochenfluss	Uterusgröße
1. Woche	blutig	
Ende 1. Woche	braun-rötlich	
Ende 2. Woche	dunkel-gelb	
Ende 3. Woche	grau-weiß	
nach ca. 4–6 Wochen	Versiegen des Wochenflusses	

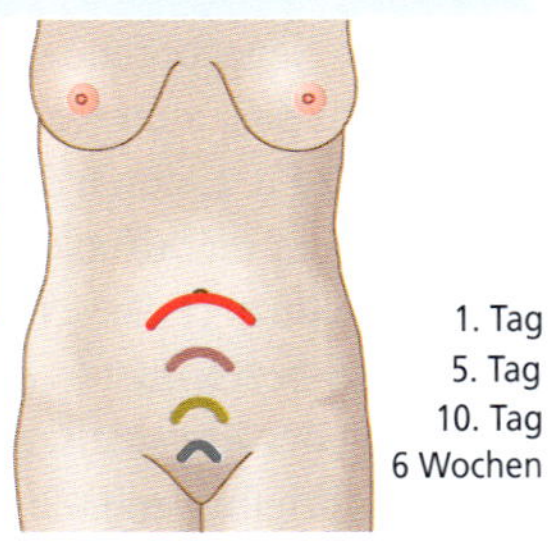

Abb. 20.23 Uterusrückbildung und Wochenfluss. [L190]

Postpartale Verstimmung

Durch die hormonelle Umstellung tritt bei etwa der Hälfte der Frauen in der ersten Woche nach der Geburt eine **postpartale Verstimmung** *(Baby-Blues, Heultage)* auf. Die Frauen sind erschöpft und weinerlich und haben Ängste und Zweifel, ob sie der Verantwortung gegenüber dem Neugeborenen gerecht werden können. Mit Aufklärung über das Phänomen und Unterstützung durch Pflegende und Partner geht diese Verstimmung rasch wieder vorüber, sie hat keinen Krankheitswert. Bei länger dauernden Beschwerden sollte professionelle Hilfe in Anspruch genommen werden. Ernsthafte psychische Erkrankungen im Wochenbett sind weitaus seltener, bedürfen aber der umgehenden Behandlung.

Die Eierstocktätigkeit

In den ersten 4–5 Wochen nach der Geburt kommt es in aller Regel weder zum Eisprung noch zur Menstruation.

Stillt die Mutter nicht, nehmen die Eierstöcke etwa in der vierten Woche nach der Geburt die Tätigkeit wieder auf. Stillt die Mutter, so hemmt das Stillen diese Vorgänge, sofern das Kind häufig und lange angelegt wird und somit hohe Prolaktinspiegel erreicht werden. Verlass ist darauf allerdings nicht, sodass während der Stillphase trotzdem verhütet werden muss, wobei aber nicht alle Verhütungsmethoden infrage kommen.

Die Wöchnerinnenberatung

Insbesondere Frauen, die ihr erstes Kind geboren haben, sind unsicher im Umgang mit dem Neugeborenen. Hebammen und Pflegende beraten und schulen die jungen Eltern mit den Schwerpunkten Körperpflege (einschließlich Nabelpflege), Ernährung (➤ 20.7.1) und Schlafumgebung.

Plötzlicher Kindstod

Die richtige Schlafumgebung ist ein wesentlicher Baustein in der Vorbeugung des **plötzlichen Kindstods** *(sudden infant death syndrome, SIDS)*. Dies ist ein plötzlicher, unerklärbarer Tod eines gesund erscheinenden Säuglings im Schlaf, am häufigsten im Alter von 2–4 Monaten. Meist finden die Eltern das Kind ohne vorherige Warnzeichen tot im Bettchen. Der Rückgang von 1.283 Todesfällen 1990 auf derzeit unter 100 pro Jahr wird v. a. auf folgende vorbeugende Maßnahmen zurückgeführt:

- Richtige Schlafumgebung: Schlafzimmertemperatur 16–18 °C, Schlafen im eigenen Bett im Schlafzimmer der Eltern (feste Matratze). Rückenlage, Schlafsack, kein festes Einwickeln des Säuglings, keine Decken, Kissen oder Kuscheltiere, kein Mützchen
- Rauchfreie Umgebung (möglichst schon in der Schwangerschaft)
- Möglichst langes Stillen

20.7.1 Stillen und Säuglingsernährung

Während der Schwangerschaft nimmt das Brustdrüsengewebe und damit die Brust an Größe zu, ohne dass eine nennenswerte Milchabsonderung stattfindet.

Nach der Geburt sinken die sehr hohen *Progesteron-* und *Östrogenspiegel* (➤ 19.2.5) im mütterlichen Blut rasch ab, da mit dem Abstoßen der Plazenta eine wichtige Produktionsstätte wegfällt. Nach etwa drei Tagen entfaltet sich die Wirkung des Hormons Prolaktin (➤ Abb. 20.24).

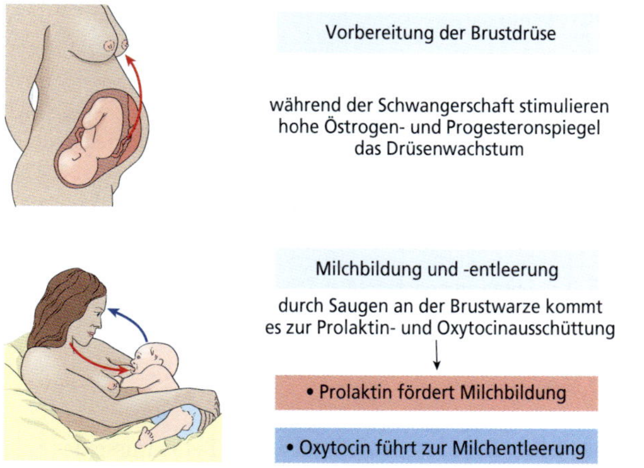

Abb. 20.24 Hormonelle Steuerung der Brustdrüsenentwicklung, der Milchbildung und der Milchentleerung. [L190]

Das Prolaktin

Prolaktin wird vom Hypophysenvorderlappen ausgeschüttet. Es hat bereits in der Schwangerschaft das Brustdrüsenwachstum stimuliert. Prolaktin setzt nun in den Brustdrüsen die **Milchsynthese** in Gang und führt um den dritten Tag zum **Milcheinschuss.** Das Saugen an der durch Nervenendigungen sehr sensiblen Brustwarze beim Stillen führt zu weiterer Prolaktinfreisetzung, wodurch die Milchproduktion aufrechterhalten wird (➤ Abb. 20.24).

Das Oxytocin

Die **Milchentleerung** *(Milchejektion)* wird von einem anderen Hormon vermittelt, dem **Oxytocin.** Es wird vom Hypophysenhinterlappen ausgeschüttet, jedoch im Rahmen der Neurosekretion vom Hypothalamus synthetisiert (➤ Abb. 9.6).

Oxytocin führt zu einer Kontraktion der Muskulatur in den Milchausführungsgängen der Brustdrüse und ermöglicht so die Milchentleerung. Außerdem verstärkt es die Nachwehen und fördert dadurch die Gebärmutterrückbildung, weshalb häufiges Anlegen des Kindes die Gebärmutterrückbildung erleichtert.

Die Mastitis

Als Folge der mechanischen Belastung von Brustwarze und Warzenvorhof während des Stillens kommt es nicht selten zu kleinsten Hauteinrissen *(Rhagaden)*. Über diese Risse können Bakterien eindringen und zu einer *Brustdrüsenentzündung* **(Mastitis)** führen. Begünstigend wirkt ein **Milchstau,** der vor allem bei Erstgebärenden zu Beginn der Stillzeit häufig auftritt.

Stillberatung

Vorbeugend zeigen die Pflegenden der jungen Mutter, wie sie das Kind richtig anlegt und die Brust gepflegt wird, damit sich keine Hauteinrisse bilden. Sie weisen sie außerdem darauf hin, dass der Wochenfluss nicht mit der Brust in Berührung kommen darf. Entstandene Rhagaden der Brustwarzen werden z. B. mit Dexpanthenol- (Bepanthen®-)Salbe behandelt. Ist es dennoch zu einem Milchstau oder gar einer Mastitis gekommen, helfen gute Brustentleerung (häufiges Anlegen, ggf. Abpumpen der Milch), Kühlung (durch kühlende Umschläge oder Eisbeutel) sowie Ruhigstellen der Brust (z. B. durch einen festen BH).

Die Muttermilch

Muttermilch ist jederzeit optimal an die Bedürfnisse des Säuglings angepasst:

- In den ersten Tagen nach der Geburt werden täglich etwa 50–100 g **Vormilch** *(Kolostrum)* gebildet. Diese erste, gelbliche Milch enthält sehr viele mütterliche Antikörper, die den Säugling vor Infektionen schützen.
- Gegen Ende der ersten Woche wird die Milch flüssiger (**Übergangsmilch** oder *transitorische Milch*).
- Ab 2–3 Wochen nach der Geburt wird die **reife Muttermilch** produziert, die eiweißärmer, aber fett- und laktosereicher ist. Die Milchmenge steigt mit dem wachsenden Nährstoffbedarf des Säuglings auf bis zu 1.000 g täglich an.

Die Vorteile des Stillens

Obwohl industrielle Säuglingsmilchen heute in den Industriestaaten von hoher Qualität sind, hat Stillen Vorteile, die nicht zu „kopieren" sind:

- Muttermilch enthält mütterliche Abwehrstoffe (vor allem IgA-Antikörper), die den Säugling weniger anfällig für Infektionen machen.
- Stillen ermöglicht den intensivsten Kontakt zwischen Mutter und Kind, es ist hygienisch, praktisch und zudem preisgünstig.
- Gestillte Kinder sind insgesamt seltener krank. Stillen mindert das Risiko von späterem Übergewicht, evtl. auch das von Allergien und Diabetes mellitus Typ 1. Frühzeitiger Kontakt mit Kuhmilchprodukten wird vermieden, was das Risiko einer Kuhmilchallergie senkt.
- Bei der Mutter fördert Stillen die Gebärmutterrückbildung und die Gewichtsregulierung. Langes Stillen (maßgeblich ist die Gesamtstilldauer bei allen Kindern) mindert auch das Brustkrebsrisiko.

Heute hat sich das **Feeding on Demand** durchgesetzt, bei dem das Kind trinkt, wann und so viel es will. Der gesunde Säugling „weiß", wann er satt ist. Die meisten Kinder „kommen" anfangs etwa alle 2–3 Stunden, brauchen mit einem Vierteljahr noch fünf Mahlzeiten und mit etwa einem halben Jahr noch vier.

Das routinemäßige Wiegen eines gesunden Kindes vor und nach jeder Mahlzeit wird nicht mehr empfohlen. Gewogen wird z. B. wöchentlich: Ein gesundes Kind legt im ersten Lebenshalbjahr pro Woche 150–200 g zu.

Rooming-in

Wesentlich gefördert wird der Stillerfolg durch **Rooming-in,** bei dem das Kind die ganze Zeit, mindestens aber über Tag bei der Mutter ist und auch in deren Zimmer versorgt (z. B. gewickelt) werden kann. Wichtig ist außerdem eine gute Stillberatung durch Hebammen und Pflegende (z. B. zu Stillpositionen) – insbesondere Mütter, die zum ersten Mal stillen, werden durch widersprüchliche Ratschläge sehr verunsichert.

Die industriellen Säuglingsmilchen

Als Muttermilchersatz, beispielsweise bei Stillhindernissen, stehen **industriell hergestellte Säuglingsmilchen** zur Verfügung. Basis ist in aller Regel Kuhmilch, die im Vergleich zur Muttermilch eiweiß- und mineralstoffreicher, jedoch kohlenhydratärmer ist und daher in ihrer Zusammensetzung verändert werden muss. Industrielle Säuglingsmilchen sind glutenfrei. Selbst hergestellte Säuglingsmilch ist nicht zu empfehlen.

Säuglingsanfangsnahrungen können ab der Geburt zur ausschließlichen Ernährung und nach Einführung von Beikost bis zum Ende des ersten Lebensjahres für die Milchmahlzeiten gegeben werden.

- Die dünnflüssigen **Pre-Milchen** enthalten als Kohlenhydrat nur *Laktose* (Milchzucker) und werden wie Muttermilch „nach Bedarf" gefüttert.
- Die sämigeren **1-Milchen** enthalten daneben weitere Kohlenhydrate wie etwa Stärke. Sie sind zur Fütterung nach Bedarf weniger geeignet, weil sie möglicherweise die natürliche Appetitkontrolle des Säuglings unterlaufen.

Folgenahrungen *(Folgemilchen)* für die Zeit nach Beikosteinführung (*2-Milchen* ab dem sechsten, *3-Milchen* ab dem 8.–10. Lebensmonat) sind ernährungsphysiologisch nicht notwendig. Sie haben einen höheren Protein- und Mineralstoffgehalt und enthalten meist mehrere Kohlenhydrate. Als alleinige Nahrung sind sie auch für ältere Säuglinge *nicht* geeignet.

HA-Nahrungen *(hypoallergene Nahrungen, Hydrolysatnahrungen)* sollen durch starke Aufspaltung des Eiweißanteils das Allergierisiko besonders gefährdeter Säuglinge (also mit mindestens einem Elternteil mit Allergievorgeschichte) oder mit bereits vorhandener Allergie mindern. Ein Vorteil ist aber nicht belegt.

Sojanahrungen werden selten gefüttert, etwa bei Stoffwechselstörungen, die eine laktose- oder galaktosefreie Ernährung erfordern. Zur Verminderung des Allergierisikos eignen sie sich nicht.

Die Beikost

Für Europa wird empfohlen, frühestens ab dem fünften und spätestens ab dem siebten Lebensmonat schrittweise **Beikost** einzuführen, um den steigenden Bedarf des Kindes an Energie, Spurenelementen und Vitaminen zu decken (➤ Abb. 20.25). Der genaue Zeitpunkt kann von der individuellen Situation abhängig gemacht werden. Ausschließliches Stillen nach Beginn des fünften Lebensmonats mindert nach heutigem Wissen das Allergierisiko nicht weiter.

Reihenfolge und Art der Breimahlzeiten variieren von Land zu Land und sind ebenso wie der genaue Zeitpunkt am Tag weniger wichtig. In Deutschland wird zuerst ein Gemüse-Kartoffel-Fleisch-

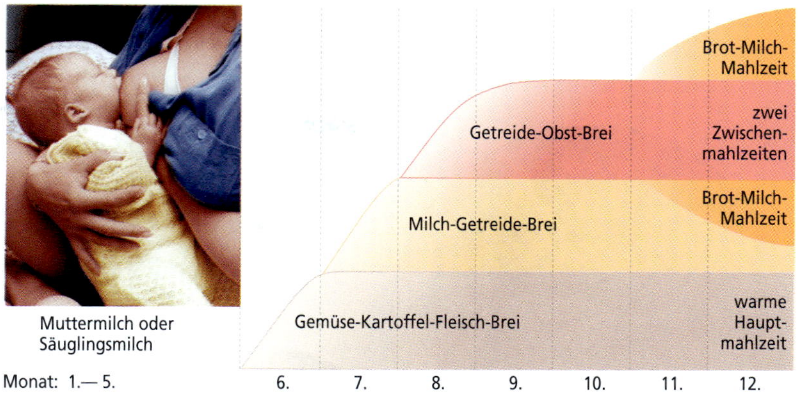

Abb. 20.25 Beikostschema, angepasst an die Gepflogenheiten in Deutschland. Das Schema soll eine Hilfe sein, ein Muss ist es nicht. In den Folgemonaten isst das Kleinkind zunehmend am Familientisch mit. [Foto: J787]

Brei eingeführt, anderswo ein abendlicher Milch-Getreide-Brei. Selbst gekochter und industriell hergestellter Brei werden als gleichwertig angesehen. Er sollte in beiden Fällen keine Salz-, Zucker- oder Aromazusätze enthalten.

Im Gegensatz zu früher wird heute empfohlen, mit glutenhaltigen Getreiden wie etwa Weizen im 5.–7. Lebensmonat noch während des Stillens zu beginnen. Auch Abwechslung (verschiedene Gemüse- und Obstsorten, 1- bis 2-mal wöchentlich Fisch statt Fleisch, gelegentlich Nudeln oder Reis) wird befürwortet. Die Empfehlung, besonders „allergieträchtige“ Lebensmittel möglichst spät zu füttern, wurde aufgegeben, da sie keine Schutzwirkung gezeigt hat. Wird nur alle paar Tage ein neues Nahrungsmittel eingeführt, kann bei Unverträglichkeiten die Ursache leichter gefunden werden.

Babys ab ca. sechs Monaten kann (im Sitzen und unter Aufsicht) stückige, weiche Kost zum Selbst-Greifen und -Essen angeboten werden.

Nach Einführen von Beikost sollte weiter gestillt werden. Auch wenn nicht mehr voll gestillt wird, bleibt ein bestimmter „Milchsockel“, um den Kalziumbedarf des Kindes zu decken. Bis zum Ende des ersten Lebensjahres soll das Kind keine Kuhmilch trinken, der Milchbrei kann aber ab dem sechsten Monat mit Vollmilch zubereitet werden.

Ab Einführung der dritten Breimahlzeit benötigt das Kind Getränke zur Deckung seines Flüssigkeitsbedarfs. Geeignet sind Trinkwasser sowie ungezuckerte Früchte- oder Kräutertees, die möglichst aus Tasse oder Becher und nicht aus der Flasche gegeben werden.

Ab dem 12. Lebensmonat kann das Kind zunehmend am Familientisch mitessen, wobei die Kinderportion nur leicht gewürzt und kaum gesalzen werden sollte.

Aufgaben zur Pflegesituation

Heute hat Pflegefachperson Katharina Gugel Frühdienst und bereitet die Entlassungsunterlagen für Frau Akintola vor. Danach erkundigt sie sich bei Frau Akintola nach Joannas Wohlbefinden und fragt, ob es mit dem Stillen weiterhin so gut funktioniere. Frau Akintola äußert, wie froh sie sei, dass das Anlegen so gut gelinge und Joanna richtig sauge und trinke. Sie hoffe sehr, dass es auch zu Hause so weitergehe. Ein wenig Angst hätten sie und ihr Mann vor morgen. Sie müssten erst einmal herausfinden, wann Joanna Hunger habe und wann sie schlafen wolle. Immerhin könne die Kleine sich ja noch gar nicht äußern. Zwar komme die ersten Tage ihre Hebamme zur Nachbetreuung, die meiste Zeit werde sie jedoch mit Joanna ganz allein zu Hause sein. Trotz dieser Ängste freuen sich Frau Akintola und ihr Mann auf die gemeinsame Zukunft mit ihrer Tochter und seien zuversichtlich, die auftauchenden Probleme gut bewältigen zu können. Frau Gugel stimmt Frau Akintola zu und äußert, dass es ganz normale Ängste seien, die sich aber nach einer bestimmten Zeit im Umgang mit dem Kind sicher legten. Katharina Gugel kontrolliert ein letztes Mal den Fundusstand und den Wochenfluss und ist mit den Ergebnissen insgesamt zufrieden. Auch berät sie Frau Akintola zu verschiedenen Themen, wie z. B. zur Körperpflege und Rückbildungsgymnastik. Die Pflegefachperson weist auch noch mal darauf hin, dass Frau Akintola auf eine ausgewogene Ernährung achten solle, da es nach der Geburt häufig zu einem Eisenmangel komme.

1. Welche Funktionen übernimmt die Plazenta in der Schwangerschaft?
2. Frau Akintola hat Joanna in der 38. Schwangerschaftswoche entbunden. Die Schwangerschaft wird in drei Trimester unterschieden, zeigen Sie auf, was in den Trimestern entwicklungsbedingt stattfindet.
3. Zu welchen physiologischen Veränderungen kommt es in der Schwangerschaft bei der werdenden Mutter? Begründen Sie, warum es zu diesen Veränderungen kommt.
4. Frau Akintola ist sehr froh, Joanna wieder stillen zu können. Zeigen Sie die Vorteile des Stillens auf.
5. Beschreiben Sie, worum es sich beim Wochenfluss handelt, und zeigen Sie auf, wie sich dieser im Wochenbett verändert.
6. Warum kontrolliert Pflegefachkraft Katharina Gugel den Fundusstand von Frau Akintola?

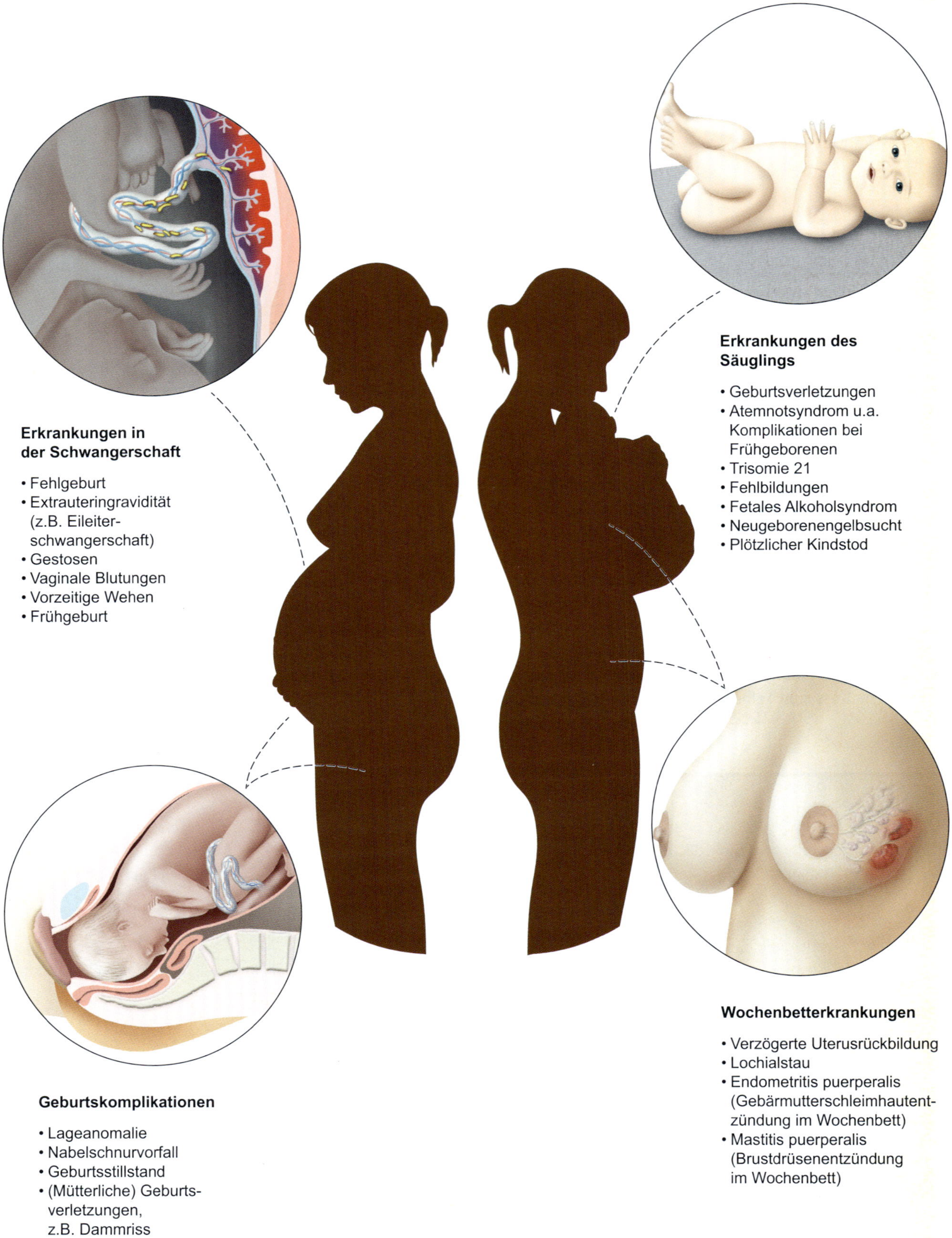

Abb. 20.26 Wichtige Erkrankungen während der Schwangerschaft, Komplikationen unter der Geburt und Erkrankungen des Neugeborenen. Weitere Informationen zu diesen Krankheitsbildern finden Sie in „PFLEGEN Gesundheits- und Krankheitslehre“. [L275]

Anhang

Abbildungsverzeichnis

Der Verweis auf die jeweilige Abbildungsquelle befindet sich bei allen Abbildungen im Werk am Ende des Legendentextes in eckigen Klammern.

A400	Reihe Pflege konkret. Elsevier/Urban & Fischer
E260	Waugh A. Grant A. Anatomy and Physiology. 9. A. Edingburgh: Churchill Livingstone, 2001
E277	Freund, M./Heckner F.: Praktikum der mikroskopischen Hämatologie. 10. A. Elsevier/Urban & Fischer, 2001
E342-012	Chabner, D.-E.: The Language of Medicine. 12. A. Elsevier, 2020
E347-11	Moore, K./Persaud, T. V. N./Torchia, M.: The Developing Human. 11. A. Elsevier/Saunders, 2020.
E362	Thibodeau, G. A./Patton, K. T.: Structure & Function of the Body. 14. A. Elsevier/Mosby, 2011.
E367	Hoffbrand,V. A./Pettit, J. E./Vyas, P.: Color Atlas of Clinical Hematology. 4 A. Elsevier/Mosby, 2009.
E368	Keohane, E. M./Otto, C. N./Walenga, J. M.: Rodak's Hematology. 6. A. Elsevier/Saunders, 2019.
E369-002	Kevin T. Patton, Frank B. Bell, Terry Thompson, Peggie L. Williamson: The Human Body in Health & Disease. 8. A. Elsevier, 2023
E402-004	Drake, R. L. et al.: Gray's Anatomy for Students. 4. A. Elsevier, 2020.
E458	Kelley, L. L./Petersen, C. M.: Sectional Anatomy for Imaging Professionals. 2. A. Elsevier/Mosby, 2007.
E460-003	Drake R. L. et al.: Gray's Atlas of Anatomy. 3. A. Elsevier, 2021.
E549	Nolte: The human brain. 6th ed. Elsevier, 2008
E939-002	Habif, T. P. et al.: Skin Disease: Diagnosis and Treatment. 4. A. Elsevier, 2018.
E1004-002	Pollard, T. D. et al.: Cell Biology, 4.A. Elsevier, 2023
E1269	Carolyn Jarvis, Ann Eckhardt, Physical Examination & Health Assessment. 9th ed. 2024 Elsevier Inc.
E1270	Raven PH, et al. Biology. 8th ed. New York: McGraw-Hill, 2008
F221	Waterland, R A.: Epigenetic mechanisms and gastrointestinal development. American Academy of pediatrics. 2006. 149(5):S137–42.
F362-002	Zhang, Y. et al.: Urine derived cells are a potential source for urological tissue reconstruction. The Journal of Urology, 2008. 180(5):2226–33.
F656-002	Limsuwan S, Moosigapong K, Jarukitsakul S, et al. Lupinifolin from Albizia myriophylla wood: A study on its antibacterial mechanisms against cariogenic Streptococcus mutans. Arch Oral Biol. 2018; 93:195–202. doi:10.1016/j.archoralbio.2017.10.013
G077	Wennemuth, G.: Taschenatlas Histologie. Elsevier/Urban & Fischer, 2012
G161	Wilson, J.: Infection Control in Clinical Practice. 3rd ed. Elsevier/Bailliere Tindall, 2006
G532-002	Fogo, A. B./Kashgarian, M.: Diagnostic Atlas of Renal Pathology. 4. A. Elsevier, 2023
G573	Stecco: Functional Atlas of the Human Fascial System. Elsevier/Churchill Livingstone, 2015
G613-003	Rogers, Julia L.: McCance & Huether's Pathophysiology: The Biologic Basis for Disease in Adults and Children. 9. A. Elsevier Mosby, 2022
G771-002	Patton, K. T./Thibodeau, G. A.: Anatomy & Physiology. Adapted International Edition. Elsevier, 2019
G912	Sohaey, R. et al.: Diagnostic Imaging: Obstetrics. 3. A. Elsevier, 2016
G914	Jarvis, C. et al.: Jarvis's Health Assessment & Physical Examination. 3. A. Elsevier, 2021
G915	Herring, J. A.: Tachdjian's Pediatric Orthopaedics. 5. A. Elsevier/Saunders, 2014
G916	Patton, K. T./Thibodeau, G. A.: Structure & Function of the Body. 16. A. Elsevier/Mosby, 2019
G917	Tiwari, B. K./Rajauria, G.: Fruit Juices: Extraction, Composition, Quality and Analysis. Elsevier, 2018
G918	Shiland, B.: Medical Terminology & Anatomy for Coding. 4. A. Elsevier, 2021
G944-002	Patton, K.T. et al.: The Human Body in Health & Disease. 8. A. Elsevier, 2023
G1243	Colville, Thomas et al.: Clinical Anatomy and Physiology for Veterinary Technicians. 4th ed. Elsevier, 2023
G1330	Buchta, M.; Höper, D.; Sönnichsen, A.: Das zweite StEx: Basiswissen Klinische Medizin für Examen und Praxis. 2. A. Springer, 2004
H459-001	Abdulcadir J. Dewaele R. Firmenich N. et al. In Vivo Imaging-Based 3-Dimensional Pelvic Prototype Models to Improve Education Regarding Sexual Anatomy and Physiology. J Sex Med. 2020; 17(9):1590–1602. doi:10.1016/j.jsxm.2020.05.025
J140-004	Omikron/Science Photo Library
J140-005	Steve G. Schmeissner/Science Photo Library
J748	Adobe Stock
J751	istock photo.com
J787	Colourbox.com
J812-008	Adobe Stock/BillionPhotos.com
K115	Andreas Walle, Hamburg
K157	Werner Krüper, Steinhagen
K303	Gerhard Westrich, Berlin
K382	Andrea Mössinger, Talheim
L106	Henriette Rintelen, Velbert
L141	Stefan Elsberger, Planegg
L143	Heike Hübner, Berlin
L190	Gerda Raichle, Ulm
L231	Stefan Dangl, München
L253	Dr. Wolfgang Zettlmeier, Barbing
L275	Martin Hoffmann, Neu-Ulm
M121	Nicole Menche, Langen
M375	Prof. Dr. med. Dr. rer. nat. Ulrich Welsch, München
M647	Björn Jacobi, DKFZ, Universität Heidelberg
M719	Prof. Dr. Dieter Rixen, Berufsgenossenschaftliche Unfallklinik Duisburg GmbH, Duisburg
M842	Achim Thamm, Breisach am Rhein
O405	Stefanie Schröder, München
P119	Herr apl. Prof. Dr. Johannes Buchmann, Universität Rostock, Universitätsbereich Klinik für Kinder- und Jugendneuropsychiatrie
P545	G. Wilke-Kaltenbach, Lörrach
P668	Ralf Faßbender, Düsseldorf

R170-5	Welsch/Kummer/Deller: Histologie – Das Lehrbuch: Zytologie, Histologie und mikroskopische Anatomie, 5. A. Elsevier/Urban & Fischer Verlag, 2018
R285	Böcker, D. et al.: Pathologie. 5. A. Elsevier/Urban & Fischer, 2012
R419	Menche, N.: Biologie Anatomie Physiologie. 9. A. Elsevier, 2020.
R420	Holtmann, H./Kreft, A./Wilhelm, S. B.: mediscript Kurzlehrbuch Histologie. Elsevier/Urban & Fischer, 2013
S008-4	Kauffmann, G./Sauer, R./Weber, W.: Radiologie. 4. A. Elsevier/Urban & Fischer, 2011.
S010-2-16	A. Benninghoff: Anatomie, Bd. 2., 16. Aufl., Urban & Schwarzenberg, München – Wien – Baltimore, 2004
[S700]	Sobotta-Archiv aus Paulsen/Waschke. Sobotta Atlas der Anatomie. 25. A. Elsevier, 2022
[S700-L126]	Dr. med. Katja Dalkowski, Erlangen, in: Sobotta Atlas der Anatomie
[S700-L127]	J. Mair aus Paulsen/Waschke. Sobotta Atlas der Anatomie. 25. A. Elsevier, 2022
[S700-L275]	M. Hoffmann aus Hombach-Klonisch/Klonisch/Peeler. Sobotta Clinical Atlas of Human Anatomy. 1st ed. Elsevier, 2019
[S700-T906]	Sobotta-Archiv aus Paulsen/Waschke. Sobotta Atlas der Anatomie. 25. A. Elsevier, 2022
T077	Klinik für Reproduktions-Endokrinologie, Universitäts-Spital, Zürich
T111	Deutsches Krebsforschungszentrum (www.dkfz.de), Heidelberg
T132	Th. Schneider, Quedlinburg
T192	Dr. med. Kay Goerke, Rheine
T332-001	Dr. Volker Brinkmann, MPI für Infektionsbiologie, Berlin
T409	Fotosammlung des Dr. von Haunerschen Kinderspitals, München
T451	Prof. Dr. med. Stephan Miller, Tübingen
T664	Kurspräparat Anatom. Inst. Univ. Kiel
T796	Institut für Radiologie und Klinik für Strahlenheilkunde, Charité Universitätsmedizin Berlin
T945	Assoz. Prof. Mag. Dr. rer.nat. Ellen Heitzer, Diagnostik & Forschungs- (D&F) Institut für Humangenetik, Medizinische Universität Graz
T1432	Courtesy of Claus Garbe, MD
T1433	Courtesy Jürgen Bauer, MD
T1434	Courtesy of YDRSC
V658	AIDAmed e. K., Nürnberg
W245	Deutsche Gesellschaft für Ernährung e. V., Bonn
W801	Hardt, T./Herkner, B./Menz, U.: Safari zum Urmenschen, Kleine Senckenberg Reihe, Band 51, 2009. Copyright senckenberg gesellschaft für naturforschung, www.schweizerbart.de/9783510613953
X141	Dr. med. Wolfgang Frank, Gauting
X221	Robert Koch-Institut, Berlin
X243	H. G. Beer/L. Figueira, Oberasbach

LITERATURVERZEICHNIS

[1] Urheber unbekannt
[2] Gehart/Hasselblatt: Anatomie lernen durch Malen, 5. A. Elsevier GmbH, 2025

Register

C

D

E

H

P

Q

R

W